U0199933

国家出版基金项目
NATIONAL PUBLICATION FOUNDATION

中国中成药名方药效与应用丛书

总主编　陈　奇　张伯礼

外科皮肤科卷

外科册主编　苗明三　方晓艳

皮肤科册主编　苗明三　方晓艳

科学出版社

北　京

内 容 简 介

"中国中成药名方药效与应用丛书"包含3种子书，共10卷。子书一以现代病症分类介绍我国中成药名方，共8卷，分别为①心血管神经精神卷，②呼吸消化卷，③内分泌代谢、风湿免疫、泌尿男生殖卷，④外科皮肤科卷，⑤妇产科卷，⑥五官科卷，⑦肿瘤血液卷，⑧儿科卷；子书二共1卷，为子书一的精华本；子书三共1卷，为子书二的英文版。本丛书是由院士、国医大师、全国名中医、教授、主任医师等科研和临床一线的几百位中西医药工作者合作编纂的大型专著丛书，英文版邀请了中医药大学的专业英语教授担任翻译。

本丛书将中成药药效与现代医药学基础理论相结合，将中成药临床应用和现代研究成果相结合，使读者在理解药效原理基础上，正确使用中成药。书中有药效机制示意图，图文并茂，体例新颖。

本丛书可供中西医临床医生、社区医生及药店职工阅读使用，也可作为中医药研究工作者对古典方剂及中成药研究与开发的重要参考书，高等中医药院校中药药理学、中成药、方剂学的教学参考书。

图书在版编目（CIP）数据

中国中成药名方药效与应用丛书. 外科皮肤科卷 / 陈奇，张伯礼主编；苗明三，方晓艳本册主编. —北京：科学出版社，2021.10
国家出版基金项目
ISBN 978-7-03-070287-6

Ⅰ. ①中… Ⅱ. ①陈… ②张… ③苗… ④方… Ⅲ. ①中医外科学-验方-汇编-中国 ②中医学-皮肤病学-验方-汇编-中国 Ⅳ. ①R289.5

中国版本图书馆 CIP 数据核字（2021）第 218687 号

责任编辑：鲍　燕　曹丽英 / 责任校对：王晓茜
责任印制：肖　兴 / 封面设计：黄华斌

科 学 出 版 社 出版
北京东黄城根北街 16 号
邮政编码：100717
http://www.sciencep.com

中国科学院印刷厂 印刷
科学出版社发行　各地新华书店经销

*

2021 年 10 月第 一 版　开本：787×1092　1/16
2021 年 10 月第一次印刷　印张：38 1/2
字数：875 000

定价：228.00 元
（如有印装质量问题，我社负责调换）

中国中成药名方药效与应用丛书

总主编 陈　奇　江西中医药大学　教授　博导

张伯礼　中国中医科学院　天津中医药大学

名誉院长　校长　院士　教授　博导

外科皮肤科卷·外科册

主　　编 苗明三　河南中医药大学　教授　博士　博导

方晓艳　河南中医药大学　教授　博士　博导

**主审及
特邀编委** 裴晓华　北京中医药大学厦门医院　院长　教授　博士　博导

副主编 姚广涛　上海中医药大学　副教授　博士　硕导

乔靖怡　河南中医药大学　副教授　博士

程少丹　上海中医药大学附属光华医院　主任医师　博士

编　　委（以姓氏笔画为序）

方晓艳　河南中医药大学药学院

乔靖怡　河南中医药大学中医药科学院

苗明三　河南中医药大学药学院

姚广涛　上海中医药大学创新中药研究院

曹利华　河南中医药大学中医药科学院

葛　程　上海中医药大学附属光华医院

程少丹　上海中医药大学附属光华医院

裴晓华　北京中医药大学厦门医院

作者名单（以单位笔画为序）

上海中医药大学　　　　　　　　　　姚广涛　创新中药研究院

副教授　博士　硕导

羊　菲　创新中药研究院

助理研究员　硕士

上海中医药大学附属光华医院　程少丹　关节康复科主任

主任医师　博士

葛　程　主治医师　博士

河南中医药大学　　　　　苗明三　副校长　教授　博士　博导

方晓艳　药学院　主任　教授　博士
博导

乔靖怡　中医药科学院　副教授　博士

曹利华　中医药科学院　讲师　博士

外科皮肤科卷·皮肤科册

主　　编　苗明三　河南中医药大学　教授　博士　博导

方晓艳　河南中医药大学　教授　博士　博导

主审及　杨顶权　中日友好医院毛发医学中心主任　皮肤病与性病科副主任
特邀编委　　　　主任医师　硕导

副主编　田燕歌　河南中医药大学　副教授　博士　硕导

王振基　郑州大学　副教授　博士　硕导

编　　委　（以姓氏笔画为序）

王振基　郑州大学药学院

方晓艳　河南中医药大学药学院

杨顶权　中日友好医院毛发医学中心

田燕歌　河南中医药大学中医药科学院

苗明三　河南中医药大学药学院

谢治深　河南中医药大学中医药科学院

作者名单　（以单位笔画为序）

郑州大学　　　　　　　　王振基　药学院　副教授　博士　硕导

河南中医药大学　　　　　苗明三　副校长　教授　博士　博导

方晓艳　药学院　主任　教授　博士　博导

李　艳　中医学院　博士　讲师

田燕歌　中医药科学院　副教授　博士
硕导

谢治深　中医药科学院　副教授　博士

田　硕　中医药科学院　助理研究员
博士

宋亚刚　中医药科学院　助理研究员
博士

总主编简介

陈　奇　江西中医药大学教授，北京中医药大学博士生导师，原北京协和医科大学博士生导师组成员和博士后合作导师，全国优秀教师，获国务院政府特殊津贴。国家自然科学基金评审专家，原卫生部药品审评委员，国家药品审评专家，973审评专家，国家发改委药品价格评审专家，全国中医药教材编审委员会委员。江西省药理学会名誉理事长，世界中医药学会联合会中药药理专业委员会顾问。江西省高校重点建设学科制药中药学学科带头人，江西省高等学校优秀研究生导师，江西省科学研究突出贡献先进工作者，中国药理学发展突出贡献奖并学会荣誉理事，中华人民共和国成立70周年纪念章获得者。应邀访问德国、美国、英国、新加坡并合作科研。主编《中药药理研究方法学》获全国优秀科技图书奖一等奖、国家图书奖、国家科技进步奖三等奖。主编的《中药药理实验方法学》获全国优秀教材奖。主编研究生教学参考用书《中药药效研究思路与方法》。主编国家规划教材《中药药理学实验》。主审国家规划教材《中药药理学》《中药炮制学》。出版《人体奥妙》译著。主编《中成药名方药理与临床》在香港、台北、北京出版。《中药新药与临床药理》《药学学报》《中国实验方剂学杂志》《中国临床药理学与治疗学》等7个杂志编委、特邀编委或顾问。主持国家重大课题和国家新药基金项目各1项，主持3项国家自然科学基金，主持或参与研究开发红管药、槲皮素、灵芝片、钻山风、复方草珊瑚含片、珍视明滴眼液、健胃消食片、赣南麦饭石等，科研获奖成果21项。

张伯礼　中国中医科学院名誉院长，天津中医药大学校长。中国工程院院士、教授、博士生导师。获国务院政府特殊津贴。主编《中医内科学》《中药现代化二十年》《中成药临床合理使用读本》《常见病中成药临床合理使用丛书》，陈奇、张伯礼联合主编《中药药效研究方法学》等。国家重点学科中医内科学学科带头人。中国工程院医药卫生学部主任，中国中西医结合学会名誉会长，中华中医药学会名誉会长，教育部高等学校中医学教学指导委员会主任委员，世界中医药学会联合会副主席，世界中医药学会联合会教育指导委员会主任委员。国家"重大新药创制"科技重大专项技术副总师，科技部"中药现代化产业基地建设"专家组长，第十届国家药典委员会执委兼中医专业委员会主任委员。国家抗击新冠肺炎领导小组成员，抗击新冠肺炎中医治疗方案设计者，获"人民英雄"国家荣誉称号。

从事中医药临床、教育和科研工作40余载，全国名中医，获何梁何利基金奖、吴阶平医学奖、世界中医药杰出贡献奖、树兰医学奖、全国优秀共产党员、全国杰出专业技术人才、全国先进工作者、全国优秀科技工作者、国家级有突出贡献中青年专家和天津市科技重大成就奖等荣誉称号。在中医临床、科研、教育、国际化、中药现代化等方面取得一批重要成果。获国家科技进步奖一等奖7项，省部级科技进步奖一等奖21项，发表论文300余篇，主编专著10余部。

《外科皮肤科卷》主编简介

苗明三 河南中医药大学副校长。教授，博士，博士生导师，中原学者，国务院特殊津贴专家、全国优秀科技工作者、河南省优秀专家。中国实验动物学会常务理事、世界中医药联合会常务理事、中国中医药信息研究会外治分会会长、世界中医药学会联合会中药养颜产业分会理事长。承担国家重大新药创制项目、国家行业专项、国家自然基金等项目。获国家科技进步奖一等奖 1 项，省部级科技进步奖一等奖 4 项，主持和参与研制新药 20 余项。

方晓艳 河南中医药大学临床中药与药理教研中心主任。教授，博士，博士生导师。从事药理学、中药药理学相关的教学、科研工作。河南省学术技术带头人，加拿大多伦多大学访问学者。河南省药理学会常务理事、中华中医药学会中药实验药理分会常务委员。主持国家自然科学基金项目 1 项、河南省科技攻关项目 2 项；获省部级科技进步奖三等奖 2 项，省部级教学大赛二等奖、三等奖各 1 项。

编 写 说 明

1. 本丛书的组织是由总主编首先确定各分册第一负责人，由各分册第一负责人即分册第一主编组织编写，由总主编最终审定书稿发给出版社。精华本是16个分册第一负责人挑选各分册主要内容压缩而成的一本书。

2. 本丛书中成药名方是根据功能与主治以现代病症分类，每个病症有一简单概述。中成药名方的病症应用以药物功效分类，利于辨病与辨证相结合。

3. 每个中成药名方标题：药物名称、【药物组成】、【处方来源】、【功能与主治】、【药效】、【临床应用】、【不良反应】、【使用注意】、【用法与用量】、参考文献。

4.【药物组成】除极少数保密方外，介绍了该中成药名方组成的全部中药名称。

5.【处方来源】注明古方或研制方（包括经验方),《中国药典》或国家批准 Z 字号的中成药，可以收入中药提取物或有效成分组成的 H 号产品。如果是古典名方则要求写出其出处。由于大部分中成药制剂，同一个产品有不同厂家、不同剂型，故同一产品有许多批准文号，本书随机抽写其中一个产品批准文号，说明是 Z 字号的中成药。本书收入尚有少数无批准文号的古典名方。本书不收入正在研制中，无国家批准文号的产品，也不收入 B 字号保健品。

6.【功能与主治】来源于药典或国家批准的产品说明书。

7.【药效】按文献报道实验研究的药效及其作用机制。对药效及作用机制复杂的中成药，适当结合基础知识论述。对少数无药效文献的中成药，则根据其新药申报简要写出其最基本药效。部分中成药的药效或其作用机制用示意图展示，方便读者理解。

8.【临床应用】凡是收入中国药典或国药 Z 字号的中成药都是经过国家批准组织临床试验的。但是对无药效又无临床公开发表文献资料的中成药，则基本不能收入本书。文献写出治疗的病症，作者尽可能辨病与辨证相结合。对不是双盲和随机对照的临床应用结果，原则上不收入其报道临床治疗效果的百分率。

9.【不良反应】根据文献报道介绍不良反应。

10.【使用注意】包括指出有毒中药、配伍禁忌、辨证使用注意等。

11.【用法与用量】按产品制剂说明书的服用方法和用量。

12. 参考文献：注明药效、临床应用、不良反应的文献依据。参考文献来源主要是期刊及学术会议资料，少数是书籍或内部资料。无参考文献的中成药不收入本书。

13. 署名：本文作者的单位及姓名，以示负责。

总　前　言

　　中成药是中医药的重要组成部分，是由我国历代医家经过千百年临床实践，总结出来的有疗效的方剂加工而成，其历史悠久，源远流长。

　　用现代医药学研究中成药与古典名方，可以阐明中医药基本理论，沟通中西医药间的学术思想，扩大治疗范围和提高临床疗效，使中医药事业在继承的基础上进一步发展与提高。

　　中成药和中药方剂有着密切关系，绝大多数中成药是由著名方剂经长期临床实践而定型生产的。中成药可以说是著名方剂的精华，本丛书是将我国近代几十年来研究中成药名方的现代药效和临床应用加以整理与总结编著而成，有利于继承和发扬祖国中医药事业，推进中成药的正确使用。

　　本丛书中英文版的出版发行，对中医药走向世界有重要意义，对中国传统文化"走出去"有重要意义。

　　本丛书可供使用中成药治疗疾病的广大读者及中西医临床医生、社区医生及药店职工阅读使用，可作为中医药研究及中西医临床工作者对中成药进一步研究与开发的重要参考书，也可作为高等中医药院校中医药专业中药药理学、中成药、方剂学的教学参考书。

　　本丛书特点：

　　1. 新颖性和实用性　　本丛书改变以往中成药书籍以中药功效如解表、清热、温里、补益药等分类方式，而用现代疾病的病症名分类，方便中西医临床工作者使用中成药。本丛书把中成药的药效与临床应用按照现代医学疾病的病症分类，是编写体例的探索与创新。

　　本丛书尽量改变综述形式写中成药药理，而是将中成药药效与现代医药学基础理论相结合，将中成药临床应用和现代研究成果相结合进行编纂，使读者在理解药效原理基础上，在临床上正确使用中成药。本书的部分中成药有药效及作用机制示意图，图文并茂，使读者易于理解药效及作用机制。本书体例新颖、内容富有新意。

　　2. 先进性和创新性　　本丛书以病症分章介绍古典名方及经验方制成的中成药，以及少数尚未制成中成药的古典名方，展示了我国近代几十年来中成药药效研究与临床应用的成果，是中医药各学科科研探索的结晶，反映了当前中成药治疗疾病药效研究和临床应用的最新进展。

　　本丛书辨病及辨证相结合阐述中成药的主治病症原理，首次对中成药以辨病与辨证结合的方式进行分类，科学阐明传统的中成药主治疾病的现代药效学研究，是学术创新，可促进中医药与现代医药结合和中药合理应用，对中药走向世界有重要意义。

　　本书英文版是首次推出的以病症分类的中成药药效与临床应用专著。可让国外读者了解中成药现代药效与临床应用治疗疾病的进展，可促进国外应用，有利于国内生产企业将产品推向世界。

　　3. 权威性和严谨性　　本丛书是在陈奇教授主编的《中成药名方药理及临床应用》的基础上，重新组织以中药药理专家为编写主体并邀请中医临床专家参加，合作编著出版的反映中成药药效与应用进展的权威性、有特色的大型丛书。陈奇教授主编《中成药名方药理及临床应用》(香港雅艺出版公司-深圳海天出版社联合出版，1991)、《中药名方药理与应用》(台北：南天书局，1993)、《中成药名方药理与临床》(北京：人民卫生出版社，1998)。本次编写在充分借鉴以上三本著作基础上，组织了中医药领域专家，邀请在中成药临床研究领域有经验的教授、临床医生参加编著和审订，是中药基础研究工作者与中医临床工作者合作编纂的成果。

　　本丛书包含子书 3 种，共 10 卷。子书一共 8 卷，以现代病症分类介绍我国中成药名方，分别为①心血管神经精神卷，②呼吸消化卷，③内分泌代谢、风湿免疫、泌尿男生殖卷，④外科皮肤科卷，⑤妇产科卷，⑥五官科卷，⑦肿瘤血液卷，⑧儿科卷；子书二共 1 卷，为子书一的精华本；子书三共 1 卷，为子书二的英文版。本丛书参编者共 400 多位，各分册主编分别负责组稿和审定。本丛书于 2015 年在北京国家会议中心召开了组稿会，2017 年及 2018 年在科学出版社召开审稿会和审定稿会议。

　　在本丛书出版之际，首先感谢国家出版基金的资助，感谢科学出版社的支持，感谢江西中医药大学、中国中医科学院、天津中医药大学及各参编专家单位的支持。还要感谢中国药理学会、中国药理学会中药与天然药物药理专业委员会、世界中医药联合会中药药理专业委员会、江西省药理学会的支持！

　　由于中成药药理书籍历来以中药功效分类，而本书首创以现代病症分类，这在学术上尚有一些问题需要讨论，且部分中成药名方能治疗多种病症，故论述中有重复的问题。欢迎广大读者批评指正，以利今后进一步改进和完善。

陈　奇　张伯礼

2019 年 12 月

目　录

外科皮肤科卷·外科册

外科皮肤科卷·皮肤科册

外科皮肤科卷

外 科 册

第一章

骨折、关节脱位、关节滑膜炎中成药名方

第一节 概 述

一、概 念[1-5]

骨折（fracture）是指由于外力的作用破坏了骨的完整性和连续性，分为开放性骨折和闭合性骨折两种，是口腔颌面外科及创伤外科的常见病及多发病。颌面部骨折后主要表现为开口受限，咬合关系错乱；四肢长骨骨折表现为局部肿胀疼痛，功能障碍并出现异常活动度，严重影响患者身心健康。骨折具有畸形、异常活动、骨擦音三大特殊症状。

关节脱位（joint dislocation）是指因损伤或疾病造成骨关节面相对正常位置发生改变，以肩、肘、下颌及手指关节最易发生脱位。关节脱位后，关节囊破裂，关节软组织受损破坏，出现关节功能障碍。脱位具有关节畸形、关节窝空虚、弹性固定三大特殊症状。

关节滑膜炎（articular synovitis）是滑膜受到各种刺激产生炎症反应，从而造成滑膜细胞分泌失调形成积液的一种关节病变，临床主要表现为关节肿胀、疼痛及积液。

中医骨伤相关疾病属中医学"接骨""正体"等范畴。关节滑膜炎以膝关节多见，属中医学"膝痹""鹤膝风""筋伤""痹症"等范畴。临床上治疗骨折的中成药也常用于关节脱位和关节滑膜炎，故治疗这三类骨科疾病的中成药类同。

二、病因及发病机制

（一）病因[6, 7]

骨折发生的主要原因有直接暴力（外力直接作用于骨骼某一部位而致该部位发生骨折，常伴不同程度软组织损伤）、间接暴力（外力通过纵向传导、杠杆作用或扭转作用使肢体远处发生骨折）和积累性劳损（长期、反复、轻微的直接或间接损伤可致使肢体某一特定部位骨折，又称疲劳骨折）。

关节脱位是创伤骨科比较常见的损伤之一，是由于关节部位受力学的（直接暴力或间

接暴力）、病理的及某些作用失去关节骨与关节面间的正常对合关系。关节脱位多因外伤所致，也可见于某些先天性关节疾病。

关节滑膜炎是临床常见的骨科疾病，主要是长期慢性劳损或外伤造成的多种关节损伤而引起的综合征。关节内骨折、脱位、韧带损伤、软骨损伤、关节游离体等均可导致滑膜的损伤性炎症，炎症刺激滑膜时分泌渗液，出现关节积液、充血肿胀、疼痛、活动功能受限。一些疾病，如滑膜结核、滑膜瘤等亦可导致该病。

（二）发病机制

骨的完整性或连续性被中断或破坏。由外伤引起者为外伤性骨折；发生在原有骨病（肿瘤、炎症等）部位者为病理性骨折。骨折端与外界相通为开放性骨折，如与外界不通则为闭合性骨折。

将关节固定在一起的韧带在外力或者病理的影响下被牵拉或撕裂时，可破坏关节骨与关节面间正常的对合关系，导致关节脱位的发生。

关节滑膜炎的病因为关节滑膜受到物理、化学及相关致炎物质的刺激，从而使关节渗出液滞留于关节腔内，产生关节积液及肿胀的病理表现，经久不消者则病易于迁延反复，演变为关节滑膜的慢性炎症，造成滑膜组织的增生肥厚及关节软骨的皲裂剥脱，后期可影响关节的屈伸收展，在相当大的程度上影响了患者的工作能力和生活质量。

三、临 床 表 现

骨折以全身表现、局部表现和骨折的特有体征为主要临床表现。如骨折端移位可使患肢外形发生改变，主要表现为缩短、成角、延长；骨折后两骨折端相互摩擦撞击，可产生骨擦音或骨擦感；正常情况下肢体不能活动的部位，骨折后出现不正常的活动；对于多发性骨折、骨盆骨折、股骨骨折、脊柱骨折及严重的开放性骨折，患者常因广泛的软组织损伤、大量出血、剧烈疼痛或并发内脏损伤等而引发休克；骨折处有大量内出血，血肿吸收时体温略有升高，但一般不超过38℃，开放性骨折体温升高时应考虑感染的可能。

关节脱位具有一般损伤的症状和脱位的特殊性表现。一般症状表现为疼痛、关节肿胀、关节失去正常活动功能。特殊性表现为关节脱位后肢体出现旋转、内收或外展和外观变长或缩短等畸形，与健侧不对称；关节脱位后，未撕裂的肌肉和韧带可将脱位的肢体保持在特殊的位置，被动活动时具有抵抗和弹性感及关节窝空虚。

关节滑膜炎发病可缓可急，以疼痛和肿胀常见，症状轻重与疾病性质和关节内积液的多少有关。当膝关节主动屈曲时，疼痛加剧，且有肿胀感。慢性滑膜炎表现为膝关节疼痛，肿胀在活动增加后较明显。

四、诊 　 断

一般情况下，骨折、关节脱位、关节滑膜炎均有较明确的外伤病史，局部可出现剧烈疼痛和肿胀，肢体功能受限严重。严重的损伤患者可因脏器损伤出现全身症状，如因大量失血出现失血性休克等。

骨折可根据临床表现及影像学检查进行确诊或排除诊断。影像学检查具体为 X 线拍片检查，可显示临床上难以发现的不完全性骨折、深部的骨折、关节内骨折和小的撕脱性骨折等；对于骨折不明确但又不能排除者、脊柱骨折有可能压迫脊髓神经根者及复杂骨折者均可行计算断层扫描（CT）检查；磁共振成像（MRI）检查虽然显示骨折线不如 CT 检查，但对于脊髓神经根及软组织损伤的显示有独特优点。

关节脱位可根据有无明显外伤史；临床表现为关节疼痛、肿胀、畸形、弹性固定与关节窝空虚；X 线检查可明确脱位的部位、程度、方向及有无骨折及移位三者进行确诊。

关节滑膜炎采用关节镜检查，同时进行关节液的细菌培养和滑膜的病理学检查，是目前确定滑膜炎性质的最好方法。对膝关节积液多者或反复出现积液者，可做 MRI 检查，有助于判断滑膜炎的性质及其严重性。在不具备关节镜条件时，进行关节穿刺和滑液检查，可作为膝关节滑膜炎的诊断和鉴别诊断的重要参考。

五、治 疗[8]

（一）常用化学药物及现代技术

对于骨折、关节脱位、关节滑膜炎治疗的最终目的是使受伤肢体最大限度恢复功能。在骨折和关节脱位的治疗中，复位、固定和功能锻炼这三个基本原则十分重要。复位是将发生移位的骨折断端或关节面重新恢复正常或接近原有解剖关系，以重新恢复骨骼和关节功能，复位的方法有闭合复位和手术复位。复位后要采用不同的方法将关节和骨折端固定在稳定的位置，使其逐渐愈合。固定期间，通过受伤肢体肌肉收缩，增加周围组织的血液循环，消除肿胀，防止肌肉萎缩，通过主动或被动活动未被固定的关节，防止关节粘连、关节囊挛缩、肌肉萎缩等，使受伤肢体的功能尽快恢复到正常状态。复位、固定和功能锻炼的同时常使用一些化学药以镇痛、消肿、抑制骨吸收，如盐酸曲马多胶囊、酮咯酸氨丁三醇胶囊、阿仑膦酸钠片、阿法骨化醇、头孢呋辛钠注射液、注射用双氯芬酸钠利多卡因等。

关节滑膜炎的现代医学治疗以积液抽吸、激素（醋酸曲安奈德注射液、复方倍他米松、甲泼尼龙等）、非甾体消炎镇痛药物（萘普生分散片、布洛芬缓释胶囊、酮洛芬凝胶等）治疗为主。如采用患肢制动的方案，固定时间不宜过长，以免出现严重的肌肉萎缩和关节僵硬，并要在医生指导下进行功能锻炼以延缓滑膜炎造成的功能障碍和肌肉萎缩的并发症。对于保守治疗无效的病例或诊断不清的病例要积极考虑关节镜检查并做关节镜下滑膜切除术。

（二）中成药名方治疗

中医药治疗骨伤疾病（骨折、关节脱位和关节滑膜炎）作用于多靶点、多环节，不同于西药的单靶点调节。中医药治疗以活血化瘀、舒筋活络、行气止痛、补肝肾为主要治则，强调在骨伤的诊断、整复、固定、康复各个治疗阶段中都要注重筋骨并重，尽可能减少患者的损伤程度。"筋骨并重"的学术思想不仅适用于骨折和"骨错缝"的治疗，同样也适合于关节脱位和关节滑膜炎的治疗。中成药以其简便有效的特点，在防病保健、减少后遗症和减少致残率方面，积累了较为丰富的经验。

第二节　中成药名方的辨证分类与药效

中医治疗骨伤疾病（骨折、关节脱位和关节滑膜炎）采取辨证治疗，在早期和中期以活血化瘀、消肿止痛为主，后期以补益气血、肝肾、脾胃为主，以发挥治疗骨伤疾病不同的药效特点。中药治疗骨伤疾病的基本药效是改善机体微循环、镇痛、促进骨折愈合、抑制炎症反应和调节骨代谢等。中成药名方治疗骨折、关节脱位和关节滑膜炎的常见辨证分类及其主要药效如下[9, 10]。

一、活血化瘀、消肿止痛类

骨折、关节脱位和关节滑膜炎血瘀证者主要症状是痛有定处、拒按，脉络瘀血，肿胀膨隆，按之应指，屈伸不利，骨连未坚，舌苔薄白，脉弦紧。

骨折、关节脱位和关节滑膜炎血瘀证者的主要病理变化为肿胀、瘀斑、血流不畅、活动障碍或炎症刺激造成滑膜组织的积液和增生肥厚，以及关节软骨的皲裂剥脱。

活血化瘀、消肿止痛类中药可以改善微循环，减轻瘀血现象，调节骨代谢，促进骨折愈合，抵抗机体炎症反应，缓解炎症刺激导致的肿胀、疼痛现象，消除滑膜炎关节积液的症状。

常用中成药：伤科接骨片、骨愈灵胶囊、接骨七厘片（散）、七厘散（胶囊）与大七厘散（胶囊）、正骨水、跌打丸、独一味胶囊（片）、活血止痛散（胶囊、片）、跌打七厘散（片）、滑膜炎颗粒、骨折挫伤胶囊、愈伤灵胶囊、九分散、麝香接骨胶囊、三花接骨散、接骨丸、回生第一丹（散、胶囊）、跌打生骨片、止痛紫金丸。

二、补益肝肾、活血益气类

骨折、关节脱位和关节滑膜炎肝肾亏虚证者主要症状是筋骨微弱，肢体关节屈伸不利，腰膝酸软，失眠多梦，伴头晕、耳鸣耳聋、目眩，舌暗或红，苔薄白，脉沉细。

骨折、关节脱位和关节滑膜炎肝肾亏虚型者的主要病理变化为肝气亏损影响脏腑功能，导致气血运行紊乱，受伤肢体、关节疼痛，受伤部位肿胀，有明显的压痛。

补益肝肾、活血益气类中药可以促进骨折愈合，缓解炎症刺激，减轻疼痛和肿胀程度，促进骨骼生长，加速病灶部位的修复，可以更好地恢复骨折、关节脱位和关节滑膜炎导致的肢体运动障碍，改善局部微循环。

常用中成药：恒古骨伤愈合剂、盘龙七片、仙灵骨葆胶囊、壮骨关节丸。

参 考 文 献

[1] 薛徽，孙瑶. 影响骨折愈合的生物因素研究新进展[J]. 口腔医学，2018，38（11）：1043-1047.
[2] 余博，黄强，苏华生，等. 局部麻醉下 Stimson 配合 Hippocrates 法复位治疗肩关节脱位的效果[J]. 中国当代医药，2018，25（33）：101-103.
[3] 李延红，石耀武，张宏蕾. 外敷滑膜膏配合口服四妙丸治疗踝关节滑膜炎[J]. 中医正骨，2016，28（1）：68-69.
[4] 李得生. 桃红四物汤治疗老年股骨转子间骨折患者 PFNA 术后隐性失血的临床研究[D]. 南宁：广西中医药大学，2018.
[5] 刘豪华，王正. 活血止痛散外敷治疗膝关节滑膜炎临床观察[J]. 中医药临床杂志，2018，30（11）：2100-2102.
[6] 张雷，赵健，李友学，等. 外伤性肩锁关节及胸锁关节脱位的超声诊断价值[J]. 河北医药，2018，40（24）：3811-3813.
[7] 李延红，石耀武，张宏蕾，等. 滑膜膏联合四妙丸治疗创伤性踝关节滑膜炎 42 例临床研究[J]. 现代中医药，2016，36（6）：54-56.
[8] 郭振平，李占国，刘一，等. 陈氏正骨手法治疗肩关节脱位的优势及特色[J]. 中医正骨，2015，27（8）：67-68.
[9] 赵相征，于波，韩铭. 气滞血瘀型骨质疏松性骨折临床数据的客观化分析[J]. 中国医学创新，2018，15（34）：57-60.
[10] 魏宗星. 六指六穴点压结合消瘀定痛散治疗膝关节慢性滑膜炎的临床研究[D]. 郑州：河南中医药大学，2016.

（河南中医药大学　苗明三、乔靖怡，上海中医药大学附属光华医院　程少丹、葛　程）

第三节　中成药名方

一、活血化瘀、消肿止痛类

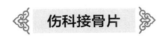

伤科接骨片

【药物组成】　红花、土鳖虫、朱砂、马钱子粉、炙没药、三七、炙海星、炙鸡骨、冰片、煅自然铜、炙乳香、甜瓜子。

【处方来源】　研制方。《中国药典》（2015 年版）。

【功能与主治】　活血化瘀，消肿止痛，舒筋壮骨。用于跌打损伤，闪腰岔气，筋伤骨折，瘀血肿痛。

【药效】　主要药效如下[1-4]：

1. 促进骨愈合　骨折愈合过程是复杂的骨组织结构和生物力学不断恢复的过程，伤科接骨片灌胃给药后可促进骨折模型大鼠的创口形成骨性和软骨性骨痂，促进骨小梁的生成和钙盐沉积，使愈合后骨折部位的生物力学特征即抗折力明显增强，进而加速其愈合。

2. 促进 MC3T3-E1 细胞的成骨作用　MC3T3-E1 细胞是一种通过分离培养从胎鼠颅骨中获取的前成骨细胞，具备向成骨细胞单向分化的特性，具有相应的成骨化能力，是研究成骨细胞的常用替代细胞系。伤科接骨片可以促进 MC3T3-E1 细胞在动物体内的成骨作用，有利于成骨细胞的增殖分化、胶原合成及基质钙化等，对骨折愈合有明显的促进作用。

3. 促进颌骨缺损骨组织环氧合酶-2 的表达　环氧合酶-2（COX-2）在骨骼吸收、重建过程中起重要作用。伤科接骨片可促进兔下颌骨组织 COX-2 蛋白及 mRNA 的表达，且主要表现在骨修复过程的中后期，其作用机制可能通过调节 COX-2 表达而促进骨缺损修复。

4. 促进 VEGF、NOS 和 ALP 的分泌　血管内皮生长因子（VEGF）可以与血管内皮细胞膜上的特异性受体结合，产生促血管内皮细胞分裂、增殖及诱导血管生成的作用。一氧化氮合酶（NOS）及其异构体在促进骨折愈合早期血管生成、调节成骨细胞及破骨细胞的活性等修复过程中都有重要的意义。碱性磷酸酶（ALP）是成骨细胞的标志，是骨代谢的重要蛋白质，是公认的骨形成活标志物。伤科接骨片能提高骨折家兔 VEGF 的表达量和激活 NOS 活性及提高 ALP 的活性，从而促进骨折的早期愈合。

【临床应用】　主要用于骨折、跌打损伤致软组织损伤（踝关节外侧副韧带损伤、关节损伤）及腰肌劳损。

1. 骨折[5, 6]　伤科接骨片用于因外力撞击导致的筋伤骨折，症见骨折或筋伤错位，肿胀疼痛，活动不利。

骨折愈合的过程就是"瘀去、新生、骨合"的过程，活血化瘀是骨折早期的治疗原则。伤科接骨片具有舒筋壮骨、消肿止痛、活血化瘀作用，对各种骨折均能有效治疗（踝关节骨折、创伤性骨折、四肢骨折、老年性骨质疏松骨折）。临床研究表明，伤科接骨片可用于骨折并发软组织损伤，有效减轻组织出血、水肿及炎性细胞浸润，改善局部微循环，降低局部组织张力，有效吸收炎症介质，以达到消肿止痛的效果。伤科接骨片与阿仑膦酸钠联合用于老年性骨质疏松骨折，可有效改善患者临床症状，促进患者康复。

2. 慢性腰肌劳损[7]　伤科接骨片用于因挑担负重，搬物屏气所致急性腰扭伤、胸胁迸伤，症见腰痛，甚则累及下肢，活动受限或胸胁胀痛，痛呈走窜，胸闷气急，呼吸说话时有牵掣痛。伤科接骨片可降低慢性腰肌劳损患者可视化视觉模拟评分，缓解腰部疼痛症状，促进患者基本恢复活动功能。

3. 软组织损伤[8]　伤科接骨片用于外伤扭挫导致血离其经，瘀血阻络所致软组织损伤，症见肢体肿胀疼痛，局部皮肤青紫，活动受限。

软组织损伤为外伤导致的局部肌肉、韧带等组织挫伤或扭伤，毛细血管断裂出血，皮下瘀血。踝关节损伤以外侧副韧带损伤为主，伤科接骨片联合中药熏洗治疗可以有效促进踝关节外侧副韧带损伤患者组织修复，消肿，并缓解疼痛。

4. 关节损伤术后康复[9]　Lisfranc 关节解剖结构的特殊性，使其损伤后复位较为困难，如复位不理想将严重影响前足的行走功能。以术后足部功能评价、临床症状改善时间、治疗前后疼痛程度评分、不同时间骨痂 X 线评分及不良反应发生情况评价伤科接骨片和健步虎潜丸的疗效，结果表明，伤科接骨片对 Lisfranc 关节损伤能够起到促进术后康复的功效。

5. 带状疱疹神经痛[10]　带状疱疹以皮肤红斑、灼热刺痛及带状、串珠样或簇集疱疹为主要特征。伤科接骨片可有效治疗带状疱疹引起的神经疼痛，并减少后遗神经痛的发生。

【不良反应】　临床报道，使用本品可引起药疹和阴道出血[11-13]。

【使用注意】　①孕妇禁用。②骨折患者应先行复位固定后再用药物治疗。③应在医生指导下使用，勿过量、久用。④脾胃虚弱者慎用。

【用法与用量】　口服。成人一次 4 片，10～14 岁儿童一次 3 片，一日 3 次。温开水或黄酒送服。

参 考 文 献

[1] 沈明勤，王颖钰，荆梅，等.伤科接骨片治疗大鼠骨折模型的影像学评价[J].中国实验动物学报，2015，23（1）：91-96.

[2] 章黎，高建莉，张桦，等.伤科接骨片对 MC3T3-E1 细胞成骨能力的影响[J].浙江中西医结合杂志，2016，26（5）：422-424，402.

[3] 翁春辉，余穗华，林珊，等.伤科接骨片对兔下颌骨缺损骨组织环氧合酶-2 表达的影响[J].中医杂志，2013，54（22）：1949-1952.

[4] 李中锋，蒲建中，程卫东，等.骨健颗粒促进骨折早期愈合中对 VEGF、NOS 及 ALP 的影响[J].中药药理与临床，2011，27（6）：82-85.

[5] 肖玉霞.伤科接骨片与三七片对骨折患者临床疗效的比较[J].抗感染药学，2015，12（6）：988-990.

[6] 马宽.伤科接骨片联合阿仑膦酸钠治疗老年性骨质疏松骨折的疗效探讨[J].中西医结合心血管病电子杂志，2018，6（31）：49.

[7] 柴政.伤科接骨片治疗慢性腰肌劳损 35 例治疗体会[J].内蒙古中医药，2013，32（14）：91-92.

[8] 徐震球.伤科接骨片联合石氏伤科熏洗剂治疗踝关节外侧副韧带损伤 40 例临床观察[J].中医药导报，2016，22（2）：64-66.

[9] 朱怡.伤科接骨片与健步虎潜丸在 Lisfranc 关节损伤术后康复治疗中的应用对比[J].中国实验方剂学杂志，2014，20（24）：199-202.

[10] 周光全，徐文君.伤科接骨片辅治中老年人带状疱疹神经痛 30 例疗效观察[J].临床合理用药杂志，2012，5（22）：101-102.

[11] 顾丽红，王世明.口服伤科接骨片致药疹一例[J].中国海洋药物，2001，（6）：56.

[12] 李华.伤科接骨片致药疹 3 例[J].中国骨伤，2000，（6）：6.

[13] 许韩波，张琼，梅全喜.伤科接骨片致阴道出血 1 例[J].中国药房，2010，21（27）：2580.

（河南中医药大学 苗明三、彭孟凡）

骨愈灵胶囊

【药物组成】 骨碎补、续断、三七。

【处方来源】 研制方。国药准字 Z20025015。

【功能与主治】 活血化瘀，强筋壮骨。主要用于骨质疏松症，症见腰脊疼痛，足膝酸软，乏力。

【药效】 主要药效如下[1-5]：

1. 促进骨愈合 X 线片是从形态学上反映骨折愈合过程的最直接的客观材料，通过骨折愈合 X 线征象的分析来辨认和掌握骨折愈合的状况，是骨折研究常用的实验方法。X 线片阅片显示骨愈灵胶囊可通过提高骨小梁骨量、骨小梁宽度及成骨细胞指数，改善矿化沉积率、骨形成率促进大鼠桡骨骨折的愈合。

2. 抗炎 炎性介质在骨性关节炎发展过程中发挥重要作用，骨愈灵胶囊可降低骨性关节炎模型家兔血清和关节液中肿瘤坏死因子 α（TNF-α）的水平。

3. 抗骨质疏松 骨的生长与血清钙和磷的代谢及血清 ALP 等生化指标密切相关。骨愈灵胶囊能明显提高骨质疏松模型大鼠血清钙、磷水平，降低血清 ALP 水平，提高模型大鼠股骨重量、长度、骨密度和骨力度，对去卵巢大鼠骨质疏松疗效显著。

4. 改善肾阳虚症状、改善微循环 骨愈灵胶囊可使氢化可的松致阳虚小鼠的体重、体温回升，使其自主活动量增加，并对抗氢化可的松对雄性小鼠性器官的抑制作用。本品还可明显扩张正常小鼠耳部毛细血管，改善微循环，但肉眼未见明显血流速度改变及红细胞聚集现象。

【临床应用】 主要用于骨质疏松、骨折及股骨头缺血性坏死。

1. 各类骨折[6, 7]　骨愈灵胶囊用于气滞血瘀型患者，症见疼痛，肿胀，瘀斑，口渴，尿赤，便秘，舌质红或有瘀斑，苔黄，脉浮数或弦紧。

骨愈灵胶囊可缩短Colles骨折患者肿胀疼痛消失时间及愈合时间，有效促进骨质疏松性桡骨骨折患者骨愈合，提高骨密度，显著改善患者生活质量。

2. 股骨头缺血性坏死[8]　骨愈灵胶囊用于气滞血瘀型股骨头缺血性坏死患者，症见髋部疼痛，轻度跛行，舌紫暗或有瘀点，脉弦涩。

骨愈灵胶囊能有效缓解股骨头缺血性坏死患者髋关节疼痛及改善日常活动工作能力，减轻股骨头塌陷及坏死范围，调节血脂水平，以及降低血液高凝状态，疗效优于桃红四物汤。

3. 骨质疏松[9-11]　骨愈灵胶囊用于肾虚血瘀型骨质疏松性患者，症见腰脊刺痛，腰膝酸软，下肢痿弱，步履艰难，耳鸣，舌质淡紫，脉细涩。

骨愈灵胶囊能有效控制骨质疏松患者软组织的出血、水肿，使血肿尽快吸收，机化时间缩短，达到消肿、止痛、抗炎的作用，能明显改善骨质疏松症患者胸、腰、背疼痛症状，可改善患者骨密度、骨钙素（BGP）、骨形态发生蛋白-2（BMP-2）、骨代谢和骨转换状态，减少骨量流失，具有一定的临床推广应用价值。

4. 膝骨性关节炎[12]　骨愈灵胶囊能改善膝骨性关节炎患者临床症状、视觉模拟量表（VAS）评分，疗效满意，无严重不良反应。

5. 骨膜炎[13]　胫骨疲劳性骨膜炎是发生于胫骨骨膜的一种炎性反应，予患者连续服用骨愈灵胶囊3～25天，症状、体征可不同程度改善。

【不良反应】　尚未见报道。

【使用注意】　①孕妇禁服。②忌食生冷、油腻食物。③感冒时不宜服用，高血压、心脏病、糖尿病、肝病、肾病等慢性病严重者应在医师指导下服用。④本品不宜长期服用，年老体弱者应在医师指导下服用。严格按照用法用量服用，服药2周症状无缓解，应去医院就诊。⑤对本品过敏者禁用，过敏体质者慎用。本品性状发生改变时禁止使用。请将本品放在儿童不能接触的地方。⑥如正在使用其他药品，使用本品前请咨询医师或药师。

【用法与用量】　口服。一次5粒，一日3次。儿童酌减或遵医嘱。饭后温开水送服。

参 考 文 献

[1] 刘继平，程玥，张恩户. 骨愈灵胶囊对大鼠桡骨骨折愈合X线片的影响[J]. 广西中医药，2010，33（1）：51-52.

[2] 刘继平，程玥，张恩户. 骨愈灵胶囊对实验性大鼠桡骨骨折不脱钙骨切片的骨形态计量学影响[J]. 陕西中医，2009，30（4）：506-508.

[3] 安丰，刘元禄. 骨愈灵胶囊对骨性关节炎家兔模型关节液和血清中TNF-α表达影响的研究[J]. 实用中医内科杂志，2008，（7）：59-60.

[4] 程玥，张恩户，刘继平. 骨愈灵胶囊对去卵巢致大鼠骨质疏松模型的影响[J]. 陕西中医学院学报，2008，（2）：41-42.

[5] 张筱芳，沈敏，畅婕. 骨愈灵胶囊对小鼠阳虚证和微循环的影响[J]. 解放军药学学报，2007，（5）：360-362.

[6] 何家扬. 骨愈灵胶囊治疗Colles骨折34例临床观察[J]. 新中医，2013，45（9）：61-62.

[7] 王晓军. 骨愈灵胶囊治疗骨质疏松性桡骨远端骨折效果分析[J]. 航空航天医学杂志，2012，23（10）：1229-1230.

[8] 薛锴华. 骨愈灵胶囊治疗气滞血瘀型股骨头缺血性坏死的临床疗效观察[D]. 福州：福建中医学院，2008.

[9] 吴永光. 骨愈灵胶囊治疗骨质疏松症临床疗效观察[J]. 湖北中医杂志，2012，34（6）：32.

[10] 丁桂芝，李榕，周勇. 骨愈灵胶囊治疗骨质疏松症32例疗效观察[J]. 医药导报，1994，（5）：212-213.

[11] 杜增峰，贺耀耀，马晓磊，等. 骨愈灵胶囊联合注射用骨肽治疗骨质疏松症的临床研究[J]. 现代药物与临床，2016，
31（9）：1382-1385.

[12] 程海龙，苏纪权. 骨愈灵胶囊联合针刺治疗膝关节骨性关节炎随机平行对照研究[J]. 实用中医内科杂志，2016，30（6）：
89-91.

[13] 梁锋，阴小龙. 骨愈灵胶囊配合热敷散治疗胫骨疲劳性骨膜炎[J]. 内蒙古中医药，2016，35（7）：14.

（河南中医药大学 苗明三、彭孟凡）

接骨七厘片（散）

【**药物组成**】 乳香（炒）、没药（炒）、当归、土鳖虫、骨碎补（烫）、硼砂、血竭、自然铜（煅）、大黄（酒炒）。

【**处方来源**】 清·谢元庆《良方集腋》七厘散之加减化裁方。国药准字 Z43020061。

【**功能与主治**】 活血化瘀，接骨续筋。用于跌打损伤，闪腰岔气，骨折筋伤，瘀血肿痛。

【**药效**】 主要药效如下[1,2]：

1. 促进骨折愈合 接骨七厘片（散）可通过降低桡骨骨折大鼠全血黏度及血浆黏度，改善血液流变性，改善骨折部位的血供，加速血肿吸收、机化，促使纤维组织增生，缩短纤维骨痂转变为骨性骨痂的过程以达到加速骨折愈合的效果。

2. 镇痛、抗炎 接骨七厘片（散）可通过减轻大、小鼠肉芽组织的增生达到抗炎的药理作用；并可提高热板致痛小鼠的痛阈值。

【**临床应用**】 主要用于骨折。

1. 骨折[3] 接骨七厘片（散）用于外力撞击所致骨折、脱臼，症见伤处剧烈疼痛，肢体畸形，活动受限，瘀血肿痛，青紫斑块，舌红或暗，脉弦或弦数。

中医学认为"血不活则瘀不去，瘀不去则骨不接"。接骨七厘片具有活血化瘀、接骨止痛的功效，能有效缩短四肢骨折患者骨折的愈合时间，且消肿止痛效果显著、不良反应发生率低，具有临床应用价值。

2. 骨折脱位合并严重软组织损伤[4] 骨折脱位合并软组织损伤后纤维蛋白原含量增高，血浆黏度增加。红细胞沉降率（血沉）及 C 反应蛋白是对机体急性损伤后的快速反应标志物，能够较为灵敏地评价组织损伤程度。接骨七厘片联合负压封闭引流技术能有效降低患者疼痛、肿胀及瘀斑症状评分，降低血浆黏度、血沉和 C 反应蛋白水平，最终促进软组织损伤的恢复、跗跖关节骨折脱位的愈合。

3. 骶髂复合体损伤[5] 骶髂复合体对骨盆环的稳定性起着至关重要的作用，骶髂复合体损伤分为骨折和筋伤两大类，是腰腿痛的主要原因。在骶髂复合体损伤患者术后 1 天、3 天给予接骨七厘片干预，能明显缓解术后疼痛，与单纯 3D 导航组相比，术后口服接骨七厘片能够有效促进骨折愈合。

4. 股骨头坏死[6] 股骨头坏死疾病已经成为世界医学中的一大难题，接骨七厘片可升高股骨头坏死患者 Harris 评分和股骨头坏死保髋疗效评价标准百分法评分，且未出现药物过敏及严重胃肠道不适等不良反应和并发症，疗效明显。

【**不良反应**】 临床报道，接骨七厘片联合虎力散可致严重肝损害[7]，单用有致皮肤瘙

痒伴皮疹[8]、消化道出血[9]和过敏性休克[10]的风险。

【使用注意】　①孕妇禁用。②骨折、脱臼者应先复位后再行药物治疗。③脾胃虚弱者慎用。

【用法与用量】　口服。一次5片，一日2次。黄酒送下。

参 考 文 献

[1] 陈玲，杨云洲，陈继革. 接骨七厘片促进大鼠骨折愈合的实验研究[J]. 湖北中医杂志，2005，（1）：50-52.

[2] 文海平，邓曼静，黄树明，等. 集成疗伤片的抗炎镇痛作用研究[J]. 中医药导报，2008，（4）：77.

[3] 许九生，荔婷婷. 四肢骨折患者采取接骨七厘片治疗的临床疗效及安全性探讨[J]. 辽宁中医杂志，2017，44（4）：751-753.

[4] 薛朝亚，刘学辉，高怀银. 接骨七厘片联合负压封闭引流技术治疗跗跖关节骨折脱位合并严重软组织损伤的临床观察[J]. 河北医学，2017，23（8）：1288-1291.

[5] 王小阵. 3D导航下经皮SIJ螺钉内固定联合接骨七厘片治疗SIC损伤的临床研究[D]. 武汉：湖北中医药大学，2018.

[6] 胡小明. 接骨七厘片改善股骨头坏死参数临床研究[J]. 现代诊断与治疗，2014，25（12）：2807-2808.

[7] 赵英. 虎力散联合接骨七厘片治疗肋骨骨折导致严重肝损害一例[J]. 上海医药，2016，37（6）：39，56.

[8] 万平，陈集志. 口服接骨七厘片致皮肤瘙痒伴皮疹1例[J]. 药物流行病学杂志，2014，23（9）：576.

[9] 李子荣. 接骨七厘片致下消化道出血8例[J]. 医药导报，2012，31（6）：817-818.

[10] 高晓，高攀峰. 接骨七厘片引起过敏性休克1例[J]. 中国现代医药杂志，2005，（3）：20.

（河南中医药大学　苗明三、彭孟凡）

七厘胶囊（散）与大七厘胶囊（散）

【药物组成】　七厘胶囊（散）：血竭、乳香（制）、没药、红花、儿茶、冰片、麝香、朱砂。大七厘胶囊（散）：血竭、乳香（煅）、没药（煅）、大黄（制）、三七、当归尾（制）、骨碎补、地鳖虫（甘草制）、自然铜（煅，醋淬）、硼砂（煅）、冰片。

【处方来源】　清·谢元庆《良方集腋》之七厘散。大七厘散是七厘散加减化裁方。《中国药典》（2015年版）。

【功能与主治】　化瘀消肿，止痛止血。用于跌打损伤，血瘀疼痛，外伤出血。

【药效】　主要药效如下[1-5]：

1. 促进施万细胞增殖　施万细胞是一种神经纤维层的外膜，具有增加神经元的存活率、促进细胞轴突生长和提高神经元再生的能力，保护正常神经传导性的作用。七厘散在适当浓度范围内可以促进大鼠臂丛神经施万细胞的增殖，促进活体神经损伤的修复。

2. 改善血流变、减轻心肌缺血损伤　血瘀证是中医血证的重要证型之一，也是许多临床疾病的基本病机，血液流变性指标的异常是用来判定血瘀证的主要客观诊断指标之一。药效初步试验结果表明，七厘散超微散剂在3/4～4/5七厘散剂量时，对急性血瘀大鼠血液黏度和凝血时间的作用及对垂体后叶素诱发大鼠心肌缺血损伤的保护作用与七厘散相当。

3. 促创面愈合　七厘散可通过抗炎、促进皮肤细胞增殖和分泌，促进小鼠触须部皮肤创面修复。并促进痂皮形成，且痂皮的形成时间较伤科常用龙血竭者提早1天。

4. 促进骨折愈合　一般认为愈合早期是应力介入的最佳时机。采用中药七厘散外敷包扎配合小型振动仪间歇振动可有效促进骨折家兔愈合速度和质量，振动介入以骨折后2～3天为佳。

5. 镇痛、抗炎　抑制腹腔注射羧甲基纤维素诱导的腹腔渗出及白细胞聚集；局部外用能抑制巴豆油所致小鼠耳肿胀，并能抑制大鼠角叉菜胶性足肿胀；抑制乙酸所致小鼠疼痛反应。

【临床应用】 主要用于跌打损伤、骨折。

1. 跌打损伤[6,7] 七厘胶囊（散）、大七厘胶囊（散）用于治疗外伤、扭挫所致软组织损伤，症见伤处肿胀疼痛，痛如针刺，青紫，活动受限，舌质紫暗，脉弦涩。

七厘散和大七厘散可用于治疗由外伤、扭伤、挫伤等软组织损伤所致局部伤处肿胀疼痛，青紫，活动受限。

2. 骨折[8] 七厘胶囊（散）、大七厘胶囊（散）用于治疗外力诸如跌打、刀伤所致骨折，症见出血，肢体局部肿痛，畸形，活动受限，舌质紫暗，脉弦涩。

七厘散内服配合石膏外固定治疗 Mason I 型桡骨小头骨折消肿止痛效果良好、固定可靠、方法简单，骨折愈合及功能锻炼满意。

3. 膝骨关节炎[9] 七厘散结合针灸推拿治疗膝骨性关节炎，可缓解患者膝疼痛与僵硬临床症状，减轻活动受限程度。

4. 滑膜炎及其他软组织损伤[10-13] 七厘散外敷，可减轻肋软骨炎患者胸肋关节的局部压痛症状，促使腱鞘囊肿患者的囊肿消失或缩小及提高滑膜炎患者的治疗有效率。大七厘散联合红外线治疗急性软组织损伤，可促使毛囊扩张，利于药物的渗透、吸收，增强细胞的吞噬功能，加快细胞的氧化过程，降低肌张力，促进局部渗出物的吸收和肿胀的消退，进而加速损伤部位的恢复。

5. 带状疱疹[14-17] 带状疱疹是由带状疱疹病毒引起的急性疱疹性皮肤病,局部有灼热感和剧痛，多见于胸肋、腰肋部。七厘散内外兼用治疗带状疱疹效果满意；肾移植术后带状疱疹病毒感染的发生率约为 10%，多为复发性感染，以术后 1 年左右常见，七厘散对肾移植术后并发带状疱疹，效果满意。大七厘散外敷于带状疱疹处，可抑制新疱疹的出现、减少原疱疹疱液、促进溃烂处结痂、缓解疼痛，促使疱疹干燥结痂而愈。

6. 踝关节扭伤[18] 急性踝关节扭伤是门诊中因关节扭伤就诊最为多见的，其损伤后即出现关节疼痛、肿胀、活动受限。大七厘散外敷联合手法治疗，能显著缓解患者疼痛，缩短恢复时间，增加关节稳定性，改善关节功能。

7. 子宫内膜异位症[19,20] 七厘散对痛经、月经不调、肛门坠胀痛、性交痛等 I 期子宫内膜异位症改善明显，而对盆腔触痛性结节、卵巢囊肿疗效相对较差。

8. 其他[21-25] 七厘散治疗水痘、经皮冠状动脉腔内成形术后再狭窄、小儿肺炎、足拇外翻畸形的微创术后恢复及髋膝关节置换术后深静脉血栓形成效果较好。

【不良反应】 尚未见报道。

【使用注意】 七厘散（胶囊）：①孕妇禁用。②骨折、脱臼者宜手法复位后，再用药物治疗。③本品应在医生指导下使用。本品含朱砂，不宜过量、长期服用。④饭后服用可减轻胃肠反应。⑤皮肤过敏者不宜使用。大七厘散（胶囊）：①孕妇禁用，但可外用。②皮肤破伤处不宜外敷。③饭后服用可减轻胃肠反应；脾胃虚弱者慎用。

【用法与用量】 七厘散（胶囊）：口服。一次 1～1.5g，一日 1～3 次；外用，调敷患处。大七厘散（胶囊）：用黄酒或温开水冲服，一次 2～5 粒，一日 2～3 次；外用，取胶囊内容物以白酒调敷患处。

参 考 文 献

[1] 王罡, 刘大凯, 赵钢, 等. 七厘散含药血清对大鼠雪旺细胞增殖分化的影响[J]. 中国现代药物应用, 2017, 11（20）: 194-195.

[2] 赵国巍, 梁新丽, 王春柳, 等. 超微粉碎七厘散对大鼠急性血瘀血液流变学及心肌缺血损伤保护作用的影响[J]. 中华中医药杂志, 2015, 30（1）: 299-301.

[3] 刘爱军, 易华, 杜标炎. 七厘散促小鼠触须部创面修复及部分机制探讨[J]. 陕西中医, 2012, 33（4）: 490-492.

[4] 张海燕, 郝洪. 振动法对外敷七厘散动物模型骨折愈合的病理研究[J]. 中国现代药物应用, 2009, 3（15）: 55-56.

[5] 孙莉. 郑氏当归散对 SD 大鼠急性软组织损伤后血液流变学及组织形态学的影响[D]. 成都体育学院, 2018.

[6] 何庆生, 罗萍. 手法配合大七厘散外敷治疗急性踝关节扭伤临床观察[J]. 陕西中医学院学报, 2015, 38（6）: 76-78.

[7] 赖舒, 文本清. 七厘散治疗外伤所致肿胀疼痛的临床观察[J]. 中国药房, 2015, 26（23）: 3268-3270.

[8] 王媚, 王立恒, 王绍琦. 七厘散配合石膏固定治疗 Mason I 型桡骨小头骨折 35 例[J]. 中外健康文摘, 2013, 22: 424-425.

[9] 孙家典. 针灸推拿结合七厘散治疗膝骨性关节炎的临床观察[J]. 中国民族民间医药, 2012, 21（18）: 124.

[10] 李爱英, 雷维娅. 七厘散外敷治疗肋软骨炎 52 例疗效观察[J]. 中国校医, 2010, 24（1）: 31.

[11] 葛文敏, 王新杰. 七厘散治疗腱鞘囊肿[J]. 山东中医杂志, 2001, 20（3）: 161-162.

[12] 张永民. 七厘散外用为主治疗滑膜炎[J]. 中国医刊, 2000, 35（11）: 20.

[13] 王秉慧, 逢丽华, 郭保利, 等. 红外线与大七厘散联合治疗急性软组织损伤[J]. 青岛医药卫生, 1997,（12）: 11-12.

[14] 蒋洪庆, 黄淑华, 于方英. 内外兼用七厘散治疗带状疱疹 37 例[J]. 中国民政医学杂志, 2001, 13（3）: 184.

[15] 黄淑华, 蒋洪庆, 于方英. 内外兼用七厘散治疗带状疱疹 37 例[J]. 中国民间疗法, 2002, 10（6）: 29-30.

[16] 王平, 袁淑兰, 刘瑞. 七厘散治疗肾移植术后并发带状疱疹 12 例[J]. 中国临床医生杂志, 2007, 35（4）: 79.

[17] 张明兴. 大七厘散治疗带状疱疹 18 例[J]. 中国民间疗法, 1999,（12）: 45-46.

[18] 何庆生, 罗萍. 手法配合大七厘散外敷治疗急性踝关节扭伤临床观察[J]. 陕西中医学院学报, 2015, 38（6）: 76-78.

[19] 汪慧敏, 王幸儿. 七厘散穴位敷贴治疗子宫内膜异位症的临床观察[J]. 上海针灸杂志, 2003, 22（4）: 24-25.

[20] 汪慧敏, 王幸儿. 七厘散穴位敷贴治疗 I 期子宫内膜异位症的临床观察[J]. 浙江中医学院学报, 2003, 27（2）: 62.

[21] 徐修华. 双黄连粉针合用七厘散治疗水痘 34 例[J]. 医药导报, 1999, 18（3）: 155.

[22] 王艳, 杨鹏麟, 唐疾飞. 从伤科角度应用七厘散论经皮冠状动脉腔内成形术术后再狭窄的思路和方法[J]. 中国中西医结合急救杂志, 2005, 12（1）: 56-57.

[23] 张洪才, 陈俊芬. 七厘散敷胸佐治小儿肺炎疗效观察[J]. 齐齐哈尔医学院学报, 2006, 27（8）: 966.

[24] 邹榆红, 邹榆平, 江启蓉. 七厘散在足拇外翻畸形的微创术后应用疗效探讨[J]. 现代预防医学, 2007, 37（17）: 3379, 3381.

[25] 张柱基, 庞瑞明, 潘海文, 等. 七厘散穴位贴敷对髋膝关节置换术后深静脉血栓形成的防治[J]. 陕西中医, 2016, 37（12）: 1605-1607.

（河南中医药大学　苗明三、彭孟凡, 上海中医药大学附属光华医院　程少丹、葛　程）

❀ 正 骨 水 ❀

【药物组成】　九龙、川木香、海风藤、土鳖虫、豆豉姜、大皂角、香加皮、莪术、买麻藤、过江龙、香樟、徐长卿、降香、两面针、碎骨木、羊耳菊、虎杖、五味藤、千斤拔、朱砂根、横经席、穿壁风、鹰不扑、草乌、薄荷脑、樟脑。

【处方来源】　研制方。《中国药典》（2015 年版）。

【功能与主治】　活血祛瘀, 舒筋活络, 消肿止痛。用于跌打扭伤, 骨折脱位以及体育运动前后消除疲劳。

【药效】　主要药效如下:

1. 修复损伤组织[1-5]　正骨水能改善钝性打击法致急性闭合性软组织损伤模型大鼠损伤症候指数、肌组织水肿和炎性细胞浸润现象, 并能在急性炎症期阻止局部组织中一氧化氮（NO）浓度的增高, 促进组织损伤修复。

2. 镇痛、抗炎 正骨水能延长乙酸所致小鼠扭体发生潜伏期，减少扭体反应次数，提高小鼠热板法致痛的痛阈，并可抑制二甲苯所致小鼠耳肿胀及腹腔毛细血管的通透性。

3. 改善微循环和血液流变性 正骨水能促进小鼠皮下血斑吸收，显著减少血斑面积并缩短血斑消失时间，并能缩短大鼠创伤性瘀斑消退时间；可降低血瘀模型大鼠全血比黏度和血浆比黏度；且能明显扩张小鼠耳郭静脉血管口径，具有改善微循环作用。

【临床应用】 主要用于骨折、跌打损伤致软组织损伤。

1. 骨折[6] 正骨水用于血瘀证，症见骨折局部疼痛，肿胀，瘀斑，肢体畸形，活动受限，舌暗红或有瘀斑，苔黄，脉浮数或脉弦紧。

正骨水外涂可减轻老年 Colles 骨折患者的疼痛和肿胀程度，促进骨折部位骨痂的形成。

2. 慢性软组织损伤[7] 正骨水用于损伤或劳损所致软组织损伤，症见局部肿胀，压痛，关节活动受限，青紫或瘀斑。

软组织损伤为人体受到外力作用而引起皮肤、肌肉、肌腱、韧带、血管、骨膜、神经等不同程度的损伤。正骨水对于损伤局部组织的疼痛、肿胀、压痛、功能障碍均有较好的改善效果。

3. 冻疮[8] 局部浅表血管痉挛性收缩，血流缓慢，影响细胞新陈代谢，进而引发冻疮。正骨水可扩张血管，促进瘀血水肿的吸收，抗炎、镇痛、消肿功效明显。外用于冻疮部位清凉舒适，疗效显著且无不良反应。

4. 化疗外渗后疼痛[9] 化疗药物毒性较大，一旦外渗可导致患者疼痛，难以耐受，甚至出现局部皮肤组织坏死。正骨水能明显缩短疼痛时间，提高化疗外渗致疼痛患者 VAS、生活质量评分和满意度，提高患者生活质量。

【不良反应】 临床报道正骨水可致严重过敏性皮疹[10]。

【使用注意】 ①骨折、脱臼者宜手法复位后，再用药物治疗。②忌内服。③不能搽入伤口。④用药过程中如有瘙痒起疹，须暂停使用。

【用法与用量】 用药棉蘸药液轻搽患处；重症者用药液湿透药棉敷患处 1 小时，每日 2~3 次。

参 考 文 献

[1] 刘洪博. 郑氏新伤药水对大鼠急性钝挫伤后组织 NO 含量及组织形态学影响研究[D]. 成都：成都体育学院, 2016.

[2] 刘忠何, 李盛华. 陇中消肿止痛液对外伤后软组织损伤的实验研究. 甘肃中医, 2005, 18（8）：46.

[3] 曾惠芳, 叶其馨, 冼彦芳, 等. 红花牡丹膏的抗炎镇痛药理作用研究[J]. 中医药通报, 2006, 5（4）：60.

[4] 陈康远, 林赤, 周俊德, 等. 驳骨黄水镇痛抗炎作用的实验研究[J]. 新中医, 2005, 37（5）：93.

[5] 叶其馨, 曾惠芳, 冼彦芳, 等. 红花牡丹膏的活血化瘀抗疲劳作用研究[J]. 中医药通报, 2005,（4）：59-62.

[6] 李晓松, 许争光, 刘江华, 等. 自制接骨水与正骨水对老年 colles 骨折治疗的临床对比[J]. 中国医疗前沿, 2010, 5（19）：34.

[7] 魏国俊, 郑恒恒, 燕中. 损伤胶囊与正骨水治疗慢性软组织损伤疗效比较[J]. 西部中医药, 2013, 26（11）：8-10.

[8] 谭国军, 刘德龙, 刘波. 正骨水治疗冻疮 41 例[J]. 中国民间疗法, 2011, 19（9）：21.

[9] 黄国燕. 正骨水在减轻化疗外渗后疼痛的效果观察[J]. 中外医学研究, 2014, 12（22）：118-119.

[10] 陆凌. 正骨水致严重过敏性皮疹 1 例[J]. 新医学, 2008,（6）：353.

（河南中医药大学 苗明三、彭孟凡）

❖ 跌 打 丸 ❖

【药物组成】 三七、当归、白芍、赤芍、牡丹皮、桃七、红花、煅自然铜、土鳖虫、甜瓜子、血竭、北刘寄奴、烫骨碎补、续断、苏木、乳香（制）、没药（制）、姜黄、醋三棱、防风、木通、桔梗、枳实（炒）、甘草。

【处方来源】 研制方。《中国药典》（2015 年版）。

【功能与主治】 活血散瘀，消肿止痛。用于跌打损伤，筋断骨折，瘀血肿痛，闪腰岔气。

【药效】 主要药效如下[1, 2]：

1. 促进骨折愈合及修复损伤组织　有研究表明，跌打丸能通过促进成骨细胞合成、分泌碱性磷酸酶（ALP）和骨钙素（BGP）及促进破骨细胞分泌酸性磷酸酶（ACP），提高成骨细胞的数量、加快局部坏死骨质的吸收及骨基质的成熟和钙化，从而加快骨折愈合，提高家兔愈合骨痂强度（抗折力），改善急性软组织损伤的水肿，促进损伤的修复。

2. 改善微循环　跌打丸能够促进局部血管扩张，改善微循环，有利于渗出液的吸收和肿胀的消退（图 1-1）。

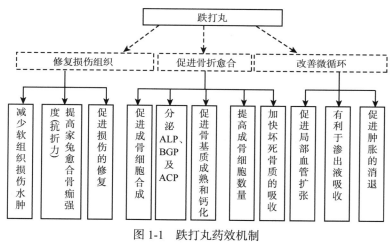

图 1-1　跌打丸药效机制

----- 病理；—— 药效

【临床应用】 主要用于跌打损伤致软组织损伤。

1. 骨伤、关节损伤[3, 4]　跌打丸用于气血凝滞不通，症见伤处肿胀疼痛，肢体畸形，活动受限，青紫斑块，舌红或暗，脉弦或弦数。

跌打丸外敷用于骨伤科扭伤，能促进肢体运动功能恢复，有效缓解患者肢体肿胀，促进患肢愈合修复，且镇痛效果明显。跌打丸联合风湿跌打药酒外敷于踝关节扭伤处，可缓解损伤处肿胀、疼痛程度。

2. 骨性关节炎[5]　中华跌打丸热敷后予特定电磁波谱（TDP）照射，其主要作用是透热，配合针刺治疗加快了膝关节内的代谢产物排出，减轻骨关节的损伤，缓解骨关节周围组织粘连和疼痛，能明显提高膝骨性关节炎临床疗效。

3. 膝关节表面置换患者术后肿胀[6]　对于膝关节表面置换患者术后肿胀，外涂跌打丸治疗可促进肢体的血液循环，疏通经络，减轻患肢的疼痛和肿胀，防止下肢深静脉血栓发生，促进术后功能早日康复。

4. 静脉炎[7]　跌打丸酒精湿敷治疗静脉炎，经 24 小时湿敷后局部痛感明显减轻，且静脉条索状硬结软化。3～5 次换药后，静脉炎所致的局部红、肿、胀、痛完全消失。

5. 肱骨外上髁炎[8]　跌打丸外敷配合水针治疗肱骨外上髁炎，可缓解肱骨外上髁部疼痛、压痛，恢复受限肱骨活动功能。

【不良反应】　尚未见报道。

【使用注意】　①孕妇禁用。②骨折、脱臼者宜手法复位后，再用药物治疗。③饭后服用可减轻胃肠反应，脾胃虚弱者慎用。

【用法与用量】　口服。一次 1 丸，一日 2 次。

参 考 文 献

[1] 韩华，杨炳友，杨柳，等. 接骨木根皮促进骨折愈合作用的研究[J]. 中草药，2013，44（14）：1957-1961.
[2] 李茂，韦宝伟，覃良，等. 中华跌打丸促进骨折愈合及软组织损伤修复的实验研究[J]. 中国中医药科技，2008，（4）：257-258，240.
[3] 杨静. 跌打丸外敷治疗扭伤 73 例[J]. 河南中医，2015，35（6）：1340-1342.
[4] 汪泰吉. 跌打丸与风湿跌打药酒外敷治疗踝关节扭伤疗效观察及护理[J]. 世界最新医学信息文摘，2017，17（63）：236.
[5] 汪灵，龚志荣，龚沁. 针刺配合跌打丸外敷治疗膝关节骨性关节炎疗效分析[J]. 中医临床研究，2012，4（19）：26-27.
[6] 张旭辉. 酒精跌打丸糊剂治疗膝关节表面置换后肿胀疗效观察及体会[J]. 陕西中医，2013，34（10）：1360-1361.
[7] 王凤艳. 跌打丸治疗可达龙所致静脉炎 10 例效果观察[J]. 中国医药科学，2012，2（19）：87-88.
[8] 安继奋，王春萍. 酒精跌打丸糊剂治疗骨折部位软组织肿胀的效果观察[J]. 中国医疗前沿，2009，4（20）：89.

（河南中医药大学　乔靖怡、彭孟凡）

独一味胶囊（片）

【药物组成】　独一味。

【处方来源】　研制方。《中国药典》（2015 年版）。

【功能与主治】　活血止痛，化瘀止血。用于多种外科手术后的刀口疼痛、出血，外伤骨折，筋骨扭伤，风湿痹痛及崩漏、痛经、牙龈肿痛、出血。

【药效】　主要药效如下[1-4]：

1. 镇痛、止血　独一味浸膏能抑制乙酸腹腔注射致小鼠扭体反应，并可提高热板法试验小鼠的痛阈；可缩短小鼠出血时间，对切割肝脏大鼠局部给药也有止血作用。

2. 促进伤口、骨折愈合　本品能促进机械性皮肤损伤家兔的新生毛细血管生成，促进组织中内源性 VEGF、表皮生长因子的表达，缩短伤口的愈合时间。且独一味胶囊通过下调血清及口腔溃疡黏膜组织中 TNF-α、白细胞介素 6（IL-6）的表达、上调 IL-2 的表达减少大鼠口腔溃疡数目及溃疡面积，加速大鼠口腔溃疡愈合。

3. 改善创伤后的代谢紊乱　现代药理学研究显示，独一味胶囊能加强吞噬细胞功能和网状内皮系统功能，促进血小板合成，改善创伤后的代谢紊乱。

【临床应用】　主要用于骨折、软组织损伤和关节滑膜炎。

1. 四肢骨折损伤[5, 6] 独一味胶囊（片）用于血液凝滞不通，症见伤处肿胀疼痛，畸形，青紫斑块，屈伸不利，活动受限。

对四肢骨折损伤患者实施独一味胶囊治疗，能有效缩短治疗时间，减轻疼痛程度、促进髋关节功能恢复，促进骨折早期愈合，提高患者生活质量；独一味胶囊可提高止血效果，有效缓解患者术后疼痛症状。

2. 急性软组织损伤[7] 独一味胶囊通过改善局部微循环，使肿胀部位血液循环畅通，代谢改善，松解局部软组织，清除无菌性炎症，对软组织挫伤的治疗具有良好的镇痛、止血、消炎的作用。

3. 关节滑膜炎[8] 在传统治疗的基础上加服独一味胶囊，可在 1~2 周内缓解膝关节滑膜炎患者疼痛、肿胀等症状，阻止病情进一步发展和恶化，更好地改善和恢复膝关节功能，减轻症状。

4. 腰椎间盘突出症[9] 临床研究表明，使用独一味胶囊治疗腰椎间盘突出症患者，可以明显减轻腰椎间盘突出症患者的疼痛评分，增加患者的腰椎疾病治疗评分，具有十分确切的疗效。

5. 慢性牙髓炎[10] 独一味胶囊可抑制神经末梢组织前列腺素的释放，减轻缓激肽的致痛作用，此外还可通过消除炎症，改善微循环，减少神经末梢的机械性压迫及炎症介质的刺激，减轻疼痛。其有效成分环烯醚萜苷类有促进创面止血凝血的作用。因此在慢性牙髓炎的治疗中能够明显地减轻疼痛程度，减少日疼痛次数，控制牙龈出血、炎症。

6. 痛经[11, 12] 原发性痛经主要由于子宫收缩力增强、子宫血流量减少、垂体激素的影响及神经递质的作用而引起，独一味的活血化瘀、镇痛作用在痛经的治疗中，针对血瘀痹滞所致的痛经尤为有效。

7. 其他[13, 14] 独一味胶囊在治疗放射性直肠炎、瘀血性头痛、视网膜静脉阻塞出血性疾病及术后出血等方面均具有显著的疗效；可降低ⅢB型前列腺炎疼痛症状评分、排尿症状评分、生活质量评分。

【不良反应】 有报道服用本品引起过敏反应[15]，且临床中有报道出现恶心、呕吐、头痛、头晕、视物旋转等不适症状[16]。

【使用注意】 ①孕妇慎用。②骨折、脱臼者宜手法复位后，再用药物治疗。③饮食宜清淡，多食易消化食物。

【用法与用量】 胶囊剂：口服。一次 3 粒，一日 3 次，7 日为一疗程；或必要时服。片剂：口服，一次 3 片，一日 3 次，7 日为一疗程；或必要时服。

参 考 文 献

[1] 梁重栋. 藏药独一味的基础与临床研究[J]. 兰州医学院学报，1987，40（2）：47.

[2] 黄英，郭凯，杨婷，等. 独一味胶囊对大鼠机械性皮肤损伤的促愈合作用[J]. 华西药学杂志，2008，23（3）：288.

[3] 杨敏，柳志文. 独一味胶囊对复发性口腔溃疡大鼠血清 TNF-α、IL-2 和 IL-6 水平的影响[J]. 新疆医科大学学报，2018，41（8）：996-1000，1005.

[4] 张洪涛，朱鹤飞，王春晓. 独一味胶囊治疗肩关节损伤 65 例疗效分析[J]. 中国医药导刊，2014，16（4）：692-693.

[5] 李伟. 独一味胶囊治疗四肢骨折损伤早期疗效观察[J]. 北方药学，2017，14（10）：24-25.

[6] 梁晓燕，高婷，蒋建芳. 独一味胶囊用于下肢骨折患者镇痛止血的效果观察[J]. 西北国防医学杂志，2016，37（11）：753-754.

[7] 陈阳. 独一味胶囊治疗急性软组织损伤临床疗效观察[J]. 贵州医药，2005，（6）：524-525.

[8] 方红霞，张娟红，梁晓燕，等. 独一味胶囊联合玻璃酸钠关节腔注射治疗膝关节滑膜炎35例临床观察[J]. 甘肃中医学院学报，2015，32（4）：48-50.

[9] 汪洋. 独一味胶囊治疗腰椎间盘突出症的临床观察[J]. 中国医药指南，2018，16（11）：6-7.

[10] 刘调玲. 独一味胶囊治疗慢性牙髓炎75例[J]. 西部中医药，2016，29（8）：90-91.

[11] 江玉萍. 藏药独一味胶囊治疗痛经52例[J]. 中国民族医药杂志，2013，19（5）：66.

[12] 高桂艳. 独一味胶囊配合耳穴贴压治疗原发性痛经48例[J]. 中国药业，2014，23（8）：78-79.

[13] 冯仁. 藏药独一味的药理研究和临床应用概述[J]. 海峡药学，2011，23（11）：45-47.

[14] 位志峰，周凯，董杰，等. 独一味胶囊治疗ⅢB型前列腺炎疗效分析[J]. 中华男科学杂志，2017，23（12）：1107-1110.

[15] 张峰. 独一味片剂致过敏反应1例[J]. 江苏医药，2000，26（8）：6.

[16] 王淑娟，张涛，燕忠生. 独一味胶囊致不良反应4例分析[J]. 西北国防医学杂志，2014，35（6）：560.

（河南中医药大学　苗明三、彭孟凡，上海中医药大学附属光华医院　程少丹、葛　程）

活血止痛散（胶囊、片）

【药物组成】　当归、三七、乳香（制）、冰片、土鳖虫、煅自然铜。

【处方来源】　研制方。《中国药典》（2015年版）。

【功能与主治】　活血散瘀，消肿止痛。用于跌打损伤，瘀血肿痛。

【药效】　主要药效如下[1, 2]：

1. 镇痛、抗炎　活血止痛胶囊能抑制乙酸致小鼠扭体反应，延长热水缩尾潜伏期，降低甲醛溶液致小鼠疼痛第Ⅱ时相反应疼痛积分；抑制二甲苯致小鼠耳肿胀和角叉菜胶致大鼠足趾肿胀。

2. 修复损伤软组织　活血止痛胶囊能降低急性软组织损伤模型大鼠损伤肿胀度、软组织损伤评分、瘀斑面积、全血黏度、血浆黏度、血浆纤维蛋白原及血清IL-1β、IL-6含量，降低血小板聚集率及血细胞比容，缓解损伤组织炎细胞浸润程度，具有良好修复急性软组织损伤作用。

【临床应用】　主要用于骨折、关节滑膜炎和关节损伤。

1. 骨折术后肿胀[3]　本品适用于血瘀证，症见痛如针刺、拒按，脉络瘀血，血斑，肿胀膨隆，屈伸不利，骨连未坚，舌质紫暗，脉弦涩。肢体肿胀是骨折早期及骨折内固定术后常见的临床表现，严重者可导致骨-筋膜室综合征，及时消除肿胀对加速伤口和骨折愈合至关重要。以患肢皮肤弹性、按后凹陷程度、张力性水疱消退情况、患肢周径与健侧对比关系等为疗效评定指标，结果表明，活血止痛散消肿疗效明显。

2. 膝关节滑膜炎[4]　主要表现为膝关节的肿胀、疼痛和关节积液，经久不消者则病程易于迁延反复，演变为关节滑膜的慢性炎症，造成滑膜组织增生肥厚及关节软骨的皲裂剥脱，影响关节的屈伸收展。活血止痛散外敷联合塞来昔布胶囊口服可提高临床总有效率，降低膝关节疼痛VAS评分，提高Lysholm膝关节功能评分。

3. 急性踝关节损伤[5]　严重影响患者肢体的正常活动，给患者带来极大的痛苦。活血止痛散可有效减轻急性踝关节扭伤患者的疼痛感，减轻患处的肿胀程度，减少患处各种不良症状的发生，便于踝关节扭伤部位的好转，临床效果显著。

4. 软组织损伤[6]　活血止痛胶囊可缓解软组织损伤所引起的疼痛、压痛、肿胀、瘀斑和活动功能障碍。

5. 肩周炎[7]　是肩周肌肉、肌腱、滑囊及关节囊的慢性损伤性炎症。服用活血止痛胶囊 2 周并配合臭氧治疗，可缓解肩周炎患者肩部疼痛程度，恢复肩关节功能。

6. 早期糖尿病足[8]　糖尿病足是由于局部神经组织受损联合下肢外周血管病变而发生的，主要临床表现为下肢溃烂、感染甚至坏死。以血糖水平、足部踝肱比及趾肱比、深浅感觉、运动及感觉神经传导速度的变化情况为疗效评定标准，结果表明，活血止痛散联合西药治疗早期糖尿病足，可明显缓解患者的临床症状，降低血糖水平，改善足部的深浅感觉及神经功能，从而有效控制疾病进展。

【不良反应】　文献报道本品可引起药物性皮炎[9]、诱发溃疡致出血[10]、与双氯芬酸钠并用可致药物性肝炎[11]。

【使用注意】　①饭后半小时服用；脾胃虚弱者慎用。②不宜大剂量使用。③经期及哺乳期患者慎用。④服药期间忌生冷、油腻食物。

【用法与用量】　用温黄酒或温开水送服。一次 1.5g，1 日 2 次。

参 考 文 献

[1] 单英, 孔树佳, 傅继华, 等. 活血止痛胶囊的抗炎镇痛作用及其作用机制研究[J]. 辽宁中医杂志, 2007, (8): 1162-1164.

[2] 王玉忠, 郑传莉. 活血止痛胶囊对大鼠急性软组织损伤的修复作用研究[J]. 中药材, 2015, 38 (6): 1263-1265.

[3] 马民, 陈утил国. 活血止痛散治疗骨折术后肿胀 90 例[J]. 时珍国医国药, 2006, (1): 89.

[4] 刘豪华, 王正. 活血止痛散外敷治疗膝关节滑膜炎临床观察[J]. 中医药临床杂志, 2018, 30 (11): 2100-2102.

[5] 孙广枪, 仝伟伟. 探讨活血止痛散治疗急性踝关节扭伤的应用价值[J]. 中外医疗, 2018, 37 (3): 170-171, 174.

[6] 郭兵, 黄河涛, 刘俊, 等. 云南白药胶囊和活血止痛胶囊治疗软组织损伤 200 例疗效成本分析[J]. 中国医药指南, 2014, 12 (6): 177-178.

[7] 马服胜, 范后宝. 活血止痛胶囊配合臭氧在肩周炎治疗中的应用[J]. 中国现代药物应用, 2011, 5 (11): 67-68.

[8] 陈洪艳, 肇颖斌, 徐光, 等. 活血止痛散联合西药治疗早期糖尿病足的临床观察[J]. 上海中医药杂志, 2017, 51 (9): 53-56.

[9] 蔡乐, 杨梅. 活血止痛胶囊致药物性皮炎 1 例[J]. 中国现代应用药学, 2017, 34 (3): 469.

[10] 陈楚燕, 郑之铭. 活血止痛胶囊诱发溃疡致出血 1 例[J]. 药物流行病学杂志, 2008, 17 (5): 294.

[11] 范广俊, 司虹. 双氯芬酸钠并用活血止痛胶囊致药物性肝炎[J]. 中国药师, 2006, (11): 1043.

（河南中医药大学　苗明三、彭孟凡）

跌打七厘散（片）

【药物组成】　当归（酒制）、红花、乳香（醋制）、没药（醋制）、血竭、三七、麝香、冰片、朱砂、儿茶。

【处方来源】　研制方。国药准字 Z20026803。

【功能与主治】　活血化瘀、消肿止痛。用于跌打损伤，外伤出血。

【药效】　主要药效如下[1]：

1. 抗炎、镇痛　跌打七厘片对二甲苯致小鼠耳郭炎症和蛋清致大鼠足跖炎症肿胀有显著的抑制作用，对热刺激致痛和乙酸扭体反应有明显的镇痛作用。

2. 止血　跌打七厘片对凝血时间无明显影响，但对创面局部（断尾）出血有加快止血的趋势。

【临床应用】　主要用于骨折和软组织损伤。

1. 骨折[2, 3]　跌打七厘片用于血瘀证，症见伤处青红紫斑，痛如针刺，脉络瘀血，肿胀或见出血，骨连未坚，舌质紫暗，脉弦涩。

跌打七厘片可缩短胫骨骨折、Colles 骨折患者局部肿痛减轻时间、骨痂出现时间及骨折愈合时间，促进骨折愈合。

2. **软组织损伤**[4, 5] 跌打七厘片用于血瘀证，症见伤处青红紫斑，痛如针刺，肢体活动受限，肿胀或见出血，舌质紫暗，脉弦涩。

跌打七厘片在软组织损伤治疗的应用中既可口服，又可外用，给药方式灵活。两种给药方式在临床上治疗急性软组织损伤及擦伤所引起的红肿、疼痛、渗出等症状均有很好的疗效。

3. **腕关节僵硬**[6] 腕部骨折以 Colles 骨折最常见，骨折愈合后，常易发生腕关节僵硬，若治疗不当，腕关节功能难以恢复。跌打七厘片研末酒调外敷可减轻腕关节僵硬患者关节活动受限程度，作用快，疗效好，未见不良反应。

4. **关节炎、关节僵硬**[6, 7] 跌打七厘片对轻中度骨性关节炎患者疗效确切，不良反应轻微。但对于表现严重的关节疼痛、关节间隙明显狭窄和消失、功能障碍、行走困难的骨性关节炎病例疗效有限，仍以手术治疗为主。骨折愈合后，易发生腕关节僵硬，不利于腕关节功能恢复。跌打七厘片酒调外用，连续使用 2 周，能减轻关节僵硬患者活动受限程度。

5. **跌打损伤**[8, 9] 手指 V-Y 型推进皮瓣术后加用跌打七厘片可以提高术后消肿速度，促进伤口愈合，降低感染发生率，减轻患者痛苦。跌打七厘片可快速缓解跌打损伤所致疼痛和肿胀。

6. **皮瓣移植术围手术期**[10] 跌打七厘片可缓解皮瓣移植患者术后肿胀程度和疼痛感，但不能降低皮瓣坏死或者远端部分坏死的发生率。

【不良反应】 尚未见报道。

【使用注意】 ①孕妇禁用。②饭后服用可减轻胃肠反应，脾胃虚弱者慎用。③不宜过量、久用。

【用法与用量】 口服。一次 0.5～1g，一日 2～3 次；亦可用酒送服；外用，调敷患处。

参 考 文 献

[1] 林于，刘新，杨军宣，等. 跌打七厘片的药效学研究[J]. 中国中医急症，2006，(11)：1263-1264.

[2] 陈崇文. 跌打七厘片促进骨折愈合的效果观察[J]. 临床合理用药杂志，2013，6（20）：63-64.

[3] 张德辉，徐恒雁，朱民. 跌打七厘片治疗 Colles 骨折 60 例疗效分析[J]. 中国中医急症，2009，18（4）：543-544.

[4] 刘松贤，辛丹，刘伟. 跌打七厘片治疗软组织损伤 42 例临床观察[J]. 临床合理用药杂志，2014，7（35）：44-45.

[5] 李颖. 跌打七厘片外敷治疗急性软组织损伤 145 例临床观察[J]. 中国中医急症，2014，24（8）：1540-1541.

[6] 高建辉，张志红，王海英，等. 跌打七厘片酒调外用治疗腕关节僵硬疗效观察[J]. 临床合理用药杂志，2014，7（32）：51.

[7] 陶成丽. 跌打七厘片治疗高龄老年人骨关节炎的临床观察[J]. 中国中医急症，2013，22（3）：502.

[8] 吐尔洪·吐尔逊. 跌打七厘片在手指 V-Y 型推进皮瓣术后的应用[A]//中华中医药学会.中华中医药学会中医药治疗软组织损伤学术交流会论文汇编[C].中华中医药学会：中华中医药学会，2012：2.

[9] 郑雯. 跌打七厘片治疗跌打损伤肿痛临床分析[J]. 中国中医急症，2012，21（8）：1312.

[10] 刘晖. 跌打七厘片用于皮瓣移植术围手术期临床观察 60 例[A]//中华中医药学会.中华中医药学会中医药治疗软组织损伤学术交流会论文汇编[C].中华中医药学会：中华中医药学会，2012：3.

（河南中医药大学 苗明三、彭孟凡）

滑膜炎颗粒

【药物组成】　夏枯草、土茯苓、汉防己、薏苡仁、丹参、当归、泽兰、川牛膝、丝瓜络、豨莶草、黄芪、女贞子、功劳叶。

【处方来源】　研制方。《中国药典》（2015 年版）。

【功能与主治】　清热祛湿，活血通络。用于湿热闭阻、瘀血阻络所致的痹证，症见关节肿胀疼痛、痛有定处、屈伸不利。急、慢性滑膜炎及膝关节术后见上述证候者。

【药效】　主要药效如下[1, 2]：

1. 抗炎　滑膜炎颗粒对 II 型胶原诱导的关节炎模型大鼠关节炎指数和足肿胀度均有不同的抑制作用，并能减轻关节炎模型大鼠滑膜组织炎性细胞浸润的病理损伤，减少 IL-1 和 TNF-α 的表达。

2. 改善滑膜损伤　滑膜炎颗粒能不同程度改善关节炎模型大鼠滑膜、软骨、纤维组织及小血管增生等病理损伤，降低辅助性 T 细胞、杀伤性 T 细胞和两者比值，对类风湿关节炎滑膜损伤具有较好的改善作用。

【临床应用】　主要用于滑膜炎和关节炎。

1. 滑膜炎[3-5]　滑膜炎颗粒用于湿热瘀阻型滑膜炎，症见患部肿胀，关节积液，屈伸不利，口渴、烦闷、溲黄、便溏或便干，舌质红、苔黄腻，脉濡数或滑数。

滑膜炎颗粒联合中药外敷可有效缓解膝关节急性滑膜炎患者关节疼痛、肿胀程度，改善关节活动度，其机制可能与调节血沉、IL-1 和 TNF-α 的表达相关；滑膜炎颗粒可降低膝关节急性创伤性滑膜炎患者 VAS 疼痛评分和 WOMAC 评分（包括疼痛、僵硬和关节功能评分）；滑膜炎颗粒结合温针治疗退行性膝关节滑膜炎（湿热型）疗效确切，能有效缓解患者肿胀、疼痛、功能障碍，部分患者能达到完全治愈。

2. 关节炎[6, 7]　滑膜炎颗粒用于湿热瘀阻型关节炎，症见患部肿胀，关节胀痛，关节困重，屈伸不利，膝部皮肤发红、自觉发热或触之发热，口渴、烦闷、溲黄、便溏或便干，舌质红、苔黄腻，脉濡数或滑数。

滑膜炎颗粒可显著降低膝骨性关节炎患者 VAS 疼痛评分、焦虑自评量表（SAS）和抑郁自评量表（SDS）评分，降低血清基质金属蛋白酶（matrix metalloproteinase，MMP）-1、MMP-3 和 MMP-13 活性，明显改善老年膝骨性关节炎患者临床症状，缓解焦虑、抑郁情绪。在布洛芬和基础治疗的基础上服用滑膜炎颗粒，对疼痛的减轻程度、膝关节的运动功能、主动活动度、肿胀度的改善程度均优于单用布洛芬和基础治疗。

3. 促进创伤性积液吸收[8]　创伤所致的积液在临床外科中很常见，如胸腔积液、腹水、关节腔积液，以及术后伤口内积液，积存日久可能引发感染、化脓，或可引发周围组织粘连。滑膜炎颗粒可促进胸腔积液、水、关节腔积液、硬膜下积液、术后伤口内积液的吸收。

【不良反应】　部分患者出现皮肤过敏、过敏性休克、肝衰竭及肾衰竭等。

【使用注意】　①糖尿病患者忌服。②孕妇慎用。

【用法与用量】　口服。一次 1 袋，一日 3 次。

参 考 文 献

[1] 孙丽华，张志伟，张华健，等. 滑膜炎颗粒对Ⅱ型胶原关节炎模型的治疗作用研究[J]. 中国中医基础医学杂志，2014，20（6）：740-743，745.

[2] 孙丽华，李志刚，周艳华，等. 滑膜炎颗粒对Ⅱ型胶原诱导的关节炎模型改善作用的机制研究[J]. 中国中医基础医学杂志，2015，21（10）：1241-1244.

[3] 李俊，李克鹏，曾昱菡. 中药外敷联合滑膜炎颗粒对膝关节急性滑膜炎患者 ESR、IL-1、TNF-α 的影响[J]. 湖南中医药大学学报，2018，38（7）：801-805.

[4] 王森，融恺，何强，等. 加减血府逐瘀汤治疗膝关节急性创伤性滑膜炎（气滞血瘀证）的临床观察[J]. 中国中医急症，2018，27（2）：338-340.

[5] 董鸿智. 滑膜炎颗粒结合针灸治疗退行性膝关节滑膜炎（湿热型）临床观察[J]. 基层医学论坛，2016，20（25）：3531-3532.

[6] 李金成，邓思殿，黄玉玲. 滑膜炎颗粒治疗老年膝骨关节炎的临床观察[J]. 中国医院药学杂志，2016，36（18）：1589-1592.

[7] 张意倜，梁晖. 滑膜炎颗粒治疗膝反应性关节炎湿热阻络证的临床研究[J]. 中医药导报，2019，（2）：92-94.

[8] 殷秀芹. 滑膜炎颗粒促进创伤性积液吸收临床疗效观察[J]. 山西职工医学院学报，2015，25（3）：43-44，79.

（河南中医药大学　苗明三、彭孟凡）

骨折挫伤胶囊

【药物组成】　猪骨、炒黄瓜子、土鳖虫、煅自然铜、醋乳香、醋没药、血竭、红花、大黄、当归。

【处方来源】　研制方。《中国药典》（2015 年版）。

【功能与主治】　舒筋活络，消肿散瘀，接骨止痛。用于跌打损伤，扭腰岔气，筋伤骨折属于瘀血阻络者。

【药效】　主要药效作用如下[1-3]：

1. 促进骨折愈合　骨挫伤胶囊在治疗骨折 14 天时，影像学观察，骨折线消失，可见大量骨痂，骨皮质连续；组织病理及免疫组织化学显示，可见大量成骨细胞，编织骨开始塑形，骨髓腔再通，VEGF 表达增加。在骨折第 28 天时可升高血清谷丙转氨酶、磷酸肌酸激酶、尿素氮的含量，具有良好的促进骨折愈合的作用。

2. 调节 BMP-2 和 TGF-β_1 表达　骨折端骨形态发生蛋白-2（BMP-2）在骨折愈合过程中起重要作用，可通过调节、诱导骨组织，使组织中未分化的间充质细胞迁徙、增殖、分化，从而调节及诱导成骨细胞、成软骨细胞的生长，促进骨、软骨组织形态形成，分化成为骨细胞、软骨细胞。转化生长因子-β_1（TGF-β_1）被认为是激发骨折修复的诱导因子之一，能诱导碱性成纤维细胞生长因子（bFGF）和血小板衍生生长因子（PDGF）的 mRNA 的表达。药理研究表明，骨挫伤胶囊能促进家兔骨折愈合过程中 BMP-2 和 TGF-β_1 的表达，从而诱导、调节成骨细胞、软骨细胞分化，促进骨细胞的增殖，加速骨折的愈合进程。

【临床应用】　主要用于骨折。

骨折[4, 5]　骨挫伤胶囊用于气滞血瘀证，症见骨折，疼痛，肿胀，瘀斑，功能障碍，口渴，尿赤短少，便秘，舌质红或有瘀斑，苔黄，脉浮数或脉弦紧。

骨折挫伤胶囊联合带锁髓内钉能减轻术后疼痛，提高胫骨周围肌肉力量，提高疼痛、功能、活动范围、肌力、屈曲畸形和关节稳定性六个方面的评分，促进骨折愈合，具有较好的治疗效果，值得临床推广使用。随机、双盲、多中心平行对照临床研究表明，骨折挫伤胶囊可减轻骨折导致的疼痛和肿胀程度，有效促进骨折愈合，改善中医证候。

【不良反应】　尚未见报道。

【使用注意】　孕妇禁服。

【用法与用量】　用温黄酒或温开水送服。一次 4～6 粒，一日 3 次；小儿酌减。

参 考 文 献

[1] 周悦，陈垚，张鹏国，等.续归胶囊治疗骨折的实验研究[J].吉林医学，2010，31（13）：1765-1767.
[2] 李勇强，曹永登，侯宇，等.强力接骨胶囊在骨折愈合早中期对 BMP 表达影响的应用基础研究[J].中国中医基础医学杂志，2014，20（1）：98-99，112.
[3] 冯保恒，白利甲，李建民，等.生骨胶囊对兔骨折愈合过程中转化生长因子-β1 的影响[J].河北中医，2010，32（10）：1559-1561.
[4] 贺小龙，白卫国.带锁髓内钉联合骨折挫伤胶囊治疗胫骨骨折的疗效分析[J].西南国防医药，2017，27（7）：668-670.
[5] 卢勇，王燕，吕发明，等.伸筋接骨胶囊改善骨折（气滞血瘀证）的随机、双盲、多中心平行对照Ⅲ期临床研究[J].辽宁中医杂志，2012，39（4）：582-585.

（河南中医药大学　苗明三、彭孟凡）

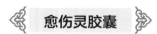

愈伤灵胶囊

【药物组成】　三七、当归、红花、黄瓜子（炒）、落新妇、土鳖虫、自然铜（煅）、续断、冰片。

【处方来源】　研制方。国药准字 Z43020436。

【功能与主治】　活血散瘀，消肿止痛。用于跌打挫伤、瘀血阻络所致的筋骨肿痛；亦可用于骨折的辅助治疗。

【药效】　主要药效作用如下[1, 2]：

1. 延缓疲劳、耐缺氧　以斑马鱼为实验对象，低剂量的愈伤灵溶液处理 1 天后，能够明显增强斑马鱼耐受缺氧的能力，并能够在一定程度上提高其运动性能。

2. 促进骨折愈合　犬前臂骨折绷带包扎并用夹板固定后，采用愈伤灵胶囊和接骨丸联合治疗，患肢肿胀消失并能轻度负重，创面无化脓现象，肉芽生长良好，且皮肤再生现象明显。

【临床应用】　主要用于骨折。

1. 骨折[3-5]　愈伤灵胶囊用于血瘀证骨折，症见有明显外伤史，有骨折、肿胀、疼痛、肢体功能受限，局部有斑块，舌质紫暗或舌体瘀斑、瘀点，舌下静脉曲张瘀血，脉弦。

愈伤灵胶囊能缩短四肢骨折患者骨折部位愈合时间，增大症状积分减少幅度，加速骨痂形成，缩短骨折愈合时间，减轻患者症状和痛苦；能促进骨折早期肿胀、疼痛症状的减轻，加快血肿的吸收和激化，改善骨折患者血液的高聚及高黏状态，促进骨折部位的血液供应。

2. 急性软组织损伤及新鲜骨折[6]　愈伤灵胶囊能够显著改善急性软组织损伤及新鲜骨折的成年患者临床症状，促进伤病痊愈，缩短疗程，且未见明显毒副作用与药物反应，安全性好。

3. 关节损伤[7] 膝关节病变涉及滑膜、关节囊及软骨,表现为周围结构的水肿和肿胀。愈伤灵胶囊对膝关节损伤具有一定的治疗作用,可缓解疼痛,缩小关节肿胀程度,减少关节积液,减轻局部灼热感,并改善关节活动功能。

【不良反应】 尚未见报道。

【使用注意】 ①孕妇禁用。②骨折患者应先行复位后,再用药物治疗。

【用法与用量】 口服。一次 4~5 粒,一日 3 次。

参 考 文 献

[1] 彭兰,范能全,周善靖,等. 愈伤灵胶囊药效的斑马鱼评价技术探讨[J]. 重庆师范大学学报(自然科学版),2015,32(4): 128-130.

[2] 蔡相银. 中西药结合治疗犬前臂骨折合并重度挫伤[J]. 青海畜牧兽医杂志,2014,44(4): 8.

[3] 黄青松,杨晓恒,谢天喜,等. 愈伤止痛胶囊治疗四肢闭合性骨折 50 例临床观察[J]. 中国民族民间医药,2016,25(1): 111-112.

[4] 林昱,李新田,杨喜民,等. 接骨丹胶囊治疗闭合性骨折的临床观察[J]. 中国医药导报,2010,7(4): 72-73.

[5] 杨晓恒,杨熙,范和平,等. 愈伤止痛胶囊治疗四肢闭合性骨折早期软组织损伤和促进骨折愈合的临床研究[J]. 内蒙古中医药,2015,34(11): 1-2.

[6] 吴建学. 愈伤灵胶囊治疗急性软组织损伤及新鲜骨折 269 例疗效观察[J]. 海峡药学,1999,(S1): 36.

[7] 张洪涛,管春明,高霞. 通滞苏润江胶囊与愈伤灵胶囊治疗膝关节损伤疗效比较[J]. 实用医学杂志,2011,27(8): 1509-1510.

(河南中医药大学 苗明三、彭孟凡)

九 分 散

【药物组成】 马钱子、麻黄、乳香(制)、没药(制)。

【处方来源】 研制方。《中国药典》(2015 年版)。

【功能与主治】 活血散瘀,消肿止痛。用于跌打损伤,瘀血肿痛。

【药效】 主要药效如下[1, 2]:

1. 抗炎 九分散能剂量依赖地抑制胶原诱导性关节炎(CIA)大鼠关节肿胀程度,控制炎症,抑制关节滑膜组织增生,减轻关节的病理改变,改善骨质破坏。九分散对 CIA 大鼠关节骨质破坏的改善作用可能与在早期阻止 CIA 大鼠关节炎症发展有关。

2. 镇痛 九分散可显著提高冰醋酸致疼痛小鼠疼痛阈值、抑制冰醋酸所致的小鼠扭体反应,减少小鼠扭体次数。

【临床应用】

1. 类风湿关节炎[3, 4] 寰枢关节由于其自身关节囊松弛、韧带数目多且走行复杂等解剖学特点,是类风湿关节炎较易侵犯的关节。类风湿关节炎进展可以导致寰枢关节不稳,甚至脱位。九分散配合雷公藤多苷片可缩短类风湿关节炎患者晨僵时间和 20 米步行时间,减少关节肿数和关节痛数,改善 C 反应蛋白、类风湿因子和血沉的表达。

2. 肩周炎[5] 可由肩关节脱位、肱骨骨折固定时间太长,不注意肩关节功能锻炼,致肌肉痉挛、周围软组织粘连而发病。九分散外敷可以解除肩周炎患者疼痛,恢复肩关节功能。

【不良反应】 尚未见报道。

【使用注意】　①本品含毒性药物，不可过量、久用，服用本品若出现口唇麻木等现象，应立即停药，并注意观察。②小儿及体弱者慎用或遵医嘱。③饭后服用可减轻胃肠反应。④破伤出血者不宜外敷。⑤心脏病、高血压患者慎用。

【用法与用量】　口服，一次 2.5g，一日 1 次，饭后服用；外用，创伤青肿未破者以酒调敷患处。

参 考 文 献

[1] 曾光，陈芳，熊新贵，等. 九分散对胶原诱导性关节炎模型大鼠关节病变的影响[J]. 中医药导报，2014，20（1）：14-17.
[2] 郑德俊，潘娅，李晶. 马钱子碱、马钱子粉及九分散抗炎镇痛的药效学比较研究[J]. 中医药信息，2014，31（4）：1-3.
[3] 刘星. 中西医治疗类风湿关节炎研究进展[J]. 解放军药医杂志，2012，24（12）：52-55.
[4] 邬国龙. 九分散配合雷公藤多甙片治疗类风湿关节炎 60 例[J]. 中华中医药杂志，2012，27（8）：2237-2239.
[5] 夏冬成. 理筋扳动手法外敷九分散治疗肩周炎 126 例[J]. 湖南中医杂志，1995，（S1）：81.

（河南中医药大学　苗明三、彭孟凡）

麝香接骨胶囊

【药物组成】　赤芍、麻黄（蜜制）、牛膝、当归、没药（炒）、黄瓜子、血竭、朱砂、土鳖虫、续断、红花、川芎、儿茶、硼砂、马钱子（炙）、三七、骨碎补（烫）、桂枝、苏木、乳香（炙）、自然铜（煅）、人工麝香。

【处方来源】　研制方。国药准字 Z22025768。

【功能与主治】　散瘀止痛，续筋接骨。用于跌打损伤，筋伤骨折，瘀血凝结，闪腰岔气。

【药效】　主要药效如下[1,2]：

1. 促进骨折愈合　血清 ALP 可间接反映骨折愈合，而骨折愈合必须经过钙化的过程，且钙盐的沉积是关键步骤。麝香接骨胶囊可增强血清 ALP 活性、升高血清钙浓度、促进骨痂形成，进而促进骨折家兔骨折部位的愈合。

2. 改善血流变　活血化瘀，改善血液循环，能够为加速骨折愈合创造条件。麝香接骨胶囊能降低骨折大鼠全血黏度、血浆黏度，进而促进血供，促进骨折愈合。

3. 促进血管新生　VEGF 是一种特异性作用于血管内皮细胞的生长因子，在骨折早期具有促进血管内皮增殖与迁移，诱导毛细血管管腔形成及增加血管通透性的作用。麝香接骨胶囊能增高骨折大鼠血清 VEGF 浓度，显示出刺激骨折早期骨痂血管增生的作用。

4. 调节 TXB_2、6-Keto-PGF1α 水平及两者比值　血栓素 A_2（TXA_2）可促进血小板聚集和局部血管收缩，加速血栓形成。前列环素（PGI_2）是目前已知最强的血小板抑制剂和血管扩张剂，可降低血液黏稠度进而促进瘀血的消除。血栓素 B_2（TXB_2）为 TXA_2 的代谢产物，6-酮前列腺素 F1α（6-Keto-PGF1α）为 PGI_2 的代谢产物，两者可以间接反映出 TXA_2 和 PGI_2 的水平。麝香接骨胶囊可降低骨折大鼠血浆 TXB_2 水平，轻微下调 6-Keto-PGF1α 水平，降低 TXB_2/6-Keto-PGF1α 值，显示出良好的祛瘀作用。

【临床应用】　主要用于骨折。

1. 骨折[3]　麝香接骨胶囊用于血瘀证，症见痛有定处，脉络瘀血，骨连未坚，舌苔薄白，脉弦紧。

对于股骨颈骨折患者行复位、经皮空心螺钉内固定手术后，服用麝香接骨胶囊可有效缩短骨折愈合时间，降低骨不连的发生率。

2. 各种疼痛[4] 麝香接骨胶囊与酒合用，涂于患处能改善创伤组织的微循环，抑制炎症因子，减少渗出，改善缺氧状态，促进局部组织功能恢复，使局部组织肿胀减退，无菌性炎症症状改善，使受损组织得以修复，患处疼痛缓解。

【不良反应】 文献报道常规剂量使用麝香接骨胶囊可致马钱子蓄积中毒[5]。

【使用注意】 孕妇禁用。

【用法与用量】 口服。一次 5 粒，一日 3 次。

参 考 文 献

[1] 陈海飞, 鲍蕾蕾, 孙艳, 等. 愈骨疗伤方醇提物和水提物的药效学研究[J]. 药学服务与研究, 2014, 14（1）: 22-26.

[2] 季兆洁, 韩岚, 彭代银, 等. 桃红四物汤对早期闭合性骨折祛瘀生新作用的初步探讨[J]. 中国实验方剂学杂志, 2015, 21（3）: 125-129.

[3] 任云微, 魏卫, 陈锡强. 麝香接骨胶囊促进股骨颈骨折术后愈合的疗效观察[J]. 云南中医中药杂志, 2007,（5）: 12-13.

[4] 周静. 麝香接骨胶囊外涂治疗疼痛的临床观察[J]. 河北医学, 2006,（9）: 928-929.

[5] 邓青军. 口服麝香接骨胶囊致马钱子蓄积中毒 1 例[J]. 内蒙古中医药, 2012, 31（14）: 180.

（河南中医药大学 苗明三、彭孟凡）

❈ 三花接骨散 ❈

【药物组成】 三七、西红花、当归、川芎、血竭、桂枝、大黄、地龙、马钱子粉、煅自然铜、土鳖虫、续断、牛膝、烫骨碎补、木香、沉香、冰片、白芷。

【处方来源】 研制方。国药准字 Z10950013。

【功能与主治】 活血化瘀，消肿止痛，接骨续筋。用于骨折筋伤，瘀血肿痛。

【药效】 主要药效如下[1-4]:

1. 促进骨折愈合 骨折发生后通过早期炎症反应、巨噬细胞清扫，即进入骨折愈合的重要阶段纤维性骨痂、原始性骨痂及继发性骨痂形成，最后完成骨折愈合。生长激素是胶原生长的一种主要调节剂，在骨生长和骨折愈合中起重要的作用。动物实验研究表明，除骨折损伤及早期（3 天）外，在开始修复期（7 天）以后，三花接骨散有增加垂体生长激素分泌的作用。

2. 促进成骨细胞生长 生长激素可以刺激胰岛素样生长因子 I 型和 II 型的生成。成骨细胞膜上有亲和力的 I 型和 II 型胰岛素样生长因子受体，两者可以明显促进骨细胞的有丝分裂，影响成骨细胞的分化，兴奋 ALP 活性，促进骨钙素合成并增强骨连接素的基因表达。药理研究表明，三花接骨散可以通过促进生长激素的合成，间接促进成骨细胞的生成。

3. 改善微循环 实验研究表明，三花接骨散对小鼠耳壳动、静脉微血管有明显扩张作用，具有改善微循环的作用，可通过扩张伤肢微小动脉增强血供，增加氧张力益于膜内成骨，加速骨折愈合（图 1-2）。

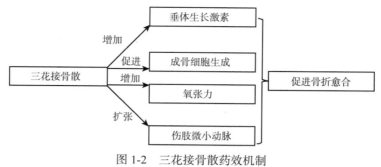

图 1-2　三花接骨散药效机制

【临床应用】　主要用于骨折。

骨折[5, 6]　三花接骨散用于治疗外伤所致骨折、脱臼患者，症见伤处剧烈疼痛，肢体畸形，活动受限，瘀血肿痛，青紫斑块，脉弦或弦数，舌红或暗。

临床研究表明，三花接骨散对新鲜骨折患者具有消除肿胀、缓解疼痛的作用，且用药 4～6 周后可促进患者骨痂的形成，促进骨折愈合。骨钙素又称骨谷氨酸蛋白（bone gla protein，BGP），是由成骨细胞合成、分泌的一种维生素 K 依赖性结合蛋白，大部分沉淀于骨基质中，少量直接分泌入血液循环，血清骨钙素水平与骨中骨钙素含量呈正相关，血清骨钙素是评估骨转换率及骨形成的特异指征。三花接骨散可显著升高糖尿病四肢骨折患者血清骨钙素水平，恢复骨折患者的损伤现象。

【不良反应】　尚未见报道。

【使用注意】　①孕妇禁用。②骨折、脱臼者宜手法复位后再用药物治疗。③本品应在医生指导下使用，不宜过量、久用。

【用法与用量】　口服。一次 5g，一日 2 次。14 日为一疗程，可连续服用 2 个疗程。或遵医嘱。

参 考 文 献

[1] 柳海峰，陈晋杰，杨佩苏，等. 三花接骨散促进生长激素和骨折愈合的研究[J]. 中国中医骨伤科，1998，（2）：9-13.
[2] 柳海峰，杨佩苏，陈晋杰，等. 三花接骨散对骨折鼠垂体生长激素细胞的影响[J]. 中国中医骨伤科，1998，（5）：9-13.
[3] 张晓铀，汪恭质，丁柏，等. 模拟失重对成骨细胞细胞周期影响的实验研究[J]. 中华航空航天医学杂志，1999，（2）：56.
[4] 李红涛，李惠珍. 三花接骨散对微循环影响的实验研究[J]. 文化医学，1994，1：5.
[5] 马庆文，王铁兵，马建民. 三花接骨散治疗四肢骨折术后临床观察[J]. 华北煤炭医学院学报，2003，（3）：348-349.
[6] 赵启亮. 三花接骨散对糖尿病骨折患者血清 BGP 水平影响的观察[J]. 糖尿病新世界，2015，（3）：62.

（河南中医药大学　苗明三、彭孟凡）

接 骨 丸

【药物组成】　甜瓜子、土鳖虫、自然铜（煅醋淬）、地龙（广地龙）、郁金、马钱子粉、桂枝（炒）、续断、骨碎补。

【处方来源】　研制方。国药准字 Z22020499。

【功能与主治】　活血散瘀，消肿止痛。用于跌打损伤，闪腰岔气，筋伤骨折，瘀血肿痛。

【药效】 主要药效如下[1]：

1. 促进骨折愈合 骨折后容易发生不同程度的肿胀和疼痛等症状，且容易导致骨折不愈合等，严重影响患者日常生活和预后。药理研究表明，接骨丸可能通过增加骨折大鼠血清钙、ALP、CD3、CD44 表达水平，促进骨折愈合。

2. 镇痛 本品具有镇痛作用，可以减轻骨折导致的疼痛，并能减轻局部肿胀现象。

【临床应用】 主要用于骨折。

骨折[2, 3] 接骨丸用于血瘀型骨折、脱臼，症见伤处剧烈疼痛，肢体畸形，活动受限，瘀血肿痛，青紫斑块，舌红或暗，脉象弦或弦数。

在骨折愈合恢复过程中，BMP-7 和血清瘦素（LEP）发挥着重要作用，参与新骨生成的整个过程。炎症反应可导致患者机体内组织细胞被损坏，减缓骨折部位愈合，甚至导致恶化。接骨丸可通过提高 BMP-7、LEP 水平，降低炎症因子 C 反应蛋白、TNF-α 和 IL-6 水平，促进骨折愈合，缩短愈合时间，提高治疗优良率，降低并发症发生率。

【不良反应】 文献报道，按照质量标准生产的接骨丸在正常剂量范围内使用，安全可靠，但若超出常规剂量使用，具有一定的肝肾毒性[4]。

【使用注意】 ①孕妇禁用。②骨折、脱臼者应先复位后再行药物治疗。③应在医生指导下使用，勿过量、久用。

【用法与用量】 口服。一次 3g，一日 2 次。

参 考 文 献

[1] 金朗，王雪，王炳强. 接骨丸对 SD 骨折大鼠血清钙、ALP、CD3、CD44 表达的影响[J]. 世界中医药，2016，11（12）：2747-2750.

[2] 张翼飞，钟强. 接骨丸对长管状骨骨折患者形态发生蛋白-7 和血清瘦素的影响[J]. 现代中西医结合杂志，2018，27（31）：3501-3504.

[3] 涂海洪，黎云霞. 接骨丸治疗四肢骨折患者的临床效果[J]. 中国当代医药，2018，25（33）：95-97.

[4] 王雪，金朗，王炳强. 接骨丸对 SD 大鼠肝肾毒性的实验研究[J]. 中医学报，2014，29（5）：682-684.

（河南中医药大学 苗明三、彭孟凡）

回生第一丹（散、胶囊）

【药物组成】 土鳖虫、当归、乳香（醋炙）、血竭、自然铜（煅醋淬）、麝香、朱砂。

【处方来源】 研制方。国药准字 Z15020984。

【功能与主治】 活血散瘀，消肿止痛。用于跌打损伤，闪腰岔气，伤筋动骨，皮肤青肿，血瘀疼痛。

【药效】 主要药效如下[1]：

1. 抗炎 本品可抑制二甲苯所致小鼠耳肿胀，抑制乙酸性小鼠腹腔渗出，降低其毛细血管通透性。

2. 镇痛 本品具有镇痛作用，能减少乙酸所致小鼠扭体反应次数。

3. 其他 本品能加速小鼠腹腔注射绵羊红细胞后的吸收速率。

【临床应用】 主要用于骨折。

胸腰椎骨折 回生第一丹（散、胶囊）用于外力所致骨折，症见伤处剧痛，肿胀，肢体畸形，青紫斑块，舌红或暗，脉弦或弦数。

骨折愈合依赖气血的供养，临床表明回生第一丹联合椎弓根内固定术，能够有效治疗胸腰椎不稳定性骨折，减轻患者腰背疼痛，促进骨折愈合，减少脊柱后凸畸形矫正角度丢失。

【不良反应】　有临床报道服用本品可引起亚急性重型肝炎[2]及过敏反应[3]。

【使用注意】　①孕妇禁用。②骨折、脱臼应先复位后，再行药物治疗。③应在医生指导下使用，不可过量、久用。④心、肝、肾等脏器功能不全者慎用。

【用法与用量】　胶囊剂：口服。一次 5 粒，一日 2～3 次。用温黄酒或温开水送服。散（丹）：口服。一次 1g，一日 2～3 次。用温黄酒或温开水送服。

参 考 文 献

[1] 盛惟，商宁，刘昆生，等. 回生第一丹药效学研究[J]. 内蒙古中医药，2001，20（3）：35.

[2] 孙凤霞. 回生第一丹引起亚急性重型肝炎 1 例[J]. 药物警戒，2006，3（2）：109.

[3] 魏淑兰. 回生第一丹致严重过敏反应[J]. 药物不良反应杂志，2003，（2）：115-116.

（河南中医药大学　苗明三、彭孟凡）

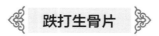

跌打生骨片

【药物组成】　战骨、肿节风、延胡索、自然铜、丹参、牛膝、杜仲。

【处方来源】　研制方。国药准字 Z20090284。

【功能与主治】　活血祛瘀、消肿止痛、强筋健骨。用于骨折。

【药效】　主要药效如下：

1. 改善血管微循环　本品有助于改善局部血管微循环，消除局部淤血和肿胀程度。

2. 抗炎、镇痛　本品可抑制炎症因子的渗出，缓解局部疼痛。

【临床应用】　主要用于骨折。

骨折[1]　跌打生骨片用于血瘀型，症见患处瘀血斑块，按痛，骨连未坚，肿胀膨隆，屈伸不利，舌苔薄白，脉弦紧。

以 80 例外伤性骨折患者骨折部位的肿胀、疼痛、活动情况及内外骨痂形成时间、生长速度测定，持重测定为疗效判定指标。结果表明，跌打生骨片有明显促进新生骨增长的作用，未发现不良反应，是治疗外伤性骨折安全有效的药物。

【不良反应】　尚未见报道。

【使用注意】　①孕妇禁用。②骨折早期整复，有效固定后再服药。

【用法与用量】　口服，一次 5 片，一日 1 次。

参 考 文 献

[1] 郑国平. 跌打生骨片治疗外伤性骨折的效果观察[J]. 求医问药（下半月），2012，10（5）：671.

（河南中医药大学　苗明三、彭孟凡）

止痛紫金丸

【药物组成】 丁香、血竭、当归、熟大黄、木香、儿茶、红花、骨碎补（烫）、土鳖虫、乳香（制）、没药（制）、赤芍、自然铜（煅）、甘草。

【处方来源】 研制方。《中国药典》（2015 年版）。

【功能与主治】 舒筋活血，消瘀止痛。用于跌打损伤，闪腰岔气，瘀血作痛，筋骨疼痛。

【药效】 主要药效如下：

1. 镇痛 本品具有镇痛作用，可以减轻疼痛程度。

2. 抗炎 本品具有抗炎作用，可抑制局部炎症反应，减轻局部肿胀程度。

3. 改善微循环 本品具有改善微循环作用，从而改善瘀血症状。

【临床应用】 主要用于跌打损伤。

1. 跌打损伤 因外伤导致血离其经，瘀血阻络，症见局部肿胀疼痛，伤处青紫，功能障碍；软组织损伤见上述证候者。

2. 闪腰岔气 因外力诸如挑担负重、搬物屏气致经络气血运行不畅，症见腰痛甚则连及下肢，活动受限或胸胁胀痛，痛呈走窜，胸闷气急，呼吸说话时有牵掣痛；急性腰扭伤、胸胁迸伤见上述证候者。

【不良反应】 尚不明确。

【使用注意】 ①饭后服用可减轻胃肠反应。②孕妇禁用。

【用法与用量】 口服。一次 1 丸，一日 2 次。

（河南中医药大学 苗明三、彭孟凡）

二、补益肝肾、活血益气类

恒古骨伤愈合剂

【药物组成】 陈皮、红花、三七、杜仲、人参、黄芪、洋金花、钻地风、鳖甲。

【处方来源】 研制方。《中国药典》（2015 年版）。

【功能与主治】 活血益气、补肝肾、接骨续筋、消肿止痛、促进骨折愈合。用于新鲜骨折及陈旧骨折、股骨头坏死、骨关节病、腰椎间盘突出症。

【药效】 主要药效如下[1-5]：

1. 促进骨折愈合 恒古骨伤愈合剂可通过提高骨折兔 BMP-2、TGF-β_1、血小板衍生生长因子、碱性成纤维细胞生长因子水平，提高骨密度和降低血清 Dickkopf-1 蛋白含量达到促进骨折愈合的效果。

2. 调节骨代谢 恒古骨伤愈合剂可通过抑制骨吸收、促进成骨细胞增殖和成熟、促进间充质干细胞向成骨细胞分化等调节骨代谢，进而改善骨质疏松症树鼩模型症状。

3. 减轻股骨头坏死 恒古骨伤愈合剂可通过减轻激素性股骨头坏死家兔骨头软骨萎

缩程度，减轻骨小梁变细、稀疏、萎缩程度，增加骨小梁数目，促使骨小梁表面成骨细胞新生和新生骨形成达到对股骨头坏死的修复作用。

4. 抑制骨髓间充质干细胞成脂分化　骨质疏松症时存在 BMSCs 成骨分化减弱，成脂肪分化增强，从而导致成骨细胞数量减少和活性下降、骨量减少、骨质量降低和骨髓中脂肪细胞增多，成骨与成脂分化两者成反比关系。实验研究发现，恒古骨伤愈合剂可通过下调过氧化物酶体增殖物激活受体 γ、CCAAT/增强子结合蛋白 α 的表达抑制大鼠 BMSCs 成脂肪细胞分化，从而发挥促进 BMSCs 成骨分化的作用。

【临床应用】　主要用于骨折、骨性关节炎和股骨头坏死。

1. 桡骨远端骨折[6]　恒古骨伤愈合剂用于肝肾亏虚，症见伤处疼痛、肿胀、畸形，活动受限，筋骨微弱，苔薄白，脉沉细。

恒古骨伤愈合剂联合接骨七厘片发挥作用需一定时间，应用以后患者骨膜反应逐渐增强，肝肾亏虚、气血不足、筋骨虚弱等情况明显改善，至治疗 8 周和 12 周时患者骨折愈合情况良好，对桡骨远端骨折临床愈合、腕关节功能恢复作用显著。

2. 骨性关节炎[7]　恒古骨伤愈合剂用于肝肾亏虚，症见膝关节隐隐作痛，腰膝酸软无力，酸困疼痛，遇劳更甚，舌质红，少苔，脉沉细无力。恒古骨伤愈合剂可显著改善患者反复出现的膝部疼痛及上下楼困难、膝部伸直功能和行走距离，有效改善患者的临床症状和骨关节功能，具有镇痛作用，有利于关节功能较快恢复。

3. 激素性股骨头坏死[8]　恒古骨伤愈合剂用于肾虚血瘀，症见髋部隐痛，关节活动受限，腰膝酸软，乏力，舌红，苔白或黄，脉细数，伴或不伴心烦失眠、口苦咽干、面色潮红。恒古骨伤愈合剂可提高激素性股骨头坏死患者 Harris 评分、提高骨头局部骨密度和平均骨密度、降低血浆黏度、全血黏度高切和血细胞比容及三酰甘油、总胆固醇和低密度脂蛋白胆固醇水平，且与活血补肾汤联合应用效果更好。

4. 腰椎间盘突出[9]　恒古骨伤愈合剂用于肾虚血瘀，症见下肢酸软乏力，足底麻木，平躺时症状缓解，难以入睡，醒后口干，喜饮热水，易急，易上火，起夜多，大便乏力，唇舌暗，有齿痕，苔白少津，脉滑数。腰椎间盘突出的主要原因在于外力作用造成腰椎间盘内外力失去平衡，机体纤维环受到破坏，髓核突出对神经根产生刺激或压迫。患者采用恒古骨伤愈合剂治疗后，疼痛程度减轻，下肢麻木临床症状改善。

5. 急性腰扭伤[10]　恒古骨伤愈合剂可减轻急性腰扭伤患者疼痛程度，改善腰部活动度。

【不良反应】　临床报道服用该药可致腹痛腹泻[11]，且过量服用可导致意识障碍[12]。

【使用注意】　①骨折患者需固定复位后再用药。②心、肺、肾功能不全者慎用。③精神病史者、青光眼患者、孕妇忌用。④少数患者服药后出现口干、轻微头晕，可自行缓解。

【用法与用量】　口服。成人一次 25ml，6～12 岁一次 12.5ml，每 2 日服用 1 次。饭后 1 小时服用，12 天为一个疗程。

参 考 文 献

[1] 吴建飞，占日新. 恒古骨伤愈合剂对兔骨折愈合的影响[J]. 临床合理用药杂志，2017，10（27）：13-14，16.

[2] 王素彬，赵宏斌，胡敏，等. 恒古骨伤愈合剂对骨质疏松性骨折兔骨密度及 DKK-1 蛋白的影响[J]. 中国中西医结合杂志，2015，35（8）：1000-1003.

[3] 郑红，李进涛，赵宏斌，等. 恒古骨伤愈合剂促进骨细胞增殖缓解骨质疏松症树鼩的分子机制[J]. 中药药理与临床，2017，

33（4）：133-136.

[4] 胡敏，赵宏斌，董锡亮，等. 恒古骨伤愈合剂对激素性股骨头坏死兔模型干预的组织外观和光镜观察[J]. 中国中药杂志，2010，35（21）：2912-2916.

[5] 王运林. 恒古骨伤愈合剂对大鼠骨髓间充质干细胞成脂分化的影响[D]. 贵阳：贵州医科大学，2017.

[6] 汪武贵，周勇，李伟，等. 恒古骨伤愈合剂联合接骨七厘片对桡骨远端骨折愈合效果的影响[J]. 现代生物医学进展，2016，16（33）：6474-6476.

[7] 吴继昆. 恒古骨伤愈合剂治疗 157 例骨关节炎疗效总结[J]. 中国现代药物应用，2018，12（24）：196-197.

[8] 蒙锡波，邓丽丽. 恒古骨伤愈合剂联合活血补肾汤治疗激素性股骨头坏死疗效及对骨密度的影响[J]. 现代中西医结合杂志，2018，27（1）：82-85.

[9] 许文龙. 恒古骨伤愈合剂治疗腰椎间盘突出症的疗效观察[J]. 临床医药文献电子杂志，2018，5（58）：31-32.

[10] 周兆文，普有登，袁晓峰，等. 恒古骨伤愈合剂治疗急性腰扭伤的疗效观察[J]. 云南医药，2012，33（5）：435-436.

[11] 洪亮亮，黄清秀，张涛. 恒古骨伤愈合剂口服致腹痛腹泻 1 例[J]. 中国药业，2015，24（4）：95.

[12] 张荣博，章水晶，徐彬. 恒古骨伤愈合剂过量致意识障碍 1 例[J]. 贵阳中医学院学报，2015，37（1）：71-72.

（河南中医药大学 彭孟凡、武晏屹）

盘 龙 七 片

【药物组成】 盘龙七、当归、丹参、红花、乳香、没药、木香、支柱蓼、重楼、过山龙、羊角七、八里麻、老鼠七、青蛙七、珠子参、缬草、秦艽、络石藤、壮筋丹、伸筋草、白毛七、祖师麻、川乌、草乌、铁棒锤、五加皮、竹根七、杜仲、牛膝。

【处方来源】 研制方。国药准字 200160Z5。

【功能与主治】 活血化瘀，祛风除湿，消肿止痛，滋养肝肾。用于风湿瘀阻所致的痹证，症见关节疼痛、刺痛或疼痛夜甚、屈伸不利，或腰痛、劳累加重；或跌打损伤，以及瘀血阻络所致的局部肿痛；风湿性关节炎、腰肌劳损、骨折及软组织损伤见上述证候者。

【药效】 主要药效如下[1, 2]：

1. 抗炎 本品有抗炎作用，能加速炎性因子的代谢、消除局部炎症和肿胀。

2. 改善血液循环 本品能迅速改善病灶血液循环，加速病灶部位的修复。

3. 镇痛 本品有镇痛作用，能减轻局部疼痛程度。

【临床应用】 主要用于骨折、关节炎。

1. 骨折[3] 盘龙七片用于肾虚血瘀，症见筋骨微弱，腰膝酸痛，手足心热，下肢痿弱抽筋，失眠多梦，耳鸣，目眩，舌质紫红少苔，脉细涩。

骨折中最常见的是四肢某一部位的骨折，一般是骨折手法复位后再辅以药物治疗。盘龙七片可通过降低骨折部位毛细血管通透性，降低血液黏度，纠正血液流变状态，促进局部血运障碍的恢复，改善骨痂局部微循环，促进血肿尽快吸收，减轻骨折处的肿胀和疼痛，有效促进骨折的愈合。

2. 各类关节炎[4, 5] 盘龙七片用于肾虚髓亏，症见关节隐隐作痛，腰膝酸软，腰部俯、仰或转侧不利。伴头晕、耳鸣耳聋、目眩，舌淡红，苔薄白，脉沉细。

关节炎若不及时治疗可造成患者关节严重畸形，是致残和造成劳动力丧失的主要原因之一。疼痛和关节肿胀是关节炎的主要临床症状，盘龙七片联合塞来昔布胶囊治疗类风湿关节炎疗效显著，能够减轻患者关节疼痛，降低血清学指标，安全性高，具有一定的临床推广应用价值。骨性关节炎疼痛和发病的机制与关节滑膜细胞分泌过多的 IL-1、IL-6、前

列腺素 E_1（PGE_1）并释放入血液有关，关节液中玻璃酸钠的分子量、浓度均降低导致骨关节发炎。盘龙七片可通过调节膝骨性关节炎患者外周血 Th17 细胞比例和细胞因子 IL-17、IL-1 和 IL-6 浓度，达到缓解症状和治疗的效果。

3. **软组织损伤**[6, 7]　盘龙七片用于肾虚血瘀，症见伤处青红紫斑，痛如针刺，肿胀，活动受限，脉弦涩。

外伤所致的软组织损伤是指在外力的作用下导致皮肤、浅筋膜、肌肉、韧带、关节囊等损伤，临床主要表现为疼痛、肿胀、功能障碍。盘龙七片可明显降低急性腰背部软组织损伤患者的 VAS 评分，减轻患者的腰背部疼痛，改善腰椎功能。

4. **腰部病变**[8-10]　盘龙七片用于腰部病变，症见腰痛如刺，痛有定处，拒按，舌质紫，或有瘀斑，脉弦紧或涩。

盘龙七片治疗腰椎间盘突出可减轻腰腿部疼痛程度，改善腰部活动功能，并可与洛芬待因联合应用。盘龙七片可显著减轻非特异性腰痛程度和降低患者伤残指数，以治疗第 7 天、第 4 周对疼痛的缓解率最高，且配合斜板手法效果更佳。

5. **强直性脊柱炎**[11]　强直性脊柱炎（ankylosing spondylitis，AS）是一种侵犯骶髂关节、髋关节和脊柱的慢性、进行性、多关节的炎性疾病。盘龙七片可有效缓解强直性脊柱炎患者晨僵、夜间背痛 VAS 评分和血沉、C 反应蛋白指标，疗效明显。

6. **椎动脉型颈椎病**[12]　盘龙七片用于椎动脉型颈椎病的治疗，能减轻颈性眩晕症状，改善颈椎活动功能，增加椎动脉血流速度和基底动脉血流速度。

【不良反应】　有文献报道盘龙七片对血压、心脏、胃肠道有一定影响[13]。

【使用注意】　①本品所含的川乌、草乌、铁棒锤有毒，应在医生指导下使用，不可过量服用。②本品为风湿寒痹所设，若属风湿热痹者慎用。③服药期间，忌食生冷、油腻食物。

【用法与用量】　口服，一次 3～4 片，一日 3 次。

参 考 文 献

[1] 龚庆凤. 盘龙七片的药理作用和临床用途[J]. 中外医疗，2009，28（21）：167.

[2] 耿维凤. 盘龙七片的药理作用与临床评价[J]. 中国现代药物应用，2009，3（18）：130-131.

[3] 韦世钦，甘干达. 盘龙七片治疗外伤性四肢骨折疗效观察[J]. 现代中西医结合杂志，2012，21（34）：3802-3803.

[4] 巨振兴，徐永军. 盘龙七片联合塞来昔布治疗类风湿关节炎的临床研究[J]. 现代药物与临床，2018，33（11）：3011-3015.

[5] 李凌汉，何虹，林勇，等. 盘龙七片对膝骨性关节炎患者疗效与外周血 Th17 细胞及相关细胞因子的关系[J]. 中国医药科学，2017，7（13）：9-12.

[6] 李瑞龙，张强，杨刘柱，等. 盘龙七片治疗急性腰背部软组织损伤 31 例[J]. 中国中医骨伤科杂志，2017，25（4）：75-76.

[7] 李子荣. 盘龙七片口服与外敷对比治疗软组织损伤的疗效观察[J]. 中国中医骨伤科杂志，2012，20（5）：41-42.

[8] 程延. 盘龙七片治疗寒湿型腰椎间盘突出症临床观察[J]. 中国中医骨伤科杂志，2012，20（8）：61-62.

[9] 王婷. 盘龙七片联合洛芬待因治疗寒湿型腰椎间盘突出症的临床疗效[J]. 临床合理用药杂志，2019（3）：21-22.

[10] 王斌，刘新晖. 斜板手法结合盘龙七片治疗非特异性下腰痛的临床观察[J]. 现代医学，2016，44（5）：724-726.

[11] 李赞，刘丹，黄芸芸，等. 盘龙七片配合火疗治疗强直性脊柱炎 60 例[J]. 陕西中医，2016，37（10）：1365-1366.

[12] 史达，孙银娣，张平安，等. 盘龙七配合手法治疗椎动脉型颈椎病的临床观察[J]. 中国中医骨伤科杂志，2012，20（3）：42-43.

[13] 王宁娜，李文福，陈文发. 盘龙七片的临床新用途[J]. 药学实践杂志，1997（5）：276.

（河南中医药大学　苗明三、彭孟凡）

仙灵骨葆胶囊

【药物组成】 淫羊藿、续断、丹参、知母、补骨脂、地黄。

【处方来源】 研制方。国药准字 Z20025337。

【功能与主治】 滋补肝肾，活血通络，强筋壮骨。用于骨质疏松和骨质疏松症，骨折，骨性关节炎，骨无菌性坏死等。

【药效】 主要药效如下[1-4]：

1. 促进骨折愈合 BMP-2 是最强的骨成长因子，血小板衍生生长因子（PDGF）在膜内成骨时具有诱导间充质干细胞向成骨细胞分化及促进成骨细胞增殖的作用。仙灵骨葆胶囊能升高骨质疏松性骨折大鼠愈合过程中静脉血 PDGF 的表达，升高骨密度，增加 BMP-2 的表达。

2. 抗骨质疏松 仙灵骨葆胶囊对老龄骨质疏松模型大鼠骨力学特性具有调节作用，股骨压缩实验显示本品能增加模型大鼠股骨压缩弹性应力、弹性载荷、弹性应变、弹性位移、最大载荷最大应变、最大应力、最大位移、弹性模量；胫骨弯曲实验表明本品能增加大鼠胫骨最大载荷、最大应力、最大弯矩、最大应变、抗弯截面模量，恢复骨质疏松致股骨的压缩、胫骨的弯曲力学特性。

3. 调节骨代谢 骨代谢的平衡依赖于成骨细胞和破骨细胞间的动态平衡维持，仙灵骨葆胶囊能通过抑制成年大鼠牙移动保持阶段压力侧及张力侧破骨细胞生成，增加成骨细胞的生成，促进成年大鼠正畸保持阶段新骨形成、使过渡性牙槽骨向正常牙槽骨转化。

4. 抗炎 骨性关节炎特点为关节软骨的细胞外基质变性，软骨下骨重塑及关节周围组织的炎症反应，以致疼痛和功能降低。仙灵骨葆胶囊能降低大鼠骨性关节炎炎症因子 IL-1β、半胱氨酸-天冬氨酸特异性蛋白酶-3（Caspase-3）和人 MMP-13 的 mRNA 表达，与康复运动联合后对 Caspase-3 降低作用更显著（图 1-3）。

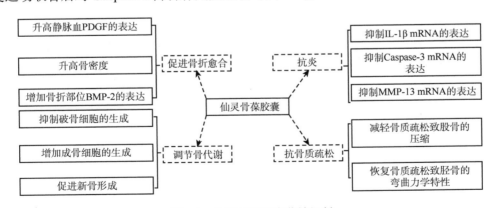

图 1-3 仙灵骨葆胶囊药效机制

----- 病理； —— 药效

【临床应用】 主要用于骨折、骨质疏松、关节炎等。

1. 骨折[5] 仙灵骨葆胶囊用于肝肾亏虚型，症见筋骨微弱，活动受限，腰膝酸痛，下肢痿弱抽筋，失眠多梦，疼痛肿胀，瘀斑，舌质紫红少苔，脉细涩。骨折血肿机化期和原始骨痂期，PDGF 可诱导 PGE_2 和 PGI_2 合成。PGE_2 和 PGI_2 在骨折愈合不同阶段具有不同作用，在血肿机化期可产生较强的扩血管活性、增加血肿机化期组织血流量，但在骨痂改造期和骨痂塑性期 PGE_2、PGI_2 合成受到抑制，从而降低骨吸收，加速骨痂形成，促进骨折愈合。在对骨质疏松性胸腰椎压缩性骨折患者进行静脉滴注唑来膦酸并补钙的基础上服用仙灵骨葆胶囊连续治疗 46 周，可在治疗中降低功能障碍指数、VAS 评分及血清总钙，升高 PDGF、ALP 含量和骨密度。但在不同阶段对 PGE_2、PGI_2 影响不同，第 23 周升高 PGE_2 和 PGI_2 的表达，在第 46 周降低两者表达，表明仙灵骨葆胶囊在骨折愈合不同阶段具有不同调节作用。

2. 骨质疏松[6-9] 　仙灵骨葆胶囊用于肝肾亏虚型，症见下肢痿软无力，膝胫痿软，不能久立，甚则步履全废，腰背酸软或伴目眩发落，遗精早泄，遗尿，舌红苔薄白，脉沉细或脉虚。骨质疏松症患者多表现为骨骼疼痛，骨密度被认为是目前监测骨质疏松可准确量化的唯一指标，相比于骨密度，骨代谢标志物可更快速地间接反映机体骨量变化，Ⅰ型胶原羧基末端交联肽（β-CTX）是骨中的胶原成分，为骨吸收代谢的指标，而 BGP 可反映成骨细胞活性。本品对多种类型骨质疏松具有一定疗效，在常规西医治疗的基础上（碳酸钙或氨甲蝶呤等）或联合易筋经运动疗法，加服仙灵骨葆胶囊对更年期骨质疏松、绝经后骨质疏松、类风湿关节炎继发骨质疏松等均有疗效，可显著明显降低患者血清 β-CTX 水平、升高 BGP 水平和腰椎、股骨颈骨密度，缩短晨僵时间，降低关节压痛指数、关节肿胀指数及关节功能指数，升高血清 BGP 水平，降低 β-CTX 水平等。

3. 关节炎[10-13] 　仙灵骨葆胶囊用于肝肾亏虚型，症见痹证日久不愈，疼痛压痛，腰膝酸软，屈伸不利，甚则关节肿胀畸形，瘀斑，神疲少气，畏寒肢冷，阳痿，遗精或骨蒸劳热，头晕目眩，健忘失眠。舌质淡红，舌苔薄白或少津，脉沉细弱或细数。

膝骨性关节炎以骨质增生、关节软骨破坏和变性为主要特征，以膝关节畸形、肿痛及功能障碍等为临床主要表现。本品联合穴位贴敷可改善骨性关节炎患者跛行、肿胀、关节不稳及疼痛等程度，缩小膝关节周径，促进膝关节功能恢复。本品还可与玻璃酸钠、透明质酸等联合用于骨性关节炎的治疗，以缩短疼痛缓解时间、恢复膝关节功能和抑制炎症反应等。类风湿关节炎的病理基础是关节的炎性细胞浸润，造成滑膜炎症，导致关节骨和软骨的破坏。在服用氨甲蝶呤片的基础上分别给予患者硫酸氨基葡萄糖片和仙灵骨葆胶囊进行干预，表明仙灵骨葆胶囊能更有效地降低类风湿关节炎患者血清核因子 κB 受体活化因子配体（RANKL）水平，升高骨保护素（OPG）水平，减轻疼痛程度并缩短疼痛时间，进而改善关节功能。

4. 股骨头坏死[14] 　仙灵骨葆胶囊用于肾虚血瘀型，症见面色潮红，口苦咽干，腰膝酸软，脉细数，舌质红，苔白滑，脉弦细，心烦失眠，髋部隐痛，关节强硬活动受限，时有刺痛，行走乏力。

激素性股骨头坏死可进展为股骨头坏死塌陷及骨性关节炎，引起髋关节疼痛、功能障碍，甚至致残。研究表明，VEGF、TGF-β_1、Ⅰ型前胶原氨基端前肽（PINP）及 BGP 等参与股骨头坏死的骨组织的修复。在常规手术治疗的基础上，服用本品可增加患者髋关节 Harris 评分，降低坏死体积与股骨头体积比，并降低血清 VEGF、TGF-β_1、PINP 水平，升高 BGP 水平。

【不良反应】　本品长期服用有导致肝损伤[15]和消化系统损伤[16]的风险。

【使用注意】　①感冒时不宜服用。②过敏体质者慎用。③服药期间忌生冷、油腻食物。

【用法与用量】　口服，一次 3 粒，一日 2 次；4～6 周为一个疗程；或遵医嘱。

参 考 文 献

[1] 秦桂芳，李霞清. 仙灵骨葆胶囊对大鼠骨质疏松性骨折愈合过程中骨形态发生蛋白 2 和血小板衍生生长因子表达的影响[J]. 中国中医急症，2018，27（7）：1171-1174，1181.

[2] 李鹏，李新颖，李正伟，等. 仙灵骨葆胶囊干预老龄骨质疏松模型大鼠骨力学特性的变化[J]. 中国组织工程研究，2017，21（32）：5170-5176.

[3] 陆廷茂，张军梅. 仙灵骨葆对大鼠正畸保持阶段成骨细胞和破骨细胞的影响[J]. 贵州医药，2016，40（8）：820-821.

[4] 童静玲，朱让腾，罗利飞. 仙灵骨葆联合康复运动对大鼠骨关节炎性因子 mRNA 表达的影响[J]. 新中医，2017，49（11）：9-11.

[5] 郑君，胡熙耀，张晓春. 仙灵骨葆胶囊治疗骨质疏松性胸腰椎压缩性骨折的临床研究[J]. 现代中药研究与实践，2018，32（4）：67-70，74.

[6] Catalano A，Martino G，Morabito N，et al. Pain in Osteoporosis：From Pathophysiology to Therapeutic Approach[J]. Drugs Aging，2017，34（10）：755-765.

[7] 李爱芝. 仙灵骨葆胶囊治疗女性更年期骨质疏松症的可行性研究[J]. 中国社区医师，2018，34（18）：100-101.

[8] 李军杰，邓强，张彦军，等. 仙灵骨葆胶囊联合易筋经干预绝经后骨质疏松症患者的临床观察[J]. 时珍国医国药，2017，28（10）：2450-2452.

[9] 马凤英. 仙灵骨葆胶囊联合甲氨蝶呤治疗类风湿关节炎继发骨质疏松症 37 例[J]. 西部中医药，2018，31（2）：98-100.

[10] 赵友，王伟东，王昌兴. 仙灵骨葆胶囊联合穴位贴敷治疗膝骨性关节炎效果观察[J]. 中国乡村医药，2016，23（23）：28-29.

[11] 陶阳，邓华，胡俊. 仙灵骨葆胶囊与玻璃酸钠联用对膝骨性关节炎患者的临床疗效及疼痛改善的影响[J]. 抗感染药学，2018，15（6）：1029-1031.

[12] 冯媛媛，李莲，侯丽娟，等. 仙灵骨葆胶囊联合透明质酸钠对膝骨关节炎患者关节功能、炎症因子及生活质量的影响[J]. 现代生物医学进展，2018，18（11）：2185-2189.

[13] 刘焕，郑洁，刘丹，等. 仙灵骨葆胶囊对老年类风湿关节炎患者血清 OPG、RANKL 表达的影响[J]. 临床医学研究与实践，2018，3（11）：111-113.

[14] 燕勇. 仙灵骨葆治疗激素性股骨头坏死的疗效及对血清 VEGF、TGF-β_1、PINP、BGP 及骨密度的影响[J]. 陕西中医，2018，39（4）：500-502.

[15] 朱春雾，王海南，张亚蕾，等. 仙灵骨葆胶囊导致肝损伤[J]. 肝脏，2018，23（12）：1090-1093.

[16] 杜倩，王哲，运乃茹，等. 仙灵骨葆胶囊致不良反应 185 例文献分析[J]. 中国药房，2017，28（27）：3785-3787.

（河南中医药大学　苗明三、彭孟凡）

壮骨关节丸

【药物组成】　狗脊、淫羊藿、独活、骨碎补、续断、补骨脂、桑寄生、鸡血藤、熟地黄、木香、乳香（醋炙）、没药（醋炙）。

【处方来源】　研制方。《中国药典》（2015 年版）。

【功能与主治】　补益肝肾，养血活血，舒筋活络，理气止痛。用于肝肾不足、血瘀气滞、脉络痹阻所致的骨性关节炎、腰肌劳损，症见关节肿胀、疼痛、麻木、活动受限。

【药效】　主要药效如下[1-5]：

1. 保护膝关节软骨组织　软骨细胞凋亡与增殖平衡是维持细胞外基质稳定的重要条

件，IL-1β 及 NO 等炎症因子的高表达参与软骨损伤，而膝骨性关节炎（KOA）关节软骨退变的关键因素是细胞凋亡，故对 KOA 的研究应从膝关节软骨细胞着手。壮骨关节丸可降低 KOA 模型大鼠膝关节软骨评分，降低血清 IL-1β 和 NO 水平，改善关节软骨退变程度和磨损程度；能下调软骨细胞促凋亡基因 P53 过度表达及调高抗凋亡基因 Bcl-2 蛋白表达；其含药血清还可升高 KOA 模型大鼠软骨细胞增殖指数，降低其凋亡指数。

2. 抑制肝微粒体 CYP2E1 活性　壮骨关节丸连续用药 1 周，可抑制大鼠 CYP2E1 的活性。

3. 改善血液流变学　研究表明静脉瘀滞、骨内高压可能是骨性关节炎发病的原发因素，骨内微循环障碍是其关键环节。壮骨关节丸给药 12 周后可降低全血黏度（低切、中切）、全血还原黏度（低切、中切和高切）及红细胞聚集指数，改善血液流变学状态，改善局部血液循环，延缓软骨退化。

【临床应用】　主要用于骨性关节炎、骨折。

1. 骨性关节炎[6]　壮骨关节丸用于肾虚血瘀，症见关节肿胀刺痛，拒按，痛有定处，关节活动不利，头晕耳鸣，腰膝酸软，舌质紫暗或有瘀斑，脉沉细。

本品可减轻膝骨性关节炎患者膝部关节疼痛和僵硬程度，改善膝关节活动功能。

2. 骨折[7]　壮骨关节丸联合左旋多巴可改善三踝骨折患者关节肿胀与疼痛，恢复关节活动功能。

【不良反应】　1993～2015 年国内文献报道 15 例患者出现全身乏力、食欲下降、恶心、厌油腻、皮肤瘙痒，尿色深如浓茶、皮肤及巩膜黄染等肝损伤症状，且肝损伤症状具有可逆性[8]。

【使用注意】　①本品可能引起肝损伤。②肝功能不全、孕妇及哺乳期妇女禁用。③在治疗期间应注意肝功能监测，如发现肝功能异常，应立即停药，并采取相应的处理。④应在医生指导下严格按照适应证使用，避免大剂量、长疗程服用。

【用法与用量】　口服。浓缩丸一次 10 丸，水丸一次 6g，一日 2 次。早晚饭后服用。

参 考 文 献

[1] 刘洪波，靖春颖，谢毅强，等. 健骨伸筋汤对大鼠膝骨关节炎关节软骨病理改变及关节液 IL-1β 及 NO 含量的影响[J]. 中国中医药现代远程教育，2015，13（9）：129-131.

[2] 章建华，章权，朱希，等. 健膝壮骨方对大鼠骨性关节炎软骨细胞凋亡及其调控基因 P53、Bcl-2 表达作用的影响[J]. 中华中医药学刊，2012，30（11）：2437-2439，2595-2597.

[3] 刘洪波，靖春颖，谢毅强，等. 健骨伸筋汤对大鼠膝关节软骨细胞增殖与凋亡的影响[J]. 长春中医药大学学报，2015，31（2）：238-240.

[4] 周昆，朱桃桃，张玥，等. 壮骨关节丸对大鼠肝微粒体 P450 的影响[J]. 天津中医药，2014，31（11）：690-692.

[5] 王平，卢启贵，徐展，对. 桑生除痹合剂对兔膝骨性关节炎组织形态学和血液流变学的影响[J]. 湖南中医药大学学报，2011，31（9）：31-35.

[6] 林石明，李兆文，林俊山，等. 复方补筋片治疗肾虚血瘀型膝骨性关节炎 30 例疗效观察[J]. 福建中医药大学学报，2013，23（1）：60-61.

[7] 吴满云. 左旋多巴结合壮骨关节丸治疗三踝骨折的临床护理研究[J]. 齐齐哈尔医学院学报，2015，36（29）：4522-4523.

[8] 李外. 壮骨关节丸致肝损伤文献分析[J]. 中国中医药信息杂志，2017，24（5）：122-123.

（河南中医药大学　苗明三、乔靖怡）

第二章

软组织损伤中成药名方

第一节 概　述

一、概　念[1]

软组织损伤（soft tissue injury）是骨科门诊中的常见病、多发病，是指人体受到扭伤、擦伤、挫伤、跌伤、撞击伤等钝性或锐性暴力撞击，强力扭转、牵拉压迫等造成皮肤以下骨骼之外的组织包括肌肉、韧带、筋膜、肌腱、滑膜、关节囊等组织及周围神经、血管的损伤。软组织损伤是一种常见的非特异性疾病，包括急性损伤和慢性损伤。急性软组织损伤若治疗不及时或治疗方法不适当，可转化为慢性，致使机体运动水平下降，严重者可引起功能受限，从而影响日常生活。

二、病因及发病机制[1-3]

（一）病因

急性软组织损伤主要表现在皮肤以下骨骼之外组织受到撞击、扭转、牵拉、压迫等引起的急性损伤，但没有骨折、脱位，也可能会转变为慢性损伤。

祖国传统医学认为急性软组织损伤属于"筋伤"的范畴，是在外来暴力的作用下，致使筋肉、脉络受损伤，血溢于脉外，血液停聚于局部组织而形成血肿、血液溢于皮下，故见皮肤青紫；局部气血运行受阻，不通则痛，气血不能濡养关节，故临床常见局部组织肿胀、疼痛、青紫瘀斑、关节活动不利等。

（二）发病机制

软组织损伤的病理机制主要是无菌性炎症改变，病理变化则以局部急性炎症与修复为主要特征。急性软组织损伤主要是因创伤而引起的一种急性无菌性炎症。外力作用于伤处，造成组织肌纤维破裂、细胞失活、微血管不同程度的毁伤，伤肢局部组织渗血，分解坏死组织的产物，使局部小血管扩张，充血，通透性增加，血管活性物质和组胺等炎性介质的释放及酸性产物的积聚，并发生一系列微循环的变化，局部毛细血管通透性增加，血管张力下降，血流速度减慢甚至引起瘀滞，从而加重局部炎症病变。

中医学将急性软组织损伤纳入"筋伤学"中。主要原因为跌打、扭仆等外力损伤，引起脉络受损、气机运行阻滞、血不归经、溢出脉外所致，主要病机为气滞血瘀、脉络不和。《医宗金鉴》云："损伤之症，肿痛者，乃瘀血凝结作痛也。"说明急性软组织损伤之肿痛主要是因瘀血凝结所致。

三、临床表现[4, 5]

急性软组织损伤临床表现特征主要是疼痛和功能障碍，局部疼痛、肿胀、青紫瘀斑、伤肢功能障碍等。急性损伤常由扭伤、挫伤、拉伤等外伤因素而致局部损伤、出血、水肿、肌肉痉挛或肌肉错位引起。慢性损伤由无菌性炎症引起。骨骼肌损伤可分为肌纤维和肌肉连接组织完全断裂的剪切伤及仅有肌纤维损伤而连接组织正常的肌肉原位损伤两大类。按损伤机制来分，又可分为外力直接作用下的撕裂伤和钝挫伤，间接外力作用下的牵拉伤、肌肉疲劳、延迟性肌肉疼痛等。中医学认为软组织损伤的本质是血瘀，外伤致脉络损伤、血离经脉而致血瘀。

中医学认为"气血同源"，筋伤时，气受到伤害后，血也受到损伤，反之亦然，气伤发为气滞，血伤发为血瘀，相互影响、作用。故筋伤的病因病机，历代医者多总结为气滞血瘀，脉络失和。

四、诊断[6]

参照高等医学院校教材《外科学》、高等中医药院校中医骨伤科专业教材《中医筋伤学》（第 2 版）、《中药新药临床研究指导原则（试行）》，制定急性软组织挫伤诊断标准：①有明显的外伤史，疼痛剧烈，局部迅速肿胀，肢体功能障碍；②受伤部位压痛明显，可有皮肤青紫瘀斑，严重者可出现皮下血肿，波动征阳性；③无骨折、脱位，皮肤保持完整；④病程在 2 周以内。

关节扭伤：①有明显的关节扭伤史；②伤后疼痛剧烈，局部迅速出现肿胀、瘀斑、关节活动障碍；③X 线检查示无骨折、脱位；④病程在 2 周以内。

中医辨证标准：血瘀气滞证多发生于损伤早期，外有肿形、刺痛、痛有定处，可在伤处出现青紫瘀斑或血肿，关节活动受限。舌质紫暗或有瘀斑，脉弦涩。

五、治疗[1, 4-6]

（一）常用化学药物及现代技术

治疗主要有制动、包扎、局部封闭、药物、理疗等方法。药物治疗主要通过对细胞因子、炎症因子、炎症介质的调控及通过改变血液流变性等方式实现。损伤早期多采取止血、止痛、预防伤处肿胀为主导治疗，可通过伤肢冷敷治疗，减缓周围组织新陈代谢，收缩伤处毛细血管，减轻局部的疼痛、肿胀、出血；中后期多予热敷、理疗等手段，伸展肌肉、结缔组织，缓解肌肉紧张，改善关节活动，加速血液循环；药物治疗选用非甾体抗炎药、合成皮质类固醇类药等。

（二）中成药名方治疗

中医药通过内外不同治疗方法在治疗软组织损伤方面疗效比较可靠、治疗手段多样，适合软组织损伤的病情特点。中医将活血化瘀、消肿活络作为急性软组织损伤主要治疗总则，并在临床应用中有良好的效果。内服治疗活血化瘀的中药对于急性软组织损伤有着独特的效果，可抑制炎症反应，缓解肌肉痉挛，从而达到活血化瘀、止痛的目的。现代科学实验证实了活血化瘀中药起抗炎、改善微循环、镇痛、修复软组织损伤、促进血管生成的作用。中医外治法治疗急性软组织损伤已有很悠久的历史。外治法治疗软组织损伤主要是损伤部位通过透皮吸收外用中药中所含的生物活性物质，并且维持损伤局部相对稳定的血药浓度，从而达到活血祛瘀、镇痛消肿的功效。

第二节　中成药名方的辨证分类与药效

中成药治疗软组织损伤的常见辨证分类及其主要药效如下：

一、消肿散瘀类

软组织损伤多表现出伤处瘀血，损伤处肿胀、瘀斑等。主要为血液循环障碍，不通则痛及炎症表现等。

消肿散瘀类中药根据软组织损伤症状表现，通过消散法可以有效缓解相关症状，临床治疗时使伤处的瘀血得以消散。

中药内服治疗大鼠急性软组织损伤能明显改善大鼠伤肢肿胀、瘀斑、跛行等症状，减轻局部疼痛，改善局部血液循环，增加局部组织供氧，促进炎症吸收，对急性软组织损伤有明显的促恢复作用。

常用中成药：云南白药、中华跌打丸、沈阳红药胶囊、独一味片（胶囊）、麝香舒活精、骨质宁搽剂、舒康贴膏、骨友灵搽剂。

二、舒筋活络类

软组织损伤时可表现为脉络失和，临床治疗时通过舒筋活络，促进筋脉功能恢复正常，可有效缩短治疗过程。

中医药治疗可以减轻炎症，减轻伤肢疼痛，改善局部微循环，降低相关炎性因子的含量。

常用中成药：舒筋活血片、舒筋定痛酒、伸筋活络丸、雪上一枝蒿速效止痛搽剂、麝香祛痛搽剂。

参 考 文 献

[1] 蒋国鹏，谢兴文，顾玉彪，等. 急性软组织损伤的中医药治疗进展[J]. 中国中医急症，2015，24（7）：1209-1211.

[2] 邵先舫，刘志军，熊辉，等. 中医药外治急性软组织损伤实验研究现况及进展[J]. 中医药导报，2011，17（2）：98-100.

[3] 王志勇，魏国俊，董林. 中医外治法治疗急性软组织损伤研究概况[J]. 甘肃中医学院学报，2013，30（6）：75-79.

[4] 冯天有. 中西医结合治疗软组织损伤的临床研究[M]. 北京：中国科学技术出版社，2002：100-240.

[5] 佃仁森，王和鸣，练克俭. 中药促进软组织损伤修复的临床研究进展[J]. 中国中医骨伤科杂志，2008，16（3）：68-72.

[6] 罗毅文，孙之镐，谭新华，等. 复方西红花膏促进软组织损伤修复的临床研究[J]. 湖南中医学院学报，2003，23（5）：43-46.

（上海中医药大学　姚广涛、高慧艳）

第三节　中成药名方

一、消肿散瘀类

云南白药（散剂、胶囊）

【药物组成】　三七、重楼、草乌等（保密方）。

【处方来源】　清·民间医生曲焕章的创制方。《中国药典》（2015 年版）。

【功能与主治】　化瘀止血，活血止痛，解毒消肿。用于跌打损伤、瘀血肿痛、吐血、咯血、便血、痔血、崩漏血下，手术出血，疮疡肿毒及软组织挫伤，闭合性骨折，支气管扩张及肺结核咯血，溃疡病出血，以及皮肤感染性疾病。

【药效】　主要药效如下：

1. 止血作用[1-4]　血小板激活、变形、聚集、释放和代谢等反应在止血过程中发挥着重要作用。本品可以显著缩短出血时间、凝血时间及凝血酶原时间，在腺苷二磷酸（ADP）刺激下，使血小板的反应更为敏感，活化的程度、血小板表面糖蛋白的表达更为显著，更多的糖蛋白表达于膜表面，参与血小板的聚集、黏附及同其他细胞的相互作用；血小板表面突起增多，开放管道系统增加，α 颗粒释放增加，血小板释放功能加强，促进局部的凝血功能。

血栓素 A_2（TXA_2）作为强烈的缩血管物质和促进血小板聚集的物质，持续升高对组织肿胀的消退不利，并可能导致异常血栓形成。研究表明，口服云南白药后，在止血的同时，一定程度上可以抑制 TXA_2 的生成，减轻术后局部组织中微血管的收缩反应，改善微循环状况，可能有利于组织肿胀的消退，而无血栓形成倾向，体现出云南白药止血活血的特点（图 2-1）。

2. 抗炎作用[5, 6]　云南白药对佐剂、角叉菜胶、异性蛋白、化学致炎剂及棉球肉芽肿等致炎因子造成的动物炎症模型均有明显的对抗作用。本品不但能增加血流量，促使皮质激素分泌，改善创面局部循环和炎症的吸收，而且能对炎症过程的介质（组胺和前列腺素E）释放、毛细血管渗透性增强及白细胞游走、结缔组织增生等环节有抑制作用；另外，云南白药可显著增强吞噬细胞吞噬功能，可发挥增强机体免疫功能的作用（图 2-2）。

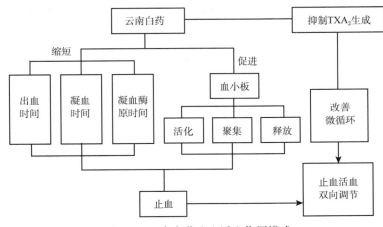

图 2-1 云南白药止血活血作用模式

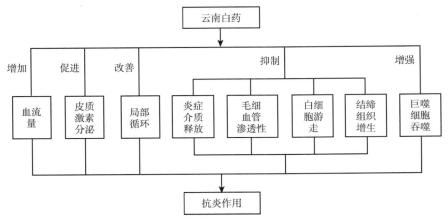

图 2-2 云南白药抗炎作用模式

3. 抗溃疡作用[7, 8] 云南白药可降低血浆皮质醇含量,解除皮质醇对巨噬细胞的抑制作用,使巨噬细胞能很快进入创伤区,发挥吞噬作用;同时,本品能降低血液黏度,改善微循环,促进机体创伤部位血管的再生,加速组织创伤的修复。云南白药对乙酸所致豚鼠口腔溃疡和对大耳白兔口腔溃疡均有显著的缩小溃疡面积和减轻溃疡周围充血程度的作用。

4. 改善骨质疏松[9, 10] 骨质疏松是多种原因引起的一组骨病,以单位体积内骨组织量减少为特点的代谢性骨病变。碱性磷酸酶(ALP)是成骨细胞分化成熟标志酶,是成骨细胞分化早期的主要特征之一。骨钙蛋白又称 γ-羧基谷氨酸蛋白,是成骨细胞特异性合成和分泌的一种非胶原蛋白,是成骨细胞分化中晚期的标志性产物之一。ALP 和骨钙蛋白是反映体外培养成骨细胞功能的 2 个特异性指标。云南白药可促使基因敲除模型小鼠血清 ALP 活性显著升高,骨矿化沉积率显著上升,并能增加 ALP 的活性和促进骨钙蛋白合成,促进成骨细胞增殖,提示可刺激成骨细胞的功能,具有改善骨质疏松的作用。

5. 抗肝纤维化[11] 肝纤维化是指肝脏中细胞外基质尤其是胶原的过量沉积,是各种慢性肝损伤共同的病理基础,是发展至肝硬化的必经阶段,也是肝脏病变迁延难愈甚至发生恶变的主要原因。肝实质发生炎症、坏死,激活肝星状细胞,致细胞外基质生成过多,降解相对不足，在肝内大量沉积是其发病机制之一。云南白药能降低四氯化碳所致小鼠肝损伤，抑制肝星状细胞活化、抑制细胞因子释放、降低胶原酶活性及促进胶原纤维降解，减轻肝脏的炎症反应，保护肝细胞。

6. 其他　云南白药对金黄色葡萄球菌、大肠杆菌、铜绿色假单胞菌等有抑制作用。本品尚有增加心肌营养性血流量，改善心肌循环，增加心肌供氧，对心肌有保护作用。

【临床应用】　主要用于各种出血、外伤、炎症、手术伤口延期愈合，妇科疾病，皮肤疾病，冻伤，消化性溃疡等。

1. 出血性疾病[12, 13]　本品可以显著缩短出血时间、凝血时间及凝血酶原时间，增强血小板活化、聚集、释放等反应，在止血过程中发挥着重要作用。同时，减轻术后局部组织中微血管的收缩反应，改善微循环状况，有利于组织肿胀的消退，体现出止血活血的特点。所以，云南白药常用于治疗消化道出血、咯血、鼻出血、扁桃体手术出血、外伤性眼前房出血、小儿出血性疾病、出血性脑血管病等病症。

2. 骨科疾病[12]　云南白药具有促进血小板凝聚、收缩主动脉、促进皮质激素分泌的作用，对炎症过程的介质释放、毛细血管渗透性增强、结缔组织增生等环节均有抑制作用，临床上用于骨伤治疗有其独特的疗效。同时，本品可促进成骨细胞增殖，具有改善骨质疏松的作用。

3. 疮疡[14, 15]　褥疮是指局部组织长时间受压，血液循环障碍，局部持续缺血、低氧、营养不良而致的软组织溃烂和坏死。云南白药具有抗炎作用，消肿、活血化瘀等作用，改善微循环，以达到促进褥疮区肉芽组织的增生，加速局部血管的生长及结缔组织的增生，促进褥疮创面的愈合。

4. 消化系统疾病[16]　云南白药能有效改善炎症部位微循环，减轻炎症渗出，促进炎症消退、愈合。同时，云南白药具有活血化瘀解毒之功，能增强机体的非特异性免疫功能，促进肠壁血液循环和新生细胞的成熟。本品治疗消化性溃疡、慢性胃炎疗效较好。

5. 口腔疾病　本品具有强效的止血、抗炎和防腐生肌的作用，显著缩小溃疡面积和减轻溃疡周围充血程度，含漱可促进炎症牙龈组织微循环、促进溃疡组织修复，增强口腔组织的抗病能力和修复能力，以达到治疗口腔常见病、多发病、慢性病的目的。

【不良反应】　①有本药过敏史者或家族过敏体质者慎用。②伴有严重心律失常的患者不宜使用。③有组织破损或感染者，外敷用药之前必须认真彻底清创、冲洗、消毒。④偶有过敏反应，轻者表现为荨麻疹，重者可致过敏性休克。⑤长期使用可发生血小板减少、溶血等，过量可能发生毒副作用，如急性肾衰竭、心律失常、血压降低、不全流产、急性咽喉炎和上消化道出血等。

【使用注意】　①孕妇忌用。②过敏体质者慎用。对本药有过敏史、中毒史者禁用，伴严重心律失常者禁用。③服药一日内，忌食蚕豆、鱼类及酸冷食物。④服药后感上腹部不适、恶心者，应减量或停服。

【用法与用量】　刀伤、枪伤、跌打诸伤，无论轻重，出血者用温开水送服；瘀血肿痛及未出血者用酒送服；妇科各种，用酒送服；但经血过多、红崩用温开水送服；毒疮初起，服 0.25g，另取药粉用酒调匀，敷患处，如已化脓，只需内服。其他内出血各症状均可内服。口服。散剂一次 0.25~0.5g，胶囊剂一次 1~2 粒，一日 4 次（2~5 岁按 1/4

剂量服用；6～12 岁按 1/2 剂量服用）。凡遇较重的跌打损伤可先服红色保险子，轻伤及其他病症不必服。

参 考 文 献

[1] 张小梅，莫治强，李俊明，等. 云南白药对围手术期血小板表面糖蛋白及超微结构影响的研究[J]. 昆明医学院学报，2004，（2）：56-59.

[2] 杨吉林，莫治强，罗用宇，等. 口服云南白药胶囊对骨科病人术中出血量影响的研究[J]. 云南医药，2003，（3）：175-178.

[3] 叶剑锋，严伟民，甘卓慧，等. 云南白药对大鼠血小板聚集及膜糖蛋白表达的影响[J]. 中国现代应用药学杂志，2004，21（2）：100-103.

[4] 唐正龙，王兴，伊彪，等. 云南白药对血小板的释放与代谢反应的影响[J]. 贵阳医学院学报，2009，34（3）：282-289.

[5] 陈汝杰，陈小针. 云南白药的现代药理作用及其临床新用途[J]. 中国社区医师，2003，19（14）：17-18.

[6] 任静，张艺蔓，夏舟斌，等. 云南白药治疗伴糖尿病牙周炎药理学作用的理论基础[J]. 昆明医学院学报，2008，（2B）：196-200.

[7] 高鹰，陈欲云，冀为，等. 云南白药含漱剂的药效学研究[J]. 中药药理与临床，2008，24（4）：12-14.

[8] 杨安民，姚尧，冀为，等. 云南白药防治口腔溃疡作用的动物实验研究[J]. 成药，2007，29（9）：1367-1368.

[9] 盛哲津，刘明，陈子贤，等. 云南白药用于骨质疏松治疗的动物疗效研究[J]. 同济大学学报（医学版），2010，31（4）：30-34.

[10] 任晓斌，和红兵，雷雅燕，等. 云南白药对体外培养成骨细胞增殖分化的影响[J]. 国际口腔医学杂志，2014，41（1）：13-15.

[11] 张渊智，张志芳，张帆，等. 云南白药抗肝纤维化作用的实验研究[J]. 胃肠病学和肝病学杂志，2010，19（9）：800-803.

[12] 朱天忠，卢长云. 云南白药的药理及临床研究进展[J]. 中西医结合杂志，1987，（6）：377-384.

[13] 丁冠男，李树人. 云南白药用于减少术中出血量及对围手术期病人凝血功能影响的探讨[J]. 中华实用医学，2002，4（10）：11.

[14] 郝圆圆. 云南白药治疗褥疮的效果观察[J]. 山西医药杂志，2011，40（7）：704-705.

[15] 张雅兰，王晓嫒，王自辉，等. 褥疮的中西医治疗现状[J]. 现代新中医结合杂志，2009，18（4）：464-466.

[16] 俞仑青. 云南白药临床新用途研究进展[J]. 社区医学杂志，2011，9（15）：28-29.

（上海中医药大学　姚广涛、高慧艳）

中华跌打丸

【药物组成】　生白藤、地耳草、鹅不食草、乌药、鬼画符、羊耳菊、过岗龙、穿破石、鸡血藤、岗梅、丁茄根、独活、急性子、制川乌、香附、桂枝、假蒟、牛尾菜、牛膝、红杜仲、山橘叶、刘寄奴、山香、毛两面针、丢了棒、木鳖子、大半边莲、苍术、建栀、丁香、黑老虎根、樟脑。

【处方来源】　研制方。《中国药典》（2015 年版）。

【功能与主治】　消肿止痛，舒筋活络，止血生肌，活血祛瘀。用于挫伤筋骨，新旧瘀痛，创伤出血，风湿瘀痛。

【药效】　主要药效如下：

1. 促进骨折愈合修复[1]　血清 ALP 增加表示成骨细胞的成骨活性增强，骨折愈合的标志是骨折处出现骨痂。中华跌打丸能提高大鼠血清 ALP 活性，增加骨痂面积、密度和骨痂综合强度及骨小梁面积、密度和综合强度，提高骨痂质量，促进骨折愈合；骨的坚硬度取决于无机盐，而骨的韧性则在于其有机成分，特别是胶原纤维，中华跌打丸具有提高家兔愈合骨痂强度（抗折力）的作用。

2. 促进软组织损伤后的修复及活血祛瘀作用[1-3]　急性软组织损伤的原因一方面是外力直接造成局部组织细胞微观结构损伤和微小血管破裂、出血，以及组织细胞充血水肿和变性坏死致受损局部肿胀、疼痛；另一方面是损伤后局部组织释放出炎性介质、代谢产物聚集造成内环境改变，引起损伤细胞代谢障碍，从而加重局部症状和体征及病理变化。中华跌打丸能明显减少急性软组织损伤的水肿，加速瘀血的吸收，促进损伤的修复，具有促进局部血管扩张，改善微循环作用，有利于渗出液的吸收和肿胀的消退。

3. 改善骨性关节炎的炎症及抗炎镇痛[4]　骨性关节炎的主要病理改变是关节软骨的退变和继发的骨质增生。骨性关节炎患者体内氧自由基含量增高，关节内过量的氧自由基抑制软骨细胞增殖引起软骨细胞死亡，抑制软骨基质蛋白多糖和胶原的合成，加速软骨基质的降解，导致软骨细胞损伤。中华跌打丸具有消除自由基、改善骨性关节炎的炎症反应的作用，并能减轻角叉菜胶所致大鼠足跖肿胀度及二甲苯致小鼠耳肿胀度，有利于渗出液的吸收和肿胀的消退，具有抗炎作用。扭体反应次数减少，热板痛阈增加，共同发挥抗炎镇痛、改善骨性关节炎症状的作用。

4. 抗疲劳[5]　运动性疲劳是指机体运动本身所引起的机体生理过程不能维持其功能在一特定水平上和（或）不能维持预定的运动强度。体力消耗导致蛋白质分解代谢增强，尿素氮值升高。中华跌打丸能明显延长小鼠负重游泳时间，降低运动后血清尿素氮的含量，加快运动后血清乳酸的消除速率，对缓解机体运动中的疲劳感有积极的作用。

5. 抗氧化[5,6]　中华跌打丸可以通过减少膜脂质过氧化产物，提高机体清除氧自由基能力，强化抗氧化解毒系统，对肝细胞氧化损伤起到一定保护作用。

6. 增强免疫功能[5]　中华跌打丸能提高小鼠碳粒廓清功能，提高单核吞噬细胞系统功能及非特异性免疫功能。可以使免疫器官增重，从而促进免疫器官的发育和免疫细胞的分化，达到提高机体防御能力的作用。

【临床应用】

1. 急性软组织扭伤[7,8]　包括颈部扭伤，肩、肘关节扭伤，腰部扭伤，踝、膝关节扭伤等，多因劳动姿势不正、用力不当、突然伸屈扭转或外力撞击等引起。中华跌打丸辅以刺血拔罐、针刺、推拿等方法治疗，能够加强活血化瘀、舒筋通络、行气止痛的作用，加快局部炎性水肿的吸收，并防止粘连。

2. 膝骨性关节炎[9,10]　又称膝关节退行性关节炎、退行性骨关节病，目前认为其主要病理变化是关节软骨面的退行性变和继发性骨质增生，临床表现为关节肿痛、积液、功能障碍。中华跌打丸具有消除自由基，改善骨性关节炎的炎症及抗炎镇痛作用，温针灸联合中华跌打丸外敷治疗可明显改善患者临床症状及膝关节功能。

3. 血栓性浅静脉炎的辅助治疗[11,12]　血栓性静脉炎是常见的周围血管疾病，多由湿热蕴结、寒湿凝滞、外伤血脉等因素致气血不畅，血滞脉中。中华跌打丸外敷治疗，于病灶部位起消肿止痛、舒筋活络、活血祛瘀之功用。

4. 冻疮的治疗[13]　冻疮是由寒冷引起的局部性皮肤炎症损害，患者会出现双手红肿，有紫斑、冻疮、硬结，时有溃疡。应用中华跌打丸配合正骨水外敷治疗冻疮，取其活血化瘀、清热解毒、消肿止痛、活血生肌之功，使患者气血得以运行，瘀血得以祛除，红肿得以消除。

【不良反应】　尚未见报道。

【使用注意】　孕妇忌服；皮肤破伤出血者不可外敷。

【用法与用量】　口服。水蜜丸一次 3g，小蜜丸一次 6g，大蜜丸一次 1 丸，一日 2 次。儿童及体虚者减半。

参　考　文　献

[1] 李茂，韦宝伟，覃良，等. 中华跌打丸促进骨折愈合及软组织损伤修复的实验研究[J]. 中国中医药科技，2008，（4）：257-258，240.

[2] 李卫星，谭大琦，李秋华，等. 消瘀止痛膏对大鼠急性软组织损伤的治疗作用[J]. 中医正骨，2000，12（11）：11.

[3] 刘钟华，杨世荣，回春. 中药促进骨折愈合的实验研究概况[J]. 长春中医学院学报，2004，20（2）：63.

[4] 李茂，韦宝伟，覃良，等. 中华跌打丸对骨性关节炎抗炎镇痛作用的实验研究[J]. 中国热带医学，2007，（12）：2316-2318.

[5] 高华，于婷，蔡彤，等. 中华跌打丸部分药效学研究[J]. 中国医院药学杂志，2008，（6）：428-431.

[6] 高华，于婷，蔡彤. 中华跌打丸抗氧化实验[J]. 中国药事，2006，（8）：466-468.

[7] 冯林辉，刁训启，丁胜东，等. 中华跌打丸外用治疗四肢关节软组织伤疗效观察[J]. 临床军医杂志，2007，（5）：784-785.

[8] 葛德红，黄国忠. 中华跌打丸外敷治疗急性软组织扭伤[J]. 南京部队医药，1998，（5）：74.

[9] 赵海云. 温针灸联合中华跌打丸外敷治疗膝关节骨性关节炎疗效观察[J]. 河北中医，2016，38（6）：910-913.

[10] 汪灵，龚志荣，龚沁，等. 针刺配合跌打丸外敷治疗膝关节骨性关节炎疗效分析[J]. 中医临床研究，2012，4（19）：26-27.

[11] 郑茹文，任青松. 三藤四草五根汤配合中华跌打丸外敷治疗下肢血栓性浅静脉炎 60 例[J]. 中国中医急症，2009，18（4）：637-638.

[12] 任青松，刘惠洁. 中华跌打丸治疗血栓性浅静脉炎 56 例[J]. 中国中西医结合外科杂志，2007，（1）：90.

[13] 戚莎莉.中华跌打丸合正骨水外敷治疗冻疮 37 例疗效分析[J]. 中国学校卫生，2008，（5）：387.

（上海中医药大学　姚广涛、高慧艳）

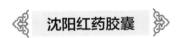

沈阳红药胶囊

【药物组成】　当归、川芎、三七、红花、土鳖虫、延胡索、白芷。

【处方来源】　研制方。《中国药典》（2015 年版）。

【功能与主治】　活血止痛，祛瘀生新。用于跌打损伤，筋骨肿痛，亦可用于血瘀络阻的风湿麻木。

【药效】　主要药效如下：

1. 抗炎作用　沈阳红药胶囊能扩张组织毛细血管，增加血流量，提高对受损组织的供氧能力；降低毛细血管通透性，抑制渗出，消除肿胀，对炎性介质引起的无菌性炎症有抑制作用。

2. 镇痛作用　本品改善局部血液循环，增加局部组织供氧，具有镇痛作用。

【临床应用】　主要临床应用包括治疗跌打损伤、胃脘疼痛等[1]。

1. 跌打损伤　沈阳红药胶囊与正骨水不同，两药虽然均为治疗跌打损伤的常用方剂。但正骨水用于跌打损伤及各种骨折日久、复感风湿、迁延不去者，此时证属瘀血阻滞，而兼夹有风湿阻络的因素，以关节和受伤处疼痛且有痛处不移、遇风冷加重为特点。而沈阳红药胶囊则活血止痛和续筋接骨之力兼具，主要用于瘀血阻滞、筋脉不通的跌打损伤，临床表现为伤处疼痛剧烈、如有针刺、皮肤青紫红肿。

2. 胃脘疼痛　症见脘痛如刀割，痛而拒按，大便色黑如柏油，舌暗有瘀斑。本方与木香槟榔丸不同，两药虽均为治疗胃脘疼痛的常用方剂。但木香槟榔丸所治之胃脘疼痛，为饮食不消、积滞内停、气机壅阻、郁而化热之证，故而可见有脘腹胀满疼痛，拒按，恶食，大便秘结，泄后痛减。而沈阳红药胶囊所治之胃脘疼痛，为瘀血内停之证，其症可见脘痛如刀割，痛而拒按，大便色黑如柏油等。

3. 骨折　沈阳红药胶囊与回生第一散不同，两者均能治疗骨折，但两者在证型上有所差别。沈阳红药胶囊所治之骨折，病机为瘀血阻络、气血悖逆，可见伤处焮肿疼痛，肢体畸形，功能丧失，或肤生瘀斑，青紫刺痛。而回生第一散则用于骨折初期，经脉受损，气血受损，血离经脉，淤积不散，肿胀疼痛，相对而言，病情较轻。

【不良反应】　有关报道称口服本品可致过敏反应。

【使用注意】　①忌食生冷、油腻食物。服药期间不宜同时服用温补性中药。②儿童、年老体弱者应在医师指导下服用。③高血压、心脏病、肝病、糖尿病、肾病等慢性病严重者应在医师指导下服用。④对本品过敏者禁用，过敏体质者慎用。⑤孕妇忌服，经期及哺乳期妇女禁用。

【用法与用量】　口服，一次2粒，一日3次；儿童减半。

参 考 文 献

[1] 陈锐. 沈阳红药胶囊（片）临床应用解析[J]. 中国社区医师，2012，（8）：12.

（上海中医药大学　姚广涛、高慧艳）

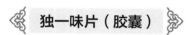

独一味片（胶囊）

【药物组成】　独一味。

【处方来源】　研制方。《中国药典》（2015 年版）。

【功能与主治】　活血止痛，化瘀止血。用于多种外科手术后的刀口疼痛、出血，外伤骨折，筋骨扭伤，风湿痹痛，以及崩漏、痛经、牙龈肿痛、出血。

【药效】　主要药效如下[1-6]：

1. 抗炎　独一味能够显著提高非特异性免疫和特异性细胞免疫作用，同时提高巨噬细胞吞噬率。抑制引起疼痛和炎症的前列腺素合成，促进局部组织血液循环，解除静脉回流受阻，减轻水肿、炎症。同时，本品具有提高小鼠巨噬细胞吞噬活性，使吞噬率和吞噬指数显著增高，并能显著提升 E-玫瑰花环形成率及酸性 α-萘酚醋酸酯酶染色阳性率，显著提高非特异性免疫和特异性免疫的作用。

2. 止血　独一味能显著提高血小板最大聚集率，减慢血小板解聚速度，增加纤维蛋白原含量，缩短止血或凝血时间，达到良好的止血效果。

3. 促进皮肤伤口愈合　富含血管的肉芽组织生成是伤口愈合的关键，血管内皮生长因子（VEGF）不但可促进内皮细胞增生、形成新生毛细血管，还可增加血管的通透性，使血浆蛋白渗到血管外形成临时基质，有利于血管的生成。本品在机体组织结构受损后，可促进凝血系统的激活、产生凝血酶、促进纤维蛋白原转化为纤维蛋白、起止血作用；可加速白细胞和巨噬细胞向创口聚集、促进细菌和坏死组织的清除，而发挥抗菌消炎的作用；可诱导机体组织 VEGF 表达上调、促成新生毛细血管的生成；还可诱导受损的角化细胞释放表皮细胞生长因子、加速表皮生长、增加基质的形成和结缔组织的收缩来促进伤口愈合。

4. 镇痛　一氧化氮（NO）可促进疼痛传入和致痛介质的释放，全身或局部给予 NO

合成酶抑制剂,均有显著的镇痛作用。独一味胶囊可通过降低小鼠体内过量的 NO 含量,产生良好的镇痛效果。

5. 对骨髓粒系祖细胞(CFU-D)的影响 本品对正常小鼠骨髓、白消安诱导的衰竭小鼠 CFU- D 的增殖有显著促进作用,表明独一味有补髓作用,而且是通过促进骨髓粒细胞增殖而完成的。

【临床应用】 主要包括针对外伤出血、骨折筋伤、痹证等发挥治疗作用[7-9]。

1. 外伤出血 独一味胶囊对由外伤、手术所致,症状见局部皮破肉绽,剧烈疼痛等伤者治疗显著有效。本品能够通过增加纤维蛋白原含量,有效缩短小鼠断尾出血时间和毛细血管凝血时间,除此之外,还能通过抑制纤溶激活物而阻止血凝块溶解。

2. 骨折筋伤 独一味胶囊对临床上由外伤而致,症见伤处剧烈疼痛,肢体畸形,活动受限,红肿疼痛,青紫斑块,脱臼的骨折患者具有明显的治疗效果。

3. 痹病 为外感风湿、闭阻经络而致,症见关节痛,痛如针刺样;风湿性关节炎、类风湿关节炎见上述证候者。

4. 痛经 由血瘀闭阻经络而致,症见经前或经期小腹疼痛拒按,经行不畅,血色紫暗有块,舌紫暗,脉沉弦。独一味胶囊在妇科疾病中对于安环后出血的非子宫器质性病变患者止血较好。

5. 视网膜静脉阻塞 本病是一多因素致病的致盲性眼血管病,常伴有血管异常、血流动力学及血液流变性改变。口服独一味不仅能起到止血、促进出血吸收的作用,还可以疏通血管、消除视网膜水肿,有利于视功能的恢复,并能减少并发症的发生。

【不良反应】 ①消化系统:胃脘不适、腹痛、腹胀、腹泻、恶心、呕吐、口干等,有肝生化指标异常病例报告。②全身性反应:疼痛、水肿、乏力、潮红、过敏反应等。③皮肤:皮疹、瘙痒等。④神经系统:头晕、头痛等。⑤心血管系统:心悸、胸闷等。⑥其他:有鼻衄、黑便、紫癜病例报告。

【使用注意】 ①骨折、脱臼者宜手法复位后,再用药物治疗。②孕妇慎用。③饮食宜清淡,多食易消化食物。

【用法与用量】 胶囊剂:口服。一次 3 粒,一日 3 次,7 日为一个疗程;或必要时服。片剂:口服,一次 3 片,一日 3 次,7 日为一个疗程;或必要时服用。

参 考 文 献

[1] 徐凡翔, 张汝学, 贾正平. 独一味胶囊的临床应用[J]. 甘肃医药, 2014, 33(10): 748-750.

[2] 易进海, 钟炽昌, 罗泽渊, 等. 糙苏属和独一味属植物的化学成分及其分类学意义[J]. 中草药, 1992, 23(7): 382-383.

[3] 刘霞, 高峰, 谷振勇. 创伤愈合的分子机制研究进展[J]. 医学综述, 2005, 11(3): 199-202.

[4] 黄英, 郭凯, 杨婷, 等. 独一味胶囊对大鼠机械性皮肤损伤的促愈合作用[J]. 华西药学杂志, 2008, 23(3): 288-291.

[5] 陈相. 独一味胶囊镇痛、止血作用的实验研究[J]. 甘肃中医, 2009, 22(11): 63-64.

[6] 贾孝荣, 王镜. 藏药独一味对粒系祖细胞影响的实验研究[J]. 兰州医学院学报, 1995, 21(3): 138-139.

[7] 杜慧, 徐帆翔. 独一味现代药理作用机制研究进展[J]. 西部中医药, 2014, 27(12): 135-137.

[8] 张泉龙, 李茂星, 张文娟, 等. 藏药独一味总环烯醚萜对纤溶系统的实验研究[J]. 安徽医药, 2011, 15(12): 1475-1476.

[9] 孙红, 梁平. 独一味治疗视网膜静脉阻塞16例[J]. 南京中医药大学学报, 2000, 16(3): 186-187.

(上海中医药大学 姚广涛、高慧艳)

麝香舒活精

【药物组成】　樟脑、冰片、薄荷脑、红花、三七、麝香酮、血竭、地黄。

【处方来源】　研制方。国药准字 Z20063926。

【功能与主治】　活血散瘀，消肿止痛。用于运动损伤，急、慢性软组织损伤，风湿痛。

【药效】　主要药效如下[1, 2]：

1. 抗炎镇痛　本品可抑制小鼠二甲苯所致耳肿胀，减少小鼠因化学刺激引起的扭体反应次数；明显促进小鼠腹腔绵羊红细胞的吸收。呈现抗炎镇痛的作用。

2. 改善微循环　本品可明显加快局部微血管的血流速度，降低毛细血管通透性，对血管有扩张的趋势，增加了局部血流量，明显改善微循环。

【临床应用】　主要用于治疗骨折肿痛、脱位愈合后的关节肿痛及软组织损伤等。

1. 软组织损伤[3]　本品在治疗运动损伤方面，具有止痛效果明显，缩小肿胀范围，减轻患处压痛，增大受伤关节活动度，提高肌力和运动能力等功效。对急、慢性损伤有较好的效果。对软组织损伤有较好的治疗作用，是治疗软组织损伤和软组织疼痛的外用良药。

2. 慢性踝关节扭伤[4]　麝香舒活精能发挥消肿止痛的作用，改善家兔外伤局部血液循环，促进慢性踝关节扭伤恢复。

【不良反应】　尚未见报道。

【使用注意】　①该药品为外用药，禁止内服。②切勿接触眼睛、口腔等黏膜处。皮肤破溃处禁用。③孕妇慎用，哺乳期妇女、儿童、年老体弱者应在医师指导下使用。④该药品不宜长期或大面积使用，用药后皮肤过敏者应停止使用，症状严重者应去医院就诊。⑤用药出现局部红肿、疼痛、活动受限等不适症状时应去医院就诊。

【用法与用量】　外用适量，局部按摩或涂搽患处，一日 1～2 次。

参 考 文 献

[1] 方达任，陈学兵，高秀珍. 麝香舒活精的药理作用研究[J]. 中国中医药信息杂志，1998，5（12）：31-32.

[2] 扈盛. 麝香舒活精对人体甲皱微循环影响的实验研究[J]. 中国中医骨伤科杂志，1998，6（1）：5-8.

[3] 李静，姜霞. 麝香舒活精对运动损伤的临床疗效观察[J]. 武汉体育学院学报，2003，5（21）：21.

[4] 许兰珍. 理疗联合中药治疗慢性踝关节扭伤疗效观察[J]. 医药前沿，2011，1（23）：257.

（上海中医药大学　姚广涛、高慧艳）

骨质宁搽剂

【药物组成】　云母石、枯矾、黄连。

【处方来源】　研制方。《中国药典》（2015 年版）。

【功能与主治】　活血化瘀、消肿止痛。用于瘀血阻络所致骨性关节炎、软组织损伤，症见肿胀、麻木、疼痛及活动功能障碍。

【药效】　主要药效如下[1]：

1. 抗炎、镇痛　本品具有抗菌消炎，化瘀消肿止痛的功效，可减轻功能障碍，迅速消除组织肿胀。同时，本品可明显地抑制和延缓骨质增生，改善症状，解除继发性病变。

2. 改善微循环 微循环，是指微动脉和微静脉之间的血液循环，是血液与组织细胞进行物质交换的场所。骨质宁搽剂可以改善微循环，促进血管的扩张，促进组织修复。

【临床应用】

1. 骨质增生[1] 骨质宁搽剂具有活血化瘀、收敛固涩、消肿止痛作用，可改善局部血液循环，促进组织修复，抑制和延缓骨质增生，改善症状，解除继发性病变。

2. 跌打损伤 本品适用于瘀血阻络所致肿胀疼痛，关节活动功能障碍及软组织损伤证候者。

【不良反应】 尚未见报道。

【使用注意】 如有擦破伤或溃疡不宜使用。

【用法与用量】 外用适量。涂于患处，一日3～5次。

参 考 文 献

[1] 姜伟. 骨质宁搽剂临床疗效总结[J]. 中国实用外科杂志，1993，(7)：445.

（上海中医药大学 姚广涛、高慧艳）

舒 康 贴 膏

【药物组成】 山楂核。

【处方来源】 研制方。《中国药典》(2015年版)。

【功能与主治】 活血，化瘀，止痛。用于软组织闭合性急性损伤和慢性劳损。

【药效】 主要药效如下[1]：

1. 抗炎镇痛 本品能促进急性炎症的消退、肌纤维的修复、缩短软组织的修复过程，有效缓解软组织损伤引起的疼痛症状。

2. 改善微循环 本品对软组织损伤后引起的微循环障碍、局部肿胀等症状具有缓解作用。

【临床应用】 主治软组织闭合性急性损伤和慢性劳损。

1. 软组织损坏性疼痛[2] 劳损实质是一种无菌性炎症，主要表现为患处疼痛、压痛和功能障碍。劳损好发于支配多动或负重关节的肌肉或维系这些关节的韧带，尤其是肌肉或韧带在骨质上的附着点，长期、经常地重复某一特定的动作是造成超负荷使用的常见原因。舒康贴膏具有抗炎镇痛、改善血液循环的作用，治疗软组织损害性疼痛，效果显著。

2. 腹泻[3] 舒康贴膏通过穴位皮肤渗透进入机体血液循环，改善肠道微循环，加速血流，改善组织营养，减轻炎症反应，减少渗出，促进炎症吸收和炎症局限化，有利腹泻症状缓解。

【不良反应】 尚未见报道。

【使用注意】 局部皮肤有破损或过敏者禁用。

【用法与用量】 贴患处。

参 考 文 献

[1] 赵惠民，冯静芳，黄煌渊，等. 舒康贴膏治疗软组织损害性疼痛的实验和临床研究[J]. 中国新药与临床杂志，2000，19(4)：286-288.

[2] 赵惠民，周洪仁. 舒痛精Ⅱ号治疗软组织疼痛的动物实验研究和临床应用[J]. 苏州医学院学报，1990，10（2）：113-115.
[3] 覃遵祥. 舒康贴膏穴位贴敷治疗秋季腹泻75例观察[J]. 中国针灸，1996，16（2）：19-20.

（上海中医药大学　姚广涛、高慧艳）

骨友灵搽剂

【药物组成】　红花、醋延胡索、鸡血藤、制川乌、威灵仙、蝉蜕、防风、续断、制何首乌。

【处方来源】　研制方。《中国药典》（2015年版）。

【功能与主治】　活血化瘀，消肿止痛。用于瘀血阻络所致的骨性关节炎、软组织损伤，症见关节肿胀、疼痛、活动受限。

【药效】　主要药效如下[1, 2]：

1. 抗炎镇痛　采用小鼠耳郭肿胀模型、小鼠皮肤毛细血管通透性实验模型、佐剂性关节炎早期炎症模型，观察骨友灵贴膏的抗炎作用；采用热板法和扭体法研究骨友灵贴膏的镇痛作用。结果表明，骨友灵贴膏具有显著的抗炎镇痛作用。

2. 促进血斑吸收　骨友灵搽剂可延长凝血酶原时间和凝血时间；在小鼠皮下血斑吸收模型中，具有显著促进血斑吸收作用，可显著减少血斑面积并缩短血斑消失时间，表明具有活血化瘀的作用。

【临床应用】　用于骨质增生引起的功能障碍，软组织损伤，大骨节病引起的肿胀疼痛；因受暴力或慢性劳损等造成的伤筋等证；用于颈椎病[3-4]。

1. 腰部劳损、关节疼痛　证属风寒湿侵，症见逢阴雨天，腰痛如折，不能直立，活动乏力，脉濡细，苔白滑。骨友灵搽剂与伤湿止痛膏的区别是两药同属理血剂中散瘀止痛代表方剂，有祛风除湿、活血止痛之功，均能主治跌打损伤、关节疼痛等病症。但骨友灵搽剂中活血化瘀、消肿止痛之力较强，而祛风除湿之力较弱，故而用于素有风寒湿气再遇跌打损伤引起的瘀血凝结而致的肿硬疼痛。

2. 颈椎病　证属瘀血凝结。症见因长期低头工作颈部韧带钙化，骨质增生引起的一侧肩背、手指麻木疼痛，颈部活动受限、僵硬。

3. 漏肩风　证属肾气不足，气血亏损，风寒湿侵。症见肩部露卧受凉，引起肩关节外展外旋活动受限，肩周持续疼痛。骨友灵搽剂所治之漏肩风，有肾气不足、气血亏损的正虚内因之所在，然后有肩部露卧受凉的邪气外犯之外因，患者常为老年人，其临床表现有受凉后肩关节外展外旋受限，肩周持续疼痛，西医之肩关节周围炎、冈上肌腱炎、肩峰下滑囊炎等都属于此范围。

4. 骨质增生　本品通经活络，以"通"为用，可快速缓解局部症状，结合病因病机，共奏活血化瘀、散寒通络、祛风除湿、透骨止痛之功。

【不良反应】　尚未见报道。

【使用注意】　①本品为外用药，禁止内服。②忌食生冷、油腻食物。③切勿接触眼睛、口腔等黏膜处。皮肤破溃或感染处禁用。有出血倾向者慎用。④经期及哺乳期妇女慎用。儿童、年老体弱者应在医师指导下使用。⑤本品不宜长期或大面积使用，用药后皮肤过敏，如出现皮肤发痒、发热及潮红或其他不适，应停止使用，症状严重者应去医院就诊。

⑥对本品及酒精过敏者禁用，过敏体质者慎用。

【用法与用量】　外用，涂于患处，热敷 20～30 分钟，一次 2～5ml，一日 2～3 次，14 日为一个疗程，间隔一周，一般用药两个疗程或遵医嘱。

参 考 文 献

[1] 冯穗生，谭毓治，何冰，等. 骨友灵贴膏药效学研究[J]. 广东药学院学报，2004，20（1）：42-44.
[2] 王久柱. 活血化瘀法治疗骨质增生 58 例临床体会[J]. 中国中医急症.2007，16（11）：1405.
[3] 陈锐. 骨友灵搽剂临床应用解析[J]. 中国社区医师，2012，28（7）：14.
[4] 张桂红，梅伟，霍凤梅. 骨友灵贴膏（巴布剂）治疗骨质增生临床研究[J]. 中医药信息，2002，19（2）：50-51.

（上海中医药大学　姚广涛、高慧艳）

二、舒筋活络类

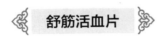

舒筋活血片

【药物组成】　红花、香附、狗脊、香加皮、络石藤、伸筋草、泽兰叶、槲寄生、鸡血藤、自然铜。

【处方来源】　研制方，国药准字 Z41022103。

【功能与主治】　舒筋活络，活血散瘀。用于治疗筋骨疼痛，肢体拘挛，腰背酸痛，跌打损伤。

【药效】　主要药效如下[1]：

1. 改善微循环　本品对软组织损伤后引起的微循环障碍、局部肿胀等症状具有缓解作用。

2. 抗炎镇痛　本品能促进急性炎症的消退、缩短软组织的修复过程，有效缓解软组织损伤引起的疼痛症状。

3. 降低尿酸　尿酸生成中的关键酶是黄嘌呤氧化酶（XOD），在血尿酸代谢过程中发挥着重要的作用。非嘌呤类前体物质在体内经过一系列的生物转化生成嘌呤类核苷酸，继续分解可生成次黄嘌呤和黄嘌呤，最终经 XOD 氧化生成血尿酸。本品可降低高尿酸血症小鼠血尿酸水平和血清 XOD 活性，因此具有潜在的改善高尿酸血症的作用。

【临床应用】

1. 跌打损伤[2]　舒筋活血片是临床治疗跌打损伤的内服药物，临床上广泛应用且疗效显著。另外，舒筋活血片也可作为外敷使用，将舒筋活血片若干碾碎，用白酒适量，调成糊状，用量可根据损伤面积大小而定，均匀涂敷在疼痛、红肿明显处，可达到止痛消肿作用，在软组织闭合性损伤治疗时简单易行，无副作用。

2. 肩周炎的治疗[3]　肩周炎是肩关节的肌肉、肌腱、滑囊和关节囊等软组织的慢性炎症，关节内外粘连，导致肩部活动受阻。舒筋活血片能舒筋通络、活血祛瘀，联合普萘洛尔、维生素 B_1 用药乃为治疗肩周炎的有效方案。

3. 治疗面肌痉挛[4]　面肌痉挛为阵发性不规则面部肌肉不自主抽动，治疗应当以疏风活血通络为主。舒筋活血片合防风通圣丸共用，方证吻合，血脉和，筋脉荣，风自停，疾乃愈。

【不良反应】　偶见胃部不适，继而脐周和左下腹部呈阵发性绞痛的过敏反应报道[5]。

【使用注意】　孕妇忌服。

【用法与用量】　口服，一次 4 片，一日 3 次。

参 考 文 献

[1] 吴安康，王斌. 舒筋活血片对酵母致高尿酸血症小鼠血清 UA 和 XOD 的影响[J]. 现代中医药，2010，（5）：87-88.
[2] 李芹，易云. 舒筋活血片外敷治疗跌打损伤[J]. 实用医技杂志，1999，（9）：705.
[3] 孙乐亭，宋月玲，马禄兴. 普萘洛尔与维生素 B1、舒筋活血片联合治疗肩周炎疗效观察[J]. 颈腰痛杂志，1996，（3）：151-152.
[4] 赵艳. 防风通圣丸合舒筋活血片治疗面肌痉挛[J]. 四川中医，1992，（1）：41-42.
[5] 徐康. 服用舒筋活血片出现过敏反应 1 例[J]. 中国中药杂志，1996，（4）：229.

（上海中医药大学　姚广涛、高慧艳）

舒筋定痛酒

【药物组成】　乳香（醋炙）、没药（醋炙）、当归、红花、延胡索（醋炙）、血竭、香附（醋炙）、自然铜（煅醋淬）、骨碎补。

【处方来源】　研制方，国药准字 Z10930013。

【功能与主治】　舒筋活血，散瘀止痛。用于跌打损伤，扭伤，血瘀肿痛。

【药效】　主要药效如下[1]：

1. 改善微循环　舒筋定痛酒具有很强的改善微循环障碍的功能，能够加快血流速度，对抗肾上腺素引起的微循环障碍，有利于组织器官的血流灌注，促使微循环障碍病理过程的恢复。

2. 抗炎镇痛　本品能促进急性炎症的消退、缩短软组织的修复过程，有效缓解软组织损伤引起的疼痛症状。

【临床应用】　主要用于跌打损伤、扭伤、血瘀肿痛等相关疾病的治疗。

【不良反应】　尚未见报道。

【使用注意】　①高血压、糖尿病、肾病等慢性病严重者应在医师指导下服用。②发热患者暂停使用。③对酒精及该药品过敏者禁用，过敏体质者慎用。④孕妇忌服。

【用法与用量】　口服，一次 20ml，一日 3 次；外用涂于患处，一日 3～4 次。

参 考 文 献

[1] 温瑞兴，张绍来. 舒筋活血定痛酒对实验性大鼠微循环的影响[J]. 中成药，1992，14（1）：27-28.

（上海中医药大学　姚广涛、高慧艳）

伸筋活络丸

【药物组成】　马钱子（制）、制川乌、制草乌、木瓜、当归、川牛膝、杜仲（炭）、续断、木香、全蝎、透骨草。

【处方来源】　研制方。《中国药典》（2015 年版）。

【功能与主治】 舒筋活络，祛风除湿，温经止痛。用于风寒湿邪、闭阻脉络所致的痹证，症见肢体关节冷痛、屈伸不利、手足麻木、半身不遂。

【药效】 主要药效如下：

1. 改善微循环 本品可以改善微循环，促进血管的扩张，促进组织修复，促进血液与组织细胞物质交换，特别是可以改善骨折局部的微循环，起到消肿止痛的作用，有助于骨折愈合。

2. 抗炎、镇痛 本品具有抗菌消炎、化瘀消肿止痛的功效，可减轻功能障碍。

【临床应用】 改善肢体关节冷痛，消除慢性炎症[1, 2]。

1. 肢体关节冷痛 本品具有抗炎镇痛作用，温经散寒，治疗风寒湿邪闭阻脉络所致痹证。

2. 炎症 伸筋活络丸能消除慢性非特异性炎症、改善周围神经的营养代谢、改善局部微循环、清除炎症，对类风湿关节炎炎症具有缓解作用。

【不良反应】 有超剂量服用伸筋活络丸 6 例导致乌头碱中毒的报道[3]。

【使用注意】 孕妇、儿童、高血压、肝肾不全者禁用；不可过量、久服，忌食生冷及荞麦。

【用法与用量】 口服。成人男子一次 2～3g，女子一次 1～2g，一日 1 次，晚饭后服用。服药后应卧床休息 6～8 小时。老弱酌减；小儿慎用或遵医嘱。

参 考 文 献

[1] 刘建平. 伸筋活络丸治疗类风湿关节炎疗效观察[J]. 内蒙古中医药，2002，21（5）：16-17.
[2] 蒋卫东，张国华. 伸筋活络丸治疗类风湿关节炎 98 例[J]. 医药论坛杂志，2006，（3）：74.
[3] 吕桂玲，张一民，宋兴芳，等. 653 例含乌头碱类药物致不良反应文献分析[J]. 中国药房，2007，18（3）：374.

（上海中医药大学 姚广涛、高慧艳）

雪上一枝蒿速效止痛搽剂

【药物组成】 雪上一枝蒿、生川乌、生草乌、红花、乳香、金叶子、黑骨头、川芎、金铁锁、重楼、附子、见血飞、冰片。

【处方来源】 研制方。国药准字 Z53020729。

【功能与主治】 舒筋活血，消肿止痛。用于跌打损伤（软组织扭伤、挫伤等）和各种关节痛。

【药效】 主要药效如下[1, 2]：

1. 改善微循环 本品可以改善微循环，促进血管的扩张，促进组织修复，发挥舒筋活络作用。

2. 抗炎作用 本品能明显抑制二甲苯所致小鼠耳郭炎性肿胀及乙酸引起的腹腔毛细血管通透性增加，表明该药对急性炎症有明显的抗炎作用。

3. 镇痛作用 本品能提高热板法疼痛模型小鼠痛阈，抑制乙酸所致小鼠扭体痛反应，对跌打损伤（软组织扭伤、挫伤等）和各种关节痛等具有明显的镇痛作用。

【临床应用】 主要用于跌打损伤（软组织扭伤、挫伤等）和各种关节痛的治疗。

【不良反应】 雪上一枝蒿为毛茛科乌头属植物短柄乌头的干燥块根，其主要有毒成分为乌头碱，有报道表明乌头碱具有心脏毒性、肝毒性和肾毒性，对神经系统先兴奋后抑制，消化系统表现为流涎、恶心、呕吐、腹痛、腹泻，并直接作用于心脏，产生异常兴奋，可致心律失常，甚至室颤而死亡[2]。

【使用注意】　①本品有毒，用后洗手，严禁内服。皮肤破处及黏膜部位禁用。②孕妇忌用。③对本品过敏者禁用，过敏体质者慎用。

【用法与用量】　外用，一日3次，每次适量，外搽患处，适当按摩。

参 考 文 献

[1] 王璐，高菊珍，张红宇，等. 雪上一枝蒿速效止痛搽剂的抗炎镇痛作用研究[J]. 中药药理与临床，2005，（4）：52-54.
[2] 黄先菊，周欢，蒋逸，等. 雪上一枝蒿体内外毒性研究[J]. 中南民族大学学报（自然科学版），2013，（4）：50-52，68.

（上海中医药大学　姚广涛、高慧艳）

麝香祛痛搽剂

【药物组成】　麝香、红花、樟脑、独活、冰片、龙血竭、薄荷脑、地黄、三七。

【处方来源】　研制方。《中国药典》（2015年版）。

【功能与主治】　活血祛瘀，舒筋活络，消肿止痛。用于各种跌打损伤，瘀血肿痛，风湿瘀阻，关节疼痛。

【药效】　主要药效如下[1，2]：

1. 抗炎作用　本品局部皮肤给药可显著抑制二甲苯致小鼠耳壳肿胀的炎症反应，降低角叉菜胶致大鼠足跖的肿胀度，具有明显的抗炎作用。

2. 镇痛作用　本品明显减少小鼠热板实验舔后足反应和冰醋酸所致小鼠扭体次数，表明本品具有镇痛作用。

【临床应用】　主要用于急性软组织损伤，骨性关节炎。

1. 急性软组织损伤[3]　治疗软组织损伤，能缓解患者疼痛、肿胀等症状，改善关节活动。本品治疗软组织损伤，临床研究具有治疗效果。

2. 骨性关节炎[4]　本品对骨性关节炎（风湿瘀阻证）的各种症状有明显疗效。能不同程度地缓解患者疼痛、晨僵现象。

【不良反应】　尚未见报道。

【使用注意】　孕妇慎用；乙醇过敏者禁用。

【用法与用量】　外用，涂搽患处，按摩5～10分钟至患处发热，一日2～3次；软组织扭伤严重或有出血者，将药液浸湿的棉垫敷于患处。

参 考 文 献

[1] 师少军，李忠芳，汤凌燕，等. 麝香祛痛气雾剂的抗炎镇痛作用与毒理学考察[J]. 中国医院药学杂志，2007，27（9）：1212-1214.
[2] 方昕，金宇恒，丛国红，等. 麝香祛痛凝胶的抗炎镇痛作用研究[J]. 中华中医药学刊，2009，27（6）：1174-1175.
[3] 杜天信，刘文富，高书图，等. 麝香祛痛气雾剂治疗急性软组织损伤临床研究[J]. 中医正骨，2005，17（6）：332-333.
[4] 李成刚，沈霖，杨艳萍，等. 麝香祛痛气雾剂治疗骨性关节炎（风湿瘀阻证）的临床研究[J]. 中西医结合研究，2012，4（3）：118-120.

（上海中医药大学　姚广涛、高慧艳）

第三章

急性腰扭伤中成药名方

第一节　概　　述

一、概　　念[1-3]

急性腰扭伤（acute lumbar muscle sprain）是腰部肌肉、筋膜、韧带等软组织因外力作用突然受到过度牵拉而引起的急性撕裂伤，是针灸科门诊和外科门诊常见病之一，俗称"闪腰""岔气"。

急性腰扭伤为骨科临床常见病，属中医学"筋伤"范畴，为筋肉组织病变所引起的腰肌痉挛，其多因跌仆闪挫而致腰部经脉受损，气机运行失畅，不通则痛；筋主动，筋伤则运动失主，以剧烈疼痛、活动受限为特点。

二、病因及发病机制

（一）病因

本病主要有两种原因引起腰部软组织损伤：一是腰扭伤，多因行走滑倒、跳跃、闪扭身躯、跑步而引起，多为肌肉、韧带遭受牵制所致，故损伤较轻。二是腰挫裂伤，是较为严重的损伤，如高攀、提拉、扛抬重物的过程中用力过猛或姿势不正、配合不当，造成腰部的肌肉筋膜、韧带、椎间小关节与关节囊的损伤和撕裂。除腰部本身的局部病变外，还与年龄、性别、发育、解剖变异、体质、工作体位、工作习惯、技巧熟练程度及外界环境变化等密切相关。

（二）发病机制

急性腰扭伤是由外力所致腰部肌肉、韧带、筋膜受伤或椎间小关节受过度牵引或旋转而受伤，致使机体失衡，造成局部气血瘀滞，不能流通，致使相关经脉经气闭塞，故而引发疼痛。好发人群为强壮年体力劳动者，长期从事弯腰动作者或缺乏锻炼、肌肉不发达者。

三、临 床 表 现

腰痛：患者一般有明显的外伤史，伤后即感腰部剧痛，翻身活动时加剧，重者不能坐起、站立和行走。有时疼痛可扩散到臀部或大腿，但不扩散至小腿及足。腰部畸形、腰肌痉挛和活动受限：患者腰部僵硬，生理前凸消失，有时可有侧弯。腰肌痉挛明显。腰部活动明显受限，任何活动均可使腰痛加剧。局部压痛：损伤部位有明显固定性压痛，这是诊断和定位的主要依据。如为腰肌扭伤，常在骶棘骨的骶骨或髂骨附着处压痛，也可在棘突旁或横突附近某一处肌肉压痛。如为棘上或棘间韧带损伤，则在棘突上或棘突间有压痛，尤以 L4、L5 和 L5、S1 棘突间最为常见。如为骶髂关节部韧带损伤，则在骶髂韧带部有压痛。

四、诊 　 断

对急性腰扭伤的诊断，一般根据外伤史和前述症状及体征即可做出判断，但在临床检查时，还需做下述检查以作为鉴别诊断的依据。

下肢运动、感觉和反射检查：在急性腰部扭伤时神经功能无异常，这可作为与腰椎间盘突出症鉴别的重要依据。腰椎 X 线正位、侧位和斜位拍照，核磁拍片：急性腰部扭伤时可出现腰椎生理前凸减小或消失，也可出现侧凸，但无骨折或骨质破坏等异常变化，可作为与脊椎骨折或其他疾病鉴别的依据。普鲁卡因封闭实验：在疼痛或压痛部位注射 0.5% 或 1% 普鲁卡因 10～20ml，如为急性腰扭伤，疼痛和扩散痛在注射后迅速缓解或消失，如为腰椎间盘突出症或骨骼病变，在注射后其疼痛和扩散痛一般无变化。

五、治 　 疗

（一）常用化学药物及现代技术

急性期患者应卧床休息。压痛点明显者可用 1% 普鲁卡因（或加入醋酸氢化可的松 1ml）做痛点封闭，并辅以物理治疗。也可局部敷贴活血、散瘀、止痛膏药。症状减轻后，逐渐开始腰背肌锻炼。物理治疗，常用的物理疗法有电疗、中频、超声波、激光、磁疗、热疗、微波等，以及它们的综合应用。封闭（神经阻滞）疗法，经阻滞疗法的作用机制主要有阻断疼痛的传导，阻断疼痛的恶性循环，改善血流状态。西药治疗，多用非甾体抗炎药，如布洛芬。本类药能抑制环氧合酶，降低外周和中枢前列腺素的产生从而减弱有害刺激引起的外周和中枢的敏感化，使有害刺激引起的疼痛反应减轻。

（二）中成药名方治疗

传统治疗大多运用针灸、拔罐、推拿、中药贴敷等方法作用于受伤的腰部软组织。与西药的抗炎脱水消肿机制不同，中医学认为急性腰扭伤多为气滞血瘀所致，所以治疗本病以活血化瘀行气止痛药为主。临床常用的中成药治疗方法分为内服与外用（包括外涂、外敷、熏蒸等）两种，可以缓解肌肉血管痉挛，增进局部血液循环，消除瘀滞，加速瘀血早日吸收，以达到舒筋活络、消肿止痛的目的。并多与其他疗法结合，效果较好。

第二节 中成药名方的辨证分类与药效[4, 5]

中药治疗急性腰扭伤是辨证用药，中成药名方的常见辨证分类及其主要药效如下：

一、活血化瘀、行气止痛类

急性腰扭伤气滞血瘀证者，主要症状是闪挫及强力负重后，腰部剧烈疼痛，腰肌痉挛，腰部不能挺直，俯仰屈伸转侧困难。舌暗红或有斑点，太薄，脉弦紧。

急性腰扭伤气滞血瘀证者主要的病理变化是局部血液循环障碍，导致局部组织细胞肿胀，静脉淋巴受阻，有害物质集积，神经受压。

活血化瘀、行气止痛类中成药，可降低血黏度和血细胞聚集，扩张局部毛细血管，缓解炎性水肿，改善血液流变性，改善微循环，减轻局部压力，减轻神经症状。

常用中成药：五虎散（丸、片）、祛伤消肿酊、风痛灵、狗皮膏、麝香壮骨膏、跌打镇痛膏。

二、补益肝肾、舒筋活络类

急性腰扭伤的主要症状是腰痛，腰为肾之府，由肾之精气所溉。腰部损伤，伤及肾气。筋脉痹阻，腰府失养。如发生跌仆扭伤，致局部气滞血瘀，阻塞经脉。壅滞经络，凝塞血脉，不通则痛。

急性腰扭伤肝肾亏虚者的主要病理变化是局部炎症和细胞肿胀。

补益肝肾、舒筋活络类中成药，具有抗炎、镇痛及调节免疫反应，缓解腰肌痉挛与腰部疼痛症状，促进组织修复。

常用中成药：养血荣筋丸、舒筋活血丸（胶囊、片）、腰痛丸。

参 考 文 献

[1] 中华医学会. 临床诊疗指南-骨科分册[M]. 北京：人民卫生出版社，2009：108-109.

[2] 胥少汀，葛宝丰，徐印坎. 实用骨科学[M]. 北京：人民军医出版社，2012：2037-2038.

[3] 方家选. 中医伤科学[M]. 3 版.北京：人民卫生出版社，2014：268-269.

[4] 唐振旺. 急性腰扭伤的分型及按摩治疗 160 例疗效观察[J]. 按摩与导引，1988，（3）：11-12.

[5] 吴耆旗，王建东，师继恩. 急性腰扭伤的临床分型诊断及手法治疗[J]. 包头医学，2001，（3）：122-123.

（河南中医药大学 苗明三、乔靖怡，上海中医药大学附属光华医院 程少丹、葛 程）

第三节　中成药名方

一、活血化瘀、消肿止痛类

五虎散（丸、片）

【药物组成】　当归、红花、防风、天南星、白芷。

【处方来源】　研制方。《中国药典》（2015 年版）。

【功能与主治】　活血散瘀，消肿止痛。主治跌打损伤，瘀血肿痛。

【药效】　主要药效如下[1]：

1. 抗炎　急性腰扭伤后，局部组织充血水肿，形成急性无菌性炎症，毛细血管壁通透性升高，组织液外渗，组胺、5-羟色胺、缓激肽、K^+、H^+等炎性致痛物质释放，刺激神经末梢，引起腰部疼痛肿胀。五虎散醇提物对小鼠二甲苯所致耳部肿胀均有明显的抑制作用；对小鼠琼脂性足肿胀也有明显的抑制作用，且起效快、持续时间较长，可见对炎症早期的急性渗出及肿胀有抑制作用。

2. 镇痛　疼痛是急性腰扭伤的主要症状。五虎散醇提物对乙酸引起的扭体反应及小鼠的热板反应均有明显的抑制作用，表明它能明显提高小鼠的痛阈，有较强的镇痛作用。

【临床应用】　主要用于急性腰扭伤。

1. 急性腰扭伤[2]　本方用于治疗急性腰扭伤有良好疗效，对腰部气滞血瘀、经络不通者，可明显缓解腰部疼痛，提高治愈率。

2. 类风湿关节炎[3]　中医认为类风湿关节炎发病的主要原因为"正气存内，邪不可干"，根据其诱因和症状可分为寒痹及热痹。因此，可投以通络止痛、化湿清热、祛风散寒等药物，组方而治。本方与宣痹达经汤合用内服外敷，对于肝肾不足、经络不通者，可补益肝肾活血通络，起到宣痹止痛之效，可有效改善类风湿关节炎患者关节肿胀、疼痛及活动障碍等症状，且无明显不良反应，疗效确切，安全性高。

【不良反应】　目前尚未检索到不良反应报道。

【使用注意】　孕妇慎用。本品应在医生指导下使用，勿过量久用。

【用法与用量】　用温黄酒或温开水送服，一次 6g，一日 2 次。外用，白酒调敷患处。

参 考 文 献

[1] 王晓莉，崔惠善，李玫. 五虎散醇提物的抗炎镇痛作用[J]. 中成药，1990，（9）：44.

[2] 毛小华. 五虎散治疗急性腰扭伤 74 例[J]. 中国中西医结合杂志，1997，（8）：455.

[3] 牟天. 中药内服外敷治疗类风湿关节炎临床研究[J]. 中医学报，2013，28（9）：1386-1387.

（河南中医药大学　乔靖怡、魏珍珍）

祛伤消肿酊

【药物组成】　连钱草、生草乌、冰片、莪术、红花、血竭、川芎、桂枝、威灵仙、茅膏菜、了哥王、海风藤、野木瓜、两面针、天南星、白芷、栀子、酢浆草、樟脑、薄荷脑。

【处方来源】　研制方。《中国药典》（2015 年版）。

【功能与主治】　活血化瘀，消肿止痛。用于跌打损伤，皮肤青紫瘀斑，肿胀疼痛，关节屈伸不利，急性扭挫伤见上述证候者。

【药效】　主要药效如下[1]：

1. 抗炎　祛伤消肿酊的抗炎作用，对巴豆诱发小鼠耳部水肿、角叉菜诱发大鼠足踝肿胀具有明显的抑制作用；可明显抑制腹腔毛细血管通透性的增加。

2. 镇痛　疼痛是急性腰扭伤的主要症状。小鼠扭体法及热板法实验结果提示，本品可明显提高痛阈值，且持续时间较久。

【临床应用】　主要用于跌打扭挫伤。

跌打扭挫伤[1]　本品外用涂擦患处，20 分钟后疼痛开始缓解，止痛可持续 3～4 小时，消肿最快为 1 天；可有效缓解局部疼痛、压痛与肿胀。

【不良反应】　目前尚未检索到不良反应报道。

【使用注意】　孕妇及皮肤破损处禁用。使用过程中若出现皮疹等皮肤过敏者应停用。

【用法与用量】　外用，用棉花浸取药液涂擦患处，每日 3 次。

参 考 文 献

[1] 方华，林羡石，林钟清，等. 祛伤消肿酊临床疗效与实验研究[J]. 中成药，1995，（5）：47.

（河南中医药大学　乔靖怡、魏珍珍）

风　痛　灵

【药物组成】　乳香、血竭、麝香、草脑、冰片、樟脑、薄荷脑、氯仿、香精、丁香、罗勒油、水杨酸甲酯。

【处方来源】　研制方。国药准字 Z36021625。

【功能与主治】　活血散瘀，消肿止痛。用于急性腰扭挫伤痛，风湿痹痛，冻疮红肿。

【药效】　主要药效如下[1-4]：

1. 抗炎　风痛灵具有较好的抗炎作用，可明显降低二甲苯致小鼠耳郭肿胀，角叉菜胶、蛋清致大鼠足肿胀及大鼠棉球肉芽肿，能够降低佐剂性关节炎大鼠血清中 TNF-α、IL-1 的含量。对急性炎症有明显的抗炎作用，能明显抑制炎症后期肉芽组织增生。对急性软组织损伤家兔，可减少患肢肿胀程度，缓解疼痛，减少损伤局部中性白细胞数，降低皮下组织瘀血面积和肌肉坏死百分率。

2. 镇痛　实验表明，风痛灵可减少小鼠扭体次数，延长热板痛阈，镇痛作用明显，并与给药剂量呈正相关。风痛灵用于治疗急性损伤家兔时，能对抗损伤所致的家兔外周多巴胺、去甲肾上腺素、5-羟色胺含量的升高，镇痛效果明显（图 3-1）。

【临床应用】　主要用于急性腰腿疼等。

1. 急性腰腿疼[5]　腰椎间盘突出症引起的急性腰腿痛，一般多是椎管内无菌性炎症病变、水肿，引起剧痛。经皮电刺激加风痛灵对腰椎间盘突出症引起的急性腰腿痛有较好疗效，可快速缓解患者疼痛。

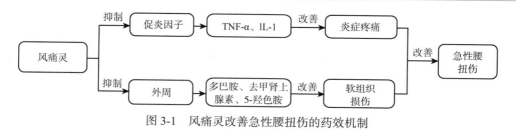

图 3-1   风痛灵改善急性腰扭伤的药效机制

2. 类风湿关节炎[6]   风痛灵具有较好的抗炎、消肿、镇痛作用，对类风湿关节炎晨僵、关节疼痛、关节肿胀、关节压痛、关节功能障碍等主要症状具有明显的疗效。

【不良反应】   有文献报道本品可致严重过敏[7]、接触性皮炎[8]。

【使用注意】   孕妇禁用。对本品皮肤过敏者不宜使用。

【用法与用量】   外用。适量涂擦于患处，一日数次。必要时用湿毛巾热敷后，随即涂擦。

参 考 文 献

[1] 包海荣，乌力吉巴特尔. 蒙药风痛灵胶囊抗炎、镇痛作用的实验研究[J]. 中国中医药科技，2014，21（4）：387-388.

[2] 万军梅，王凤娟，张汉华，等. 风痛灵对家兔急性软组织损伤的治疗作用[J]. 中成药，2007，（2）：189-191.

[3] 陈小囡. 风痛灵消炎镇痛作用的实验研究[J]. 中药药理与临床，2008，（2）：86-87.

[4] 乌力吉巴特尔，包玉华. 蒙药风痛灵胶囊对佐剂性关节炎的治疗作用与机制研究[J]. 亚太传统医药，2014，10（7）：15-17.

[5] 施玉琴，吴健，黄健. 急性腰腿痛，经皮电刺激理疗仪止痛的近期疗效观察[J]. 颈腰痛杂志，1990，（4）：25.

[6] 布仁巴图. 风痛灵胶囊治疗类风湿关节炎疗效观察[J]. 辽宁中医杂志，2005，（10）：53.

[7] 项锡林，胡国华. 风痛灵致严重过敏1例[J]. 重庆医药，1990，（2）：59.

[8] 朱丽君. "风痛灵"引起接触性皮炎1例[J]. 上海中医药杂志，1988，（9）：36.

（河南中医药大学   乔靖怡、魏珍珍）

狗 皮 膏

【药物组成】   生川乌、羌活、青风藤、防风、苍术、麻黄、小茴香、当归、木瓜、大黄、续断、白芷、没药、樟脑、肉桂、生草乌、独活、香加皮、铁丝威灵仙、蛇床子、高良姜、官桂、赤芍、苏木、油松节、川芎、乳香、冰片、丁香。

【处方来源】   研制方。《中国药典》（2015年版）。

【功能与主治】   祛风散寒，活血止痛。用于风寒湿邪、气血瘀滞所致的痹证，症见四肢麻木、腰腿疼痛、筋脉拘挛，或跌打损伤、闪腰岔气、局部肿痛；或寒湿瘀滞所致的脘腹冷痛、行经腹痛、寒湿带下、积聚痞块。

【药效】   主要药效如下[1, 2]：

1. 抗炎   急性腰扭伤后，局部组织充血水肿，形成急性无菌性炎症。本品可显著抑制佐剂性关节炎大鼠的原发性足跖肿胀，对于免疫性炎症（风湿性关节炎）急性期的免疫性炎症具有较好的抑制作用；此外，本品对小鼠耳肿胀及肉芽肿具有一定的抑制作用。

2. 镇痛   小鼠扭体法及热板法实验结果提示，狗皮膏能明显提高小鼠痛阈值，延长潜伏期并减少扭体次数，具有较好的镇痛作用。

【临床应用】   主要用于急性软组织损伤、肩周炎等。

1. 急性软组织损伤[3, 4]　会导致脉络不通，气血瘀滞，流通不畅，不通则痛。临床应用本品治疗急性软组织损伤 3 周后疗效肯定，对血液细胞学、血液生化学、尿常规、大便常规及心电图等指标无明显影响，且不会造成铅中毒。

2. 肩周炎[5]　是在肩关节周围软组织退行性变的基础上，加之肩部外伤、积累性劳损、受凉等因素的作用后，未能及时治疗和锻炼，以致肩关节粘连，活动受限而形成。狗皮膏具有祛风散寒、活血止痛之效，临床采用痛点封闭联合狗皮膏外敷治疗肩周炎，可明显缓解肩关节疼痛，效果显著。

3. 膝骨性关节炎[6, 7]　骨性关节炎是一种严重危害患者生活质量的慢性、退行性疾病，劳损外伤可引起骨痹膝痛。本品外敷结合股四头肌耐力训练治疗膝骨性关节炎，可显著改善 VAS 疼痛评分、WOMAC 量表评分，临床疗效明显优于单独使用玻璃酸钠关节腔内注射，该疗法可明显改善膝骨性关节炎患者的生活质量。

【不良反应】　目前尚未检索到不良反应报道。

【使用注意】　孕妇忌贴腰部和腹部。

【用法与用量】　外用。用生姜擦净患处皮肤，将膏药加温软化，贴于患处或穴位。

参 考 文 献

[1] 陈霞，刘丹，岳枫，等. 狗皮膏改工艺后对大鼠佐剂性关节炎的影响[J]. 中医药导报，2016，22（12）：58-61.

[2] 赵贵琴，李帆帆，李纯刚，等. 狗皮膏抗炎镇痛作用试验研究[J]. 中药与临床，2011，2（4）：27-29.

[3] 赵贵琴. 传统外用制剂狗皮膏的药效学及临床观察研究[D]. 成都：成都中医药大学，2012.

[4] 曾勇，李纯刚，陈怀斌，等. 精制狗皮膏与狗皮膏治疗急性软组织损伤的临床观察比较研究[J]. 中药与临床，2013，4（3）：38-39.

[5] 李贞婷，刘永. 痛点封闭联合狗皮膏治疗肩周炎[J]. 内蒙古中医药，2012，31（22）：88.

[6] 孙鸿涛，谢国平，黎飞猛，等. 狗皮膏外敷结合股四头肌耐力训练治疗膝骨性关节炎的临床观察[J]. 云南中医中药杂志，2014，35（6）：52-53.

[7] 阎晓霞. 中药熏蒸治疗膝关节骨性关节炎 60 例[J]. 中医研究，2013，26（10）：25-27.

（河南中医药大学　乔靖怡、魏珍珍）

麝香壮骨膏

【药物组成】　药材浸膏（八角茴香、山奈、生川乌、生草乌、麻黄、白芷、苍术、当归、干姜）、人工麝香、薄荷脑、水杨酸甲酯、硫酸软骨素、冰片、盐酸苯海拉明、樟脑。

【处方来源】　研制方。国药准字 Z42021305。

【功能与主治】　祛风除湿，消肿止痛。用于风湿阻络、外伤瘀血所致风湿痛、关节痛、腰痛、神经痛、肌肉痛及扭挫伤。

【药效】　主要药效如下[1]：

1. 镇痛　急性腰扭伤后，炎性致痛物质释放，刺激神经末梢，引起腰部疼痛肿胀。实验研究表明，本品在一定时间对大鼠疼痛模型具有一定的治疗作用，降低两相反应过程中的行为学评分，显示具有镇痛抗炎作用。

2. 抗炎　本品在鼠抗炎模型实验中，能延迟致炎大鼠的两相反应，具有抗炎作用。

【临床应用】　主要用于急性腰扭伤。

1. 急性腰扭伤[2,3]　是临床常见病，以青壮年和体力劳动者多见。本病多为血瘀气滞、经络不通所致。本品敷贴与针刺阿是穴能够治疗急性腰扭伤引起的功能障碍及剧烈疼痛，腰部肌肉刺激紧张，腰部活动受限，疼痛持续，行气止痛，效果明显。本品配伍双氯芬酸二乙胺凝胶能显著降低急性软组织损伤患者的疼痛、肿胀、功能障碍等，且优于单一用药治疗，为治疗急性软组织损伤的理想选择。

2. 冻疮[4]　麝香壮骨膏能活血止痛消肿，可降低毛细血管通透性，改善血管的脆性，加速血液循环，促使药物向皮下渗透，起到了调节局部营养与代谢，温经散寒，促进组织修复的作用。临床采用温水清洗按摩加贴麝香壮骨膏治疗冻疮有较好疗效。

3. 肋间神经炎[5]　本品与云南白药合用能够有效缓解肋间神经炎引起的疼痛，临床应用广泛。

【不良反应】　有临床报道使用本品可引起接触性皮炎[6]。

【使用注意】　①风湿热痹关节红肿热痛者慎用。②忌食生冷、油腻食物。③皮肤破损处不宜使用。④皮肤过敏者不宜使用。⑤糖尿病严重者慎用，以防使用不当引起皮肤损伤。⑥运动员慎用，且应在医师指导下使用。⑦本品含盐酸苯海拉明、硫酸软骨素。哺乳期妇女慎用。⑧经期妇女慎用。儿童、年老体弱者应在医师指导下使用。⑨本品含生川乌、生草乌，不宜长期或大面积使用。自行用药宜在 7 天以内，如用药超过 7 天，应向医师咨询。⑩用药后局部皮肤如出现瘙痒、刺痛、皮疹或皮肤红痒时，应立即取下，停止使用，症状严重者应及时就医。如出现皮肤以外的全身不适，应立即停用，严重者应及时就医。

【用法与用量】　外用。贴于患处。

参 考 文 献

[1] 王秀环. 麝香壮骨微乳的制备及抗炎镇痛作用研究[D]. 太原：山西中医学院，2016.
[2] 张红利. 针刺阿是穴配合敷贴麝香壮骨膏治疗急性腰扭伤 42 例[J]. 湖北中医杂志，2014，36（1）：64.
[3] 居洪涛，张雪刚，陈翔. 双氯芬酸二乙胺凝胶配伍麝香壮骨膏治疗急性软组织损伤疗效观察[J]. 时珍国医国药，2013，24（7）：1682-1683.
[4] 解永风. 麝香壮骨膏治疗冻疮 58 例疗效观察[J]. 苏州医学院学报，1998，（2）：162.
[5] 周洪玲，王海超，刘雪燕，等. 云南白药加麝香壮骨膏治疗肋间神经炎[J]. 中国民间疗法，2007，（8）：62.
[6] 郭金风. 麝香壮骨膏致接触性皮炎[J]. 药物不良反应杂志，2004，（2）：132.

（河南中医药大学　乔靖怡、魏珍珍）

❀ 跌打镇痛膏 ❀

【药物组成】　土鳖虫、生乌草、马钱子（炒）、大黄、降香、两面针、黄芩、黄柏、虎杖、冰片、薄荷素油、樟脑、水杨酸甲酯、薄荷脑。

【处方来源】　研制方。《中国药典》（2015 年版）。

【功能与主治】　活血止痛，散瘀消肿，祛风胜湿。用于急慢性扭挫伤、慢性腰腿痛、风湿性关节痛。

【药效】　主要药效如下[1-3]：

1. 改善微循环　微循环障碍是跌打损伤局部瘀血难以快速吸收的重要原因之一，跌打镇痛膏能改善盐酸肾上腺素引起的动静脉血管的收缩，使动脉和静脉管径增宽，改善血流障碍情况，具有改善微循环障碍的作用；此外，本品具有明显的活血化瘀作用，特别是对局部血液循环障碍和皮下损伤出血所致的瘀血具有明显改善作用。

2. 抗炎　损伤早期局部通常以急性渗出性炎症为主，本品腹部敷贴给药后能明显降低角叉菜胶致大鼠足肿胀的足容积和足肿胀度；明显降低二甲苯引起的小鼠耳郭肿胀度，抗炎作用具有明显的量效关系；对急性渗出性炎症具有明显的抑制作用，其抗炎作用稍弱于吲哚美辛贴，但明显强于精制狗皮膏药。

3. 镇痛　大鼠后肢压痛模型属于炎症性疼痛模型，是评价药物是否具有镇痛作用的常用模型。本品单次腹部敷贴给药后能够明显提高大鼠致炎足的痛阈，对炎症性疼痛具有明显的镇痛作用，且其镇痛作用是通过外周发挥的；能明显减少小鼠的舔足时间，并且具有明显的量效关系，且其镇痛作用强度与吲哚美辛贴相近。

【临床应用】　主要用于急性踝关节扭伤等。

1. 急性踝关节扭伤[4]　急性踝关节韧带损伤是下肢运动创伤的常见病症，尤其在训练、田径、球类、赛跑、跳跃比赛时，因为动作不规范，运动前准备工作不够或运动场地不平整等原因，易导致踝关节损伤。对于气滞血瘀者，采用跌打镇痛膏治疗，疗效显著；本品外敷配合输声、按摩加针罐治疗急性踝关节扭伤疗效优于用正红花油涂擦按摩。

2. 四肢关节闭合[5]　对四肢关节闭合损伤所致的局部疼痛、肿胀、关节功能障碍等有显著疗效，且副作用较少，是治疗肌肉、关节损伤瘀血肿痛的理想药物。

【不良反应】　目前尚未检索到不良反应的报道。

【使用注意】　①孕妇禁用。②本品为外用药，禁止内服。③忌食生冷、油腻食物。④皮肤破溃或感染处禁用。⑤经期及哺乳期妇女慎用。⑥儿童、年老体弱者应在医师指导下使用。⑦对本品过敏者禁用，过敏体质者慎用。⑧本品不宜长期或大面积使用，用药后皮肤过敏如出现痛痒、皮疹等现象时，应停止使用，症状严重者应去医院就诊。⑨用药 3 天症状无缓解，应去医院就诊。⑩每片药膏粘贴时间宜在 10 小时内。⑪拆封后未使用的药膏必须密闭保存并放于干燥凉爽处。

【用法与用量】　外用，贴患处，一日 3～4 次。

参 考 文 献

[1] 杨威，郭秋平，郭健敏，等. 701 跌打镇痛膏活血化瘀实验研究[J]. 中国药理学通报，2014，30（6）：885-886.

[2] 邓慧敏，肖百全，汪玉芳，等. 701 跌打镇痛膏抗炎作用的实验研究[J]. 中南药学，2014，12（7）：640-643.

[3] 邓慧敏，肖百全，郭健敏，等. 701 跌打镇痛膏镇痛作用研究[J]. 中国药理学通报，2014，30（7）：1033-1034.

[4] 茹东风，吴成举，周慧. 输声、按摩治疗急性踝关节扭伤 72 例疗效观察[J]. 中国社区医师（医学专业半月刊），2008，（18）：97.

[5] 梅全喜，苏培基，钟希文，等. 跌打镇痛液的药理作用与临床应用[J]. 中成药，2002，（8）：64-66.

（河南中医药大学　乔靖怡、魏珍珍）

二、补益肝肾、舒筋活络类

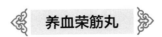

养血荣筋丸

【药物组成】　当归、何首乌、党参、炒白术、铁丝威灵仙（酒炙）、续断、桑寄生、盐补骨脂、伸筋草、透骨草、油松节、鸡血藤、赤芍、赤小豆、木香、陈皮。

【处方来源】 研制方。国药准字 Z11020491。

【功能与主治】 养血荣筋，祛风通络。用于陈旧性跌打损伤，症见筋骨疼痛、肢体麻木、肌肉萎缩、关节不利。

【药效】 主要药效如下[1]：

1. 改善微循环　养血荣筋丸用于损伤日久引起的筋骨疼痛，有祛风通络、改善腔内血液循环的作用，可改善局部微循环和供氧状况，促进局部炎症物质的吸收。

2. 镇痛与抗炎　本品有镇痛与抗炎作用。

【临床应用】 主要用于多种软组织损伤。

1. 软组织损伤[2]　养血荣筋丸可治疗多种软组织损伤，对于经络不通者，外敷能疏通经脉，养血静脉，药力直达病所，用量少，疗效高，安全无刺激性。

2. 膝骨性关节炎[1]　亦称退行性骨关节病、骨质增生，是滑膜关节伴有关节周围骨质增生为特点的软骨丧失所致疾病，呈慢性、进行性改变；属中医学痹证，是由于风、寒、湿、热之邪闭阻经络，使气血运行不畅，临床以筋骨、肌肉、关节的酸痛、麻木、屈伸不利，甚或关节肿大灼热为主要表现的病症。本品与布洛芬合用能够消除疼痛，关节活动不受限制，疗效显著。

【不良反应】 目前尚未检索到不良反应报道。

【使用注意】 孕妇禁服。

【用法与用量】 口服。一次 1～2 丸，一日 2 次。

参 考 文 献

[1] 石红. 布洛芬合用养血荣筋丸治疗膝关节骨性关节炎的临床研究[J]. 中国医药导报，2009，6（9）：49-50.
[2] 周立武. 养血荣筋丸外用疗效观察[J]. 中国民间疗法，2001，（5）：48.

（河南中医药大学　乔靖怡、魏珍珍）

舒筋活血丸（胶囊、片）

【药物组成】 土鳖虫、红花、桃仁、牛膝、骨碎补、续断、熟地黄、白芷、栀子、赤芍、桂枝、三七、乳香、苏木、自然铜（醋煅）、大黄、儿茶、马钱子、当归、冰片。

【处方来源】 研制方。国药准字 Z41020606。

【功能与主治】 舒筋通络，活血止痛。用于跌打损伤，闪腰岔气，筋断骨折，瘀血痛。

【药效】 主要药效如下[1]：

1. 抗炎　实验研究表明，舒筋活血丸对磷酸组胺引起的小鼠皮肤毛细血管通透性增加有显著的抑制作用，能够对抗二甲苯所致的小鼠耳部炎症，对蛋清所致的切除肾上腺大鼠足部肿胀在致炎后 1 小时有非常显著对抗作用。

2. 镇痛　本品对乙酸所致的小鼠扭体反应有明显的抑制作用，能提高小鼠痛阈值，具有镇痛作用。

【临床应用】 主要用于急性腰痛。

1. 急性腰痛[2] 中医在治疗非特异性腰痛病时强调"舒筋通络、理筋整复"的治疗原则。舒筋活血片可显著改善急性腰痛患者临床症状，同时联合家庭康复训练比单纯舒筋活血片更能改善急性腰痛症状，且未见严重不良反应。

2. 膝骨性关节炎[3] 膝骨性关节炎的发生与关节脉络闭塞关系密切，本品具有舒筋活络、活血散瘀、镇痛消肿的作用，能通过下调关节液炎症因子水平发挥治疗作用，提高膝骨性关节炎的治疗效果。

【不良反应】 有临床报道显示过量服用本品后致中毒反应[4-6]。

【使用注意】 不可过量，孕妇忌服。

【用法与用量】 黄酒或温开水送服。一次 1 丸，一日 2 次或遵医嘱。

参 考 文 献

[1] 古维新，韩有桂，黄昌全. 舒筋活血丸的抗炎和镇痛作用[J]. 第一军医大学学报，1991，（1）：65-66.

[2] 杨宁宁，王海英，娄昭君，等. 舒筋活血片联合家庭康复训练治疗急性腰痛疗效观察[J]. 浙江中西医结合杂志，2017，27（10）：865-867.

[3] 张耀武，洪汉刚，周瑜博，等. 舒筋活血片联合玻璃酸钠治疗膝关节骨性关节炎临床效果及对滑膜液炎症因子的影响[J]. 中药药理与临床，2017，33（4）：199-201.

[4] 邵瑞云，乔占武，史玉钦. 舒筋活血丸中毒 1 例[J]. 中原医刊，1991，（5）：44.

[5] 张学安. 舒筋活血丸严重中毒 1 例[J]. 新医学，1985，（3）：146.

[6] 张炳生. 口服"舒筋活血丸"中毒一例报告[J]. 江西中医药，1982，（1）：31.

（河南中医药大学 乔靖怡、魏珍珍）

腰 痛 丸

【药物组成】 杜仲叶（盐炒）、盐补骨脂、狗脊（制）、断续、当归、赤芍、炒白术、牛膝、泽泻、肉桂、乳香（制）、土鳖虫（酒炒）。

【处方来源】 研制方。《中国药典》（2015 年版）。

【功能与主治】 补肾活血、强筋止痛之功效，主治肾阳不足、瘀血阻络所致的腰痛及腰肌劳损。

【药效】 主要药效如下[1]：

1. 镇痛 痛觉神经递质 P 物质是痛觉信息传递的经典性神经递质。实验结果表明，使用腰痛丸后，P 物质阳性神经元表达明显减弱，说明腰痛丸可通过下调或者抑制非机械压迫性髓核对神经损伤后背根神经节内的痛觉神经递质 P 物质的释放而发挥镇痛作用，这可能与其方中中药抑制致痛因子、炎性因子和痛觉神经递质的释放及调节免疫反应等作用有关。

2. 抗炎 本品有抗炎作用，消除局部炎症和肿胀。

【临床应用】 主要用于急性腰扭伤。

1. 急性腰扭伤 因外力诸如挑担负重、搬物过重致经络气血运行不畅，症见腰痛甚则连及下肢，活动受限；急性腰扭伤见上述证候者。

2. 腰肌劳损、腰椎椎管狭窄 因肝肾不足、劳累过度或陈旧性腰部损伤所引起的腰部疼痛或酸痛、腰肌酸软、遇劳加重，腰部屈伸不利。或肾气不足、劳役伤肾等引起的下腰痛、腿痛或间歇性跛行、腰部屈伸不利；腰肌劳损、腰椎椎管狭窄症见上述证候者。

3. 腰椎间盘突出[2, 3]　腰椎间盘突出症是因椎间盘变性，纤维环破裂，髓核突出刺激或压迫神经根及马尾神经所出现的一种综合征，是腰腿痛最常见的重要原因。对于肝肾不足、瘀血阻络者，腰痛丸具有补肝肾、强筋骨、行气活血之效，联合中药热敷治疗在改善临床症状、改善功能和提高临床疗效方面具有明显优势。

4. 骨质疏松性椎体压缩骨折[4]　腰痛丸可使肝肾亏虚型老年骨质疏松性椎体压缩性骨折患者在球囊扩张椎体后凸成形术后残留腰背痛和功能障碍方面得到改善，整体疗效确切，且为安全可靠的治疗方案，具有较佳的临床应用价值。

【不良反应】　目前尚未检索到不良反应报道。

【使用注意】　①孕妇禁用；②阴虚火旺及实热者慎用。

【用法与用量】　用盐开水送服，一次 9g，一日 2 次。

参 考 文 献

[1] 朱换平，赵继荣，邓强. 杜仲腰痛丸对腰椎间盘突出症患者血清 TNF-α、IL-1β 的影响[J]. 西部中医药，2015，28（4）：103-106.

[2] 牛喜信，何万庆. 杜仲腰痛丸联合中药热敷治疗腰椎间盘突出症的临床研究[J]. 西部中医药，2015，28（5）：95-97.

[3] 赵继荣，谈东辉，李红专，等. 杜仲腰痛丸配合中药热敷治疗腰椎间盘突出症 160 例临床观察[J]. 中医临床研究，2011，3（9）：23-24.

[4] 王振东. 杜仲腰痛丸联合 PKP 治疗骨质疏松性椎体压缩骨折的临床研究[D]. 兰州：甘肃中医药大学，2018.

（河南中医药大学　乔靖怡、魏珍珍）

第四章

颈椎病及椎间盘突出症、腰椎椎管狭窄症、骨质增生、骨髓炎中成药名方

第一节 概 述

一、概 念[1-3]

颈椎病（cervical spondylosis）又称颈椎综合征，是颈椎骨性关节炎、增生性颈椎炎、颈神经根综合征、颈椎间盘脱出症的总称，是一种以退行性病理改变为基础的疾病。主要由于颈椎长期劳损、骨质增生，或椎间盘脱出、韧带增厚，致使颈椎脊髓、神经根或椎动脉受压，出现一系列功能障碍的临床综合征。

椎间盘突出症（intervertebral disc displacement）是临床上较为常见的脊柱疾病之一，是颈椎病和腰椎间盘突出症的重要原因。椎间盘突出按发病部位分为颈椎间盘突出症（herniation of cervical disc）、胸椎间盘突出症（thoracic disc herniation，TDH）、腰椎间盘突出症（protrusion of the lumbar intervertebral disc）。

腰椎椎管狭窄症（lumbar spinal stenosis，LSS）指各种原因引起椎管各径线缩短，压迫硬膜囊、脊髓或神经根，从而导致相应神经功能障碍的一类疾病。系腰椎管的中央、侧隐窝或椎间孔狭窄引起腰神经受压症状的疾病。它是导致腰痛及腰腿痛等常见腰椎病的病因之一。

骨质增生（hypertrophic osteoarthropathy），又称为增生性骨性关节炎、骨性关节炎、退变性关节病、老年性关节炎、肥大性关节炎，是由于构成关节的软骨、椎间盘、韧带等软组织变性、退化，关节边缘形成骨刺、滑膜肥厚等变化，而出现骨破坏，引起继发性的骨质增生，导致关节变形，当受到异常载荷时，引起关节疼痛、活动受限等症状的一种疾病。骨质增生分为原发性和继发性两种。

骨髓炎（osteomyelitis）为一种骨的感染和破坏，可由需氧或厌氧菌、分枝杆菌及真菌引起。骨髓炎好发于长骨，糖尿病患者的足部或由于外伤或手术引起的穿透性骨损伤部位。儿童最常见部位为血供良好的长骨，如胫骨或股骨的干骺端。

中医学认为，颈椎病属于"痹证"范畴；腰椎间盘突出症属于中医学"腰痛"范畴；腰椎椎管狭窄症属于"痹症""腰腿痛"等范畴；骨质增生，中医又称"骨刺"，属"骨痹"范畴；骨髓炎属于"附骨疽""附骨痈""咬骨疽"等范畴。

二、病因及发病机制

（一）病因

现代医学认为上述基本疾病的病因如下所述。

颈椎病　颈椎退行性改变是颈椎病发病的主要原因，其中椎间盘的退变是颈椎诸结构退变的首发因素；发育性颈椎椎管狭窄；慢性劳损：指超过正常生理活动范围最大限度或局部所能耐受值的各种超限活动；颈椎的先天性畸形。

椎间盘突出症　腹压增高，如剧烈咳嗽、便秘时用力排便等；腰姿不当，当腰部处于屈曲位时，如突然加以旋转则易诱发髓核突出；突然负重，在未有充分准备时，突然使腰部负荷增加，易引起髓核突出；腰部外伤、急性外伤时可波及纤维环、软骨板等结构，而促使已退变的髓核突出；职业因素，如汽车驾驶员长期处于坐位和颠簸状态，易诱发椎间盘突出。

腰椎椎管狭窄症　腰椎椎管狭窄症是骨科的常见病，其发病原因十分复杂，有先天性的腰椎椎管狭窄，也有由于脊柱发生退变性疾病引起的，还有由于外伤引起脊柱骨折或脱位或腰手术后引起椎管狭窄。其中最为多见的是退变性腰椎椎管狭窄症。

骨质增生　病理学：不规则的软骨损害，在负重区域的软骨下骨硬化、囊肿，边缘骨赘增生，干骺端血流增加及不同程度的滑膜炎。组织学：早期软骨表面碎裂、软骨细胞增生、软骨面纵向裂开、结晶沉积，同时存在着软骨修复、骨赘增生；晚期出现软骨的彻底破坏，表现为软骨硬化、软骨消失及软骨下局灶性骨坏死。生物力学：关节软骨的可伸张性、抗压力、抗剪切力及软骨通透性降低。软骨水分增加，过度肿胀，软骨下骨硬化。生化改变：蛋白聚糖的含量（浓度）下降，其分子大小和聚集度改变，胶原纤维的大小、排列及基质大分子的合成和降解均出现异常改变。营养学：骨质增生的根本原因是缺钙。

骨髓炎　感染由血源性微生物引起（血源性骨髓炎）；从感染组织扩散而来，包括置换关节的感染、污染性骨折及骨手术。最常见的病原体是革兰氏阳性菌。革兰氏阴性菌引起的骨髓炎可见于吸毒者，镰状细胞血症患者和严重的糖尿病或外伤患者。真菌和分枝杆菌感染者病变往往局限于骨，并引起无痛性慢性感染。危险因素包括消耗性疾病、放射治疗、恶性肿瘤、糖尿病、血液透析及静脉用药。对于儿童，任何引起菌血症的过程都可能诱发骨髓炎。

（二）发病机制

颈椎病　迄今为止，许多学者对颈椎病发病机制进行过研究，但未有明确结论，主要有如下学说：机械压迫学说、颈椎不稳定学说、血液循环障碍学说。其主要因为颈椎间盘和颈椎及其附属结构的退行性改变引起，和腰椎间盘突出症一样，不能单纯用机械压迫因素来解释，还有血管因素和化学因素在起作用。由于椎间盘退化、颈部韧带肥厚钙化、骨质增生等病变影响到椎间孔变窄、神经根受压、脊髓和主要血管受压时，即逐渐出现颈椎病的各种症状。

椎间盘突出症　椎间盘突出是颈椎病发病过程中的病理变化之一。颈椎间盘突出症的

发病是在椎间盘发生退行性改变的基础上，受到一定的外力作用后使纤维环和后纵韧带破裂，髓核突出而引起颈髓或神经根受压。胸椎间盘突出症较少见，因胸椎受胸廓固定，不似颈椎与腰椎活动度大。腰椎间盘突出症是在椎间盘发生退行性变的基础上发生的，外伤是其发病的重要原因。

腰椎椎管狭窄症 椎管狭窄时，间歇性跛行是最主要的症状，其病理生理是机械性和血管因素即压迫加血供障碍。此外退行性椎体滑脱并椎管狭窄及退行性椎体侧凸并椎管狭窄亦可导致神经受压，发生椎管狭窄。

骨质增生 随年龄增长骨质流失严重，关节骨膜退化变得脆弱，破损后局部骨化形成突出；韧带松弛、肌肉力量下降导致关节稳定性不足，关节周围形成突起变尖变成骨刺；关节受外伤导致骨质增生。

骨髓炎 骨的感染伴发血管阻塞时，会引起骨坏死和局部感染扩散。感染可穿过骨皮质播散至骨膜下，并形成皮下肿胀，后者会自发性穿透皮肤引流。急性期的症状消失后，一般情况好转，但病变持续，转为慢性期。如形成窦道，常经年不愈。如引流不畅，可引起全身症状。

三、临 床 表 现

颈椎病 颈椎病的临床症状主要有颈背疼痛、上肢无力、手指发麻、下肢乏力、行走困难、头晕、恶心、呕吐，甚至视物模糊、心动过速及吞咽困难等。颈椎病的临床症状与病变部位、组织受累程度及个体差异有一定关系。

椎间盘突出症 通常是指椎间盘压迫神经以后引起的症状，早期以腰背部疼痛为主，会伴有臀部的发散疼痛。如劳累、弯腰或者行走以后，腰部的酸痛伴有双侧或者单侧臀部的发散疼，但随着时间的延长，会出现随着大腿后外侧、小腿外侧和脚背逐渐往下的放射痛，行走时出现疼痛加重、伴有麻木，患者在直腿抬高时，疼痛往往加重。

腰椎椎管狭窄症 腰背痛，60%以上的患者伴有腰背痛，相对于椎间盘突出引起的疼痛常常较轻微，并且有慢性加重的趋势。间歇性跛行，是最典型的临床表现，行走数十米或百米即出现下肢酸胀、乏力、疼痛甚至麻木、步态失稳，难以继续行走；坐或下蹲休息后症状可缓解或消失，但继续行走后又可重复上述表现。马尾神经综合征，当狭窄严重压迫马尾神经时，表现为会阴部麻木、刺痛，大小便功能和性功能障碍等，严重影响生活质量，需及早手术治疗。

骨质增生 本病起病缓慢，无全身症状，多发生在 50 岁以上的中老年人。受累关节可有持续性隐痛，活动增加时加重，休息后好转。疼痛常不严重，气压降低时加重，与气候变化有关。有时可有急性疼痛发作，同时有关节僵硬感，偶尔可发现关节内有摩擦音。久坐后关节僵硬加重，稍活动后好转，有人称之为"休息痛"。后期关节肿胀、增大及运动受限，很少完全强直，一般表现为骨阻滞征。

骨髓炎 临床上常见有反复发作，严重影响身心健康和劳动能力。急性骨髓炎起病时高热、局部疼痛，转为慢性骨髓炎时会有溃破、流脓、有死骨或空洞形成。重症患者常危及生命，有时不得不采取截肢的应急办法，致患者终身残疾。

四、诊　　断

颈椎病　颈椎病的试验检查，包括前屈旋颈试验、椎间孔挤压试验（压顶试验）、臂丛牵拉试验、上肢后伸试验。X线检查、颈椎病及颈椎间盘突出症的肌电图检查都可提示神经根长期受压而发生变性，从而失去对所支配肌肉的抑制作用。CT 检查，此外，横断层图像能正确地诊断椎间盘突出症、神经纤维瘤、脊髓或延髓的空洞症。

椎间盘突出症　对典型病例的诊断，结合病史、查体和影像学检查，一般多无困难，尤其是目前 CT 与磁共振技术已广泛应用。

腰椎椎管狭窄症　通过 X线、CT、MRI、同位素骨扫描等明确椎体骨质破坏的形态、部位等，多数患者就可明确诊断。肌电图，与 CT 和 MRI 相比并不是首选的检查手段，可用于辅助诊断和判断神经根的受压情况，同时也可以用来作为判断治疗后神经根恢复情况的指标之一。

骨质增生　根据慢性病史、临床表现和 X线所见，诊断比较容易。必要时可做关节滑液检查，以证实诊断。X线改变不能说明是原发性骨关节病，应从病史中明确病损是原发性还是继发性。

骨髓炎　X线检查变化在感染后 3～4 周出现，可见骨破坏、软组织肿胀、软骨下骨板侵袭。若 X线表现不明确，可行 CT 检查以确定病变骨及显示椎旁脓肿的形成，放射骨扫描在病变早期即有反映，但无法区别感染、骨折和肿瘤，须通过椎间盘间隙或感染骨的穿刺活检和手术活检进行区别。

五、治　　疗

（一）常用化学药物及现代技术

颈椎病　可选择性应用止痛剂、镇静剂、维生素（如维生素 B_1、B_{12}），对症状的缓解有一定的效果。可尝试使用硫酸氨基葡萄糖和硫酸软骨素进行支持治疗。各型颈椎病症状基本缓解或呈慢性状态时，可开始医疗体操以促进症状的进一步消除及巩固疗效。手法按摩推拿疗法和理疗，是颈椎病较为有效的治疗措施。

椎间盘突出症　颈椎间盘突出，可适当应用活血化瘀中药和镇静止痛药物；物理治疗中蜡疗和氢离子透入疗法较好；此外，颈椎牵引和围领制动限制，利于病情恢复。胸椎间盘突出症，口服镇静药、外敷镇痛消炎药膏、硫酸氨基葡萄糖和硫酸软骨素等软骨保护剂、理疗、活血化瘀类药物及其他有效的治疗措施等，均可酌情选用。腰椎间盘突出症，一般采用长效皮质类固醇制剂+2%利多卡因行硬膜外注射；此外还可尝试使用硫酸氨基葡萄糖和硫酸软骨素等软骨保护剂；理疗和推拿、按摩可缓解肌肉痉挛，减轻椎间盘内压力。

腰椎椎管狭窄症　给予适量的非类固醇类抗炎药物。硬膜外间隙注入类固醇药物可起到局部消炎作用，不是理想方法。腰围（或腰椎保护性支架）可减轻脊柱运动时关节突及椎间盘对马尾神经根动态的牵拉及压迫。但不宜长期应用，容易造成肌肉萎缩。牵引、局部封闭、针灸、推拿等也可用于治疗本病。

骨质增生 GZ-ⅢC 型药物导入热疗仪,适用于各种骨质增生。进行按摩与牵引时,对骨质增生患者来说,针灸只能起辅助作用。西药治疗,目前西医对本症尚无有效的治疗药物,常采用对症处理。手术治疗不是骨质增生的首选疗法。当选用保守治疗无效且病情较重、严重影响患者生活时,可考虑手术治疗。

骨髓炎 病灶彻底清除、开放性松质骨植骨及反复冲洗是目前最常用的治疗方法。X线检查对死骨较大、已具备手术时机者可将死骨取出,此为治疗慢性骨髓炎最常见和最基本的手术方法。此外,还可进行带蒂肌肉瓣充填术、截肢术、大块病骨切除术。

(二)中成药名方治疗

颈椎病 中医对颈椎病不仅着眼于颈、肩、臂等局部,而且还有机地联系脏腑、经络、气血等整体,进行辨证施治,并将肝、脾、肾等内脏功能,与筋骨、肌肉、关节功能有机结合,两者之间有互相影响、互相促进的作用。中药治疗则采用补肝益肾、益气活血、祛风通络方法治疗。

椎间盘突出症 中药治疗本病主要起到祛风湿、通经络、活血止痛的作用。本病在症状较重时以缓解疼痛为主,宜行气活血,破瘀消阻,通经活络。如无病邪,则以补肾益精为主,肾气旺盛,腰部自然强壮,亦可防其再发。

腰椎椎管狭窄症 治疗原则当补益肝肾以治本虚,祛风散寒除湿、通络活血止痛以除标实,标本兼治。中药采用补肝益肾以充骨髓之化生,养筋骨之滋荣,可缓解患者腰膝酸软、活动障碍等症状;在此基础上祛风除湿散寒、行气活血止痛,促进气血运行和经络畅通,通则不痛,改善腰腿疼痛和间歇性跛行的症状。

骨质增生 是中老年人的退行性疾病,是肾衰退的集中体现。从肾脏入手,调节肾的阴阳平衡,缓解五脏六腑、气、血、津液之间的供求矛盾,补气助阳,强筋健骨,抑制骨质增生。

骨髓炎 中医药治疗骨髓炎具有标本兼治、不良反应小等特点,临床疗效显著。伤后余毒清理不彻底,骨折后血瘀气滞,瘀久化热,热盛肉腐为脓,经久不愈,故治疗重在清热解毒,祛腐生肌。

第二节 中成药名方的辨证分类与药效

中药治疗是辨证用药。中成药的常见辨证分类及其主要药效如下[4-6]:

一、补肝益肾、活血化瘀类

颈椎病及椎间盘突出症、腰椎椎管狭窄症、骨质增生、骨髓炎属肝肾亏虚、气滞血瘀者,主要症状是头晕目眩,腰腿酸痛乏力、麻木肿胀、步履艰难、不能持重、关节活动受限,舌暗红,苔薄白,脉弦。肝肾亏虚,精血不足,风寒湿侵袭或日久劳损引起筋脉、筋骨失去濡养，血瘀阻滞引起疼痛症状发生。

其主要病理变化为血液运行不畅，血供障碍；外伤或慢性劳损会加剧其病理损伤。炎症是主要病理生理基础；颈椎间盘突出是颈椎病发病过程中的病理变化之一。

补肝益肾、活血止痛类中成药可改善血液流变性，缓解神经受压，改善疼痛、肿胀等临床症状，还具有抗炎、镇痛的作用。

常用中成药：抗骨质增生丸（片、胶囊、巴布剂、糖浆）、壮骨伸筋胶囊、颈痛灵胶囊、藤黄健骨丸（胶囊）、独活寄生合剂（丸）、壮腰健肾口服液（丸）、穿龙骨刺片（胶囊）、金乌骨通胶囊、颈痛颗粒、抗骨髓炎片。

二、温经通络、散风止痛类

颈椎病及椎间盘突出症、腰椎椎管狭窄症、骨质增生、滑膜炎、骨髓炎属风寒湿邪、经络痹阻者，主要症状为肌肉、筋骨、关节等部位酸痛或麻木、重着、屈伸不利，或关节肿大灼热等。临床上具有渐进性或反复发作的特点。

其主要病理变化为血液供应障碍；同时可能伴有机体免疫紊乱和炎症反应失控。

温经通络、散风止痛类中成药可解除肌肉和筋脉的痉挛，减轻对神经的压迫、促进肢体血液循环，恢复神经功能；具有抑制炎症介质释放，减轻局部炎症对神经的刺激，达到缓解疼痛、抗炎、镇痛的目的。

常用中成药：腰痛宁胶囊、颈复康颗粒、骨刺消痛液（片）、骨刺片（丸）、骨痛灵酊、通络祛痛膏、腰痹通胶囊、筋骨痛消丸。

参 考 文 献

[1] 胥少汀，葛宝丰，徐印坎. 实用骨科学[M]. 北京：人民军医出版社，2012：1971-2065.
[2] 鲁玉来，刘晓光. 腰椎间盘突出症[M]. 北京：人民军医出版社，2014：126-144.
[3] 李平华，孟祥俊，吕刚. 颈椎病[M]. 北京：人民军医出版社，2014：29-42.
[4] 丁国勇. 不同中医证型腰椎间盘突出症患者的CT表现比较[J]. 新中医，2015，47（11）：111-112.
[5] 潘慧香，刘优莲，王怡，等. 中药熏药应用于肝肾亏虚型腰痹的临床研究[J]. 按摩与康复医学，2019，10（1）：38-39.
[6] 孙庆，张玮，胡思源，等. 腰痛宁胶囊治疗腰椎间盘突出症（寒湿瘀阻证）的有效性和安全性的随机、盲法、多中心临床对照研究[J]. 中草药，2016，47（22）：4043-4048.

（河南中医药大学　苗明三、乔靖怡，上海中医药大学附属光华医院　程少丹、葛　程）

第三节　中成药名方

一、补肝益肾、活血化瘀类

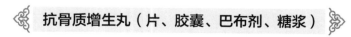
抗骨质增生丸（片、胶囊、巴布剂、糖浆）

【药物组成】　熟地黄、鸡血藤、淫羊藿、骨碎补、狗脊（盐制）、女贞子（盐制）、肉苁蓉（蒸）、牛膝、莱菔子（炒）。

【处方来源】　研制方。国药准字 Z12020494。

【功能与主治】　补腰肾，强筋骨，活血，利气，止痛。用于增生性脊椎炎（肥大性胸椎、腰椎炎）、颈椎综合征、骨刺等骨质增生症。

【药效】　主要药效如下[1, 2]：

1. 促进骨折愈合　骨折的愈合过程主要是通过旁分泌和自分泌生长因子作用实施局部调节。血小板衍生生长因子（PDGF）、骨形态发生蛋白（BMP）等生长因子刺激细胞内 Ca^{2+} 浓度瞬时升高，促进磷酸钙沉积，为骨基质的形成提供物质基础。抗骨质增生胶囊可促进骨折局部 PDGF 的密度增高，其可能协同其他生长因子共同促进骨折的愈合。

2. 镇痛、抗炎　本品具有较强的抗炎、镇痛作用，其镇痛作用表现为中枢性。抗骨质增生巴布剂能显著提高小鼠的疼痛阈值，延长小鼠疼痛潜伏期，并能显著降低小鼠的扭体次数；此外，本品能显著降低由二甲苯所致的小鼠耳肿胀度，降低小鼠毛细血管通透性、大鼠胸腔渗出液中白细胞数目及大鼠棉球肉芽肿的重量，具有显著的镇痛、抗炎作用。

【临床应用】　主要用于颈椎病、骨质增生、骨性关节炎。

1. 颈椎病[3]　与自由基代谢紊乱相关，肾虚患者血液中超氧化物歧化酶下降，脂质过氧化物升高，生物体内自由基代谢异常是引起衰老的重要原因，由于劳损等原因会出现组织局部氧自由基增加；肾虚不能主骨生髓是颈椎病等骨质增生性疾病的病理基础，治宜补肾活血为主。抗骨质增生丸对氧自由基代谢紊乱的改善程度优于颈复康冲剂，也在一定程度上提示补肾原则对于骨质增生等退行性病变的治疗具有积极意义。

2. 骨质增生[4]　多发生于年高体弱者，系由肝肾不足、精血亏损或慢性劳损，感受风寒、湿、热或气滞血瘀所致。抗骨质增生丸所治之症属于肝肾亏虚和邪瘀痹阻的虚实夹杂之症，一方面以滋补肝肾以壮筋骨；另一方面行气活血化瘀以祛气滞血瘀。本品用以治疗骨质增生症疗效显著。

3. 膝骨性关节炎[5, 6]　骨性关节炎是一种常见的退行性关节软骨疾病，老年人发病率较高，尤其是女性。临床上常用的药物为非甾体抗炎药和肾上腺皮质激素类药物，但其疗效有限且易引起药物不良反应。本品联合玻璃酸钠关节腔内注射能够很好地缓解膝骨性关节炎患者的疼痛症状，有效地改善关节的微循环，帮助软骨的修复，且可进一步补肝肾，祛风寒湿热邪，延缓骨的退行性变，提高患者的生活质量，并且无明显的不良症状。

【不良反应】　目前尚未检索到不良反应报道。

【使用注意】　①药性温补肾阳，服药过程中，个别患者出现口苦、咽干、喉咙痛。大便结的，可改用盐水送服，无须停服。②感冒发热或其他原因引起发热的暂停服用，待退热后，再服用。③忌吃散寒及解药性食物，如空心菜、萝卜、绿豆、菠菜、竹笋、海带、田螺、蟹肉、鸭蛋、苹果、梨、柿子、香蕉、西瓜、湿滞性食物如糯米，酸辣等刺激性食物少吃为佳。④高血压患者慎用，肾炎、肝炎、心脏病患者严禁用。⑤抗骨质增生片不宜在服药期间同时服用滋补性中药。⑥脾胃虚寒泄泻者慎服。⑦对抗骨质增生片过敏者禁用，过敏体质者慎用。

【用法与用量】　胶囊：口服，一次 5 粒，一日 3 次。丸剂：口服，一次 3g，一日 3 次。片剂：每片重 0.31g。口服，一次 4 片，一日 2 次。糖浆：口服，一次 10~15ml，一日 3 次。

参 考 文 献

[1] 张爱民，周学志，刘会玲，等. 抗骨质增生胶囊对大鼠实验性骨折的疗效分析[J]. 中国康复医学杂志，2005，（9）：712-713.
[2] 刘少明，陆松伟，杨建刚. 抗骨质增生巴布剂镇痛抗炎作用研究[J]. 药学服务与研究，2007，（3）：206-208.
[3] 陈浩，赵洁，陈诗仁. 骨质增生丸对神经根性颈椎病患者氧自由基代谢的影响[J]. 中药新药与临床药理，2002，（3）：144-145.
[4] 龚万群. 抗骨质增生丸临床应用分析[J]. 中国实用医药，2011，6（26）：145-146.
[5] 李正球. 抗骨质增生胶囊联合玻璃酸钠关节腔内注射治疗膝骨性关节炎的疗效观察[J]. 中国医学工程，2012，20（8）：77-79.
[6] 李小磊. 抗骨质增生胶囊联合玻璃酸钠关节腔内注射治疗膝骨性关节炎 129 例[J]. 中国中医药现代远程教育，2010，8（18）：92.

（河南中医药大学　乔靖怡、魏珍珍）

壮骨伸筋胶囊

【药物组成】　淫羊藿、熟地黄、鹿衔草、骨碎补（炙）、肉苁蓉、鸡血藤、红参、狗骨、茯苓、威灵仙、豨莶草、葛根、醋延胡索、山楂、洋金花。

【处方来源】　研制方。《中国药典》（2015 年版）。

【功能与主治】　补益肝肾，强筋壮骨，活络止痛。用于肝肾两虚、寒湿阻络所致的神经根型颈椎病，症见肩臂疼痛、麻木、活动障碍。

【药效】　主要药效如下[1-6]：

1. 抗炎镇痛　炎症是具有血管系统的活体组织对各种损伤因子的刺激所产生的一种以防御反应为主的基本病理过程。当炎症发生时，其局部临床特征是红、肿、热、痛和功能障碍。本品对角叉菜胶致大鼠足跖肿胀程度有显著的抑制作用，能显著抑制异物所致大鼠炎症的肉芽组织增生，显著减少小鼠扭体次数、升高痛阈提高百分率；对巴豆油引起的兔耳炎症有明显的抑制作用，兔耳灌流实验表明，本品能加快灌流液的速度，具有扩张血管的作用；说明壮骨伸筋胶囊具有较好的抗炎镇痛作用。

2. 防治骨质疏松　骨质疏松是多重原因引起的一组骨病，以单位体积内骨组织量减少为特点的代谢性骨病变。本品能够明显抑制去卵巢大鼠所致的骨密度丢失及骨小梁减少、变稀疏等的骨质疏松病变特征，调节去卵巢所致的骨代谢高转换状态，能提高 I 型胶原蛋白表达含量，在骨质疏松防治方面显示出了一定的效果。此外，本品能够明显增加肾虚证小鼠的自主活动次数，抑制羟基脲所致肾虚模型动物的体重下降程度，并对肾虚模型动物的性器官和肾上腺萎缩有明显的改善作用。

【临床应用】　主要用于颈椎病。

颈椎病[7-9]　多为颈椎间盘退行性改变、损伤、颈椎先天性狭窄等所致，多从肝、肾论治，多因肝肾不足而经络失荣。本品以益肾养肝、壮骨通络、散寒除湿为原则，从而达到解痉止痛的治疗作用，可缓解肝肾两虚型神经根型颈椎病患者的疼痛感，提高临床疗效，总有效率达 90%以上，疗效与布洛芬相当，而且无毒副作用和不良反应。

【不良反应】　有文献报道口服本品出现眼结膜充血及视觉障碍[10,11]、急性尿潴留[12]、过敏反应[13]。

【使用注意】　①本品含洋金花，不宜超量服用；高血压、心脏病慎用。②青光眼和孕妇禁服。③关节红肿热痛者慎用。④应在医生指导下使用，不可过量、久用。⑤高血压、心脏病患者慎用。

【用法与用量】　口服。每粒装 0.3g，一次 6 粒，一日 3 次。4 周为一个疗程，或遵医嘱。

参 考 文 献

[1] 张莹，朱志杰，李萍，等.壮骨伸筋胶囊的抗炎镇痛作用研究[J].中国药房，2016，27（1）：35-37.

[2] 赵文海，黄铁银，李振华，等.壮骨伸筋胶囊治疗颈肩腰痛的实验研究[J].长春中医学院学报，2005，（1）：46-47.

[3] 孙晓丽，李丽娟，苏海峰，等.壮骨伸筋胶囊对去卵巢大鼠骨质疏松症的治疗及其作用机制[J].中国实验方剂学杂志，2018，24（18）：113-117.

[4] 解秀兰，孙晓丽，李丽娟，等.壮骨伸筋胶囊对去势大鼠骨密度及骨代谢的影响[J].中国实验方剂学杂志，2016，22（14）：121-124.

[5] 刘晓红.壮骨伸筋胶囊治疗颈椎病 137 例疗效观察[J].中医正骨，1998，（6）：45-46.

[6] 王大鹏.壮骨伸筋胶囊对肾虚证动物模型的影响[J].长春中医学院学报，2005，（1）：56-57.

[7] 王立山.壮骨伸筋胶囊治疗神经根型颈椎病的临床疗效研究[J].世界中医药，2017，12（1）：109-111.

[8] 李熔.壮骨伸筋胶囊治疗根型颈椎病疗效观察[J].中医正骨，2005，（8）：58.

[9] 童静玲，朱让腾，应有荣.壮骨伸筋胶囊治疗颈椎病疗效分析[J].实用中医药杂志，2006，（6）：348-349.

[10] 傅小达，符翠莉，李翠玲.壮骨伸筋胶囊致眼结膜充血及视觉障碍 2 例[J].药物不良反应杂志，2011，13（5）：324-325.

[11] 李华荣.壮骨伸筋胶囊致视力损害[J].药物流行病学杂志，2000，（1）：46.

[12] 张希华，张承徐，苏代祥.壮骨伸筋胶囊致急性尿潴留一例[J].天津医药，1997，（12）：713.

[13] 王惠兰.服壮骨伸筋胶囊出现过敏反应 1 例[J].中国中药杂志，1999，（4）：61.

（河南中医药大学　乔靖怡、魏珍珍）

颈痛灵胶囊

【药物组成】　熟地黄、制何首乌、黑芝麻、当归、丹参、黄芪、天麻、葛根、千年健、地枫皮、枸杞子、白芍、骨碎补、威灵仙、狗脊、蛇蜕、桂枝、牛膝、木瓜、乳香（炒）、没药（炒）、山药、槲寄生、甘草、人参、鹿茸、人工麝香。

【处方来源】　研制方。国药准字 Z20020038。

【功能与主治】　滋肝补肾、活络止痛。用于各种类型的颈椎病引起的颈、肩、臂、手指的疼痛、麻木，以及颈部僵硬、眩晕头痛、腰膝酸软、怕冷恶寒等症。

【药效】　主要药效如下[1, 2]：

1. 抗炎镇痛　颈椎病的产生与其局部损伤，气血瘀阻，经络不通，寒湿侵犯密切相关。颈痛灵胶囊能降低乙酸致小鼠扭体次数，延长潜伏期；抑制热板致小鼠疼痛反应；对乙酸诱发小鼠腹腔毛细血管通透性具有明显抑制作用；减少小鼠毛细血管通透性渗出，减轻角叉菜胶致小鼠足肿胀度，使小鼠炎症局部的前列腺素 E_2（PGE_2）含量明显减少。

2. 改善血流变性　颈痛灵对急性实验性血瘀证模型大鼠血液流变性的影响实验发现，本品可使大鼠全血黏度、血细胞比容明显降低，电泳明显加快，红细胞聚集指数明显降低，血沉明显减慢，具有改善血流变性的作用。颈痛灵胶囊具有明显的抗炎、镇痛、改善血流变性作用，可以认为是颈痛灵胶囊治疗颈椎病的机理之一。

【临床应用】　主要用于颈椎病。

颈椎病[3]　颈痛灵适用于肝肾不足兼风寒湿型或气滞血瘀型的颈椎病，对颈部疼痛、活动受限、手臂麻木、头晕头痛、腰膝酸软等症状有明显的改善作用。临床观察表明，本品能显著改善颈椎病患者的症状，疗效显著，且服用、携带方便，可适用于不胜酒力者、妇女、老人、青少年、糖尿病患者等各类人群。

【不良反应】　目前尚未检索到不良反应的报道。

【使用注意】　孕妇忌服，高血压患者慎用。

【用法与用量】　口服，一次2粒，一日2次。4周为一个疗程。

参 考 文 献

[1] 乔为平，苏士印，李新秋，等. 颈痛灵胶囊抗炎镇痛作用及对血液流变性影响的研究[J]. 中药药理与临床，2008，（2）：95-96.
[2] 丁文清，江怡珊，乔薇. 颈痛灵胶囊对化学、物理方法致痛小鼠的镇痛作用实验观察[J]. 上海中医药杂志，2003，（12）：49-50.
[3] 孙立军，曹晓岚，张世华，等. 颈痛灵胶囊治疗颈椎病100例[J]. 中国临床康复，2003，（29）：4019.

（河南中医药大学　乔靖怡、魏珍珍）

藤黄健骨丸（胶囊）

【药物组成】　熟地黄、鹿衔草、骨碎补（烫）、淫羊藿、鸡血藤、肉苁蓉、莱菔子（炒）。

【处方来源】　研制方。国药准字 Z20026564。

【功能与主治】　补肾，活血，止痛。用于肥大性脊椎炎、颈椎病、跟骨刺、增生性关节炎、大骨节病。

【药效】　主要药效如下[1-2]：

1. **抗炎、镇痛**　药理研究表明藤黄健骨丸对肾虚或者血瘀患者具有很好的抗炎、镇痛及消肿之功效。治疗后可显著降低患者血清白介素-1β（IL-1β）、软骨寡聚基质蛋白（COMP）及 PGE$_2$ 水平，说明本品可显著改善膝骨性关节炎患者骨组织的代谢及炎症程度。

2. **抗骨质疏松**　藤黄健骨胶囊能修复去卵巢骨质疏松症大鼠股骨微观结构破坏和股骨生物力学性能的下降，具有类雌激素的作用，通过改善或修复骨组织的形态结构来防治骨质疏松。

【临床应用】　主要用于膝骨性关节炎、骨质疏松、腰椎间盘突出。

1. **膝骨性关节炎[3]**　是一种在中老年人群中最常见的关节慢性、退行性疾病，中医学属于"骨痹"范畴，中老年患者机体衰退，肝肾亏虚，气血不足，一旦外邪入侵，正不胜邪，筋骨失养。临床将藤黄健骨丸与关节镜清理手术联合治疗膝骨性关节炎，可有效减轻患者的临床症状，改善关节活动，提高临床疗效，减轻病痛，改善生活质量。

2. **骨质疏松[4]**　中医学认为，肾虚血瘀型骨质疏松属中医学"骨痿""骨痹""腰背痛"范畴，补肾健脾、活血化瘀为防治肾虚血瘀型骨质疏松的有效途径。中药藤黄健骨胶囊参照肾虚血瘀型骨质疏松症的具体病机，可减轻四肢疼痛；同时，其可抑制骨质吸收，促进成骨细胞的形成和骨重建，降低破骨细胞活性，提升血钙水平；此外，其还可通过降低血液黏稠度，达到抑制血小板聚集的目的，从而提高骨密度。

3. **腰椎间盘突出症[5]**　中医学将腰椎间盘突出症归属于"痹证"范畴，认为其发生主要为血气衰弱、肝肾不足导致筋骨失养，或因风寒湿热，流注经络而引起气滞血瘀。因此治疗当以活血、补肾、强壮筋骨为主。腰椎间盘突出症治疗中应用藤黄健骨胶囊，可增强临床疗效，促进腰椎功能改善与疼痛缓解；同推拿、按摩等物理疗法结合能产生良好协同效果，可有效松解神经根粘连，消除炎症，缓解疼痛，促进关节功能恢复。

【不良反应】 有文献报道本品可引起消化道反应、皮肤及附件损害[6]。

【使用注意】 孕妇慎用。

【用法与用量】 口服，丸剂：浓缩水蜜丸：一次 10～15 丸，浓缩大蜜丸：一次 1～2 丸，一日 2 次。胶囊：每粒装 0.25g，一次 4～6 粒，一日两次。

参 考 文 献

[1] 李西要. 藤黄健骨丸联合洛索洛芬钠治疗膝骨关节炎的临床研究[J]. 现代药物与临床，2019，34（1）：169-172.

[2] 颜春鲁，李盛华，郭爱军，等. 藤黄健骨胶囊对去卵巢骨质疏松大鼠骨密度和骨代谢的影响[J]. 中国骨质疏松杂志，2018，24（1）：5-9.

[3] 王自耿，阴小龙. 藤黄健骨丸联合关节镜手术治疗膝骨性关节炎疗效分析[J]. 中医药临床杂志，2018，30（4）：732-735.

[4] 张林，王启孟. 藤黄健骨胶囊治疗肾虚血瘀型骨质疏松症的效果及对骨密度和骨代谢的影响[J]. 临床医学研究与实践，2018，3（34）：144-145.

[5] 刘鹏，徐冬冬，黄文虎，等. 藤黄健骨胶囊治疗腰椎间盘突出症疗效观察[J]. 新中医，2016，48（10）：103-104.

[6] 周波. 藤黄健骨胶囊致不良反应 2 例报告及分析[J]. 中国现代药物应用，2016，10（5）：257-258.

（河南中医药大学 乔靖怡、魏珍珍）

独活寄生合剂（丸）

【药物组成】 独活、桑寄生、秦艽、防风、细辛、当归、白芍、川芎、熟地黄、盐杜仲、川牛膝、党参、茯苓、甘草、桂枝。

【处方来源】 唐·孙思邈《备急千金要方》。《中国药典》（2015 年版）。

【功能与主治】 养血舒筋，祛风除湿，补益肝肾。用于风寒湿闭阻、肝肾两亏、气血不足所致的痹证，症见腰膝冷痛、屈伸不利。

【药效】 主要药效如下[1-3]：

1. 抗炎 中医理论认为，风寒湿热之邪痹阻经络，血气运行不畅，瘀久而成痹。抗炎作用是祛除外邪、舒筋活络、解除痹痛的部分药理基础。本品对二甲苯所致耳肿胀、角叉菜胶致大鼠足肿胀，具有明显的抗炎作用；对大鼠佐剂型关节炎原发性和继发性损害的足周径肿胀度都有明显的抑制作用，对大鼠关节炎指数具有显著的抑制作用，且独活寄生合剂 20g/kg 对大鼠佐剂型关节炎继发性损害的预防作用强度优于独活寄生颗粒。

2. 镇痛 本品对小鼠热板痛阈有一定的延长作用，能明显减少乙酸刺激引起的扭体次数，对外周化学性刺激引起的疼痛有明显的镇痛作用。

3. 调节免疫 现代医学认为，免疫因素可能是痹证的始发因素。本品抑制机体体液免疫的作用强度略强于独活寄生颗粒，对 2，4-二硝基氟苯所致小鼠耳迟发性超敏反应引起的耳肿胀无抑制作用，同时对脾脏和胸腺重量无明显影响。

4. 改善血流变性 本品能降低急性血瘀模型大鼠的全血黏度（低切）和红细胞聚集指数，同时显著延长凝血酶原时间（PT）和活化部分凝血活酶时间（APTT），有明显的活血化瘀作用。

5. 改善微循环 本品制备液腹腔注射可使小鼠耳毛细血管管径、开放百分率均增加，延迟肾上腺素所致毛细血管收缩的潜伏期及其所致毛细血管闭合时间（图 4-1）。

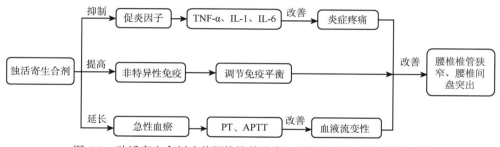

图 4-1　独活寄生合剂改善腰椎椎管狭窄、腰椎间盘突出的药效机制

【临床应用】　主要用于腰椎间盘突出症、腰椎椎管狭窄症。

1. 腰椎间盘突出症（寒湿型）[4]　腰椎间盘突出症患者的突出髓核组织中存在大量的炎症递质，同时机械压迫损伤腰椎间盘也容易导致炎症，最终导致患者出现疼痛难忍现象；此外，腰椎间盘突出症与自身免疫功能也密切相关；自由基与腰椎间盘突出症的发生也有极大的关联；本品具有镇痛、抗炎的作用，可改善机体微循环，提高机体免疫力，联合布洛芬缓释胶囊治疗寒湿型腰椎间盘突出症患者效果显著，同时对提高超氧化物歧化酶水平，降低丙二醛水平，降低复发率具有显著的效果。

2. 腰椎椎管狭窄症（风寒痹阻证）[5, 6]　腰腿痛与气血、经络、脏腑功能失调有密切联系，其中风寒痹阻证最为多见。本品具有镇痛、抗炎、增加毛细血管管径及毛细血管开放数，改善微循环，调节机体免疫等作用，对腰椎椎管狭窄症患者可明显缩短治疗时间，缓解疼痛症状，疗效显著。

3. 风湿性关节炎　因气血不足、肝肾两亏，风寒湿闭阻而致。症见腰膝酸软而痛，关节屈伸不利，入夜尤甚，或痹痛游走不定，或麻木不仁，舌质红苔白，脉细弱；风湿性关节炎、类风湿关节炎、坐骨神经痛、骨性关节炎见上述证候者。

4. 膝骨性关节炎[7-9]　属于中医学"骨痹""痹证"范畴，肝肾亏虚、筋骨虚弱是其发病基础。本品治疗膝骨性关节炎肝肾亏虚证，可有效改善膝骨性关节炎患者的膝关节功能、减轻疼痛，降低关节液中炎性因子水平和血清软骨代谢标志物水平，促进炎症吸收，改善局部血液循环，从而达到消除骨髓水肿、减轻膝骨性关节炎关节疼痛的目的，联合盐酸氨基葡萄糖胶囊疗效明显，优于单用盐酸氨基葡萄糖胶囊。

【不良反应】　有文献报道服用本品引起毒性反应[10]。

【使用注意】　孕妇慎用。

【用法与用量】　口服。一次 15～20ml，一日 3 次；用时摇匀。

参 考 文 献

[1] 罗先钦，刘剑毅，黄崇刚，等. 独活寄生颗粒对大鼠佐剂型关节炎（AA）的影响[J]. 重庆中草药研究，2005，（2）：27-31.

[2] 罗先钦，刘剑毅，黄崇刚，等. 独活寄生颗粒主要药效学的实验研究[J]. 重庆中草药研究，2004，（2）：38-43.

[3] 朱自平. 独活寄生汤对微循环的影响[J]. 中成药，1991，（3）：26.

[4] 邓祖国，朱敬静. 独活寄生丸联合布洛芬缓释胶囊治疗寒湿型腰椎间盘突出症临床效果观察[J]. 现代中西医结合杂志，2016，25（7）：770-773.

[5] 田强，赵家友，郭汝松，等. 脊柱推拿配合独活寄生汤治疗腰椎管狭窄症临床研究[J]. 新中医，2015，47（8）：250-251.

[6] 宁龙. 独活寄生汤加减治疗退行性腰椎椎管狭窄症的疗效观察[J]. 北方药学，2013，10（10）：23.

[7] 齐兵、杨明路. 独活寄生合剂对膝骨关节炎膝关节功能、炎性因子及软骨代谢标志物的影响[J]. 陕西中医, 2017, 38（12）: 1728-1729.

[8] 周小莉, 李映, 苟晓燕, 等. 独活寄生合剂联合盐酸氨基葡萄糖胶囊治疗肝肾亏虚型膝骨关节炎骨髓水肿的临床观察[J]. 中国药房, 2015, 26（11）: 1520-1522.

[9] 朱勇, 李艺彬, 王世捷, 等. 关节镜清理术配合口服独活寄生汤治疗膝骨关节炎肝肾亏虚证[J]. 中医正骨, 2018, 30（9）: 73-74, 77.

[10] 方一清, 杨春. 独活寄生合剂毒性反应1例[J]. 西北药学杂志, 2004,（2）: 76.

（河南中医药大学　乔靖怡、魏珍珍）

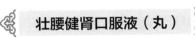

壮腰健肾口服液（丸）

【药物组成】　狗脊、桑寄生、金樱子、黑老虎、女贞子、牛大力、千斤拔、鸡血藤、菟丝子（盐制）。

【处方来源】　研制方。国药准字 Z13022268。

【功能与主治】　壮腰健肾，祛风活络。用于肾亏腰痛，风湿骨痛，膝软无力，小便频数，神经衰弱。

【药效】　主要药效如下[1-3]：

1. 增强生殖系统功能　肾对精气具有摄纳、贮存和封藏的生理功能，人的生殖功能（性功能）与肾气的盛衰有密切关系。本品能增加去势雄性小鼠前列腺、精囊和包皮腺脏器系数，增加未成年雄性小鼠的睾丸系数及雌性小鼠的子宫系数，提示本品可能具有一定的激素样作用；可不同程度缩短雄性小鼠的捕捉潜伏期，增加捕捉次数，提示本品可在一定程度上改善生殖功能障碍，增强雄性小鼠的交配能力。

2. 抗炎镇痛　本品可显著提高小鼠对热板刺激痛反应的痛阈值，显著延长乙酸所致小鼠扭体反应出现的时间，具有较好的镇痛作用；能显著抑制二甲苯诱发小鼠耳部炎症反应、小鼠腹腔伊文思蓝渗出量、大鼠棉球肉芽肿及甲醛性后足踝关节炎症反应，具有显著的抗炎作用。

3. 抗氧化　本品所主治肾亏腰痛、膝软无力、小便频数、神经衰弱、风湿骨痛等健康问题，涉及现代医学的神经系统、内分泌系统、骨骼系统、免疫系统和生殖系统等多方面，从宏观来看，与这些系统的氧化性损伤有密切关系。实验研究对衰老小鼠服用本品后大脑海马区组织的谷胱甘肽含量和大脑海马区组织的丙二醛含量进行检测，结果显示还原型谷胱甘肽有所增加，有利于提高机体的抗氧化能力；大脑海马区组织的丙二醛含量的降低，证实了本品有抗细胞氧化损伤的效果；对衰老过程中脑神经氧化损伤的发生有保护作用。

【临床应用】　主要用于顽固性劳损性腰痛、骨质疏松骨折。

1. 顽固性劳损性腰痛[4]　为临床常见病，是腰部软组织的积累性损伤，病理基础为多种因素引起的腰部生物力学失衡，造成部分肌肉长时间处于紧张状态而造成软组织（如腰椎小关节韧带与腰部筋膜、肌肉等）充血、血肿、瘢痕挛缩等。本品联用六味地黄丸治疗效果显著，能有效减轻患者的疼痛和功能障碍程度，改善其日常生活活动能力，提高其生活质量。

2. 骨质疏松性椎体压缩性骨折[5]　骨质疏松骨折的发生是由松质骨和皮质骨骨质及骨量病变叠加的最终结果。骨密度下降是引起椎体压缩性骨折最严重的危险因素。生长发育强劲衰弱与肾精盛衰关系密切，肾精充足则骨髓生化有源，骨骼得以滋养而强健有力。本品长期服用，可以增强成骨细胞活性，增加骨密度，提高生活质量。

3. 肩周炎[6]　是肩关节及其周围组织退行性改变所引起的炎症反应，早期以肩关节疼痛为主，随着疼痛加重，肩关节活动也逐渐受限。本品治疗肩周炎肾虚脉络瘀滞疗效显著，能有效减轻肩部疼痛，改善肩关节活动。

【不良反应】　有文献报道服用本品后出现过敏反应[7]。

【使用注意】　①忌生冷食物。②外感或实热内盛者不宜服用。③本品宜饭前服用。④按照用法用量服用，年老体弱者、高血压、糖尿病患者应在医师指导下服用。⑤服药2周或服药期间症状无改善，或症状加重，或出现新的严重症状，应立即停药并去医院就诊。⑥对本品过敏者禁用，过敏体质者慎用。

【用法与用量】　口服。口服液：一次10ml，一日3次。丸剂：口服，浓缩水蜜丸一次3.5g。大蜜丸一次1丸，一日2~3次。

参 考 文 献

[1] 练庆旺，何凤雷，莫国强，等. 壮腰健肾丸对小鼠生殖系统的影响[J]. 广东药学院学报，2015，31（2）：215-218.
[2] 廖雪珍，廖惠芳，叶木荣，等. 壮腰健肾口服液药理研究[J]. 中成药，1995，（1）：29-32.
[3] 李国驹，许招懂，刘袁芳，等. 壮腰健肾丸抗氧化、抗衰老作用的基因芯片研究[J]. 中药材，2006，（4）：365-367.
[4] 罗华文. 壮腰健肾丸联用六味地黄丸治疗顽固性劳损性腰痛的效果[J]. 中国当代医药，2018，25（6）：93-95.
[5] 赵为民. 壮腰健肾丸对老年骨质疏松性腰椎压缩性骨折愈合的影响[J]. 时珍国医国药，2011，22（11）：2811-2812.
[6] 梁成. 壮腰健肾丸治疗肩周炎临床观察[J]. 长春中医药大学学报，2011，27（5）：793-794.
[7] 李雁霞，郭晟，胡蓉，等. 壮腰健肾丸引起过敏反应1例报道[J]. 药品评价，2004，（1）：73.

（河南中医药大学　乔靖怡、魏珍珍）

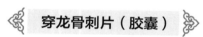

穿龙骨刺片（胶囊）

【药物组成】　穿山龙、淫羊藿、狗脊、川牛膝、熟地黄、枸杞子。

【处方来源】　研制方。《中国药典》（2015年版）。

【功能与主治】　补肾健骨，活血止痛。用于肾虚血瘀所致的骨性关节炎，症见关节疼痛。

【药效】　主要药效如下[1]：

1. 抗炎镇痛　骨质增生临床的主要症状是疼痛，疼痛则是血瘀阻络、不通则痛的体现。血瘀可使局部组织血流量减少引起局部缺氧，纤维细胞变为成骨细胞而致骨质增生。本品对热刺激致小鼠痛足反应、对化学性刺激致小鼠扭体反应有明显镇痛作用；对二甲苯致小鼠耳肿胀、乙酸致小鼠腹腔毛细血管通透性、角叉菜胶致大鼠足跖肿胀及棉球致大鼠肉芽肿有明显抗炎作用。

2. 改善血流变性　对急性血瘀模型大鼠全血黏度、血浆黏度和血细胞比容都有明显降低作用（即活血化瘀作用）。

3. 抑制骨质增生　对家兔实验性膝关节增生有明显抑制作用。

【临床应用】　主要用于骨质增生。

1. 骨质增生[2-4]　俗称骨刺，主要是由于老年患者的关节老化所引起的一种常见生理现象。中医学认为本病与外伤、劳损、瘀血阻络、感受风寒湿邪、肝肾亏虚等有密切关系，而本品可以补足肾虚，达到治疗骨刺的目的。对骨质增生治疗效果显著，不良反应少；联合骨肽注射液治疗后能显著降低麻木、疼痛、肿胀及屈伸困难等骨质增生临床症状积分，能够减轻骨肽注射液的不良反应，增加联合用药的安全性。

2. 骨性关节炎（骨刺疼痛）[5] 是一种中老年常见多发病，属于中医学"痹证"范畴。对于瘀血阻络证，穿龙骨刺胶囊可有效改善患者微循环，活血通络，缓解患者骨关节疼痛。在目前临床上治疗骨性关节炎存在疗效不理想和患者对同类治疗药物毒副作用颇多顾忌的情况下，穿龙骨刺胶囊因临床长期疗效确切、不良反应轻微，被视为安全有效的治疗药物。

【不良反应】 目前尚未检索到不良反应的报道。

【使用注意】 ①孕妇慎用。②服药期间遇有感冒发热、腹泻者应暂停服用。③本品与金刚烷胺、阿托品类药等同用时，本品的不良反应可加剧。④有高血压、心脏病、肝病、糖尿病、肾病等慢性病严重者应在医师指导下服用。⑤儿童、孕妇、经期及哺乳期妇女、年老体弱者应在医师指导下服用。

【用法与用量】 口服。片剂：一次 6～8 片，一日 3 次。胶囊：一次 6～8 粒，一日 3 次。

参 考 文 献

[1] 施汀兰，冉长清. 穿龙骨刺胶囊主要药效学实验研究[J]. 重庆中草药研究，2006，（1）：21-26.

[2] 杨进渝. 穿龙骨刺胶囊治疗骨质增生症疗效观察[J]. 临床合理用药杂志，2015，8（1）：25-26.

[3] 曾宏，涂明道. 穿龙骨刺胶囊联合骨肽注射液治疗骨质增生症的疗效观察[J]. 现代药物与临床，2017，32（7）：1333-1336.

[4] 车绪风，曲光，房树标，等. 穿龙骨刺胶囊治疗骨质增生 120 例临床疗效观察[J]. 齐鲁药事，2008，27（12）：750-752.

[5] 孙飞，房树标，李百开. 穿龙骨刺胶囊治疗骨性关节炎的临床研究[J]. 齐鲁药事，2009，28（1）：49-50.

（河南中医药大学 乔靖怡、魏珍珍）

金乌骨通胶囊

【药物组成】 金毛狗脊、淫羊藿、威灵仙、乌梢蛇、土牛膝、木瓜、葛根、姜黄、补骨脂、土党参。

【处方来源】 苗药。国药准字 Z20043621。

【功能与主治】 滋补肝肾，祛风除湿，活血通络的功效。用于肝肾不足、风寒湿痹、骨质疏松、骨质增生引起的腰腿酸痛、肢体麻木等症。

【药效】 主要药效如下[1-3]：

1. 抗骨质疏松 中医理论认为"肾主骨、藏精，精生髓、营骨""肝主筋、藏血，脾主肌肉、四肢、统血"。近年来有文献报道 TNF-α 和胰岛素样生长因子 1（IGF-1）等细胞因子与骨的形成、吸收和代谢有密切关系，调节着骨代谢过程中成骨细胞和破骨细胞的分化、增殖与功能活性。本品能减轻骨吸收、促进骨形成、延缓骨质疏松的发生和发展；可通过影响 TNF-α、IGF-1 等细胞因子的作用而发挥防治骨质疏松的作用；此外，也可通过抑制成骨细胞 IL-1 和 IL-6 的分泌，从而达到防止骨丢失的作用。

2. 抗炎、镇痛　血清炎性因子和关节液氧化应激反应在骨性关节炎的发病过程中扮演着重要的角色。金乌骨通胶囊能够调节氧化应激反应，抑制关节液中炎性因子表达，显著改善骨性关节炎患者关节疼痛症状，促进骨关节功能恢复。

【临床应用】　主要用于颈椎病及腰椎间盘突出、膝骨性关节炎、骨质疏松。

1. 颈椎病[4]　颈椎发生退行性变化，由于颈椎活动范围较大而频繁，尤其是长期伏案低头工作，颈项韧带处于疲劳状态，颈椎间隙及间盘因压力变化会引起变窄及突出。本品在缓解疼痛症状和起效时间方面有明显优势，而且无不良反应，符合中医辨证论治、整体调整观念。

2. 腰椎间盘突出[5]　腰椎间盘突出症属于中医学"痹证""腰腿痛"范畴，中医辨证与肝肾亏虚、劳损及风寒湿侵袭有关。金乌骨通胶囊是苗族经典配方，以肾主骨，腰为肾之府的中医理论为基础。本品联合汤岗子热矿泥治疗腰椎间盘突出症疗效显著，具有操作简便、无痛苦、费用低等优点，患者易于接受。

3. 膝骨性关节炎[6, 7]　膝骨性关节炎的发病机制尚未阐明，研究认为其与遗传因素、创伤因素、膝关节腔内无菌性炎症及机体肥胖等存在一定相关性。本品能有效缓解患者膝关节疼痛，其原因可能是本品含有多种骨代谢相关活性肽，具有调节骨关节及关节软骨代谢功能，可提高成骨细胞增殖能力，促进膝关节内新生关节软骨的形成，调节机体钙、磷等离子代谢，促使膝关节腔周围钙盐沉积，减轻并预防老年性骨质疏松、局部炎症，从而减轻膝关节疼痛，改善关节活动能力。本品联合双氯芬酸二乙胺乳胶能有效缓解膝骨性关节炎的症状，且安全性好。

4. 骨质疏松[8, 9]　"肾阳虚""肾精不足"是绝经后骨质疏松症的重要病机，"补肾"是治疗绝经后骨质疏松症的重要疗法。金乌骨通胶囊不仅能改善患者的临床症状，并且具有较好的改善骨质疏松的作用，能有效减轻患者腰背、关节疼痛，有效率高；联合降钙素注射液治疗骨质疏松症可有效改善患者临床症状和血清骨代谢指标。

【不良反应】　有文献报道补肾宁片和金乌骨通胶囊合用致急性肝损害[10]。

【使用注意】　①忌寒凉及油腻食物。②孕妇忌服。③本品宜饭后服用。④不宜在服药期间同时服用其他泻火及滋补性中药。⑤热痹者不适用，主要表现为关节肿痛如灼、痛处发热，疼痛窜痛无定处，口干唇燥。⑥有高血压、心脏病、肝病、糖尿病、肾病等慢性病严重者应在医师指导下服用。⑦服药 7 天症状无缓解，应去医院就诊。⑧严格按照用法用量服用，年老体弱者应在医师指导下服用。⑨对本品过敏者禁用，过敏体质者慎用。

【用法与用量】　口服，每次 3 粒，每日 3 次。

参 考 文 献

[1] 邵越峰，马守战，贾思明. 金乌骨通胶囊对去势大鼠骨质疏松作用的研究[J]. 临床医学，2016，36（2）：66-68.

[2] 郑文奎，刘春颖，李顿，等. 乌骨通胶囊对去卵巢大鼠血清肿瘤坏死因子-α 和胰岛素样生长因子-1 的影响[J]. 中国老年学杂志，2015，35（20）：5719-5720.

[3] 周京华. 金乌骨通胶囊对骨性关节炎患者关节液中氧化应激指标及炎性因子水平的影响[J]. 现代中西医结合杂志，2019，28（4）：409-412.

[4] 赵凯. 金乌骨通胶囊治疗神经根型颈椎病临床报告[J]. 中国中医骨伤科杂志，2015，23（12）：60-61.

[5] 张兆捷. 金乌骨通胶囊联合热矿泥治疗腰椎间盘突出症疗效观察[J]. 中国疗养医学，2015，24（10）：1055-1056.

[6] 胡小永. 金乌骨通胶囊治疗膝关节骨性关节炎 40 例[J]. 西部中医药，2017，30（8）：98-99.

[7] 李育红，朱浩，廖秋霞. 金乌骨通胶囊联合双氯芬酸二乙胺乳胶治疗膝骨性关节炎 98 例临床评价[J]. 中国药业，2017，26（24）：55-57.

[8] 王金台，王淑玲，郝洁. 金乌骨通胶囊治疗绝经后骨质疏松的临床研究[J]. 中国实用医药，2008，（34）：147-148.

[9] 孙丽翠，刘延卫，梁冉. 金乌骨通胶囊联合依降钙素治疗骨质疏松症的临床研究[J]. 现代药物与临床，2018，33（2）：372-375.

[10] 程虹，孙曼春. 补肾宁片和金乌骨通胶囊合用致急性肝损害 1 例[J]. 药物流行病学杂志，2009，18（2）：143.

（河南中医药大学　乔靖怡、魏珍珍）

颈 痛 颗 粒

【药物组成】　三七、川芎、延胡索、羌活、白芍、威灵仙、葛根。

【处方来源】　研制方。《中国药典》（2015 年版）。

【功能与主治】　活血化瘀，行气止痛。用于神经根型颈椎病属血瘀气滞、脉络闭阻证。症见颈、肩及上肢疼痛，发僵或窜麻、窜痛。

【药效】　主要药效如下[1]：

1. 抗炎　研究表明炎症与颈椎病的发生、发展密切相关。本品对二甲苯所致小鼠耳肿胀有抑制作用，降低小鼠毛细血管的通透性，对实验大鼠的肉芽组织增生有一定的抑制作用。

2. 镇痛　本品对冰醋酸刺激引起的小鼠扭体次数有明显的抑制作用，对炎症引起的外周疼痛有较好的效果。

【临床应用】　主要用于颈椎病。

1. 神经根型颈椎病[2-6]　颈椎病属于骨科常见病，已被列为世界第二大顽疾，其中 60%～70%患者属于神经根型颈椎病（CRS），祖国医学认为肝肾气血亏虚、筋骨失养，外感风寒湿邪、慢性劳损、外伤及先天禀赋不足等均是诱发 CRS 的主要病因。颈痛颗粒联合中药热熨治疗气滞血瘀型 CRS 疗效显著，可有效缓解患者颈肩背疼痛、麻木症状，改善患者上肢功能和颈项活动情况；联合旋提手法及功能锻炼可改善神经根型颈椎病患者的症状及体征，促进颈椎曲度及活动度的恢复，提高了患者的生活质量；对痰湿阻络型颈椎病有明显疗效，可明显改善患者临床症状。

2. 颈性眩晕[7]　颈性眩晕又称椎动脉型颈椎病，属于中医学"眩晕"范畴，肾精不足，气血亏虚，脉络瘀阻导致眩晕。颈痛颗粒能活血化瘀、行气止痛、开郁燥湿，至巅顶直达头颅，改善眩晕症状。结合星状神经节阻滞治疗，具有协同解除椎-基底动脉痉挛，改善脑部供血供氧状况的作用。

【不良反应】　有文献报道口服本品引起谷丙转氨酶升高[8]。

【使用注意】　①孕妇忌服。②消化道溃疡及肝肾功能减退者慎用。③长期服用应向医师咨询，定期监测肝肾功能。④忌与茶同饮。⑤过敏体质患者在用药期间可能有皮疹、瘙痒出现，停药后会逐渐消失，一般无须做特殊处理。

【用法与用量】　开水冲服。一次 1 袋，一日 3 次，饭后服用。2 周为一个疗程。

参 考 文 献

[1] 杨文彬，史向华，李百强，等. 丹芪舒颈颗粒剂抗炎镇痛实验研究[J]. 山西中医，2015，31（12）：44-46.

[2] 张婷，安琪. 颈痛颗粒联合中药热熨治疗气滞血瘀型神经根型颈椎病的疗效观察[J]. 山西医药杂志，2018，47（23）：

2793-2796.

[3] 刘军. 颈痛颗粒配合旋提手法及功能锻炼对神经根型颈椎病颈椎活动度的影响[J]. 陕西中医, 2017, 38（8）: 1026-1027.

[4] 丁祥勇. 颈椎2号与颈痛颗粒治疗痰湿阻络型颈椎病的比较研究[D]. 南京: 南京中医药大学, 2018.

[5] 周利民. 颈痛颗粒结合手法对神经根型颈椎病颈椎关节活动度的改善情况[J]. 中国老年学杂志, 2014, 34（19）: 5463-5464.

[6] 刘绍凡, 陈愉, 万锐杰, 等. 颈痛颗粒治疗神经根型颈椎病临床观察[J]. 中国中医急症, 2013, 22（11）: 1967-1968.

[7] 胡云, 李元涛, 阎文强, 等. 颈痛颗粒结合星状神经节阻滞治疗颈性眩晕临床观察[J]. 中国骨伤, 2008,（8）: 623.

[8] 杨赐, 杨淑英. 口服"颈痛颗粒"引起谷丙转氨酶升高1例[J]. 中国疗养医学, 2004,（3）: 36.

（河南中医药大学　乔靖怡、魏珍珍）

抗骨髓炎片

【药物组成】　金银花、蒲公英、紫花地丁、半枝莲、白头翁、白花蛇舌草。

【处方来源】　研制方。《中国药典》（2015年版）。

【功能与主治】　清热解毒，散瘀消肿。用于热毒血瘀所致附骨疽，症见发热、口渴、局部红肿、疼痛、流脓；骨髓炎见上述症候者。

【药效】　主要药效如下[1]:

1. 抑菌　慢性骨髓炎具有发病率较高、反复发作等特点，最常见的致病菌为金黄色葡萄球菌。现代药理研究表明，抗骨髓炎片诸药物成分对各种细菌尤其是金黄色葡萄球菌具有显著的抑制或杀灭作用。

2. 增强免疫　骨髓炎是由病原菌诱发同时伴有机体免疫紊乱和炎症反应失控的生理病理过程。抗骨髓炎片多数药物成分具有免疫增强作用，或提高巨噬细胞吞噬率，或增加淋巴细胞转化率，进而显著增强机体的免疫功能；本品一方面抑制致病菌，另一方面提高机体免疫力、改善内环境，从而实现抗感染及修复病灶的效果。

3. 抗炎　据临床报道，骨髓炎患者血清 TNF-α 和 IL-6 的含量或阳性率显著高于正常健康人群，其病情的危重程度与两者的表达水平呈正相关。抗骨髓炎片则可在用药后显著降低家兔血清 TNF-α 和 IL-6 含量，提示抗骨髓炎片的作用机制之一可能是通过调节血清炎性因子的含量，以改善炎症机体的免疫功能，减轻由过度炎症反应导致的骨组织破坏，有助于骨组织的修复及骨髓炎的愈合。

【临床应用】　主要用于骨髓炎。

骨髓炎　本品具有清热解毒、散瘀消肿的功效。用于附骨疽及骨髓炎属热毒血瘀者。症见全身发热、口渴、局部疼痛、病变处漫肿、表面灼热、甚则流脓、病后患肢功能障碍、舌红苔黄、脉数。

【不良反应】　目前尚未检索到不良反应的报道。

【使用注意】　孕妇慎服。

【用法与用量】　口服。一次8～10片，一日3次；或遵医嘱，儿童酌减。

参 考 文 献

[1] 张红果, 吴芳, 刘春梅, 等. 抗骨髓炎片对家兔骨髓炎的改善作用研究[J]. 药物评价研究, 2018, 41（8）: 1441-1445.

（河南中医药大学　乔靖怡、魏珍珍）

二、温经通络、散风止痛类

腰痛宁胶囊

【药物组成】 马钱子粉（调制）、川牛膝、麻黄、没药（醋制）、僵蚕（麸炒）、土鳖虫、甘草、乳香（醋制）、全蝎、麸炒苍术。

【处方来源】 清·陈念祖《急救经验良方》加减化裁方。《中国药典》（2015 年版）。

【功能与主治】 消肿止痛，疏散寒邪，温经通络。用于寒湿瘀阻经络所致的腰椎间盘突出症、坐骨神经痛、腰肌劳损、腰肌纤维炎、风湿性关节炎痛，症见腰腿疼，关节痛及肢体活动受限者。

【药效】 主要药效如下[1, 2]：

1. 镇痛 本品能对抗乙酸致小鼠疼痛反应，延长小鼠舔后足时间，对抗热板法致小鼠疼痛反应，具有显著的镇痛作用，且呈明显的量效关系。

2. 抗炎 现代研究表明，腰痛宁胶囊能够明显抑制炎性因子产生、发展，可有效阻碍软骨细胞的早期凋亡，起到保护软骨组织的作用，从而起到治疗关节炎的效果。

【临床应用】 主要用于腰椎间盘突出。

1. 腰椎间盘突出症[3-5] 为腰椎间盘各部分发生了退行性改变，外力等导致椎间盘的纤维环被破坏，髓核组织从破裂的地方突出到后方或者椎管内，从而使相邻脊神经根受到刺激或者压迫，进而使患者产生腰腿疼痛。疾病机制为筋脉痹阻和腰府失养。本品能够有效缓解腰椎间盘突出症患者静息及活动情况下的腰腿疼痛症状，解除患者肌肉和筋脉的痉挛，还能够减轻对患者神经的压迫、促进患者肢体血液循环，恢复神经功能；联合飞燕式腰背肌功能锻炼，治疗腰椎间盘突出症的临床疗效较好；联合双氯芬酸钠缓释片治疗腰椎间盘突出症术后下腰痛的临床疗效优于单纯应用西药，能够较好地缓解患者的疼痛，有效改善患者的生活质量。

2. 腰椎骨质增生症[6-8] 是由于椎间盘组织变性、退化，椎体供血减少，腰椎长期负重，外伤，肥胖等因素，导致腰椎骨质退行性变、椎体边缘骨赘形成等变化，继而出现骨破坏，继发性骨质增生。本品治疗腰椎骨质增生症疗效良好，可明显改善临床症状，调节血清学指标，且安全可靠；对腰椎增生症（寒湿瘀阻证）疗效显著，能够有效减轻腰椎增生引起的疼痛。

【不良反应】 有文献报道服用本品可引起双硫仑样反应[9]、导致血压升高[10]、引起严重的过敏反应[11]、致大疱表皮松解坏死型药疹[12]。

【使用注意】 孕妇及儿童禁用；心脏病、高血压及脾胃虚寒者慎用；不可过量久服。

【用法与用量】 黄酒兑少量温开水送服。一次 4～6 粒，一日 1 次。睡前半小时服或遵医嘱。

参 考 文 献

[1] 杨宇杰，宋成军，王春民，等. 超微细粉腰痛宁胶囊镇痛作用的量效关系[J]. 中国临床康复，2005，（30）：160-161.

[2] 王志文. 腰痛宁胶囊：抑制炎性因子治疗"骨痹"[N]. 健康报，2016-12-13（006）.

[3] 何迅，党志雄，司杨. 腰痛宁胶囊治疗腰椎间盘突出症疗效观察[J]. 临床合理用药杂志，2018，11（13）：62-63.

[4] 张兰兰，杨卫革，江小萌，等. 腰痛宁联合功能锻炼治疗腰椎间盘突出症临床疗效对比观察[J]. 人民军医，2018，61（10）：926-928.

[5] 于新. 双氯芬酸钠缓释片联合腰痛宁胶囊治疗腰椎间盘突出症术后下腰痛的临床观察[J]. 中国药物经济学，2019，（1）：80-83.

[6] 王丽平. 腰痛宁胶囊治疗腰椎骨质增生症疗效观察[J]. 内蒙古中医药，2017，36（11）：8.

[7] 吴静，吴琪，王少英. 腰痛宁胶囊治疗腰椎骨质增生症的临床研究[J]. 现代药物与临床，2017，32（1）：88-91.

[8] 赵鹏飞，宋永伟，李志强，等. 腰痛宁胶囊治疗腰椎增生症（寒湿瘀阻证）临床观察[J]. 中草药，2016，47（5）：799-802.

[9] 索春秀，王艳和. 腰痛宁引起戒酒硫样反应 1 例[J]. 中国医学创新，2011，8（9）：196.

[10] 常文华，陆斌. 腰痛宁胶囊致血压升高 4 例[J]. 新疆中医药，2008，（4）：35-36.

[11] 陈坤全，李益生. 腰痛宁胶囊致严重过敏 1 例[J]. 海峡药学，2008，（8）：174-175.

[12] 王培，杨学武，栗君. 口服"腰痛宁"胶囊致大疱表皮松解坏死型药疹 1 例报告[J]. 中国临床康复，2002，（15）：2299.

（河南中医药大学　乔靖怡、魏珍珍）

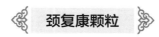

颈复康颗粒

【药物组成】　羌活、川芎、葛根、秦艽、威灵仙、苍术、丹参、白芍、地龙（酒炙）、红花、乳香（制）、黄芪、党参、地黄、石决明、煅花蕊石、关黄柏、炒王不留行、桃仁、没药（制）、土鳖虫（酒炙）。

【处方来源】　研制方。《中国药典》（2015 年版）。

【功能与主治】　活血通络，散风止痛。用于风湿瘀阻所致的颈椎病，症见头晕、颈项僵硬、肩背酸痛、手臂麻木。

【药效】　主要药效如下[1-4]（图 4-2）：

1. 改善血液流变性　动脉型颈椎病是由于多种原因导致椎动脉痉挛、管腔狭窄，造成椎基底动脉供血不足，引起头痛、眩晕等一系列临床症状。颈复康颗粒中挥发油成分可明显延长大鼠体内血栓形成时间；抑制大鼠体外血栓形成，降低血栓干、湿重；抑制 ADP 诱导的血小板聚集；降低全血黏度和血浆黏度；显著增加家犬椎动脉血管流量。颈复康颗粒及其挥发油成分可通过活血化瘀、增加脑血流量等作用改善椎动脉型颈椎病的一系列临床症状。

2. 抗炎镇痛　本品能显著提高小鼠扭体法、热板法及大鼠温浴法、尾部加压所引起疼痛的痛阈值，有较好的镇痛作用；可明显减轻小鼠耳和大鼠足肿胀，减少小鼠腹腔液的渗出，降低大鼠肿胀足中 IL-1、TNF-α 和 PGE_2 水平，提示本品具有显著的抗炎镇痛作用，机制可能与降低 IL-1、TNF-α 和 PGE_2 水平有关。

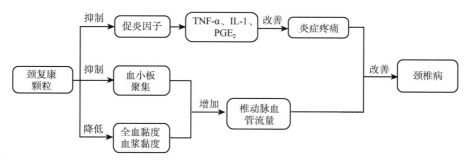

图 4-2　颈复康颗粒改善颈椎病的药效机制

【临床应用】 主要用于颈椎病。

1. 椎动脉型颈椎病[5, 6] 是颈椎病中常见的一种类型，是指由颈椎退行性改变、椎骨内外平衡失调、压迫或刺激椎动脉引起的椎-基底动脉血流障碍而导致脑供血不全，以眩晕等为主要症状的一系列证候群。颈复康颗粒中的活血化瘀药能减轻或消除颈肩周围软组织的无菌性炎症对椎动脉壁的刺激，解除或缓解椎动脉痉挛；结合推拿手法能起到扶正祛邪、标本兼治的功效，大大提高了治愈率，在改善患者症状的同时，也大大提高了他们的生活质量；联合美洛昔康片治疗椎动脉型颈椎病具有明显的临床效果。

2. 神经根型颈椎病[7, 8] 是颈椎病中最常见的一型，占颈椎病总数的 50%～70%。本品具有抑制炎症介质释放，减轻局部炎症对神经根的刺激，达到缓解疼痛、抗炎、镇痛的作用；能明显改善临床症状及体征，对改善颈项疼痛、颈部压痛，消除肢体麻木及颈项活动范围方面疗效确切；结合颈椎牵引，能有效恢复颈椎的生理曲度、扩大椎间隙、减轻骨质增生，解除局部压迫症状，有效改善临床症状和体征。

【不良反应】 目前尚未检索到不良反应的报道。

【使用注意】 孕妇忌服。消化道溃疡、肾性高血压患者慎服或遵医嘱。如有感冒、发热、鼻咽痛等患者，应暂停服用。

【用法与用量】 开水冲服。一次 1～2 袋，一日 2 次。饭后服用。

参 考 文 献

[1] 杨宇杰，于海龙，吕英超，等. 颈复康颗粒中挥发油成分对血栓形成、血液黏度及脑血流量的影响[J]. 中国实验方剂学杂志，2013，19（23）：220-223.

[2] 耿榕徽，姜福义，王春民，等. 提取-共沸精馏耦合工艺提取挥发油制备颈复康颗粒的活血化瘀作用[J]. 中国实验方剂学杂志，2013，19（2）：239-242.

[3] 郝少君，张旭辉，马珍珍，等. 骨疼静胶囊对热板法及尾部加压法致小鼠疼痛的影响[J]. 河北医药，2013，35（22）：3367-3368.

[4] 杨宇杰，吕英超，于海龙，等. 颈复康颗粒中挥发油成分抗炎镇痛作用及其机制研究[J]. 中成药，2012，34（12）：2420-2424.

[5] 简鹏，钱瑞坤. 推拿手法结合颈复康颗粒治疗椎动脉型颈椎病 36 例[J]. 风湿病与关节炎，2013，2（2）：32-33.

[6] 唐素勤，罗顺. 颈复康颗粒联合美洛昔康片治疗椎动脉型颈椎病的临床观察[J]. 世界最新医学信息文摘，2017，17（76）：256-257.

[7] 马正明. 颈复康颗粒治疗神经根型颈椎病 197 例临床疗效观察[J]. 中国医药指南，2012，10（21）：237-238.

[8] 李小荣. 颈复康颗粒和中药汤剂辅助治疗神经根型颈椎病的疗效对比[J]. 北方药学，2015，12（8）：34-35.

（河南中医药大学 乔靖怡、魏珍珍）

骨刺消痛液（片）

【药物组成】 乌梅、川芎、桂枝、独活、当归、草乌（金银花甘草水炙）、红花、川乌（金银花甘草水炙）、木瓜、麻黄、牛膝、铁丝威灵仙。

【处方来源】 研制方。国药准字 Z11020352。

【功能与主治】 祛风通络，活血止痛。用于颈椎、腰椎、四肢关节骨质增生引起的酸胀、麻木、疼痛等。

【药效】 主要药效如下[1]：

1. 镇痛 骨刺消痛液具有祛风通络、活血止痛、除湿宣痹的功效，临床上常通过内服用于治疗颈椎、腰椎、四肢关节等处骨质增生所致的酸胀、麻木、疼痛、活动受限等症。

2. 抗炎　骨刺消痛液外用热敷局部关节，使药物迅速深入腠理和筋骨，增强局部软组织对药物的吸收能力，达到去除炎症因子、解除粘连、改善挛缩及肌紧张的目的，从而增加关节活动度。

【临床应用】　主要用于颈椎病。

1. 颈椎病[2]　对于神经根型颈椎病，牵引加骨刺消痛液离子导入治疗颈椎病可以发挥消炎、消肿、止痛、减轻神经根压迫状态，抑制增生组织的进一步恶化，从而达到疾病康复的目的。

2. 骨质增生[3]　骨质增生祖国医学称之为"骨痹"，属久经劳损，营卫不合，气血阻滞，复有外邪入侵，风寒湿邪相搏侵袭经络深入筋骨所致。治以活血祛瘀、通经活络之法。将本品制成药袋，药液熏洗，药袋热敷患处，可疏通腠理，使气血流畅，有效缓解患者疼痛症状，对颈椎骨质增生疗效显著。

【不良反应】　有文献报道服用本品可引起过敏反应[4, 5]、休克[6]、过量致中毒[7, 8]。

【使用注意】　①久置可出现少量沉淀，服时摇匀。②注意按剂量服用，不宜过量。③若出现不良反应速去医院就诊。④对酒精过敏者和不适饮酒者慎用。⑤运动员慎用。

【用法与用量】　口服，一次 10～15ml，一日 2 次，或遵医嘱服用。

参 考 文 献

[1] 郭静华，王艳华. 骨刺消痛液热敷联合中频电及运动疗法治疗脑卒中后肩痛疗效观察[J]. 现代中西医结合杂志，2012，21（27）：2998-2999.

[2] 朱同奎，牛庆民，何苏敏，等. 牵引加骨刺消痛液离子导入治疗颈椎病110例[J]. 河北中医，1990，（5）：19.

[3] 杨颢. 骨刺消痛液治疗骨质增生[J]. 中国民间疗法，2001，（9）：62.

[4] 赵振国. 口服骨刺消痛液过敏1例[J]. 现代中西医结合杂志，1998，（3）：404.

[5] 王志云，秦书杰，吕东霞. 骨刺消痛液致过敏反应1例[J]. 陕西中医，1993，（4）：42.

[6] 赵媛华. 口服骨刺消痛液致休克1例[J]. 安徽中医学院学报，1997，（5）：40.

[7] 陆德安. 服"骨刺消痛液"过量致中毒1例[J]. 中西医结合实用临床急救，1996，（1）：46.

[8] 曹维珍. 口服"骨刺消痛液"中毒1例[J]. 陕西中医，1994，（6）：282.

（河南中医药大学　乔靖怡、魏珍珍）

骨刺片（丸）

【药物组成】　制川乌、制天南星、白芷、甘草、穿山龙、红花、制草乌、秦艽、当归、薏苡仁（炒）、绵萆薢、徐长卿。

【处方来源】　研制方。《中国药典》（2015 年版）。

【功能与主治】　祛风止痛。用于骨质增生，风湿性关节炎，风湿痛。

【药效】　主要药效如下[1]：

1. 镇痛　中药骨刺丸临床应用有较好的镇痛作用，可适用多种原因的神经疼痛。

2. 抗炎　中药骨刺丸有较好的抗炎作用。

【临床应用】　主要用于颈椎病、骨质增生。

1. 颈椎病[2]　是由于颈椎间盘退变及其继发的一系列病理改变，刺激或压迫了邻近的神经根、脊髓、椎动脉及颈部交感神经等组织，引起各种症状和体征的综合症候群。对于肝肾不足、风寒湿邪、气血不畅型颈椎、胸椎、腰椎、跟骨等骨关节增生性疾病，临床上予骨刺片治疗，可祛风散寒除湿，舒筋活血，通络止痛，补肝肾强筋骨，标本兼治，从而达到消除颈部一系列病变，改善本身肝肾功能之目的。

2. 骨质增生[3-5]　骨质增生属"骨痹"的范畴，多为年老体弱卫阳不固，感受风寒湿邪流注经络关节，气血运行不畅而发病。本品能使长期处于紧张状态的肌肉组织松弛，使局部组织血液循环和营养状态得以改善，抑制骨刺形成，使关节内无菌性炎症消失，从而达到治疗的目的。对于颈腰椎有神经根受压症状时，应配合颈颌、骨盆牵引；膝关节急性发作期可配合威灵仙注射液、普鲁卡因针关节内封闭；跟骨配合中药外用熏洗，可增加疗效，缩短疗程。

【不良反应】　有文献报道服用本品引起恶性大疱性多形红斑型药疹[6]。

【使用注意】　①本品含士的宁、乌头碱，应严格在医生指导下服用，不得任意增加服用量，不宜长期连续服用。②严重心脏病，高血压，肝、肾疾病及孕妇忌服。③感冒发热时忌服。

【用法与用量】　片剂：饭后服用。一次 3 片，一日 3 次，或遵医嘱。丸剂：水蜜丸一次 6g，大蜜丸一次 1 丸，一日 2～3 次。

参 考 文 献

[1] 王欢俐，付晓峰. 中药骨刺丸治疗风湿性关节炎的临床观察[J]. 中医药学报，1999，（3）：16.

[2] 王燕. 骨刺片治疗颈椎病 260 例[J]. 光明中医，2007，（10）：48-49.

[3] 王明武. 骨刺丸治疗骨质增生 133 例报告[J]. 中国中医骨伤科，1995，（1）：40-41.

[4] 白延峰，王书成，蒲兴海，等. "骨刺丸"治疗骨质增生 105 例[J]. 甘肃中医学院学报，1992，（4）：23.

[5] 边全禄，崔兴发. 骨刺丸治疗骨质增生症 320 例分析[J]. 陕西中医，1985，（2）：59-60.

[6] 仇树林，王恒法，郭文友. 中药骨刺丸引起恶性大疱性多形红斑型药疹一例报告[J]. 河北医学院学报，1983，（4）：230.

（河南中医药大学　乔靖怡、魏珍珍）

骨 痛 灵 酊

【药物组成】　雪上一枝蒿、干姜、龙血竭、乳香、没药、冰片。

【处方来源】　研制方。《中国药典》（2015 年版）。

【功能与主治】　温经散寒，祛风活血，通络止痛。用于腰、颈椎骨质增生，骨性关节炎，肩周炎，风湿性关节炎。

【药效】　主要药效如下[1]：

1. 抗炎　骨痛灵酊可通过降低类风湿关节炎大鼠血清 IL-1β、IL-6、TNF-α 含量，减轻炎症状态；联合西药治疗风湿性关节炎疗效显著。

2. 镇痛　腰椎间盘突出症的临床表现以腰腿疼为主，骨痛灵酊具有较强的活血化瘀、消炎镇痛的作用，能明显缓解腰椎间盘突出症的疼痛症状。

【临床应用】　主要用于颈肩腰腿痛、腰椎间盘突出。

1. 颈肩腰腿痛[2]　是一组以颈、肩、腰、腿疼痛为主要症状的疾病的总称。骨痛灵酊中频电熨可减轻颈肩腰腿痛患者的疼痛状况，较常规治疗有更好疗效。

2. 腰椎间盘突出[3, 4]　　属中医学的"痹证""痿证"。中国传统医学认为外伤劳损，寒湿侵袭，瘀血、寒湿夹杂，闭阻经络致使脏腑经络失荣，气血运行不畅。本品加特定电磁波治疗仪配合手法有改善局部血液循环，消肿止痛，缓解痉挛及抑制创伤性炎症的作用；本品能明显缓解腰椎间盘突出症的疼痛症状，且优于口服常用消炎镇痛药物，而无消炎镇痛药带来的副作用。

【不良反应】　　目前尚未检索到不良反应的报道。

【使用注意】　　孕妇及皮肤破损处禁用；本品只供外用；不可内服；用药后 3 小时内用药部位不得吹风；不接触冷水。

【用法与用量】　　外用。一次 10ml，一日 1 次。将药液浸于敷带上贴敷患处 30～60 分钟；20 天为一个疗程。

参 考 文 献

[1] 杨琳，黄武维. 骨痛灵酊联合来氟米特治疗风湿性关节炎的临床观察[J]. 湖北中医药大学学报，2016，18（4）：79-81.
[2] 饶翩. 骨痛灵酊中频电熨治疗颈肩腰腿痛 108 例[J]. 医学新知杂志，2007，（2）：119.
[3] 张天政. TDP 加骨痛灵酊配合手法治疗腰椎间盘突出症[J]. 中医正骨，2004，（2）：13-14.
[4] 周建华，郭加南，顾旭东，等. 骨痛灵酊治疗腰椎间盘突出症疼痛 31 例[J]. 中国药业，2002，（2）：74.

（河南中医药大学　乔靖怡、魏珍珍）

通络祛痛膏

【药物组成】　　当归、红花、花椒、丁香、荜茇、大黄、冰片、川芎、山柰、胡椒、肉桂、干姜、樟脑、薄荷脑。

【处方来源】　　研制方。《中国药典》（2015 年版）。

【功能与主治】　　活血通络，散寒除湿，消肿止痛。用于腰部、膝部骨性关节炎瘀血停滞、寒湿阻络证，症见关节刺痛或钝痛，关节僵硬，屈伸不利，畏寒肢冷。用于颈椎病（神经根型）瘀血停滞、寒湿阻络证，症见颈项疼痛、肩臂疼痛、颈项活动不利、肢体麻木、畏寒肢冷、肢体困重等。

【药效】　　主要药效如下[1, 2]：

1. 镇痛　　本品可显著提高热板法致痛小鼠的痛阈值，减少乙酸致小鼠扭体次数，具有明显的镇痛作用。

2. 抗炎　　本品能明显抑制二甲苯致小鼠耳郭肿胀度，抑制蛋清致大鼠足爪肿胀，具有显著的抗炎作用。

【临床应用】　　主要用于腰椎间盘突出。

1. 腰椎间盘突出[3]　　本品外敷配合内服腰痛宁胶囊治疗腰椎间盘突出症，效果显著，显效快，有效率高。

2. 膝骨性关节炎（风湿瘀阻证）[4, 5]　　中医对于膝骨性关节炎的治疗主要是缓解疼痛症状，改善关节功能；通络祛痛膏外敷，属中医药外治法的范畴，贴敷于患处皮肤，可直接作用于病所，起效快，且不经过消化道及血液循环，减轻了肝脏和胃肠的刺激，治疗膝骨性关节炎（风湿瘀阻证），能明显改善临床症状，降低 VAS 评分及中医证候评分。

【不良反应】 目前尚未检索到不良反应的报道。

【使用注意】 ①偶见贴敷处皮肤瘙痒、潮红、红疹，过敏性皮炎。②皮肤破损处忌用。③对橡胶膏剂过敏者慎用。④每次贴敷不宜超过 12 小时，防止贴敷处发生过敏。

【用法与用量】 外用，贴患处。腰部、膝骨性关节炎，一次 1～2 贴，一日 1 次，15 天为一个疗程；颈椎病（神经根型），一次 2 贴，一日 1 次，21 天为一个疗程。

参 考 文 献

[1] 曹逸，白书臣，刘瑜. 骨痛膜抗炎镇痛作用的实验研究[J]. 中国中医骨伤科杂志，2009，17（11）：10-12.

[2] 曹逸. 骨痛膜抗炎镇痛作用及皮肤用药急毒性的实验研究[D]. 武汉：湖北中医药大学，2010.

[3] 陈鹏. 中成药联用治疗腰椎间盘突出症[J]. 中国民间疗法，2017，25（4）：70.

[4] 陈薇，张晨. 通络祛痛膏治疗膝关节炎骨性关节炎风湿瘀阻证临床观察[J]. 长春中医药大学学报，2016，32（2）：355-357.

[5] 覃艳梅. 探究通络祛痛膏治疗膝关节骨性关节炎风湿瘀阻证的疗效[J]. 中外医疗，2016，35（19）：169-170.

（河南中医药大学 乔靖怡、魏珍珍）

腰痹通胶囊

【药物组成】 三七、川芎、延胡索、白芍、牛膝、狗脊、熟大黄、独活。

【处方来源】 研制方。《中国药典》（2015 年版）。

【功能与主治】 活血化瘀，祛风除湿，行气止痛。用于血瘀气滞、脉络闭阻所致腰痛，症见腰腿疼痛、痛有定处、痛处拒按、轻者俯仰不便、重者剧痛不能转侧；腰椎间盘突出症见上述证候者。

【药效】 主要药效如下[1-3]：

1. 调节免疫 腰痹通胶囊可以通过抑制血清 IgG、IgM 水平，调节 T 淋巴细胞 $CD4^+$ 及 $CD4^+/CD8^+$ 值来调节此模型的自身免疫状态，从而达到抑制神经根部位病变，减轻其结构性损伤，进而达到治疗目的。本品可以改善腰椎间盘突出大鼠模型的症状和神经根病变，其机制可能与调节机体自身免疫状态有关。

2. 抗炎镇痛 腰椎间盘突出所致疼痛产生的原因与损伤部位产生大量炎症介质或退变产物有关，这些致痛物质与神经末梢接触即可引起神经支配区疼痛。本品能显著提高大鼠腰椎神经根压迫致腰椎间盘突出模型左后肢压痛的痛阈值，降低血清 TNF-α、IL-1β、IL-6 炎性因子含量，改善神经根病变。配合腰椎机械牵引、推拿，能显著提高临床疗效，镇痛效果佳，抗炎作用明确。

【临床应用】 主要用于腰椎椎管狭窄、腰椎间盘突出、强直性脊柱炎。

1. 腰椎椎管狭窄[4] 是由于腰椎退行性变导致，多见于中老年患者，病程较长，主要表现为下肢酸胀麻木、慢性腰腿痛及间歇性跛行等，严重影响生活质量。中医理论认为，本病病机为"督脉之气不足"，督脉肾阳之气走行全身，贯穿整个脊柱，肾阳、督脉之气虚衰则可致经脉气血痹阻，遂发为疼痛。本品对腰椎管狭窄有较好的治疗效果，现代药理学研究证实其能够抑制炎性细胞因子及疼痛介质释放，具有明显镇痛、改善局部微循环作用，可明显改善患者临床症状，降低血清炎性细胞因子水平。

2. 腰椎间盘突出[5-7] 腰椎间盘突出症以 L4～L5、L5～S1 发病率最高，临床主要表现为腰腿疼痛、麻木及腰部活动障碍等。腰痹通胶囊是用于治疗腰部疼痛的中药制剂，具有活血化瘀、行气止痛、祛风除湿的功效，可镇痛，并能有效减轻炎性反应，不良反应极少；本品治疗腰椎间盘突出症可有效改善患者疼痛程度，降低 IL-6 与 IL-8 浓度，且疗效显著，并发症少，安全可靠；配合应用腰椎牵引及规范手法推拿等中医特色疗法治疗腰椎间盘突出症，可明显改善患者腰腿疼痛及活动症状，临床疗效确切。

3. 强直性脊柱炎[8-10]　是一种常见的风湿类疾病，多由于素体亏虚，肾虚督弱，加之外感风寒湿或湿热毒邪，阻于督脉，脉络闭阻，气血运行不畅，不通则痛。本品对活动期强直性脊椎炎有较好的疗效，与风痛宁缓释片的疗效相似，未见副作用；能够减少炎症反应，促进功能恢复，缩短康复期；配合针刺能明显改善强直性脊柱炎患者的临床症状，提高患者的生活质量。

【不良反应】　目前尚未检索到不良反应的报道。

【使用注意】　孕妇忌服；消化性溃疡性患者慎服或遵医嘱。

【用法与用量】　口服。一次 3 粒，一日 3 次，宜饭后服用。30 天为一个疗程。

参 考 文 献

[1] 唐朝辉, 李娜, 曹亮, 等. 腰痹通胶囊改善大鼠腰椎间盘突出及其机制研究[J]. 现代药物与临床, 2014, 29（10）: 1086-1091.

[2] 唐朝辉, 曹亮, 丁岗, 等. 腰痹通胶囊对大鼠腰椎神经根压迫致腰椎间盘突出模型药效及炎性因子的影响[J]. 中国实验方剂学杂志, 2015, 21（5）: 155-158.

[3] 吴小明, 汤池, 谢康宁, 等. 腰痹通胶囊对腰椎间盘突出症的疗效及炎性因子的影响[J]. 中国药业, 2015, 24（16）: 80-81.

[4] 谢添. 温肾通督方治疗腰椎管狭窄的临床研究[J]. 中西医结合研究, 2018, 10（2）: 63-66.

[5] 王勇, 苏建敏, 侯江伟, 等. 腰痹通胶囊治疗腰椎间盘突出症的近期疗效分析[J]. 北方药学, 2018, 15（4）: 88-89.

[6] 马洪亮. 腰痹通胶囊治疗腰椎间盘突出症疼痛的效果及对 IL-6、IL-8 因子的影响[J]. 空军医学杂志, 2018, 34（3）: 199-201, 205.

[7] 苏国磊, 杨昀睿, 李海红, 等. 腰痹通胶囊联合中医特色疗法治疗腰椎间盘突出症临床疗效观察[J]. 亚太传统医药, 2018, 14（5）: 143-145.

[8] 纪伟, 宋亚楠. 腰痹通胶囊治疗强直性脊柱炎临床观察[J]. 实用临床医药杂志, 2010, 14（21）: 60-61.

[9] 李进, 杨述华, 杜靖远, 等. 腰痹通胶囊对脊柱手术患者术后恢复的影响[J]. 现代中西医结合杂志, 2009, 18（36）: 4473-4474.

[10] 左芳, 刘维. 腰痹通胶囊配合针刺治疗强直性脊柱炎 38 例[J]. 天津中医药, 2011, 28（1）: 35-36.

（河南中医药大学　乔靖怡、魏珍珍）

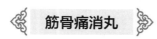

筋骨痛消丸

【药物组成】　丹参、威灵仙、鸡血藤、香附（醋制）、乌药、秦艽、地黄、白芍、桂枝、川牛膝、甘草。

【处方来源】　研制方。国药准字 Z10970117。

【功能与主治】　活血行气，温经通络，消肿止痛。用于血瘀寒凝、膝关节骨质增生引起的膝关节疼痛、肿胀、活动受限等症。

【药效】　主要药效如下[1-3]：

1. 抗炎　本品对二甲苯致小鼠耳郭肿胀、乙酸诱发小鼠毛细血管通透性增高、琼脂致小鼠肉芽组织增生均有显著的抑制作用，可明显降低大鼠角叉菜胶足跖肿胀炎症组织内 IL-1、TNF-α、PGE$_2$、NO、MDA 的水平；对兔膝骨性关节炎有防治作用，其机制可能是通过降低关节液中细胞炎性因子 IL-1、TNF-α 含量从而抑制软骨的破坏，延缓骨性关节炎的进展。

2. 抗氧化　骨关节炎与自由基引发的脂质过氧化有关，氧自由基增高可改变关节中蛋白聚糖和胶原蛋白的合成与分泌功能，使软骨细胞分泌透明质酸减少，滑液黏蛋白解聚，进而使软骨细胞退变，死亡。本品能明显升高骨性关节炎大鼠血清中 SOD 活力，具有较好的抗氧化作用，这对延缓软骨退变，保护骨关节具有一定的作用。

【临床应用】　主要用于腰椎间盘突出、腰椎椎管狭窄、膝骨性关节炎（血瘀寒凝型）。

1. 腰椎间盘突出[4]　腰椎间盘突出是临床常见病，主要症状是腰痛伴下肢放射性疼痛。目前普遍认为是髓核等椎间盘组织向后或后外方突出，刺激、压迫神经根导致的无菌性炎症引起的疼痛。本品具有显著的抗炎镇痛作用，针刺配合口服筋骨痛消丸治疗腰椎间盘突出症有较好的治疗效果。

2. 腰椎椎管狭窄症[5]　本品配合中药热敷治疗腰椎椎管狭窄症可活血行气，补益肝肾，标本兼治，疗效确切，热敷时药物气化分子更容易吸收，在局部发挥药物作用，促进血液及淋巴循环，加速新陈代谢，改善局部组织营养和整体机能。

3. 膝骨性关节炎（血瘀寒凝型）[6, 7]　筋骨痛消丸联合中药熏洗、功能训练方法对膝骨性关节炎患者施治，可以显著促进患者病症疗效提高和关节肿胀指数、关节疼痛指数及关节活动指数改善，从而优化膝骨性关节炎患者的预后能力；联合双醋瑞因同服对膝骨性关节炎疗效优于单服硫酸氨基葡萄糖的疗效。

【不良反应】　有文献报道服用本品引起老年急性胰腺炎[8]。

【使用注意】　①孕妇禁服。属阳热证患者不宜服用。②忌生冷、油腻食物。③有高血压、心脏病、肝病、糖尿病、肾病等慢性病患者应在医师指导下服用。④儿童、经期、哺乳期妇女及年老体弱者应在医师指导下服用。⑤有出血倾向者慎用。⑥本品用于膝关节骨质增生所致疼痛、肿胀、活动受限的对症治疗；症状严重者应去医院就诊。⑦服药2 周症状无缓解，应去医院就诊。⑧按照用法用量服用，连续服药超过 1 个月应咨询医师。⑨对本品过敏者禁用，过敏体质者慎用。

【用法与用量】　口服。一次 6g，一日 2 次，温开水送服。30 天为一个疗程。

参 考 文 献

[1] 武爱玲. 筋骨痛消丸抗炎作用及其机制的研究[J]. 世界中西医结合杂志, 2014, 9（10）: 1046-1048.

[2] 柴旭斌, 周英杰, 胡云. 筋骨痛消丸对兔膝关节骨关节炎模型关节液 IL-1、TNF-α 水平的影响[J]. 中医药临床杂志, 2016, 28（11）: 1647-1651.

[3] 毛国庆, 黄桂成, 朱萱萱. 宁膝 1 号治疗骨关节炎大鼠的实验研究[J]. 辽宁中医药大学学报, 2009, 11（6）: 252-253.

[4] 李小华, 周立志, 彭力. 针刺配合筋骨痛消丸治疗腰椎间盘突出症 60 例疗效观察[J]. 湖南中医杂志, 2015, 31（1）: 90-91.

[5] 韩晓强, 卜明, 李帅, 等. 中药热敷配合筋骨痛消丸治疗腰椎椎管狭窄症 130 例[J]. 现代中药, 2014, 34（6）: 28-30.

[6] 李建中. 筋骨痛消丸结合中药熏洗加功能训练治疗膝关节骨性关节炎[J]. 光明中医, 2018, 33（6）: 803-805.

[7] 李志银, 牛作风. 筋骨痛消丸合双醋瑞因治疗膝关节骨性关节炎的临床观察[J]. 中国民族民间医药, 2016, 25（21）: 74-75, 79.

[8] 张志坚. 筋骨痛消丸致老年急性胰腺炎 1 例[J]. 河南医药信息, 2000,（11）: 63.

（河南中医药大学　乔靖怡、魏珍珍）

第五章

腰肌劳损中成药名方

第一节 概 述

一、概 念

腰肌劳损（lumbar muscle strain，LMS）是指腰部肌肉、腰骶部肌肉、韧带、筋膜等软组织的慢性损伤，临床上极为多见。

腰肌劳损常发生于青壮年，多因长期弯腰工作，腰背部经常负重，过度疲劳，工作姿势不正确，或原有腰部解剖结构缺陷等所致；也可因为腰部急性损伤治疗不当，或反复受伤迁延不愈而成慢性腰痛者。一般是由于劳动或生活中发生多次轻微肌肉拉伤或受到反复牵扯，局部发生出血渗出，未引起重视或治疗，在肌肉和筋膜之间形成粘连，肌肉收缩时即出现疼痛。

腰肌劳损属中医学"骨痿""骨痹"等范畴，主要是由于肾精亏虚从而出现腰部酸困及疼痛。

二、病因及发病机制

（一）病因

慢性劳损：慢性腰肌劳损是一种积累性损伤，主要由于腰部肌肉疲劳过度，如长时间弯腰工作，或由于习惯性姿势不良，或由于长时间处于某一固定体位，致使肌肉、筋膜及韧带持续牵拉，使肌肉内压力增加，血供受阻，这样肌纤维在收缩时消耗的能量得不到补充，产生大量乳酸；加之代谢产物得不到及时清除，积聚过多，而引起炎症、粘连。如此反复，日久即可导致组织变性、增厚及挛缩，并刺激相应神经而引起慢性腰痛。

先天性畸形：如隐性骶椎裂使部分肌肉和韧带失去附着点，减弱了腰骶关节的稳定性；一侧腰椎骶化或骶椎腰化，两侧腰椎间小关节不对称使两侧腰骶肌运动不一致，造成部分腰背肌代偿性劳损。

风寒湿邪侵袭：风寒湿邪可妨碍局部气血运行，促使和加速腰骶肌肉、筋膜和韧带紧张痉挛而变性，从而引起慢性腰痛。

（二）发病机制

慢性腰肌劳损多由急性损伤迁延不愈，或慢性积累性劳损所致，由于腰椎局部肌肉、韧带、筋膜长期处于无菌性炎症状态，产生的肌酸不能及时排出，引起纤维变性，导致局部产生瘢痕组织，刺激脊神经后支而引起腰痛。在遭受外邪侵袭时，肌肉筋膜的无菌性炎症加重，使局部水肿、疼痛等症状加剧。从微观角度看，腰肌劳损病变局部存在肌筋膜的粘连，肌肉纹理的紊乱，导致炎性致痛因子堆积，从而引起微循环障碍。

三、临 床 表 现

腰部急性损伤迁延或慢性劳损病史的腰肌劳损患者主要症状表现为腰部酸胀或隐痛，时轻时重，经常反复，休息及适当活动后减轻，劳累后加重，常喜用双手捶腰。休息时减轻；活动过度又加重。不能坚持弯腰工作。常被迫时时伸腰或叩击腰部以缓解疼痛。腰部有压痛点，多在骶棘肌处、髂骨脊后部、骶骨后骶棘肌止点处或腰椎横突处。腰部外形及活动多无异常，也无明显腰肌痉挛，少数患者腰部活动稍受限。

四、诊 断

询问病史是否有腰部急性损伤迁延或有慢性劳损病史。询问临床症状是否腰部酸痛，肌肉僵硬，有沉重感，受寒湿加重，休息减轻，有时可有下肢放射痛。观察患者体征，偶有腰椎生理前凸减小或变直。腰背筋膜劳损有局限性压痛点；棘上韧带和棘间韧带劳损压痛点在棘突上或棘突间。直腿抬高试验偶可阳性，但加强试验为阴性。辅助检查 X 线检查有时可见阴性脊柱裂、腰椎骶化或骶椎腰化等先天变异，也可见腰椎骨质增生，生理曲度变直或肌性侧弯。

五、治 疗

（一）常用化学药物及现代技术

目前常用口服化药治疗腰肌劳损的疼痛反应，口服药物包括非甾体抗炎药、阿片类镇痛药和肌肉松弛剂。非甾体抗炎药包括美洛昔康、布洛芬、尼美舒利、洛芬待因等，该类药物具有抗炎、抗风湿、止痛、退热和抗凝血等作用。对于非甾体抗炎药无法控制的严重疼痛，可考虑使用阿片类镇痛剂。另一种为中枢性肌肉松弛剂，如复方氯唑沙宗片主要通过抑制脊髓和大脑皮质下中枢，而产生肌肉松弛作用，缓解痉挛所致疼痛并增加受累肌肉的灵活性。口服化药后常会伴发不良胃肠反应及肝肾毒副作用，且只能缓解腰痛症状，不能根除病因。通常口服化药疗法也被称作症状性疗法。

封闭疗法又称为神经阻滞疗法，是用不同剂量和不同浓度的局部麻醉药注入组织内，利用其局部麻醉作用减少局部病变对中枢的刺激并改善局部营养，从而促进疾病痊愈的一种治疗方法。常用药物包括曲安奈德、普鲁卡因、利多卡因、类固醇类药物（如地塞米松）。封闭疗法虽然起效迅速，但副作用较大，远期疗效不理想。治疗后易复发，且复发后症状会加重。

（二）中成药名方治疗

中医药治疗腰肌劳损不同于化药是单靶点调节治疗。不以消炎止痛为主，而是标本兼治，既治其标，又治其本。中成药通过辨证论治不仅改善临床症状，而且可防止腰肌劳损的复发。

第二节　中成药名方的辨证分类与药效

腰肌劳损患者共同的病理基础是机体骨密度降低、生物力学强度降低、骨脆性增加、骨质及骨架结构的改变，腰肌劳损除病理变化同时伴随着骨关节炎症反应，长期病变则会形成纤维粘连。中药治疗腰肌劳损是辨证用药，中成药名方的常见辨证分类及其主要药效如下[1-5]：

一、补益肝肾、理气止痛类

腰肌劳损肝肾不足者症见腰痛日久，酸软无力，遇劳更甚，卧则减轻。腰肌痿软，喜按喜揉。偏阳虚者，面色无华，手足不温。舌质淡，脉沉细；偏阴者面色潮红，手足心热，舌质红，脉弦细数。

腰肌劳损肝肾不足者的主要病理变化是日积月累的劳损使肌纤维变性，甚而少量撕裂，形成瘢痕或纤维条索或粘连，造成椎骨关节损伤，发展为腰椎病理性弯曲或骨质增生。

补益肝肾、理气止痛类中成药具有抗炎镇痛作用，多含乌头碱，对垂体-肾上腺皮质系统有兴奋作用，有较强表面麻醉作用，且促进人成骨细胞的增殖和分化，并且可以增加钙含量，起到壮骨强筋作用。

常用中成药：复方补骨脂颗粒、桂附地黄丸（胶囊）、杜仲颗粒、鱼鳔丸、七宝美髯丸（颗粒、口服液）、杜仲补腰合剂、三宝胶囊。

二、补肾活血、强筋止痛类

肾虚精亏型腰肌劳损者症见腰背酸沉疼痛，喜按喜揉，腰膝无力，遇劳更甚，卧则减轻，常反复发作，伴少气乏力，手足欠温，舌淡，脉沉。

肾虚精亏型腰肌劳损者的主要病理变化是长期慢性的姿势不良引起肌肉附着点、骨膜、韧带等组织的充血。

补肾活血、强筋止痛类中成药可改善局部组织周围血流，消除充血水肿，具有镇痛作用。

常用中成药：骨仙片、腰痛片（丸）、益肾补骨液、三两半药酒、杜仲补天素片、青娥丸、腰肾膏、右归丸、回春胶囊、肾宝合剂、延龄长春胶囊、五子衍宗丸（片、口服液）、蛮龙液、还少胶囊、清宫长春胶囊。

三、活血化瘀、消肿止痛类

气滞血瘀证腰肌劳损者症见腰背部胀痛或刺痛，痛有定处，日轻夜重，面晦唇暗，多有外伤史、劳损史。舌质暗或由瘀斑，脉弦或涩。

气滞血瘀证腰肌劳损者主要病理变化是腰背肌肉长期处于紧绷状态，易产生劳损，进一步发展形成无菌性炎症，刺激神经末梢，引起疼痛。

活血化瘀、消肿止痛类中成药具有促进局部血液循环、加速炎性因子的代谢及消炎止痛作用。

常用中成药：济生肾气丸、红茴香注射液、腰疼丸。

四、养血舒筋、祛风除湿类

寒湿凝滞腰肌劳损者症见腰背部沉痛、转侧不力，痛处喜按，遇阴雨天或感寒后加重，体倦乏力，舌淡苔薄腻，脉沉紧或迟。

寒湿凝滞腰肌劳损者主要病理变化是风寒湿外邪刺激所引起的急性腰部肌肉组织纤维水肿、渗出、纤维组织增生和粘连及无菌性炎症。

养血舒筋、祛风除湿类中成药可降低关节液中 TNF 水平，减低炎症因子产生，可以扩张血管、增加毛细血管管径，延长肾上腺素引起的血管收缩期的潜伏期，明显增加血流量，降低血管阻力。

常用中成药：独活寄生丸、腰椎痹痛丸、痹祺胶囊、妙济丸、风湿痛药酒。

参 考 文 献

[1] 马志杰，吴锦才，吴晓鹏，等. 辨证分型配合六步手法治疗腰肌劳损临床观察[J]. 新中医，2010，42（7）：40-41.

[2] 李祥农. 分型辨治腰肌劳损[N]. 中国中医药报，2012，6（5）.

[3] 凌纯. 分型治疗慢性腰肌劳损 120 例[J]. 四川中医，2003，21（11）：76-77.

[4] 陈仲，靳安民，张积利，等. 慢性腰肌劳损的修正诊断和对因治疗[J]. 广东医学，2011，32（18）：2416-2418.

[5] 朱立国，于杰. 外科与骨伤可中成药合理应用手册[M]. 北京：人民卫生出版社，2010.

（河南中医药大学　苗明三、乔靖怡，上海中医药大学附属光华医院　程少丹、葛　程）

第三节　中成药名方

一、补益肝肾、理气止痛类

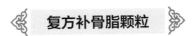

复方补骨脂颗粒

【**药物组成**】　补骨脂、锁阳、续断、狗脊、赤芍、黄精。

【处方来源】　研制方。国药准字 Z50020413。

【功能与主治】　温补肝肾，强壮筋骨，活血止痛。用于肾阳虚亏、腰膝酸痛、腰肌劳损及腰椎退行性病变等。

【药效】　主要药效如下[1]：

1. 对钙、磷含量影响　腰肌劳损主要症状是腰部酸困、疼痛，在病理学上的反应则是机体钙、磷水平的降低。复方补骨脂颗粒组可提高机体钙、磷含量，改善血液、尿液及整体钙、磷含量，改善骨密度减少、骨脆性增高的病变，提高生物力学强度，起到强筋壮骨的作用。

2. 对骨结构的影响　腰肌劳损多因长期从事高负荷工作而致病，在病理学上的表现主要体现在骨密度降低及骨架结构的变化。复方补骨脂颗粒可通过提高肝肾功能，提高整体代偿性适应能力，提高机体骨密度，调整骨架结构。

【临床应用】　主要用于肾阳虚亏导致的腰肌劳损、骨质疏松症。

1. 腰肌劳损　肝肾亏虚是腰肌劳损的主要病因，有肾精亏损所致病证多属里、属虚。腰肌劳损主要是由于神经亏虚导致的腰腿疼等症。复方补骨脂颗粒具有温补肝肾、强壮筋骨、活血止痛的功效。通过调节关节疼痛等反应，改善肾阳虚亏、腰膝酸痛、腰肌劳损及腰椎退行性病变等症。

2. 骨质疏松症[2, 3]　是一种全身性代谢性骨骼疾病，以骨量减少、骨的微细结构破坏为特征，导致骨脆性增加，容易发生骨折，其发病率和死亡率都较高。复方补骨脂颗粒对肝肾阴虚型骨质疏松症具有较好疗效，可增加机体钙、磷水平，改善骨质疏松症。

【不良反应】　药物无明显毒性反应，可推荐临床使用[4]。

【使用注意】　阴虚内热者（如津少口干、大便燥结等）慎用。胃大出血者禁用。

【用法与用量】　开水冲服，一次 20g，一日 2 次；1～2 周为一个疗程。

参 考 文 献

[1] 张茹，秦莉伟，陈军丽，等. 复方补骨脂颗粒对维甲酸致骨质疏松症大鼠的影响研究[J]. 河北医药，2011，33(11):1615-1616.
[2] 翟远坤，武祥龙，潘亚磊，等. 补骨脂抗骨质疏松研究概况[J]. 中医杂志，2012，53（14）：1244-1248.
[3] 秦莉伟，张茹. 复方补骨脂颗粒长期毒性研究[J]. 中国医药导报，2012，9（36）：25-27.
[4] 吴国盛，刘超平，庄华玲. 复方补骨脂颗粒中芍药苷测定及其初步稳定性研究[J]. 中国医药导报，2007，（15）：91-92.

（河南中医药大学　苗明三、赵　晖，上海中医药大学附属光华医院　程少丹、葛　程）

桂附地黄丸（胶囊）

【药物组成】　肉桂、附子（制）、熟地黄、酒萸肉、山药、茯苓、泽泻、牡丹皮。

【处方来源】　汉·张仲景《金匮要略》。国药准字 Z43020144。

【功能与主治】　温补肾阳。用于肾阳不足，腰膝酸冷，肢体浮肿，小便不利或反多，痰饮喘咳，消渴。

【药效】　主要药效如下[1, 2]：

1. 对膝骨性关节炎的影响　膝骨性关节炎是以退行性病理改变为基础的疾病，主要表现为关节肿痛、积液等。桂附地黄丸可通过调节机体炎症反应，减少炎症积液储存与残留，加速积液散失，促进关节消肿，治疗膝骨性关节炎。

2. 对回肠干细胞的影响　腰肌劳损患者长期发病所形成的肢体浮肿、小便不利等症与回肠干细胞息息相关。桂附地黄丸（胶囊）可改善年龄增长过程中回肠病理性增生情况，恢复肠道干细胞增殖分化稳态，其机制与抑制过度活跃的 Wnt/β-catenin 信号通路有关。

3. 对肝组织的影响　桂附地黄丸（胶囊）可明显上调大鼠肝组织基因表达，肝脏是机体药物代谢的重要靶器官，由此认为桂附地黄丸发挥增强机体免疫力作用的分子机制为上调 Toll 样受体（Toll-like receptor，TLR）基因表达而实现的。

【临床应用】　主要用于肾阳不足、气化不利导致的腰痛、抑郁症、腰椎间盘突出症、膝骨性关节炎、水肿、喘咳、消渴。

1. 腰痛　由肾阳亏虚、腰府失养所致，症见腰膝酸软，畏寒怕冷，四肢欠温，少气乏力，夜尿频多，舌淡，脉沉细；腰肌劳损见上述证候者。药物可通过调控免疫反应，减少炎症反应，同时增强肝肾功能可镇痛且强腰膝。

2. 抑郁症[3, 4]　肾阳虚所导致的神经内分泌紊乱可能在抑郁症的发病中起关键作用。桂附地黄丸能有效提高肾阳虚抑郁症大鼠的自主活动，逆转内源性抑郁的中心症状——快感缺失。其作用与抗抑郁药盐酸氟西汀治疗效果一致，可反证桂附地黄丸通过补肾阳，从而改善抑郁症行为症状，推测抑郁症的主要病机为肾阳虚。

3. 腰椎间盘突出症[5]　为临床常见病、多发病。采用桂附地黄丸治疗因其具有温肾助阳的作用而用于腰椎间盘突出的治疗，临床研究证实服用桂附地黄丸后有助于骨结构的改善，可有效治疗腰椎间盘突出。

4. 膝骨性关节炎[6]　骨性关节炎是中老年人常见的关节疾病之一，属中医学"痹证"范畴，多由肾阳不足、精血亏虚、筋骨失养所致。复加外邪侵袭关节、瘀阻脉络而发病。采用桂附地黄丸加减内外结合治疗膝骨性关节炎可调节机体炎症反应形成的关节肿痛等反应。

5. 水肿　由肾阳衰弱，不能温化水湿所致，症见面浮身肿，腰以下尤甚，按之凹陷不起，心悸气促，畏寒神疲，腰部酸胀，小便不利，舌淡，脉沉细。药物可调控回肠肝细胞，达到治疗水肿的作用。

6. 喘咳　由肾阳不足，摄纳无权所致，症见喘促日久，气息短促，呼多吸少，动则喘甚，气不得续，咳嗽时轻时重，常因咳甚而尿出，面青，肢冷，或尿后余沥，脉微细或沉弱；慢性支气管炎见上述证候者。

7. 消渴　由肾阳不足、气化不利所致，症见小便频数，腰膝酸软，四肢欠温，畏寒怕冷，神倦乏力，耳轮干枯，舌淡苔白，脉沉细；2 型糖尿病见上述证候者。药物可通过影响回肠细胞及肝组织，影响机体消化代谢，改善肝肾功能，起到调控消渴症的作用。此外，本品还可用于糖尿病肾病性水肿。

【不良反应】　目前尚未检索到不良反应报道。

【使用注意】　本品含附子，有毒，不可过量、久服。

【用法与用量】　丸剂：口服。水蜜丸一次 6g，小蜜丸一次 9g，大蜜丸一次 1 丸，一日 2 次。浓缩丸：口服。一次 8 丸，一日 3 次。胶囊剂：口服。一次 7 粒，一日 2 次。

参 考 文 献

[1] 李玉婷，郭煜晖，程志豪，等. 桂附地黄丸对衰老大鼠回肠干细胞增殖分化稳态的调节作用[J]. 中成药，2018，40（11）：2361-2367.

[2] 郭玉洁，马跃，黄琳. 桂附地黄丸对小鼠肝组织 TLR2 与 C8α 基因表达的影响[J]. 中医药临床杂志，2018，30（7）：1232-1236.

[3] Mourilhe P，Stokes P E. Risks and benefits of selective serotonin reuptake inhibitors in the treatment of depression[J]. Drug Safety，1998，18（1）：57-82.

[4] 陈嵘，秦竹，吴施国，等. 桂附地黄丸对肾阳虚抑郁症大鼠行为学改变的影响[J]. 新中医，2013，45（4）：165-168.

[5] 张建文. 桂附地黄丸（汤）治疗腰椎间盘突出症 63 例[J]. 中成药，2005，（4）：131-132.

[6] 李宇卫. 桂附地黄丸加减内外结合治疗膝关节骨性关节炎 48 例疗效分析[J]. 辽宁中医杂志，2005，（10）：62.

（河南中医药大学　苗明三、赵　晖）

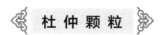

杜 仲 颗 粒

【药物组成】　杜仲、杜仲叶。

【处方来源】　研制方。国药准字 Z32020036。

【功能与主治】　补肝肾，强筋骨。用于肾气亏虚所致的腰痛、腰膝无力。

【药效】　主要药效如下[1]：

1. 对骨密度的影响　腰肌劳损患者机体钙含量下降导致患者骨脆性增加，生物力学强度降低，骨密度减少。杜仲颗粒可显著提高大鼠股骨中心和远心端骨密度、骨钙含量，具有增加骨密度作用。

2. 对膝骨性关节炎的影响　膝骨性关节炎是以退行性病理改变为基础的疾病，主要表现为关节肿痛、积液等。杜仲颗粒可通过调节机体炎症反应，减少炎症积液储存与残留，加速积液散失，促进关节消肿。同时杜仲颗粒可用于滋养经络骨骼，治疗膝骨性关节炎。

【临床应用】　主要用于肾气亏损所致的腰痛等症。

1. 腰痛　由肾气亏虚、腰府失养所致，症见腰膝酸痛，喜按喜揉，腿膝无力，遇劳更甚，手足不温，少气乏力，夜尿频多，舌淡，脉沉细；慢性腰肌劳损证候亦然。杜仲颗粒可补肝肾，强腰固肾，增强整体骨密度，提高股骨密度，缓解腰痛症状。

2. 膝骨性关节炎[2]　是以膝关节软骨退行性变、破坏为主要病理变化的慢性关节炎，病理特征包括关节软骨局灶损伤伴有骨赘形成，软骨下骨的改变，轻度滑膜炎和关节囊增厚等。杜仲颗粒可通过缓解炎症反应，用于膝骨性关节炎的治疗。

3. 骨质疏松[3]　因临床骨质疏松症患者也会出现骨密度的症状，故杜仲颗粒也可用于骨质疏松症的治疗。观察连续服用复方杜仲健骨颗粒 6 个月，可以缓解骨质疏松性桡骨远端骨折后疼痛，促进骨折愈合，改善腕关节功能。

4. 骨折不愈[4]　骨折患者常因血液凝集不通而延长愈合时间，杜仲颗粒可提高可溶性细胞间黏附分子、可溶性血管细胞黏附因子、全血高切黏度、全血低切黏度和红细胞聚集指数，缩短愈合时间，可用于治疗胫骨骨折不愈合，可加速骨折愈合。

【不良反应】　目前尚未检索到不良反应报道。

【使用注意】　低血压患者或与其他降压药同期使用时应监测血压。

【用法与用量】　开水冲服，一次 5g，一日 2 次。

参 考 文 献

[1] 阳春华，胡余明，李梓民. 三七杜仲颗粒对去势雌性大鼠骨密度的影响[J]. 实用预防医学，2014，21（7）：874-876.

[2] 谢亚龙，尹纪光. 复方杜仲健骨颗粒联合股四头肌功能锻炼治疗膝骨性关节炎临床观察[J]. 世界最新医学信息文摘，2018，18（59）：95，98.

[3] 方浡灏，许超，庞卫祥，等. 复方杜仲健骨颗粒治疗骨质疏松性桡骨远端骨折 30 例[J]. 陕西中医药大学学报，2018，41（3）：41-43，49.

[4] 李志鹏，徐磊. 杜仲补肾健骨颗粒对骨折不愈合患者 siCAM-1、sVCAM-1 及骨诱导蛋白 BMP-2 及微循环因子的影响[J]. 现代中西医结合杂志，2018，27（7）：749-752.

（河南中医药大学 苗明三、赵 晖）

鱼 鳔 丸

【药物组成】 鱼鳔（滑石烫）、巴戟天（去心甘草炙）、杜仲炭、菟丝子、肉苁蓉（酒炙）、鹿角霜、鹿角胶、山茱萸（酒炙）、沙苑子、覆盆子、五味子（醋炙）、莲须、石斛、天冬、麦冬、地黄、熟地黄、当归、枸杞子、山药、白术（麸炒）、茯苓、花椒（去目）、木香、赤石脂（煅醋淬）、泽泻、车前子（盐炙）、酸枣仁（炒）、柏子仁、远志（甘草炙）、石菖蒲、地骨皮、牛膝。

【处方来源】 研制方。国药准字 Z11021103。

【功能与主治】 补肝肾，益精血。用于肝肾不足、气血两虚所致的腰膝酸软无力、头晕耳鸣、失眠健忘、阳痿、遗精、早泄、骨蒸潮热。

【药效】 主要药效如下：

1. 对自由基的影响 鱼鳔丸具有清除自由基，改善机体微循环的作用，可通过缓解血管阻塞，增强骨关节通透性，减轻或消除腰肌劳损带来的关节疼痛。

2. 对肾上腺皮质功能的影响 骨形成与肾脏功能有密切联系，腰肌劳损发病常表现为肾脏功能减退。鱼鳔丸可增强肾脏功能，其机制与提高肾上腺激素、增强肾上腺皮质功能有关。

【临床应用】 主要用于肾精亏损、精血亏虚所致的腰痛、失眠、阳痿、早泄、遗精等症。

1. 腰痛 由肾虚精亏、肾府失养所致，症见腰酸腿软，喜按喜揉，遇劳更甚，神疲倦怠，时作时止，或心烦失眠，头晕，耳鸣，健忘，舌淡，脉细；慢性腰肌劳损见症状相同者。

2. 失眠 由劳伤心脾、精血亏虚所致，症见多梦易醒，心悸，健忘，神疲，食少，头晕，耳鸣，腰膝酸软，四肢倦怠，面色少华，舌淡苔薄，脉细无力；神经衰症状相同者。

3. 阳痿 由肾阳亏虚、宗筋失养所致，症见阳事不举，精薄清冷，头晕，耳鸣，面色无华，精神萎靡，腰膝酸软，畏寒肢冷，舌淡苔白，脉沉细。

4. 早泄 由肾气亏虚，或禀赋不足所致，症见早泄，畏寒肢冷，面色苍白，气短乏力，腰膝酸软，阳痿，精薄，舌淡，脉微。

5. 遗精 由肾虚精关不固所致，症见梦遗日久，或滑精，形寒肢冷，阳痿，早泄，精冷，夜尿频多，或余沥不尽，舌淡嫩有齿痕，苔白滑，脉沉细。

【不良反应】　目前尚未检索到不良反应报道。

【使用注意】　湿热或寒湿痹阻及外伤腰痛者慎用；肝郁化火、痰热内扰、阴虚火旺、瘀血痹阻所致失眠者慎用；湿热下注、惊恐伤肾、肝气郁结所致阳痿者慎用；湿热下注、心火亢盛、心肾不交之早泄、遗精者慎用[1]。

【用法与用量】　口服，一次 2 丸，一日 2 次。

参 考 文 献

[1] 刘燕，郑笑为，汪琪，等. 鱼鳔丸质量标准的研究[J]. 中国药事，2009，23（8）：793-795.

（河南中医药大学　苗明三、赵　晖）

七宝美髯丸（颗粒、口服液）

【药物组成】　制何首乌、枸杞子（酒蒸）、菟丝子（炒）、补骨脂（黑芝麻炒）、当归、牛膝（酒蒸）、茯苓。

【处方来源】　明·李时珍《本草纲目》。国药准字 Z11020015。

【功能与主治】　滋补肝肾。用于肝肾不足所致的须发早白，遗精早泄，头眩耳鸣，腰酸背痛。

【药效】　主要药效如下[1]：

1. 清除自由基　自由基可抑制氧化，减少糖基化蛋白质。目前发现自由基与动脉硬化症、癌症等息息相关。七宝美髯丸（颗粒、口服液）具有改善小鼠学习记忆功能和海马神经退变的作用，可预防腰肌劳损。

2. 抗骨质疏松　腰部长期反复过度运动及过度负荷，使腰肌长期处于高张力状态则会加速机体钙流失，钙流失大于钙吸收则形成以骨质疏松为主要病况的腰肌劳损症。七宝美髯丸（颗粒、口服液）可增多骨小梁及造血细胞数量，可用于抗骨质疏松。

【临床应用】　主要用于肝肾不足、肾精亏虚导致的发白、遗精、腰痛等症。

1. 腰痛[2]　多因肝肾精血不足、经脉失养所致，症见腰酸背痛、腿膝无力，喜揉按，易疲乏，舌淡苔薄，脉沉细弦；腰肌劳损见上述证候者。七宝美髯丸（颗粒、口服液）可强腰膝，改善肾脏功能，缓解腰痛症。

2. 须发早白[3]　系因肝肾不足，精血亏虚不能上荣头发导致的须发早白，易脱落，头晕，耳鸣，腰膝酸软，舌淡苔薄，脉细无力。七宝美髯丸（颗粒、口服液）可通过调控整体抗氧化能力，调节超氧化物歧化酶、丙二醛活性，清除体内自由基，改善并治疗发白病症。

3. 遗精[4]　多由肝肾不足、精血亏耗、下元虚惫、精关不固所致，症见遗精，甚至滑精，精神疲乏，舌淡苔薄，脉沉细无力；性功能障碍见上述证候者。

4. 早泄[5]　多由肝肾两虚、精血不足、下元虚衰、精关不固所致，症见早泄，神疲乏力，腰膝酸软，舌淡苔薄，脉沉细无力；性功能障碍见上述证候者。

5. 眩晕　多因肝肾精血亏虚、头目髓窍失于濡养所致，症见头目昏眩，精神疲乏，舌淡红苔薄，脉细弦无力；贫血见上述证候者。七宝美髯丸（颗粒、口服液）可通过改善脑部功能起到治疗眩晕症的效果。

6. 耳鸣[6] 多因肝肾精血虚少、耳窍失养所致,症见耳鸣,眩晕,腰膝酸软,舌淡苔薄,脉细弦无力;神经性耳聋见上述证候者。七宝美髯丸(颗粒、口服液)可强腰膝,改善肾脏功能,缓解耳鸣症。

此外,本品还可治疗男性不育症和早衰症。

【不良反应】 目前尚未检索到不良反应报道。

【使用注意】 脾胃虚弱者慎用。感冒者慎用。

【用法与用量】 丸剂:淡盐汤或温开水送服,一次 1 丸,一日 2 次。颗粒剂:开水冲服,一次 8g,一日 2 次。口服液:口服。一次 10ml,一日 2 次。

参 考 文 献

[1] 孟诗, 魏江平, 郑航, 等. 七宝美髯口服液对小鼠脑组织 SOD 活力及羰基化蛋白含量的影响[J]. 中成药, 2017, 39(7): 1347-1350.
[2] 支娜, 王桂敏. 七宝美髯丹对局灶性脑缺血大鼠自由基损伤的保护作用[J]. 中国误诊学杂志, 2009, 9(13): 3064-3065.
[3] 董苡余, 夏锴. 中医治疗白发症研究进展[J]. 中医临床研究, 2017, (29): 147-148.
[4] 杨光照. 加味七宝美髯丹治疗特发性弱精症疗效观察[J]. 实用中医药杂志, 2018, 34(10): 1142-1143.
[5] 李进, 马月光. 七宝美髯丹抗衰老与治不育作用及剂型改制探讨[J]. 浙江中西医结合杂志, 2000, 2(3): 25-26.
[6] 瞿延晖, 张六通, 梅家俊. 益寿康对大脑神经元超微结构影响的研究[J]. 中国中医药科技, 1996, 6(4): 31-32.

(河南中医药大学 苗明三、赵 晖)

杜仲补腰合剂

【药物组成】 杜仲、熟地黄、枸杞子、牛膝、菟丝子、补骨脂、党参、当归、香菇、猪腰子。

【处方来源】 研制方。国药准字 Z42020108。

【功能与主治】 补肝肾,益气血,强腰膝。用于气血两亏、肝肾不足所致的腰腿疼痛、疲乏无力、精神不振、小便频数。

【药效】 主要药效如下[1]:

1. 对慢性肾功能不全的影响 以强腰健肾为主要功效的杜仲补腰合剂能够提高机体免疫功能,促进蛋白质合成,改善脂质代谢紊乱,增强机体代偿适应能力,从而改善肾功能,提高免疫力。杜仲补腰合剂具有延缓慢性肾衰进展的作用,并能预防性改善肾衰大鼠的血脂代谢紊乱,提示在慢性肾衰的治疗中适当结合补益肝肾的药物,能够提高疗效,延缓其病情的进展。

2. 对骨密度的影响 腰肌劳损在病理学上的表现主要体现在骨密度降低、生物学强度的降低。杜仲补腰合剂可通过改善机体肝肾功能调节全身蛋白质合成,增强机体免疫力,提高整体代偿性适应能力,提高机体骨密度。

【临床应用】 主要用于肝肾不足所致的腰痛等症。

1. 腰痛[2] 病因是肝肾不足,症见腰酸背痛、疲乏无力,遇劳尤甚,精神不振,小便频数,舌淡,脉细;慢性腰肌劳损见上述证候者。杜仲补腰合剂可增强肾脏功能,治疗腰痛症状。

2. 慢性肾功能不全 杜仲补腰合剂能明显降低慢性肾衰大鼠的低血清肌酐、尿素氮水平，杜仲补腰合剂具有延缓慢性肾衰进展的作用，并能预防性改善肾衰大鼠的血脂代谢紊乱。

【不良反应】 目前尚未检索到不良反应报道。

【使用注意】 湿热外邪所致腰痛、瘀血腰痛或其他实邪致腰痛者慎用。方中含有猪腰子，高尿酸血症或高脂血症者慎用。

【用法与用量】 口服。一次 30～40ml，一日 2 次。

参 考 文 献

[1] 薛红，高永翔，王清，等. 杜仲补腰合剂改善慢性肾功能不全的实验研究[J]. 河北中医药学报，2004，4（3）：1-4.

[2] 石伟. 杜仲补腰合剂加安康信治疗慢性非特异性腰痛（肾虚证）的疗效分析[D]. 武汉：湖北中医药大学，2018.

（河南中医药大学 苗明三、赵 晖）

❧ 三 宝 胶 囊 ❧

【药物组成】 鹿茸、肉苁蓉、菟丝子（炒）、杜仲、山茱萸、何首乌、醋龟甲、麦冬、玄参、熟地黄、当归、人参、灵芝、山药、五味子、牡丹皮、赤芍、丹参、泽泻、菊花、砂仁（炒）。

【处方来源】 研制方。国药准字 Z13020392。

【功能与主治】 益肾填精，养心安神。用于肾精亏虚、心血不足所致的腰酸腿软、阳痿遗精、头晕眼花、耳鸣耳聋、心悸失眠、食欲不振。

【药效】 主要药效如下[1-3]：

1. 对运动能力的影响 腰肌劳损患者机体运动能力显著下降，主要是由于整体激素水平变化导致的。研究表明，腰肌劳损患者伴以运动并长期服用三宝胶囊能促使血睾酮水平提高，防止因大运动量训练导致的睾酮/皮质酮值下降，有助于延缓大运动量训练疲劳的产生，促进恢复，从而提高运动能力。

2. 对抗氧化能力的影响 腰肌劳损较多出现于中老年患者中，发病原因与其肝肾功能病变及氧化指标含量变化有关。研究证实，老龄大鼠血清、心肌、肾组织超氧化物歧化酶及谷胱甘肽含量随年龄的增长下降，脂质过氧化物丙二醛随年龄的增长升高。中药组灌服三宝胶囊 9 周后，大鼠血清、心肌、肾组织超氧化物歧化酶和谷胱甘肽含量显著升高，脂质过氧化物丙二醛明显下降，提示三宝胶囊具有升高抗氧化酶活性，抑制脂质过氧化反应的作用。

3. 对肝纤维化的影响 中医理论认为骨骼疾病多与肝肾有关，肝肾亏虚则骨骼不能得以滋养而产生骨质疏松、腰肌劳损等病变。三宝胶囊对肝脏保护基于下调谷丙转氨酶（alanine aminotransferase，ALT）、谷草转氨酶（aspartate aminotransferase，AST）的机制。三宝胶囊能够明显降低肝纤维化大鼠谷丙转氨酶、谷草转氨酶含量，并能抑制大鼠肝组织纤维化增生。

【临床应用】 主要用于肾精亏虚、心血不足导致的腰痛、阳痿、遗精、失眠运动能力低下等症。

1. 腰痛[4] 因肾亏体虚、筋脉失养所致，症见腰酸腿软，喜按喜揉，遇劳更甚，卧则减轻，常反复发作。可兼见面色苍白，手足不温，少气乏力，舌淡，脉沉细；慢性腰肌劳损见上述证候者。三宝胶囊也调节睾酮/皮质酮值，提高机体运动能力，改善腰痛症状。

2. 阳痿　因肾精亏虚所致，症见阳事不举，精薄清冷，头晕耳鸣，面色苍白，精神萎靡，腰膝酸软，畏寒肢冷，舌淡苔白，脉沉细。药物可改善血清、心肌、肾组织超氧化物歧化酶与谷胱甘肽活性，使脂质过氧化物丙二醛明显下降，提示三宝胶囊具有升高抗氧化酶活性，抑制脂质过氧化反应的作用，可改善肝肾功能，缓解阳痿症状。

3. 遗精　因肾虚精关不固所致，症见梦遗日久或滑精，形寒肢冷，夜尿频多，溲色清白，或余沥不尽，面色枯槁无华，舌淡嫩有齿痕，苔白滑，脉沉细。

4. 失眠　因肾精亏虚、心血不足、心失所养所致心悸失眠、头晕眼花、耳鸣耳聋、腰膝酸软、舌淡、脉沉细；神经衰弱见上述证候者。药物可影响抗氧化能力，清除体内自由基，缓解失眠症。

5. 运动能力低下[1]　服用三宝胶囊的中药运动组大鼠游泳至力竭的时间比单纯运动组长，表明大运动量训练机体长期服用三宝胶囊能促使血睾酮水平的提高，防止因大运动量训练导致的睾酮/皮质酮值下降，有助于延缓大运动量训练疲劳的产生，促进恢复，提高运动能力。

【不良反应】　目前尚未检索到不良反应报道。

【使用注意】　风湿痹阻、肝胆湿热所致阳痿、遗精者慎用。肝郁化火、痰火扰心、心脾两虚、心肾不交之失眠慎用。月经过多者或有出血倾向者慎用。孕妇慎用。治疗期间不宜进食辛辣食物，忌用烟、酒等刺激物品。

【用法与用量】　口服。一次 3～5 粒，一日 2 次。

参 考 文 献

[1] 卢向阳，乔玉成，张红娟. 补充三宝胶囊对大运动量训练大鼠血清性激素水平与运动能力的影响[J]. 北京体育大学学报，2006，5（4）：497-499.

[2] 乔玉成，景春林. 三宝胶囊对老年大鼠抗氧化能力的影响[J]. 中国临床康复，2005，（8）：162-163.

[3] 马英，王晓临. 沙棘三宝胶囊干预大鼠肝纤维化的作用[J]. 青海医学院学报，2016，37（4）：233-236.

[4] 史晓惠，杨洛. 中医药在运动医学中的运用及开发价值研究[J]. 当代体育科技，2012，2（23）：10，12.

（河南中医药大学　苗明三、赵　晖）

二、补肾活血、强筋止痛类

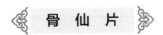

骨 仙 片

【药物组成】　骨碎补、熟地黄、黑豆、女贞子、牛膝、仙茅、菟丝子、防己、枸杞子。

【处方来源】　研制方。《中国药典》（2010 年版）。

【功能与主治】　补益肝肾，强壮筋骨，通络止痛。用于肝肾不足所致的痹证，症见腰膝骨节疼痛，屈膝不利，手足麻木，骨质增生。

【药效】　主要药效如下[1-3]：

1. 调节内分泌作用　中医学认为肾与骨有着密切的联系，肾能接受五脏六腑所传之精封而藏之，充实于骨，濡养于骨，维系着骨的成分及结构正常。骨仙片对氢化可的松致肾虚型小鼠体重增长减缓有一定改善，肾虚小鼠内分泌系统中促肾上腺皮质激素（adrenocorticotropic hormone，ACTH）、促甲状腺激素（thyroid stimulating hormone，TSH）、卵泡刺激素（follicle stimulating hormone，FSH）、雌激素（estrogen，E2）、睾酮（testosterone，T）各激素水平均有显著提高。

2. 改善血液流变性　经络阻塞不通是腰肌劳损患者产生疼痛的次要因素，经络阻滞则血液流速缓慢，骨仙片对大鼠的血液流变学影响结果表明，骨仙片能改善血液流变性。

3. 抗炎　腰肌劳损常出现腰腿肿胀、酸痛等反应，此反应与患者肉芽组织的异常增殖有关。骨仙片大鼠足跖肿胀实验结果表明，阿司匹林对角叉莱胶引起的大鼠足跖肿胀有较显著的抑制作用，骨仙片高、低剂量组在致炎后 3 小时开始起效，阿司匹林在致炎后 1 小时就起效，并且骨仙片大鼠肉芽肿实验表明，骨仙片对肉芽组织增生有抑制作用，有一定的抗炎作用。

4. 镇痛　骨仙片对促进股骨软骨细胞的增生修复有一定的效果。骨性关节炎最早病理所见是软骨超负荷表面的变薄和破坏，软骨碎片和凹陷。用木瓜蛋白酶造模的兔膝骨性关节炎模型发现，骨仙片能显著减轻关节软骨病变，减轻膝关节滑膜，具有一定的镇痛作用。

5. 调节Ⅰ、Ⅱ型胶原 mRNA 表达　骨仙片可明显影响Ⅰ、Ⅱ型胶原 mRNA 表达水平，对骨化及塑形具有优势表达的为Ⅰ型胶原 mRNA，服药后具有软骨修复优势表达的为Ⅱ型胶原 mRNA，而骨仙片可促进软骨修复高峰迅速逝去，使骨化及塑形期提前到来，使骨形成增快。其作用可能是骨仙片调节生长因子的结果（图 5-1）。

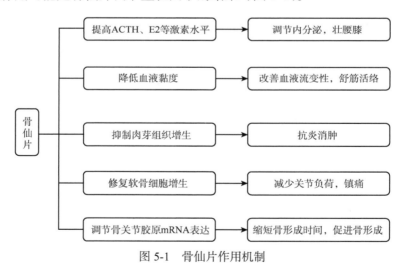

图 5-1　骨仙片作用机制

【临床应用】　主要用于肝肾不足、阴阳失衡所致的腰肌劳损、骨折、痹证。

1. 腰肌劳损　骨仙片有壮腰膝作用，能够改善体内激素水平，适用于证属阴阳亏损、肝肾不足者。症见腰酸腿软，绵绵作痛，劳累尤甚，腰腿无力，失眠梦多，或腰腿疼痛，步履艰难，舌淡，脉细。骨仙片可改善内分泌系统中雌激素相关水平，缓解腰肌劳损症。

2. 骨折　骨基质的有机成分中 90% 为胶原，胶原又是骨修复中重要的物质基础，其基因表达具有优势及特异性。骨仙片可明显影响Ⅰ、Ⅱ型胶原 mRNA 表达水平，适用于证属骨折后期，肝肾不足，精血亏虚者，症见伤处绵绵作痛，劳累加重，喜温近暖。

3. 痹证[4] 骨仙片具有抗炎及镇痛作用，适用于证属肝肾不足，阴阳亏虚之痹证，症见腰膝疼痛，骨节酸软，甚则肿胀，劳累加剧，舌淡脉细。骨仙片可改善软骨超负荷表面的变薄和破坏，软骨碎片和凹陷，治疗痹证。

4. 骨质增生[5] 选择颈椎病、肥大性脊椎炎，诸骨关节骨刺等患者临床验证显示，骨仙片可通过调节整体炎症因子水平治愈骨质增生。

5. 颈椎病[6] 颈椎病患者给予骨仙片治疗后可显著改善颈椎病患者颈部酸痛，有效调整骨架结构。

【不良反应】 目前尚未检索到不良反应报道。

【使用注意】 感冒发热者勿服。

【用法与用量】 口服，一次 4~6 片，一日 3 次。

参 考 文 献

[1] 黄敬辉，梁永. 骨仙片的药效学研究[J]. 中成药，1997，19（9）：27-29.

[2] 荣向路，吴清和，黄萍. 骨仙片治疗兔膝关节骨关节炎组织病理学研究[J]. 中药材，2005，28（10）：923-926.

[3] 魏玉玲，何承建，梁克玉. 骨仙片对小鼠骨折愈合的Ⅰ、Ⅱ型胶原基因表达影响的实验研究[J]. 中国中医骨伤科杂志，2003，11（6）：22-24.

[4] 路永宽. 骨仙片治疗地方性氟骨症疗效观察（摘要）[J]. 中国地方病学杂志，1991，1（3）：55.

[5] 张荣. 骨仙片治疗骨质增生 200 例临床疗效观察[J]. 中成药，1990，3（6）：24.

[6] 欧阳乐畅，高路明，陈宾. 老年及老年前期颈椎病 240 例疗效观察[J]. 临床医学，1995，3（1）：13-14.

（河南中医药大学 苗明三、赵 晖，上海中医药大学附属光华医院 程少丹、葛 程）

腰痛片（丸）

【药物组成】 杜仲叶、补骨脂、续断、当归、白术、牛膝、肉桂、乳香、狗脊、赤芍、泽泻、土鳖虫。

【处方来源】 研制方。《中国药典》（2000 年版）。

【功能与主治】 补肾活血，强筋止痛。用于肾阳不足、瘀血阻络所致的腰痛及腰肌劳损。

【药效】 主要药效如下[1, 2]：

1. 镇痛 腰痛片组均显示其有一定的镇痛作用，其强度与单用哌替啶腹腔注射组相仿，口服腰痛片后以 60 分钟时的疼痛反应时间延长最好，对热刺激、化学刺激、机械刺激均有镇痛作用。

2. 缓解血管痉挛 腰肌劳损者若不科学治疗，长久则易产生血管病变，使肌纤维及周围血管变性，甚而少量撕裂。腰痛片具有抗血小板聚集，抑制血小板 TXA_2 的生成，增强前列腺素活性，镇痛，缓解血管痉挛等作用。

【临床应用】 主要用于肾气不足引起的腰肌劳损、腰椎间盘突出症、腰痛。

1. 腰肌劳损[3] 腰痛片具有镇痛消炎，缓解血管痉挛的作用，止痛效果好，对于腰肌劳损引起的腰痛有较好缓解作用，对常见病腰肌劳损、肾虚腰痛及急性腰损伤等皆有显著的效果。

2. 腰椎间盘突出症[4]　腰痛片为主治疗腰椎间盘突出症效果显著，主要是通过缓解血管痉挛，抑制血小板血栓素的生成，增强前列腺素活性，改善血管状态，防止血管聚集，起到治疗腰椎间盘突出的作用。

3. 腰痛[5]　采用腰痛片治疗后患者腰痛症状可得到显著改善，腰痛片的治疗机制目前认为是通过延长疼痛反应时间改善腰痛症。

【不良反应】　目前尚未检索到不良反应报道。

【使用注意】　切勿多服，连服 1 周者须停服，3 日后再服。

【用法与用量】　用盐水送服，一次 6 片，一日 3 次。

参 考 文 献

[1] 骆雪缨，席玉莲. 腰痛片的镇痛作用[J]. 浙江药学，1986，2（2）：5-6.

[2] 张俊燕. HPLC 法测定腰痛片中阿魏酸的含量[J]. 黑龙江中医药，2008，21（3）：3-4.

[3] 尹锦绣. 腰痛片治疗腰肌劳损 76 例疗效观察[J]. 上海中医药杂志，1999，8（3）：35.

[4] 朱迪海，谢玮，范建明. 三越腰痛片为主治疗腰椎间盘突出症 79 例[J]. 浙江中医杂志，2006，41（5）：123.

[5] 杨庆宇. 电针夹脊穴为主配合口服腰痛片治疗腰椎间盘突出症 75 例[J]. 中国民间疗法，2011，19（6）：44.

（河南中医药大学　苗明三、赵　晖，上海中医药大学附属光华医院　程少丹、葛　程）

益肾补骨液

【药物组成】　何首乌、党参、熟地黄、枸杞子、续断、骨碎补、当归、白芍、黄精、自然铜、茯苓、陈皮。

【处方来源】　研制方。国药准字 Z22022722。

【功能与主治】　滋补肝肾，强筋壮骨。用于肝肾不足、劳伤腰痛。

【药效】　主要药效如下：

1. 抗骨质疏松　腰肌劳损病理变化主要表现在骨密度降低，益肾补骨液对骨质破坏引起的血清 ALP 水平升高有对抗作用。研究发现，治疗组骨骺生长较良好，骨膜细胞仅少量萎缩，骨小梁密度及造血细胞较模型组多，可见少量空骨细胞陷窝。

2. 改善微循环　腰肌劳损与血管及肌肉微循环有关，血管微循环受阻，血液凝滞不通则易形成以病区酸痛为主要症状的腰肌劳损症。动物实验表明益肾补骨液可明显拮抗垂体后叶素所致的微循环障碍。

【临床应用】　主要用于肝肾不足、阴阳失衡所致的腰肌劳损、骨质疏松症、骨折。

1. 腰肌劳损　益肾补骨液适用于肝肾不足引起的腰肌劳损、腰痛病，具有补益气血、滋养肝肾、强壮筋骨的特殊功效。益肾补骨液可明显拮抗垂体后叶素所致的微循环障碍，缓解腰肌劳损的痛症。

2. 骨质疏松症　该方药补阴与益阳兼顾，补而不燥，可活血化瘀，改善微循环，调节机体的内在平衡，改善内分泌功能，提高骨代谢的活跃性，促进骨钙的吸收功能，增加骨密度，改善肾虚症状，从而改善骨骼的病理改变。益肾补骨液可增强骨密度，改善整体钙、磷等水平，增多成骨细胞数量，达到抗骨质疏松的作用。

3. 骨折[1]　临床报道益肾补骨液对骨折愈合具有较好的作用。

【不良反应】 目前尚未检索到不良反应报道。

【使用注意】 高血压、心脏病、糖尿病、肝病、肾病等慢性病严重者应在医师指导下服用。

【用法与用量】 饭前服，一次 1 支（15ml），一日 3 次。

参 考 文 献

[1] 黄常红. "益肾补骨液"对骨折后骨痂愈合的影响[J]. 海峡医学，1994，6（2）：30.

（河南中医药大学　苗明三、赵　晖，上海中医药大学附属光华医院　程少丹、葛　程）

❖ 三两半药酒 ❖

【药物组成】 炙黄芪、当归、牛膝、防风。

【处方来源】 研制方。国药准字 Z33020599。

【功能与主治】 益气活血，祛风通络。用于气血不和、感受风湿所致的痹证，症见四肢疼痛、筋脉拘挛。

【药效】 主要药效如下：

1. 对血管微循环的影响 腰肌劳损病因有血液阻滞不通，经络运行不畅，研究认为三两半药酒具有改善血管微循环，疏通血管、经络的功效，可用于腰肌劳损症引起的关节疼痛。

2. 对免疫系统的影响 腰肌劳损是以炎症反应为主要表现症状的疾病，主要表现为关节肿痛、积液等。三两半药酒可通过调节机体炎症反应，减少炎症积液贮存与残留，加速积液散失，促进关节消肿。

【临床应用】 主要用于气虚血瘀、正气不足所致的痹证、腰痛等。

1. 痹证 因气虚血瘀、感受风湿而致。症见关节疼痛，屈伸不利，俯仰不利，舌暗苔薄白，脉无力；骨性关节炎、坐骨神经痛见上述证候者。

2. 腰痛 因正气亏损、复感风寒所致。症见腰痛隐隐、重着，转侧不利，或见肌肉痛，舌苔薄白，脉沉或浮紧；腰肌劳损见上述证候者。

【不良反应】 目前尚未检索到不良反应报道。

【使用注意】 肝阳上亢及湿热痹者慎用。酒精过敏者不宜服用[1]。

【用法与用量】 饭前服，一次 30～60ml，一日 3 次。

参 考 文 献

[1] 张星海，周晓红.高效液相色谱法检测三两半药酒中阿魏酸[J]. 食品科学，2012，33（20）：176-179.

（河南中医药大学　苗明三、赵　晖）

❖ 杜仲补天素片 ❖

【药物组成】 杜仲（盐水炒）、菟丝子（制）、肉苁蓉、淫羊藿、巴戟天、山茱萸、金樱子、黄芪、党参、白术、山药、甘草、熟地黄、当归（酒制）、枸杞子、女贞子、白芍、牡丹皮、茯苓、泽泻、莲子、砂仁、陈皮、远志（制）、柏子仁。

【处方来源】 研制方。国药准字 Z52020209。

【功能与主治】 温肾强腰，养心安神。用于肾阳不足、心血亏虚所致的腰膝酸软、夜尿频多、心悸失眠、少气乏力；神经衰弱见上述证候者。

【药效】 主要药效如下：

1. 对骨密度的影响   中医学认为腰肌劳损主要是由肝肾亏虚所致，研究发现，杜仲补天素片具有强补肝肾功效，可通过调理肝肾，起到增强骨密度的作用。

2. 镇痛作用   杜仲补天素片可通过增强肾脏功能，改善骨密度，改善机体骨结构及生物力学强度，同时使骨结构正常愈合与生长，抑制肉芽组织的形成，因此杜仲补天素片有一定的镇痛作用，可用于缓解腰肌劳损发病时的腰痛症状。

【临床应用】 主要用于精血亏虚、肾阳不足所致的失眠、腰痛等症。

1. 神经衰弱[1, 2]   因精血亏虚、心失所养所致。症见不寐，腰膝酸软，面色苍白，畏寒，四肢欠温，少气乏力；神经衰弱见上述证候者。药物可提高机体免疫力和睾丸指数，可促进整体获利，起到抗疲劳的作用。

2. 腰痛   因肾阳亏虚、腰府失养所致。症见腰膝痛，畏寒肢冷，夜尿频多；慢性腰肌劳损见上述证候者。药物可增强肾脏功能，起到补腰膝、改善腰痛作用的效果。

【不良反应】 目前尚未检索到不良反应报道。

【使用注意】 肝郁化火、痰热内扰、瘀血闭阻及阴虚火旺所致失眠者不宜服用。湿热腰痛或跌仆外伤，气滞瘀血、实邪所致腰痛者不宜服用。

【用法与用量】 饭前服，一次 2～4 片，一日 2 次。

参 考 文 献

[1] 赵罗娜，刘明，张永萍，等. 杜仲补天素片对雄性动物促生育作用的研究[J]. 中草药，2017，48（16）：3419-3424.

[2] 王梦梦，克迎迎，李亚格，等. 杜仲补天素胶囊改善环磷酰胺诱导的小鼠生精障碍研究[J]. 中草药，2019，4（11）：2625-2631.

（河南中医药大学   苗明三、赵   晖）

青 娥 丸

【药物组成】 盐杜仲、盐补骨脂、核桃仁（炒）、大蒜。

【处方来源】 宋·太平惠民和剂局《太平惠民和剂局方》。国药准字 Z50020608。

【功能与主治】 补肾强腰。用于肾虚腰痛，起坐不利，膝软乏力。

【药效】 主要药效如下[1-3]：

1. 对骨显微结构的影响   腰肌劳损患者骨密度降低，在蛋白质层面的表现则是与成骨相关的蛋白表达减少，成骨能力小于破骨能力而引发腰肌劳损症。应用加味青娥丸及雌二醇药物治疗 3 个月后，小鼠股骨头局部松质骨中的 β-catenin mRNA 表达明显提高，而DKK-1 表达水平明显降低，这有利于促进成骨细胞增殖及矿化活性，也充分说明此药物能够激活模拟失重状态下小鼠的成骨活性。

2. 对骨微循环的影响   骨本身具有发达的血管网络，骨微血管在骨的形成、发展、修复和重建过程中起着重要的作用。血管生成先于新骨形成，新骨形成与骨微血管的改变是成比例的。骨量的减少总是与骨微血管在骨髓腔中的低灌注伴随发生，这些现象表明，微循环障碍与骨形成能力下降密切相关。在骨再生疗法血管生成过程中，血小板-内皮细胞黏附分子（platelet-endothelial cell adhesion molecule 31，CD31）和 VEGF 均起到一定的协调作用。青娥丸对股骨远端及中端骨髓灌注参数作用较为明显，其作用机制可能与骨髓微血管生成有关。青娥丸对去势大鼠具有治疗作用，其作用机制可能与提高骨髓灌注及改善骨髓微循环有关。

3. 抗骨质疏松　　骨转换标志物是评估骨代谢的生化指标，能够反映药物对骨转换的代谢作用，骨转换增加是绝经后骨质疏松病理生理发展过程中最重要的因素。不同的标志物分别介导骨形成和骨吸收，而两者之间的不平衡通常被认为是导致骨质疏松的重要发病机制。青娥丸能够使骨转换速率下降，具有预防骨量丢失的作用。

4. 对心肌组织的影响　　青蛾丸对精神状态、体重、血糖及脂质水平均有所改善。同时青娥丸能够降低血清超敏 C 反应蛋白（hypersensitive C-reactive protein，hs-CRP）、TNF-α的水平，提高心肌组织中抗氧化因子含量，降低心肌组织中丙二醛的含量。

【临床应用】　　主要用于肾阳亏损、气血所致的腰痛等症。

1. 腰痛[4]　　由肾阳亏虚、肾府失养所致，症见腰膝酸痛，下肢痿软，畏寒怕冷，四肢欠温，少气乏力，舌淡，脉沉细；慢性腰肌劳损见上述证候者。药物可改善骨纤维结构，调节骨吸收与骨代谢间的平衡，提高骨髓灌注及改善骨髓微循环而起到缓解腰痛的作用。

2. 骨质疏松症[5-7]　　是由于肝肾亏虚、骨失所养导致的，其治疗机制与腰痛一致。青娥丸能显著降低绝经后肾虚血瘀型骨质疏松症患者腰背疼痛 VAS 评分、主要临床症状计分、腰背疼痛和腰膝酸软症状程度。

3. 股骨头坏死[8]　　青娥丸加味可有效改善早期股骨头缺血性坏死患者脂质代谢水平、血黏度及骨转换标志物相关因子水平，从而间接改善微循环状态及骨转换，缓解骨髓水肿及临床症状，提高患者生活质量。

【不良反应】　　目前尚未检索到不良反应报道。

【使用注意】　　湿热或寒湿痹阻及外伤腰痛者慎用。治疗期间宜节制房事。

【用法与用量】　　口服。水蜜丸一次 6~9g，大蜜丸一次 1 丸，一日 2~3 次。

参 考 文 献

[1] 帅波，沈霖，杨艳萍，等. 加味青娥丸对模拟失重状态下小鼠骨显微结构和 β-catenin 及 DKK-1 表达水平的影响[J]. 中国临床新医学，2018，（12）：1186-1191.

[2] 王晓燕，常时新，李冠武，等. 青娥丸对去卵巢大鼠骨质疏松骨微循环的作用机制研究[J]. 环球中医药，2017，10（7）：802-807.

[3] Wade S W，Strader C，Fitzpatrick L A，et al.Estimating prevalence of osteoporosis：examples from industrialized countries[J]. Archives of osteoporosis，2014，9（1）：182.

[4] 李宝玉，胡明华. 加味青娥丸治疗腰背肌筋膜炎 35 例[J]. 河南中医，2014，34（11）：2160.

[5] 黄海卫，王宇. 青蛾丸治疗绝经后肾虚血瘀型骨质疏松症临床观察[J]. 辽宁中医药大学学报，2018，20（12）：138-140.

[6] 王晓燕，常时新，李冠武，等. 青娥丸对去卵巢大鼠骨质疏松骨微循环的作用机制研究[J]. 环球中医药，2017，10（7）：802-807.

[7] 周广文，向楠，沈霖，等. 加味青娥丸对绝经后骨质疏松症患者的骨密度、骨代谢标志物及血清 MGP 水平的影响[J]. 中国

中医骨伤科杂志, 2016, 24（3）: 4-8, 13.

[8] 夏雪, 马陈, 沈霖, 等. 古方青娥丸治疗绝经后骨质疏松症的临床疗效观察[J]. 中国中医骨伤科杂志, 2016, 24（7）: 20-22.

（河南中医药大学　苗明三、赵　晖）

腰 肾 膏

【药物组成】　淫羊藿、续断、杜仲、肉苁蓉、锁阳、补骨脂、菟丝子、五味子、蛇床子、附子、肉桂油、熟地黄、枸杞子、丁香、小茴香、八角茴香、乳香、没药、枫香脂稠膏、牛膝、薄荷油、冰片、樟脑、车前子、甘草、水杨酸甲酯、盐酸苯海拉明。

【处方来源】　研制方。国药准字 Z44021348。

【功能与主治】　温肾助阳, 强筋壮骨。用于肾阳不足所致的腰膝酸痛、夜尿频数、遗精早泄、阳痿。

【药效】　主要药效如下:

1. 对钙含量的影响　西医病机认为腰肌劳损是由机体钙水平降低导致的关节病变及病位疼痛。腰肾膏可通过调节机体代谢系统, 提高全身钙水平。

2. 改善微循环　腰肌劳损与血管及肌肉微循环有关, 血管微循环受阻, 血液凝滞不通, 骨骼不能得以滋养则易形成以病区酸痛为主要症状的腰肌劳损症。腰肾膏可用于改善血管微循环, 加速血液运行与营养物质的输送, 可用于营养骨骼, 从而减轻骨关节的疼痛症状。

【临床应用】　主要用于肾阳不足、筋脉失养所致的腰痛、阳痿等症。

1. 腰痛　系由肾阳不足、肾精亏虚、筋脉失养所致, 症见腰膝酸痛, 下肢痿软, 畏寒怕冷, 四肢欠温, 少气乏力, 夜尿频多, 舌淡, 脉沉细; 慢性腰肌劳损见上述证候者。

2. 阳痿[1]　系由肾阳不足、宗筋失养所致, 症见阳事不举, 腰膝无力, 畏寒肢冷, 舌淡苔薄, 脉细。

【不良反应】　目前尚未检索到不良反应报道。

【使用注意】　湿热或寒湿痹阻及外伤瘀血所致腰痛者慎用。湿热下注、肝肾阴虚、肝气郁结所致阳痿者慎用。皮肤溃烂处不宜外贴。外用皮肤过敏者应停用。服药期间慎房事。

【用法与用量】　外用, 贴于腰部两侧腰眼穴或加贴于关元穴, 痛症贴于病处。

参 考 文 献

[1] 姜潮. 腰肾膏治疗慢性前列腺炎疼痛症状的疗效观察[J]. 世界最新医学信息文摘, 2018, 18（75）: 176-177, 196.

（河南中医药大学　苗明三、赵　晖）

右 归 丸

【药物组成】　肉桂、炮附片、鹿角胶、盐杜仲、菟丝子、酒萸肉、熟地黄、枸杞子、当归、山药。

【处方来源】　明·张景岳《景岳全书》。国药准字 Z41022170。

【功能与主治】　温补肾阳, 填精止遗。用于肾阳不足, 命门火衰, 腰膝酸冷, 精神不振，怯寒畏冷，阳痿遗精，大便溏薄，尿频而清。

【药效】 主要药效如下[1]：

1. 对肾阳虚症的影响 实验氢化可的松法复制"肾阳虚"证动物模型，分析肾阳虚证关键指标睾酮的表达水平差异，观察右归丸及其拆方对肾阳虚大鼠的不同影响。实验研究结果显示，治疗后右归丸方中的补阴药在提升肾阳虚大鼠体重和增加血清中黄体生成素（luteinizing hormone，LH）的含量方面调控作用较好，右归丸全方可使各项指标趋向正常，且效果相对单一补阴或补阳更好，说明运用"阴中求阳"理论可更为有效地改善肾阳虚证。

2. 抗骨质疏松 骨形成强于骨吸收是评估骨形成速度的重要指标，可反映药物对骨重建的作用，骨吸收强于骨形成则表现为骨质疏松。右归丸能够加快骨形成过程，使骨吸收速率下降，具有预防骨量丢失的作用。

【临床应用】 主要用于肾阳亏虚、肾精不足所致的腰痛、阳痿、遗精、泄泻等症。

1. 腰痛 系由肾阳亏虚，肾精不足，腰府不得温煦濡养所致，症见腰膝酸痛，下肢痿软，畏寒怕冷，四肢欠温，少气乏力，夜尿频多，舌淡，脉沉细；慢性腰肌劳损见上述证候者。右归丸可调节雄激素的表达水平，应用"阴中求阳"理论，改善因肾虚导致的腰痛症。

2. 阳痿[2-4] 系由命门火衰、肾阳不足所致。症见阳事不举，精薄清冷，头晕，耳鸣，面色苍白，精神萎靡，腰膝酸软，畏寒肢冷，舌淡苔白，脉沉细。

3. 遗精 系由肾阳亏虚、精关不固所致，症见梦遗日久，或滑精，或余沥不尽，形寒肢冷，舌淡嫩有齿痕，苔白滑，脉沉细。

4. 泄泻[5] 系由命门火衰、脾失温煦所致，症见黎明前脐腹作痛，肠鸣即泻，形寒肢冷，腰膝酸软，舌淡苔白，脉沉细；慢性结肠炎见上述证候者。

5. 骨质疏松症[6] 右归丸可显著提高患者血清及血尿钙水平，加速机体钙形成，从而起到抗骨质疏松作用。

6. 膝骨性关节炎[7] 右归丸对于寒凝型膝骨性关节炎效果显著，联合隔姜灸，可以改善患者血清炎症活动指标及阳虚症候评分，有效改善炎症症状。

7. 腰椎间盘突出[8] 右归丸治疗腰椎间盘突出效果显著，右归丸随症加减配合针刺治疗腰椎间盘突出症临床疗效显著，其治疗机制与调控炎症反应有关。

【不良反应】 目前尚未检索到不良反应报道。

【使用注意】 阴虚火旺、心肾不交、湿热下注而扰动精室者慎用。湿热下注所致阳痿者慎用。暑湿、湿热、食滞伤胃和肝气乘脾所致泄泻者慎用。服药期间忌生冷饮食，慎房事。方中含肉桂、附子大温大热之品，不宜过量服用。

【用法与用量】 饭前服，一次1支（15ml），一日3次。

参 考 文 献

[1] 王孙亚，周兴，宾东华，等. 右归丸及其拆方对肾阳虚大鼠血清T、LH和CORT的影响[J]. 南中医药大学学报，2018，38（9）：990-993.

[2] 向俊蓓，刘绵学，谢林峰，等. 右归丸能启动小鼠胚胎干细胞1B10和D3的生殖分化[J]. 中国老年学杂志，2018，38（16）：4007-4010.

[3] 赖虹，吕永利. 海马与衰老[J]. 解剖科学进展，1995，1（1）：91-96.

[4] 姚建平，牛巧能，李琳，等. 左归丸、右归丸对自然衰老大鼠海马组织及齿状回NGF、FGF-2蛋白水平的影响[J]. 中成药，

2018，40（8）：1836-1839.

[5] 温剑涛，方鹏飞，张德宏. 右归丸联合降钙素治疗骨质疏松性骨折腰背痛的疗效观察[J]. 中医临床研究，2018，10（20）：18-20.

[6] 代亮，莫元森，胡永春.右归丸治疗老年性骨质疏松疗效观察[J]. 实用中医药杂志，2019，35（5）：534-535.

[7] 邵洁琦，曾志江，杨敏，等. 右归丸联合隔姜灸治疗阳虚寒凝型膝骨性关节炎的临床效果[J]. 中国医药导报，2018，15（10）：106-109.

[8] 殷霞，李芳. 右归丸随症加减配合针刺治疗腰椎间盘突出症53例[J]. 实用中西医结合临床，2014，14（12）：23-24.

（河南中医药大学　苗明三、赵　晖）

回 春 胶 囊

【药物组成】　海马、鹿鞭、牛鞭（制）、狗肾（制）、鹿角胶、仙茅（制）、阳起石（煅）、肉苁蓉、韭菜子、淫羊藿、刺五加浸膏、黄柏（盐制）、蛤蚧、五味子。

【处方来源】　研制方。国药准字 Z22022135。

【功能与主治】　补肾助阳，益精润燥。用于肾阳亏虚所致的腰痛、神疲、健忘、阳痿。

【药效】　主要药效如下：

1. 对骨关节的影响　腰肌劳损虽常见于青壮年，但老年患者也会受该病困扰。回春胶囊可通过延缓衰老，影响机体超氧化物歧化酶等水平，减缓骨骼病变；同时可改善机体二氢睾固酮（dihydrotestosterone，DHT）水平，提高肾脏病变。

2. 对机体代谢的影响　回春胶囊对精神状态、体重、血糖及脂质水平均有所改善，可调节机体糖、脂代谢紊乱症状；同时回春胶囊能够降低血清中破骨细胞及其分泌物的含量，并提高心肌组织中抗衰老因子含量，证明回春胶囊可通过抗衰老机制降低骨吸收速度。

【临床应用】　主要用于肾阳亏虚、精气两虚所致的肾阳虚证。

1. 肾阳虚证[1]　因禀赋虚弱，或素体阴盛阳虚，或久病体衰、肾阳亏虚所致，症见腰膝酸痛，阳痿，神疲乏力，肢冷畏寒，记忆力减退，舌淡苔白，脉沉细。

2. 阳痿　由肾阳亏虚、命门火衰、失于温煦所致，症见阳事不举，性欲减低，腰膝酸软，神疲健忘，舌淡苔薄，脉细弱。回春胶囊可通过改善睾酮的含量达到药效，回春胶囊可通过降低二氢睾固酮的合成而抑制前列腺增生，治疗阳痿症。

3. 腰痛　由肾阳亏虚，腰为肾府，精气不足，肾府失养而致腰痛，伴有神疲乏力，手足不温，舌淡，脉沉细；腰肌劳损见上述证候者。

4. 健忘　由肾阳不足、精气两虚、心神失养所致，症见健忘，头晕，精神萎靡，腰膝酸软，舌淡苔薄，脉沉细；神经衰弱见上述证候者。

【不良反应】　目前尚未检索到不良反应报道。

【使用注意】　阴虚火旺者慎用。久用出现烦热、咽痛时宜停服。

【用法与用量】　口服，一次4粒，一日3次，淡盐水送下。

参 考 文 献

[1] 段登志，于玲，陈黎明，等. 前列回春胶囊对实验性大鼠前列腺组织T、DHT含量的影响[J]. 新中医，2003，2（11）：75-76.

（河南中医药大学　苗明三、赵　晖）

肾宝片（胶囊、合剂）

【药物组成】 蛇床子、补骨脂、小茴香、淫羊藿、胡芦巴、菟丝子、肉苁蓉、制何首乌、枸杞子、熟地黄、五味子、金樱子、覆盆子、红参、黄芪、茯苓、白术、山药、当归、川芎、炙甘草、车前子。

【处方来源】 研制方。国药准字 Z36021192。

【功能与主治】 温补肾阳，固精益气。用于肾阳亏虚、精气不足所致的阳痿遗精、腰腿酸痛、精神不振、夜尿频多、畏寒怕冷、月经过多、白带清稀。

【药效】 主要药效如下[1-3]：

1. 对免疫功能的影响 机体免疫功能减低，体内 T 细胞含量减少，免疫能力低下使机体患病概率提高。肾宝合剂能使肾虚小鼠的胸腺和脾脏湿重提高，同时也能使脾 T 细胞的增殖能力有所升高。

2. 对骨密度的影响 腰肌劳损患者机体钙含量下降导致患者骨脆性增加，生物力学强度降低，骨密度减少。肾宝合剂可显著提高股骨中心和远心端骨密度、骨钙含量，具有增加骨密度作用。

【临床应用】 主要用于肾阳不足、精气亏虚、筋脉失养所致的阳痿、遗精、腰痛等症[1-3]。

1. 阳痿 因肾阳不足、精气亏虚、宗筋失养所致，症见阳事不举，或举而不坚，精神萎靡，腰膝酸软，畏寒肢冷，舌淡苔白，脉沉细；性功能障碍见上述证候者。

2. 遗精 系由肾阳亏虚、精气不足、精关不固所致，症见遗精，滑泄，面色少华，精神萎靡，夜尿频多，舌淡苔白，脉沉细而弱；性功能障碍见上述证候者。

3. 腰痛 由于肾阳不振、精气亏损、腰府失养所致，症见腰痛腿酸，精神不振，神疲乏力，畏寒怕冷，舌淡少苔，脉沉细无力；腰肌劳损见上述证候者。肾宝合剂能使肾虚小鼠的胸腺和脾脏湿重提高，同时也能使脾 T 细胞的增殖能力有所升高，改善疼痛症状，起到镇痛作用。

4. 月经过多 因肾阳虚弱、肾气不足、封藏失职、冲任不固所致，症见月经过多，色淡质清，精神不振，腰酸腿软，舌淡苔白，脉沉细；功能性子宫出血见上述证候者。

5. 带下 因肾阳不足、精气亏虚、带脉失约所致，症见带下量多，质清稀，腰酸腿软，精神疲倦，舌淡苔白，脉沉细；慢性盆腔炎见上述证候者。

另外，本品尚可治疗遗尿。

【不良反应】 目前尚未检索到不良反应报道。

【使用注意】 感冒者慎用。

【用法与用量】 口服，片剂：一次 3 片，一日 3 次。合剂：一次 10～20ml，一日 3 次。

参 考 文 献

[1] 万阜昌. 肾宝糖浆的某些激素样药理及毒性观察[J]. 江西中医药，1984，（6）：59.

[2] 史红, 刘雪莉, 缪云萍, 等. 肾宝合剂改善性功能的药理作用研究[J]. 中药新药与临床药理, 2002, 28（2）: 71.

[3] 邓筱安. 肾宝的临床疗效及毒理试验[J]. 中成药研究, 1987,（8）: 19.

（河南中医药大学　苗明三、赵　晖）

延龄长春胶囊

【药物组成】　鹿茸（去毛）、人参、鹿鞭、狗鞭、猪睾丸、狗骨、蛇床子、淫羊藿（炙）、煅钟乳石、海马、大海米、蛤蚧（去头足）、山茱萸、熟地黄、黄精（酒制）、何首乌、龟甲胶。

【处方来源】　研制方。国药准字 Z22025788。

【功能与主治】　补肾壮阳，填精补髓。用于肾阳不足、精血亏虚所致的腰膝酸痛、畏寒肢冷、阳痿早泄、须发早白。

【药效】　主要药效如下：

1. 对免疫系统的影响　腰肌劳损长期发病会导致骨性关节炎症反应，延龄长春胶囊可通过调节炎症系统，减轻机体炎症作用，缓解机体关节炎症反应，缩短治疗时间。

2. 对肾功能的影响　延龄长春胶囊能通过提高机体免疫功能，延缓肾衰竭，可用于肾衰竭的预防与治疗全过程，改善血脂代谢紊乱状态，在肾功能不全的治疗中适当结合补益肝肾的药物，能够提高疗效，延缓其病情的进展。

【临床应用】　主要用于肾阳不足所致的阳痿、早泄、腰痛等症。

1. 阳痿　由肾阳不足所致，症见阳事不举，腰膝酸软，畏寒肢冷，神疲乏力，舌淡苔白，脉沉迟；性功能障碍见上述证候者。

2. 早泄　因肾阳不足、命门火衰所致的早泄，症见腰膝酸软、精神萎靡、舌淡苔白、脉沉细；性功能障碍见上述证候者。

3. 腰痛　因肾阴虚衰、精血不足、腰府失养所致，症见腰膝酸痛，精神疲惫，体倦乏力，舌淡苔薄，脉沉迟或细；腰肌劳损见上述证候者。

4. 须发早白　因肾中精气亏虚、头发失养所致，症见须发早白，腰膝酸软，神疲体倦，舌淡苔白，脉沉细。

【不良反应】　目前尚未检索到不良反应报道。

【使用注意】　阴虚内热者和脾胃虚弱者慎用。感冒者慎用。

【用法与用量】　口服，一次 4～6 粒，一日 2～3 次。

（河南中医药大学　苗明三、赵　晖）

五子衍宗丸（片、口服液）

【药物组成】　枸杞子、菟丝子（炒）、覆盆子、五味子（蒸）、盐车前子。

【处方来源】　明·王肯堂《证治准绳》。国药准字 Z11020188。

【功能与主治】　补肾益精。用于肾虚精亏所致的阳痿不育、遗精早泄、肢痛、尿后余沥。

【药效】　主要药效如下：

1. 对内分泌的影响　骨的形成与内分泌密切相关，五子衍宗丸（片、口服液）可通过增强支持细胞功能，改善机体 5-羟色胺水平，增强内分泌功能，加速骨形成过程。

2. 对骨显微结构的影响　腰肌劳损患者骨密度降低，在蛋白质层面的表现则是与成骨相关的蛋白表达减少，成骨能力小于破骨能力而引发腰肌劳损症。五子衍宗丸（片、口服液）可提高骨形成蛋白的表达，增强生物力学强度，改善骨显微结构。

【临床应用】　主要用于肾阳不足所致的阳痿、不育、遗精等症。

1. 阳痿[1, 2]　因肾虚精亏、宗筋失养所致，症见阳痿，头晕目眩，精神萎靡，腰膝酸软，舌淡苔白，脉沉细弱；性功能障碍见上述证候者。五子衍宗丸的含药血清可以促进支持细胞的活力，并能抑制支持细胞基因过表达来调控大鼠睾丸支持细胞分泌产物水平，通过改善支持细胞功能和改善生精功能起到治疗阳痿的效果。

2. 不育[3, 4]　因肾虚精亏、宗筋弛纵所致，症见婚后不育，性欲低下，阳痿，早泄，精液稀薄，腰膝酸软，神疲乏力，舌淡，脉沉细；男子不育症见上述证候者。五子衍宗丸可以使下丘脑去甲肾上腺的含量升高，还可以降低 5-羟色胺的含量及 5-羟色胺/多巴胺值，从而提高精子活动度、精子计数和生育能力，治疗不育症。

3. 遗精　因肾虚精关不固所致，症见梦遗，滑精，伴头晕，腰酸，肢体倦怠，舌淡，脉沉细弱；性功能障碍见上述证候者。五子衍宗丸的含药血清可通过拮抗活性氧所致的大鼠精子的活力下降，提高精子质量，治疗遗精症。

4. 早泄　因肾虚精亏、精关不固所致的早泄，症见神疲体倦，腰膝酸痛，舌淡，脉沉细无力；性功能障碍见上述证候者。治疗机制同遗精症。

5. 腰痛　由于肾虚精亏、腰府失养所致的腰背酸痛，身倦乏力，小便余沥不尽，舌淡，脉沉细；腰肌劳损见上述证候者。

【不良反应】　目前尚未检索到不良反应报道。

【使用注意】　感冒者慎用。服药期间忌食生冷、辛辣食物；节制房事。

【用法与用量】　丸剂：口服。水蜜丸一次 6g，小蜜丸一次 9g，大蜜丸一次 1 丸，一日 2 次。片剂：口服。一次 6 片，一日 3 次。口服液：口服。一次 5～10ml，一日 2 次。

参 考 文 献

[1] 张圣强，刘保兴，王鑫，等. 五子衍宗丸含药血清对大鼠睾丸支持细胞分泌产物的影响[J]. 中华中医药杂志，2013，28（3）：631-634.

[2] 张圣强，刘保兴，王鑫，等. 五子衍宗丸含药血清对大鼠睾丸支持细胞活力的影响[J]. 北京中医药大学学报，2013，36（3）：174-177.

[3] 刘保兴，张圣强，谢春雨，等. 五子衍宗丸含药血清对活性氧致大鼠精子活力下降的保护作用[J]. 北京中医药大学学报（中医临床版），2010，17（1）：13-15.

[4] 王学美，谢竹藩，刘庚信，等. 五子衍宗液对雄性大鼠下丘脑单胺类递质、性激素和生育能力的影响[J]. 中国中西医结合杂志，1993，13（6）：349-351.

（河南中医药大学　苗明三、赵　晖）

蛮　龙　液

【药物组成】　雄蚕蛾、淫羊藿、菟丝子（酒制）、补骨脂（盐制）、熟地黄（盐制）、刺五加。

【处方来源】　研制方。国药准字 Z53020206。

【功能与主治】　补肾壮阳，填精益髓。用于肾虚精亏所致的阳痿、早泄、梦遗、滑精、腰膝酸痛、小便频数。

【药效】　主要药效如下：

1. 对内分泌的影响　中医学认为骨的强壮基于内分泌对其的滋养，蛮龙液有强补内分泌功能，可用于提高性功能，同时可作用于骨，增强骨的力学强度。

2. 抗骨质疏松　骨转换增加是腰肌劳损病理生理发展过程中最重要的因素。不同的标志物分别介导骨形成和骨吸收，而两者之间的不平衡通常被认为是导致骨质疏松的重要发病机制。蛮龙液能够使骨转换速率下降，具有预防骨量丢失的作用。

【临床应用】　主要用于肾阳亏虚、精血不足、筋脉失养所致的阳痿、早泄、遗精、腰痛等症。

1. 阳痿　因肾阳亏虚、精血不足、宗筋失养所致，症见阳痿，或勃起不坚，性欲减退，伴有腰膝酸软，面色无华，神疲倦怠，舌淡，脉细；性功能障碍见上述证候者。

2. 早泄　因肾阳不足、精血亏耗、精关不固所致，症见早泄，腰膝酸软，精神疲惫，肢倦乏力，舌淡，脉沉细；性功能障碍见上述证候者。

3. 遗精　系由肾虚精亏、封藏不固所致，症见梦遗，滑精，小便频数，腰膝酸软，神疲乏力，舌淡，脉沉细；性功能障碍见上述证候者。

4. 腰痛　由肾虚精亏、筋脉失养所致，症见腰膝酸痛，神疲倦怠，舌淡，脉沉细无力；腰肌劳损见上述证候者。

【不良反应】　目前尚未检索到不良反应报道。

【使用注意】　阴虚火旺者慎用。感冒者慎用。

【用法与用量】　口服，一次 30～40ml，一日 2 次。

（河南中医药大学　苗明三、赵　晖）

还 少 胶 囊

【药物组成】　熟地黄、山药（炒）、枸杞子、山茱萸、五味子、牛膝、楮实子、杜仲（盐制）、巴戟天（炒）、小茴香（盐制）、肉苁蓉、远志（甘草炙）、石菖蒲、茯苓、大枣（去核）。

【处方来源】　研制方。国药准字 Z51020003。

【功能与主治】　温肾补脾，养血益精。用于脾肾两虚、精血亏耗所致的腰膝酸痛、阳痿、遗精、耳鸣、目眩、机体瘦弱、食欲减退、牙根酸痛。

【药效】　主要药效如下：

1. 对消化系统的影响　腰肌劳损患者常因发病食宿不寐，影响消化系统运行，从而导致疾病恶化。还少胶囊既能补肾，又能调理脾胃，其机制可能是作用于回肠及相关细胞，改善脾肾功能。

2. 改善微循环　腰肌劳损与血管及肌肉微循环有关，血管微循环受阻，血液凝滞不通则易形成以病区酸痛为主要症状的腰肌劳损症。还少胶囊可明显拮抗垂体后叶素所致微循环障碍，提高局部血流量，改善血液运行速度，缓解腰肌劳损的疼痛症。

【临床应用】　主要用于由脾肾两虚、精血亏耗所致的体衰、腰痛、阳痿等症。

1. 脾肾两虚、精血亏耗证[1]　因先天不足，或久病失养，或年老体衰，或房劳过度，脾肾两虚、精血亏耗以致腰膝酸软，神疲乏力，机体瘦弱，食欲减退，牙根酸痛，舌淡苔薄，脉沉细；神经衰弱见上述证候者。

2. 腰痛　因脾肾亏虚、精血不足无以滋养经脉所致的腰膝酸痛，机体瘦弱，神疲乏力，舌淡苔薄，脉沉细无力；腰肌劳损见上述证候者。

3. 阳痿[2]　由肾中精气亏虚导致的阳事不举，伴有腰膝酸软，精神萎靡，舌淡苔薄，脉沉细无力；神经衰弱、性功能障碍见上述证候者。

4. 遗精[3]　因脾肾亏虚、肾虚不藏、精关不固所致的遗精，甚至滑精，腰膝酸软，舌淡苔薄，脉沉细；神经衰弱见上述证候者。

5. 耳鸣　因脾肾亏损、精血不足、耳窍失养而见耳鸣，眩晕，腰膝酸软，倦怠乏力，舌淡苔薄，脉沉细无力；神经性耳聋见上述证候者。

6. 眩晕　系因脾肾亏损、精血不足、脑窍失养所致的头晕目眩，神疲，耳鸣，牙根酸痛，舌淡苔薄，脉沉细无力；高血压、贫血见上述证候者。

【不良反应】　目前尚未检索到不良反应报道。

【使用注意】　阴虚火旺者慎用。

【用法与用量】　口服，一次 5 粒，一日 2～3 次。

参 考 文 献

[1] 吴小伟，曾玉燕.还少胶囊联合盐酸帕罗西汀治疗早泄临床观察[J]. 实用中医药杂志，2019，35（1）：80-81.

[2] 张鹤云，李健，赵云，等.还少胶囊联合左卡尼汀治疗少、弱、畸精子症的疗效观察[J].中华男科学杂志，2018，24（1）：67-71.

[3] 杜辛，杨仁旭，陈小沁，等. 还少丹胶囊抗衰老及治疗肾阳虚临床观察[J].中国中西医结合杂志，1992，3（1）：20-22.

（河南中医药大学　苗明三、赵　晖）

清宫长春胶囊

【药物组成】　人参、熟地黄、茯苓、山药、菟丝子（制）、肉苁蓉、牛膝、杜仲、覆盆子、花椒、枸杞子、地黄、山茱萸（制）、当归、白芍、天冬、麦冬、五味子、柏子仁、石菖蒲、远志、泽泻、木香、地骨皮。

【处方来源】　陈可冀等《慈禧光绪医方选议》，原名长春益寿丹。国药准字 Z13022283。

【功能与主治】　补肾益精，强筋壮骨，延缓衰老。用于阴阳两虚所致的神疲乏力、健忘、头晕、耳鸣、腰痛膝软、性欲减退、畏寒肢冷。

【药效】　主要药效如下[1, 2]：

1. 对血清、肝脏和心脏组织的影响　清宫长春胶囊对运动性过氧化损伤有较好的保护作用，清宫长春胶囊各剂量对小鼠脑组织中的各项指标均无明显影响，其原因有待进一步探讨。

2. 提高免疫力　清宫长春胶囊减弱大剂量外源性氢化可的松诱发小鼠的"阳虚"症状，

剂量依赖地延长小鼠游泳耐力时间和耐常压缺氧时间，提高小鼠单核巨噬细胞吞噬功能。提示清宫长春胶囊有增强机体抵抗力，提高机体免疫力、提高机体对有害刺激的抵抗能力的作用。

【临床应用】　主要用于由精气两虚、气血不足所致的健忘、眩晕、耳鸣、腰痛等症。

1. 健忘　因阴阳不足、精气两虚、脑失濡养而致健忘，肢体倦怠，精神萎靡，舌淡，脉细弱；神经衰弱见上述证候者。清宫长春胶囊对运动性过氧化损伤有较好的保护作用，清宫长春胶囊各剂量对小鼠脑组织中的各项指标均无明显影响，可调控心脑功能，改善健忘症。

2. 眩晕　由于阴阳两亏、气血不足、清窍失养以致头昏眼花，神疲乏力，腰膝酸软，舌淡，脉沉细；贫血见上述证候者。

3. 耳鸣　因阴阳俱虚、耳窍失养而见耳鸣，眩晕，腰膝酸软，倦怠乏力，舌淡，脉沉细；神经性耳聋见上述证候者。

4. 腰痛[3]　系由阴阳两虚，肾精亏损，无以濡养经脉所致的腰痛，腰膝酸软，喜按喜揉，遇劳更甚，卧则减轻，常反复发作，舌淡，脉沉细；腰肌劳损见上述证候者。清宫长春胶囊有增强机体抵抗力，提高机体免疫力、提高机体对有害刺激的抵抗能力的作用，可改善疼痛症，缓解腰痛症。

5. 腰椎退行性关节病[4]　方中诸药为伍，温而不燥，补而不滞，润而不腻，是一种治疗肝肾精气亏虚型腰椎退行性关节病较好的药物。观察过程中未发现明显不良反应，治疗前后血常规、尿常规、大便常规和心电图、肝肾功能检查均没有发现异常变化。且能改善肝肾精气亏虚、筋脉瘀滞的腰椎退行性关节病患者的症状。

【不良反应】　目前尚未检索到不良反应报道。

【使用注意】　感冒者慎用。

【用法与用量】　口服，一次2～4粒，一日2～3次。

参 考 文 献

[1] 曹凯，佟继铭. 清宫长春丹胶囊对小鼠运动性过氧化损伤的保护作用[J]. 中国临床康复，2005，6（3）：166-167.

[2] 佟继铭，袁亚非，韩熙星，等. 清宫长春丹胶囊对肾阳虚小鼠应激能力的影响[J]. 承德医学院学报，2003，7（2）：103-104.

[3] 张爱国，王志文，袁强，等. 清宫长春胶囊治疗中医肾阳虚证疗效观察[J]. 辽宁中医药大学学报，2008，4（8）：125-126.

[4] 黄树明，刘定安，张海燕，等. 清宫长春胶囊治疗腰椎退行性关节病90例临床观察[J]. 中国中医药科技，2000，（3）：184-185.

（河南中医药大学　苗明三、赵　晖）

三、活血化瘀、消肿止痛类

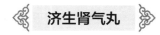

济生肾气丸

【药物组成】　肉桂、附子（制）、牛膝、熟地黄、山茱萸（制）、山药、茯苓、泽泻、车前子、牡丹皮。

【处方来源】　宋·严用和《济生方》。国药准字 Z13022359。

【功能与主治】　温肾化气，利水消肿。用于肾阳不足、水湿内停所致的肾虚水肿、腰膝酸重、小便不利、痰饮咳喘。

【药效】 主要药效如下[1,2]：

1. 对高尿酸血症大鼠血尿酸及蛋白表达的影响 骨与肾脏密切相关，腰肌劳损患者多因肾气不足、风寒阻络发病。济生肾气丸大鼠中新型转运蛋白 URAT1 的蛋白表达均升高，说明济生肾气丸降低血尿酸水平可能通过升高阴离子转运蛋白 OAT1 的蛋白表达实现，济生肾气丸可降低高尿酸血症大鼠肾组织中 URAT1 蛋白高表达、升高 OAT1 蛋白低表达。

2. 对多柔比星肾损伤模型大鼠的影响 济生肾气丸大鼠 24 小时尿蛋白排出量比模型组明显减少，血清肌酐及血清尿素氮均降低，但对于多柔比星引起的尿量减少无明显改善。以上结果表明，济生肾气丸对多柔比星所致大鼠肾损伤有较好的治疗作用。

3. 对小牛血清白蛋白肾炎模型大鼠的影响 济生肾气丸大鼠 24 小时尿蛋白排出量比模型组明显减少，血清肌酐及血清尿素氮均显著降低，表明济生肾气丸对小牛血清白蛋白引起的大鼠血清病型肾炎有明显的防治作用。

【临床应用】 主要用于由肾阳衰弱所致的腰痛、咳喘等症。

1. 水肿[3,4] 由肾阳衰弱、气化不利所致，症见面浮身肿，腰以下尤甚，按之凹陷不起，心悸，气促，畏寒，神疲，腰部酸胀，小便不利，舌淡，脉沉细；慢性肾炎证候相同者。

2. 腰痛[5] 由肾阳亏虚、腰府失养所致，症见腰膝酸软，畏寒，四肢欠温，少气乏力，夜尿频多，舌淡，脉沉细；腰肌劳损见上述证候者。济生肾气丸对小牛血清白蛋白引起的大鼠血清病型肾炎有明显的防治作用，此机制也可用于防治腰痛症。

3. 喘嗽 由肾阳不足、摄纳无权所致，症见喘促日久，气息短促，呼多吸少，动则喘甚，气不得续，咳嗽时轻时重，常因咳甚而尿出，或尿后余沥，面青肢冷，脉微细或沉弱；慢性气管炎证候相同者。

【不良反应】 少部分患者服药后可出现恶心等消化道不适症状，经减量后症状消失。

【使用注意】 湿热壅盛、风水泛溢水肿者慎用。本品含钾量高，与保钾利尿药螺内酯、氨苯蝶啶合用时，应防止高血钾症；避免与磺胺类药物同时使用。

【用法与用量】 口服，水蜜丸一次 6g，小蜜丸一次 9g，大蜜丸一次 1 丸，一日 2～3 次。

参 考 文 献

[1] 李柯，于彩娜. 济生肾气丸对高尿酸血症大鼠的影响及作用机制[J]. 中华中医药学刊，2017，35（7）：1882-1885.

[2] 彭蕴茹，黄厚才，王焱. 济生肾气丸治疗大鼠实验性肾炎的试验研究[J]. 畜牧与兽医，2003，14（3）：4-5.

[3] 刘春阳. 济生肾气丸联合利尿剂治疗水肿临床分析[J]. 中国当代医药，2012，19（16）：108-110.

[4] 应姿. 济生肾气丸治疗妇女功能性水肿 23 例报告[J]. 实用临床医学，2010，11（11）：78-80.

[5] 许辉煌. 温肾活血法联合强的松为主治疗成人原发性肾病综合征 30 例[J]. 福建中医药，2008，4（5）：43.

（河南中医药大学 苗明三、赵 晖）

红茴香注射液

【药物组成】　　红茴香。

【处方来源】　　研制方。国药准字 Z33020932。

【功能与主治】　　消肿散瘀，活血止痛。用于腰肌劳损、关节或肌肉韧带伤痛、风湿痛属瘀血阻络证。

【药效】　　主要药效如下[1]：

1. 对健康小鼠的耐痛阈的影响　　穴位注射红茴香注射液后 24 小时出现耐痛阈明显上升，48 小时达到顶峰；肌内注射红茴香注射液组也在 24～96 小时维持较高的耐痛阈，120 小时后接近正常水平穴位注射红茴香注射液能显著提高健康小鼠的耐痛阈，其效应在 24～96 小时最为明显。红茴香注射液可用过提高机体痛阈值起到镇痛消肿的作用，常用于治疗腰肌劳损。

2. 对免疫系统的影响　　腰肌劳损发病至后期主要表现为关节肿痛、积液等。红茴香注射液可通过调节机体炎症反应，加速炎症因子代谢，降低关节肿胀度，缩短疼痛时间。

【临床应用】　　主要用于外伤及因风湿痹阻导致的痹证。

1. 扭挫疼痛　　因外伤而致，症见伤处青红紫斑，痛如针刺，红肿闷胀，不敢触摸，活动受限而未见皮肤破损；软组织损伤、挫伤见上述证候者。红茴香注射液可提高机体痛阈值，减轻扭挫疼痛。

2. 痹病　　因风湿瘀阻、经络不通所致，症见肌肉关节疼痛，其痛呈刀割、针刺样，压痛明显，局部皮色紫暗，舌质紫暗有瘀斑，脉弦涩；风湿性关节炎、类风湿关节炎、强直性脊柱炎见上述证候者。

3. 肌腱炎[2]　　红茴香注射液痛点注射治疗冈上肌肌腱炎可减少激素的副作用。

4. 软组织损伤[3]　　软组织损伤属于中医学"急性伤筋"范畴。病因机制为外伤血脉受损，筋脉扭挫，经络被阻，导致气血瘀滞。红茴香注射液是中药材红茴香根皮经现代工艺提取制成的灭菌中药制剂，具有疏通经气、散结祛瘀之功，使气血畅行于经脉，局部组织的微循环得以改善，加速了渗出液的吸收，故而起到了消肿、止痛、散瘀、利关节之效，疾病得以痊愈。

5. 腰椎间盘突出[4]　　一般注射红茴香注射液后，疼痛反而加剧，至第二次注射时即可缓解，疼痛加剧反应越大，疗效越佳。

【不良反应】　　目前尚未检索到不良反应报道。

【使用注意】　　风湿热痹，关节红肿热痛者不宜使用。注射后见过敏者，应立即停药，并行抗过敏治疗。若发现混浊、沉淀、变色、漏气或瓶身细微破裂，均不得使用。

【用法与用量】　　痛点、穴位或肌内注射。一次 1~2ml，一日或隔日一次。3~5 次为一个疗程。

参 考 文 献

[1] 张阔，徐媛，于海龙，等. 腰阳关穴位注射红茴香注射液对健康小鼠耐痛阈的影响[J]. 天津中医药，2014, 31 (8): 487-489.

[2] 王霞，张京. 红茴香注射液痛点注射治疗冈上肌肌腱炎疗效观察[J]. 内蒙古中医药，2014，33（3）：28.

[3] 李媛媛. 红茴香注射液肌肉注射治疗软组织损伤 129 例[J]. 浙江中医杂志，2012，47（10）：746.

[4] 周瑞琴，陈强. 红茴香注射液治疗急性腰椎间盘突出症 88 例疗效观察[J]. 中国医药导刊，2013，15（1）：147-148.

（河南中医药大学　苗明三、赵　晖）

四、养血舒筋、祛风除湿类

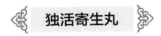

独活寄生丸

【药物组成】　白芍、川芎、当归、党参、独活、杜仲、防风、茯苓、甘草、牛膝、秦艽、肉桂、桑寄生、熟地黄、细辛。

【处方来源】　唐·孙思邈《备急千金要方》。国药准字 Z20043469。

【功能与主治】　祛风湿，散寒邪，养肝肾，补气血，止痹痛。用于肝肾两亏、气血不足之风湿久痹、腰膝冷痛、关节不利等症。

【药效】　主要药效如下[1]：

1. 抗炎　全方具有祛风湿、止痹痛、益肝肾、补气血之功效。现代药理研究也表明，独活寄生汤能降低关节液中肿瘤坏死因子水平，减低炎症因子的产生。

2. 改善血液循环　能增加小鼠毛细血管管径，延长肾上腺素引起的血管收缩期的潜伏期；对家兔以 ADP 诱导的血小板聚集有明显的量效关系；能明显增加狗和猫的血流量，降低脑血管阻力。

【临床应用】　主要用于肝肾虚衰所致的腰肌劳损、膝骨性关节炎等症。

1. 腰肌劳损[2]　独活寄生丸入肝肾经，性善下行，具有镇痛、抗炎的作用；有舒经络、祛风湿、活血荣筋、强筋骨、益肝肾之功效；药物有温经散寒、祛风止痛、通络散结之功效；达到补益肝肾、养血舒筋、祛风除湿、止痹痛之功效。

2. 膝骨性关节炎[3]　现代医药认为独活寄生汤具有镇痛、抗感染、改善微循环作用，能有效治疗膝骨性关节炎的各种症状。

3. 腰三横突综合征[4]　独活寄生丸联合小针刀治疗腰三横突综合征效果显著。

【不良反应】　目前尚未检索到不良反应报道。

【使用注意】　严重心、肝、肾功能损害者慎用。

【用法与用量】　口服，一次 6g，一日 2 次。

参 考 文 献

[1] 桎坤. 独活寄生丸对慢性关节炎模型大鼠的镇痛作用国外医学[J]. 国外医学（中医中药分册），2004，26（3）：174-175.

[2] 安如磐. 通痹舒筋丸治疗终板源性腰痛的临床疗效观察[D]. 郑州：河南中医药大学，2018.

[3] 郑业虎. 独活寄生丸联合塞来昔布对老年膝骨关节炎患者炎性因子、内皮功能及膝关节功能的影响[J]. 中国老年学杂志，2017，37（10）：2513-2515.

[4] 黄勇，周英杰，杨晓姣，等. 独活寄生丸联合小针刀治疗腰三横突综合征临床观察[J]. 世界中西医结合杂志，2016，11（6）：836-839.

（河南中医药大学　苗明三、赵　晖，上海中医药大学附属光华医院　程少丹、葛　程）

腰椎痹痛丸

【药物组成】　独活、桂枝、红花、五加皮、白芷、防己、骨碎补、当归、制草乌、防风、千年健、秦艽、萆薢、桃仁、海风藤、威灵仙、赤芍、续断、桑寄生。

【处方来源】　研制方。国药准字 Z44023564。

【功能与主治】　壮筋骨，益气血，舒筋活络，祛风除湿，通痹止痛。用于治疗实证腰痛。

【药效】　主要药效如下[1]：

1. 消炎　腰椎痹痛丸对多种急性渗出炎症有明显的对抗作用，可减轻小鼠耳郭由二甲苯所致的炎症，对乙酸诱发的腹腔炎也能使渗出明显减少，而且对棉球诱发肉芽组织增生的慢性炎症也有抑制作用。

2. 镇痛　对乙酸引起的小鼠扭体反应和热板法所致疼痛反应有明显的镇痛作用。

【临床应用】　主要用于疼痛、炎症反应所致的腰肌劳损、肥大性颈（腰）椎炎。

1. 腰肌劳损　对局部疼痛有较满意的镇痛效果。对腰肌劳损引起的腰腿痛等均有良好的止痛作用。药物引起镇痛作用来缓解腰肌劳损症状。

2. 肥大性颈椎炎　对局部病变的红、肿、热有较快的消退作用。腰椎痹痛丸对多种急性渗出炎症有明显的对抗作用，可抑制棉球诱发的肉芽组织增生，减轻炎症反应。

3. 肥大性腰椎炎　对病变引起的神经压迫所致的麻木、无力、软弱，以及血管压迫引起的头晕、眩晕、恶心症状有缓解和改善作用。

【不良反应】　目前尚未检索到不良反应报道。

【使用注意】　高血压、心脏病、肝病、糖尿病、肾病等慢性病严重者应在医师指导下服用。

【用法与用量】　口服，一次 2g，一日 3 次。

参 考 文 献

[1] 刘伟祥. 腰椎痹痛丸的药理及临床应用[J]. 广东医学，1996，17（9）：4.

（河南中医药大学　苗明三、赵　晖，上海中医药大学附属光华医院　程少丹、葛　程）

痹 祺 胶 囊

【药物组成】　马钱子（调制粉）、党参、白术、茯苓、丹参、三七、川芎、牛膝、地龙、甘草。

【处方来源】　研制方。国药准字 Z10910026。

【功能与主治】　益气养血，祛风除湿，活血止痛。用于气血不足，风湿瘀阻，肌肉关节酸痛，关节肿大、僵硬变形或肌肉萎缩，气短乏力；风湿性关节炎、类风湿关节炎、腰肌劳损、软组织挫伤属上述证候者。

【药效】　主要药效如下[1-3]：

1. 对类风湿关节炎大鼠护骨因子/核因子 κB 受体活化因子配基表达的影响　痹祺胶

囊可降低核因子 κB 受体活化因子配基（receptor or activator of NF-κB ligand，RANKL）mRNA 及蛋白表达，痹祺胶囊可不同程度升高骨保护素（osteoprotegerin，OPG）mRNA 及蛋白的表达，痹祺胶囊高剂量组更优。结果表明痹祺胶囊能有效抑制滑膜炎症，减轻关节破坏，是有效的抗风湿中成药，其机制可能与抑制多种抑制炎症因子，降低 RANKL 的表达，上调 OPG 的表达，降低 RANKL/OPG 值有关。其机制与治疗腰肌劳损症相同。

2. 对胶原诱导性大鼠的 JAK-STAT 信号通路影响　痹祺胶囊可减轻肿胀，痹祺胶囊能够明显减轻大鼠的关节炎症、滑膜增生、血管翳形成及软骨破坏，其机制可能与调控非受体酪氨酸激酶家族 JAK-STAT 信号通路中 JAK3、STAT3 的表达相关。

3. 对关节软骨的坏死的保护作用　痹祺胶囊的益气养血，祛风除湿、活血止痛功能，加快了关节局部的血液循环，通过滑液的渗透代谢，增强了受损组织的营养供给和有害代谢产物的及时清除，从而保护了软骨细胞遭受进一步的损伤，使其得以修复。

【临床应用】　主要应用于由气血不足、风湿痹阻所致的痹证、腰痛等症。

1. 痹证　因气血不足、风湿瘀阻所致。症见肌肉关节酸楚疼痛，抬举无力，局部肿胀，僵硬，变形，甚则肌肉挛缩，不能屈伸，或见皮肤结节瘀斑，伴倦怠乏力，心悸，气短，汗出，舌胖苔少或无苔，脉细无力或细数无力；类风湿关节炎、风湿性关节炎、骨性关节炎、软组织损伤见上述证候者。

2. 腰痛[4]　风湿瘀阻，或脱力劳伤而致。症见腰部酸软疼痛，喜揉喜按，腿膝无力，遇劳更甚，卧则减轻，反复发作。常伴有面色无华，手足不温，倦怠乏力，舌淡，脉沉细；腰肌劳损或腰部软组织挫伤见上述证候者。痹祺胶囊能有效抑制滑膜炎症，减轻关节破坏，是有效的抗风湿中成药，其机制可能与抑制多种抑制炎症因子，降低核因子 κB 受体活化因子配基的表达，上调骨保护素的表达，降低两者比值有关，可通过此机制缓解腰痛症。

3. 膝骨性关节炎[5]　痹祺胶囊联合氨基葡萄糖胶囊和玻璃酸钠治疗膝骨性关节炎具有较好的临床疗效，能有效降低患者膝关节炎症反应，缓解患肢症状，改善患者膝关节功能。

【不良反应】　目前尚未检索到不良反应报道。

【使用注意】　本品含有马钱子，高血压、冠心病、肝肾功能不全、癫痫、破伤风、甲亢患者禁用。

【用法与用量】　口服，一次 4 粒，一日 2～3 次。

参 考 文 献

[1] 谭洪发，荣晓凤，徐艳明，等. 痹祺胶囊对 CIA 大鼠 OPG/RANKL 表达的影响[J]. 免疫学杂志，2016，32（10）：878-883.

[2] 徐艳明. 痹祺胶囊对 CIA 大鼠 IL-6 及 JAK-STAT 信号通路的影响[D]. 重庆：重庆医科大学，2016.

[3] 柳占彪，师咏梅，许放，等. 痹祺胶囊对大鼠膝骨关节炎软骨组织影响的病理形态观察[J]. 天津中医药，2010，27（4）：318-321.

[4] 吴忠建. 痹祺胶囊治疗关节痛疗效分析[J]. 内蒙古中医药，2017，36（18）：13-14.

[5] 雷慧姝，周嘉平. 针刺联合痹祺胶囊治疗膝关节骨关节炎的临床疗效[J]. 世界临床药物，2018，39（11）：769-773.

（河南中医药大学　苗明三、赵　晖，上海中医药大学附属光华医院　程少丹、葛　程）

❧ 妙 济 丸 ❧

【药物组成】　龟甲（制）、盐杜仲、续断、土茯苓、木瓜、苍术、茯苓、当归、酒白芍、川芎、乳香（制）、川牛膝（酒蒸）、盐小茴香、木香、丁香、母丁香、黑木耳（醋制）。

【处方来源】　研制方。国药准字 Z20054530。

【功能与主治】　补益肝肾，祛湿通络，活血止痛。用于肝肾不足、风湿瘀阻所致的痹证，症见骨节疼痛、腰膝酸软、肢体麻木拘挛。

【药效】　主要药效如下[1]：

1. 扩张血管，改善血流量　腰肌劳损长期发病将使血管阻塞不通，血流量减少，导致血管疼痛及病区扩大，妙济丸有扩张血管的作用，可增强血管血流量，改善微循环，缓解病区疼痛，防止病区病位的扩大。

2. 促进骨细胞增殖　腰肌劳损患者骨密度降低，长期病变导致骨关节结构变形。妙济丸可通过调节骨形成过程，促进成骨细胞增殖及矿化活性，提高机体成骨细胞活性，从而改善骨架结构。

【临床应用】　主要用于肝肾不足所致的痹证、肢体麻木[1, 2]。

1. 腰肌劳损　因肝肾不足、风湿瘀阻所致。症见关节疼痛，肿胀，腰膝酸软，或见腰痛，肢冷沉重，手足麻木，肢体拘挛，屈伸不利；骨性关节炎、腰肌劳损见上述证候者。

2. 肢体麻木　因肝肾不足、风湿痹阻所致。症见四肢肌肤麻木，皮肤不荣，倦怠乏力，肢体困重，多伴关节肌肉游走性疼痛，舌质淡，苔白润，脉浮或细；颈椎病、坐骨神经痛见上述证候者。

【不良反应】　目前尚未检索到不良反应报道。

【使用注意】　湿热痹慎用。

【用法与用量】　用黄酒送服，一次 1～2 丸，一日 2 次。

参 考 文 献

[1] 陈奇. 中成药名方药理与临床[M]. 北京：人民卫生出版社，1998：788.

[2] 蔡建萍. 土茯苓与菝葜及其制剂妙济丸的紫外光谱鉴别[J]. 江西中医学院学报，2000，S1：155.

（河南中医药大学　苗明三、赵　晖）

❧ 风湿痛药酒 ❧

【药物组成】　石楠藤、麻黄、桂枝、小茴香、苍术、羌活、白芷、蚕沙、猪牙皂、泽泻、乳香、没药、川芎、当归、牡丹皮、苦杏仁、香附、木香、陈皮、枳壳、厚朴、菟丝子、补骨脂、黄精、石耳、白术、山药。

【处方来源】　研制方。国药准字 Z36021182。

【功能与主治】　祛风除湿，活络止痛。用于风湿阻络所致的痹证，症见腰腿骨节疼痛、手足麻木；跌打损伤所致的局部肿痛。

【药效】　主要药效如下[1]：

1. 对免疫系统的影响　腰肌劳损患者长期患病将导致炎症反应面的扩大,病位疼痛剧烈且持久。风湿痛药酒可通过调节免疫系统,抑制血管通透性增强,减少炎症因子的释放,起到缓解疼痛的作用,将缩短疼痛及治疗时间。

2. 扩张血管作用　风湿痛药酒作用于机体可使病变部位升温,同时使病区血管扩张,局部血流量上升,血液运行通畅则病位症状得以缓解。

【临床应用】　主要用于由风寒湿痹所导致的痹证。

风湿性关节炎、类风湿关节炎　系由风寒湿痹阻脉络而致,症见腰腿、骨节疼痛,遇寒痛增,或四肢屈伸不利,手足麻木,舌淡苔白,脉沉细或弦;风湿性关节炎、类风湿关节炎见上述证候者。

【不良反应】　目前尚未检索到不良反应报道。

【使用注意】　对酒精过敏者慎用。

【用法与用量】　口服,一次 10～15ml,一日 2 次。

参 考 文 献

[1] 吴军红.RP-HPLC 法同时测定风湿痛药酒中和厚朴酚和厚朴酚的含量[J]. 中医临床研究,2016,(30):145-147.

(河南中医药大学　苗明三、赵　晖)

第六章

坐骨神经痛中成药名方

第一节 概 述

一、概 念

坐骨神经痛（sciatica）是以坐骨神经路径及分布区域疼痛为主的综合征。西医理论认为该病是以坐骨神经径路及分布区域疼痛为主的综合征。坐骨神经痛的绝大多数病例是继发于坐骨神经局部及周围结构的病变对坐骨神经的刺激压迫与损害，称为继发坐骨神经痛；少数系原发性，即坐骨神经炎，多见于中老年男子。

坐骨神经痛以单侧较多，起病急骤，首先感到下背部酸痛和腰部僵直感，或者在发病前数周，在走路和运动时，下肢有短暂的疼痛，以后逐步加重而发展为剧烈疼痛，疼痛由腰部、臀部或髋部开始，向下沿大腿后侧、腘窝、小腿外侧和足背扩散，在持续性疼痛的基础上有一阵阵加剧的烧灼样或者针刺样疼痛，夜间更严重。

坐骨神经痛属中医学"腰痛"范畴，从中医角度分析其病因分为寒湿、湿热、肾虚和瘀血四个分型。

二、病因及发病机制

（一）病因

原发性坐骨神经痛病因未明，可能与躯体感染侵犯周围神经外膜导致间质性神经炎有关，常伴有肌炎或纤维组织炎。继发性坐骨神经痛主要是由于坐骨神经通路受阻或受刺激所致，少数继发于全身疾病。干性坐骨神经痛常由关节病注射部位不当所致。根性坐骨神经痛是由腰椎间盘突出等所致。

（二）发病机制

原发性坐骨神经痛在中医学中属"痹证"范畴，相比而言临床较少见。多由牙齿、鼻旁窦、扁桃体等感染，经血液循环至神经鞘膜引起神经间质炎症，寒湿是其最根本的发病机制。继发性坐骨神经痛其发病机制为坐骨神经遭受邻近病变的刺激和压迫。按病损部位分为根性坐骨神经痛和干性坐骨神经痛两大类。

根性坐骨神经痛病变主要在椎管内。按其病因可有腰椎间盘突出症、腰椎结核、椎管内肿瘤、脊柱肿瘤、腰椎椎管狭窄症、粘连性蛛网膜炎、腰椎骨关节病。干性坐骨神经痛发病机制主要在椎管外，坐骨神经行程中。按其病因可主要分为骶髂关节炎、腰肌筋膜炎、梨状肌综合征。

三、临 床 表 现

坐骨神经痛区主要限于坐骨神经分布区，大腿后部、小腿后外侧和足部，疼痛剧烈的患者可呈特有的姿势，腰部屈曲、屈膝、脚尖着地。如病变位于神经根时，椎管内压力增加（咳嗽、用力）时疼痛加重，坐骨神经支配区域出现各种感觉的减退或消失，包括外踝的振动觉减退，亦可有极轻的感觉障碍。

四、诊 断

可通过影像学检查腰骶椎、骶髂关节，判断脊柱的病变是否发病。也可通过椎旁肌的检测结果协助鉴别根性坐骨神经痛及远端病变。股二头肌短头可协助鉴别坐骨神经外侧与腓总神经病。有骨盆或股骨骨折的患者难以进行常规体检，可协助评价神经功能。股神经及腓总神经运动神经传导速度及F波可能有异常，坐骨神经传导速度很难刺激到病变近端。临床也有应用皮质类固醇或局部麻醉药物注入梨状肌，通过患者的疼痛反应进行梨状肌综合征的诊断。

五、治 疗

（一）常用化学药物及现代技术

首先应对因治疗，并注意对症治疗，所有的坐骨神经痛患者均应卧床休息，睡硬板床。应用B族维生素药物，止痛治疗，在病因未明之前暂不理疗。

现代技术治疗腰椎间盘突出旨在对因治疗，若是由腰椎间盘突出所致的坐骨神经痛，且药物治疗无效时，可采用腰椎间盘切除术，若病因是周围组织卡压引起的，须采取松解措施，消除炎症疼痛则会缓解。

（二）中成药名方治疗

中医药防治坐骨神经痛不同于化学药品是单靶点的单一调节治疗。中医药是作用于多靶点、多环节。中药治疗不仅改善临床症状和生活质量，还大大提高患者的远期疗效。中医药治疗坐骨神经痛是标本兼治，急则治其标，缓则治其本。中医治疗坐骨神经痛多采用温经散寒的中药治疗，起效快，副作用小。

第二节　中成药名方的辨证分类与药效

坐骨神经痛的共同病理基础是骨关节及骨架的变形，原发性坐骨神经痛是长期劳力损伤引起的，继发性坐骨神经痛则是由腰椎间盘突出、腰椎椎管狭窄等引起的。中药治疗坐骨神经痛是辨证用药，中成药名方的常见辨证分类及其主要药效如下[1]：

一、舒筋通络、活血消肿类

坐骨神经痛经络不通、瘀血痹阻证者主要症状是痛如针刺，痛有定处，白天较轻，夜晚加重，腹部板硬，活动受限，舌质紫暗或有瘀斑，脉多弦紧。

坐骨神经痛经络不通、瘀血痹阻证者的主要病理变化是外周血液循环受阻，血流不畅使细胞营养不足，抑制成骨细胞正常增殖及骨部的炎症作用。患者主要是由于体内成骨细胞活性降低导致骨形成受抑制，炎症因子分泌较多导致骨关节肿胀。

舒筋通络、活血消肿类中药主要通过调节成骨细胞生长因子（factor of growth hormone，FGH）活性，增强体内成骨细胞作用，增强骨头愈合；改善神经细胞的营养状态，调节成骨细胞状态；通过调节免疫因子水平起到抗炎作用，减轻骨关节肿胀情况。

常用中成药：壮筋消痛液、伸筋丹胶囊、活络消痛片、舒筋止痛酊、安络痛胶囊。

二、除湿通络、活血止痛类

坐骨神经痛寒湿痹阻证者的主要症状是冷痛，寒凝酸楚，下肢发凉，转侧不利，受寒及阴雨天加重，舌苔薄白或腻，舌质淡，脉沉紧或濡缓。

坐骨神经痛寒湿痹阻证者的主要病理变化是血小板聚集、纤维蛋白血栓形成加快，寒湿痹阻使机体骨骼处的蛋白质胶原合成减慢，造成坐骨神经痛。

除湿通络、活血止痛类中药可通过抑制血栓形成，降低血小板聚集和血栓增长速度，同时促进骨骼蛋白质胶原合成缓解病症。

常用中成药：木瓜丸、追风舒经活血片、复方夏天无片。

三、祛风止痛、舒筋活络类

坐骨神经痛风寒阻滞、经络痹阻证者的主要症状是痛无定处，遇寒加重。舌苔薄白或腻，舌质紫，脉浮。

坐骨神经痛风寒阻滞、经络痹阻证者的主要病理变化是抑制隐神经传导、坐骨神经传导；隐神经纤维轴突膜膨胀、边界模糊。

祛风止痛、舒筋活络类中药可促进神经传导，并通过提高对髓鞘和轴突膜的亲和力促进神经髓鞘和轴突膜的灵敏性，可引起髓鞘和轴突膜结构的变化，从而促进神经传导。

常用中成药：汉桃叶片、野木瓜片（颗粒）。

参 考 文 献

[1] 王拥军，吴弢.石氏伤科施杞临证经验集萃[M].北京：科学出版社，2016.

（河南中医药大学　苗明三、乔靖怡，上海中医药大学附属光华医院　程少丹、葛　程）

第三节　中成药名方

一、舒筋通络、活血消肿类

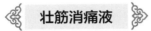

壮筋消痛液

【药物组成】　淫羊藿、丹参、巴戟天、穿山龙、地龙、威灵仙、狗脊、川牛膝、乌梅、鹿角胶、鹿衔草、木瓜、没药、海龙、杜仲。

【处方来源】　研制方。国药准字 Z22021219。

【功能与主治】　壮筋活血，通络止痛。主要用于骨性关节炎。

【药效】　主要药效如下[1, 2]：

1. 对成骨细胞有增殖作用　壮筋消痛液对成骨细胞有增殖作用，壮筋消痛液可明显抑制分化早期成骨细胞生长因子活性，对分化晚期成骨细胞内 FGH 活性有明显促进作用，药物可促进成骨细胞增殖的同时增加成骨细胞的活性。

2. 促进骨和脊髓的愈合　壮筋消痛液对骨折的愈合可能有一定的促进作用。壮筋消痛液能改善脊髓微循环，提高脊髓组织耐缺氧能力，抑制胶原细胞浸润；在脊柱矫形术前应用壮筋消痛液具有预防牵张性脊髓损伤的作用，若术中体感诱发电位显示脊髓遭受牵张性损伤后，在去除脊柱牵拉力的同时给予药物治疗可减轻脊髓的继发性损害程度。

3. 对关节的抗炎作用　壮筋消痛液具有显著的抗炎的药理作用，低毒，其临床应用时间较长，疗效确切。研究表明壮筋消痛液对甲醛致大鼠踝关节肿胀有显著的消炎作用。

【临床应用】　主要应用于血管阻塞、经络运行不畅导致的坐骨神经痛、腰痛症。

1. 坐骨神经痛　坐骨神经痛患者常见神经通路及分布区域病痛，主要表现为疼痛症状，疼痛究其根本原因是炎症反应所致。壮骨消筋液可有效减少炎症因子释放，缓解坐骨神经患者的疼痛反应。

2. 腰痛症　常见于常年从事高强度工作的中年人群，壮骨消筋液可促进成骨细胞的增殖分化，机体骨形成过程大于骨吸收过程，有助于骨重建，增强机体骨骼强度及生物力学强度，缓解因骨结构变化导致的腰痛症。

【不良反应】　孕妇和哺乳期妇女禁用。

【使用注意】　不宜长期服用。

【用法与用量】　涂抹于患处，每日 3 次。

参 考 文 献

[1] 金椿，戴瑞鸿. 中国中西医结合研究会心血管专业委员会成立暨学术会议纪要[J]. 中西医结合杂志，1989，9（1）：60.

[2] 彭锐，彭洋，熊勇. 壮筋消痛液外用配合手法治疗肱骨外上髁炎的疗效观察[J]. 中国民族民间医药，2011，20（7）：87.

（河南中医药大学　苗明三、赵　晖，上海中医药大学附属光华医院　程少丹、葛　程）

伸筋丹胶囊

【药物组成】　地龙、制马钱子、红花、乳香、防己、没药、香加皮、骨碎补（砂烫）。

【处方来源】　研制方。《中国药典》（2010 年版）。

【功能与主治】　舒筋通络，活血祛瘀，消肿止痛。用于血瘀络阻引起的骨折后遗症、颈椎病、肥大性脊椎炎、慢性关节炎、坐骨神经痛、肩周炎。

【药效】　主要药效如下：

1. 促进骨代谢　坐骨神经痛患者病变主要体现在腰部、放射部位疼痛及关节扭伤。伸筋丹胶囊能提高肋骨骨折小鼠的骨代谢，促进骨骼的形成，提高机体骨密度，降低骨折发生概率，同时也可缓解坐骨神经痛。

2. 抗炎　伸筋丹胶囊对多种急性和慢性炎症模型均具有抗炎活性，且作用不是通过激活垂体肾上腺轴活性，而可能是通过免疫途径实现的，无论对急性炎症或慢性炎症均有良好抑制作用，对生物体内引起炎症的主要物质过氧化物酶有很强的抑制作用。

3. 镇痛　伸筋丹胶囊有中枢镇痛作用且作用强烈。

4. 活血消肿　伸筋丹胶囊对外伤引起的小鼠足肿胀外敷后均有显著或非常显著的活血消肿作用。

5. 抑制肉芽组织增生　伸筋丹胶囊具有抗实验性关节炎的作用，能明显抑制棉球肉芽组织增生和明显抑制足跖肿胀。

6. 选择性地抑制细胞免疫　伸筋丹胶囊能选择性地抑制细胞免疫和机体对免疫复合物的超敏反应。

7. 促进软骨细胞的增殖和凋亡　伸筋丹胶囊能有效促进软骨细胞增殖，能有效治疗骨性关节炎，其机制可能与抑制软骨细胞早期凋亡有关（图 6-1）。

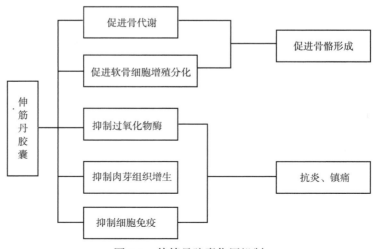

图 6-1　伸筋丹胶囊作用机制

【临床应用】 主要治疗血瘀络阻引起的骨折后遗症、颈椎病、肥大性脊椎炎、慢性关节炎、坐骨神经痛、肩周炎等疾病。

1. 坐骨神经痛[1] 伸筋丹胶囊可提高患者骨密度，缓解病区扭伤及疼痛，在比较了伸筋丹胶囊与追风透骨丸在治疗坐骨神经痛的疗效发现，伸筋丹胶囊可有效治疗坐骨神经痛。

2. 关节炎[2] 伸筋丹胶囊可有效抗肿消炎，对佐剂性关节炎的继发性病变（跖肿胀）有很好的治疗作用。

3. 颈椎病[3] 伸筋丹胶囊可用于气滞血瘀的颈椎病。伸筋丹胶囊可有效治疗神经根型颈椎病，认为口服中药伸筋丹胶囊可通行血脉，祛瘀止痛，改善局部组织代谢，能巩固疗效防止复发。

4. 肩周炎[4, 5] 伸筋丹胶囊是由多种中药组成的中成药，其中所含有的地龙、红花、乳香及没药可达到活血、化瘀、通络之效，而马钱子、防己及五加皮则可达利水、消肿及止痛之功，同时加入骨碎补，以在活血通络、消肿止痛的同时，达到补益肝肾之效。

伸筋丹胶囊联合综合康复训练治疗肩手综合征具有协同作用，能进一步提高疗效，加速患者肢体功能恢复。伸筋丹胶囊联合综合康复训练较单纯的康复训练可显著改善肩手综合征患者的肢体功能及临床治疗效果。

5. 腰椎间盘突出 伸筋丹胶囊可治疗腰背部疼痛与不适，缓解肢疼痛与麻木，提高工作生活能力、下肢功能，改善脊柱活动度与椎旁触压放射痛及直腿抬高情况。

【不良反应】 孕妇和哺乳期妇女禁用。

【使用注意】 不宜多服、久服。

【用法与用量】 口服，一次5粒，一日3次，饭后服用。

参 考 文 献

[1] 郭安. 伸筋丹胶囊治疗坐骨神经痛30例-附追风透骨丸治疗30例对照[J]. 浙江中医杂志，2011，12（4）：544.

[2] 朱婉萍，沈建根，聂晓. 伸筋丹胶囊治疗痹证的主要药效实验研究[J]. 浙江中医杂志，2003，6（3）：259-263.

[3] 程宏亮，张秋. 神经阻滞疗法加伸筋丹胶囊治疗神经根型颈椎病66例[J]. 河北中医药学报，2010，25（1）：45.

[4] 庞全瑭，卢红玉，刘平. 伸筋丹胶囊联合综合康复训练治疗肩手综合征的疗效观察[J]. 中华物理医学与康复杂志，2011，33（8）：618-619.

[5] 王洪流，刘冬. 伸筋丹胶囊联合综合康复训练对肩手综合征患者[J]. 中国生化药物杂志，2016，3（36）：138-142.

（河南中医药大学 苗明三、赵 晖，上海中医药大学附属光华医院 程少丹、葛 程）

活络消痛片

【药物组成】 刺五加浸膏、威灵仙、当归、制川乌、制草乌、竹节香附、丹参、乳香（制）、没药（制）、麻黄。

【处方来源】 研制方。国药准字Z23021007。

【功能与主治】 通经活络，舒筋止痛。用于风寒湿痹、经络闭塞、筋骨疼痛、四肢麻木等风湿性疾病，如风湿性关节炎、类风湿关节炎、风湿免疫病等。

【药效】 主要药效如下[1, 2]：

1. 双向免疫调节 活络消痛片具有双向调节作用，表现在对免疫机能低下者起促进作用；对免疫机能过高者起抑制作用。其免疫的双向性体现了"扶正祛邪，调节平衡"的本质。

2. 镇痛作用 活络消痛片镇痛作用显著。活络消痛片对小鼠扭体反应有显著抑制作用，可有效缓解疼痛带来的表观指征群的变化。

3. 消炎止痛 活络消痛片通过抑制早期血管通透性增加、后期肉芽组织形成，起到抗炎的作用。

4. 促进骨和脊髓的愈合 活络消痛片能改善脊髓微循环，提高脊髓组织耐缺氧能力，抑制胶原细胞浸润；在脊柱矫形术前应用活络消痛片具有预防牵张性脊髓损伤的作用，若术中体感诱发电位显示脊髓遭受牵张性损伤后，在去除脊柱牵拉力的同时给予活络消痛片治疗，可减轻脊髓的继发性损害程度。

【临床应用】 用于风寒湿痹、经络闭塞、筋骨疼痛、四肢麻木等风湿性疾病，如风湿性关节炎、类风湿关节炎、风湿免疫病等。

1. 风湿性关节炎 是由于溶血性链球菌感染所引起的一种感染反应性关节炎，活络消痛片可抑制肉芽组织形成，起到抗炎作用，抑制风湿性关节炎的炎症反应，减少疾病发作次数。

2. 风湿免疫病 主要表现为关节病，其病因主要表现为炎症反应及自身免疫介导的疾病。机体可通过上述抗炎机制，缓解病况。伴随关节症状的患者，服用活络消痛片后可促进骨和脊髓的愈合，缩短治疗时间，有效缓解关节症状。

【不良反应】 严重心脏病，胃溃疡，高血压，肝、肾疾病，小儿及体弱者忌服。

【使用注意】 ①本品含乌头碱，应严格在医生指导下按规定量服用。②不得任意增加服用量，不宜长期连续服用。③如服药后出现唇舌发麻、头痛头昏、腹痛腹泻、心烦欲呕、呼吸困难等情况，应立即停药并到医院救治。

【用法与用量】 口服，一次 4 片，一日 3 次。

参 考 文 献

[1] 杨瑜. 当归提取物的镇痛作用[J]. 医药导报，2002，21（8）：481-482.

[2] 金椿，戴瑞鸿. 中国中西医结合研究会心血管专业委员会成立暨学术会议纪要[J]. 中西医结合杂志，1989，9（1）：60.

（河南中医药大学 苗明三、赵 晖，上海中医药大学附属光华医院 程少丹、葛 程）

❈ 舒筋止痛酊 ❈

【药物组成】 草乌（甘草银花炙）、地枫皮、透骨草、红花、乳香（醋炙）、骨碎补、急性子、花椒、独活。

【处方来源】 研制方。国药准字 Z11021178。

【功能与主治】 舒筋，活血，止痛。用于风寒湿邪引起的四肢关节及周身疼痛。

【药效】 主要药效如下[1-3]：

1. 镇痛 坐骨神经痛主要体现在病位及放射区不同程度的疼痛。舒筋止痛酊能明显抑制小鼠乙酸所致的扭体反应，并能提高小鼠对光辐射热的痛阈百分率。

2. 抗炎 坐骨神经痛患者因炎症反应会出现炎症因子感染侵犯周围神经外膜致间质性神经炎，常伴有肌炎或纤维组织炎。舒筋止痛酊对巴豆油所致小鼠耳肿胀有不同程度的抑制作用。

3. 提高骨密度和改善骨组织形态 用舒筋止痛酊采用双能 X 线骨密度测量仪研究其对去卵巢大鼠骨质疏松模型骨密度的影响，结果表明，骨碎补总黄酮能明显提高大鼠的骨密度，与对照组比较有明显差异。

4. 改变软骨细胞功能 舒筋止痛酊能改变软骨细胞功能、推迟细胞退行性变，降低骨关节病的发病率及发病程度，推迟发病时间，尚能显著抑制醋酸可的松引起的骨丢失。

5. 对血小板聚集及实验性血栓形成的影响 舒筋止痛酊能抑制 ADP 体外诱导的大鼠血小板聚集，聚集抑制率随药物浓度的提高而增加。对颈动脉旁路中形成的血栓也有抑制作用。

【临床应用】 风寒湿邪引起的四肢关节及周身疼痛。

膝骨性关节炎[4] 给予舒筋止痛酊治疗后关节稳定度、疼痛积分上可得到显著改善，舒筋止痛酊联合磁热照射可明显改善膝骨性关节炎患者膝关节临床症状和高凝状态。

【不良反应】 目前尚未检索到不良反应报道。

【使用注意】 外用药，勿内服。

【用法与用量】 外用，喷涂患处，一日 3 次。

参 考 文 献

[1] 刘元，韦焕英，姚树汉，等. 地枫皮类药理作用研究[J]. 湖南中医药导报，1997，3（2）：71-74.

[2] 谢雁鸣，鞠大宏，赵晋宁. 骨碎补总黄酮对去卵巢大鼠骨密度和骨组织形态计量学影响[J]. 中国中药杂志，2004，29（4）：343-345.

[3] 丁继华. 骨碎补对骨性关节炎影响的实验研究[J]. 中国中医骨伤科杂志，1989，5（3）：3.

[4] 向剑锋，侯启柱，汤芳生，等. 舒筋活血止痛酊联合磁热照射治疗膝关节退行性骨性关节炎 70 例总结[J]. 湖南中医杂志，2017，33（9）：89-91.

（河南中医药大学 苗明三、赵 晖，上海中医药大学附属光华医院 程少丹、葛 程）

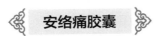

安络痛胶囊

【药物组成】 安络痛浸膏。

【处方来源】 研制方。国药准字 Z32021206。

【功能与主治】 通经活血，散瘀止痛。用于跌打损伤、坐骨神经痛、三叉神经等神经性疼痛、风湿性关节炎等肢体关节疼及术后恢复期疼痛。

【药效】 主要药效如下：

1. 镇痛作用 坐骨神经痛患者常发、多发疼痛反应，主要表现在病区及放射区的疼痛反应。安络通胶囊主要用于缓解坐骨神经痛的炎症反应，通过调节炎症因子的分泌与释放，缓解病位疼痛，临床用于坐骨神经痛等有良好止痛效果。

2. 关节修复作用 坐骨神经痛长期发病导致骨骼结构受损变形，压迫经络使疾病恶化。安络通胶囊可有效修复骨骼，调整骨架结构，促进骨骼复位，缓解因此带来的疼痛症状。

【临床应用】　主要用于炎症反应所致神经性疼痛、风湿性关节炎、坐骨神经痛、腰肌劳损。

1. 膝骨性关节炎[1]　是由关节退行性病变、外伤、过度劳累引起的关节疾病，主要表现为关节酸痛、肿胀、僵硬等。给予安络痛胶囊治疗后患者 VAS 评分、膝关节功能评分积分均较前明显降低，安络痛胶囊联合右归丸治疗阳虚寒凝型膝骨性关节炎疗效较好且安全性高。

2. 风湿性关节炎[2]　本病是以炎症反应为代表性症状的急性或慢性关节疾病。安络痛胶囊治疗多种类型神经痛、神经炎、风湿性关节炎等，其机制可能与活血化瘀，促进津液运行有关。

【不良反应】　少数患者服本品后有轻微头晕，偶见有过敏性皮疹，停药后自愈，亦可和抗过敏药同服。

【使用注意】　不宜久服。

【用法与用量】　口服，一次 1～2 粒，一日 3～4 次。

参 考 文 献

[1] 吴嵩，廖佑荣，吴和平. 安络痛胶囊联合右归丸治疗阳虚寒凝型膝骨性关节炎疗效观察[J]. 药物流行病学杂志，2016，25（6）：342-346.

[2] 广东省微生物研究所. 新药安络痛治疗多种类型神经痛及风湿性关节炎 503 例[J]. 中草药通讯，1975，3（5）：38-40.

（河南中医药大学　苗明三、赵　晖）

二、除湿通络、活血止痛类

木 瓜 丸

【药物组成】　木瓜、当归、川芎、白芷、威灵仙、狗脊（制）、牛膝、鸡血藤、海风藤、人参、制川乌、制草乌。

【处方来源】　研制方。《中国药典》（2010 年版）。

【功能与主治】　祛风散寒，除湿通络。用于风寒湿闭阻所致的痹证，症见关节疼痛、肿胀、屈伸不利、局部畏恶风寒、肢体麻木、腰膝酸软。

【药效】　主要药效如下[1]：

1. 抗炎镇痛　木瓜丸对佐剂性关节炎，胶原性关节炎，角叉菜胶性、蛋白性、甲醛性足肿胀均有明显的抑制作用，能明显对抗乙酸刺激所引起的小鼠腹腔毛细血管通透性增高，抑制大鼠棉球肉芽肿的形成。木瓜丸对外周组织损伤诱致的持续性自发痛和痛敏有显著镇痛作用。木瓜丸具有明显的镇痛和解痉作用，可用于缓解坐骨神经痛筋骨扭伤及其带来的疼痛。

2. 对血管有双向调节作用　木瓜丸对冠状血管有扩张作用，其醚溶性成分对离体兔耳血管有显著扩张作用，水溶性成分有血管收缩作用及明显止血作用，但无抗凝作用。

3. 提高免疫力　木瓜丸能提高小鼠单核的吞噬功能，明显增加小鼠血清溶血素水平和抗体形成细胞数量。对小鼠体液免疫和非特异性免疫有较明显的增强作用。

【临床应用】　主要用于湿热引起筋脉运行不畅所致的坐骨神经痛、关节疼痛[2-5]。

1. 坐骨神经痛　坐骨神经痛外观主要变现为病区及放射区炎症反应，后期伴随炎症反应增强，病位逐渐扩大。木瓜丸可通过抗炎作用，减少炎症因子释放，有效抑制炎症反应，避免病区扩大。

2. 关节疼痛　关节疼痛患者的病因主要是关节血液循环受阻，血液运行不畅，压迫经络导致关节疼痛。木瓜丸可有效扩张血管，增强局部血流量，血液运行畅通、经络疏通则疼痛可有效缓解。

3. 肩周炎、类风湿性关节炎等。

【不良反应】　本品有致心律失常及胃炎的报告[6, 7]。

【使用注意】　风湿热痹者忌服。心律失常者慎用。

【用法与用量】　口服。一次 30 丸，一日 2 次。

参 考 文 献

[1] 张国斌，邓成志，苏彦奇. 木瓜对大鼠佐剂性关节炎的防治作用[J]. 中国临床药理学与治疗学，2006，（5）：590-592.

[2] 陈锐. 木瓜丸临床应用解析[J]. 中国社区医师，2012（35）：13.

[3] 木瓜丸治疗类风湿、强脊炎、骨关炎 300 例临床观察[J]. 中国临床医药，2003，4（23）：71-73.

[4] 木瓜丸主治疗肩周炎 55 例[J]. 湖南中医药杂志，2007，23（3）：46-47.

[5] 陈奇. 中成药名方药理与临床[J]. 北京：人民卫生出版社，1998：1001-1002.

[6] 赵亚东. 木瓜丸致心律失常 5 例报告[J]. 江苏医药，1995，21（10）：657-658.

[7] 刘超群. 木瓜丸致紫癜性胃炎 1 例[J]. 内镜，1995，12（4）：254-255.

（河南中医药大学　苗明三、赵　晖，上海中医药大学附属光华医院　程少丹、葛　程）

追风舒经活血片

【药物组成】　马钱子粉、麻黄膏粉、桂枝、乳香（炒）、木瓜、羌活、地枫皮、没药（炒）、独活、千年健、防风、自然铜（煅）、杜仲（炭）、川牛膝、甘草。

【处方来源】　研制方。国药准字 Z22023059。

【功能与主治】　舒筋活血，散风祛寒。用于风寒窜入经络引起的腰腿疼痛，四肢麻木。

【药效】　主要药效如下[1, 2]：

1. 镇痛　追风舒经活血片用乙酸扭体法证明有镇痛作用。

2. 抗炎　追风舒经活血片对二甲苯所致小鼠耳水肿及大鼠角叉莱胶所致足肿胀有明显抑制作用。通过抑制早期血管通透性增加、后期肉芽组织形成，起到抗炎的作用。

3. 解热　追风舒经活血片对小鼠正常体温，以及用伤寒、副伤寒疫苗所致发热兔，均有降温、解热作用。追风舒经活血片对大鼠足跖部汗腺分泌有兴奋作用，追风舒经活血片的发汗作用可能与中枢有关。追风舒经活血片能使致热性大鼠体温明显降低，具有显著的解热作用。

4. 抑制血栓形成　追风舒经活血片能够抑制血小板血栓形成、血小板聚集、纤维蛋白血栓形成和血栓增长速度。

5. 抗心肌缺血　追风舒经活血片能对抗垂体后叶素引起的大白鼠急性心肌缺血，这是扩张冠脉、增加冠脉血流量的结果。

6. 补肾、增强机体免疫作用　肾虚患者常见肾上腺皮质功能及免疫功能低下。追风舒经活血片可增强肾上腺皮质功能的作用。

7. 促进代谢、防止衰退　追风舒经活血片含有一种可促进人体的皮肤、骨骼、肌肉中的蛋白质胶原的合成与分解的特殊成分，具有促进代谢、防止衰退的功能，可用来预防宇航员因太空失重而引起的骨骼和肌肉衰退。

【临床应用】　主要用于肝肾亏虚所致的腰椎间盘突出、坐骨神经痛[2, 3]。

1. 腰椎间盘突出　与肾脏功能低下有紧密联系，追风舒经活血片可提高肾上腺皮质功能，增强肾脏功能，促进骨骼形成，有效治疗腰椎间盘突出。

2. 坐骨神经痛　患者多表现为炎症反应，追风舒经活血片有显著抗炎作用，可抑制肉芽组织形成，降低血管通透性，减少炎症因子的释放，减轻炎症反应。

【不良反应】　目前尚未检索到不良反应报道。

【使用注意】　孕妇禁用。不宜多服、久服。

【用法与用量】　口服。一次 3 片，一日 2 次。

参 考 文 献

[1] 李红，孙文娟，刘芬，等. 追风舒经活血片的药效学研究[J]. 白求恩医科大学学报，2001，（2）：135~137.
[2] 冯云，张越华，杨振国. 正相高效液相法测定追风舒经活血片中的士的宁的含量[J]. 陕西中医，2003，23（8）：747-748.
[3] 王俊丽. 杜仲的研究与应用[J]. 中草药，1993，24（12）：655.

（河南中医药大学　苗明三、赵　晖，上海中医药大学附属光华医院　程少丹、葛　程）

复方夏天无片

【药物组成】　夏天无、夏天无总碱、制草乌、豨莶草、安痛藤、鸡血藤、鸡矢藤、威灵仙、广防己、五加皮、羌活、独活、秦艽、蕲蛇、麻黄、防风、全蝎、僵蚕、马钱子、苍术、乳香、没药、木香、川芎、丹参、当归、三七、骨碎补、赤芍、山楂叶、麝香、冰片、牛膝。

【处方来源】　研制方。《中国药典》（2010 年版）。

【功能与主治】　活血通络，行气止痛。用于瘀血阻络、气行不畅所致的中风，症见半身不遂，偏身麻木，或跌仆损伤、气血瘀阻所致的肢体疼痛、肿胀麻木；风湿性关节炎、坐骨神经痛见上述证候者。

【药效】　主要药效如下[1]：

1. 解痉镇痛　复方夏天无片具有抗肾上腺素、解痉、镇痛作用。

2. 抗炎止痛　复方夏天无片具有促进神经营养的磷脂产生的作用，同时能促使垂体前叶促肾上腺皮质激素的合成与释放，使血中肾上腺皮质激素的水平升高，具有抗炎、消肿、止痛作用。

【临床应用】　主要用于由于气血瘀阻所致的痹证。

1. 类风湿关节炎[2]　是全身免疫性疾病，属中医学"痹证"范畴。复方夏天无片对血沉下降有一定作用，能有效改善痰瘀痹阻之症状，且无明显不良反应，对心、肝、肾、生殖等无不良影响。复方夏天无片可有效治疗关节疼痛、关节压痛，并且不良反应发生率小，患者耐受性较好。

2. 腰肌筋膜炎[3] 是纤维肌痛综合征的一种特殊类型,属软组织风湿性疾病,常与脊柱退行性变化交织在一起,属中医学"腰痹"范畴。

3. 缺血性脑血管病[4] 有研究表明复方夏天无片能显著改善血液流变学指标和大脑中动脉血液流速有关指标,证明复方夏天无片有行气活血化瘀功效,能扩张脑血管和四肢血管,抑制血栓形成和血小板黏附。

4. 椎动脉型颈椎病[5,6] 主要表现为头痛、眩晕、视觉障碍等。

【不良反应】 少数口服患者有恶心、胃部不适。有穴位注射引起局部皮肤出现皮疹,面部轻度瘙痒的过敏反应 1 例的报道。

【使用注意】 有高血压、心脏病、肝病、糖尿病、肾病等慢性病严重者应在医师指导下服用。

【用法与用量】 口服。一次 4~6 片,一日 3 次。

参 考 文 献

[1] 徐卫国,靳利军. 复方夏天无片的临床应用简述[J]. 浙江中医杂志, 2008, 17 (18): 63.
[2] 杨晓凌,张之澧,倪立清. 复方夏天无片治疗类风湿关节炎临床初探[J]. 实用中医药杂志, 2003, 19 (2): 61-62.
[3] 王国栋. 复方夏天无片治疗腰肌筋膜炎临床疗效[J]. 中成药, 2004, 26 (7): 19-21.
[4] 杨旭明. 复方夏天无片治疗缺血性脑血管病 30 例临床疗效观察[J]. 国际医药卫生导报, 2006, 12 (9): 61-63.
[5] 裴正平. 复方夏天无片治疗椎动脉型颈椎病 60 例临床观察[J]. 中华临床医学研究杂志, 2007, 13 (11): 1548-1549.
[6] 王涛. 复方夏天无片治疗骨性关节炎临床观察[J]. 中国医药导报, 2007, 4 (6): 43-44.

(河南中医药大学 苗明三、赵 晖,上海中医药大学附属光华医院 程少丹、葛 程)

三、祛风止痛、舒筋活络类

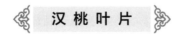

汉 桃 叶 片

【药物组成】 汉桃叶。

【处方来源】 研制方。国药准字 Z45021842。

【功能与主治】 祛风止痛,舒筋活络。用于三叉神经痛、坐骨神经痛、风湿关节痛。

【药效】 主要药效如下:

1. 镇痛作用 坐骨神经痛患者常发、多发疼痛反应,主要表现在病区及放射区的疼痛反应。汉桃叶注射液主要有效成分为黏液酸与延胡索酸。临床用于三叉神经痛,坐骨神经痛,神经性头痛,偏头痛,胆、胃、肠绞痛等有良好止痛效果。

2. 骨骼修复作用 坐骨神经痛长期发病导致骨吸收强于骨形成,导致骨骼结构变化,疼痛症状加强。汉桃叶片可影响骨形成过程,促进骨骼形成,增强骨密度,改善骨骼结构。

【临床应用】 主要应用于由病毒、神经性反应所致的眶上神经炎、原发性三叉神经痛。

1. 眶上神经炎[1] 多由感冒病毒感染所致,常与感冒同时发病,也可因过度疲劳、失眠或睡眠不足等因素引起。发病眼眶和额部疼痛,一般急性发生,疼痛上午重下午轻,病程长短不一,一般为 3~7 天,少数十几天不等,开始疼痛为眼眶周围跳痛,常放射到额部和同侧偏头痛，严重者伴有恶心、呕吐、流泪、流涕，眶上切迹处压痛明显，疼痛剧烈，汉桃叶片可抑制疼痛及病区疼痛扩散，起到镇痛作用。

2. 原发性三叉神经痛[2, 3]　主要表现为面部、牙齿、舌等部位阵发性、触电样、撕裂样或烧灼样疼痛，其疼痛强度大。汉桃叶片治疗原发性三叉神经痛后，症状明显改善和偶有复发。

【不良反应】　目前尚未检索到不良反应报道。

【使用注意】　不宜久服。

【用法与用量】　口服。每次 3～5 片，日 3 次。

参 考 文 献

[1] 章林，汪学群. 汉桃叶片联合腺苷钴胺、维生素 B1 治疗眶上神经炎[J]. 中国医药导报，2006，22（17）：2626-2627.
[2] 燕林宝，向洪斌. 头痛宁联合卡马西平治疗三叉神经痛的疗效分析[J]. 实用心脑肺血管病杂志，2010，18（4）：446.
[3] 王建光，张云卿. 中西医结合治疗原发性三叉神经痛 60 例[J]. 中国中医药现代远程教育，2012，18：4.

（上海中医药大学附属光华医院　程少丹、葛　程）

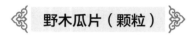

野木瓜片（颗粒）

【药物组成】　野木瓜。

【处方来源】　研制方。《中国药典》（1977 年版）。

【功能与主治】　祛风止痛，舒筋活络。用于风邪阻络型三叉神经痛、坐骨神经痛、神经性头痛、风湿关节痛。

【药效】　主要药效如下[1, 2]：

1. 抗炎、镇痛作用　野木瓜片对多种疼痛均有显著的镇痛作用；对毛细血管通透性增高、二甲苯耳郭炎症、蛋清性足肿胀均有显著的抑制作用。

2. 神经传导阻滞作用　野木瓜注射剂对隐神经传导、坐骨神经传导和坐骨神经传导，具有可逆的阻滞作用；通过野木瓜皂苷对神经髓鞘和轴突膜作用的研究发现，野木瓜皂苷对髓鞘和轴突膜有亲和力，可引起髓鞘和轴突膜结构的变化，从而导致神经传导阻滞。

【临床应用】　主要用于由风湿痹痛所致的坐骨神经痛、三叉神经痛等症[3-5]。

1. 坐骨神经痛　野木瓜主要的药理作用是镇痛抗炎，阻滞神经传导和放射增敏等，可用于缓解坐骨神经痛。

2. 三叉神经痛　野木瓜具有祛风止痛、舒筋活络的作用，对治疗三叉神经痛及坐骨神经痛等有较满意的疗效。

3. 面神经炎　野木瓜片联合常规治疗方法治疗急性特发性面神经炎，疗效显著。

【不良反应】　极少数患者服用野木瓜后仍有恶心感，这可能与野木瓜中含有大量的皂素刺激有关，如在饭后每次服用 2～4 片，一般无此反应。部分病例治疗前后，曾做血常规、肝功能检查，均未发现异常。同时野木瓜片可长期使用，其镇痛作用不影响人的意识及感觉，不成瘾。

【使用注意】　尚不明确。

【用法与用量】　口服，一次 4 片（1 袋），一日 3 次。

参 考 文 献

[1] 张孝友，谭毓治，赵诗云. 野木瓜片镇痛抗炎作用的实验研究[J]. 广东药学院学报，1998.

[2] 孙帅，谢培山. 野木瓜的研究进展[J]. 中药新药与临床药理，2011，22（6）：696-699.

[3] 陈振宇，林敏红，傅秀娥，等. 野木瓜片治疗原发性三叉神经痛疗效观察[J]. 大家健康（下月旬），2015，2：431.

[4] 任炽安. 治疗三叉神经痛新药—野木瓜片[J]. 上海化工，1977，（5）：51.

[5] 于立，马忠金. 野木瓜片治疗急性特发性面神经炎的疗效观察[J]. 中国中医药科技，2016，23（3）：365-366.

（上海中医药大学附属光华医院 程少丹、葛 程）

第七章

破伤风中成药名方

第一节 概 述

一、概 念[1]

破伤风（tetanus）是由破伤风梭菌（clostridium tetani）分泌的神经毒素引起的急性特异性感染。

破伤风古称"金疮痉"，中医学认为是风毒之邪由创口侵入而引起惊风的一种疾病。

二、病因及发病机制[2]

（一）病因

破伤风梭菌通过破损的皮肤进入体内，通常是污染的物体造成的伤口（如被泥土、粪便、痰液污染的伤口，钉子或针造成的穿刺伤，烧烫伤，挤压伤，烟花爆竹炸伤等），伤口内有坏死组织。另外还有一些较少见的感染途径，如表皮伤口、手术操作、昆虫咬伤、牙齿感染、开放性骨折、慢性伤口、静脉药物滥用等。

（二）发病机制

破伤风的发病机制主要跟破伤风梭菌产生的痉挛毒素和溶血毒素有关。肉毒素主要结合中枢神经系统灰质，使其释放抑制性递质，致使脊髓前角的运动神经元的抑制作用消失，伸肌、屈肌同时强烈收缩，呈现强直痉挛。

三、临 床 表 现

全身型破伤风患者的前驱症状有全身不适、乏力、头晕、头痛、咀嚼无力、嚼肌酸胀、局部肌肉发紧、扯痛、反射亢进等；接着出现肌肉紧张性收缩，阵发性痉挛，通常最先出现在咀嚼肌，随后为面部表情肌，颈项、背、腹、四肢肌肉，最后为膈肌、肋间肌。典型表现为张口困难，苦笑面容，甚至牙关紧闭；颈项强直，头后仰；背、腹肌收缩，因背部肌群有力，躯干扭曲呈弓形，结合四肢痉挛，形成角弓反张或侧弓反张；膈肌受影响时，可出现面唇青紫、呼吸困难甚至暂停。

四、诊　　断

临床诊断　主要是外伤史及临床表现。药物滥用注射、外伤、动物抓咬伤、未完整破伤风主动免疫者，有牙关紧闭合并及其他症状，需考虑破伤风诊断：苦笑面容，肌肉紧张，吞咽困难，呼吸窘迫，痉挛，或自主神经功能障碍，明确的外伤伤口，有时伤口已愈合，或患者不能准确回忆受伤情形，应仔细寻找伤口。

实验室诊断　诊断困难时可考虑实验室诊断，伤口组织的破伤风梭菌培养或聚合酶链反应检测阳性，可确诊破伤风，但阴性不能排除诊断，血清破伤风 IgE 抗体浓度大于 0.11U/ml（需在给予抗毒素前抽血，酶联免疫吸附试验检测方法）时对机体有保护作用，患破伤风的可能性小。但上述实验室诊断方法并不是常规检测，目前在国内绝大多数医院不能实施，且破伤风抗体达到保护水平也不能排除破伤风诊断。

五、治　　疗[3]

（一）常用化学药物及现代技术

过氧化氢溶液和生理盐水，处理感染创面，消除毒素来源。破伤风抗毒素，中和游离毒素。若过敏可用破伤风免疫球蛋白。抗癫痫药：地西泮。抗精神病药：冬眠合剂 1 号。这些药物可有效抗痉挛。化痰药物：如氨溴索。抑制腺体分泌药物：东莨菪碱。这些药物有利于呼吸道通畅。抗生素：青霉素、甲硝唑联用抗感染。维持营养和水、电解质、酸碱平衡。定期口腔护理，清除口腔分泌物，床旁备牙垫，防止咬肌痉挛咬伤舌头；必要时尽早进行气管切开及呼吸机辅助呼吸。

化学药物治疗破伤风的特点是迅速缓解，适用于急性治疗用药。

（二）中成药名方治疗

对于重症破伤风，现代医学疗法，可迅速缓解痉挛表现，但存在一定局限性，可能引起过敏、休克等不良反应。中医药治疗具有多靶点、多环节的特点，可同时发挥镇痉、解痛、抗菌、抗炎等作用，治疗破伤风多以祛风解表、解毒镇痉为主。

第二节　中成药名方的辨证分类与药效

破伤风患者主要是由于破伤风梭菌释放，经外周运动神经的轴索或血液、淋巴途径到达中枢神经系统，与脊髓前角抑制性神经元相结合，阻断神经末梢向肌肉释放乙酰胆碱，使肌肉张力增加，引起肌肉强直，伸肌和屈肌同时痉挛。中成药治疗破伤风的基本药效是解除痉挛、保持气道通畅。不同中药尚有其他不同的药效来治疗破伤风。中成药名方的常见辨证分类及其主要药效如下：

熄风解毒类

破伤风患者感受风毒之邪，表现为项背强急，四肢抽搐，角弓反张，舌苔薄白或白腻，脉浮紧。

破伤风中风邪患者主要病理变化是排汗异常、血压升高、心律不齐[2]。

熄风解毒类药可镇静、镇痉、解痛，使血压、心率平稳。

常用中成药：玉真散（胶囊）、肿痛安胶囊。

参 考 文 献

[1] 夏丽娟. 成人破伤风的临床诊断与治疗[J]. 临床医药文献杂志（电子版），2016，3（32）：6381-6382.

[2] 张炜. 成人破伤风急诊预防及诊疗专家共识[J]. 临床急诊杂志，2018，19（12）：801-811.

[3] 刘海生. 62例破伤风的诊断、预防及治疗[J]. 中国现代医生，2016，54（23）：62-64.

（河南中医药大学　苗明三、乔靖怡）

第三节　中成药名方

熄风解毒类

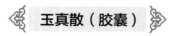

玉真散（胶囊）

【药物组成】　白附子、防风、天南星、白芷、天麻、羌活。

【处方来源】　宋·许叔微《普济本事方》。《中国药典》（2015年版）。

【功能与主治】　熄风、镇痉、解痛。用于破伤风所致的金创风，症见筋脉拘急、手足抽搐、亦可外治跌仆损伤。

【药效】　主要药效作用如下[1]：

1. 抗惊厥　破伤风为破伤风梭菌在人体内生长繁殖产生外毒素，作用于中枢神经系统引起的特征性全身横纹肌痉挛和惊厥。玉真散可延长破伤风毒素所致的家兔惊厥潜伏期，减轻惊厥程度，延长平均存活时间，具有一定的抗惊厥作用。

2. 镇静　本品有镇静作用。

【临床应用】　主要用于破伤风，还可用于跌打损伤、膝关节创伤性滑膜炎、腰椎间盘突出、带下病、帕金森综合征、三叉神经痛。

1. 破伤风[2]　玉真散可改善风寒湿毒所致破伤风患者的临床症状，如牙关紧急、口撮唇紧、身体强直、角弓反张、咬牙缩舌、脉弦紧等，具有祛风解痉作用，在一定程度上缓解上述症状。

2. 跌打损伤[3]　玉真散可改善因外伤所致的软组织损伤，症见青紫、肿胀、剧痛等，缓解患者经络血瘀气滞，局部血循环不畅。

3. 膝关节创伤性滑膜炎[4]　玉真散对膝关节创伤性滑膜炎有一定的临床疗效，能够改善滑膜增厚、纤维化，关节粘连，韧带僵直发硬等病理变化，为后继治疗奠定很好的基础。

4. 腰椎间盘突出[5]　是腰椎间盘纤维环破裂突出后，局部充血水肿产生无菌性炎症和突出物压迫神经根管内的神经，产生疼痛、放射痛、麻木、肌力下降、感觉异常等临床表现，玉真散能明显改善无菌性炎症、局部纤维化、粘连、瘀滞和压迫症状，对其有良好的治疗效果。

5. 带下病[6]　玉真散能够改善带下病患者的临床症状，如白带量多、质稀味腥，且伴腰痛沉重、头昏不清、头痛、记忆力下降、面白无华、舌质淡苔白、脉沉等，其具有祛除湿邪的作用，可有效改善上述症状。

6. 帕金森综合征[7]　又称类震颤麻痹症候群，主要表现为锥体外系副作用、肌肉抽搐，玉真散祛风化痰、解痉止痛，有效缓解"震颤"症状。

7. 三叉神经痛[8]　玉真散祛风化痰，活血通络止痛，可有效缓解三叉神经一支或数支在分布区内短暂的发作性剧痛。

此外，有报道本品用于外伤性腱鞘炎。

【不良反应】　目前尚未检索到不良反应报道。

【使用注意】　①属阴寒证者慎用。②忌食辛辣、油腻食物及海鲜等发物。

【用法与用量】　口服：散，一次 1～1.5g。胶囊，每次 2~3 粒。外用：取适量敷于患处。

参 考 文 献

[1] 浙江医学药理学教研组.五虎追风散、玉真散、木黄散及蝉蜕散对实验性破伤风疗效的初步报告[J]. 浙江医院学报，1960，（2）：89-91，131.

[2] 程志安，唐有谅，胡广兵. 玉真散治疗破伤风抽搐医案 1 则[J]. 新中医，2017，49（11）：162.

[3] 王永山，孙巍. 加味玉真散治疗跌打损伤 67 例[J]. 国医坛，1996，（1）：37.

[4] 向国强，王强，刘培舰，等. 生玉真散外敷治疗膝关节创伤性慢性滑膜炎的临床研究[J]. 中国中医骨伤科杂志，2005，（5）：37-39.

[5] 向国强. 生玉真散药酒外敷治疗腰椎间盘突出症 500 例[J]. 中国中医骨伤科杂志，2009，17（10）：50.

[6] 阚士宇. 玉真散治疗带下病临床体会[J]. 山东中医杂志，2007，（8）：540-541.

[7] 孙思胜，杨淑玲. 玉真散治疗帕金森氏综合征 77 例[J]. 江苏中医，2001，（4）：22.

[8] 张庆龙. 玉真散加味治疗三叉神经痛 28 例[J]. 中医研究，2000，（3）：52-53.

（河南中医药大学　乔靖怡、高　婷）

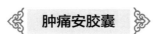

肿痛安胶囊

【药物组成】　三七、天麻、僵蚕、白附子（制）、防风、羌活、天南星（制）、白芷。

【处方来源】　宋·许叔微《普济本事方》玉真散的加减方。国药准字 Z13021496。

【功能与主治】　祛风化痰，行瘀散结，消肿定痛。用于风痰瘀阻引起的牙痛、咽喉肿痛、口腔溃疡，以及风痰瘀血阻络引起的痹证，症见关节肿胀疼痛、筋脉拘挛、屈伸不利；用于破伤风的辅助治疗。

【药效】 　主要药效作用如下[1]：

1. **抗炎** 　破伤风是常和创伤相关联的一种特异性感染，肿痛安胶囊能降低二甲苯所致的小鼠耳肿胀，具有一定的抗炎作用。

2. **镇痛** 　本品能提高热板法所致的小鼠痛阈值；减少乙酸所致的小鼠扭体次数，具有一定的镇痛作用。

【临床应用】 　主要用于牙周炎、复发性口腔溃疡、牙龈炎、反流性咽喉炎、老年肱骨干骨折伴桡神经损伤、急性咽炎、膝关节滑膜炎、气滞血瘀型软组织损伤。

1. **牙周炎**[2] 　肿痛安胶囊联合替硝唑片治疗牙周炎，有效降低菌斑指数、牙周袋探诊深度、龈沟出血指数、牙周附着水平，进一步降低牙周炎 hs-CRP、MMP-8、TIMP-1、PGE_2 含量，减轻牙周炎症反应，提高临床治疗效果。

2. **复发性口腔溃疡**[3] 　肿痛安胶囊联合醋酸地塞米松粘贴片能改善复发性口腔溃疡患者的临床症状，如口腔黏膜破损、溃烂，并伴有出血和疼痛感，降低炎性因子 IL-2 和 IL-4 水平，降低复发率，具有较好的临床疗效。

3. **牙龈炎**[4] 　肿痛安胶囊能改善牙龈炎患者的临床症状，如牙龈肿胀、出血、疼痛和松软等，病情较为严重患者会出现牙龈高度充血、组织液和炎性细胞渗出，降低牙周指标牙龈指数（GI）评分、菌斑指数（PLI）评分、牙龈探诊出血（BOP）等，具有一定的临床疗效。

4. **反流性咽喉炎**[5] 　奥美拉唑肠溶胶囊配合肿痛安胶囊能改善反流性咽喉炎患者的临床症状，如咽异物感、痰黏感、咽干痒、咳嗽等，多数会伴有不同程度的反酸、嗳气、咽喉灼热感、胸骨后烧灼感、恶心、胃胀，抑制胃酸分泌，保护胃黏膜，具有一定的临床疗效。

5. **老年肱骨干骨折伴桡神经损伤**[6] 　肿痛安胶囊可改善老年肱骨干骨折伴桡神经损伤患者临床症状，如肢体疼痛、麻木等，减轻患者神经功能损伤，促进神经功能恢复。

6. **急性咽炎**[7] 　肿痛安胶囊联合阿莫西林可改善急性咽炎患者的临床症状，如声音嘶哑、咽部水肿及疼痛等，止痛消肿、祛风散结，有效缓解咽部黏膜及其下组织出现的炎症。

7. **膝关节滑膜炎**[8] 　肿痛安胶囊改善膝关节滑膜炎患者的临床症状，如膝关节肿胀、酸痛、屈膝困难等，改善关节局部血运，加速血液循环，促进炎性物质吸收，消肿，止痛，具有很好的临床疗效。

8. **气滞血瘀型软组织损伤**[9] 　肿痛安胶囊可改善气滞血瘀型软组织损伤患者的临床症状，如局部肿胀、压痛等，其可活血化瘀，具有一定的临床效果。

【不良反应】 　目前尚未检索到不良反应报道。

【使用注意】 　孕妇慎用。

【用法与用量】 　口服。一次 2 粒，一日 3 次，小儿酌减。外用，用盐水清洁创面，将胶囊内的药粉撒于患处，或用香油调敷。

参 考 文 献

[1] 陈斌，王峰，李文华. 肿痛安胶囊抗菌消炎消肿止痛的作用研究[J]. 中华全科医学，2013，11（7）：1085-1086.

[2] 吴妍青，尹晓华. 肿痛安胶囊联合替硝唑治疗牙周炎的临床研究[J]. 现代药物与临床，2018，33（12）：3331-3334.

[3] 陈乐，王东. 肿痛安胶囊联合醋酸地塞米松粘贴片治疗复发性口腔溃疡的临床研究[J]. 现代药物与临床，2018，33（11）：2906-2909.

[4] 徐昕. 肿痛安胶囊联合西地碘含片治疗牙龈炎的疗效观察[J]. 现代药物与临床，2018，33（7）：1720-1722.

[5] 李洁旋. 奥美拉唑肠溶胶囊配合肿痛安胶囊治疗反流性咽喉炎的临床疗效观察[J]. 哈尔滨医药，2017，37（4）：350-351.

[6] 刘涛杰. 肿痛安胶囊对老年肱骨干骨折伴桡神经损伤患者 VAS 评分、临床症状及神经功能的影响[J]. 药品评价，2017，14（16）：55-58.

[7] 刘金祥. 肿痛安胶囊联合阿莫西林治疗急性咽炎的临床疗效[J]. 药品评价，2017，14（1）：45-47.

[8] 陈玉婷，常慧，甄龙龙，等. 银质针配合肿痛安胶囊外敷治疗膝关节滑膜炎 60 例临床观察[J]. 内蒙古中医药，2016，35（10）：60.

[9] 汪炜. 肿痛安胶囊治疗气滞血瘀型软组织损伤189 例的临床观察[J]. 中国实用医药，2013，8（36）：169.

（河南中医药大学　乔靖怡、高　婷）

第八章

烧烫伤中成药名方

第一节 概 述

一、概 念

烧烫伤（burn and scald）即烧伤（burn），也称灼伤，是指因高温液体或蒸汽、光、火焰、电弧、放射线或化学物质作用于人体而引起的组织受损的总称，其中由高温液体或蒸汽导致的烧伤称为烫伤（scald）。

烧烫伤属中医学"水、火烫伤""火烧疮""汤泼火烧""汤火伤""汤烫疮"范畴。

二、病因及发病机制

（一）病因

发病原因可分为内因和外因：内因包括年龄、性别、皮肤厚度、健康状况等。外因主要指灼热的液体、气体、固体、火焰、电弧、化学物质、放射线等，包括热源的性质、温度及受热时间，如干热导致组织干燥和炭化，而湿热引起非透明凝固；液性浸渍性烧烫伤比溅泼性严重，强酸可使组织脱水、蛋白沉淀及凝固，一般不起水疱，迅速结痂，强碱除引起组织脱水和脂肪皂化外，还可形成可溶性碱性蛋白穿透深层组织；引起皮肤烧烫伤的最低温度为44℃，温度-时间曲线在45～50℃，呈线形，而在51℃以上呈渐进性，在70℃暴露1秒钟即可引起跨表皮坏死。

（二）发病机制

烧烫伤所致热损伤的发病机制包括多种同时发生的病理生理过程，如细胞蛋白质的变性及凝固和酶的失活，前列腺素、激肽、5-羟色胺、组胺、自由基、脂质过氧化产物等化学介质的释放，导致毛细血管通透性增加和水肿。大面积烧烫伤损伤巨噬细胞的吞噬作用和 T 细胞引起免疫抑制。高温可直接造成局部组织细胞损害，使之发生变质、坏死，甚至炭化。大面积严重烧烫伤可引起全身性变化，早期可因大量体液丢失和剧烈疼痛引起休克。后期细菌感染产生外毒素进入血液循环可引起毒血症。创面修复愈合可形成大量瘢痕或形成顽固性溃疡。

三、临 床 表 现

烧烫伤所致的皮肤屏障损伤会部分丧失保持机体内环境稳定的功能，同时机体自发进行各方面调整，进行损伤修复，引起一系列复杂病理生理变化。由于烧烫伤后病程发展具有一定规律性，为方便临床治疗故常将其分为三期：体液渗出期、急性感染期、修复期。各期之间相互交错，联系紧密，从烧烫伤即刻起，三期均已开始，不能截然划分。

（一）体液渗出期

烧烫伤外周区域毛细血管通透性增加，形成组织水肿、渗出液或水疱。烧烫伤后 2～3 小时急性渗出，8 小时达高峰，一般持续 24～36 小时后渐趋恢复。之后进入回吸收期，毛细血管通透性逐渐恢复，渗出液逐渐回收，水肿渐渐消退，尿量增加。大面积或深度烧烫伤，由于体液的大量丢失和其他血流动力学变化，可急速发生低血容量性休克。因此，较大面积烧烫伤时，此期又称为休克期。

（二）急性感染期

烧烫伤后 3～7 天的体液回流期，随着组织间液返回血管，细菌进入血循环，伤后 2～3 周，组织广泛溶解阶段，是全身性感染的另一高峰期。同时，与健康组织交界处的肉芽组织也逐渐形成，如坏死溶解期组织不能及时清除或引流，病原菌可侵入邻近的非烧烫伤组织。由于大面积的侵入感染，创面表现晦暗、糟烂、凹陷，出现坏死斑，称为"烧伤创面脓毒症"，即使细菌未侵入血液，也可致死。

（三）修复期

烧烫伤后不久即进入创面修复过程，烧烫伤越浅，则修复越早、越快。除Ⅰ度烧烫伤外，烧烫伤创面的坏死组织和渗出物均能成痂。无严重感染的浅Ⅱ度烧烫伤一般 1～2 周可痂内愈合，较浅的深Ⅱ度也可在 2～3 周内痂内愈合，较深的深Ⅱ度与Ⅲ度烧烫伤则在伤后 3～4 周自溶脱痂，痂皮与健康组织分离。发生严重感染的深Ⅱ度与Ⅲ度烧烫伤脱痂后为肉芽组织，需植皮才可愈合，且此时创面裸露，细菌可乘虚而入，需要抓紧时间消灭肉芽创面，并注重感染的防治。

四、诊 断

（一）烧烫伤面积估算

1. 中国九分法　将成人体表面积分为 11 等份，其中头面颈部为 9%，双上肢为 2 个 9%，躯干前后（各占 13%）及会阴（占 1%）为 3 个 9%，双下肢包括臀部为 5 个 9%+1%（46%）。

2. 手掌法　伤员五指并拢时手掌的面积，占其体表面积的 1%。此法计算简便，常用于小面积或散在的烧烫伤面积估算。

3. 小儿烧烫伤面积估算法　在各个不同年龄期的婴儿和儿童，身体各部体表百分比亦不同。其特点是头大肢小，年龄越小，头部相对面积越大，而下肢体表面积越小，其他部位相对体表面积与成人大致相同，计算公式如下：

$$头面颈=[9+（12-年龄）]\%　　　　双下肢=[46-（12-年龄）]\%$$

（二）烧烫伤深度估计

1. 三度四分法划分

（1）Ⅰ度：达表皮角质层，红肿热痛，感觉过敏，表面干燥 2～3 天后脱屑痊愈，无瘢痕。

（2）浅Ⅱ度：达真皮浅层，部分生发层健在，剧痛，感觉过敏，有水疱，基底部呈均匀红色、潮湿，局部肿胀 1～2 周愈合，无瘢痕，有色素沉着。

（3）深Ⅱ度：达真皮深层，有皮肤附件残留，痛觉消失，有水疱，基底苍白，间有红色斑点、潮湿 3～4 周愈合，可有瘢痕。

（4）Ⅲ度：达皮肤全层，甚至伤及皮下组织、肌肉和骨骼，痛觉消失，无弹力，坚硬如皮革样，蜡白焦黄或炭化，干燥。干后皮下静脉阻塞如树枝状 2～4 周焦痂脱落，形成肉芽创面，除小面积外，一般均需植皮才能愈合，可形成瘢痕和瘢痕挛缩。

2. 烧烫伤深度的检测方法　根据创面表现判断烧烫伤深度需要大量临床经验，往往不够精确，故又采用现代技术以客观指标辅助判断，包括溴酚蓝染色、金霉素荧光法、创面温度测定法、活体组织检查、红外线照相法、创面微循环检测法，其中后两种结果更为准确。

（三）烧烫伤伤情分类

1. 轻度烧烫伤　总面积在 9%（儿童 5%）以下的Ⅱ度烧烫伤。

2. 中度烧烫伤　总面积在 10%～29%（儿童 5%～15%）的Ⅱ度烧烫伤，或 10%（儿童 5%）以下的Ⅲ度烧烫伤。

3. 重度烧烫伤　总面积在 30%～49%或Ⅲ度烧烫伤在 10%～19%（小儿总面积在 15%～25%或Ⅲ度在 5%～10%的烧烫伤）或Ⅱ度、Ⅲ度烧烫伤面积虽不达上述百分比，但已发生休克等并发症、呼吸道烧烫伤或有较重的复合伤。

4. 特重烧烫伤　总面积 50%以上或Ⅲ度烧烫伤 20%以上，小儿总面积 25%以上或Ⅲ度烧烫伤面积在 10%以上或已有严重并发症。

五、治　疗[1-3]

（一）常用化学药物及现代技术

现代医学对烧烫伤主要采取对症药物治疗及支持治疗。

1. *药物治疗*

抗菌药：如磺胺嘧啶银、磺胺嘧啶锌、硝酸银、氯己定等局部抗菌药物，根据创面分离菌种情况等选择相应抗生素（如头孢菌素类、氨基糖苷类），抑制创面局部或全身性感染。

镇痛药：如曲马多、罗通定、芬太尼、哌替啶、美沙酮、吗啡等中枢性镇痛药及对乙酰氨基酚、布洛芬等解热镇痛抗炎药（外周性镇痛药），主要通过减轻疼痛刺激以减少患者焦虑、烦躁等情绪并抑制疼痛引起的应激反应，减少并发症的发生。

创面修复药物：碱性成纤维生长因子、表皮生长因子等生物因子类药物；硫酸软骨素、硫酸肝素、硫酸角质素、透明质酸、壳聚糖等氨基葡聚糖类药物；胶原酶等酶制剂；此外，还有重组人生长激素类药物、基因工程类药物、免疫调节剂类药物。这些药物可通过抗炎、促进细胞增殖、组织新生等不同途径促进创面愈合。

2. *营养及支持治疗* 口服补充高热量蛋白质食物，静脉滴注葡萄糖能量合剂补充营养。输注晶体液（林格液或生理盐水）及血浆或全血，肌内注射丙种球蛋白，皮下注射转移因子，维持人体正常的水电解质代谢平衡。

此外，临床上还会使用负压封闭引流技术、削痂植皮术等进行治疗。

（二）中成药名方治疗

对于大面积烧烫伤的严重患者，现代医学疗法起效快，可迅速缓解症状，在急救中的作用不可替代，但抗生素及镇痛药的长期甚至不当使用会出现耐药性、依赖性等问题。中药临床多应用于轻、中度面积烧烫伤，在促进创面愈合、抑制瘢痕方面疗效显著，且操作方便，副作用小。中药往往具有多重功效，可同时发挥镇痛、抗炎、抗菌、促进创面愈合等作用，减少镇痛、抗菌药物的使用。烧烫伤中成药以外用药为主，多以清热解毒、凉血活血、去腐生肌之法，用于轻、中度烧烫伤创面。

第二节 中成药名方的辨证分类与药效

烧烫伤往往由火毒引起，且皮肤屏障受损，伴随有体液渗出引起肿痛。中成药常以多种不同药物配伍针对多种类型烧烫伤发挥抗炎、抗菌、镇痛等作用，还可影响免疫功能。中成药名方的常见辨证分类及其主要药效如下[4-7]。

一、清热解毒类

烧烫伤热毒炽盛者主要症状为壮热，烦躁，口干喜饮，溲赤且少，便秘，舌质红绛而干，苔黄腻或黄糙或焦干，或舌光无苔，脉洪大弦数或弦细而数等。

烧烫伤热度炽盛者主要病理变化是高温造成组织细胞损害，发生变性、坏死。

清解热毒类药物可以清除体内残留的热毒，减轻炎症反应及疼痛，减少细菌感染的风险，加速烫伤创面的再上皮化，促进创面的愈合。

常用中成药：湿润烧伤膏、紫花烧伤膏、虎黄烧伤搽剂、复方桐叶烧伤油、复方雪莲烧伤膏、解毒烧伤膏、烧伤止痛药膏、烧伤止痛膏、复方紫草油（气雾剂）、连柏烧伤膏、冰栀伤痛气雾剂。

二、清热燥湿类

烧烫伤湿热蕴结者主要症状为烦躁，口干，舌红绛而干，苔黄或黄糙，或舌光无苔，脉洪数或弦细数。

烧烫伤湿热蕴结者主要病理变化是高温导致组织细胞坏死、组胺等化学介质的释放而致毛细血管通透性增加造成水肿。

清热燥湿类药物可以减轻炎症反应、缓解局部疼痛，消除肿胀。

常用中成药：京万红软膏、烧伤灵酊、老鹳草软膏、外用应急软膏。

三、活血生肌类

烧烫伤血瘀者后期热毒渐退，新肉生长缓慢，皮不易生，神疲不思纳食，脉细数或虚数，苔薄白，质淡红。

烧烫伤血瘀者主要病理变化是血液循环不畅，组织新生缓慢。

活血生肌之品能抗炎、抗病原微生物，减轻创面水肿、减少渗出，增进血液循环，防治皮肤组织缺血坏死，加速烫伤创面的再上皮化，提高烫伤组织细胞的增殖活性，促进创面的愈合。

常用中成药：三黄珍珠膏、烫伤油、创灼膏、珍石烧伤膏、康复新液、解毒生肌膏、龙珠软膏。

参 考 文 献

[1] 赵曦，曾鸿孟，唐乾利. 中医外治法在烧伤治疗中的临床应用进展[J]. 中国烧伤创疡杂志，2016，28（4）：250-253.
[2] 王晓波，袭荣刚，李彦秋，等. 烧烫伤药物应用概况[J]. 解放军药学学报，2012，28（6）：549-550，557.
[3] 陈筱瑜，杨苓山，林燕喃，等. 烧烫伤外用药物及剂型的研究进展[J]. 解放军药学学报，2012，28（2）：166-168，172.
[4] 陈奇. 中成药名方药理与临床[M]. 北京：人民卫生出版社，1998：1037-1049.
[5] 戴德银，呼永河，代升平. 新编简明中成药手册[M]. 北京：人民军医出版社，2011：361.
[6] 张树生，肖相如. 中华医学望诊大全[M]. 太原：山西科学技术出版社，2010：679-681.
[7] 欧阳琳，张力，张雄风，等. 烧伤中医辨证分型的探讨[J]. 大众科技，2017，19（4）：60-62.

（河南中医药大学　方晓艳、乔靖怡）

第三节　中成药名方

一、清热解毒类

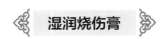

湿润烧伤膏

【药物组成】　黄连、黄柏、黄芩、地龙、罂粟壳。

【处方来源】　研制方。国药准字 Z20000004。

【功能与主治】　清热解毒，止痛，生肌。用于各种烧、烫、灼伤。

【药效】　主要药效如下[1-5]：

1. 抗炎　研究发现烧烫伤 1～3 天，TNF-α、IL-1、IL-6、IL-8 等炎症因子会大量释放。湿润烧伤膏能降低深Ⅱ度烫伤大鼠血清中 TNF-α、IL-6 的水平，降低血浆中脂多糖（LPS）及其模式识别受体 TLR4 的含量，且病理组织观察显示湿润烧伤膏能减轻创面局部炎性浸润、肿胀程度，促进胶原蛋白的正常排列，缩短创面愈合时间，说明湿润烧伤膏能减轻局部与全身的炎症反应，具有较好的抗炎作用。

2. 镇痛　烧烫伤所致的皮肤损伤导致神经末梢暴露，对疼痛敏感。湿润烧伤膏能提高受电击家兔的痛阈值，表明本品具有一定的镇痛作用。

3. 促进肉芽组织生成及创面上皮化　生长因子是一类在创面修复过程中促进细胞生长、调节伤口愈合，发挥重要作用的蛋白质。湿润烧伤膏能增加深Ⅱ度烫伤大鼠创面血小板衍生生长因子（PDGF）、表皮细胞生长因子（EGF）的表达，促进与血管生成、有丝分裂相关的蛋白表达以促进创面血管新生及细胞增殖，加速创面上皮化进程。

【临床应用】　主要用于烧烫伤、褥疮、肛肠疾病等。

1. 烧烫伤[6]　湿润烧伤膏可用于开水烫伤，火焰、电击、化学烧伤等各种原因所致Ⅲ度以下烧烫伤，能够缓解局部创面疼痛，促进创面愈合。本品可明显缩短创面愈合时间，可有效减轻烧烫伤患者的疼痛感，促进创面愈合。

2. 褥疮[7,8]　湿润烧伤膏可用于长期卧床导致的褥疮，能有效促进溃疡创面的愈合。对Ⅰ～Ⅳ期褥疮患者给予湿润烧伤膏治疗，能缩短创面愈合时间，提高患者生活质量。

3. 肛肠疾病[9-13]　湿润烧伤膏可用于痔疮、肛裂等肛肠疾病及其术后治疗，见效较快。本品能缓解痔疮、肛裂患者的疼痛、水肿等症状，缩短治愈时间，对于肛裂、肛瘘、肛周脓肿术后的创面治疗也有良好的疗效。临床研究表明，对于肛裂术后治疗，平均 3 小时可发挥一定的止痛作用，并能抑制炎症反应，促进创面愈合；本品可明显缩短肛瘘术后的愈合时间，减轻肛门疼痛感和异物感；肛周脓肿术后经湿润烧伤膏治疗后预后较好，相比于常规治疗可缩短时间，并能减轻患者痛苦，有助于术后恢复。

4. 糖尿病足[14]　湿润烧伤膏具有抗炎、镇痛、促进创面愈合的作用，可用于 1～4 级糖尿病足的治疗。临床上使用本品治疗糖尿病足，可降低体内 IL-6、白细胞、C 反应蛋白的表达，降低创面疼痛评分，缩短创面愈合时间，说明湿润烧伤膏能减轻糖尿病足溃疡的炎症反应程度，缓解疼痛，促进创面愈合，疗效较好。

5. 静脉炎[15, 16]　湿润烧伤膏可用于化学性、机械性静脉炎，症见硬结、疼痛、发红等。使用本品进行预防可降低静脉炎的发生率，对于已有静脉炎能有效缓解皮肤发红、疼痛感，本品联合烤灯或硫酸镁可增强治疗效果，缩短治愈时间。

6. 湿疹[17, 18]　本品可用于会阴、肛周湿疹，小儿尿布湿疹，手部、脐窝等多种部位的湿疹，症见皮肤瘙痒，肌肤出现红斑、水肿、丘疹、皮损增厚等。本品起效快，涂药后短时间内能明显缓解疼痛、减少渗出，连续用药可改善皮肤瘙痒、红肿、皮疹等症状直至痊愈。本品对轻、中度湿疹均有作用，联合中药汤剂能增强作用效果，促进皮疹消退及红肿、疼痛的消失。

7. 其他[19-22]　本品还可用于口腔溃疡、乳腺炎、尖锐湿疣、宫颈溃疡等的治疗。

【不良反应】　文献报道由于湿润烧伤膏抗菌、抗感染作用不明显，创面感染后使用湿润烧伤膏未控制病情，致 1 例铜绿假单胞菌败血症、坏死性筋膜炎[23]，2 例中小面积浅Ⅱ度烧伤患儿死亡[24]。

【使用注意】　①过敏体质者慎用。②轻度烧烫灼伤者，用药两天内症状无改善应去医院就诊。③在用药过程中一旦发生红、肿、热、痛等感染症状应立即停用。④使用本品时应注意全身状况，如有恶寒发热等症状时，应及时去医院就诊。⑤对由烧伤创面引起的全身性发病者须在烧伤湿性医疗技术医生指导下使用。⑥夏季高温或反复挤压、碰撞会使该膏体变稀，但这种改变并不影响药效。如出现此种情况，可拧紧软管盖于开水中热浸数分钟，取出后倒置，自然冷却至室温，即可恢复原状。⑦应用本品治疗烧伤应采用湿性暴露疗法，注意创面引流通畅。

【用法与用量】　外用。涂于烧、烫、灼伤等创面（厚度小于 1mm），每 4～6 小时更换新药。换药前，须将残留在创面上的药物及液化物拭去。暴露创面用药。

参 考 文 献

[1] Thomas J A, Tsen M F, White D J, et al. TLR4 inactivation and rBPI(21)block burn-induced myocardial contractile dysfunction[J]. Am J Physiol Heart Circ Physiol，2002，283（4）：H1645-H1655.

[2] 高华，徐滨，尚念胜，等. 湿润烧伤膏对烫伤大鼠炎症反应与创面愈合的影响[J]. 中国烧伤创疡杂志，2010，22（1）：11-13.

[3] 张莉，高志军，赵静. 美宝湿润烧伤膏对大鼠深Ⅱ度烫伤创面的保护作用研究[J]. 中国药房，2011，22（35）：3283-3286.

[4] 周颖斌，付志强，曲云英. 美宝湿润烧伤膏镇痛作用的实验观察[J]. 时珍国医国药，2005，16（9）：850.

[5] 李浩，彭程，仲昭，等. 湿润烧伤膏对 SD 大鼠深Ⅱ度烫伤创面的影响及机制探讨[J]. 中国烧伤创疡杂志，2015，27（5）：326-334.

[6] 肖艳梅，赵新生. 湿润烧伤膏治疗 30 例烧烫伤患者的疗效观察[J]. 中国现代医生，2014，52（14）：53-55.

[7] 丰丽萍. 湿润烧伤膏对压疮的治疗效果[J]. 实用临床医药杂志，2018，22（8）：114-115，120.

[8] 王霞. 湿润烧伤膏治疗Ⅳ期压疮疗效观察[J]. 中国烧伤创疡杂志，2017，29（4）：271-272.

[9] 何志华. 湿润烧伤膏治疗Ⅰ～Ⅱ度痔疮临床疗效观察[J]. 中国乡村医药，2013，20（8）：61-62.

[10] 牟焕华，杨文东，刘民. 美宝湿润烧伤膏治疗肛裂的疗效观察[J]. 中国烧伤创疡杂志，2005，17（2）：131-133.

[11] 袁士涛，鹿晓理，王竞，等. 肛裂术后外用湿润烧伤膏疗效观察[J]. 中国烧伤创疡杂志，2009，21（2）：125-127.

[12] 翟敏，盛卫星，张永安. 湿润烧伤膏在肛瘘术后创面的临床应用[J]. 中国烧伤创疡杂志，2010，22（6）：455-457.

[13] 刘俊. 肛周脓肿术后应用湿润烧伤膏 40 例疗效观察[J]. 云南中医中药杂志，2013，34（6）：78.

[14] 高志赟. 湿润烧伤膏治疗糖尿病足临床疗效观察[J]. 中国烧伤创疡杂志，2018，30（3）：157-161.

[15] 徐凤兰. 湿润烧伤膏在预防长春瑞滨化疗所致静脉炎中的效果研究[J]. 当代护士（下旬刊），2017，（10）：86-87.

[16] 周燕红. 硫酸镁湿敷联合湿润烧伤膏防治化学性静脉炎 30 例疗效观察[J]. 实用中西医结合临床，2013，13（6）：67，87.

[17] 陆金美. 美宝湿润烧伤膏治疗阴囊皮肤湿疹的护理体会[J]. 当代护士（中旬刊），2012，（9）：37-38.

[18] 王太极，刘拥军，李欣. 自拟中药汤剂联合湿润烧伤膏治疗湿热蕴肤型湿疹临床效果观察[J]. 黑龙江医学，2014，38（11）：1323-1324.

[19] 卢书源，鲍莉，李宪国. 湿润烧伤膏治疗口腔溃疡的临床应用[J]. 中国烧伤创疡杂志，2010，22（4）：303-305.

[20] 郭兆美. 湿润烧伤膏治疗化脓性乳腺炎切开引流伤口的疗效观察[J]. 中国烧伤创疡杂志，2008，20（3）：216-217.

[21] 何琼英. 液氮冷冻与美宝湿润烧伤膏联合治疗外阴尖锐湿疣的临床疗效与护理[J]. 中外医疗，2018，37（17）：113-115.

[22] 刘开颜，曹霞. 湿润烧伤膏治疗宫颈溃疡的临床观察[J]. 南通大学学报（医学版），2017，37（2）：178-179.

[23] 刘军辉，杨晓东. 湿润烧伤膏致铜绿假单胞菌败血症、坏死性筋膜炎一例[J]. 中华整形烧伤外科杂志，1994，（1）：18.

[24] 蒋卫东，刘建华，马东顺，等. 湿润烧伤膏致中小面积浅度烧伤患儿死亡二例[J]. 中华整形烧伤外科杂志，1994，（1）：8.

（河南中医药大学　方晓艳、陈　静）

紫花烧伤膏

【药物组成】　紫草、地黄、熟地黄、冰片、黄连、花椒、甘草、当归。

【处方来源】　研制方。《中国药典》（2015 年版）。

【功能与主治】　清热凉血，化瘀解毒，止痛生肌。用于Ⅰ、Ⅱ度以下烧伤、烫伤。

【药效】　主要药效如下[1, 2]：

1. 抗炎　烧烫伤初期的炎症反应会产生体液渗出，造成水肿，紫花烧伤膏可抑制烫伤性水肿、降低血管通透性，抑制炎症反应。紫花烧伤膏能明显抑制二甲苯所致的小鼠耳郭肿胀，降低耳郭的炎性肿胀程度，具有较好的抗炎作用。

2. 镇痛　烧烫伤引起的创面损伤会使神经末梢暴露，对疼痛敏感。紫花烧伤膏能明显提高热板法所致的小鼠痛阈值，表明其具有一定的镇痛作用。

3. 降低血管通透性　在烧烫伤初期，创面毛细血管扩张导致液体渗出，紫花烧伤膏能明显减少烫伤豚鼠伊文思蓝的渗出量，降低毛细血管通透性。

4. 抗病原微生物　烧烫伤由于创面的暴露更易感染病菌，紫花烧伤膏对于大肠杆菌、铜绿假单胞菌等多种致病菌均有一定的抑制作用。

5. 促进创面愈合　紫花烧伤膏能促进深Ⅱ度烫伤模型家兔创面表皮细胞生长因子的表达，缩短创面愈合时间，促进创面愈合。

【临床应用】　主要用于烧烫伤、褥疮等。

1. 烧烫伤[3]　紫花烧伤膏用于Ⅰ、Ⅱ度以下烧烫伤。相比于磺胺嘧啶，紫花烧伤膏治疗浅Ⅱ度烧烫伤患者，能缩短缓解疼痛时间、减少创面液体渗出、缩短创面愈合时间，具有良好的镇痛、抗渗出、促进创面愈合的作用。

2. 褥疮[4]　紫花烧伤膏具有化瘀止痛作用，能用于血液循环障碍、组织溃烂坏死的褥疮。使用紫花烧伤膏联合艾灸用于Ⅱ～Ⅳ期褥疮患者治疗，能有效促进溃烂创面的愈合。

3. 静脉炎[5]　紫花烧伤膏能有效治疗药物渗出导致的静脉炎。紫花烧伤膏相比于硫酸镁能有效缩短疼痛缓解时间及局部红肿消退时间。

4. 创面感染[6, 7]　紫花烧伤膏具有抗炎、杀菌之效，可用于创面感染的治疗，对于表皮葡萄球菌、铜绿假单胞菌、大肠杆菌等致病菌感染的创面，有一定抑制病原微生物生长的作用。紫花烧伤膏能有效减少感染创面坏死组织和脓液渗出、消除红肿、促进组织生长。

5. 其他[8-12]　本品还可用于皮肤擦伤、术后切口裂开、小儿尿布皮炎、新生儿臀红、隐翅虫皮炎的治疗。

【不良反应】　文献报道使用紫花烧伤膏可引起发热、出血[4]。

【使用注意】　①孕妇慎用。②水火烫伤面积较大，应去医院就诊。③本品为外用药，禁止内服。④切勿接触眼睛、口腔等黏膜处。⑤烫伤局部用药一定要注意清洁干净，在清洁环境下最好采用暴露疗法。⑥本药使用时应注意全身情况，如有恶寒发热等症状时，应及时去医院就诊。⑦用药后局部出现皮疹等过敏体质者慎用。

【用法与用量】　外用，清创后，将药膏均匀涂敷于创面，一日 1～2 次。采用湿润暴露疗法，必要时特殊部位可用包扎疗法或遵医嘱。

参 考 文 献

[1] 黄莹, 李明艳. 烫伤合剂的抗炎抑菌镇痛实验研究[J]. 中国民族民间医药, 2013, 22（17）: 16-17.

[2] 吕瑞林, 吴继炎, 郑国平, 等. 红花籽油对深Ⅱ度烫伤兔创面愈合的影响[J]. 中国中西医结合外科杂志, 2013, 19（4）: 408-410.

[3] 龚黎明, 何蔚, 杨霞军, 等. 紫花烧伤膏在浅Ⅱ度烧伤创面中的应用效果[J]. 中国当代医药, 2014, 21（18）: 76-77, 82.

[4] 元丽, 陆毅, 王婧芸. 紫花烧伤膏联合局部按摩艾灸治疗院外带入Ⅲ期压疮的疗效观察及护理[J]. 全科护理, 2014, 12（5）: 453-454.

[5] 段志刚, 孙雪娇. 中药软膏治疗静脉炎的疗效观察[J]. 大理大学学报, 2015, 14（10）: 39-41.

[6] 裴丽丽. 紫花烧伤膏治疗烧伤的体会[J]. 中国社区医学, 2001, 7（1）: 51.

[7] 黄旭强, 赵霞. 紫花烧伤膏治疗皮肤创面感染42例[J]. 中国民间疗法, 2005, 13（9）: 17.

[8] 鲁金莹. 紫花烧伤膏在皮肤擦伤中的应用[J]. 社区医学杂志, 2010, 8（20）: 60.

[9] 邓万芳. 紫花烧伤膏在剖宫产术后切口裂开的应用[J]. 慢性病学杂志, 2010, 12（8）: 828.

[10] 王纪红, 潘萍. 紫花烧伤膏治疗小儿尿布皮炎效果分析[J]. 哈尔滨医药, 2005, 25（5）: 51.

[11] 首彩凤. 紫花烧伤膏预防新生儿臀红的临床观察[J]. 当代护士（学术版）, 2006（5）: 60-61.

[12] 钱仁多. 紫花烧伤膏治疗隐翅虫皮炎[J]. 新型医药研究, 2001, 11（4）: 266.

（河南中医药大学　方晓艳、陈　静）

虎黄烧伤搽剂

【药物组成】　虎杖、黄连、黄柏、水牛角、红花、白芷、千里光、冰片。

【处方来源】　研制方。国药准字 Z20010151。

【功能与主治】　泻火解毒，凉血活血，消肿止痛，燥湿敛疮。用于面积不超过5%的Ⅰ度、Ⅱ度烧烫伤。

【药效】　主要药效如下[1, 2]：

1. 抗病原微生物　烧烫伤创面护理不当易受病原微生物感染，存在于机体组织、体液和分泌物之中的溶菌酶可与细菌结合，使细菌失去细胞壁崩解死亡。虎黄烧伤搽剂能抑制创面金黄色葡萄球菌、铜绿假单胞菌、大肠杆菌的生长，虎黄烧伤搽剂能提高创面分泌物中溶菌酶水平，增强机体抗菌能力，发挥抗菌作用。

2. 调节免疫　烧烫伤导致的组织坏死、液体渗出等会造成机体免疫力降低。虎黄烧伤搽剂能提高鸡红细胞攻击小鼠体内溶血素水平，提高小鼠巨噬细胞吞噬百分率和吞噬指数，表明本品能调节机体的免疫功能，增强机体的防御和修复能力，有利于创面的修复。

3. 促进创面再上皮化　烧烫伤导致的创面不易愈合，虎黄烧伤搽剂能促进上皮化、毛细血管新生、增加成纤维细胞、毛囊数目而减少分泌物生成，促进新鲜肉芽产生，促进创面愈合。

【临床应用】　主要用于烧烫伤。

烧烫伤[3-5]　虎黄烧伤搽剂可用于面积不超过5%的Ⅰ、Ⅱ度烧伤，能够抑制患者创面细菌感染，减轻疼痛及渗液、抑制瘢痕。在基础护理基础上，本品相对于磺胺嘧啶银，更有效抑制细菌感染，缓解疼痛，并缩短创面愈合时间，且与抗生素联用后，能增加细菌感染抑制率，有利于烧伤创面愈合。

【不良反应】　尚未见报道。

【使用注意】　①外用药，切勿口服，用前摇匀。②如发生对本品过敏者请立即停用。③孕妇慎用。

【用法与用量】　　外用。新鲜烧伤创面用无菌生理盐水清创后，将本品涂于创面，每 1%烧伤面积用量为 0.5ml，每次一般不超过 10ml，一日 1 次，至愈合为止。创面可采用暴露或半暴露疗法。

参　考　文　献

[1] 赵超莉，梅国强，宛仕勇. 虎黄烧伤搽剂对机体免疫调节作用的实验研究[J]. 湖北中医杂志，2006，28（12）：9-11.
[2] 李凤华，梅国强，赵超莉. 虎黄烧伤搽剂对大鼠深Ⅱ度烫伤创面愈合影响的实验研究[J]. 湖北中医杂志，2007，29（7）：3-4.
[3] 金梅，张成志. 虎黄烧伤搽剂治疗烧伤患者的临床观察[J]. 中国药房，2016，27（32）：4539-4541.
[4] 常东方，邱林，张恒术，等. 虎黄烧伤搽剂治疗Ⅱ度烧伤的临床研究[J]. 重庆医学，2017，46（11）：1482-1483，1486.
[5] 沙前坤，刘富春，陈瑾，等. 虎黄烧伤搽剂联合抗生素治疗深Ⅱ度烧伤的疗效评价[J]. 中国医学创新，2018，15（29）：45-49.

（河南中医药大学　方晓艳、陈　静）

 复方桐叶烧伤油

【药物组成】　　桐叶、麻油。

【处方来源】　　研制方。国药准字 Z20063825。

【功能与主治】　　清热解毒，消肿止痛，祛腐生肌。用于面积小于 29%的Ⅱ度烧烫伤。

【药效】　　主要药效如下[1-6]：

1. **抗炎**　　烧烫伤初期的炎症反应会产生体液渗出，造成水肿，复方桐叶烧伤油能抑制鸡蛋清所致大鼠足跖肿胀，减少大鼠棉球肉芽组织增生，可降低创面恢复后期 TNF-α 含量，减少炎症损伤，可减少溃疡皮肤组织中炎症细胞数目，有一定的抗炎作用。

2. **抗病原微生物**　　烧烫伤后广泛的生理屏障损害及坏死组织和渗出易使机体感染病原微生物。复方桐叶烧伤油对金黄色葡萄球菌、乙型溶血性链球菌、大肠杆菌、铜绿假单胞菌、白念珠菌有一定抑制作用，可抑制菌落生长，且随本品浓度的增加，对病原微生物作用也会增强。

3. **镇痛**　　烧烫伤引起的组织损伤使神经末梢暴露，对疼痛敏感，复方桐叶烧伤油能减少乙酸所致小鼠扭体次数，提高热板法所致的小鼠痛阈值，具有较好的镇痛作用。

4. **促进创面再上皮化**　　烧烫伤造成的创面组织损伤愈合缓慢，复方桐叶烧伤油能提高创伤组织中 TGF-β 水平，改善微循环，保护间生态组织，使间生态组织转变为具有生长能力的上皮组织，避免烧烫伤创面的进一步加深，可使表层鳞状上皮细胞数目增加，促进肉芽组织、胶原纤维、毛细血管的形成，促进创面愈合，缩短愈合时间。

【临床应用】　　主要用于烧烫伤、皮炎等。

1. **烧烫伤**[7, 8]　　复方桐叶烧伤油可用于热液、火焰、化学、电弧等原因造成的面积小于 29%的Ⅱ度烧烫伤。本品可缓解Ⅱ度烧伤患者创面局部的疼痛、肿胀、渗液等症状，可缩短创面愈合时间，减少色素沉着，不易产生瘢痕。

2. **术后、咬伤创面换药**[9, 10]　　复方桐叶烧伤油对术后或咬伤的创面有一定治疗作用，能减轻肛周脓肿术后切口渗出、疼痛程度，缩短痊愈时间，可缩短犬咬伤三级伤口患者的创面愈合时间，减少换药次数，减轻换药疼痛程度。

3. **褥疮**[11, 12]　　复方桐叶烧伤油对于长期卧床、局部皮肤压迫导致的褥疮有较好的疗效。复方桐叶烧伤油能缩短Ⅱ～Ⅳ期褥疮患者创面愈合时间，减轻患者痛苦，缩短住院天数，降低患者医疗费用，临床疗效较好。

4. 失禁性皮炎[13]　　皮肤长期或反复暴露于大小便中会引起失禁性皮炎，使用复方桐叶烧伤油可隔离大小便刺激，减低患者的额外痛苦，缩短皮肤炎症的愈合时间并减少复发。

5. 放射性皮炎[14]　　恶性肿瘤患者经放疗后最为常见的并发症为放射性皮炎，复方桐叶烧伤油联合硝酸银软膏用于Ⅱ级及以上的放射性皮炎，可减轻红斑、脱皮、水肿、疼痛瘙痒等症状，促进上皮覆盖过程，缩短愈合时间。

6. 静脉炎[15,16]　　复方桐叶烧伤油可用于胺碘酮等所致静脉炎，血管活性药物外渗所致水肿、疼痛等，能缩短疼痛缓解时间及局部红肿消退时间，降低感染，促进愈合。

7. 其他[17-19]　　本品还可用于皮肤挫擦伤、湿疹、难愈合伤口的治疗。

【不良反应】　　尚未见报道。

【使用注意】　　①创面分泌物较多者，或深Ⅱ度烧伤用药过程中创面出现浅黄绿色液化物时，均每日用生理盐水清洗创面1次。分泌物明显减少后停止清洗，可用棉球将分泌物清除后局部涂药。涂药以局部保持湿润状态，不流为度（约 1.5ml/1%体表面积），创面暴露；或用浸透药液的单层纱布覆盖创面，但不能包扎。②创面有化脓，或有全身感染症状，应选用对细菌敏感的抗生素。③有水、电解质平衡紊乱者请及时采用相应补液及纠正电解质平衡紊乱的处理措施。

【用法与用量】　　用棉球将药涂于患处，或用浸透药液的纱布敷于创面。每日3次。

参 考 文 献

[1] 湛延凤，李勇敏，朱克俭. 复方桐叶烧伤油的抗炎作用研究[J]. 湖南中医杂志，2012，28（3）：144-145.
[2] 湛延凤，李勇敏，朱克俭. 复方桐叶烧伤油对细胞性皮肤溃疡模型大鼠的影响[J]. 湖南中医杂志，2012，28（4）：150-152.
[3] 章怀凤，李勇敏，朱克俭. 复方桐叶烧伤油的抗菌作用研究[J]. 湖南中医杂志，2012，28（3）：145-146.
[4] 刘丽沙，李勇敏，朱克俭. 复方桐叶烧伤油的镇痛作用研究[J]. 湖南中医杂志，2012，28（5）：149-150.
[5] 许向平，李勇敏，朱克俭. 复方桐叶烧伤油对烫伤性溃疡模型大鼠的影响研究[J]. 湖南中医杂志，2013，29（6）：120-121.
[6] 湛延凤，李勇敏，朱克俭. 复方桐叶烧伤油对细胞性皮肤溃疡模型大鼠的影响[J]. 湖南中医杂志，2012，28（4）：150-152.
[7] 刘天舒，朱克俭，尹天雷，等. 复方桐叶烧伤油治疗新鲜中、小面积Ⅱ度烧烫伤的多中心临床研究[J]. 中药新药与临床药理，2012，23（3）：350-353.
[8] 高明龙，宋龄，程小平，等. 复方桐叶烧伤油治疗Ⅱ度烧伤的心得体会[J]. 基层医学论坛，2014，18（31）：4283-4284.
[9] 张宝顺，杨玉菊，姚海东，等. 复方桐叶烧伤油在肛周脓肿术后切口换药中的临床疗效观察[J]. 中国伤残医学，2011，19（4）：78-79.
[10] 张华秀，曾秀娟，李燕华. 复方桐叶烧伤油用于犬咬伤三级伤口换药的疗效观察[J]. 中国医院用药评价与分析，2018，18（10）：1350-1351，1354.
[11] 周萍，魏群. 复方桐叶烧伤油联合术优康治疗Ⅱ、Ⅲ期压疮疗效观察[J]. 河北中医，2015，37（11）：1741-1742.
[12] 王菲，周清萍，唐霞珠，等. 复方桐叶烧伤油治疗Ⅲ～Ⅳ期压疮的护理体会[J]. 中国老年保健医学，2017，15（5）：85-86.
[13] 郑玲. 复方桐叶烧伤油联合护理干预治疗 ICU 患者失禁性皮炎应用观察[J]. 中国现代医生，2018，56（30）：149-151.
[14] 何凤娥. 硝酸银软膏与复方桐叶烧伤油联用对放射性皮炎患者疗效的评价[J]. 抗感染药学，2015，12（2）：285-286.
[15] 李香兰，漆红梅，雷秀兰，等. 复方桐叶烧伤油外敷治疗胺碘酮致静脉炎的疗效[J]. 实用临床医学，2016，17（7）：86-87.
[16] 漆红梅，齐爱娇，颜琼，等. 复方桐叶烧伤油外敷治疗血管活性药物外渗病人的疗效观察[J]. 全科护理，2015，（13）：1184-1185.
[17] 江华珍. 复方桐叶烧伤油换药对皮肤挫擦伤的疗效观察[J]. 当代护士（上旬刊），2017，（4）：127-128.
[18] 杨珍，张宝珍. 复方桐叶烧伤油用于昏迷患者并发湿疹的护理体会[J]. 吉林医学，2012，33（31）：6932-6933.
[19] 尹三凤，肖瑾瑛，吴素蓉，等. 复方桐叶烧伤油在长期不愈合创口换药中的应用[J]. 井冈山大学学报（自然科学版），2012，33（4）：99-101.

（河南中医药大学　　方晓艳、陈　静）

复方雪莲烧伤膏

【药物组成】 雪莲花、紫草、西红花、熊胆粉、麝香、冰片。

【处方来源】 研制方。国药准字 Z20080038。

【功能与主治】 解毒消肿，止痛生肌。主治各种原因引起的浅Ⅱ度、深Ⅱ度烧烫伤。

【药效】 主要药效如下[1,2]：

1. 抗炎 烧烫伤后产生炎症反应，毛细血管通透性增加，体液渗出，复方雪莲烧伤膏可抑制二甲苯所致小鼠耳部炎症，减轻组织液渗出，具有一定抗炎作用。

2. 抗病原微生物 烧烫伤后局部组织坏死、血液循环受阻，易感染病菌，尤其是革兰氏阳性菌，复方雪莲烧伤膏体内外均具有较好抗病原微生物作用，对金黄色葡萄球菌、表皮葡萄球菌、甲型链球菌、粪链球菌、乙链球菌、大肠杆菌、克雷伯氏菌等有一定体外抑制作用，并能有效抑制感染性Ⅲ度烫伤大鼠创面金黄色葡萄球菌的生长。

3. 促进胶原形成 烧烫伤后的创面组织坏死，不易愈合，复方雪莲烧伤膏能减少炎症细胞浸润，促进胶原纤维生成，可促进酒精火焰致深Ⅱ度、开水致Ⅲ度烫伤大鼠创面的愈合，缩短愈合时间。

【临床应用】 主要用于烧烫伤、肛肠术后修复。

1. 烧烫伤[3,4] 复方雪莲烧伤膏适用于各种原因诸如热液、火焰、电弧引起的浅Ⅱ度、深Ⅱ度烧烫伤。复方雪莲烧伤膏可降低患者换药的疼痛程度，减少伤口渗液量，有较好的抗炎、消肿作用，促进创面愈合，减少瘢痕的发生，且安全性良好。

2. 肛肠疾病术后创面修复[5] 肛肠疾病术后易出现疼痛、感染、创面愈合迟缓、疗程长等问题，复方雪莲烧伤膏可用于混合痔、肛裂、肛瘘、肛周脓肿等术后创面的修复，能够防治感染、抑制创面渗出、消除创缘水肿等，能加快术后切口愈合，缩短病程，有效促进肛肠疾病术后创面的修复。

【不良反应】 尚未见报道。

【使用注意】 ①孕妇禁用。对麻油过敏者禁用。②眼、耳、口、鼻部位慎用。③本品对烧烫伤创面伴铜绿假单胞菌感染促愈合作用不明显，不应将本品用于烧烫伤创面伴铜绿假单胞菌感染的皮肤病变。④运动员慎用。

【用法与用量】 烧烫伤创面用 0.9%生理盐水清洗，按烧烫伤常规清创后，按每 80cm² 涂抹 5g 药量。面积较大者用暴露疗法，面积较小者用无菌纱布包扎创面。红肿、分泌物增多者，每日换药一次；创面分泌物少，红肿不明显，每日或隔日换药一次。

参 考 文 献

[1] 蔡绍晖，唐琼，陈嘉钰，等.复方雪莲烧伤膏促创面愈合、抗炎作用研究[J].中成药，1999，（5）：31-33.

[2] 蔡绍晖，陈嘉钰，唐琼，等.复方雪莲烧伤膏抗菌活性的研究[J].华西药学杂志，1998，（3）：148-150.

[3] 张茵华，蔡良良，陈碧君.复方雪莲烧伤膏治疗Ⅱ°烧伤创面 30 例临床观察[J].中医药导报，2012，18（5）：34-35.

[4] 黄崇根，顾在秋，严炯，等.复方雪莲烧伤膏治疗深Ⅱ度烧伤的临床观察[J].中国药房，2016，27（35）：4959-4961.

[5] 沈伟，鞠玉林，胡占岭.复方雪莲烧伤膏用于肛肠疾病术后创面修复的临床观察[J].中国实用医药，2016，11（17）：176-177.

（河南中医药大学 方晓艳、陈 静）

解毒烧伤膏

【药物组成】　地黄、大黄、黄柏、紫草、牡丹皮、南寒水石、地榆、当归、乳香、没药、白芷、冰片。

【处方来源】　研制方。国药准字 Z20030117。

【功能与主治】　凉血解毒，活血止痛，祛腐生肌。用于面积小于 10%的浅Ⅱ度、深Ⅱ度烧烫伤。

【药效】　主要药效如下[1-5]：

1. 抗病原微生物　解毒烧伤膏具有抗病原微生物作用。体外研究表明，本品对铜绿假单胞菌、凝固酶阴性葡萄球菌、金黄色葡萄球菌、大肠杆菌等多种细菌均有一定抑制作用，对大肠杆菌作用最强，本品抑菌谱与聚维酮碘部分相同，但作用不如聚维酮碘，与湿润烧伤膏、京万红软膏相比，抑菌谱较宽且作用更强。

2. 抗炎　解毒烧伤膏具有抗炎、镇痛作用。本品可抑制蛋清致大鼠足跖肿胀和巴豆油致小鼠耳郭肿胀的炎症反应，能抑制猪烧烫伤创面修复后期过度的炎症反应，可通过降低促炎症细胞因子 IL-8、抗炎症细胞因子 IL-10 的表达，抑制 TNF-α 的合成，减轻炎症细胞浸润，减少创面修复后期过度炎症反应对创面愈合的阻碍。

3. 镇痛　烧烫伤导致的创面损伤使神经末梢暴露，对疼痛敏感，解毒烧伤膏能减少乙酸所致小鼠扭体次数、提高热板法所致小鼠痛阈值，可缓解局部疼痛，有一定镇痛作用。

4. 促进血管新生、组织修复　解毒烧伤膏具有促进组织修复的作用，可通过增加烧烫伤模型猪创面早期 TGF-β$_1$、表皮生长因子的表达，促进成纤维细胞及血管内皮细胞增殖、分化、迁移，刺激成纤维细胞外基质蛋白的合成，并可能通过 TGF-β$_1$ 的增加而加强血管生成因子的作用促进血管新生，且能增加羟脯氨酸的含量，促进后期胶原的沉积，发挥促使伤口愈合的作用。

【临床应用】　主要用于烧烫伤。

1. 烧烫伤[6, 7]　解毒烧伤膏可用于面积小于10%的浅Ⅱ度、深Ⅱ度烧烫伤。本品使用5 分钟即有止痛效果，相对于京万红软膏能更早促进疼痛感、炎症、分泌物的消失，本品联合浸浴治疗相对于聚维酮碘单独治疗作用更显著，能减少创面分泌物，促进创面缩小，且将本品制成药纱外敷更有利于创面恢复。

2. 糖尿病足[8]　解毒烧伤膏可用于糖尿病足的辅助治疗，相比于庆大霉素湿敷，本品外用能减少创面渗血，促进肉芽组织生长，加快创面愈合速度，具有较好的辅助治疗效果。

3. 会阴伤口开裂[9]　解毒烧伤膏可用于分娩后会阴伤口不完全性裂开，症见肿胀、疼痛等。在常规治疗基础上，使用本品 3 天内能改善疼痛及肿胀程度，减轻患者痛苦，相比于碘伏处理能促进会阴伤口的愈合。

【不良反应】　尚未见报道。

【使用注意】　①对本品过敏者禁用。②创面大于 5%时，需在医生指导下使用。③感染创面应彻底清创后，再使用本品。必要时可适当使用抗生素治疗。④本品遇热、挤压可能变软、变稀，但不影响疗效，可继续使用。

【用法与用量】　外用。创面先用 0.1%苯扎溴铵溶液清创处理后，视创面大小取本品适量，均匀涂布于创面，厚度约 2mm；或将本品事先做成药物纱布，覆盖在创面上，视创面剪大小适宜的双层纱布覆盖；根据创面分泌物情况，每日或隔日更换一次，致创面愈合为止。

参 考 文 献

[1] 徐盈斌，利天增，祁少海，等. 解毒烧伤膏的抗菌作用研究[J]. 中山大学学报（医学科学版），2005，26（z1）：91-93.

[2] 赵李平，利天增，徐盈斌，等. 解毒烧伤膏对猪深Ⅱ度烫伤创面愈合中肿瘤坏死因子 α 和转化生长因子 β1 表达的影响[J]. 中华烧伤杂志，2006，22（3）：225-226.

[3] 赵李平，利天增，徐盈斌，等. 解毒烧伤膏对深Ⅱ度烫伤创面愈合中白细胞介素 8、10 表达的影响[J]. 中华烧伤杂志，2006，22（2）：127-128.

[4] 柯昌能，利天增，徐盈斌，等. 深Ⅱ度烫伤创面愈合过程中转化生长因子 β 表达及微血管生成和胶原合成与解毒烧伤膏的干预作用[J]. 中国临床康复，2006，10（3）：113-115，198.

[5] 赵李平，利天增，徐盈斌，等. 解毒烧伤膏对深Ⅱ度烫伤创面愈合中肿瘤坏死因子 α 及表皮细胞生长因子表达的调控[J]. 中国临床康复，2005，9（38）：110-112，197.

[6] 贺润明，张晓红，张振录，等. 应用解毒烧伤膏治疗 498 例烧伤患者的临床观察[J]. 中华烧伤杂志，2003，19（2）：32.

[7] 周桂东. 浸浴结合钹宝解毒烧伤膏治疗烧伤后期残余创面的观察[J]. 齐齐哈尔医学院学报，2007，28（12）：1421-1422.

[8] 宁文杰. 解毒烧伤膏辅治糖尿病足疗效观察[J]. 中国实用医药，2008，3（27）：147.

[9] 汪小娟，柴端. 解毒烧伤膏治疗产后会阴伤口不完全性裂开的效果评价[J]. 当代护士（中旬刊），2016，（3）：41-42.

（河南中医药大学　方晓艳、陈　静）

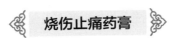

烧伤止痛药膏

【药物组成】　当归、地榆、黄柏、黄芩、罂粟壳、大黄、五倍子、槐米、忍冬藤、侧柏叶、白芷、栀子、苦参、紫草、血余炭、红花、冰片、穿山甲。

【处方来源】　研制方。国药准字 Z20025436。

【功能与主治】　清热解毒、消肿止痛。用于热毒灼肤之Ⅰ～Ⅱ度烧烫伤。

【药效】　主要药效如下：

1. 抗炎　烧伤止痛药膏具有一定抗炎作用，可减轻过度炎症反应引起的细胞浸润，减少组织水肿，发挥抗炎作用。

2. 抗病原微生物　烧伤止痛药膏可抑制局部创面细菌增殖，具有一定抗病原微生物作用。

【临床应用】　主要用于烧烫伤。

1. 烧烫伤　烧伤止痛药膏可用于热毒灼肤之Ⅰ～Ⅱ度烧烫伤，症见创面红肿、疼痛等。本品能缓解疼痛、促进水肿消退，有利于创面修复。

2. 急性化脓性感染[1]　烧伤止痛药膏可用于急性化脓性感染的治疗，减轻患者红肿、疼痛感，联合牛黄解毒片外敷有清凉感、减轻疼痛。

3. 肛瘘术后[2]　手术是治疗肛瘘的有效方法，但术后创面愈合缓慢，常有疼痛，瘙痒、水肿等术后不良反应，烧伤止痛药膏可缓解疼痛与瘙痒，使创面分泌物由稠到稀、由少到多，肉芽组织呈鲜红症状，组织细胞生长快，促进创面愈合。

【不良反应】　尚未见报道。

【使用注意】　运动员慎用。

【用法与用量】　外用。涂抹创面，一日1次。

参 考 文 献

[1] 王春玉，李艳丽. 牛黄解毒片和烧伤止痛药膏外敷治疗疖肿43例（摘要）[J]. 沈阳部队医药，2009，22（2）：129.

[2] 姬中清. 红升丹配合烧伤止痛药膏换药对肛瘘术后创面愈合的临床观察[C]//中华中医药学会，中华中医药学会肛肠分会.2012 医学前沿——中华中医药学会肛肠分会第十四次全国肛肠学术交流大会论文精选[C]. 中华中医药学会、中华中医药学会肛肠分会：中华中医药学会，2012：410-411.

（河南中医药大学　方晓艳、陈　静）

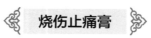

烧伤止痛膏

【药物组成】　地榆炭、黄连、鸡血藤、虎杖、人参。

【处方来源】　研制药。国药准字 Z20030005。

【功能与主治】　清热解毒，生肌止痛。用于浅、深Ⅱ度烧、烫伤，灼伤面积小于10%者。

【药效】　主要药效如下：

1. 抗病原微生物　烧伤止痛膏有抗病原微生物作用，对烧烫伤创面细菌增殖有明显抑制作用，可减少由于细菌引起的感染。

2. 抗炎　烧伤止痛膏具有一定抗炎作用，可有效缓解化学物质刺激产生的急性炎症反应，能减轻炎性渗出，减少分泌物产生。

3. 镇痛　烧伤止痛膏具有镇痛作用，可提高热板法致小鼠痛阈值及乙酸致小鼠扭体潜伏期，外用能快速缓解疼痛感，连续使用能减轻创面隐痛，具有一定镇痛作用。

4. 改善免疫功能　烧伤止痛膏有改善免疫的作用，可提高机体应激能力，增强吞噬细胞功能，促进淋巴细胞的增殖，提高血清中抗体、补体水平，通过增强免疫功能以增强对烧烫伤后的组织修复能力。

【临床应用】　主要用于烧烫伤。

1. 烧烫伤[1-3]　烧伤止痛膏可用于灼伤面积小于 10%的浅、深Ⅱ度烧烫伤。本品止痛迅速，用药数分钟内即可缓解疼痛，本品可减轻患者创面疼痛感，减少创面渗出液，且本品治疗浅、深Ⅱ度烧烫伤的愈合时间均短于凡士林对照组，能促进创面坏死组织溶解脱落，促进肉芽组织生长，加快创面愈合。

2. 褥疮[4]　烧伤止痛膏可用于褥疮的治疗，症见皮肤组织红肿、疼痛、溃烂等。在常规褥疮护理的基础上，通过外敷本品，配合静脉输液及抗生素对症治疗，能改善创面的血液循环，从而促进局部新陈代谢及细胞功能的恢复，减轻疼痛，且本品对褥疮无刺激性，疗效较好。

【不良反应】　尚未见报道。

【使用注意】　①对本品过敏者禁用，过敏体质者慎用。②忌食辛辣、油腻、海鲜等发物。

【用法与用量】 用生理盐水清洗创面,将药膏均匀涂抹在消毒纱布上,药面厚约 2mm,覆盖创面,视情况予以包扎或半暴露。一日 1 次。

参 考 文 献

[1] 张立辉. 烧伤止痛膏治疗烧伤创面的临床疗效评价[J]. 中国社区医师, 2018, 34(19): 110-111.
[2] 黄洪欣. 烧伤止痛膏治疗烧伤创面的临床疗效观察[J]. 中医临床研究, 2017, 9(12): 115-116.
[3] 李树仁, 吕涛, 王胜利, 等. 烧伤止痛膏治疗烧伤创面的临床观察[J]. 基层医学论坛, 2009, 13(1): 45-46.
[4] 曹善萍, 潘云. 烧伤止痛膏在褥疮护理中的应用[J]. 中国民康医学, 2006, 18(13): 538.

(河南中医药大学　方晓艳、陈　静)

复方紫草油(气雾剂)

【药物组成】 紫草、冰片、忍冬藤、白芷。

【处方来源】 清·秦景明《幼科金针》。国药准字 Z20044385。

【功能与主治】 清热凉血,解毒止痛。用于轻度水、火烫伤。

【药效】 主要药效如下[1-4]:

1. 抗炎 烧伤初期创面毛细血管通透性增加,组织液渗出,多种炎症介质、一氧化氮、内皮素(ET)、丙二醛(MDA)、TNF-α、白细胞介素等大量释放。其中一氧化氮与内皮素相互制约,处于动态平衡,避免造成组织损伤。复方紫草油能抑制巴豆油所致幼龄小鼠耳郭肿胀及二甲苯所致幼龄小鼠皮肤毛细血管通透性增加,能降低深Ⅱ度烫伤大鼠创面一氧化氮、内皮素、丙二醛水平,优化 ET/NO 值,从而减轻局部炎症水肿、改善微循环。

2. 镇痛 烧伤创面的组织暴露使其对疼痛敏感,复方紫草油能缓解局部创面疼痛,具有一定镇痛作用。

3. 抗病原微生物 复方紫草油具有一定的抗病原微生物作用,体外对金黄色葡萄球菌、表皮葡萄球菌、白念珠菌、铜绿假单胞菌等具有良好的抑制作用。

【临床应用】 主要用于烧烫伤。

1. 烧烫伤[5] 复方紫草油可用于热液、火焰等引起的Ⅱ度以下烧伤,症见皮肤基底呈红色或苍白,有水疱等。复方紫草油与纳米银医用抗菌敷料合用具有协同加强作用,治疗深Ⅱ度烧伤创面可明显缩短创面愈合时间,且抗菌效果优于磺胺嘧啶银霜,并能减少患者发热,疗效较好。

2. 褥疮[6, 7] 复方紫草油用于Ⅱ~Ⅳ期褥疮的治疗,能促进坏死组织脱落,配合无菌敷料外敷,可保持创面湿润状态,保护新生组织生长,促进创面再上皮化,副作用少,疗效较好。

3. 尿布皮炎[8] 复方紫草油能减轻皮损部位红疹、糜烂症状,减少渗出液,并能抑制病菌增殖,相比于氧化锌油能更有效地缓解皮损症状,缩短治愈时间,且无任何不良反应发生,安全性好。

【不良反应】 尚未见报道。

【使用注意】 ①忌辛辣、油腻、刺激性食物。②本品为外用药,禁止内服。③对本品过敏者禁用，过敏体质者慎用。④重症（烧）烫伤及面积较大者不宜自我治疗，应去医院就诊。⑤烫伤局部用药一定要注意清洁干净，在清洁环境下最好采用暴露疗法。⑥用药1～2天后症状无改善或创面有脓苔应去医院就诊。⑦用药后局部出现皮疹等过敏表现者应停用。⑧本药使用时应注意全身情况，如有恶寒发热等症状时，应及时去医院就诊。

【用法与用量】 　外用适量，涂擦患处，一日数次。

参 考 文 献

[1] 张静，冯琴喜，夏清平，等. 复方紫草油的烫伤治疗作用及其机制研究[J]. 医学综述，2012，18（22）：3863-3865.

[2] 彭浩，罗成群. 复方紫草油对烧伤创面一氧化氮、内皮素、丙二醛含量的影响[J]. 中国现代医学杂志，2002，12（9）：17-19.

[3] 李陈，肖飞，常克，等. 外用复方紫草油对幼龄小鼠急性炎症的影响[J]. 中药药理与临床，2018，34（3）：172-175.

[4] 张历元，李元文，迟庆，等. 复方紫草油体外抑菌实验研究[J]. 世界中医药，2019，14（5）：1133-1138.

[5] 邓金星，卢旭波，邓飞扬. 纳米银医用抗菌敷料联合复方紫草油治疗深Ⅱ度烧伤效果观察[J]. 江西医药，2017，52（7）：632-633.

[6] 王艳亭，刘冰冰. 复方紫草油治疗难愈性压疮 67 例临床疗效观察[J]. 中国全科医学，2004，7（21）：1613.

[7] 杨东红，于波. 复方紫草油治疗褥疮 72 例临床体会[J]. 中国社区医师（综合版），2006，（22）：67.

[8] 常锦萍，李建设，田涛. 复方紫草油治疗尿布皮炎的疗效观察[J]. 世界中医药，2018，13（12）：3078-3080.

（河南中医药大学　方晓艳、陈　静）

❀ 连柏烧伤膏 ❀

【药物组成】 　黄连、黄柏、藤黄（制）、冰片。

【处方来源】 　研制方。国药准字 Z20010087。

【功能与主治】 　清热解毒，生肌止痛。用于浅、深Ⅱ度烧伤创面的治疗，用药面积不宜超出体表面积的 3%。

【药效】 　主要药效如下：

1. 抗炎　连柏烧伤膏具有抗炎消肿的作用，可以减轻组胺等物质诱发的皮肤通透性增加，抑制局部水肿，减轻化学物质造成的急性炎症反应。

2. 镇痛　连柏烧伤膏具有一定镇痛作用，可提高热板法所致小鼠痛阈值，可缓解创面局部疼痛。

3. 抗病原微生物　连柏烧伤膏具有广谱抗菌活性，对多种病原微生物均有一定抑制作用，可抑制其在创面局部的繁殖感染。

【临床应用】 　主要用于烧烫伤、放射性皮炎。

1. 烧烫伤　连柏烧伤膏可用于湿热蕴结证浅、深Ⅱ度烧烫伤创面的治疗，症见皮肤红肿、溃破，基底部发红或苍白，或有水疱。本品能够缓解患者创面局部疼痛、水肿，降低感染的发生，缩短创面愈合时间。

2. 放射性皮炎[1]　连柏烧伤膏可用于放射治疗引起的放射性皮肤损伤。使用本品治疗放射性皮肤湿性反应，相对于普通护理能缩短创面愈合时间一半以上，且创面液体渗出较少，疼痛程度较轻，能促进损伤创面的愈合，疗效较好。

【不良反应】 　少数患者可出现肝功能异常。

【使用注意】 　①用药者请注意肝功能检查。②孕妇、儿童禁用；肝肾功能不全者禁用。③烧伤创面处理应坚持无损伤处理三原则：无损伤性早期保护治疗创面；无损伤性液化排除坏死皮肤；无损伤性再生修复皮肤。

【用法与用量】　用生理盐水清洁创面后，直接涂抹药膏，厚度1～2mm，或涂于消毒敷料上，再覆盖于创面。根据病情需要可用纱布适度包扎。每日换药1次。

参 考 文 献

[1] 黄英华. 连柏烧伤膏治疗鼻咽癌放疗后皮肤湿性反应60例效果观察[J]. 首都医药，2014，21（24）：125.

（河南中医药大学　方晓艳、陈　静）

冰栀伤痛气雾剂

【药物组成】　大黄、栀子、肿节风、地黄、降香、韭根、马钱子、冰片、桃仁、松节、干姜、花椒、樟脑、苏木、樟根、松笔头。

【处方来源】　研制方。国药准字Z20025399。

【功能与主治】　清热解毒凉血，活血化瘀止痛。用于跌打损伤，瘀血肿痛，亦可用于浅Ⅱ度烧伤。

【药效】　主要药效如下：

1. 抗病原微生物　冰栀伤痛气雾剂能抑制病菌局部繁殖，有利于创面清创、修复，具有一定抗病原微生物作用。

2. 抗炎　冰栀伤痛气雾剂具有一定抗炎作用，能减轻炎症损伤、减少渗出。

3. 镇痛　冰栀伤痛气雾剂具有一定镇痛作用，局部可快速缓解疼痛。

4. 改善局部血液循环　冰栀伤痛气雾剂有改善局部血液循环的作用，可促进局部血管运行通畅及新生，有利于创建组织修复。

【临床应用】　主要用于浅Ⅱ度烧烫伤、软组织损伤。

1. 烧烫伤[1]　冰栀伤痛气雾剂可用于浅Ⅱ度以下烧烫伤，症见局部疼痛、肿胀、有水疱，创面呈均匀红色、潮湿等。本品外用联合抗生素治疗能有效避免创面感染，喷涂药后数分钟内即结成药膜覆盖创面，迅速缓解疼痛，药膜作为创面保护可免于包扎，减少创面水分丢失而过度干燥，能有效促进创面愈合，预后较好。

2. 软组织损伤[2, 3]　冰栀伤痛气雾剂可用于跌、打、碰、磕等原因所致的软组织损伤，包括韧带损伤、肌肉损伤、脂肪损伤，以及肌腱、筋膜损伤等，症见局部肿胀疼痛、渗血等。本品喷涂后形成药膜，短时间内快速镇痛，减少渗出、缓解伤处的肿胀、瘀斑，并促进损伤组织功能恢复。

3. 会阴部湿疹[4, 5]　冰栀伤痛气雾剂可用于自主活动障碍引起的会阴部湿疹，症见密集针尖大小的丘疹、丘疱疹或小水疱渗出，或抓痕糜烂，局部灼热、剧痛、触痛明显。本品可有效缓解湿疹症状，起效优于日舒安洗液，疗效较好，能更快消退皮疹，减轻瘙痒、疼痛感，促进皮肤颜色变淡恢复正常，且不易复发，操作简便，可有效减轻患者痛苦。

4. 急性化脓性感染[6]　冰栀伤痛气雾剂可用于蜂窝织炎、淋巴结炎、甲沟炎和脓性指头炎等急性化脓性感染的局部对症治疗，可促进急性炎症消退，减轻感染引起的局部症状和全身不适，减少脓液形成，并促进肉芽组织形成，损伤创面的修复。

5. 褥疮[7, 8]　冰栀伤痛气雾剂可用于骶尾部、髋部、肘部、踝部等各部位褥疮的局部治疗。本品可减少褥疮创面的渗出、抑制细菌感染，促进组织新生，相比于依沙吖啶或紫草油治疗能缩短治愈时间，尤其是对Ⅰ、Ⅱ期褥疮作用较好。

6. 静脉炎[9]　冰栀伤痛气雾剂可用于化学药物注射所致的静脉炎，症见肿胀、疼痛等。本品沿静脉滴注走向喷擦，能减少静脉炎及疼痛的发生，对于皮肤出现不同程度的红、肿、痛、水疱等静脉炎症状，连续给药 3～14 天能使炎症消退，皮肤恢复，对于症状较轻的静脉炎改善最为明显，恢复最快。

【不良反应】　文献报道[2]外用治疗软组织损伤时出现 1 例皮肤潮红、瘙痒症状，停药后好转。

【使用注意】　①孕妇禁用。②皮肤破口的患者，不可用生水清创。③创口痊愈前，结痂药膜不能用手撕，否则会造成皮肤受损，引起创面再感染。④本品为压力容器，禁止敲击本品。⑤皮肤破口处使用本品可能会有短暂的刺痛感，是因溶剂所致，使用后即盖紧瓶盖，若出现药膜阻塞喷头，可用酒精擦洗。⑥防撞击。

【用法与用量】　外用。将本品振摇均匀后，距患处 15～20cm，按动喷头使药液连续均匀地喷于患处，每日 1～2 次，每次喷涂覆盖患处 2 遍。烧伤病患者：清创后，将药液按要求喷在患处成膜，隔日 1 次。第二次用药不必清洗第一次药膜，直至创口结痂药膜自然脱落。损伤破皮患者：药液喷在患处成膜后，无须清洗药膜，可继续用药，直至痊愈，结痂药膜让其自然脱落。或遵医嘱。

参 考 文 献

[1] 苟仲勇，杨苏文，宋佳. 门诊治疗小面积Ⅱ度烧伤 218 例报告[J]. 西南国防医药，2005，15（4）：405-406.

[2] 黄爱群，傅国彦. 正骨白药膏治疗软组织急性损伤临床疗效观察[J]. 内蒙古中医药，2017，36（9）：99-100.

[3] 唐灵芝，王华珍，陈智春. 伤痛一喷灵治疗软组织损伤、皮肤擦伤的临床观察[J]. 湖南中医学院学报，2000，20（2）：57.

[4] 黄丽华，梁克清，雷英，等. 冰栀伤痛气雾剂治疗会阴部湿疹的效果观察[J]. 护理研究，2014，28（15）：1860-1861.

[5] 金鑫. 观察冰栀伤痛气雾剂治疗会阴部湿疹的临床效果[J]. 中国医疗美容，2015，（4）：109-111.

[6] 余测香. 冰栀伤痛气雾剂的新用法[J]. 现代中医药，2008，28（3）：38.

[7] 谈慧芳，陈齐虹，刘燕萍，等. 伤痛一喷灵治疗褥疮的效果评价[J]. 护士进修杂志，2000，（7）：492-493.

[8] 周红梅，罗艳玲，隆霞，等. 伤痛一喷灵治疗褥疮疗效观察[J]. 解放军护理杂志，2001，18（3）：7-8.

[9] 陆泳，王蓓琳，葛步琴. 冰栀伤痛一喷灵对盖诺化疗引发静脉炎的疗效观察[J]. 辽宁中医杂志，2008，35（3）：402-403.

（河南中医药大学　方晓艳、陈　静）

二、清热燥湿类

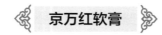

京万红软膏

【药物组成】　地榆、当归、桃仁、紫草、金银花、五倍子、白芷、血竭、木鳖子、冰片、罂粟壳、地黄、黄连、血余炭、棕榈、半边莲、土鳖虫、白蔹、黄柏、红花、大黄、苦参、槐米、木瓜、苍术、赤芍、黄芩、胡黄连、川芎、栀子、乌梅、乳香、没药。

【处方来源】　三国时期·吴普《华佗方》黄连解毒膏。《中国药典》（2015 年版）。

【功能与主治】　活血解毒，消肿止痛，去腐生肌。用于轻度水、火烫伤，疮疡肿痛，创面溃烂。

【**药效**】　主要药效如下[1-9]（图8-1）：

1. **抗炎**　在创面愈合早期过程中，过度的炎症反应会加重局部组织水肿，创面坏死增加，多种炎症因子如 TNF-α、IL-1、IL-6、IL-8 等大量释放。京万红软膏能降低浅Ⅱ度烫伤模型豚鼠早期血清中 TNF-α、IL-6、IL-8 含量，抑制炎症反应。京万红软膏对于二甲苯所致小鼠耳郭肿胀和蛋清所致大鼠足趾肿胀均有显著的抑制作用，说明京万红软膏能抑制炎症早期反应，减轻水肿。

2. **镇痛**　创面损伤会引起神经末梢游离，易引起疼痛。京万红软膏能提高热板法所致小鼠痛阈值，延长其痛反应潜伏期，具有明显的镇痛作用。脑啡肽是一种内源性阿片肽，主要分布于尾核、苍白球、中脑黑质和壳核等，参与中枢神经系统痛觉信息调制和外周的传入神经末梢疼痛调节作用，作用于 δ 受体参与构成内源性痛觉调制系统，发挥镇痛功能。京万红软膏能提高Ⅱ度烫伤模型大鼠尾侧亚核组织脑啡肽含量，说明其能一定程度调控中枢而发挥镇痛作用。

3. **抗病原微生物**　烧烫伤的创面暴露及创面坏死组织均易引起病原微生物感染。京万红软膏能抑制铜绿假单胞菌感染Ⅲ度烧伤大鼠的病菌增殖，减少创面分泌物，减轻感染状态，具有一定的抗病原微生物作用。

4. **抗氧化**　烧烫伤后因缺血再灌流损伤使组织发生过氧化反应，产生大量氧自由基，增强脂质过氧化反应。超氧化物歧化酶作为机体主要的抗氧化酶之一，能清除自由基，提高创面抗氧化能力，保护细胞免受损伤，进而加快创面愈合。京万红软膏能提高Ⅱ度烫伤小鼠血中 SOD 水平，有一定的抗氧化能力。

5. **调控生长因子，促进创面再上皮化**　烧烫伤创面皮下组织水肿，体液大量渗出，组织坏死，创面缺血、缺氧，不易愈合。京万红软膏能促进烫伤大鼠创面坏死组织的脱落，减轻炎症细胞浸润情况，促进上皮组织再生，其下结缔组织新生，毛细血管增加，成纤维细胞和胶原大量形成促进毛囊、皮脂腺等皮肤附属器的新生，且愈后瘢痕数量较少，能促进创面的组织修复，抑制炎症细胞浸润，抑制瘢痕形成，促进皮肤附属器的新生而加速创面的愈合过程。

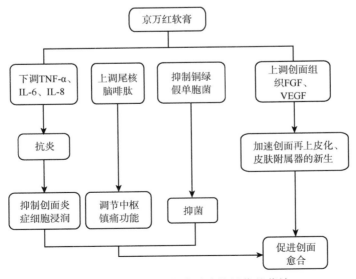

图8-1　京万红软膏治疗烧烫伤的药效

多种生长因子如成纤维细胞生长因子（FGF）、血管内皮生长因子（VEGF）和转化生长因子-β（TGF-β）等能够刺激上皮细胞迁移、增殖及促进角质细胞分层和分化，加速肉芽组织的形成，健康的肉芽组织能为上皮再生提供营养及生长因子，对于创面的再生修复有重要的作用。京万红软膏能促进家兔切除性伤口肉芽组织的覆盖率，增加创面组织中FGF、VEGF含量，加速创面的再上皮化而促进创面的愈合。

【临床应用】　主要用于烧烫伤、肛肠疾病。

1. 烧烫伤[10]　京万红软膏临床上常用于Ⅰ、浅Ⅱ度烧烫伤，或有继发感染者。对Ⅰ、浅Ⅱ度烧烫伤使用京万红进行换药护理治疗效果较好，愈合局部不结痂，愈后无瘢痕及色素沉着。

2. 肛肠疾病[11-16]　京万红软膏可用于痔疮、肛裂等肛肠疾病及其术后治疗。临床研究表明，京万红软膏对于内痔、外痔、肛裂及肛周脓肿、肛瘘的术后治疗均有良好疗效，能够缓解局部疼痛、减少疼痛时间，减轻出血、水肿、炎症等，促进创面愈合。

3. 褥疮[17]　长期卧床会使身体局部受压，血液循环障碍，进而局部组织缺血、缺氧造成组织溃疡坏死，形成褥疮，京万红软膏能有效促进褥疮创面溃烂组织愈合，缩短痊愈时间。

4. 溃疡[18-21]　京万红软膏可用于糖尿病足、外伤等多种原因所致溃疡的治疗，症见皮肤色素沉着、红肿、疼痛、渗出、流脓、组织坏死等。本品能减轻创面疼痛和瘙痒，缩短愈合时间，有利于提高患者生活质量水平。本品联合珍珠粉可减少渗出，促进肉芽组织生长，缩短结痂时间，促进创面愈合。相较于纳米银离子，本品减轻疼痛的作用更显著，换药舒适性好，可减轻水肿、促进血液循环，加快创面愈合。

5. 放射性皮肤损伤[22]　京万红软膏可用于放化疗导致的放射性皮肤损伤，能保护皮肤，减少损伤的发生。

6. 静脉炎[23]　京万红软膏对于输液药物渗出所致静脉炎有良好疗效。对于静脉滴注多巴胺、胺碘酮、氯化钾等药物引起的Ⅰ～Ⅳ级静脉炎给予京万红软膏治疗后，能有效降低静脉炎程度，减轻疼痛感，促进皮肤红、肿的消退，疗效较好。

7. 其他[24-26]　本品还可用于萎缩性鼻炎、新生儿尿布皮炎、皮肤缺损、骨感染、骨外露的治疗。

【不良反应】　文献报道京万红软膏可引起局部轻度Ⅳ型变态反应，与湿润烧伤膏合用后变态反应加重[27]。

【使用注意】　①本品为外用药，不可内服。②孕妇慎用。运动员慎用。③本药使用时应注意全身情况，如有高热、全身战栗等症状时，应及时去医院就诊。④重度烧烫伤时不宜自我治疗，应去医院就诊。⑤烫伤局部用药一定要注意创面的清洁干净，在清洁的环境下最好采用暴露疗法。⑥轻度烧烫伤者，用药一天内症状无改善或创面有脓苔应去医院就诊。⑦对本品过敏者禁用，过敏体质者慎用。

【用法与用量】　用生理盐水清理创面，涂敷本品或将本品涂于消毒纱布上，敷盖创面，消毒纱布包扎，每日换药1次。

参 考 文 献

[1] 张密霞，王景文，张德生，等. 京万红软膏对烫伤及创伤大鼠创面愈合、瘢痕形成的影响[J]. 中华中医药杂志，2015，30（8）：3007-3010.

[2] 张伟奇，张梦飞，席鹏，等. 四季青水煎液外用抗炎作用[J]. 中医学报，2016，31（219）：1146-1149.

[3] 王强，郎轶咏，张晓莉，等. 双黄烧伤软膏的抗炎抑菌与镇痛作用研究[J]. 医药导报，2010，29（12）：1566-1568.

[4] 刘心亮，曾小粤，温志鹏，等. 烧伤方对实验性烫伤大鼠的实验研究[J]. 中国中医急症，2012，21（3）：401-402.

[5] 朱晓红，凌磊，王杨，等. 双黄烧伤膏对大鼠烧伤、烫伤的治疗作用研究[J]. 实用药物与临床，2012，15（7）：385-387.

[6] 姜玉峰，黄沙，邹吉平，等. 京万红软膏治疗糖尿病慢性创面的实验研究[J]. 感染、炎症、修复，2013，14（1）：34-37，65.

[7] 马拴全，程涛. 创愈膏对大鼠体表溃疡模型创面及血清溶菌酶的影响[J]. 河南中医，2009，29（2）：141-142.

[8] 张硕峰，贾占红，吴金英，等. 复方黄柏液对家兔皮肤创口肉芽组织增生的影响[J]. 中国生化药物杂志，2016，36（5）：40-42.

[9] 刘心亮，曾小粤，温志鹏，等. 烧伤方对实验性烫伤小鼠超氧化物歧化酶的影响[J]. 实用医学杂志，2007，23（9）：1297-1298.

[10] 吴淑芳，黄招兰，刘新华. 163例轻中度烧烫伤门诊换药护理体会[J]. 湖北科技学院学报（医学版），2014，28（6）：537-538.

[11] 王华林，张晓林. 京万红软膏治疗外痔64例[J]. 人民军医，2000，43（2）：119.

[12] 何云龙. 京万红软膏在血栓性外痔治疗的疗效观察[J]. 临床医药文献电子杂志，2017，4（76）：14986，14988.

[13] 宋爱利. 京万红软膏治疗肛裂疗效观察[J]. 首都医药，2014，21（18）：68.

[14] 王柱亭. 京万红软膏并鼻通软膏治疗肛裂和痔疮[J]. 铁道医学，1990，（6）：362.

[15] 张宇，张春红. 肛肠术后应用京万红软膏的临床观察与护理[J]. 井冈山医专学报，2003，10（5）：71.

[16] 卫建强，闫卫军，宁桂兰，等. 京万红软膏用于肛周脓肿一次性切开术后换药的临床效果观察[J]. 光明中医，2015，30（3）：525-527.

[17] 薛平，孟翠晶，姜春荣. 京万红软膏治疗褥疮患者30例[J]. 中国实验方剂学杂志，2011，17（15）：285-286.

[18] 单红君，蒋菁. 京万红软膏联合珍珠粉治疗皮肤溃疡24例[J]. 浙江中医杂志，2016，51（1）：74.

[19] 黄志锋，郑少逸，赖文，等. 京万红软膏和纳米银凝胶治疗糖尿病足溃疡的临床疗效比较研究[J]. 中华损伤与修复杂志（电子版），2018，13（6）：455-458.

[20] 姜玉峰，许樟荣，陆树良，等. 多中心完全随机、标准治疗平行对照评价京万红软膏治疗糖尿病足慢性创面的临床研究[J]. 感染、炎症、修复，2015，16（1）：33-36.

[21] 黎小燕，习燕华，李毅，等. 自体富血小板凝胶与京万红软膏治疗糖尿病足溃疡的疗效比较[J]. 中国医学创新，2017，14（29）：57-60.

[22] 杨学岩，关丽丽. 京万红软膏治疗乳腺癌放射性皮肤损伤的疗效观察[J]. 实用药物与临床，2014，17（3）：373-375.

[23] 梁艳，于慧，周爱芽，等. 京万红软膏治疗刺激性药物致静脉炎的疗效观察[J]. 海峡药学，2013，25（3）：133-134.

[24] 李欣. 京万红软膏治疗萎缩性鼻炎100例临床疗效分析[J]. 内蒙古中医药，2017，36（10）：110-111.

[25] 郭瑞霞，文海燕. 京万红软膏治疗新生儿尿布皮炎的临床观察[J]. 中国医学工程，2012，20（1）：94.

[26] 胡克，郁金刚. 京万红软膏治疗皮肤缺损、骨感染及骨外露14例临床观察[J]. 北京针灸骨伤学院学报，1994，（1）：42-43.

[27] 李兆顺，卢青军，彭建宇. 京万红和湿润烧伤膏合用致皮肤过敏一例[J]. 包头医学，2003，（1）：45.

（河南中医药大学　方晓艳、陈　静）

烧 伤 灵 酊

【药物组成】　虎杖、黄柏、冰片。

【处方来源】　研制方。《中国药典》（2015年版）。

【功能与主治】　清热燥湿，解毒消肿，收敛止痛。用于各种原因引起的Ⅰ、Ⅱ度烧伤。

【药效】　主要药效如下[1,2]：

1. 抗炎　烧烫伤后1~2天内，毛细血管通透性的增加会造成组织水肿，进一步损伤创面。烧伤灵酊具有抗炎作用，可抑制二甲苯所致小鼠耳郭肿胀，降低创面毛细血管通透性，减轻组织间隙水肿，减少炎症细胞浸润的数量及深度。

2. 调控生长因子　烧伤灵酊可调控生长因子水平，具有促进创面修复的作用。TGF-β_1可影响血管内皮细胞，刺激成纤维细胞分泌细胞外基质，在创面恢复后期，又可导致增生性瘢痕形成。本品能上调创伤早期创面 TGF-β_1 水平，下调后期 TGF-β_1 水平，能促进成纤维细胞增殖、活性增强、胶原蛋白合成增加，有利于创面组织新生，可在后期抑制瘢痕增生。

3. 抗病原微生物　烧伤灵酊具有一定抗病原微生物作用，能在一定程度上抑制创面细菌的繁殖。

【临床应用】　主要用于烧烫伤、褥疮。

1. 烧烫伤　烧伤灵酊可用于各种原因引起的Ⅰ度、浅Ⅱ度烧烫伤，症见局部皮肤色红或起水疱，或疱下基底部皮色鲜红、疼痛等。烧伤灵酊可减轻创面疼痛感、减轻水肿，促进创面恢复，缩短愈合时间。

2. 褥疮[3]　烧伤灵酊可用于骶尾部、髂嵴、内外踝等多种部位的褥疮治疗，症见皮肤红肿、疼痛、坏死、脓性分泌物等。相对于碘伏，烧伤灵酊能促进创面分泌物消退、缩短结痂时间及愈合时间，尤其是Ⅲ期褥疮效果明显。

【不良反应】　尚未见报道。

【使用注意】　①烧烫伤感染者禁用。②孕妇慎用。③深Ⅱ度、Ⅲ度烧伤慎用。④用药后出现皮肤过敏反应需及时停用。⑤忌食辛辣、油腻食物及海鲜等发物。

【用法与用量】　外用。喷洒于洁净的创面，无须包扎。一日 3～4 次。

参 考 文 献

[1] 刘建春，徐爱凤，辛存寿，等. 中药烧烫酊的急性皮肤刺激性及抗炎作用的实验研究[J]. 山西中医学院学报，2006，7（4）：22-23.

[2] 伍小波，罗先钦，古淑英，等. 参柏烫伤膏对家兔深Ⅱ度烫伤的治疗作用及创面 TGF-β_1 表达的影响[J]. 中药材，2011，34（9）：1423-1427.

[3] 张蜀芸，廖慧中. 烧伤灵酊治疗压疮 39 例疗效观察[J]. 齐鲁护理杂志，2009，15（1）：123-124.

（河南中医药大学　方晓艳、陈　静）

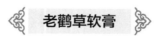

老鹳草软膏

【药物组成】　老鹳草。

【处方来源】　研制方。《中国药典》（2015 年版）。

【功能与主治】　除湿解毒，收敛生肌。用于湿毒蕴结所致的湿疹，痈、疔、疮、疖及小面积水、火烫伤。

【药效】　主要药效如下[1-3]：

1. 抗病原微生物　老鹳草软膏具有抗病原微生物的作用，对卡他球菌、金黄色葡萄球菌、乙型链球菌、福氏痢疾杆菌、肺炎球菌等细菌，亚洲甲型流感病毒京科 68-1 株和副流感病毒Ⅰ型仙台株等病毒有较明显的抑制作用，可避免创面因感染病菌、病毒而恶化。

2. 抗炎　烧伤创面早期炎症反应剧烈，大量液体渗出，老鹳草软膏具有抗炎作用，对二甲苯所致小鼠耳肿胀、棉球肉芽组织增生、乙酸致腹腔毛细血管通透性增高和大鼠佐剂型关节炎均有明显抑制作用，具有一定的抗炎作用。

3. 镇痛　烧伤创面组织暴露会引起疼痛，老鹳草软膏能提高热板法所致小鼠痛阈值，减少乙酸所致小鼠扭体次数，且具有一定的镇痛作用。

【临床应用】　主要用于烧烫伤、湿疹、感染性皮肤病。

1. 烧烫伤　老鹳草软膏可用于各种原因所致的湿热蕴结型小面积轻度烧烫伤，症见皮肤发红、疼痛、有水疱、表皮溃破渗出等。老鹳草软膏能缓解创面红、肿、痛的症状，并能避免感染，促进创面恢复。

2. 湿疹[4, 5]　老鹳草软膏可用于湿热蕴结型湿疹的治疗，症见皮肤片状红斑、丘疹、丘疱疹，部分融合成片，部位不定，并伴有少量渗出、瘙痒等。老鹳草软膏联合地奈德乳膏效果更理想，可明显减轻湿疹部位红斑、瘙痒等皮肤症状，并可促进皮肤正常屏障功能的恢复。老鹳草软膏联合微波治疗外耳道湿疹，能促进湿疹部位红肿、瘙痒、糜烂症状减退，且愈后不易复发。

3. 感染性皮肤病[6, 7]　老鹳草软膏可用于带状疱疹、毛囊炎、外伤感染等多种感染性皮肤病。老鹳草软膏可控制皮肤的红肿、疼痛症状，减少脓液渗出，抑制细菌增殖、减轻感染，促进结痂、愈合，作用优于红霉素软膏。

4. 其他[8-10]　本品还可用于褥疮、痒疹、过敏性皮炎等的治疗。

【不良反应】　文献报道[11]有 1 例患者用药 4 天时有烧灼感，停药 2 天后消失，再用仍有烧灼感，但程度较轻，继用 3 天后症状消失。

【使用注意】　①孕妇慎用。②过敏体质者慎用。

【用法与用量】　外用。涂敷患处，一日 1 次。

参 考 文 献

[1] 何文涛，金哲雄，王宝庆. 老鹳草的研究进展[J]. 航空航天医学杂志，2011，22（10）：1200-1202.

[2] 胡迎庆，刘岱琳，周运筹，等. 老鹳草的抗炎、镇痛活性研究[J]. 西北药学杂志，2003，18（3）：113-115.

[3] 冯平安，贾德云，刘超，等. 老鹳草抗炎作用的研究[J]. 安徽中医临床杂志，2003，15（6）：511-512.

[4] 罗小丹. 老鹳草乳膏联合地奈德乳膏治疗儿童湿疹疗效观察[J]. 皮肤病与性病，2018，40（2）：229-230.

[5] 梅燕，王磊. 微波加老鹳草治疗外耳道湿疹 60 例的临床疗效观察[J]. 中医临床研究，2015，7（16）：78-79.

[6] 贾宁. 老鹳草软膏治疗感染性皮肤病 40 例[J]. 中国民间疗法，2011，19（9）：21.

[7] 浙江湖州制药厂. 老鹳草新用途——老鹳草软膏临床疗效及工艺简介[J]. 中成药研究，1978，（3）：29，17.

[8] 陈如梅. 老鹳草软膏治疗褥疮 21 例疗效观察[J]. 新医学，2008，39（11）：715.

[9] 田利. 老鹳草软膏治疗小儿痒疹 93 例[J]. 医药导报，2008，27（8）：953-954.

[10] 尚静文，杜春伟. 他克莫司软膏联合老鹳草软膏治疗面部激素依赖性皮炎疗效观察[J]. 中国麻风皮肤病杂志，2014，30（1）：61.

[11] 许丹. 老鹳草软膏治疗肛周湿疹 120 例分析[J]. 中国误诊学杂志，2007，7（18）：4318.

（河南中医药大学　方晓艳、陈　静）

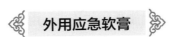

外用应急软膏

【药物组成】　黄芩、白芍、丹参、补骨脂、人参、党参、金银花、茯苓、益母草、鱼腥草、鸭跖草、辛夷、甘草、青蒿、樟脑。

【处方来源】　研制方。国药准字 Z20023017。

【功能与主治】　消肿，止痛，抗感染，促进伤口愈合。用于冻疮、Ⅰ～Ⅱ度烫伤、手足皲裂及小面积轻度擦挫伤。

【药效】　主要药效如下[1, 2]：

1. 抗炎、镇痛　外用应急软膏具有良好的抗炎、镇痛效果，可抑制蛋清所致大鼠足跖肿胀，且持续时间可达 6 小时，可提高热板法所致小鼠痛阈值，发挥局部镇痛效果。

2. 抗过敏　外用应急软膏有一定抗过敏作用，能抑制过敏性皮疹，且对于抗原抗体型过敏反应的抑制作用强于组胺型过敏反应。

3. 调节免疫功能　吞噬细胞是机体非特异性免疫中的重要细胞，可吞噬、杀灭病菌以保护机体，外用应急软膏可增强小鼠的巨噬细胞吞噬功能，并提高小鼠血清溶菌酶比率，增强非特异性免疫功能。

4. 促进创面愈合　外用应急软膏可促进创面愈合，对于污染性烫伤、切割伤、贯穿伤均有较好疗效，能够减轻局部化脓及炎症、缩短愈合时间。

【临床应用】　主要用于烧烫伤、手足皲裂、擦挫伤。

1. 烧烫伤、冻疮、手足皲裂[1]　外用应急软膏可用于各种原因所致Ⅱ度以下烧烫伤、冻疮、手足皲裂，症见创面红肿、溃烂等，能有效缓解疼痛、炎症等临床症状，可明显缩小创面，促进愈合。

2. 轻度擦伤[2]　外用应急软膏可用于小面积轻度擦挫伤，能减轻炎症、消除水肿、促进伤口愈合，对于使用抗生素无效的刀伤可起到良好治疗作用。

【不良反应】　偶出现粟粒样丘疹、小水疱或疼痛，减少药量后即自行消失，不影响继续治疗。

【使用注意】　①忌辛辣、油腻、刺激性食物。②涂药后不可用塑料薄膜覆盖。

【用法与用量】　外用。适量涂于患处周围。一日 1 次。

参 考 文 献

[1] 冯准，丛培龙. 外用应急软膏[J]. 中药新药与临床药理，1995，（3）: 49.

[2] 外用应急软膏（原名华夏软膏）[J]. 中药新药与临床药理，1992，3（4）: 55.

（河南中医药大学　方晓艳、陈　静）

三、活血生肌类

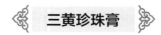
三黄珍珠膏

【药物组成】　硫黄、雄黄、藤黄、珍珠、麝香。

【处方来源】　研制方。国药准字 Z20053321。

【功能与主治】　解毒消肿，去腐生肌，止痛。用于中、小面积Ⅱ度烧伤、烫伤、残留创面等。

【药效】　主要药效如下：

1. 抗病原微生物　三黄珍珠膏有抗病原微生物作用，可抑制多种细菌的增殖，抑制创面细菌感染，减少分泌物产生，有利于创面清创、上皮新生。

2. 抗炎 三黄珍珠膏具有一定抗炎作用，能明显抑制化学物质诱导的急性炎症反应，并能减轻慢性炎症的细胞浸润，促进局部水肿消退。

3. 镇痛 三黄珍珠膏具有一定镇痛作用，可提高热板法所致小鼠痛阈值，能缓解局部疼痛。

4. 改善局部微循环 三黄珍珠膏可改善局部血液循环，能增加创面局部毛细血管通透性，促进脓液渗出，促进炎症感染创面坏死组织的清除，改善局部微循环，有利于组织新生。

【临床应用】 主要用于烧烫伤、皮肤感染性疾病、褥疮。

1. 烧烫伤[1, 2] 三黄珍珠膏适用于热油、酒精、电弧等多种原因所致的中、小面积Ⅱ度烧伤、烫伤，症见创面肿胀、疼痛，组织坏死、溃烂等。本品能缩短止痛时间，加速坏死组织溶解脱落，有利于感染创面脓液、坏死组织的清创、修复，促进肉芽组织、上皮新生，促进创面愈合，并能抑制创面细菌感染，使用 3 天即可有效抑制金黄色葡萄球菌、铜绿假单胞菌的增殖，对金黄色葡萄球菌感染的控制优于磺胺嘧啶银霜。

2. 皮肤感染性疾病[3, 4] 三黄珍珠膏可用于多种皮肤感染性疾病，如足癣合并细菌感染、脓疱疮、细菌性毛囊炎、急性甲沟炎及静脉曲张性溃疡、感染性褥疮等体表慢性溃疡等。本品能减轻创面水肿，抑制炎症反应，促进肉芽组织生长，抑制创面金黄色葡萄球菌、铜绿假单胞菌等细菌的增殖，控制局部创面感染。当伴有发热、淋巴结肿痛等较重全身症状时，联用抗生素能有效控制疾病发展。本品治疗效果优于氦氖激光照射，且未发现不良反应。

3. 褥疮[5] 三黄珍珠膏可用于长期卧床导致的各部位Ⅰ～Ⅲ褥疮的治疗，如枕后、耳郭、肩胛、尾骶部、足跟等，症见Ⅰ期皮肤颜色的改变与红、肿、热、痛，Ⅱ、Ⅲ期皮肤溃疡。本品相比于红外线照射、硼酸溶液湿敷，能在 10 分钟内缓解疼痛，更快促进创面止痛、消肿，组织新生，创面愈合。

4. 乳房肿胀[6] 三黄珍珠膏能减轻乳房疼痛、软化硬结、促进乳汁分泌顺畅，相比于散结通乳剂，能在 5 分钟内迅速缓解疼痛，可避免乳腺炎的发生，无副作用且有利于乳汁分泌。

5. 宫颈糜烂[7] 三黄珍珠膏可用于不同程度的宫颈糜烂的治疗，本品见效快，疗程短，且无副作用，可避免二氧化碳激光治疗产生的下腹部坠胀、疼痛、腰酸等不良反应。

【不良反应】 文献报道使用本品致接触性皮炎 1 例[8]，出现后应立即停药。

【使用注意】 ①孕妇、哺乳期妇女忌用。②合并肝、肾功能不全者慎用。③本品有少量沉淀，不影响产品质量，用时摇匀。④部分病例在初涂该药时，有轻度刺激感，待形成药膜后刺激感减小至消失，且止痛作用明显。⑤本品为外用药，不得内服。⑥连续用药时应在医生指导下使用。⑦过敏体质者慎用。

【用法与用量】 外用。将患处清创，涂药适量；亦可将药膏涂在无菌纱布上贴敷在创面。一般创面 45cm² 涂药膏 1g，每日或隔日换药 1 次。每日最高用量为 18g。

参 考 文 献

[1] 周玉华，董政. 三黄珍珠膏用于烧伤创面的疗效观察[J]. 现代中西医结合杂志，2000，9（23）：2351-2352.

[2] 王德华. 三黄珍珠膏治疗烧伤感染及残余创面86例观察[J]. 实用中医药杂志，2000，16（8）：33.

[3] 周南，孙海梅. 三黄珍珠膏治疗皮肤感染性疾病[J]. 江西中医药，1995，26（3）：32-33.

[4] 赵礼金，牛惠民. 三黄珍珠膏在21例体表慢性溃疡中的应用[J]. 贵阳医学院学报，1997，22（2）：90-91.

[5] 付曼雅. 三黄珍珠膏治疗褥疮疗效显著[J]. 杭州科技，1995，（5）：17.

[6] 张秀芬，李海龙. 三黄珍珠膏治疗乳房肿胀60例疗效观察[J]. 职业与健康，2000，16（9）：142-143.

[7] 朱建玲，毕桂梅. 三黄珍珠膏治疗宫颈糜烂疗效观察[J]. 护士进修杂志，1996，11（1）：45.

[8] 常红梅. 三黄珍珠膏致接触性皮炎1例[J]. 中国皮肤性病学杂志，1997，11（1）：60.

（河南中医药大学　方晓艳、陈　静）

烫 伤 油

【药物组成】　马尾连、大黄、黄芩、紫草、地榆、冰片。

【处方来源】　研制方。国药准字 Z37021567。

【功能与主治】　消炎，止痛，去腐生肌。用于Ⅰ、Ⅱ度烧烫伤和酸碱灼伤。

【药效】　主要药效如下[1]：

1. 抗炎　烫伤油具有一定抗炎作用，可抑制创面恢复后期的过度炎症反应，减少炎症损伤。

2. 抗病原微生物　具有一定抗病原微生物作用，能抑制创面局部多种病菌的繁殖，避免由于细菌感染引起的血管坏死、肉芽组织坏死、创面加深等。

3. 促进创面愈合　烫伤油能促进创面愈合，相比于磺胺嘧啶银，能缩短烫伤模型家兔创面的愈合时间。

【临床应用】　主要用于烧烫伤。

烧烫伤[2, 3]　可用于各种原因所致Ⅰ、Ⅱ度烧烫伤，症见局部创面红肿、疼痛，或起水疱，或疱下基底部皮色鲜红等。本品可清创后外擦或用喷雾器喷雾于创面，可促进创面愈合，愈后不影响功能，封闭创面治疗可保护创面免受刺激与损害，可加速创面修复，与表皮生长因子合用，能促进成纤维上皮细胞生长，血管再生，有利于上皮生长。

【不良反应】　尚未见报道。

【使用注意】　①孕妇慎用。②忌食辛辣、油腻、刺激性食物。

【用法与用量】　外用适量，创面经消毒清洗后，用棉球将药涂于患处，盖于创面，如有水疱，可先将水疱剪破再涂药，必要时用纱布浸药盖于创面。

参 考 文 献

[1] 陈刚，李嵘. 中药烫伤油及烫伤膜对家兔烫伤模型的药效学研究[J]. 南京中医药大学学报，2008，24（1）：51.

[2] 侯瑞华. 烫伤油治疗烧伤178例护理体会[J]. 广西中医药，1994，17（5）：32.

[3] 鲍建华. 应用湿润封闭伤口治疗烧伤残余创面的体会[J]. 中国伤残医学，2006，14（2）：40-41.

（河南中医药大学　方晓艳、陈　静）

创 灼 膏

【药物组成】　炉甘石（煅）、石膏（煅）、甘石膏粉、白及、冰片。

【处方来源】　研制方。国药准字 Z11020287。

【功能与主治】　排脓，拔毒，去腐，生皮，长肉。用于烧伤、烫伤，挫裂创口，"老烂脚"，褥疮，手术后创口感染，冻疮溃烂，慢性湿疹及常见疮疖。

【药效】　主要药效如下[1]：

1. 抗病原微生物　创灼膏具有一定抗病原微生物作用，可促使铜绿假单胞菌和其他致病菌产生变异或降低毒性，抑制其在创面局部的繁殖，减少感染。

2. 促进创面再上皮化　创灼膏能促进新鲜肉芽组织形成，增加创面表皮细胞爬行生长，促进创面再上皮化。

【临床应用】　主要用于烧烫伤、溃疡、褥疮等。

1. 烧烫伤[2, 3]　创灼膏可用于水、火、电等所致浅Ⅱ度以下烧烫伤，症见局部皮肤红肿疼痛、水疱、脱皮等。创灼膏可迅速改善烧烫伤创面的疼痛、水肿症状，减轻创面恢复期炎性浸润，改善局部微循环、促进创面组织上皮化，促进愈合并减少瘢痕的产生。

2. 肛裂[4, 5]　创灼膏可用于Ⅰ～Ⅲ期肛裂，症见便后肛门周期性剧烈疼痛伴随少量鲜红色便血、便秘。本品能有效减少出血，缓解疼痛，有效促进创面愈合，缩短病程，联合硝酸甘油软膏能弥补其不能逆转组织病变的缺点，可促进新鲜肉芽组织形成，组织新生。

3. 溃疡[6, 7]　创灼膏可用于顽固性溃疡、糖尿病足性溃疡、静脉性溃疡等，症见创面溃烂、化脓、组织坏死等。本品可有效促进创面溃疡面积缩小，形成痂皮或瘢痕，促进愈合。本品联合超声引导泡沫硬化剂能缩短愈合时间，且预后较好，不易复发。本品联合莫匹罗星疗效优于庆大霉素，减轻创面分泌物，有新鲜肉芽组织生长，缩短疗程。

4. 褥疮[8]　创灼膏可用于Ⅳ期以下不同程度褥疮。胰岛素可促进蛋白合成，本品联合胰岛素治疗，可促进坏死组织脱落，新生健康肉芽生长迅速，上皮覆盖速度较快，与重组人表皮细胞生长因子（rhEGF）合用，加速了褥疮的愈合过程，本品可作为 rhEGF 的载体，使 rhEGF 能长时间地持续作用于创面，共同促进创面愈合。

5. 静脉炎[9, 10]　创灼膏可用于静脉输液导致的静脉炎，能减轻红肿、疼痛、硬结等症状，缩短痊愈时间。本品联合龙血竭相对于单独治疗或硫酸镁治疗，显效更快，且疗效更稳定。

6. 冻疮　创灼膏可用于冻疮溃烂的治疗，能减轻创面局部痒感，促进皮损消退。

7. 其他[11, 12]　本品还可用于带状疱疹、冻疮、湿疹、寻常型银屑病、皮炎等的治疗。

【不良反应】　尚未见报道。

【使用注意】　①对本品过敏者禁用。过敏体质者慎用。②切勿接触眼睛、口腔等黏膜处。③孕妇慎用。④水火烫伤面积较大者，应去医院就诊。⑤本药使用时应注意全身情况，如有恶寒发热等症状时，应及时去医院就诊。⑥烫伤局部用药一定要注意清洁干净，在清洁环境下最好采用暴露疗法。⑦用药后局部出现皮疹等过敏表现者应停用。⑧用药 2～3 天症状无缓解或创面有脓苔者应去医院就诊。

【用法与用量】　外用。涂敷患处，每日换药 1 次。

参 考 文 献

[1] 侯霞，卢珠倩，吴丽梅. 创灼膏与 rhEGF 促进褥疮创面修复的研究[J]. 中国医药导报，2007，4（9）：58.

[2] 陈朗，周国富，吕志敏，等. 创灼膏治疗烧伤残余创面 127 例疗效分析[J]. 川北医学院学报，2005，20（1）：31-32.

[3] 葛乃航，朱云. 创面浸泡结合创灼膏治疗烧伤 517 例[J]. 交通医学，2000，14（1）：56.

[4] 吴至久, 饶鹏, 赵兵. 创灼膏治疗Ⅰ、Ⅱ期肛裂的临床疗效及安全性观察[J]. 中成药, 2017, 39（9）: 1982-1984.

[5] 山院飞, 冯六泉, 张晓元, 等. 硝酸甘油软膏联合创灼膏治疗肛裂疗效观察[J]. 人民军医, 2011, 54（3）: 209-210.

[6] 王徐红, 王小平, 王群, 等. 超声引导泡沫硬化剂结合创灼膏治疗下肢静脉性溃疡[J]. 中国中西医结合外科杂志, 2014, 20（6）: 630-632.

[7] 曾敏, 汪森芹, 刘艳. 创灼膏、百多邦联合治疗皮肤溃疡临床疗效观察[J]. 齐齐哈尔医学院学报, 2008, 29（8）: 955.

[8] 张淑彬. 创灼膏加胰岛素治疗Ⅱ～Ⅲ度褥疮[J]. 四川医学, 2000, 21（8）: 712-713.

[9] 龙宜伶. 血竭散联合创灼膏外敷治疗静脉炎的疗效观察[J]. 中西医结合心血管病电子杂志, 2017, 5（29）: 169.

[10] 张璇, 吴洪, 刘娟, 等. 龙血竭散联合创灼膏外敷治疗静脉炎的疗效观察[J]. 世界最新医学信息文摘, 2017, 17（69）: 138, 140.

[11] 孙莉, 许金萍, 苏金凤, 等. 紫外线负离子喷雾与创灼膏治疗带状疱疹122例疗效观察[J]. 山东医药, 2002, 42（12）: 63.

[12] 陈艳华, 张霞. 创灼膏治疗7种儿童皮肤病——附53例婴儿湿疹自身对照观察[J]. 中国皮肤性病学杂志, 2000, 14（2）: 32.

（河南中医药大学　方晓艳、陈　静）

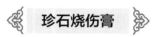

珍石烧伤膏

【药物组成】　石膏（煅）、炉甘石（煅）、南寒水石、花蕊石、海螵蛸、没药（炒）、乳香（炒）、珍珠、珍珠母（煅）。

【处方来源】　研制方。国药准字 Z20020090。

【功能与主治】　清热止痛，活血生肌。用于面积不超过 10%的浅、深Ⅱ度烧烫伤。

【药效】　主要药效如下[1]:

1. 促进胶原生成、创面再上皮化　烧烫伤造成的创面组织损伤愈合缓慢，珍石烧伤膏能增加深Ⅱ度烧伤大鼠组织羟脯氨酸含量，促进表皮细胞生长，使胶原排列规律，促进皮岛形成，皮质腺和毛囊增生，可改善皮肤烫伤部位血液循环，促进吸收，抑制毛细血管通透性增加，促进创面愈合，缩短愈合时间。

2. 抗病原微生物　珍石烧伤膏具有抗病原微生物作用，体内外实验表明，珍石烧伤膏对大肠杆菌、金黄色葡萄球菌、铜绿假单胞菌均有一定的抑制作用。

【临床应用】　主要用于烧烫伤、糖尿病足。

1. 烧烫伤[2, 3]　珍石烧伤膏可用于热液、火焰、化学、电弧等原因造成的面积不超过 10%的浅、深Ⅱ度烧烫伤。珍石烧伤膏用于浅、深Ⅱ度烧烫伤可缩短治疗时间、减少色素沉着、减少瘢痕形成，改善预后，用于Ⅲ度烧伤可缩短痛觉恢复时间及坏死组织脱落时间。

2. 糖尿病足[4]　珍石烧伤膏可用于糖尿病足溃疡，能改善局部组织供血，促进组织生成，生成药膜起到控制和预防感染的作用，可减少渗出、促进溃疡面积缩小。

【不良反应】　尚未见报道。

【使用注意】　①治疗期间忌食辛辣食品，如酒、辣椒等。②病情重者，应在医生指导下，配合其他治疗。③新鲜创面水疱完整者，将水疱剪破使疱液流出，或用无菌注射器将疱液抽出，保持疱壁的完整。

【用法与用量】　创面以无菌生理盐水清洁，清创后，将药物均匀涂于无菌纱布上，涂药厚 1～2mm，敷于创面，包扎固定，隔日换药 1 次。

参 考 文 献

[1] 孙维国, 齐亚灵, 唐力. 珍石烧伤膏对 wistar 大鼠深Ⅱ°烧伤创面愈合影响的研究[J]. 中国美容医学, 2013, 22（8）: 836-839.

[2] 程小平，程志华，彭文方，等. 珍石烧伤膏在 II 度烧伤创面中的应用[J]. 中国临床研究，2012，25（5）：507.

[3] 刘艳，陈璟，王淑珍. 珍石烧伤膏治疗小面积深度烧伤创面的疗效观察[J]. 中国伤残医学，2014，22（3）：89-90.

[4] 李凡，李明，单臣. 珍石烧伤膏治疗糖尿病足溃疡 50 例[J]. 长春中医药大学学报，2009，25（6）：911.

（河南中医药大学　方晓艳、陈　静）

康 复 新 液

【药物组成】　美洲大蠊干燥虫体。

【处方来源】　研制药。国药准字 Z51021834。

【功能与主治】　通利血脉，养阴生肌。内服：用于瘀血阻滞，胃痛出血，胃、十二指肠溃疡；以及阴虚肺痨的辅助治疗。外用：用于金疮、外伤、溃疡、瘘管、烧伤、烫伤、褥疮之创面。

【药效】　主要药效如下[1-14]（图 8-2）：

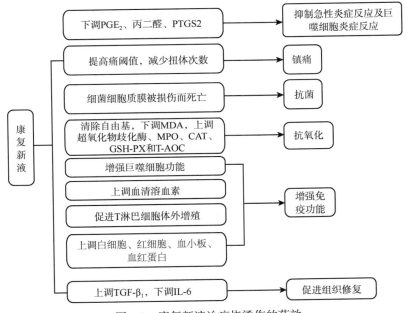

图 8-2　康复新液治疗烧烫伤的药效

1. 抗炎　炎症是以防御为主的天然局部反应，可诱导机体抗病机能增加，但过度的炎症反应导致的渗出液过多、组织细胞变性、坏死等会不利于机体的修复，康复新液能减少炎症介质、清除自由基，抑制炎症反应、消除炎性水肿，促进机体修复。

美洲大蠊提取物能抑制血管扩张、毛细血管通透性增加及渗出，能抑制二甲苯所致大、小鼠耳肿胀，蛋清所致大鼠足跖肿胀及角叉菜胶致小鼠足跖肿胀，减轻组织水肿及渗出，降低炎症组织中的 PGE_2、丙二醛含量，提高超氧化物歧化酶活性，对炎症介质及自由基增多所致炎症反应有一定抑制作用。康复新液能抑制过氧化物合酶 2 的产生而抑制脂多糖诱导的巨噬细胞炎症反应。

2. 镇痛　皮肤屏障受损、炎症导致的渗出液压迫及炎症介质的作用均会产生刺激导致疼痛，康复新液能减轻渗出及炎症介质的释放，缓解疼痛。美洲大蠊能提高热板法所致小鼠痛阈值并减少乙酸所致小鼠扭体次数，且具有一定的镇痛作用。

3. 抗病原微生物 烧烫伤所致皮肤损伤易感染病原微生物，产生毒素及其他代谢产物，危及人体健康。康复新液对枯草芽孢杆菌、白色葡萄球菌、金黄色葡萄球菌等革兰氏阳性菌，铜绿假单胞菌、大肠杆菌等革兰氏阴性菌均有较好的体外抑菌作用。美洲大蠊有效抗菌物质主要为抗菌蛋白、抗菌肽、溶菌酶等溶菌或抗菌物质，以及不饱和脂肪酸、异黄酮化合物、甾醇类化合物等小分子化合物，能使细菌的外层及细胞质膜损伤形成缺口，致使菌体内容物外泄而导致死亡，发挥抗菌作用。

4. 抗氧化 烧烫伤后，因缺血再灌流损伤会产生大量氧自由基，脂质过氧化反应增强。康复新液能清除自由基，提高创面抗氧化能力，保护细胞免受损伤。美洲大蠊提取物体外具有较强的清除二苯代苦味肼基自由基（DPPH·）、羟自由基（·OH）及超氧阴离子自由基（·O$_2^-$）的能力，并可改善衰老小鼠脾脏组织的衰老程度，促进血清溶血素生成，同时降低脑组织中丙二醛的含量、提高超氧化物歧化酶的活力和总抗氧化的能力，提高家兔抗氧化因子髓过氧化物酶（MPO）、过氧化氢酶（CAT）、谷胱甘肽过氧化物酶（GSH-PX）水平和总抗氧化能力（T-AOC），具有较强的抗氧化能力。

5. 增强免疫功能 创面损伤使机体第一道屏障被破坏，免疫功能也会部分下降，不利于损伤的修复，康复新液对于机体各种免疫均有一定增强作用，可促进机体恢复。

美洲大蠊提取物可提高免疫低下小鼠巨噬细胞的吞噬功能，促进淋巴细胞的转化反应，增强非特异性免疫功能。T淋巴细胞是细胞免疫发挥主要作用的淋巴细胞，在体液免疫中识别和呈递抗原并产生淋巴因子，B淋巴细胞增殖分化产生抗体是体液免疫的关键，血清溶血素即是一种发挥体液免疫作用的重要抗体。美洲大蠊提取物能增强正常及免疫抑制小鼠的细胞免疫和体液免疫功能，能促进正常及免疫抑制小鼠脾T淋巴细胞体外增殖，显著提高小鼠溶血素生成水平，并可改善免疫抑制小鼠血细胞数量减少的现象，能升高白细胞、红细胞、血小板、血红蛋白等血常规指标，增强免疫功能。

6. 促进组织修复 康复新液对于受损创面具有良好的修复功能，可促进肉芽组织增生、促进创面血管新生、调节创面生长因子表达、促进组织修复、创面愈合。

康复新液能有效改善动物烧烫伤创面愈合情况，能使局部烧烫伤创面坏死组织及炎性渗出物凝块显著减少，促进创面组织再上皮化、肉芽组织增生及毛囊再生，并减少炎细胞数量。TGF-β$_1$能促进血管生成，表皮及结缔组织再生，促进创口收缩并防止瘢痕形成和纤维化，IL-6大量产生会导致修复细胞过度增殖，胶原大量沉积，瘢痕增生过度，组织修复不良，康复新液能升高烫伤动物TGF-β$_1$水平，降低IL-6水平，通过调节TGF-β$_1$与IL-6的含量可促进创面愈合并减少瘢痕产生。

7. 修护黏膜损伤 康复新液对于胃肠黏膜、口腔黏膜等黏膜损伤具有很好的保护作用，能够抑制氧化损伤、减轻炎症反应、增强自身黏膜保护作用。

康复新液对实验性胃溃疡黏膜损伤有保护作用，可降低5-羟色胺（5-HT）调节应激反应，升高总超氧化物歧化酶、一氧化氮含量，降低丙二醛含量而发挥抗氧化和抗脂质过氧化作用，调节胃泌素（GAS）、胃动素（MTL）的分泌来调节胃酸分泌和胃肠运动，而减轻黏膜损伤引起的炎症反应程度，升高胃组织中VEGF、PGE$_2$等胃黏膜保护因子的表达来促进溃疡发生部位胃黏膜细胞的再生和血管生成，从而增加损伤黏膜处的血流量，为黏膜的修复提供营养物质和氧。康复新液能够有效缓解三硝基苯磺酸诱导的大鼠溃疡性结肠炎，可降低 MPO、IL-17 表达减轻炎症损伤，上调 IL-4、EGF 和 TGF-β_1 水平以增强免疫作用、降低炎症反应及刺激组织生长修复。康复新液能增强口腔黏膜超氧化物歧化酶活性，有效清除自由基而防治口腔黏膜放射损伤。

【临床应用】　外用主要用于烧烫伤、肛周疾病、褥疮等。

1. 烧烫伤[15]　康复新液常用于 Ⅱ 度以下烧烫伤，外用给药能促进创面肉芽组织生长、减少渗出、缓解疼痛、降低感染并能减少瘢痕的形成，缩短愈合时间，有效促进创面愈合，且无不良反应发生，减轻患者身心负担。

2. 肛周疾病创面换药[16]　肛周脓肿、肛瘘、肛裂等肛周疾病的术后创面护理尤为重要，治疗不当会发生感染而影响术后愈合。康复新液常用于肛周疾病术后创面换药，能有效促进创口愈合并减轻痛苦。康复新液治疗术后创面无过敏、急性出血、脓肿复发等不良事件发生，能缩短创面坏死组织脱落及愈合时间，改善患者生活质量。

3. 褥疮[17-19]　康复新液外敷可用于各期褥疮的治疗，症见表皮溃破、组织坏死等。本品能促进血管增生、肉芽组织生成，促进创面再上皮化，可有效促进创面愈合。本品联合左氧氟沙星治疗能缩短褥疮结痂时间及愈合时间。与西瓜霜喷剂联用能缩短褥疮创面愈合时间，患者全血黏度、血浆黏度、红细胞聚集指数均低于康复新液治疗组，WHO-QOL 量表中生理功能、环境、社会关系、心理状态、独立性、精神/宗教生活评分高于康复新液治疗组，说明康复新液与西瓜霜喷剂联用治疗的临床疗效确切，可有效改善患者血液学指标，缩短创面愈合时间，促进患者生活质量水平提高。且本品作为预防药物使用能有效降低褥疮的发病率。

4. 皮肤疾病[20]　康复新液可用于小儿手足口病、带状疱疹、湿疹等皮肤病的辅助治疗，起到镇痛、消肿、抗感染及提高免疫力等作用，内服或加外用能快速缓解临床症状，缩短治疗周期。康复新液能显著改善手足口病病情、促进疱疹愈合，能明显预防带状疱疹皮肤感染、减少后遗神经痛发生，缓解湿疹的丘疹、红斑、渗出等症状，对于皮肤溃疡、角质增生等皮肤病也有明显疗效，且鲜见不良反应。

5. 口腔疾病[21]　康复新液抗炎、镇痛效果较好，常用于治疗口腔溃疡、口腔炎、牙周炎、急性冠周炎等口腔疾病。本品能消除炎症水肿、改善局部血液循环，可有效改善炎症、疼痛等症状，并能缩短溃疡面愈合时间、减少复发，有效缓解牙龈炎症及出血程度，且操作简单、副作用小，具有良好的效果。

6. 妇科疾病[22]　康复新液有抗炎消肿、促进创面愈合、增强机体免疫的作用，外用可治疗子宫颈炎、外阴阴道炎、术口换药等妇科炎症，还可作为妇产科术后、子宫颈上皮内瘤变及宫颈癌的辅助治疗。康复新液常用于妇科炎症术后创面修复治疗，减少分泌物、感染发生及降低出血量，加速术后恢复，对于外阴瘙痒、溃疡等也有较为满意的疗效。

【不良反应】　①文献报道口服康复新液可偶致轻微腹泻、头晕、口干[23]、口苦、恶心、呕吐[24]等。②文献报道外用康复新液可出现轻度的皮肤刺痛、潮红或烧灼感，继续用药后 3~5 天内均可好转[25]。

【使用注意】　①使用纱布覆盖或浸渗药液时，所用纱布均应采用灭菌医用纱布。条件不具备时，应将纱布用消毒器高压灭菌后使用。②在使用本品前，应将创面先用生理盐水、过氧化氢溶液或抗生素类药液清创消毒干净后再使用。③创面较大时，应结合用抗生素治疗。④本品可直接向创面滴用，再用医用纱布覆盖，也可以将药液浸湿纱布敷用，应根据患者病情决定。如窦道、瘘管、褥疮创面较大时，用浸湿药液的含药纱布塞进其内，每天换药 1 次为宜，当创面逐渐缩小时，不宜再用纱布时，可将本品拧去外盖，直接将药液滴入创洞中。⑤大面积烧烫伤以浸透药液纱布覆盖为宜，换药时患者略有疼痛，属正常。

【用法与用量】　口服。一次 10ml，一日 3 次，或遵医嘱。外用，用医用纱布浸透药液后敷患处，感染创面先清创后再用本品冲洗，并用浸透本品的纱布填塞或敷用。

参 考 文 献

[1] 肖小芹，汪世平，徐绍锐，等. 美洲大蠊提取物抗炎、镇痛作用的实验研究[J]. 中国病原生物学杂志，2007，14（2）：140-143.

[2] 陈俊雅，李洪文，吴道勋，等. 美洲大蠊提取物 CⅡ-3 抗炎作用及机制研究[J]. 大理学院学报，2015，14（2）：8-11.

[3] 汤雁利，张玉皓，李罡，等. 康复新在巨噬细胞炎症反应中的抗炎作用及其机制[J]. 山东医药，2016，56（9）：13-15.

[4] 桑文涛，邹俊波，杨胜群，等. 美洲大蠊抗菌作用研究现状[J]. 中药与临床，2016，7（5）：57-60.

[5] 焦春香，张成桂，刘光明，等. 美洲大蠊提取物中抗衰老活性部位抗氧化活性的初步分析[J]. 时珍国医国药，2011，22（6）：1389-1391.

[6] 杨雯，王陆陆，向虹宇，等. 康复新液对小鼠的免疫调节作用[J]. 华西药学杂志，2011，26（6）：543-546.

[7] 邵维莉，吴道勋，彭芳，等. 美洲大蠊提取物 CⅡ-3 对家兔血常规及抗氧化活性的影响[J]. 中国民族民间医药，2016，25（23）：36-38，45.

[8] 唐苗，魏永凯，刘彬，等. 美洲大蠊的乙醇提取物对正常小鼠免疫功能的影响[J]. 中国临床药理学杂志，2018，34（17）：2103-2105，2109.

[9] 唐苗，余万鑫，吴桃清，等. 美洲大蠊提取物 Ento-A 对免疫抑制小鼠免疫功能的影响[J]. 中国药理学通报，2018，34（1）：72-76.

[10] 王峥屹，黄秀华，谢壹科，等. 康复新液对动物实验性烧烫伤创面愈合的影响[J]. 中医杂志，2011，52（15）：1316-1317，1338.

[11] 杨胜群，熊茜，邹俊波，等. 美洲大蠊水提物对小鼠烫伤模型的影响[J]. 中国实验方剂学杂志，2016，22（22）：145-149.

[12] 胡婷婷，彭成，彭尧，等. 康复新液治疗实验性胃溃疡的作用机制研究[J]. 中华中医药学刊，2017，35（10）：2504-2508.

[13] 张汉超，王朋川，刘衡，等. 康复新液缓解三硝基苯磺酸致大鼠溃疡性结肠炎及其机制研究[J]. 中国药理学通报，2018，34（4）：496-501.

[14] 李柏森，姜鹤群，易红梅，等. 康复新液防治金黄地鼠放射性口腔黏膜损伤的机制研究[J]. 四川医学，2009，30（12）：1856-1858.

[15] 赵云伟. 康复新液治疗浅中度烧烫伤的 90 例临床分析[J]. 中外医疗，2016，35（21）：117-118，157.

[16] 李洁. 康复新液促进高位肛周脓肿术后创面愈合的疗效观察[J]. 临床合理用药杂志，2017，10（5）：57-58.

[17] 朱玲玉. 为老年褥疮患者使用康复新液与半导体激光照射法进行治护的效果研究[J]. 当代医药论丛，2019，17（1）：275-276.

[18] 胡婉，司涟. 康复新液与西瓜霜喷剂联用治疗褥疮患者的临床疗效及护理干预分析[J]. 药品评价，2017，14（19）：23-26.

[19] 胡延霞，宋红. 康复新液预防褥疮的疗效观察[J]. 中国医学创新，2012，9（28）：62-63.

[20] 萧潇. 康复新液治疗小儿手足口病疗效分析[J]. 双足与保健，2017，26（21）：1-2，14.

[21] 贾宇宇. 康复新液在复发性口腔溃疡治疗中的应用[J]. 全科口腔医学电子杂志，2018，5（35）：41，46.

[22] 李雪，韦利英，赵仁峰. 康复新液在妇产科疾病中应用的研究进展[J]. 中国临床新医学，2014，7（11）：1082-1084.

[23] 杨石，刘运阳. 康复新液联合兰索拉唑片治疗消化性溃疡的疗效[J]. 中国实用医药，2019，14（1）：123-125.

[24] 张学思. 康复新液与地喹氯铵短杆菌素含片治疗口腔溃疡患者的效果比较[J]. 医疗装备，2018，31（18）：138-139.

[25] 张丽辉，黄瑛，丁占山. 康复新液联合酮康唑乳膏治疗肛周湿疹 58 例疗效观察[J]. 甘肃中医学院学报，2012，29（4）：44-45.

（河南中医药大学　方晓艳、陈　静）

解毒生肌膏

【药物组成】 紫草、当归、白芷、甘草、乳香（醋制）、轻粉。

【处方来源】 研制方。国药准字 Z45020400。

【功能与主治】 活血散瘀，消肿止痛，解毒拔脓，祛腐生肌。用于各类创面感染，Ⅱ度烧伤。

【药效】 主要药效如下：

1. 抗炎 解毒生肌膏具有一定抗炎作用，解毒生肌膏可抑制致炎因子PGE_2的产生，拮抗组胺、5-羟色胺，对化学物质诱导的渗出性炎症、水肿等急性炎症有较强抑制作用。

2. 镇痛 解毒生肌膏具有一定镇痛作用，能通过增加内源性镇痛物质含量、激活内源性镇痛机制而镇痛，能提高热板法所致小鼠痛阈值，减轻炎症及创面损伤引起的局部疼痛。

3. 抗病原微生物 解毒生肌膏有较强的抗病原微生物作用，对金黄色葡萄球菌、白色葡萄球菌等革兰氏阳性菌，铜绿假单胞菌、大肠杆菌、伤寒杆菌、甲型链球菌、乙型链球菌等革兰氏阴性菌有明显的抑制作用，减少创面感染。

4. 改善微循环 解毒生肌膏有改善血液循环的作用，可通过加强末梢循环改善局部的血流灌注量，促进烧烫伤创面局部血液微循环的运行，促进创面组织的修复。

【临床应用】 主要用于烧烫伤及疮疡等造成的体表溃疡。

1. 烧烫伤[1] 解毒生肌膏可用于Ⅱ度以下创面感染型烧烫伤，症见创面出现分泌物，难以愈合，组织水肿、坏死等。本品贴敷治疗浅、深Ⅱ度烧烫伤，与京万红软膏相比，本品对于浅Ⅱ度烧烫伤的治疗效果更优，能在短时间内有效缓解浅Ⅱ度创面疼痛感，能抑制创面感染并促进愈合，缩短愈合时间，两者对于深Ⅱ度烧烫伤治疗总体效果较类似。

2. 体表溃疡 解毒生肌膏可用于体表急性化脓性感染溃后形成的体表溃疡，症见创面色鲜、脓腐溃破。

【不良反应】 尚未见报道。

【使用注意】 ①忌辛辣、油腻、海鲜饮食。②孕妇慎用。③创面无脓者禁用。肿疡未溃、溃疡腐肉未尽者禁用。④开始敷用本品时，创面脓性分泌物增多，只需轻轻粘去分泌物即可，不宜重擦。一周后分泌物逐渐减少。治疗过程中，宜勤换敷料。⑤不可久用，较大创面者慎用。⑥出现过敏反应时应及时停用，并对症处理。⑦本品含轻粉有大毒。不可久用。

【用法与用量】 外用，摊于纱布上敷患处。

参 考 文 献

[1] 李鹏程，李柏辉. 解毒生肌膏治疗二度烧伤的疗效观察[J]. 中国现代药物应用，2017，11（17）：103-106.

（河南中医药大学 方晓艳、陈 静）

龙珠软膏

【药物组成】 人工麝香、人工牛黄、珍珠、琥珀、硼砂、冰片、炉甘石。

【处方来源】 研制方。国药准字 Z10950017。

【功能与主治】 清热解毒，消肿止痛，祛腐生肌。适用于疮疖、红、肿、热、痛及轻度烫伤。

【药效】 主要药效如下[1-3]：

1. 抗炎　烧烫伤所致炎症反应引起的组织水肿，不利于创面修复，龙珠软膏可减轻炎症反应，能够抑制二硝基氟苯诱发的小鼠变应性接触性皮炎所致的耳肿胀，减轻耳肿胀组织真皮组织水肿，具有一定的抗炎作用。

2. 抗病原微生物　龙珠软膏具有抗病原微生物作用，可能通过改变细菌通透性抑制金黄色葡萄球菌、大肠杆菌、铜绿假单胞菌等增殖。龙珠软膏能促进感染金黄色葡萄球菌Ⅲ度烧伤小鼠创面生毛并提高小鼠生存率，能抑制感染铜绿假单胞菌Ⅲ度烫伤大鼠创面细菌生长，促进创面脱痂生毛，提高大鼠存活率。

3. 促进再上皮化　龙珠软膏对于手术所致深至筋膜的伤口可促进肉芽组织生长、表皮增生，能在伤口恢复早期促进痂块生成，也可促进伤口恢复后期的痂块进一步形成，缩短伤口愈合时间，促进创面愈合。

【临床应用】 主要用于烧烫伤、褥疮、皮炎、静脉炎、过敏或感染性皮肤病。

1. 烧烫伤[4]　龙珠软膏适用于Ⅱ度以下轻度烧烫伤的治疗，症见皮肤水疱，热痛，疱下肉色鲜红，本品可减轻创面疼痛，减少液体渗出，促进创面愈合，且能抑制瘢痕生成，愈后无瘢痕。

2. 褥疮及溃疡不愈[5-7]　龙珠软膏对于长期卧床、坐轮椅等引起的褥疮，以及外伤、糖尿病、脉管炎等引起的难愈性溃疡均有明显效果。对于Ⅰ～Ⅳ期褥疮、各种难愈性溃疡，使用龙珠软膏后，能减少腐败溃烂组织的渗液、红肿、疼痛、色素沉着，促进新鲜肉芽组织的生长，软化瘢痕，加速溃疡愈合。

3. 放射性皮炎[8, 9]　肿瘤放化疗会刺激皮肤产生放射性皮炎，症见瘙痒、疼痛、脱皮，甚至溃疡、感染、化脓等。龙珠软膏对于鼻咽癌、舌癌、下咽癌、扁桃体癌等多种癌症放化疗所致放射性皮炎均有一定疗效，能够减轻其红肿、脱皮、水肿、溃疡、坏死的程度，并可以推迟放射性皮炎发生的时间，提高患者生活质量。

4. 静脉炎[10, 11]　龙珠软膏可用于输液外渗刺激产生的静脉炎，能在初期直接软化硬结，促进局部炎症的消退，不留瘢痕，且可明显改善局部微循环，缩短红肿、硬结消退时间，并能预防静脉炎的产生。

5. 过敏性皮肤病[12]　龙珠软膏可用于多种过敏性皮肤病如湿疹、丘疹性荨麻疹、瘙痒症、尿布皮炎等的治疗，能明显减轻红肿、瘙痒、脓疱等体表症状。

6. 细菌感染性皮肤病[13, 14]　龙珠软膏可用于痤疮、脓疱疮、化脓性甲沟炎、毛囊炎、疖痈等多种细菌感染性皮肤病的治疗，能改善红、肿、热、痛、瘙痒、脓疱等体表症状，促进肉芽组织生长和创面愈合。

7. 创伤及术后创面[15-17]　龙珠软膏可用于激光致创伤或术后尤其是肛肠疾病术后创面的治疗，能显著改善术后患者疼痛持续时间、减轻创面红肿、缩短创面愈合时间，预防创面感染，降低色素沉着及瘢痕形成的发生率。

【不良反应】　尚未见报道。

【使用注意】　①忌食辛辣食物。②孕妇慎用。③对本品过敏者禁用，过敏体质者慎用。④本品不可久用。⑤敷药后局部红肿热痛加重，或伴有恶寒发热时宜到医院就诊。⑥用药后局部出现皮疹等过敏表现者应停用。

【用法与用量】　外用。取适量膏药涂抹患处或摊于纱布上贴患处。一日 1 次，溃前涂药宜厚，溃后涂药宜薄。

参 考 文 献

[1] 胡威, 马源源, 宋伟, 等. 龙珠软膏对变应性接触性皮炎作用研究[J]. 中国药师, 2017, 20（8）: 1360-1363.

[2] 马源源, 宋伟, 胡威, 等. 龙珠软膏促小鼠伤口愈合及抗菌作用[J]. 医药导报, 2018, 37（12）: 1461-1465.

[3] 曾凡波, 崔小瑞, 周漠炯. 龙珠软膏治疗烧、烫伤的药效学研究[J]. 中国中医药科技, 2001, 8（4）: 240-241.

[4] 胡衡. 龙珠软膏的临床应用[J]. 中国麻风皮肤病杂志, 2012, 28（2）: 112-113.

[5] 贺春萍. 中药马应龙龙珠软膏治疗褥疮 35 例[J]. 中国中医药科技, 2009, 16（1）: 76.

[6] 白彦平, 张立新, 黄敬彦. 龙珠软膏治疗慢性溃疡久不收口的临床观察 30 例[J]. 中日友好医院学报, 1998, 12（2）: 65, 79.

[7] 安世兴, 陈晓红. 龙珠软膏在溃疡性糖尿病足的运用临床分析[J]. 光明中医, 2008, 23（10）: 1523.

[8] 林芳. 龙珠软膏联合维生素 E 防治鼻咽癌放射性皮炎[J]. 护理学杂志, 2010, 25（21）: 93-94.

[9] 林芳, 夏桂兰, 满莹, 等. 龙珠软膏联合维生素 E 外用防治放射性皮炎的疗效观察[J]. 中国麻风皮肤病杂志, 2011, 27（9）: 669-670.

[10] 许敬, 吴燕, 王巧玲. 龙珠软膏治疗静脉炎的疗效观察[J]. 护理学杂志, 2001, 16（10）: 635.

[11] 许燕. 龙珠软膏外敷预防留置针输注甘露醇所致静脉炎的效果[J]. 中华现代护理杂志, 2011, 17（1）: 101-102.

[12] 鞠剑波. 龙珠软膏治疗儿童过敏等皮肤病 840 例分析[J]. 世界中西医结合杂志, 2011, 6（5）: 415, 437.

[13] 霍伟红, 任建军, 刘红娟, 等. 龙珠软膏联合红光照射治疗感染性皮肤病的疗效观察[J]. 中国现代药物应用, 2010, 4（22）: 168-169.

[14] 李伟权, 陈宏辉, 周秀莲, 等. 龙珠软膏治疗中度痤疮的疗效观察[J]. 中国麻风皮肤病杂志, 2015, 31（4）: 246.

[15] 刘翔, 王建茹. 龙珠软膏对 CO_2 激光术后创面修复作用的临床观察[J]. 世界中西医结合杂志, 2013, 8（10）: 1047-1048.

[16] 张天武. 龙珠软膏促进 PPH 术后创面愈合的临床观察[J]. 中国社区医师, 2015, 31（19）: 86, 88.

[17] 王庆杰, 李丽, 刘艳茹. 肛肠疾病术后应用龙珠软膏的疗效观察[J]. 中国社区医师, 2014, 30（24）: 90, 92.

（河南中医药大学　方晓艳、陈　静）

第九章

痔疮中成药名方

第一节 概　述

一、概　念[1-6]

痔疮（hemorrhoids）即痔（hemorrhoid），也称痔核（hemorrhoids），包括内痔、外痔、混合痔。

痔疮属中医学"痔"范畴。它是指直肠下端黏膜下或肛管边缘皮下的内痔静脉丛或外痔静脉丛扩大和曲张所致的静脉团；或肛门缘皱襞皮肤发炎、肥大、结缔组织增生；或肛垫病理性肥大、移位及肛周皮下血管丛血流瘀滞形成团块。其主要症状是便血、脱出、疼痛、反复发作，并随年龄的增加发病率逐渐增加，素有"十人九痔"的说法。

内痔（internal hemorrhoids）是肛垫的支持结构、血管丛及动静脉吻合发生的病理改变和移位。外痔（external hemorrhoids）是直肠下静脉属支在齿状线远侧表皮下静脉丛发生的病理性扩张、血栓或纤维化，分为炎性外痔、血栓性外痔、结缔组织外痔、静脉曲张性外痔。混合痔（mixed hemorrhoid）是内痔通过静脉丛和相应部位的外痔静脉丛相互融合，严重时表现为环状痔脱出。

二、病因及发病机制

（一）病因

痔疮与静脉回流障碍、血管衬垫脱垂、饮食结构、行为习惯、括约肌功能等诸多因素有关。当饮食与行为导致大便干燥，排便时间过长，内痔部分承受应力时间延长时会使内痔静脉回流受阻而出现持续瘀血；当对内痔起支持固定作用的黏膜下层的平滑肌纤维和弹性纤维变薄弱时会发生痔移位、脱垂，使静脉回流受阻，痔体积增大，支持组织又会进一步弱化。身体衰弱、妇女妊娠、久站久坐、饮食不节，嗜食辛辣、大量饮酒、强忍大便、久泻、长期便秘等都会诱发痔疮。

（二）发病机制

痔疮发病机制可能与静脉曲张、肛垫下移、肛垫压力增高、肛管狭窄、血管病变等有关。目前公认的为静脉曲张学说和肛垫下移学说。

静脉曲张学说认为痔是直肠、肛管黏膜下痔静脉曲张所致。干硬的粪便和用力屏气可引起痔静脉回流受阻而发生扩张，若在便秘和排便时用力屏气，常会出现血便。

肛垫下移学说：在肛管的黏膜下有一层环状的由静脉（或称静脉窦）、平滑肌、弹性组织和结缔组织组成的肛管血管垫，简称"肛垫"。它能使肛管黏膜适应肠腔大小的变化，并对协助肛门正常闭合和维持肛门的自制起重要作用。平滑肌可防止肛垫滑脱，平滑肌会随年龄增长退行性变加重，变得扭曲松弛，自然断裂，肛垫则充血、下移形成痔。

另外目前已知肛管内压增高也是一种原因。肛垫压力测定显示内痔患者的基础压明显高于对照组，其基础压增高与血管垫压力增高有关，其中括约肌活动增加可引起肛管压力增高和内痔的形成。此外，如肛管狭窄可影响正常的排便功能及其过程，使腹压增加，间接使肛内压及肛垫内压增高，导致痔疮的形成，或是血管病变，静脉扩张和静脉血回流受阻导致痔疮发生。

三、临 床 表 现

内痔临床表现有出血、脱出、瘙痒、烧灼感、肿胀、黏液便、肛周不洁、疼痛，可并发血栓、嵌顿、绞窄及排便困难。

外痔临床表现为肛周多余组织、便血、便后清洁困难、疼痛，外痔可引起肛周炎症，有轻微肛门急性疼痛。

混合痔临床表现为内痔和外痔的症状同时存在，严重时表现为环状痔脱出。

四、诊 　 断

痔疮的临床诊断主要根据病史、临床症状和肛门检查。结合肛门物理检查、肛管直肠指检和肛门镜检，并且参照痔的分类做出诊断。如稍有可疑应进一步检查，以排除结直肠、肛管的良性、恶性肿瘤及炎性疾病。

1. 内痔　主要是出血和痔核脱出。Ⅰ度：有便血无痔核脱出；Ⅱ度：有便血常伴痔脱出，能自行还纳；Ⅲ度：偶有便血，痔脱出后常需借力还纳；Ⅳ度：偶有便血，痔脱出还纳后常又脱出。

2. 外痔　肿物为肛缘外，发生血栓形成则有剧痛。

3. 混合痔　内痔和外痔的症状同时存在，痔可呈环状脱出。

五、治 　 疗

（一）常用化学药物及现代技术

黏膜保护药：如角菜酸酯、氢氧化铝凝胶、凡士林等。主要是通过避免黏液、大便、黏膜直接接触皮肤而减轻或消除对黏膜的刺激和损伤，促进黏膜上皮修复和创面愈合以减轻痔疮各种症状。血管收缩剂：如麻黄碱、肾上腺素、去甲肾上腺素，可用来减轻水肿和缩小肿胀的痔疮。收敛剂：如炉甘石、氧化锌和金缕梅，可用来进行会阴部清洁和干燥。镇痛药有樟脑、杜松焦油（杜松油）和薄荷脑，可缓解肛门疼痛。抗炎药：如糖皮质激素，可缓解肛周炎症、瘙痒和疼痛。

化学药物治疗痔疮痛苦小，易操作，可促进痔周围组织纤维化，改善微循环，缓解出血、疼痛等症状。

痔疮除药物治疗外，还有外科治疗，包括硬化治疗、内痔胶圈套扎术、红外线疗法、冷冻疗法、红外线光凝术、双极热疗、直流电疗法、痔吻合器环切除术（吻合器痔环状切除术）、Milligan-Morgan 手术、Ferguson 手术、Parks 手术、Whitehead 手术等。

（二）中成药名方治疗

中医药治疗痔疮与西药治疗都重在改善症状，但中医药与西药相比则疗效更显著，成分复杂，相辅相成，副作用小，痛苦小。目前临床主要有内服、注射、熏洗、外敷、针灸、手术等，这些方法可单独使用，也可多种方法联合运用。在治疗方面，中医的非手术疗法有着独特的优势。运用非手术疗法不仅能避免并发症的出现，且操作简便，可减轻患者痛苦。中医药对痔疮的治法以外治法为主，而其中的熏洗、坐浴更是传统而有效的方法。

第二节　中成药名方的辨证分类与药效

痔疮的病理基础主要有静脉血回流不足和微循环障碍。中药治疗静脉曲张的基本药效是保护直肠黏膜和改善局部血液循环。中药治疗痔疮是辨证用药，发挥治疗痔疮的不同药效特点。中成药名方的常见辨证分类及其主要药效如下[7-10]：

一、清热凉血祛风类

痔疮风伤肠络证者症状主要是排便时有物脱出，滴血或血流如箭，血色鲜红，大便干结，数日 1 次，排出困难，肛门瘙痒，口干咽燥，心烦，腹胀，小便短赤，舌红少津，苔黄，脉浮数。

痔疮风伤肠络证者主要病理变化是肛管静息压升高，黏膜肿胀和糜烂，微循环障碍等。

清热凉血祛风类中成药可止血和促进凝血、镇痛、抗炎、抗病原微生物、降血脂，明显改善直肠黏膜组织肿胀。

常用中成药：槐角丸、熊胆痔灵膏（栓）、痔疮片（胶囊）、痔特佳胶囊（片）、普济痔疮栓、痔疮栓、痔康片、痔速宁片、脏连丸、金玄痔科熏洗散、止血宝胶囊、紫地宁血散、止血灵胶囊、断血流胶囊（颗粒、片）。

二、清热利湿止血类

痔疮湿热下注证者症状主要是排便时有物脱出，滴血，色鲜红，大便不通畅，小便短赤，常伴腹胀纳呆，身重困倦，舌红，苔黄腻，脉浮数。

痔疮湿热下注证者主要病理变化是静脉回流不足，黏膜炎症细胞浸润和脓肿，微循环障碍等。

清热利湿止血类中成药可抗炎、抗病原微生物、镇痛、保护直肠黏膜、调节胃肠运动，改善局部血液循环，改善充血、出血、水肿，改善黏膜表面脓肿等。

常用中成药：化痔栓、痔宁片、九味痔疮胶囊、地榆槐角丸、痔炎消颗粒、痔疾洗液、肛泰软膏（栓、脐融片）、六味消痔片（胶囊）、九华膏、消痔灵注射液、痔疮外洗药、痔疮止血丸（颗粒）、化痔灵片、复方消痔栓、痔舒适洗液、肛安栓（软膏）、三味痔疮栓、榆槐片、痔痛安搽剂、牛黄痔清栓、肤痔清软膏、紫珠止血液。

三、活血化瘀行气类

痔疮气血瘀结证者症状主要是排便时有物脱出，水肿，内外痔块混合肿大，表面紫暗，糜烂，渗液，疼痛，大便排出困难，小便不利，伴见腹满腹胀，舌质紫暗，脉弦或涩。

痔疮气虚瘀结证者主要病理变化是黏膜下血管扩展、迂曲，血管内有血栓形成，微循环障碍，血液流变学异常等。

活血化瘀行气类中成药可改善肛门的血栓水肿，痔块的充血、水肿，使痔黏膜恢复正常，痔核萎缩，降低血黏度，延长凝血时间，抑制纤溶剂，抑制血栓形成和血小板凝聚等。

常用中成药：马应龙麝香痔疮膏、消痔软膏、九华痔疮栓、化痔片（胶囊）、云南白药痔疮膏、三七血伤宁胶囊（散）。

参 考 文 献

[1] Beck D E, Roberts P L, Saclarides T J, et al. 美国结直肠外科医师学会结直肠外科学[M]. 北京：北京大学出版社，2013：164-184.

[2] 中华医学会外科学分会结直肠肛门外科学组，中华中医药学会肛肠病专业委员会，中国中西医结合学会结直肠肛门病专业委员会. 痔临床诊治指南（2006版）[J]. 中华胃肠外科杂志，2006，9（5）：461-463.

[3] 韩少良，倪士昌. 大肠肛门疾病外科治疗[M]. 北京：人民军医出版社，2006：431-444.

[4] 赵华，皮执民. 胃肠外科学[M]. 北京：军事医学科学出版社，2011：702.

[5] 陈奇，张伯礼. 中药药效研究方法学[M]. 北京：人民卫生出版社，2016：718.

[6] 王健，李丁. 痔病治疗药物[J]. 中国现代应用药杂志，2009，26（7）：545-548.

[7] 张树生，肖相如. 中华医学望诊大全[M]. 太原：山西科学技术出版社，2010：752-753.

[8] 冷方南. 中国中成药优选[M]. 北京：人民军医出版社，2014：521-524.

[9] 陈奇. 中成药名方药理与临床[M]. 北京：人民卫生出版社，1998：763-767，1005.

[10] 羊少艺，贺平. 中医内外治疗痔疮研究进展[J]. 亚太传统医药，2016，12（16）：92-94.

（河南中医药大学　苗明三、乔靖怡，上海中医药大学　姚广涛，北京中医药大学房山医院　裴晓华）

第三节　中成药名方

一、清热凉血祛风类

❧ 槐　角　丸 ❧

【药物组成】　槐角（清炒）、地榆炭、黄芩、麸炒枳壳、当归、防风。

【处方来源】　宋·太平惠民和剂局《太平惠民和剂局方》。《中国药典》（2015 年版）。

【功能与主治】　清肠疏风，凉血止血。用于血热所致的肠风便血、痔疮肿痛。

【药效】　主要药效如下[1-3]：

1. 止血、促进凝血　痔疮在排便和便秘时常会有出血现象，槐角丸可缩短断尾小鼠的出血时间及体外玻片凝血时间，并可缩短大鼠血管内凝血时间，具有较好的止血及促凝血作用。

2. 抗炎　痔疮发作时炎症反应明显，会引起局部肿胀、渗出，槐角丸可抑制混合致炎液所致小鼠耳郭肿胀，抑制乙酸所致小鼠腹腔毛细血管通透性的增加及大鼠棉球肉芽肿，能减轻炎症反应、缓解痔疮肿胀。

3. 镇痛　痔疮导致的炎症、感染、血栓形成均会引起疼痛，槐角丸能减少乙酸所致小鼠扭体次数，提高热板法所致小鼠痛阈值，且具有一定的镇痛作用。

4. 抗病原微生物　肛缘局部皮肤损伤易引起感染，出现红肿、破溃等，槐角丸可抑制局部感染，对于金黄色葡萄球菌、大肠杆菌、铜绿假单胞菌、甲（乙）型链球菌、白念珠菌均有一定体外抑制作用，对铜绿假单胞菌引起的小鼠腹腔感染有明显保护作用，可减少小鼠死亡，槐角丸具有较好的抗病原微生物作用。

【临床应用】　主要用于痔疮肿痛、便血。

1. 痔疮[4, 5]　槐角丸用于风伤肠络所致痔疮，症见大便出血，血色鲜红，兼有口干咽燥、大便秘结、肛门灼热等。槐角丸治疗Ⅰ、Ⅱ期内痔出血疗效较好，未发现任何不良反应，经治疗不但能缓解痔疮症状，还能使排便困难得到明显改善。

2. 肛裂[6-8]　槐角丸可用于成人或幼儿肛裂，症见排便肛痛、便秘或伴有少许便血等。本品可改善患者肛痛症状，持续使用能促进裂灶愈合，便血减轻，相对于槐花散更适合治疗以肛痛为主诉的肛裂。本品内服联合外用药熏洗、外搽，在促进排便的同时可更好缓解局部症状，对于新鲜肛裂与陈旧性肛裂均有改善作用，且愈后不易复发。

3. 高血压[9]　槐角丸可能通过舒张血管、降压、改善血液流变状态，抗脂质过氧化等综合作用，对心血管系统具有一定的保护。槐角丸有降压作用，降压效果温和、持久、无毒副作用，对患有高血压的患者，治疗效果较好，对高血压和某些合并症有一定的防治效果。

4. 其他[10]　本品还可用于肛乳头炎、肛窦炎、慢性非特异性结肠炎、急性精囊炎性血精证、痤疮、牙痛、慢性咽炎、鼻出血等的治疗。

【不良反应】　①文献报道[11]服用槐角丸出现 5 例胃脘不适、小腹胀满，停药后症状消失。②文献报道[12,13]服用槐角丸致过敏 3 例，症见周身瘙痒、丘疹等类荨麻疹症状反应，停用后使用相应药物治疗可痊愈。

【使用注意】　①忌烟酒及辛辣、油腻、刺激性食物。②虚寒型便血者慎用。③本药苦寒，易伤正气，体弱年迈者慎用。④本品含有黄芩，对胃肠道有一定的刺激作用，宜饭后服用。⑤有高血压、心脏病、肝病、糖尿病、肾病等慢性病严重者在医师指导下服用。⑥若痔疮便血、肿痛严重、便血呈喷射状者，应立即采取综合急救措施。⑦内痔出血过多或原因不明的便血应去医院就诊。

【用法与用量】　口服，水蜜丸一次 6g，小蜜丸一次 9g，大蜜丸一次 1 丸，1 日 2 次。

参 考 文 献

[1] 陈菡，黄世福，徐鹏夫，等. 槐角颗粒的主要药效学研究[J]. 安徽医药，2005，9（10）：731-733.
[2] 曾莹，陈东生，梁华敏，等. 治痔胶囊止血及抗肛周溃疡作用[J]. 中国医院药学杂志，2011，31（15）：1306-1308.
[3] 梁锦仪. 蟒脂痔宁膏对出凝血时间的影响[J]. 心理医生，2015，21（12）：125-126.
[4] 陈锐. 槐角丸临床应用解析[J]. 中国社区医师，2011，27（44）：14.
[5] 张平生. 浓缩槐角丸治疗痔出血的经验体会[J]. 甘肃中医，2001，14（5）：23.
[6] 祝普凡. 槐角丸与槐花散治疗幼儿肛裂 42 例疗效观察[J]. 河北中医，2007，29（3）：238.
[7] 纪荣光. 内服外治联合治疗急性肛裂 35 例[J]. 中医外治杂志，1998，7（3）：21.
[8] 鲁贤昌，奚农葆. 槐角丸加外用治疗肛裂 50 例[J]. 中成药，1993，（11）：46.
[9] 董玉轩，王伟. 槐角丸治疗高血压病 63 例[J]. 陕西中医，2001，22（10）：604.
[10] 宋涛，刘平，贾芳. 槐角丸的研究进展[J]. 中国实用医药，2014，9（5）：263-264.
[11] 宗丙华，林存良，王智慧. 痔特佳胶囊治疗内痔 80 例[J]. 中国肛肠病杂志，2009，29（8）：41.
[12] 赵瑞勤. 服槐角丸出现过敏反应 2 例[J]. 中国中药杂志，1997，22（3）：57.
[13] 陈支红. 服槐角丸致过敏 1 例[J]. 湖南中医杂志，1995，11（3）：39.

（河南中医药大学　乔靖怡、陈　静，上海中医药大学　姚广涛）

熊胆痔灵膏（栓）

【药物组成】　熊胆粉、冰片、煅炉甘石、珍珠母、胆糖膏、蛋黄油。

【处方来源】　研制方。《中国药典》（2015 年版）。

【功能与主治】　清热解毒，消肿止痛，敛疮生肌，止痒，止血。用于内外痔，或伴少量出血。

【药效】　主要药效如下：

1. 抗炎、止血、镇痛　痔疮发作常会引起炎症反应，局部红肿，熊胆痔灵膏能减轻巴豆油等化学物质刺激引起的小鼠局部急性炎症，具有一定抗炎作用。

2. 镇痛　内痔炎症或外痔肛缘皮肤破损引起的局部红肿、渗出，形成血栓肿块均会导致疼痛。熊胆痔灵膏可提高热板法所致小鼠痛阈值，减少乙酸所致小鼠扭体次数，具有一定的镇痛作用。

3. 止血　痔疮常会引起出血，熊胆痔灵膏能缩短断尾小鼠出血时间，具有一定止血作用。

4. 抗病原微生物　熊胆痔灵膏具有一定抗病原微生物作用，能在创面表面形成薄膜，既可防止外来刺激，又能抑制细菌繁殖，防止局部感染。

5. 改善微循环　痔疮局部的微循环障碍会导致瘀血,且静脉曲张导致的血管压迫常会产生出血。熊胆痔灵膏不仅能改善局部创面微循环、降低局部毛细血管通透性,减轻瘀血,促进血流恢复,同时可促进坏死组织脱落,促进上皮增生,加速创面愈合。

【临床应用】　主要用于痔疮出血、术后出血等。

1. 痔疮[1]　熊胆痔灵膏可用于风伤肠络所致痔疮肿痛出血及痔术后出血等。内痔、混合痔、环状痔等痔疮术后患者局部外敷熊胆痔灵膏不仅可消肿止痛,还能改善局部微循环、抑制细菌生长,能明显缩短创面愈合时间,改善术后患者生活质量。

2. 其他　本品还可用于肛窦炎的治疗。

【不良反应】　尚未见报道。

【使用注意】　①本品为外用药,禁止内服。②忌烟酒,忌食辛辣、油腻及刺激性食物。③切勿接触眼睛、口腔等黏膜处。皮肤破溃处禁用。④孕妇慎用,儿童及年老体弱者应在医师指导下使用。⑤用药期间不宜同服温热性药物。⑥肛周皮肤渗液较多或糜烂明显者不宜使用。⑦对本品过敏者禁用,过敏体质者慎用。⑧内痔出血过多或原因不明的便血应去医院就诊。⑨用药3天症状无缓解,应去医院就诊。

【用法与用量】　外用,洗净肛门,涂布于肛门内外,一日2次。

参 考 文 献

[1] 吴艳, 邢程. 熊胆痔灵膏促进痔术后愈合的疗效观察[J]. 黑龙江医药科学, 2002, 25 (2): 93.

(河南中医药大学　乔靖怡、陈　静)

痔疮片(胶囊)

【药物组成】　大黄、蒺藜、功劳木、白芷、冰片、猪胆粉。

【处方来源】　研制方。《中国药典》(2015年版)。

【功能与主治】　清热解毒,凉血止痛,祛风消肿,用于各种痔疮,肛裂,大便秘结。

【药效】　主要药效如下[1, 2]:

1. 抗炎　痔疮发作时的炎症反应会引起局部组织肿胀、渗出,痔疮片能减轻蛋清所致大鼠足跖肿胀及二甲苯所致小鼠耳郭肿胀,能抑制急性炎症,减轻局部水肿,具有一定抗炎作用。

2. 镇痛　内痔水肿、血栓形成、感染、坏死等会引起局部疼痛,痔疮片可提高热板法所致小鼠痛阈值,减少乙酸所致小鼠扭体次数,减轻局部疼痛。

3. 止血、促进凝血　痔疮局部静脉回流不畅常会产生出血,痔疮片具有止血和促进凝血作用,可降低毛细血管通透性,改善血管脆性,能使血小板、纤维蛋白原增加,缩短出血和凝血时间,能减少小鼠目内眦取血后的凝血时间,促进血液凝固。

4. 抗病原微生物　痔疮产生炎症,局部红肿破溃后易引起感染,痔疮片能抑制局部创面病原微生物的增殖,对金黄色葡萄球菌造成的肛门感染有抑制作用,减少局部脓性分泌物,具有一定抗病原微生物作用。

5. 促进肠蠕动　痔疮常伴随大便不畅,痔疮片具有一定促进排便的作用,可明显促进小鼠小肠炭末推进运动，促进通便，减轻排便困难（图 9-1）。

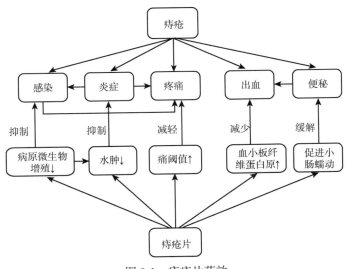

图 9-1　痔疮片药效

【临床应用】　主要用于各种痔疮、肛裂、大便秘结。

1. 痔疮[3-5]　痔疮片可用于血热所致内痔、外痔、混合痔及其术后治疗。本品能明显减轻痔疮出血、疼痛、肛门肿物脱出等症状。对于痔疮术后的出血、发炎肿痛有明显的改善作用，并且能减轻局部肿胀，同时可促进排便，缓解痔疮患者的排便困难。

2. 肛裂　痔疮片可用于风伤肠络所致肛裂，症见周期性疼痛、大便带血或排便时滴血、便秘等。

【不良反应】　尚未见报道。

【使用注意】　①忌烟酒，忌食辛辣、油腻及刺激性食物。②用药期间不宜同时服用温热性药物。③本品寒凉性药物多，脾胃虚寒者、脾虚便溏者慎用。④对本品过敏者禁用，过敏体质者慎用。⑤经期及哺乳期妇女慎用，儿童及年老体弱者应在医师指导下服用。⑥有高血压、心脏病、肝病、糖尿病、肾病等慢性病严重者均应在医师指导下服用。⑦内痔出血过多或原因不明的便血应去医院就诊。⑧严格按照用法用量服用，服药 3 天症状无缓解，应去医院就诊。本品不宜长期服用。

【用法与用量】　口服。一次 4～5 片，一日 3 次。

参 考 文 献

[1] 黄敏. 复方槐花口服液的药理作用研究[J]. 广西中医药，2000，（3）：51-52，55.

[2] 刘元，李星宇，宋志钊，等. 痔炎消颗粒的药效学研究[J]. 中国实验方剂学杂志，2009，15（12）：87-89.

[3] 孙平良，黄艳，付军，等. 复方槐花口服液治疗轻度混合痔临床观察[J]. 安徽中医药大学学报，2016，35（6）：49-51.

[4] 黄春燕. 中药熏洗治疗痔疮 35 例[J]. 中国中医药现代远程教育，2010，8（20）：28.

[5] 徐照秀. 加味二妙汤在混合痔术后的作用观察[J]. 实用中医药杂志，2008，24（11）：692-693.

（河南中医药大学　乔靖怡、陈　静，上海中医药大学　姚广涛）

痔特佳胶囊（片）

【药物组成】　槐角（炒）、地榆炭、黄芩、当归、枳壳（炒）、防风、阿胶。

【处方来源】　研制方。国药准字 Z20080001。

【功能与主治】　清热消肿，凉血止血，收敛。用于Ⅰ、Ⅱ期内痔，血栓性外痔，肛窦炎、直肠炎，对其他痔疮有缓解作用。

【药效】　主要药效如下：

1. 抗炎　痔特佳胶囊具有抗炎作用，能减轻痔疮局部炎症，改善水肿症状。

2. 止血　痔特佳胶囊能改善微循环、抑制血栓形成，降低血管壁的渗透性，减少出血量并促进凝血。

3. 镇痛　痔特佳胶囊具有一定镇痛作用，能缓解局部疼痛。

【临床应用】　主要用于内痔，血栓性外痔，肛窦炎、直肠炎、结肠炎。

1. 内痔[1, 2]　痔特佳胶囊可用于血热风盛、湿热下注所致Ⅰ、Ⅱ期内痔，症见便血、脱出、水肿、疼痛等。痔特佳片联合中药熏洗能改善出血、疼痛、红肿等症状，1～3 日即可发挥止血作用，并能改善排便困难情况，且单独口服痔特佳胶囊对便血、疼痛、便秘等症状的改善作用优于槐角丸。

2. 血栓性外痔[3]　痔特佳胶囊用于血栓性外痔，服用 3 天即可减轻局部疼痛、水肿并减少出血量，疗效较好。

3. 肛窦炎、直肠炎、结肠炎[4-7]　痔特佳胶囊用于治疗肛窦炎、直肠炎、结肠炎，服用本品 5 天即可缓解局部疼痛，减少黏液脓血便、腹胀、腹痛、腹泻等，服用 1 个月以上可明显减轻肠黏膜炎症、充血糜烂等。痔特佳胶囊联合美沙拉嗪肠溶片或柳氮磺吡啶治疗作用强于各药单独使用，能促进炎症的减退，抑制急性发作。

【不良反应】　文献报道[2]服用痔特佳胶囊有 3 例出现胃脘不适，改饭后服用症状缓解。

【使用注意】　①忌烟酒，忌食辛辣、油腻及刺激性食物。②用药期间不宜同时服用温热性药物。③孕妇禁用，儿童及年老体弱者应在医师指导下服用。④有高血压、心脏病、肝病、糖尿病、肾病等慢性病严重者均应在医师指导下服用。⑤脾胃虚寒、脾虚便溏者慎用。⑥内痔出血过多或原因不明的便血应去医院就诊。⑦服药 3 天症状无缓解，应去医院就诊。⑧对本品过敏者禁用，过敏体质者慎用。

【用法与用量】　口服。一次 2～4 粒，一日 2 次。

参 考 文 献

[1] 王千菊，高延军，刘德武，等. 痔特佳片配合外洗药治疗内痔出血 54 例[J]. 中医药学报，2001，29（5）：38.

[2] 宗丙华，林存良，王智慧. 痔特佳胶囊治疗内痔 80 例[J]. 中国肛肠病杂志，2009，29（8）：41.

[3] 吴新峰，周岳山，李美然，等. 痔特佳胶囊治疗痔 1596 例[J]. 中国肛肠病杂志，2012，32（4）：26.

[4] 闫观升，张玲，刘龙. 美沙拉嗪肠溶片联合痔特佳胶囊治疗慢性溃疡性结直肠炎的疗效观察[J]. 中国肛肠病杂志，2016，36（1）：72.

[5] 牛立军. 痔特佳胶囊联合美沙拉嗪栓治疗溃疡性直肠炎 48 例[J]. 中国肛肠病杂志，2016，36（6）：9.

[6] 牛立军. 痔特佳胶囊联合柳氮磺吡啶治疗溃疡性结肠炎的临床疗效[J]. 中国肛肠病杂志，2016，36（5）：75.

[7] 邹之光，阮晓燕. 痔特佳胶囊治疗溃疡性结肠炎 82 例疗效观察[J]. 中国肛肠病杂志，2014，34（9）：45-46.

（河南中医药大学 乔靖怡、陈 静）

普济痔疮栓

【**药物组成**】 熊胆粉、冰片、猪胆粉。

【**处方来源**】 研制方。国药准字 Z20030093。

【**功能与主治**】 清热解毒，凉血止血。用于热证便血，对各期内痔、便血及混合痔肿胀等有较好的疗效。

【**药效**】 主要药效如下：

1. 止血 痔疮的局部静脉回流障碍常会造成出血，普济痔疮栓能改善微循环、抑制血栓形成、减少局部出血量、促进凝血，具有一定止血作用。

2. 镇痛 血栓形成、内痔脱出嵌顿、肛缘皮肤破损、水肿等会引起疼痛，普济痔疮栓能缓解局部疼痛，具有一定镇痛作用。

3. 抗炎 痔疮发作常会出现局部炎症感染与损伤，普济痔疮栓具有一定抗炎作用，能减轻局部水肿，减少炎症分泌物，具有一定抗炎作用。

【**临床应用**】 主要用于内痔、混合痔、便血。

1. 内痔[1-3] 普济痔疮栓可用于湿热下注、气血不畅、脉络阻滞所致各期内痔，症见大便表面带血、便时滴血、喷射状出血，内痔脱出，可自行还纳或需用手托回，水肿、血栓、疼痛等。普济痔疮栓能减少Ⅰ～Ⅲ期内痔的出血量并缓解肛门下坠感。联合敛痔散可改善出血、疼痛、肛门坠胀并缩小痔核，改善痔黏膜充血糜烂等症状，并且起效较快，作用稳定，在很大程度上缩减了病程。且普济痔疮栓与艾灸结合能增强作用效果，对便血、脱垂、肛门坠痛作用较好。

2. 混合痔[4-7] 普济痔疮栓对混合痔的急性发作及术后治疗均有疗效，可明显减轻痔核红肿、脱出，以及外痔、术后的出血、水肿、疼痛症状，作用优于肛泰栓。普济痔疮栓对于痔疮合并便秘或术后排便困难亦有较好疗效，可刺激胃肠道蠕动，促进排便。

3. 肛窦炎[8-10] 肛腺切除术后使用本品可缓解坠胀、水肿、肛周潮湿等临床症状，降低术后疼痛，减少疾病复发。普济痔疮栓配合内服药物联合使用效果优于甲硝唑或本品单独疗法。

【**不良反应**】 ①偶见腹泻、肛门瘙痒，对症处理后可消失。②文献报道[11]本品与地奥司明联用出现坠胀感 1 例，便次增加 7 例。

【**使用注意**】 ①孕妇慎用。②忌辛辣及高脂、高糖类食物，忌发物，忌食补品。③对本品过敏者禁用，过敏体质者慎用。④用药 3 天症状无缓解，应去医院就诊。

【**用法与用量**】 直肠给药，一次 1 粒，一日 2 次，或遵医嘱。

参 考 文 献

[1] 高景芳. 普济痔疮栓治疗痔出血 54 例[J]. 湖南中医药大学学报，2010，30（4）：28，43.

[2] 姚向阳，彭军良，张华，等. 敛痔散合普济痔疮栓纳肛治疗Ⅰ、Ⅱ度内痔 100 例[J]. 现代中西医结合杂志，2011，20（31）：3966-3967.

[3] 唐海明，王骏. 艾灸联合普济痔疮栓治疗内痔30例[J]. 中国中医药科技，2018，25（4）：584-585.

[4] 殷红梅. 普济痔疮栓治疗痔发作期疗效观察[J]. 中国现代药物应用，2008，2（10）：13-14.

[5] 蔺娜，周丽. 普济痔疮栓用于混合痔外剥内缝术后临床观察[J]. 中国药业，2017，26（1）：69-70，71.

[6] 李红虹，许树青，刘仍海，等. 普济痔疮栓治疗痔病合并便秘患者疗效观察[J]. 中国现代医生，2011，49（25）：115-116.

[7] 何彬，李俊. 六味能消胶囊配合普济痔疮栓治疗混合痔术后排便困难的临床观察[J]. 内蒙古中医药，2017，36（16）：35.

[8] 李文峰，苏娜. 普济痔疮栓联合肛窦切开并肛腺切除术治疗肛窦炎的效果[J]. 临床医学研究与实践，2019，4（8）：63-64.

[9] 郭其乐. 仙方活命饮内外兼用配合普济痔疮栓治疗慢性肛窦炎疗效观察[J]. 中国民族民间医药，2009，18（17）：94-95.

[10] 唐海明. 止痛如神汤配合普济痔疮栓治疗肛窦炎60例[J]. 河南中医，2011，31（4）：418-419.

[11] 王竞，苏航，苗鹏，等. 负压吸引后胶圈套扎与药物治疗对Ⅱ度出血性内痔的疗效分析[J]. 山西医药杂志（下半月刊），2013，42（9）：986-988.

（河南中医药大学　乔靖怡、陈　静）

痔疮栓

【药物组成】　柿蒂、大黄、冰片、芒硝、田螺壳（炒）、橄榄核（炒炭）。

【处方来源】　研制方。国药准字 Z37021020。

【功能与主治】　清热通便，止血，消肿止痛，收敛固脱。用于各期内痔、混合痔之内痔部分，轻度脱垂等。

【药效】　主要药效如下[1]：

1. 抗炎　各类痔疮均有可能出现炎症，引起局部皮肤的肿胀、渗出等，痔疮栓具有抗炎作用，可抑制炎性介质释放，抑制炎症反应，减轻局部水肿。

2. 镇痛　外痔及水肿、感染严重的内痔会出现不同程度疼痛，痔疮栓能缓解平滑肌痉挛，轻度刺激麻痹感觉神经，具有一定的镇痛作用。

3. 抗病原微生物　痔疮局部皮肤破溃常会引起感染，痔疮栓对多种葡萄球菌、链球菌等有抑制作用，可减少创面细菌繁殖，减少感染，具有一定的抗病原微生物作用。

4. 止血　痔疮的静脉回流受阻常会引起出血，痔疮栓具有止血作用，可用于痔疮排便困难产生的便血，能明显收缩血管，降低血管通透性，缩短出、凝血时间，有效止血。

5. 促进肠蠕动　痔疮常会出现便秘，痔疮栓能促进肠蠕动，增加排便作用，对痔疮性便秘有缓解作用。

【临床应用】　主要用于治疗内痔、混合痔。

内痔、混合痔[1]　痔疮栓可用于内痔及混合痔，症见大便出血，痔核脱出可自行还纳，坠胀、疼痛等。本品疗效明显，起效较快，可减轻出血、疼痛等症状。

【不良反应】　尚未见报道。

【使用注意】　①本品含有芒硝，不宜与硫黄、三棱同用。②忌烟酒及辛辣、油腻、刺激性食物。保持大便通畅。③本品为清热类药物，不宜与温热性药物同用。④儿童、孕妇、年老体弱及脾虚便溏者应在医师指导下使用。⑤有严重肝肾疾病及高血压、心脏病、糖尿病或血液病者应在医师指导下使用。⑥肛裂患者不宜使用。内痔出血过多或原因不明的便血，或内痔脱出不能自行还纳，均应去医院就诊。

【用法与用量】　直肠给药，一次1粒、一日2～3次、使用前可以用花椒水或温开水坐浴7天为一个疗程或遵医嘱。

参 考 文 献

[1] 郭立德. 新产品——痔疮栓[J]. 齐鲁药事，1985，（4）：27.

（河南中医药大学　乔靖怡、陈　静）

痔 康 片

【药物组成】　豨莶草、金银花、槐花、地榆炭、黄芩、大黄。

【处方来源】　研制方。《中国药典》（2015年版）。

【功能与主治】　清热凉血，泻热通便。用于热毒风盛或湿热下注所致的便血、肛门肿痛、有下坠感；Ⅰ、Ⅱ期内痔见上述证候者。

【药效】　主要药效如下[1, 2]：

1. 抗炎　痔疮炎症反应会引起局部红肿、渗出甚至破溃，痔康片可抑制二甲苯所致小鼠耳肿胀及蛋清所致大鼠足跖肿胀，对冰醋酸所致小鼠腹腔毛细血管渗透性增加有一定的抑制作用，具有一定抗炎消肿的作用。

2. 镇痛　外痔肛缘充血肿胀，皮肤破损或感染会引起疼痛。痔康片具有一定镇痛作用，能提高热板法所致小鼠痛阈值，减少乙酸所致小鼠扭体次数，抑制热辐射所致大鼠甩尾反应，对小鼠外周性疼痛有明显的抑制作用。

3. 止血　痔疮静脉回流受阻、腹腔内压增高常会引起便血，痔康片能促进大鼠血栓形成，增加血栓湿重、干重，在一定程度缩短大鼠凝血时间，增加大鼠纤维蛋白原含量，具有止血、促凝血作用。

4. 改善微循环　痔疮多由微循环障碍诱发，痔康片溶液作用于致炎后的蟾蜍舌黏膜或肠系膜，均可增高微循环的微动脉及静脉紧张性，加快血流，充盈塌陷的微血管，具有改善微循环、促进血液运行的作用。

【临床应用】　主要用于内痔和炎性外痔、血栓性外痔、混合痔等。

1. 痔疮[3-5]　痔康片可用于热毒风盛或湿热下注所致的Ⅰ～Ⅱ内痔、外痔、混合痔，症见便血、疼痛、红肿、坠胀感、痔核脱出可自行还纳等。本品尤其适用于Ⅰ～Ⅱ内痔，治疗7天即可改善内痔便血、脱出、黏膜充血和糜烂等主要症状，且未出现药物过敏及其他毒性作用，作用优于痔宁片，对于Ⅲ期内痔，也有一定疗效，但作用较缓慢。对于外痔、混合痔也有较好疗效，尤其在止血、止痛方面作用较好。

2. 痔术后并发症[6, 7]　痔疮严重时多采用手术治疗，但术后并发症较多，以出血、便秘、疼痛为主。痔康片用于上述并发症疗效较好，相对于术后常规护理，给予本品治疗7天内即可缓解痔疮术后便血、便秘、疼痛、水肿的症状，治疗14天能明显改善。痔康片可有效修复糜烂的痔黏膜，可用于肠黏膜病的治疗，在治疗过程中缓解便秘症状。

【不良反应】　文献报道[1]有个别病例发生轻度腹泻，经减量后症状缓解。

【使用注意】　①孕妇禁用。②忌烟酒及辛辣、油腻、刺激性食物。③保持大便通畅。④儿童、哺乳期妇女、年老体弱及脾虚便溏者应在医师指导下服用。⑤有高血压、心脏病、肝病、糖尿病、肾病等慢性病严重者应在医师指导下服用。⑥本品不宜用于门静脉高压症，习惯性便秘导致的内痔需配合原发病治疗。⑦内痔出血过多或原因不明的便血应去医院就诊。⑧严格按用法用量服用，本品不宜长期服用。

【用法与用量】　口服。一次 3 片，一日 3 次。7 天为一个疗程，或遵医嘱。

参 考 文 献

[1] 陈奇，肖斗，兰青山，等. 痔康片[J]. 中草药，1997，28（12）：757.

[2] 熊腊根，戴正平，雷丰丰，等. 痔康片的药理学与临床研究[J]. 中国肛肠病杂志，2001，21（11）：9-12.

[3] 胡明. 痔康片治疗内痔临床疗效观察[J]. 中国中药杂志，2008，33（4）：449-450.

[4] 卢小青，彭义华. 痔康片治疗痔 342 例临床观察[J]. 中药药理与临床，2000，16（6）：42-44.

[5] 向昌桥. 四妙汤治疗湿热下注混合痔术后并发症随机平行对照研究[J]. 实用中医内科杂志，2014，28（8）：36-38.

[6] 吴成成，谢昌营，肖慧荣. 痔康片治疗混合痔术后便血便秘疼痛 25 例[J]. 江西中医药大学学报，2016，28（5）：52-53，99.

[7] 张惠珍，吴冬梅，刘珠，等. 中药穴位贴敷预防及缓解痔病术后便秘疗效观察[J]. 护理研究，2018，32（18）：2895-2897.

（河南中医药大学　乔靖怡、陈　静，上海中医药大学　姚广涛）

痔 速 宁 片

【药物组成】　白蔹、槐花、五倍子、黑豆、猪胆膏。

【处方来源】　研制方。国药准字 Z22021724。

【功能与主治】　解毒消炎，止血止痛，退肿通便，收缩痔核。用于内痔、外痔、混合痔、肛裂等。

【药效】　主要药效如下[1]：

1. **抗炎**　痔疮炎症表现为局部组织水肿，痔速宁片具有抗炎的作用，能抑制局部炎症，减轻组织水肿。

2. **镇痛**　血栓、嵌顿、肛缘瘀血均会引起疼痛，痔速宁片具有一定镇痛作用，可缓解局部疼痛。

3. **抗病原微生物**　痔速宁片具有抗病原微生物作用，能抑制局部病原微生物的繁殖与感染，对常见链球菌、葡萄球菌、铜绿假单胞菌、痢疾杆菌、大肠杆菌均有一定的抑制作用。

4. **止血**　痔疮常表现为反复性出血，痔速宁片具有止血作用，可降低毛细血管通透性，使脆性增加而出血的毛细血管恢复弹性，可使组织蛋白凝固形成具有收敛作用的保护膜，同时能直接收缩肠系膜上的小血管，减少出血量，促进血液凝固，发挥止血作用。且痔速宁片并未影响全身凝血机制，只发挥局部作用。

5. **促进肠蠕动**　痔疮常伴有排便困难，痔速宁片具有促进排便的作用，能增加离体兔十二指肠和回肠的张力，增加收缩幅度，能促进肠蠕动，使肠内容物运转加快，促进排便。

【临床应用】　主要用于内痔、外痔、混合痔、肛裂。

1. **痔疮**[1, 2]　痔速宁片可用于热毒所致内痔，外痔，混合痔，症见肛门疼痛、瘙痒、便血、痔核脱出可自行还纳或需借力还纳等。本品起效较快，使用 1～2 天后即可止血止痛，服用 2～8 天后，一般症状会消失或减少。本品尤适用于Ⅰ、Ⅱ期内痔，炎性外痔和血栓外痔，对纤维化外痔、结缔组织外痔作用较慢。某些其他治疗无效者转用本品，均有一定效果，且本品对身体虚弱、年老患者亦未出现副作用。

2. 肛裂[3] 痔速宁片联合京万红软膏治疗肛裂效果较好，较单独使用京万红软膏可更快起效，使用1~2天内即可明显改善疼痛、便血等症状，用药7~10天可基本治愈。

3. 其他 本品还可用于肛周炎、脱肛的治疗。

【不良反应】 ①文献报道[1]服用本品后约2/1000患者出现轻微胃部不适感，继续使用或联用胃药后不适感消失，均未见其他问题。②据报道[2]本品联用马应龙痔疮栓后，少数患者出现轻微恶心、皮肤瘙痒和心悸。

【使用注意】 ①忌烟酒及忌辛辣、油腻、刺激性食物。②用药3天症状无缓解，应去医院就诊。③对本品过敏者禁用，过敏体质者慎用。

【用法与用量】 口服。一次4片，一日3次。

参 考 文 献

[1] 袁扬，陈子源. 痔速宁片治疗痔疮作用研究[J]. 汕头科技，1991，（1）：23-26.
[2] 谢健进. 痔速宁对Ⅱ度内痔急性期的疗效[J]. 中国临床药理学杂志，2013，29（11）：818-820.
[3] 宋爱利. 京万红软膏治疗肛裂疗效观察[J]. 首都医药，2014（18）：68.

（河南中医药大学 乔靖怡、陈 静）

脏 连 丸

【药物组成】 黄连、黄芩、地黄、赤芍、当归、槐角、槐花、荆芥穗、地榆炭、阿胶。

【处方来源】 清·赵学敏《本草纲目拾遗》。《中国药典》（2015年版）。

【功能与主治】 清肠止血。用于肠热便血，肛门灼热，痔疮肿痛。

【药效】 主要药效如下：

1. 抗炎 脏连丸具有抗炎作用，能抑制炎症反应，减轻局部炎性水肿，减少局部分泌物的产生，可明显减轻肛门局部炎症所致水肿疼痛。

2. 抗病原微生物 脏连丸具有抗病原微生物作用，能抑制肛门局部病菌感染，从而缓解局部因病菌增殖所致炎性肿痛。

3. 止血 脏连丸具有止血作用，能缩短局部出、凝血时间，尤善止下部出血，对肠中湿热而致出血有良好作用。

【临床应用】 主要用于痔疮、便血。

1. 痔疮[1] 脏连丸可用于血热风盛所致痔疮，症见大便带血或便时滴血，或呈喷射状出血，痔核肿胀坠痛，大便不畅。

2. 便血[1] 脏连丸可用于湿热壅遏所致便血，症见下血鲜红，或先血后便，大便不畅，或伴有黏液或脓液，常有少腹疼痛，肛门灼热；消化道溃疡出血见上述症候者。

3. 肛窦炎[2] 脏连丸可用于湿热下注所致肛窦炎，症见肛内灼热疼痛、坠胀感，排便时加剧，便后常有短暂的微痛不适，伴黏液便，大便常有少量黏液或黏液在大便前流出。

脏连丸联合甲硝唑栓剂连续使用 4 周，能缓解肛内灼热疼痛，消除局部感染。

4. 其他[3,4]　　本品还可用于肠易激综合征、慢性非特异性溃疡性结肠炎等的治疗。

【不良反应】　　尚未见报道。

【使用注意】　　①忌烟酒及辛辣、油腻、刺激性食物。②虚寒证出血者不宜使用。③经期及哺乳期妇女慎用，儿童、孕妇、哺乳期妇女，年老体弱及脾虚便溏者应在医师指导下服用。④有高血压、心脏病、肝病、糖尿病、肾病等慢性病严重者应在医师指导下服用。⑤内痔出血过多或有原因不明的便血应去医院就诊。⑥服药 3 天症状无缓解，应去医院就诊。⑦对本品过敏者禁用，过敏体质者慎用。

【用法与用量】　　口服。水蜜丸一次 6～9g（1 袋），一日 2 次。

参 考 文 献

[1] 陈锐. 脏连丸临床应用解析[J]. 中国社区医师，2012，28（11）：14.

[2] 沈福兴. 中西医结合治疗肛窦炎 120 例[J]. 浙江中西医结合杂志，2004，14（12）：37-38.

[3] 陈勇锋. 匹维溴铵联合脏连丸治疗肠易激综合征的临床观察[J]. 中国临床药理学与治疗学，2013，18（4）：413-415.

[4] 于永铎，尹玲慧. 慢性非特异性溃疡性结肠炎[J]. 中国实用乡村医生杂志，2005，12（7）：9-10.

（河南中医药大学　乔靖怡、陈　静）

金玄痔科熏洗散

【药物组成】　　玄明粉、马齿苋、金银花、枯矾、荆芥。

【处方来源】　　研制方。国药准字 Z20080020。

【功能与主治】　　消肿止痛、祛风燥湿。用于痔疮术后、炎性外痔所致的肛门肿胀、疼痛，中医辨证为湿热滞证。

【药效】　　主要药效如下[1-3]：

1. 抗炎　　金玄痔科熏洗散具有一定抗炎作用，能抑制蛋清所致大鼠足跖肿胀、二甲苯所致小鼠耳郭肿胀，抑制急性炎症，减轻组织水肿。

2. 镇痛　　金玄痔科熏洗散具有一定镇痛作用，能提高热板法所致小鼠痛阈值，延长小鼠舔足时间，具有较好的镇痛作用。

3. 抗病原微生物　　金玄痔科熏洗散具有抗病原微生物作用，对金黄色葡萄球菌、粪肠球菌、大肠杆菌、铜绿假单胞菌、变形杆菌、肺炎克雷伯菌、阴沟肠杆菌、鲍曼不动杆菌具有明显的体外抑制及杀灭作用。本品可抑制金黄色葡萄球菌所致急性感染，能减少感染创面分泌物、减轻肿胀程度，并促进愈合、缩短治疗时间。

4. 止血　　金玄痔科熏洗散具有止血作用，能缩短小鼠断尾出血时间，促进血液凝固，有一定的止血、促凝血作用。

【临床应用】　　主要用于炎性外痔、肛肠病术后。

1. 炎性外痔[4,5]　　金玄痔科熏洗散可用于湿热下注所致炎性外痔，症见肛门肿胀、痒热灼痛，排便时加重，并伴有少许分泌物。本品能在短期内缓解水肿及疼痛，使用 1 周即可减轻水肿、疼痛、瘙痒等症状，且治疗过程中未发现任何不良反应。

2. 肛肠病术后[6,7]　　金玄痔科熏洗散可用于痔疮、肛周脓肿、肛裂、肛瘘等肛肠疾病术后的治疗。本品借助热力可使药力直接作用于病变部位，改善局部血液循环，对于术后疼痛、水肿有抑制作用，能有效治疗肛肠病术后疼痛、水肿等并发症，可缩短术后创面愈合时间。

3. 肛周湿疹[8,9]　金玄痔科熏洗散对亚急性、慢性肛周湿疹均有疗效，通过坐浴外洗，促进局部血液循环，祛风止痒，可长期保持局部干燥舒适，连续用药可明显减轻瘙痒、皮损等症状，持续使用能控制病情。本品配合派瑞松外涂能够快速有效地减轻和防止组织对炎症的反应，从而达到脱敏、消炎、止痒的目的。

【不良反应】　尚未见报道。

【使用注意】　①孕妇禁用。②使用过程中勿烫伤皮肤。③合并有化脓性感染、有全身症状、血象明显增高者需给予相应的治疗措施。④术后肛门排气后开始给予药物熏洗。

【用法与用量】　每次一袋，加 1000ml 沸水冲化后，趁热先熏后洗患处，每次 30 分钟，一日 2 次。

参 考 文 献

[1] 周璐，章文颖，文莉，等. 金玄痔科熏洗散有效部位组方与原制剂的抗炎镇痛作用[J]. 医药导报，2010，29（4）：439-441.

[2] 刘蔚，李力，周璐，等. 金玄痔科熏洗散与其有效部位新制剂的抗炎镇痛作用比较[J]. 中国医院药学杂志，2012，32（17）：1333-1336.

[3] 周璐. 金玄痔科熏洗散药效物质及其作用机理研究[D]. 武汉：湖北中医药大学，2011.

[4] 魏洪亮. 金玄痔科熏洗散治疗炎性外痔 60 例疗效观察[J]. 湖南中医杂志，2013，29（11）：51-52.

[5] 张宁. 金玄痔科熏洗散治疗外痔 62 例临床分析[J]. 海南医学院学报，2011，17（8）：1091-1093.

[6] 尚永健，陈斌，山院飞，等. 金玄痔科熏洗散治疗肛肠术后常见并发症的临床疗效观察[J]. 北京中医药，2011，30（7）：528-529.

[7] 李伟. 金玄痔科熏洗散熏洗协助混合痔术后镇痛的效果观察[J]. 中国民间疗法，2016，24（4）：34-35.

[8] 文家勇，万萍. 金玄痔科熏洗散治疗肛周湿疹 37 例[J]. 医药导报，2010，29（1）：59-60.

[9] 史忠波，曹洪庆. 金玄痔科熏洗散联合派瑞松治疗肛周湿疹临床观察[J]. 中国医药科学，2014，4（1）：109-111.

（河南中医药大学　乔靖怡、陈　静）

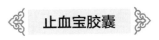

止血宝胶囊

【药物组成】　小蓟。

【处方来源】　研制方。国药准字 Z10910050。

【功能与主治】　凉血止血、祛瘀消肿。用于鼻出血、吐血、尿血、便血、崩漏下血。

【药效】　主要药效如下[1,2]：

1. 止血　止血宝胶囊具有一定止血作用，本品由小蓟组成，其主要止血活性成分为绿原酸、咖啡酸、黄酮类成分等。止血宝胶囊能显著缩短毛细血管法小鼠出血、凝血时间，可通过收缩局部血管，增强血小板凝血功能，抑制纤溶而止血。

2. 抗病原微生物　止血宝胶囊具有抗病原微生物作用，能抑制肺炎球菌、白喉杆菌、溶血链球菌、金黄色葡萄球菌等的繁殖，避免出血感染。

【临床应用】　主要用于鼻出血、吐血、尿血、便血、功能失调性子宫出血。

1. 鼻出血[3,4]　止血宝胶囊可用于血热妄行、热伤肺络所致鼻出血，症见血色鲜红、口鼻干燥，如干燥性鼻炎、萎缩性鼻炎等。将本品撒在凡士林纱布条上塞于鼻内，压在出血处，可促进药物作用发挥，作用时间长，缩短出血部位出血时间，可有效止血，且能减少愈后反复。本品对于鼻甲切除术后的出血亦有良好作用，在止血同时能抑制细菌繁殖，减少感染，缩短病程。

2. 吐血　止血宝胶囊可用于血热妄行、热伤胃络所致吐血，症见血色鲜红，或兼有食物残渣、身热烦躁、口舌干燥、口臭、牙龈肿痛、口舌生疮、舌红苔黄、脉数有力，如胃、十二指肠溃疡出血等。

3. 尿血　止血宝胶囊可用于血热妄行、热邪下迫所致尿血，症见血色鲜红、心烦、口干舌燥，小便黄赤灼热、舌红苔黄、脉数，如尿路感染出血。

4. 便血　止血宝胶囊可用于血热妄行、热损肠络所致便血，症见大便秘结、出血，血色鲜红，小便赤黄、口干、舌红苔黄、脉数，如痔疮出血。

5. 功能失调性子宫出血　止血宝胶囊可用于血热妄行、冲任不调所致非周期性、非正常行经而阴道下血，症见经血非时而下，并量多如注或淋漓不断，血色鲜红或有瘀血。

6. 其他[5]　本品还可用于小儿过敏性紫癜的治疗。

【不良反应】　尚未见报道。

【使用注意】　①忌食辛辣、油腻及刺激性食物。②阴虚火旺出血者慎用。③鼻出血等外伤出血，必须将药粉直接敷于出血面上才可有效。④出血过多或原因不明的出血应采取综合急救措施并及时去医院就诊。

【用法与用量】　口服，一次2～4粒，一日2～3次。

参　考　文　献

[1] 李丹，吴莲波，吴秉纯. 中药小蓟的药理作用研究进展[J]. 黑龙江中医药，2010，39（3）：46-47.

[2] 祁爱蓉，徐彩，蔡芬芳. 小蓟、小蓟炭的主要成分及止血作用研究综述[J]. 内蒙古中医药，2012，31（20）：96，99.

[3] 张德贵，汪和平，阚志强. 止血宝凡士林纱条填塞治疗鼻出血疗效观察[J]. 中国中西医结合耳鼻咽喉科杂志，2002，10（6）：300.

[4] 王靖华，朱亚斌. 止血宝胶囊在下鼻甲部分切除术中的应用102例分析[J]. 中外医学研究，2011，9（22）：178.

[5] 刘桂英. 止血宝胶囊配合常规用药治疗小儿过敏性紫癜56例疗效观察[J]. 山西医药杂志，2004，33（10）：893-894.

（河南中医药大学　乔靖怡、陈　静）

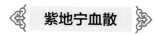

紫地宁血散

【药物组成】　大叶紫珠、地菍。

【处方来源】　研制方。《中国药典》（2015 年版）。

【功能与主治】　清热凉血，收敛止血。用于治疗胃及十二指肠溃疡或胃炎引起的吐血，便血，属胃中积热型者。

【药效】　主要药效如下：

1. 止血　紫地宁血散具有一定的止血作用。本品能通过兴奋血管平滑肌及收缩血管，并增加纤维蛋白原的含量，以缩短小鼠毛细玻管法凝血时间及小鼠出血时间，缩短家兔肌内注射肝素的出血时间。

2. 镇痛 紫地宁血散具有一定的镇痛作用，能减少乙酸所致小鼠扭体次数，减轻疼痛感。

【临床应用】 主要用于便血、吐血。

1. 便血[1] 紫地宁血散可用于胃中积热、热损脉络所致的便血，症见大便秘结、出血，血色鲜红，肛门灼热，小便赤黄，如胃、十二指肠溃疡出血，痔疮所致出血等。本品作为内痔出血的辅助治疗可明显缩短出血时间，减少出血次数。

2. 吐血[2, 3] 紫地宁血散可用于胃中积热、血溢脉外所致吐血，症见血色鲜红，或兼有食物残渣、身热烦躁，如胃、十二指肠溃疡出血等。本品对于胃、十二指肠溃疡，急性胃黏膜病变等上消化道出血作用明显，尤其对急性出血有良好的止血作用，能明显减少出血量。

【不良反应】 尚未见报道。

【使用注意】 ①忌食辛辣、油腻及刺激性食物。②阴虚火旺出血者慎用。孕妇慎用。③出血过多或原因不明的出血应采取综合急救措施并及时去医院就诊。

【用法与用量】 口服。一次 8g，一日 3～4 次。

参 考 文 献

[1] 黄庆伟. 紫地宁血散治疗内痔出血 98 例疗效观察[J]. 中国现代医生，2013，51（15）：90-91.
[2] 林超明. 紫地宁血散治疗上消化道出血 50 例疗效分析[J]. 江西中医药，1996，27（2）：14.
[3] 缪英年，黄志，吴志光. 紫地宁血散治疗急性上消化道出血 32 例[J]. 中药药理与临床，1998，14（3）：42-43.

（河南中医药大学 乔靖怡、陈 静）

止血灵胶囊

【药物组成】 扶芳藤、地榆、黄芪、蒲公英。

【处方来源】 研制方。国药准字 Z45021931。

【功能与主治】 清热，解毒，止血。用于子宫肌瘤出血，恶露不净，经间出血，放环出血，痔疮出血，鼻衄等症。

【药效】 主要药效如下[1]：

1. 缩宫 止血灵胶囊具有缩宫作用，对大鼠子宫平滑肌有明显的兴奋作用，对大鼠在体、离体子宫平滑肌均表现显著收缩幅度和活动力。

2. 止血 止血灵胶囊具有止血作用，通过缩短凝血酶时间，增加血小板数、促进血小板聚集，增强血小板凝血功能以减少出血，缩短小鼠出血时间。

3. 抗炎 止血灵胶囊具有抗炎作用，可抑制急慢性炎症。本品可抑制二甲苯所致小鼠耳郭肿胀及乙酸所致小鼠腹腔毛细血管通透性增高，并减少大鼠棉球肉芽肿的形成，其有较好的抗炎作用。

4. 补血 止血灵胶囊具有一定的补血作用，对于虚证有一定改善作用，对雌性失血性"血虚"小鼠的血红蛋白含量及红细胞数目有一定的提高作用，可延长气虚小鼠模型游泳时间，对肝、脾等脏器有一定保护作用。

【临床应用】　主要用于痔疮出血、子宫肌瘤、子宫出血、鼻出血[2, 3]。

1. 痔疮出血　止血灵胶囊可用于气虚血热所致痔疮出血，症见大便带血、血色红，伴有气短乏力，口干舌燥，舌淡红，苔黄，脉细弱。

2. 子宫肌瘤　止血灵胶囊可用于气虚血热所致子宫肌瘤，症见周期性子宫出血，月经量增多、经期延长或周期缩短，或不规则阴道流血；肌瘤压迫致尿频尿急、排尿不畅、便秘；血性或脓性白带增多等。

3. 功能失调性子宫出血　止血灵胶囊可用于气虚血热所致功能失调性子宫出血，症见无规律性子宫出血，血量时多时少，或突然增多，闭经时间长者，出血量多，并可持续数月不止，周期短于 21 天，时流时止。

4. 产后子宫复旧不良　止血灵胶囊可用于气虚血热所致产后子宫复旧不良，症见血性恶露持续时间延至 7～10 天或更长；恶露量明显增多，有时可出现大量流血；恶露混浊或伴臭味。血性恶露停止后还可有脓性分泌物排出。

5. 放环出血　止血灵胶囊可用于放环出血，症见经血量增多，月经后出现点滴出血和白带血丝，下腹不适、腰痛等。

6. 鼻出血　止血灵胶囊可用于气虚血热所致鼻出血，症见气短乏力，心烦口渴，小便黄，舌淡红，苔黄，脉细数。

7. 其他　本品还可用于溃疡性结肠炎、消化性溃疡伴出血的治疗。

【不良反应】　尚未见报道。

【使用注意】　①忌烟酒，忌食辛辣、油腻及刺激性食物。②孕妇慎用。

【用法与用量】　口服。一次 2～3 粒，一日 3 次。大出血症用量可加倍。

参 考 文 献

[1] 潘兰，王诗用，叶志文，等. 止血灵胶囊止血缩宫抗炎的药效学研究[J]. 药物评价研究，2014，37（1）：40-46.

[2] 明顺华. 止血灵胶囊灌肠治疗慢性非特异性溃疡性结肠炎 78 例[J]. 中医外治杂志，2003，12（5）：24-25.

[3] 袁瞳. 止血灵胶囊治疗消化性溃疡伴出血的疗效观察[J]. 辽宁中医药大学学报，2006，8（6）：115.

（河南中医药大学　乔靖怡、陈　静）

断血流胶囊（颗粒、片）

【药物组成】　断血流。

【处方来源】　研制方。《中国药典》（2015 年版）。

【功能与主治】　凉血止血。用于功能性子宫出血，月经过多，产后出血，子宫肌瘤出血，尿血，便血，吐血，咯血，鼻衄，单纯性紫癜，原发性血小板减少性紫癜等。

【药效】　主要药效如下[1-3]：

1. 止血、促进凝血　断血流胶囊具有止血、促凝血作用，对正常大、小鼠有明显的止血作用，能缩短正常小鼠的凝血时间。其止血作用可能通过缩短了凝血酶原时间和白陶土部分凝血活酶时间，影响内源性凝血系统和外源性凝血系统，并收缩血管而产生。

2. 缩宫　断血流胶囊具有收缩子宫的作用，能显著提高离体大鼠子宫收缩幅度，明显抑制流产大鼠子宫出血，可收缩子宫以减少出血。

3. **抗炎**　断血流胶囊具有抗炎作用，可减轻角叉菜胶所致大鼠足跖肿胀，减轻大鼠子宫炎症程度，能明显减少小鼠伊文思蓝渗出，降低毛细血管通透性。

4. **抗病原微生物**　断血流胶囊具有抗病原微生物作用，对金黄色葡萄球菌、肺炎链球菌、大肠杆菌有一定的抑制作用。

【临床应用】　主要用于月经过多，产后出血，吐血，尿血，便血，咯血，鼻出血，紫癜。

1. **便血**　断血流胶囊可用于血热妄行所致便血，症见大便出血，血色鲜红，大便不畅或伴腹痛，口苦，苔黄腻，脉数，如痔疮出血。

2. **月经过多**[4]　断血流胶囊可用于热迫经血所致月经过多，症见月经量多，血色深红，黏稠，如功能失调性子宫出血、子宫肌瘤出血、上环术后出血等。使用本品治疗，能明显减少经血量，减少血红蛋白、血清铁的流失。

3. **产后出血**[5, 6]　断血流胶囊可用于血热妄行所致产后出血，症见产褥期内子宫短期内发生大量出血，或长时间持续少量出血。使用本品治疗产后及流产后出血，可以降低和缩短阴道出血量及出血时间，且作用优于益母草。

4. **吐血**[7]　断血流胶囊可用于血热妄行所致吐血，症见血色鲜红，口苦，胁痛，心烦易怒，舌红，脉弦数，如上消化道出血。

5. **尿血**　断血流胶囊可用于热扰血分，热蓄肾与膀胱，损伤脉络所致尿血，症见小便中混有血液或夹杂血块，黄赤灼热，尿色鲜红，伴腰痛，心烦口渴，舌红，脉数，如肾结石尿血。

6. **咯血**　断血流胶囊可用于血热妄行所致咯血，症见痰中带血，血色鲜红，咯血前喉痒、咳嗽，可伴有胸痛、心慌、发绀等，苔黄，脉数，如肺结核咯血等。

7. **鼻出血**　断血流胶囊可用于血热妄行所致鼻出血，症见鼻血鲜红，口渴欲饮，鼻干，烦躁，便秘，舌红，苔黄，脉数。

8. **紫癜**　断血流胶囊可用于血热妄行所致单纯性紫癜，原发性血小板减少性紫癜，症见自发性皮肤、黏膜出血，呈大小不等的瘀点，分布不均，多为针尖大小的皮内及皮下出血点，鼻、牙龈、胃肠道出血少见，可伴有肉眼血尿。

【不良反应】　文献报道[4]使用本品有2例患者出现轻度恶心、呕吐。

【使用注意】　①忌烟酒，忌食辛辣、油腻及刺激性食物。②胃肠道疾病者慎用或减量服用，孕妇忌服。③脾虚证、肾虚证、血瘀证者不宜使用。④暴崩者慎用。⑤使用本品止血时，应结合病因治疗。⑥出血多者应结合其他疗法治疗。⑦糖尿病患者慎用。

【用法与用量】　口服，一次3～6粒，一日3次。

参 考 文 献

[1] 昝丽霞，孙文基. 断血流的化学成分及药理作用研究进展[J]. 西北药学杂志，2008，23（2）：126-128.

[2] 任宗芳，张玮琪，谷守虹，等. 断血流胶囊止血作用的研究[J]. 吉林中医药，2006，26（6）：58.

[3] 戴敏，刘青云，訾晓梅，等. 断血流总苷对药物流产模型大鼠子宫出血量的影响[J]. 中药材，2002，25（5）：342-344.

[4] 李素红，温兰英，张云，等. 断血流片治疗功能性子宫出血49例[J]. 河南医药信息，2002，10（19）：45.

[5] 马亚红，郭瑞清，韩丽峰. 断血流颗粒对药物流产出血的影响[J]. 中国生育健康杂志，2006，16（3）：170，181.

[6] 殷红，张裕贤. 断血流胶囊与益母草冲剂治疗药物流产后阴道出血的临床效果比较[J]. 中国民族民间医药，2010，19（7）：24-25.
[7] 雷小莉，罗艳. 断血流治疗口腔出血性疾病的临床观察[J]. 现代口腔医学杂志，2007，21（6）：587.

（河南中医药大学　乔靖怡、陈　静）

二、清热利湿止血类

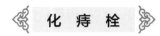

【药物组成】　次没食子酸铋、苦参、黄柏、洋金花、冰片。

【处方来源】　研制方。《中国药典》（2015 年版）。

【功能与主治】　清热燥湿，收涩止血。用于大肠湿热所致的内外痔、混合痔疮。

【药效】　主要药效如下：

1. 抗炎　化痔栓具有抗炎作用，对二甲苯等化学物质所致急性炎症有明显抑制作用，可减轻局部肿胀、降低毛细血管通透性，减少 TNF-α 等炎症介质的释放，产生抗炎作用。

2. 镇痛　化痔栓具有一定镇痛作用，可缓解局部疼痛。

3. 止血　化痔栓具有止血作用，能激活ⅩⅡ因子等凝血因子，加快血液凝固，减少出血时间及凝血时间以发挥止血作用。

【临床应用】　主要用于治疗痔疮、慢性结肠炎。

1. 痔疮[1-3]　化痔栓可用于湿热下注所致的内痔、外痔、混合痔，Ⅰ～Ⅲ期内痔症见便血、痔核脱出可自行还纳或需借力还纳等，外痔症见肛缘有色红或青紫状肿物者，混合痔症见内、外痔于肛缘内外方位相同者。本品联合湿润烧伤膏治疗内痔能增强止痛、消肿效果，促进创面愈合。本品对内痔疗效较好，能缩短改善出血的起效时间，对于各种痔疮便血症状的缓解作用优于九华痔疮栓，且对于痔疮术后的肛门疼痛、坠胀感、水肿、渗血、分泌物增加等不适症状亦有明显改善作用，24 小时内尤为显著。

2. 其他[4-6]　本品还可用于肛周感染，睾丸炎，慢性结肠炎的治疗。

【不良反应】　尚未见报道。

【使用注意】　①忌烟酒及辛辣、油腻、刺激性食物。②本品使用时不宜与温热性药物同服。③药品宜存放在阴凉干燥处，防止受热变形。若因温度过高等原因致使药栓变软、熔化，但稍有变形、变软并不影响疗效，仍可将药栓冷冻后再撕开使用。④孕妇禁用。儿童、哺乳期妇女及年老体弱者应在医师指导下使用。⑤有严重肝肾疾病及高血压、心脏病、糖尿病或血液病者应在医师指导下使用。⑥肛裂患者不宜使用。内痔出血过多或原因不明的便血，或内痔脱出不能自行还纳，均应去医院就诊。⑦严格按用法用量使用，本品不宜长期使用。⑧用药 3 天症状无缓解，应去医院就诊。

【用法与用量】　将药栓单个撕开，再从塑料片分离处撕开取出药栓，患者取侧卧位，置入肛门 2～2.5cm 深处。一次 1 粒，一日 1～2 次。

参 考 文 献

[1] 胡健. 美宝湿润烧伤膏配合化痔栓治疗内痔 180 例[J]. 甘肃中医学院学报，2009，26（3）：24，32.
[2] 张庚扬，杜钰生. 化痔栓治疗痔疮的临床药理研究[J]. 天津中医药，2003，20（2）：17-19.
[3] 吴定奇，陈小梅，胡建文，等. 化痔栓在痔切闭术后的临床应用评价[J]. 中药材，2009，32（7）：1170-1173.

[4] 王莉, 付阿丹, 许琍文, 等. 自制坐浴液联合化痔栓治疗急性白血病患者化疗后肛周感染[J]. 护士进修杂志, 2017, 32（10）：912-914.

[5] 梁建奇, 林灼怡. 超短波化痔栓治疗睾丸炎的临床分析[J]. 吉林医学, 2013, 34（15）：2979-2980.

[6] 郑俊. 化痔栓治疗慢性结肠炎 60 例疗效观察[J]. 中国医学工程, 2011, 19（6）：145-146.

（河南中医药大学　乔靖怡、陈　静）

❖ 痔 宁 片 ❖

【药物组成】　地榆炭、地黄、酒白芍、当归、枳壳、乌梅、侧柏叶炭、槐米、荆芥炭、黄芩、刺猬皮（制）、甘草。

【处方来源】　研制方。《中国药典》（2015 年版）。

【功能与主治】　清热凉血，润燥疏风。用于实热内结或湿热瘀滞所致的痔疮出血、肿痛。

【药效】　主要药效如下[1-3]：

1. 抗炎　痔疮常会引起炎症反应，痔宁片能减少血液中白细胞数量，减少炎症介质的释放，改善机体炎症反应，对二甲苯或巴豆油致小鼠耳肿胀、大鼠棉球肉芽肿、乙酸致小鼠腹腔毛细血管通透性增加均有明显抑制作用，具有明显抗炎作用。

2. 镇痛　痔宁片具有一定镇痛作用，能延长乙酸所致小鼠扭体次数，提高热板法所致小鼠痛阈值，具有一定镇痛作用。

3. 止血　痔宁片具有止血作用，能缩短小鼠出、凝血时间，可增加血小板数量，缩短凝血酶原时间（PT）、活化部分凝血活酶时间（APTT），可增强凝血机制，减少出血时间、促进凝血。

4. 通便　痔宁片可促进肠蠕动，显著促进小鼠小肠炭末推进率，可促进失水便秘模型小鼠排便，缩短排便时间、增加排便量。

【临床应用】　主要用于痔疮。

痔疮[4-7]　痔宁片可用于实热内结或湿热瘀滞所致的内痔、外痔、混合痔，症见便血、痔核脱出可自行还纳或需借力还纳，肛缘有色红或青紫色肿物，肛门疼痛、有分泌物等。本品对各期内痔、外痔、混合痔的出血、疼痛、肛门渗液、坠胀感等症状均有疗效，可改善黏膜充血、糜烂、溃疡情况，并能防治痔疮术后便血、疼痛、大便困难等不适症状，可减轻局部创面炎症水肿，促进微循环，降低毛细血管通透性，效果较好。

【不良反应】　文献报道[8]服用本品偶见胃部不适、大便溏薄或大便次数增加等症状。

【使用注意】　①忌烟酒，忌食辛辣、油腻及刺激性食物。②用药期间不宜同时服用温热性药物。③孕妇慎用，胃寒患者、妇女月经期慎用。④严格按照用法用量服用，儿童及年老体弱者应在医师指导下服用。⑤脾胃虚寒、大便溏者慎用。⑥有高血压、心脏病、肝病、糖尿病、肾病等慢性病严重者均应在医师指导下服用。⑦内痔出血过多或原因不明的便血应去医院就诊。⑧服药 3 天症状无缓解，应去医院就诊。

【用法与用量】　口服。一次 3～4 片，一日 3 次。

参 考 文 献

[1] 肖礼香，檀谊洪. 裸花紫珠片和痔宁片治疗Ⅰ期内痔的效果对比分析[J]. 中国民族民间医药，2012，21（2）：36-37.
[2] 谭永恒，许晓峰，廖雪珍，等. 痔炎消颗粒润肠通便和止血作用的药效学研究[J]. 安徽医药，2007，11（4）：295-296.
[3] 谭永恒，叶木荣，廖雪珍，等. 痔炎消颗粒抗炎镇痛作用研究[J]. 中国实验方剂学杂志，2008，14（10）：53-55.
[4] 赵宝明，王艳逊，张书信，等. 痔宁片治疗内痔183例临床疗效观察[J]. 中国中药杂志，2005，30（19）：78-79.
[5] 景湘川. 痔宁片临床应用200例疗效观察[J]. 湖南中医药导报，1999，（5）：19.
[6] 张虹玺，石宇，田树成. 痔宁浓煎剂治疗混合痔的临床观察[J]. 辽宁中医杂志，2019，46（3）：553-555.
[7] 韩晔，陆宏. 痔血宁合剂防治混合痔术后并发症的临床观察[J]. 辽宁中医杂志，2013，40（12）：2475-2477.
[8] 黄志坚，姚崓方. 痔宁片治疗内痔出血400例[J]. 上海中医药杂志，2002，（11）：27.

（河南中医药大学　乔靖怡、陈　静）

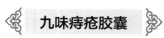

九味痔疮胶囊

【药物组成】　三月泡、虎杖、地榆、桑寄生、无花果叶、菊花、鸡子白、黄连、大黄。

【处方来源】　苗药。国药准字 Z20025208。

【功能与主治】　清热解毒，燥湿消肿，凉血止血。用于湿热蕴结所致的内痔少量出血，外痔肿痛。

【药效】　主要药效如下[1-3]：

1. 抗炎　痔疮炎症会引起局部组织肿胀、渗出，九味痔疮胶囊能抑制角叉菜胶所致大鼠足跖肿胀和小鼠棉球肉芽肿，能降低毛细血管通透性和炎症组织中 PGE_2 的含量，具有一定的抗炎作用。

2. 镇痛　九味痔疮胶囊能提高热板法所致小鼠痛阈值，延长乙酸所致小鼠扭体潜伏期，减少扭体次数，具有一定的镇痛作用。

3. 止血　内痔常会出现便血，九味痔疮胶囊能增加小鼠血小板数量，缩短小鼠尾尖出血时间和全血凝血时间，并能缩短家兔凝血酶原时间、白陶土部分凝血活酶时间，具有一定止血作用，其可能通过增加血小板数量、激活凝血因子Ⅻ、凝血因子Ⅺ、凝血因子Ⅸ参与的内源性凝血途径而止血。

【临床应用】　主要用于内痔、外痔。

内痔、外痔[4]　九味痔疮胶囊可用于湿热蕴结所致的内痔少量出血，外痔肿痛，症见大便出血，肛门疼痛，痔核脱出，肛缘肿物水肿、充血等。本品联合肛泰软膏相对于单独使用肛泰软膏能缩短治疗周期，对内痔出血及外痔疼痛均有良好疗效，且能避免不良反应的发生。

【不良反应】　尚未见报道。

【使用注意】　①忌烟酒，忌食辛辣、油腻及刺激性食物。②用药期间不宜同时服用温热性药物。③儿童及年老体弱者应在医师指导下服用。④有高血压、心脏病、肝病、糖尿病、肾病等慢性病严重者均应在医师指导下服用。⑤脾虚便溏者慎用。⑥内痔出血过多或原因不明的便血应去医院就诊。⑦严格按照用法用量服用，服药3天症状无缓解，应去医院就诊。本品不宜长期服用。

【用法与用量】　口服，一次5～6粒，一日3次。

参 考 文 献

[1] 方玉珍，隋艳华，丁建英，等.痔康胶囊主要药效学实验研究[J].中成药，2008，30（6）：816-818.

[2] 武鸿翔，王宇帆.痔疮消炎止痛胶囊止血作用的研究[J].云南中医中药杂志，2006，27（1）：42-43.

[3] 姚南丹，方玉珍，宋勤.汝痔康胶囊对肛门直肠上皮结构及出凝血时间的影响[J].贵阳医学院学报，2007，32（1）：64-65，67.

[4] 孟凡水，刘睿，项维，等.肛泰软膏联合九味痔疮胶囊治疗痔疮疗效观察研究[J].海峡药学，2016，28（4）：212-213.

（河南中医药大学　乔靖怡、陈　静）

❦ 地榆槐角丸 ❧

【药物组成】　地榆炭、蜜槐角、炒槐花、大黄、黄芩、地黄、当归、赤芍、红花、防风、荆芥穗、麸炒枳壳。

【处方来源】　研制方。《中国药典》（2015年版）。

【功能与主治】　疏风凉血，泻热润燥。用于脏腑实热、大肠火盛所致痔疮、湿热便秘、肛门肿痛。

【药效】　主要药效如下：

1. 抗炎　地榆槐角丸具有抗炎作用，能减轻局部炎症、降低血管通透性，减少组织水肿。

2. 镇痛　地榆槐角丸具有镇痛作用，能缓解局部疼痛。

3. 止血　地榆槐角丸具有止血作用，可缩短出血、凝血时间，能收缩毛细血管，并能使出血的毛细血管恢复正常的弹性。

【临床应用】　主要用于痔疮。

1. 痔疮[1-3]　地榆槐角丸可用于脏腑实热、大肠火盛所致的Ⅰ～Ⅲ期内痔、血栓性外痔、炎性外痔、混合痔，症见大便出血、肛门疼痛，痔核脱出可自行还纳或需借力还纳，肛缘有呈红色或青紫色的肿物等。本品能减轻痔疮便血、脱出、便秘、坠痛、瘙痒等症状，对于轻度痔疮疗效最为显著。地榆槐角丸联合马应龙痔疮膏能有效增强对痔疮术后创面的疼痛、水肿、排便困难等症状的缓解作用，疗效较好。

2. 肛裂[4]　地榆槐角丸能有效缓解肛门疼痛，对肛裂较表浅者，2周内可治愈，联合致康胶囊能防止感染，增强镇痛等疗效，促进创面愈合。

3. 肛瘘　地榆槐角丸可用于脏腑实热、大肠火盛所致的肛瘘，症见肛旁渗液或周期性流脓，时有时无，脓液较少，肛缘有可触及硬块、按之疼痛，肛门皮肤瘙痒或湿疹等。

4. 其他[5,6]　本品还可用于肛窦炎，肛乳头炎的治疗。

【不良反应】　尚未见报道。

【使用注意】　①忌烟酒，忌食辛辣、油腻及刺激性食物。②本品性寒，在服用期间不宜同服温热性药物。③本品为口服丸剂，服用前应除去蜡皮。④孕妇禁服。⑤经期及哺乳期妇女慎用，儿童及年老体弱者应在医师指导下服用。⑥有高血压、心脏病、肝病、糖尿病、肾病等慢性病严重者均应在医师指导下服用。⑦痔疮便血，发炎肿痛严重和便血呈喷射状者，应去医院就诊。⑧内痔出血过多或原因不明的便血应去医院就诊。⑨严格按照用法用量服用，服药3天症状无缓解，应去医院就诊。本品不宜长期服用。

【用法与用量】　口服。水蜜丸一次 5g，大蜜丸一次 1 丸，一日 2 次。

参 考 文 献

[1] 倪广林，李占林，李祯，等. 化淤消痔丸治疗痔疮的临床观察[J]. 时珍国医国药，2006，17（9）：1765-1766.
[2] 付冬瑞，林晶. 致康胶囊治疗血热肠燥型内痔[J]. 中国实验方剂学杂志，2010，16（17）：218-219.
[3] 张艳珠，李玉康. 马应龙麝香痔疮栓配合地榆槐角丸加减治疗混合痔疗效分析[J]. 实用中医药杂志，2018，34（3）：285.
[4] 李浩林. 外用致康胶囊联合口服地榆槐角丸治疗肛裂疗效观察[J]. 中国全科医学，2007，10（18）：1562.
[5] 邢建波，柳玲，林林. 三联疗法治疗肛窦炎的疗效观察[J]. 中国肛肠病杂志，2010，30（9）：43-44.
[6] 成立祥，胡还甫，余林岚. 中药内外合治肛乳头炎 42 例观察[J]. 实用中医药杂志，2009，25（11）：720.

（河南中医药大学　乔靖怡、陈　静）

痔炎消颗粒

【药物组成】　火麻仁、紫珠叶、槐花、山银花、地榆、白芍、三七、白茅根、茵陈、枳壳。

【处方来源】　研制方。《中国药典》（2015 年版）。

【功能与主治】　清热解毒，润肠通便，止血，止痛，消肿。用于血热毒盛所致的痔疮肿痛、肛裂疼痛、少量便血及老年人便秘。

【药效】　主要药效如下[1-3]：

1. 抗炎　痔疮发作常会引起炎症反应，痔炎消颗粒可减少乙酸所致小鼠伊文思蓝的渗出量，降低腹腔毛细血管通透性，抑制二甲苯或巴豆油所致小鼠耳肿胀、小鼠棉球肉芽肿，并抑制角叉菜胶所致大鼠胸腔渗出液增多及白细胞游走，具有一定抗炎作用。

2. 镇痛　痔炎消颗粒能减少乙酸所致小鼠扭体次数，提高热板法所致小鼠痛阈值，具有一定的镇痛作用。

3. 抗病原微生物　痔炎消颗粒具有抗病原微生物作用，对金黄色葡萄球菌、表皮葡萄球菌、痢疾杆菌、铜绿假单胞菌、大肠杆菌等具有不同程度的体外抑制作用，并能减少金黄色葡萄球菌致大鼠肛门部溃疡面积，能抑制细菌增殖，减轻感染症状。

4. 促进肠蠕动　痔炎消颗粒具有通便作用，能促进小鼠小肠炭末推进运动，并能缩短失水便秘模型小鼠开始排便时间及增加 2 小时内排便量，具有明显推动胃肠蠕动、促进排便的作用。

5. 止血　痔炎消颗粒具有止血作用，能缩短小鼠的出血时间和凝血时间。

【临床应用】　主要用于痔疮、肛裂、便秘。

1. 痔疮[4]　痔炎消颗粒可用于血热毒盛所致的内痔、外痔、混合痔，症见大便出血、肛周疼痛、肛缘有红色或青紫色肿物等。痔炎消颗粒尤适用于外痔，可显著缓解血栓外痔、炎性所致的疼痛、红肿。

2. 肛裂　痔炎消颗粒可用于血热毒盛所致的肛裂，症见大便出血，肛门疼痛等。

3. 便秘　痔炎消颗粒可用于血热毒盛所致大便干结及老年性便秘。

【不良反应】　尚未见报道。

【使用注意】　①忌烟酒，忌食辛辣、油腻及刺激性食物。②本品为清热燥湿类药物，用药期间不宜同服温热性药物。③脾虚便溏者不宜使用。④孕妇及 3 岁以下儿童禁用；失血过多，身体虚弱者禁用。⑤有高血压、心脏病、肝病、糖尿病、肾病等慢性病严重者均应在医师指导下服用。⑥内痔出血过多或原因不明的便血应去医院就诊。⑦服药 3 天症状无缓解，应去医院就诊。

【用法与用量】 口服，一次 10～20g，一日 3 次。

参 考 文 献

[1] 谭永恒，许晓峰，廖雪珍，等. 痔炎消颗粒润肠通便和止血作用的药效学研究[J]. 安徽医药，2007，11（4）：295-296.
[2] 谭永恒，叶木荣，廖雪珍，等. 痔炎消颗粒抗炎镇痛作用研究[J]. 中国实验方剂学杂志，2008，14（10）：53-55.
[3] 刘元，李星宇，宋志钊，等. 痔炎消颗粒的药效学研究[J]. 中国实验方剂学杂志，2009，15（12）：87-89.
[4] 王刚，胡月，潘建翔，等. 针刺二白三承穴配合白萝卜汤熏洗治疗痔疮下血案[J]. 实用中医药杂志，2018，34（11）：1404-1405.

（河南中医药大学 乔靖怡、陈 静）

❧ 痔 疾 洗 液 ❧

【药物组成】 忍冬藤、苦参、黄柏、五倍子、蛇床子、地瓜藤。

【处方来源】 苗药。国药准字 Z20025696。

【功能与主治】 清热解毒，燥湿敛疮，消肿止痛。用于湿热蕴结所致的外痔肿痛。

【药效】 主要药效如下[1-3]：

1. 抗炎 炎症反应介质组胺能增加毛细血管通透性，引起局部水肿，痔疾洗液能降低局部组胺水平，抑制角叉菜胶所致大鼠足趾肿胀及二甲苯所致小鼠耳肿胀，具有一定抗炎作用。

2. 镇痛 痔疾洗液能减少 PGE_2 的释放，减少对神经兴奋阈值的降低，抑制对疼痛的敏感性，且痔疾洗液能提高热板法所致小鼠痛阈值，具有一定镇痛作用。

3. 抗病原微生物 痔疾洗液有抗病原微生物作用，对金黄色葡萄球菌、铜绿假单胞菌、大肠杆菌和白念珠菌具有抑制及杀灭作用，并可杀灭阴道滴虫。

4. 止血、止痒 痔疾洗液有止血、止痒作用，能缩短小鼠出血时间，显著提高组胺所致豚鼠搔痒反应阈值。

【临床应用】 主要用于外痔肿痛。

1. 外痔 痔疾洗液可用于湿热蕴结所致的外痔肿痛，症见大便出血、疼痛、渗液、充血，肛缘有红或青紫色肿物脱出等。

2. 肛周病术后并发症[4-6] 痔疾洗液可用于混合痔、肛瘘、肛裂、肛周脓肿等肛周疾病术后并发症治疗，症见疼痛、出血和水肿等。在常规抗感染、换药、润肠通便的基础上加用痔疾洗液熏洗，较高锰酸钾，痔疾洗液能降低患者的疼痛程度，减少便血，还可促进肉芽组织生长和缩短创面愈合时间。

3. 其他[7] 本品还可用于肛窦炎的治疗。

【不良反应】 尚未见报道。

【使用注意】 ①忌烟酒，忌食辛辣、油腻及刺激性食物。②切勿接触眼睛、口腔等黏膜处。皮肤破溃处禁用。③用药期间不宜同时服用温热性药物。④用药 3 天症状无缓解，应去医院就诊。⑤对该药品过敏者禁用，过敏体质者慎用。

【用法与用量】 外用。取本品一瓶 125ml，加沸水稀释至约 1000ml，趁热熏肛门，再坐浴20分钟。每日早、晚各一次。重症者坐浴后另取本品涂擦患处。

参 考 文 献

[1] 梁宏涛. 散瘀止痛方抗炎机制研究[A]//中华中医药学会外科分会、山东中医药学会外科专业委员会.2008年中医外科学术年会论文集[C]. 中华中医药学会外科分会、山东中医药学会外科专业委员会：中华中医药学会，2008：4.

[2] 痔疾洗液[A].中国中西医结合学会.首届国际中西医结合大肠肛门病学术论坛暨第十二届全国中西医结合大肠肛门病学术会议论文集萃[C]. 中国中西医结合学会：中国中西医结合学会，2007：741-742.

[3] 刘丰丰，青磊，王姗姗，等. 痔疾洗液体外抑菌、抗滴虫及止痒作用研究[J]. 中国药房，2008，19（15）：1133-1134.

[4] 董涛. 痔疾洗液用于混合痔术后创面愈合的疗效观察[J]. 中国实用医药，2010，5（5）：220-221.

[5] 赵建芳，王雪华，叶敏，等. 不同坐浴时间对肛周脓肿术后创面愈合的影响[J]. 护理研究，2013，27（9）：827-828.

[6] 王永杰，华国花. 痔疾洗液对肛门病术后疼痛、水肿及出血的疗效观察[J]. 中国中药杂志，2015，40（22）：4497-4500.

[7] 何嘉辉，彭水清. 痔疾洗液熏洗联合复方角菜酸酯栓治疗肛窦炎的临床观察[J]. 岭南现代临床外科，2013，13（5）：440-442.

（河南中医药大学　乔靖怡、陈　静）

肛泰软膏（栓、脐融片）

【药物组成】　地榆炭、五倍子、冰片、盐酸小檗碱、盐酸罂粟碱。

【处方来源】　研制方。《中国药典》（2015年版）。

【功能与主治】　凉血止血，清热解毒，燥湿敛疮，消肿止痛。用于内痔、外痔、混合痔等出现的便血、肿胀、疼痛。

【药效】　主要药效如下：

1. 抗炎　肛泰软膏具有抗炎作用，能抑制二甲苯所致小鼠耳郭肿胀，减轻水肿，减少炎性渗出。

2. 镇痛　肛泰软膏具有镇痛作用，能减少乙酸所致小鼠扭体次数，缓解疼痛。

3. 止血　肛泰软膏具有止血作用，能缩短正常小鼠出血、凝血时间。

【临床应用】　主要用于内痔、外痔和混合痔。

1. 痔疮[1]　肛泰软膏可用于风伤肠络、湿热下注型痔疮症见大便出血、肛门疼痛，有物脱出可自行还纳，肛缘有肿物，呈红肿或青紫色。临床对痔疮患者进行肛泰软膏、肛泰栓与肛泰脐融片对照比较治疗效果发现，由于肛泰栓和软膏直接接触患处，可在较短时间内控制病情，其中栓剂对改善痔黏膜情况较好，肛泰软膏对改善外痔肿胀情况较好。

2. 肛裂[2]　肛泰软膏可用于肛裂，症见周期性肛门疼痛、便秘及间歇性便血。肛裂的发生常是感染、损伤的综合结果，以止痛和促进溃疡愈合为治疗原则，肛泰栓，特别是肛泰软膏用于早期肛裂的治疗，以及对Ⅰ、Ⅱ期肛裂的症状体征各项指标都有良好的疗效，可迅速缓解疼痛，缩短愈合时间。

3. 肛周病术后并发症[3-5]　肛泰软膏可用于混合痔、肛裂、肛瘘、肛周脓肿等肛周疾病术后并发症，症见水肿、疼痛、出血等。本品用于术后患者，可快速缓解局部疼痛及出血、减轻水肿，明显减少创面分泌物，抑制肉芽增生，并能促进排便通畅。

4. 肛窦炎[6]　肛门坠痛是肛窦炎的主要症状，排便时加重，便后阵发性刺痛，伴有排便不尽感，临床观察用肛泰栓治疗效果良好。

【不良反应】　①个别患者用药后，接触胶布的皮肤部位可出现瘙痒、潮红等，极个别对胶布过敏患者可能出现脐周刺痛、水疱等症状。②少数患者出现食欲不振、腹泻、腹痛，偶有恶心、呕吐、皮疹及药热。上述症状停药后一般可自行缓解。③个别患者出现口唇固定性红斑，表现为口唇麻木、肿胀、疼痛。④个别患者出现轻度腹部不适和腹泻。

【使用注意】　①孕妇禁用。皮肤破溃或感染处禁用。②完全性房室传导阻滞时禁用。③溶血性贫血患者及葡萄糖-6-磷酸脱氢酶缺乏患者禁用。④本品含盐酸小檗碱、盐酸罂粟碱。肝肾功能不全者慎用，心脏病患者慎用。青光眼患者应定期检查眼压。⑤忌烟酒及辛辣、油腻、刺激性食物。⑥儿童、孕妇、哺乳期妇女、年老体弱者应在医师指导下使用。⑦本品仅对痔疮合并少量便血、肿胀及疼痛者有效，如便血量较多或原因不明的便血，或内痔便后脱出不能自行还纳肛内，应去医院就诊。⑧用药后皮肤过敏如出现瘙痒、皮疹等现象时，应停止使用，症状严重者应去医院就诊。⑨严格按照用法用量使用，用药3天症状无缓解，应去医院就诊。⑩该药品含盐酸小檗碱、盐酸罂粟碱。该药品不宜作为预防用药或1日内多次重复使用。该药品不宜长期使用。⑪对该药品过敏者禁用，过敏体质者慎用。

【用法与用量】　肛门给药。一次1g，一日1～2次，或遵医嘱。睡前或便后外用。使用时先将患部用温水洗净，擦干，然后将药管上的盖拧下，用盖上的尖端刺破管口，每次用药前取出一个给药管，套在药管上拧紧，插入肛门内适量给药或外涂于患部。

参 考 文 献

[1] 姜春英，祝颂. 肛泰栓和肛泰软膏治疗痔疮107例临床观察[J]. 山东中医杂志，1999，18（1）：11-13.
[2] 安明伟，赵昂之. 肛泰软膏治疗急性肛裂75例疗效观察[J]. 实用中西医结合临床，2009，9（1）：56-57.
[3] 贾占波. 肛泰软膏（栓）在术后的临床应用[J]. 中国中药杂志，2008，13（44）：1750-1751.
[4] 杨会举，周鹏飞，刘翔，等. 龙珠软膏、肛泰软膏、复方角菜酸酯乳膏对肛瘘术后创面愈合的临床观察[J]. 世界中西医结合杂志，2016，11（12）：1710-1713.
[5] 薛雾松，刘薇，余文，等. 肛泰软膏用于肛周脓肿患者术后排便功能影响[J]. 贵州医药，2018，42（4）：451-452.
[6] 李从荣. 肛泰栓30例临床观察[J]. 中医杂志，2002，43（增）：163.

（河南中医药大学　乔靖怡、陈　静）

六味消痔片（胶囊）

【药物组成】　薯莨、槐角、决明子、牡蛎（煅）、人参、山豆根。

【处方来源】　研制方。国药准字Z20083322。

【功能与主治】　清热消肿，收敛止血。用于湿热瘀阻引起的Ⅰ、Ⅱ期内痔，症见痔核脱垂，水肿糜烂，滴血射血，肛门坠胀。

【药效】　主要药效如下[1, 2]（图9-2）：

1. 抗炎　内痔痔核的不断发展常会引起炎症反应，造成水肿，六味消痔片有明显抗炎作用，可缓解内痔肿痛。六味消痔片能抑制二甲苯所致小鼠耳肿胀、角叉菜胶所致大鼠足跖肿胀及冰醋酸所致小鼠腹腔毛细血管通透性增加。六味消痔片能减轻大鼠肛门肿胀程度，与其降低直肠组织中丙二醛（MDA）、增加超氧化物歧化酶（SOD）活性，减轻自由基损伤有关。

2. **镇痛**　内痔的水肿糜烂会引起疼痛，六味消痔片可明显提高热板法所致小鼠痛阈值，减少冰醋酸所致小鼠扭体次数，具有一定镇痛作用。

3. **止血**　Ⅰ、Ⅱ期内痔常会出现便血、严重者可呈喷射状，六味消痔片能减少断尾小鼠尾部出血时间及凝血时间，促进止血，可缓解内痔出血症状。

4. **促进肠蠕动**　大便不畅会压迫痔核、引起出血等，六味消痔片能够促进肠蠕动，有助于排便，缓解内痔肿痛。通过灌服炭末，能明显看到服用本品可增加炭末推进距离，促进肠推进。

5. **抗病原微生物**　肛门黏膜水肿、溃疡会利于病原微生物侵入繁殖，引起感染而加重痔疮症状，六味消痔片对家兔肛门细菌性溃疡显示出了较好的疗效，可减少黏膜上皮细胞的脱落及溃疡，减轻血管扩张充血及出血状态，减轻中性粒细胞、淋巴细胞/浆细胞浸润，减轻溃疡感染症状（图9-2）。

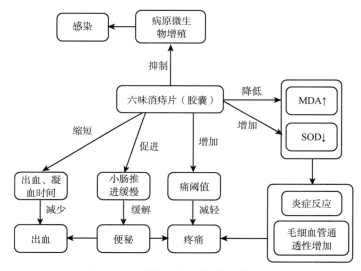

图 9-2　六味消痔片（胶囊）药效作用

【**临床应用**】　主要用于内痔。

1. **内痔**[3]　六味消痔片可用于湿热瘀阻引起的Ⅰ、Ⅱ期内痔，症见痔核脱垂，水肿糜烂，滴血射血，肛门坠胀。本品对痔疮急性发作时期疗效良好，使用4天即可显著改善疼痛、水肿、肛门不适感，减轻痔核黏膜糜烂、渗血状态，连续用药2周可达到满意疗效，且相对于槐角丸更适用于内痔疼痛、出血治疗。

2.**其他**[3]　本品还可用于混合痔、肛裂、肛门瘙痒的治疗。

【**不良反应**】　尚未见报道。

【**使用注意**】　①孕妇禁用。②忌食辛辣、油腻等刺激性食物及海鲜等发物。

【**用法与用量**】　口服。一次6片，一日3次，或遵医嘱。

参 考 文 献

[1] 汤成泳，李娟，何海霞，等. 五味痔疮胶囊的抗炎作用研究[J]. 重庆医学，2011，40（24）：2431-2433，2497.
[2] 黄华利，李娟，何海霞，等. 五味痔疮胶囊的镇痛、止血、通便和抗菌作用研究[J]. 中国药房，2014，25（43）：4056-4059.
[3] 袁顺蕊. 六味消痔片对痔类疾病急性发作的临床疗效观察[J]. 亚太传统医药，2010，6（4）：40-41.

（河南中医药大学　乔靖怡、陈　静）

九 华 膏

【药物组成】　滑石粉、硼砂、川贝母、龙骨、冰片、银朱。

【处方来源】　研制方。国药准字 Z12020393。

【功能与主治】　消肿、止痛、生肌、收口。适用于发炎肿痛的外痔、内痔嵌顿、直肠炎、肛窦炎及内痔术后（压缩法、结扎法、枯痔法等）。

【药效】　主要药效如下[1-4]：

1. 抗炎　痔疮常会有炎症反应，且术后常有水肿、疼痛等并发症，九华膏可减轻局部炎症反应，减少炎症分泌物，减少炎性渗出。

2. 镇痛　内痔脱出嵌顿、水肿、血栓形成，外痔肿胀会引起疼痛，九华膏可缓解局部疼痛，具有一定的镇痛作用。

3. 抗病原微生物　痔疮严重时会引起水肿、感染、坏死，九华膏具有抗病原微生物作用，九华膏对金黄色葡萄球菌、铜绿假单胞菌、大肠杆菌、链球菌等有明显抑制作用，外用能抑制感染创面金黄色葡萄球菌、表皮葡萄球菌、大肠杆菌、铜绿假单胞菌的增殖，减少致病菌的数量。

4. 促进创面修复　痔疮严重时常需手术治疗，术后创面受排便影响使愈合较为缓慢，九华膏可促进术后组织新生，创面愈合。创面愈合过程中细胞因子常参与微循环、纤维蛋白合成等促进创面修复，九华膏可增加创面血小板源性生长因子（PDGF）、血管内皮生长因子（VEGF）及碱性成纤维细胞生长因子（bFGF）水平，能趋化平滑肌细胞、成纤维细胞向损伤部位迁移，并扩张局部血管，改善局部循环，为创口修复形成有利条件，刺激肉芽组织增生、血管生成和上皮化，同时还可增加血管内皮中胶原含量，加快创面愈合进程。

【临床应用】　主要用于外痔、内痔嵌顿、直肠炎、肛窦炎。

1. 外痔[5,6]　九华膏可用于湿热蕴结、发炎肿痛的炎性外痔，症见肛缘有红色或青紫色肿物，肛门有坠胀感、水肿、疼痛等。九华膏治疗炎性外痔效果较好，联合马金地方煎汤熏浴可消肿止痛，减轻肛缘肿痛症状。

2. 内痔嵌顿[7,8]　九华膏可用于湿热蕴结所致内痔嵌顿，症见痔核脱出后不能还纳，或回纳又复脱出，肛门部红肿灼热、分泌物增多、肛门坠胀、疼痛异常等。使用九华膏压迫痔核还纳肛门后联合栓剂用药当天即可减轻疼痛、次日痔核不再脱出，连续用药解除症状后不易复发。嵌顿痔术后使用本品可减轻水肿、感染、出血、疼痛等情况，2 周即可恢复，创面平整、无明显瘢痕。

3. 直肠炎、肛窦炎[9-11]　九华膏具有降低肠黏膜炎症反应、改善肠壁微循环及修复黏膜溃疡等作用，联合清热散瘀方可明显减轻腹泻及脓血便，并减少复发，联合白头翁汤可增加白介素-6（IL-6）、白介素-10（IL-10）、调节性 T 细胞（Treg）水平，调整机体功能，减轻疼痛、感染，减少黏液便，改善患者症状。

4. 其他[4, 12-16]　本品还可用于外伤性创面感染、烧伤、婴儿尿布皮炎、单纯性鼻炎、鼻中隔黏膜溃疡、脊柱手术后脂肪液化症的治疗。

【不良反应】　尚未见报道。

【使用注意】　①忌食辛辣、油腻等刺激性食物及海鲜等发物。②孕妇慎用。③不宜长期使用。④用药后若出现过敏反应应及时停用。

【用法与用量】　每日早晚或大便后敷用或注入肛门内。

参 考 文 献

[1] 李玲. 解毒活血中药合九华膏对 PPH 术后创面促愈作用及新生血管形成的影响[J]. 现代中西医结合杂志, 2018, 27（10）: 1076-1079.

[2] 曾进, 杨正安. 促愈汤对环状混合痔术后新生血管、创面愈合的影响[J]. 湖南中医药大学学报, 2019, 39（2）: 253-256.

[3] 黄惠勇, 李路丹. 九华膏（粉）的初步实验研究[J]. 中国肛肠病杂志, 1994, 14（1）: 5-6.

[4] 孙绍卫, 田心义, 陈江. 九华膏治疗外伤性创面感染临床研究[J]. 中医正骨, 2006, 18（9）: 24-25.

[5] 李洪杰, 孙锋, 赵文韬. 龙珠软膏外敷治疗炎性外痔 42 例[J]. 医药导报, 2007, 26（10）: 1169.

[6] 赵红波, 苏尚先, 蒲琦. 马金地方治疗炎性外痔 254 例疗效观察[J]. 西部医学, 2005, 17（2）: 157.

[7] 李希华. 嵌顿性内痔治疗经验简介[J]. 四川中医, 1986,（3）: 52.

[8] 罗东. 急诊手术加痔 RPH 术合术后九华膏换药治疗嵌顿痔 65 例疗效分析[J]. 中外医学研究, 2014, 12（15）: 127-128.

[9] 易其星, 文小军, 陈礼平. 清热散瘀方联合九华膏治疗溃疡性直肠炎 30 例[J]. 河南中医, 2017, 37（10）: 1817-1819.

[10] 文小军, 廖毅, 易其星, 等. 中药九华膏直肠灌注治疗溃疡性直肠炎的临床研究[J]. 右江民族医学院学报, 2013, 35（3）: 390-391.

[11] 孙锋. 白头翁汤加味结合九华膏纳肛治疗肛窦炎疗效观察[J]. 陕西中医, 2017, 38（7）: 942-943.

[12] 颜学桔, 黄大平. 九华膏治疗烧伤溃疡验案 2 则[J]. 湖南中医杂志, 2018, 34（2）: 87.

[13] 刘翠瑛. 九华膏治疗婴儿尿布皮炎 80 例[J]. 广东医学, 2002, 23（7）: 762.

[14] 张轶鹤. 九华膏治疗慢性单纯性鼻炎 27 例[J]. 中医外治杂志, 2007, 16（5）: 22-23.

[15] 贾秀荣, 亓伟东, 贾秀华. 九华膏及内服中药治疗鼻中隔黏膜溃疡 50 例临床观察[J]. 佳木斯医学院学报, 1998, 21（1）: 49.

[16] 朱智敏, 吴奇峰, 雷耀龙. 九华膏联合有限清创治疗脊柱手术后脂肪液化症临床总结[J]. 深圳中西医结合杂志, 2017, 27（12）: 31-32.

（河南中医药大学　乔靖怡、陈　静）

❀ 消痔灵注射液 ❀

【药物组成】　明矾、鞣酸、三氯叔丁醇、低分子右旋糖酐注射液、枸橼酸钠、亚硫酸氢钠。

【处方来源】　研制方。国药准字 Z22026175。

【功能与主治】　收敛、止血。用于内痔出血，各期内痔，静脉曲张性混合痔。

【药效】　主要药效如下[1-4]:

1. 致炎、止血、抑菌　消痔灵注射液作为内痔硬化剂，具有致炎、止血、抑菌作用，在促使内痔发生炎症栓塞和血管闭塞的同时避免病菌增殖，局部无菌性炎症、纤维化的产生会使痔核萎缩，在控制剂量下可避免坏死，减少感染的发生。

2. 抗肿瘤　消痔灵注射液能使血管栓塞，组织缺血、坏死，并具有抗肿瘤作用。对于肝肿瘤等瘤种，本品局部注射能明显减少瘤重，可能与其下调抑凋亡基因 Bcl-2 蛋白的表达而上调促凋亡基因 Bax 蛋白的表达有关。并且本品能增加脾和胸腺指数，可增强免疫功能的活性，有利于抗肿瘤作用。

【临床应用】　主要用于内痔、混合痔。

1. 内痔[5, 6]　消痔灵注射液可用于湿热下注所致Ⅰ～Ⅳ内痔出血，症见大便出血、痔核脱出可自行还纳或需借力还纳或无法还纳，水肿、疼痛等。本品注射能使痔核缩小、减少脱出，对内痔出血有明显抑制作用，能改善临床症状，安全性较好。

2. 混合痔[7, 8]　消痔灵注射液可用于湿热下注所致静脉曲张性混合痔，症见肛门部肿胀不适，排便时肿胀加重、炎症水肿、疼痛等。本品结合手术治疗混合痔可缩短痔核扎线脱落时间，有效预防肛缘水肿，减少术后并发症发生，缓解术后疼痛、水肿，加速创面愈合。

3. 其他[9-12]　本品还可用于膀胱肿瘤、直肠黏膜内脱垂、肾囊肿、鼻炎的治疗。

【不良反应】　文献报道[13]注射后 2～7 小时有胀痛感、便意、尿意感，但不影响正常生活，个别患者有少量便血。

【使用注意】　①忌食辛辣、油腻等刺激性食物。②内痔嵌顿发炎、皮赘性外痔忌用。③急性肠炎，内痔发炎时须待消炎后使用。④本品含有枸橼酸钠，不宜长期使用，可能导致低钙血症。⑤运动员慎用。

【用法与用量】　肛门镜下内痔局部注射。内痔出血，早期内痔：用本品原液注射到黏膜下层；用量相当于内痔的体积为宜。中、晚期内痔和静脉曲张性混合痔：按四步注射法进行。第一步注射到内痔上方黏膜下层动脉区；第二步注射到内痔黏膜下层；第三步注射到黏膜固有层；第四步注射到齿状线上方痔底部黏膜下层。第一步和第四步用 1%普鲁卡因注射液稀释本品原液，使成 1∶1。第二步和第三步用 1%普鲁卡因注射液稀释本品原液，使成 2∶1。根据痔的大小，每个内痔注入 6～13ml，总量 20～40ml。

参 考 文 献

[1] 史兆岐. "消痔灵注射液"治疗三期内痔的体会[J]. 中医杂志，1980，（7）：24-26.

[2] 朱玉云，高允华，赵晓民，等. 瘤体内注射卡铂和消痔灵对荷瘤鼠的抗肿瘤作用及其毒性[J]. 中国现代应用药学，2001，18（1）：18-19.

[3] 崔艳，肖曼丽. 瘤体内注射消痔灵对荷 H22 肝癌小鼠凋亡蛋白表达的影响[J]. 中医药学刊，2006，24（9）：1697-1698.

[4] 高允华，张义善，朱玉云，等. 消痔灵对荷瘤鼠的抗肿瘤及免疫调节作用[J]. 山东医药工业，2000，19（3）：35-36.

[5] 许学玉. 消痔灵注射液治疗内痔 300 例疗效观察[J]. 山西中医学院学报，2008，9（1）：34.

[6] 王静，黄峰. 消痔灵注射液联合地奥司明片治疗内痔的疗效观察[J]. 现代药物与临床，2018，33（3）：655-658.

[7] 王丽. 消痔灵注射结合外剥内扎术治疗混合痔疗效观察[J]. 深圳中西医结合杂志，2018，28（15）：44-45.

[8] 赵亮，王永鹏，殷志韬. 消痔灵在预防环状混合痔术后肛缘水肿中的应用[J]. 中国初级卫生保健，2016，30（3）：88-90.

[9] 江少波. 局部注射"消痔灵注射液"治疗膀胱肿瘤的分析[J]. 浙江临床医学，2001，3（10）：750.

[10] 李晶，孙平良，刘春福. PPH 术合消痔灵注射液治疗直肠黏膜内脱垂 32 例[J]. 广西中医学院学报，2011，14（3）：29-30.

[11] 黄宁结，杨舒萍，沈浩霖，等. 超声引导下消痔灵注射液与无水乙醇硬化治疗肾囊肿的效果比较[J]. 福建医药杂志，2012，34（6）：104-106.

[12] 李德珍. 消痔灵注射液治疗慢性鼻炎 120 例疗效观察[J]. 中外妇儿健康，2011，19（9）：185.

[13] 罗凌青. "消痔灵注射液"治疗Ⅲ期内痔 52 例临床分析[J]. 海南大学学报（自然科学版），1995，13（2）：161-162，164.

（河南中医药大学　乔靖怡、陈　静）

痔疮外洗药

【药物组成】　芒硝、花椒、防风、黄连、鱼腥草、五倍子、甘草。

【处方来源】　研制方。国药准字 Z20043605。

【功能与主治】　祛毒止痒，消肿止痛。用于痔疮，肛门痛痒。

【药效】　主要药效如下：

1. 抗炎　痔疮外洗药具有抗炎作用，对局部炎症有明显抑制作用，能减轻炎性水肿，减少炎性分泌物的产生。

2. 镇痛　痔疮外洗药具有一定镇痛作用，能提高小鼠痛阈值，减弱对局部疼痛的敏感性，抑制局部疼痛。

3. 抗病原微生物　痔疮外洗药具有抗病原微生物作用，对葡萄球菌、大肠杆菌等细菌及多种真菌均有一定抑制及杀灭作用，且对于螨虫寄生虫等亦有一定抑杀作用，能抑制局部感染。

4. 止痒　痔疮外洗药具有止痒作用，能抑制病原微生物感染、炎症等引起的肛门瘙痒，减轻局部痛痒。

【临床应用】　主要用于痔疮。

痔疮[1, 2]　痔疮外洗药可用于湿热下注所致内痔、外痔、混合痔，症见大便出血、血色鲜红、痔核脱出可自行回缩，肛门灼热，或肛缘肿胀隆起、热疼痛、大便干或黏滞、舌红、苔腻、脉数等。本品善于消肿止痛，便后使用本品熏洗对于肿胀疼痛有明显抑制作用，连续使用可使痔核回缩、肿痛症状消失，且作用优于龙珠软膏。

【不良反应】　尚未见报道。

【使用注意】　①忌食辛辣、油腻等刺激性食物，忌气恼。②本药为外用药，不可内服。③孕妇及妇女月经期不宜使用。④坐浴时温度应适宜，防止烫伤。⑤便血量多者，或诊断不明确者，应去医院就诊。⑥用药 3 天症状无改善者，应去医院就诊。⑦对本品过敏者禁用，过敏体质者慎用。

【用法与用量】　装入布袋，煎水熏洗。

参 考 文 献

[1] 张小玲，王慎杰. 痔疮外洗药治疗痔疮疗效观察[J]. 光明中医，2013，28（3）：522，544.

[2] 高益民，张宗南. 专家帮您选 OTC 药（五）[J]. 首都医药，2001，8（9）：68-69.

（河南中医药大学　乔靖怡、陈　静）

痔疮止血丸（颗粒）

【药物组成】　槐花、荆芥、陈皮、侧柏叶、地榆、仙鹤草。

【处方来源】　研制方。国药准字 Z22024765。

【功能与主治】　清解肠风湿热，凉血止血。用于痔疮出血，肠风下血，血色鲜红者。

【药效】　主要药效如下[1]：

1. 抗炎 痔疮炎症反应会造成局部组织水肿，渗出，痔疮止血丸具有抗炎作用，能明显降低小鼠的腹腔毛细血管通透性和角叉菜胶致大鼠足跖肿胀程度，可减轻局部炎症反应，减少渗出、缓解水肿状态。

2. 止血 痔疮止血丸具有止血作用，能明显缩短小鼠断尾后出血自然停止时间，体外可缩短大鼠血液的凝血时间和凝血酶原时间，有明显止血作用，可减少痔疮出血。

【临床应用】 主要用于内痔出血。

内痔出血 痔疮止血丸可用于肠风湿热所致内痔出血，症见大便出血，便时滴血或呈喷射状，血色鲜红，或伴有痔核脱出可自行回缩。痔疮止血丸能减少痔疮出血并缩短出血时间。

【不良反应】 尚未见报道。

【使用注意】 ①孕妇忌服。②忌食辛辣、油腻等刺激性食物。

【用法与用量】 口服，一次 6g，一日 3 次。

参 考 文 献

[1] 杨竞，肖红，胡晓鹰，等. 痔疮止血丸的药理研究[J]. 药学进展，2000，24（5）：301-303.

（河南中医药大学 乔靖怡、陈 静）

化 痔 灵 片

【药物组成】 黄连、琥珀、苦地胆、三七、五倍子、猪胆汁膏、石榴皮、枯矾、雄黄（水飞）、槐花、乌梅（去核）、诃子。

【处方来源】 研制方。国药准字 Z44022454。

【功能与主治】 凉血，收敛，消炎。用于内外痔疮。

【药效】 主要药效如下[1, 2]：

1. 抗炎 痔疮发作引起的炎症反应常表现为局部红肿、渗出，严重时破溃，化痔灵片具有一定抗炎作用，对急、慢性炎症均有较好抑制作用。化痔灵片可减轻角叉菜胶所致大鼠足跖肿胀，在急性炎症期可收缩血管、减少渗出、缓解急性炎症所致肿胀程度，并能显著抑制大鼠棉球肉芽肿重量，在慢性炎症期有效减轻肉芽组织形成，减轻慢性炎症症状，可缓解痔疮的急、慢性炎症反应。

2. 镇痛 化痔灵片具有一定镇痛作用，可减少乙酸致小鼠扭体次数，并提高热板法所致小鼠痛阈值，可有效缓解痔疮疼痛。

【临床应用】 主要用于痔疮。

痔疮[3] 化痔灵片可用于湿热所致内痔、外痔、混合痔，症见大便出血、疼痛、肛缘肿胀、灼热疼痛等。本品在连续用药 1～2 周后，可减轻或消除痔疮患者出血症状，并可明显减轻炎症反应所致水肿、分泌物增多，同时可减轻局部瘙痒及痔核脱出症状。

【不良反应】 ①个别患者使用本品后可能引起皮疹。②文献报道[3]使用本品出现腹泻 16 例、胃肠不适症状 5 例。

【使用注意】 ①本品处方中含雄黄，不宜过量久服，肝肾功能不全者慎用。②孕妇慎用。孕妇及哺乳期妇女、儿童、老年人使用本品应遵医嘱。③对本品过敏者禁用，过敏体质者慎用。

【用法与用量】　　口服。一次 4～6 片，一日 3 次。

参 考 文 献

[1] 景志杰，牛拴成，张轩萍，等. 化痔灵片对大鼠实验性炎症模型的抗炎作用[J]. 山西医科大学学报，2006，37（3）：264-265.
[2] 景志杰，牛拴成，张轩萍，等. 化痔灵片对小鼠实验性疼痛的镇痛作用[J]. 山西医科大学学报，2006，37（1）：19-20.
[3] 李忠卓，张锦，赵晓玲，等. 化痔灵片治疗痔疮 365 例[J]. 辽宁中医杂志，2003，30（10）：827.

（河南中医药大学　乔靖怡、陈　静）

❧ 复方消痔栓 ❧

【药物组成】　　五倍子、大黄、青果核（炭）、白螺蛳壳（煅）、冰片。

【处方来源】　　研制方。国药准字 Z20064024。

【功能与主治】　　收敛止血。用于治疗各期内痔出血，可作为治疗痔疮的辅助药物。

【药效】　　主要药效如下：

1. 抗炎　复方消痔栓具有一定抗炎作用，能抑制炎性渗出，减轻局部水肿。

2. 镇痛　复方消痔栓具有一定镇痛作用，能缓解痔疮局部肿痛。

3. 抗病原微生物　复方消痔栓具有抗病原微生物作用，能抑制局部致病菌增殖，抑制局部感染。

4. 止血　复方消痔栓具有止血作用，可缩短局部出血时间及血液凝固时间。

【临床应用】　　主要用于内痔出血。

1. 内痔出血　复方消痔栓可用于湿热所致内痔出血，症见大便表面沾血或便时滴血，或喷射而出。

2. 肛肠疾病术后[1, 2]　复方消痔栓可用于内痔、外痔、混合痔等肛肠疾病术后治疗，具有明显的止血、消肿止痛、止痒，缓解内括约肌痉挛、预防创口感染、促进创口愈合作用，特别适用于内痔术后出血治疗。

【不良反应】　　尚未见报道。

【使用注意】　　①忌食辛辣刺激性食物。②孕妇禁用。③置入肛内时宜轻柔适度，以免疼痛或滑出。④肛裂患者不宜使用。⑤内痔喷射状出血或出血过多应去医院就诊。⑥未明确诊断的便血，必须到医院就诊。⑦药品宜存放在阴凉干燥处，防止受热变形。如遇高温软化，可浸入冷水或冰箱中，数分钟取出再用，不影响药效。⑧对本品过敏者禁用，过敏体质者慎用。

【用法与用量】　　直肠肛门给药。一次 1 粒，一日 1～2 次。

参 考 文 献

[1] 赵应荣. 复方消痔栓肛内用药在肛肠手术后防止出血效果分析[J]. 中国社区医师（医学专业），2012，14（31）：92.
[2] 陈少明. 复方消痔栓应用于肛肠术后 136 例的疗效观察[C]//中华中医药学会肛肠分会.中华中医药学会第十二次大肠肛门病学术会议论文汇编[C]. 中华中医药学会肛肠分会：中华中医药学会，2006：670-671.

（河南中医药大学　乔靖怡、陈　静）

痔舒适洗液

【药物组成】 槐角、三七、苦参、白及、蛇床子、败酱草、艾叶、马齿苋、金银花、防风、白矾、硼砂、冰片、甘草。

【处方来源】 研制方。国药准字 Z53021546。

【功能与主治】 清热燥湿，化瘀解毒，止血消肿，止痛止痒。用于痔疮急性发作。

【药效】 主要药效如下：

1. 抗炎 痔舒适洗液具有抗炎作用，对于局部炎症有抑制作用，可减少渗出、减轻水肿状态。

2. 镇痛 痔舒适洗液具有一定镇痛作用，能减轻局部水肿压迫而缓解疼痛。

3. 抗病原微生物 痔舒适洗液具有抗病原微生物作用，能抑制局部创面葡萄球菌、大肠杆菌等病菌的增殖，抑制局部微生物感染，减少脓性分泌物。

4. 止血 痔舒适洗液具有止血作用，能缩短局部创面出血时间并促进局部凝血。

【临床应用】 主要用于痔疮急性发作及术后治疗。

1. 痔疮急性发作 痔舒适洗液可用于痔疮急性发作，症见大便出血，血色鲜红，便后出血自行停止，痔核脱出引起水肿、疼痛，肛门周围瘙痒，或肛缘肿物疼痛等。

2. 肛门疾病术后[1-3] 痔舒适洗液可用于肛门疾病术后的治疗，对术后的水肿、疼痛、出血等均有明显疗效，术后使用 3～7 天既能明显减轻疼痛、水肿、出血等症状，持续使用可使症状消失，缩短伤口愈合时间，并能避免伤口感染，疗效明显优于常规治疗。

3. 其他[4, 5] 本品还可用于肛周脓肿、肛周湿疹的治疗。

【不良反应】 尚未见报道。

【使用注意】 ①忌烟酒，忌食辛辣、油腻及刺激性食物。②经期、孕期妇女禁用。③切勿接触眼睛、口腔等黏膜处。皮肤破溃处禁用。④用药期间不宜同时服用温热性药物。⑤用药 3 天症状无缓解，应去医院就诊。⑥对本品过敏者禁用，过敏体质者慎用。⑦本品性状发生改变时禁止使用。

【用法与用量】 外用，取适量药液，用温开水稀释至约 10 倍以上坐浴，早晚各一次，一周为一个疗程。适用于便后清洗。

参 考 文 献

[1] 郁建英. 痔舒适洗液用于肛门疾病术后的护理体会[J]. 现代中西医结合杂志, 2010, 19（10）：1282-1283.

[2] 王兰英，张鹤鸣，周孟秋. 痔舒适洗液坐浴对肛门病术后的效果观察[J]. 中国中医药现代远程教育, 2006, 4（9）：49-50.

[3] 桂平，陈星羽，吴健放，等. 痔舒适洗液辅助治疗混合痔术后 60 例疗效观察[J]. 新中医, 2014, 46（7）：101-103.

[4] 何志威，周志球，王志仁. 一次性根治术联合痔舒适洗液治疗肛周脓肿的临床效果观察[J]. 内蒙古中医药, 2017, 36（5）：17.

[5] 张冰凌，宋奇，吴先哲. 痔舒适洗液联合卤米松乳膏治疗肛周湿疹临床研究[J]. 新中医, 2013, 45（2）：93-95.

（河南中医药大学 乔靖怡、陈 静）

肛安栓（软膏）

【药物组成】 地榆（炭）、五倍子、人工麝香、冰片、盐酸小檗碱。

【处方来源】 研制方。国药准字 Z10980008。

【功能与主治】 凉血止血，清热解毒，燥湿敛疮，消肿止痛。用于内痔、外痔、混合痔等出现的便血、肿胀、疼痛。

【药效】 主要药效如下：

1. 抗炎 肛安栓具有抗炎作用，对复方巴豆油所致小鼠急性渗出性炎症和琼脂慢性增生性炎症有明显的抑制作用，可减少炎性渗出及炎症增生。

2. 止血 肛安栓具有止血作用，可促进小鼠血液凝固，明显缩短小鼠出血时间和凝血时间。

3. 抗病原微生物 肛安栓具有抗病原微生物作用，体外对大肠杆菌和溶血性链球菌有一定的抑制作用，对大肠杆菌所致家兔直肠感染有一定的治疗作用，能抑制细菌增殖，减轻感染症状。

4. 镇痛 肛安栓直肠给药有一定的镇痛作用，可提高热板法所致小鼠痛阈值，减少乙酸所致小鼠扭体次数。

【临床应用】 主要用于痔疮[1,2]。

痔疮 肛安栓可用于热度炽盛、湿热蕴积所致内痔、外痔、混合痔，症见大便出血、血色鲜红、肿胀、疼痛，痔核脱出可自行还纳，或肛缘有肿物等。临床使用本品治疗痔疮，可减少出血、减轻炎症水肿、缓解疼痛，作为痔疮术后的水肿、出血、瘙痒的局部症状的辅助治疗效果良好。

【不良反应】 偶有恶心、呕吐、皮疹和药热，停药后消失。

【使用注意】 ①忌食辛辣、油腻及刺激性食物。②孕妇禁用。③溶血性贫血患者及葡萄糖-6-磷酸脱氢酶缺乏患者禁用。④本品放置过程中有时会析出白霜，系基质所致，属正常现象，不影响疗效。⑤30℃以下保存，如超过30℃出现软化，可放入冰箱或浸入冷水中变硬后使用，不影响疗效。⑥放置时最好采取侧卧位，动作宜轻柔，避免出血，置入适当深度以防滑脱。⑦本品仅对痔疮合并有少量便血、肿胀及疼痛者有效，如便血量较多，内痔便后脱出不能自行还纳肛内，需到医院就诊。⑧本品含盐酸小檗碱。儿童、哺乳期妇女、年老体弱者应在医师指导下使用。⑨对本品过敏者禁用，过敏体质者慎用。

【用法与用量】 直肠给药，一次 1 粒，一日 1～2 次，早、晚或便后使用。

参 考 文 献

[1] 陈英，谢守鹏. 肛安栓在痔 PPH 术后的应用评价[J]. 湖北中医杂志，2014，36（4）：37-38.

[2] 宋晓锋. 肛安栓用于湿热下注型混合痔术后的临床疗效[J]. 中国肛肠杂志，2019，39（3）：50-52.

（河南中医药大学 乔靖怡、陈 静）

❧ 三味痔疮栓 ❧

【药物组成】 五倍子、白矾、冰片。

【处方来源】 研制方。国药准字 Z20030025。

【功能与主治】 收敛止血，消肿止痛，燥湿止痒。用于内痔出血，肛门肿痛。

【药效】 主要药效如下：

1. 抗炎 三味痔疮栓具有抗炎作用，可抑制二甲苯致小鼠耳肿胀和角叉菜胶致大鼠足跖肿胀，减轻炎症水肿。

2. 镇痛 三味痔疮栓具有镇痛作用，可抑制热辐射致大鼠的疼痛反应。

3. 止血 三味痔疮栓具有止血作用，可缩短断尾小鼠的出血时间。

4. 止痒 三味痔疮栓具有止痒作用，可提高组胺对大鼠破损皮肤的致痒阈。

【临床应用】 主要用于痔疮、肛窦炎。

1. 痔疮[1] 三味痔疮栓可用于湿热所致痔疮，症见大便出血、肛门肿痛，痔核脱出，便秘，或有分泌物等。三味痔疮栓可有效缓解痔疮出血、肿痛，对内痔作用效果较好。

2. 肛窦炎[2] 三味痔疮栓可用于湿热所致肛窦炎，症见排便时疼痛有定位，肛门异物感、不适和肛管下坠感及肛门脓性分泌物等。本品纳米银痔疮抗菌凝胶治疗 2～4 日即可使肛门坠胀、疼痛、排便不尽感减轻或消退，肛窦、肛乳头充血、红肿明显改善，且未出现明显局部刺激、红肿等不良反应。

【不良反应】 本品可能对肛门皮肤有轻微摩擦引起不适。

【使用注意】 ①忌烟酒及辛辣、油腻、刺激性食物。②内痔喷射状出血或出血过多应去医院就诊。未明确诊断的便血应去医院就诊。

【用法与用量】 外用。洗净患部，戴好消毒指套用手将药栓放入肛内，一次 1 粒，一日 2 次，7 日为一个疗程。

参 考 文 献

[1] 王振国，刘建华，姚玉春. 三味痔疮栓治疗痔疮[J]. 山东中医杂志，2003，22（2）：123.

[2] 商群献. 纳米银痔疮抗菌凝胶联合三味痔疮栓治疗肛窦炎临床疗效观察[C]//贵州省中西医结合学会、贵阳中医学院一附院、贵州省肛肠病医院.贵州省中西医结合学会肛肠学会第四届学术交流会暨新技术学习班论文汇编[C]. 贵州省中西医结合学会、贵阳中医学院一附院、贵州省肛肠病医院：贵州省中西医结合学会，2010：66-68.

（河南中医药大学 乔靖怡、陈 静）

❧ 榆 槐 片 ❧

【药物组成】 地榆、牡丹皮、槐花、枳壳、栀子、黄芩、甘草。

【处方来源】 研制方。国药准字 Z20026347。

【功能与主治】 清热燥湿，凉血止血。用于内痔少量出血，外痔肛门肿痛。

【药效】 主要药效如下：

1. 抗炎、抗病原微生物 榆槐片具有抗炎、抗病原微生物作用，能减轻炎症所致局部水肿，可抑制多种致病菌的增殖，减少病菌感染。

2. 止血、镇痛 榆槐片具有止血、镇痛作用，可减少出血时间，并提高痛阈值，减轻局部疼痛。

【临床应用】 主要用于痔疮。

痔疮[1] 榆槐片可用于湿热所致痔疮，症见大便出血，痔核脱出可自行还纳，肛缘有肿物，肛门肿痛，有黏性分泌物等。使用本品治疗可明显改善痔疮便血、痔脱出、疼痛、肿胀等症状，配合中药熏洗可增强疗效。

【不良反应】 尚未见报道。

【使用注意】 ①忌烟酒，忌食辛辣、油腻及刺激性食物。②孕妇禁用。③用药期间不宜同时服用温热性药物。④儿童及年老体弱者应在医师指导下服用。⑤有高血压、心脏病、肝病、糖尿病、肾病等慢性病严重者均应在医师指导下服用。⑥脾虚便溏者慎用。⑦内痔出血过多或原因不明的便血应去医院就诊。⑧服药 3 天症状无缓解，应去医院就诊。

【用法与用量】 口服，一次 6～8 片，一日 3 次。

参 考 文 献

[1] 陈辉. 榆槐片配合熏洗法治疗痔疮 50 例[J]. 中国中医药现代远程教育，2009，7（11）：101.

（河南中医药大学　乔靖怡、陈　静）

❧ 痔痛安搽剂 ❧

【药物组成】 苦参、金银花、薯莨、土大黄、枳壳、槐花、野花椒。

【处方来源】 苗药。国药准字 Z20026123。

【功能与主治】 清热燥湿，凉血止血，消肿止痛。本品用于湿热蕴结所致的外痔肿痛，肛周瘙痒。

【药效】 主要药效如下[1]：

1. 镇痛 外痔皮肤的破损、感染，肛缘处肿块，局部皮肤水肿均会引起明显疼痛。痔痛安搽剂能提高热板法所致的小鼠痛阈值，延长甲醛法所致小鼠足跖疼痛潜伏期，具有较好的镇痛作用。

2. 抗炎 痔痛安搽剂具有一定抗炎作用，能改善局部皮肤的红肿、渗出情况。

【临床应用】 主要用于外痔、混合痔、肛周瘙痒。

1. 外痔[2] 痔痛安搽剂用于湿热蕴结所致外痔，症见肛缘皮肤破损或感染，局部红肿、渗出或破溃，肛缘有呈红色或青紫色肿物，疼痛明显等。痔痛安搽剂能促进消除外痔水肿、减轻疼痛，并可减少便血、促进外痔损伤创面的愈合。

2. 混合痔[3-5] 痔痛安搽剂常用于混合痔术后的辅助治疗，痔痛安搽剂熏洗能减轻混合痔术后疼痛、水肿，并明显缩短创面愈合时间。痔痛安搽剂熏洗联合微波照射可使局部皮肤升温，促进血液和淋巴循环，有助于减轻水肿。痔痛安搽剂与藻酸盐敷料配合使用能减少痔术后创面出血、促进肉芽组织生长，加快创面愈合，作用优于常规聚维酮碘纱条换药疗效，并能避免对肉芽组织的刺激，减少伤口粘连及疼痛。

3. 肛周瘙痒[6]　　痔痛安搽剂对肛周瘙痒有一定疗效，在丁哌卡因和利多卡因与亚甲蓝配合局部封闭注射以在 1～2 周内长效镇痛、阻断瘙痒后，联用本品可减轻红斑、丘疹、糜烂、结痂等瘙痒症状，消除局部水肿、疼痛，促进皮损部位修复。使用本品治愈后，半年内未见复发，疗效较好。

【不良反应】　尚未见报道。

【使用注意】　①经期、孕期妇女禁用。②本品为外用药，禁止内服。③忌烟酒，忌食辛辣、油腻及刺激性食物。④切勿接触眼睛、口腔等黏膜处。皮肤破溃处禁用。⑤用药期间不宜同时服用温热性药物。⑥使用前应充分振摇。⑦用药 3 天症状无缓解，应去医院就诊。⑧对本品过敏者禁用，过敏体质者慎用。⑨本品性状发生改变时禁止使用。

【用法与用量】　外用，先用温开水清洗患处，再以药棉蘸取本品擦患处，每日早晚各涂擦一次。每晚临睡前以本品 8ml 加入 800ml 开水中搅匀后，趁热先熏肛门，待水温降至能坐浴时，再坐浴 15 分钟。

参 考 文 献

[1] 何燕玲，秦建平. 乌防止痛液止痛的实验研究[J]. 世界中西医结合杂志，2014，9（2）：141-143.

[2] 何琳. 痔痛安搽剂治疗痔疮的临床应用[J]. 现代中西医结合杂志，2006，15（13）：1784-1785.

[3] 吴金艳，王金海，叶丹，等. 不同处理方法对痔术后创面疼痛及愈合的效果观察[J]. 中华护理杂志，2012，47（9）：781-783.

[4] 胡万乐，黄崇杰. 痔痛安搽剂配合微波治疗混合痔术后水肿临床观察[J]. 浙江中西医结合杂志，2014，24（1）：49-51.

[5] 郑祥超，林策. 痔痛安搽剂坐浴对混合痔术后疗效的研究[J]. 浙江创伤外科，2011，16（3）：334-335.

[6] 邬丰杰. 肛周封闭配合痔痛安搽剂治疗肛门瘙痒症的疗效观察[J]. 临床合理用药杂志，2012，5（12）：79.

（河南中医药大学　乔靖怡、陈　静）

牛黄痔清栓

【药物组成】　体外培育牛黄、黄柏、黄连、大黄（炭）、没药（制）、冰片。

【处方来源】　研制方。国药准字 Z20040060。

【功能与主治】　清热解毒祛湿，消肿镇痛止血。用于湿热瘀阻之肛隐窝炎、痔引起的肛门疼痛、肿胀、出血。

【药效】　主要药效如下：

1. 抗炎　牛黄痔清栓具有抗炎作用，局部给药对二甲苯致小鼠耳肿胀及大鼠棉球肉芽肿有抑制作用，可降低毛细血管通透性，减轻局部水肿。

2. 镇痛　牛黄痔清栓具有镇痛作用，可提高热板法致小鼠的痛阈值，降低敏感性，增强对疼痛的忍耐力。

3. 止血　牛黄痔清栓具有止血作用，可缩短断尾小鼠凝血时间，促进凝血以发挥止血作用。

4. 抗病原微生物　牛黄痔清栓具有抗病原微生物作用，对金黄色葡萄球菌、链球菌等多种致病菌均有一定抑制作用，可抑制大鼠臀部大肠杆菌感染，减少细菌增殖，减少感染致分泌物。

【临床应用】　主要用于肛隐窝炎、痔疮。

1. 肛隐窝炎（肛窦炎）[1]　牛黄痔清栓可用于湿热下注所致肛隐窝炎，症见排便时有定位疼痛，肛门异物感、不适和肛管下坠感及肛门脓性分泌物等。临床应用本品治疗肛隐窝炎可显著改善肛门疼痛及充血水肿症状，并优于复方角菜酸酯栓纳肛治疗。

2. 痔疮[2]　牛黄痔清栓可用于湿热下注所致内痔、外痔、混合痔，症见便血、血色鲜红，肛门部肿胀、疼痛，痔核脱出等。本品对于各类痔疮症状均有疗效，其中对于内痔、炎性外痔所致红肿、疼痛、出血、坠胀效果较好。

3. 肛裂[2]　牛黄痔清栓可用于湿热下注所致肛裂，症见排便前后周期性疼痛，大便出血，血色鲜红，大便秘结等。本品能明显缓解肛裂所致疼痛、红肿，促进创面愈合。

【不良反应】　文献报道[1]1例患者初次使用后大便次数增至2～3次/天，不成形，可自行恢复。

【使用注意】　①忌辛辣刺激性食物，多食水果，防止便秘。②孕妇慎用。③排便时不要久蹲不起或用力过度，平时应适当运动，促进气血流畅。④内痔喷射状出血或出血过多应去医院就诊。⑤未明确诊断的便血应去医院就诊。

【用法与用量】　外用。大便后塞入肛门内2～2.5cm，一次1粒，一日1～2次，或遵医嘱。

参 考 文 献

[1] 刘磊，刘佃温. 牛黄痔清栓治疗肛窦炎的临床研究[J]. 中医临床研究，2012，4（14）：3-5.
[2] 董玲英，李琼华. 牛黄痔清栓治疗痔和肛裂100例[J]. 中国药业，2009，18（4）：58.

（河南中医药大学　乔靖怡、陈　静）

肤痔清软膏

【药物组成】　金果榄、土大黄、黄柏、朱砂根、野菊花、紫花地丁、雪胆、苦参、冰片、重楼、黄药子、姜黄、地榆、南苦丁茶、薄荷脑、山梨醇、瓜耳胶。

【处方来源】　苗药。国药准字Z20025745。

【功能与主治】　清热解毒，化瘀消肿，除湿止痒。用于湿热蕴结所致手足癣、体癣、股癣、浸淫疮、内痔、外痔，肿痛出血，带下病。

【药效】　主要药效如下[1]：

1. 抗炎、镇痛　肤痔清软膏具有抗炎、镇痛作用，能减轻局部水肿，可保护神经末梢，阻断神经节，减少PGE的释放达到止痛效果。

2. 抗病原微生物　肤痔清软膏具有抗病原微生物作用，可抑制局部病菌的生长，并通过形成保护膜有效隔离皮肤与外界环境的接触，破坏细菌生长、繁殖的环境，发挥抗菌作用。

3. 改善微循环　肤痔清软膏能改善创面微循环，促进肉芽组织形成及上皮组织新生，加速创面愈合。

【临床应用】　主要用于痔疮等肛周疾病、湿疹等。

1. 痔疮[2, 3]　肤痔清软膏可用于湿热蕴结所致的内痔、外痔、混合痔，症见大便出血、有物脱出可自行还纳或需借力还纳，肛门疼痛，肛缘有红或青紫状肿物等。本品作用迅速，能快速减轻疼痛、出血症状，对痔疮术后的水肿、疼痛、出血、瘙痒等并发症有明显改善作用，可促进创面肉芽组织生长，缩短愈合时间，联合地榆槐角丸可增强作用，缩短疗程。

2. 其他肛周疾病[4-6]　肤痔清软膏可用于肛裂、肛窦炎、肛瘘、肛周脓肿等多种肛周疾病，主要症见便血、疼痛、水肿、脱出、瘙痒、分泌物等。本品能缓解肛周疾病的临床症状，改善术后疼痛、水肿、出血等，并促进创面愈合。

3. 湿疹[7-10]　肤痔清软膏可用于急、慢性湿疹，症见瘙痒、丘疹、红斑、渗出、糜烂等，如肛周湿疹、面部湿疹、婴幼儿湿疹等。本品起效迅速，可迅速缓解肿胀、瘙痒、出血、疼痛等症状，联合红光照射或四物消风散加减可明显改善肛周瘙痒、红斑、丘疹等症状，作用优于氯雷他定。且在面部皮损治愈后的维持治疗中，能减少湿疹的复发。本品作用温和，副作用轻，用于婴幼儿可避免长期外用糖皮质激素治疗出现的不良反应。

4. 痤疮[11-13]　肤痔清软膏可治疗常发于面部或胸背部的寻常性痤疮，症见粉刺、丘疹、脓疱、结节和囊肿等。本品能明显减少痤疮的粉刺、丘疹、脓疱数量，且与常规多西环素联合能增强疗效，外用本品的同将其作为面膜倒模进行辅助治疗，能有效减少多余油脂，减轻痤疮症状，并减少复发。

5. 其他[14-17]　本品还可用于阴部瘙痒，烧伤，静脉炎，糖尿病足等的治疗。

【不良反应】　①涂药处皮肤出现小疹或稍红肿。②文献报道[9]维持治疗期间出现 2 例局部红肿、瘙痒，停药后症状即逐渐好转、消退。

【使用注意】　①本品过敏者禁用，孕妇禁用。②忌烟酒及辛辣、油腻、刺激性食物。保持大便通畅。③儿童、哺乳期妇女、年老体弱者应在医师指导下使用。④内痔出血过多或原因不明的便血应去医院就诊。⑤带下伴血性分泌物，或伴有尿频、尿急、尿痛者，应去医院就诊。⑥用于治疗癣症、浸淫疮、皮肤瘙痒等皮肤病时宜轻轻施以按摩。⑦对于过敏体质者或儿童等，宜将本品用温开水按 1∶5 稀释后在面部局部涂抹，30 分钟后若无红疹或不适，即可使用稀释液按摩后保留两小时。⑧治疗足癣，将药擦于患处，按摩 2 分钟后保留至第二天。⑨用于妇女带下病的治疗时，将药注入阴道深处。外阴及阴道用药后有凉爽感觉属正常现象。⑩本品用于治疗痔疮及肛周患病，刚涂抹时略感轻微刺激，数秒后即可感舒适。⑪用药部位如有烧灼感等不适时应停药，严重者应去医院就诊。⑫用药 3～7 天症状无缓解，应去医院就诊。⑬用毕洗手，切勿接触眼睛、口腔等黏膜处。

【用法与用量】　外用。使用前先用温开水洗净患处。取本品适量直接涂擦于患处或注入患处。轻症每日一次，重症早晚各一次。

参 考 文 献

[1] 朱明芳，张伊敏，刘翔，等. 肤痔清软膏对糖尿病大鼠皮肤溃疡愈合速度的影响[J]. 湖南中医药大学学报，2011，31（11）：27-29.

[2] 周健，周泠，秦建平. 肤痔清软膏在混合痔剥扎术后创面的应用[J]. 遵义医学院学报，2007，30（1）：38-39.

[3] 殷玉梅，潘方杰，张新芳，等. 地榆槐角丸加减方配合外用肤痔清软膏治疗混合痔的疗效观察[J]. 中国医药指南，2018，16（3）：188-189.

[4] 王兰英，张鹤鸣. 肤痔清软膏治疗肛门疾病 148 例[J]. 湖南中医杂志，2007，23（3）：52-53.

[5] 耿一超，耿维凤，李明，等. 肤痔清软膏治疗混合痔、肛瘘、肛周脓肿临床疗效观察[J]. 结直肠肛门外科，2015，21（4）：283-284.

[6] 吴金文，赖象权. 肤痔清软膏联合吲哚美辛三七冰片栓治疗肛隐窝炎的临床疗效观察[J]. 世界最新医学信息文摘，2018，18（72）：205，207.

[7] 王晓燕，唐凯，邓鹏，等. 红光照射联合肤痔清治疗肛门术后肛周急性湿疹的临床观察[J]. 中医药导报，2015，21（5）：81-82.

[8] 王键旋，储开宇. 四物消风散加减联合肤痔清软膏治疗慢性肛周湿疹 32 例临床观察[J]. 湖南中医杂志，2018，34（7）：92-93.

[9] 林大东，庄美平，何瑶. 肤痔清软膏维持治疗预防面部湿疹复发的临床观察[J]. 中国妇幼健康研究，2017，28（S2）：421-422.

[10] 张玉萍，徐文阁，尚爱民，等. 夫西地酸乳膏联合扑尔敏及肤痔清软膏治疗婴幼儿湿疹疗效观察[J]. 中国微生态学杂志，2016，28（10）：1185-1186，1190.

[11] 梁国雄. 肤痔清软膏治疗中度寻常痤疮的疗效观察[J]. 中国卫生产业，2012，9（17）：10-11.

[12] 梁国雄，胡宝婵，余嘉明，等. 肤痔清软膏治疗寻常性痤疮的疗效观察[J]. 中国医药指南，2014，12（3）：159-160.

[13] 余嘉明，梁国雄，胡宝婵，等. 肤痔清软膏面膜联合阿奇霉素间歇给药治疗中度痤疮临床观察[J]. 广东医学院学报，2015，33（6）：697-699.

[14] 张东红，覃兰辉. 肤痔清软膏治疗单纯性女阴瘙痒症疗效观察[J]. 皮肤病与性病，2005，27（3）：24-25.

[15] 柳俊，班耿，孙岭，等. 肤痔清软膏治疗烧伤 128 例的疗效观察[J]. 临床合理用药杂志，2014，7（26）：70-71.

[16] 黄静，曹廷芬，赵青青，等. 肤痔清软膏对留置针所致静脉炎的疗效观察[J]. 中国社区医师，2018，34（1）：128，130.

[17] 张宇辉，朱明芳，钟小平. 肤痔清软膏换药治疗 30 例糖尿病足的护理体会[J]. 当代护士（专科版），2011，（7）：17-19.

（河南中医药大学　乔靖怡、陈　静）

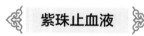

紫珠止血液

【药物组成】　紫珠草叶。

【处方来源】　研制方。国药准字 Z52020241。

【功能与主治】　清热解毒，收敛止血。用于胃肠道出血、便血、咯血及外伤出血等。

【药效】　主要药效如下[1, 2]：

1. 止血　紫珠止血液具有一定的止血作用，可提高小鼠血小板数量，促进小鼠的血小板和毛细血管功能，从而缩短小鼠体外凝血时间和出血时间。

2. 镇痛　紫珠止血液具有一定的镇痛作用，能减少乙酸所致小鼠扭体次数，可缓解局部疼痛。

【临床应用】　主要用于吐血、便血。

1. 吐血　紫珠止血液可用于热毒炽盛所致吐血，症见血色鲜红，身热、烦躁、口干口臭、牙龈肿痛，舌红苔黄，脉数有力，如胃、十二指肠壶腹部溃疡出血等。

2. 便血　紫珠止血液可用于热毒炽盛、热伤肠络所致便血，症见大便秘结、出血，血色鲜红，如痔疮所致出血。

【不良反应】　尚未见报道。

【使用注意】　①忌烟酒，忌食辛辣、油腻及刺激性食物。②脾胃虚寒者忌用。③体弱年迈者慎用。④出血过多或原因不明的便血应采取综合急救措施并及时去医院就诊。

【用法与用量】　口服，一次 40ml，一日 2～3 次，亦可用胃管灌胃。外用，取本品制成纱布条使用。

参 考 文 献

[1] 卢素琳，钟恒亮，夏曙华，等. 紫珠止血作用的实验研究[J]. 贵阳医学院学报，1999，24（3）：241-242.
[2] 任风芝，牛桂云，栾新慧，等. 紫珠叶化学成分的镇痛活性研究[J]. 天然产物研究与开发，2003，15（2）：155-156.

（河南中医药大学　乔靖怡、陈　静）

三、活血化瘀行气类

 马应龙麝香痔疮膏

【药物组成】　人工麝香、人工牛黄、珍珠、煅炉甘石粉、硼砂、冰片、琥珀。

【处方来源】　研制方。《中国药典》（2015 年版）。

【功能与主治】　清热燥湿，活血消肿，去腐生肌，用于湿热所致的各类痔疮、肛裂，症见大便出血，或疼痛，或下坠感；亦用于肛周湿疹。

【药效】　主要药效如下[1-4]：

1. 抗炎　痔疮等肛周疾病常会引起炎症渗出或破溃。马应龙麝香痔疮膏具有抗炎作用，能抑制巴豆油致小鼠耳肿胀，减少羧甲基纤维素致炎产生白细胞数目，能通过降低炎症因子 IL-1β、IL-6、TNF-α 及 NO 水平，调节免疫反应，发挥抗炎作用。

2. 镇痛　内痔水肿、形成血栓、外痔皮肤破损或感染，肛裂等均会产生疼痛，马应龙麝香痔疮膏可减少外伤性疼痛引起的扭体次数，提高热板致小鼠痛阈值，具有一定镇痛作用。

3. 促进组织修复　胶原是创面组织修复中最主要基质，马应龙麝香痔疮膏能促进大鼠肉芽组织增生，可增加毛细血管和成纤维细胞数，间接增加胶原数量，并能增加纤维结缔组织增生，有利于创伤和溃疡的修复。本品还可促进直肠黏膜损伤模型大鼠修复，减轻黏膜损伤，促进组织修复。

4. 抗病原微生物　马应龙麝香痔疮膏能抑制多种病菌的繁殖，避免创面感染扩散，具有抗病原微生物作用。

【临床应用】　主要用于痔疮、肛裂、湿疹等。

1. 痔疮[5, 6]　马应龙麝香痔疮膏可用于湿热所致的Ⅰ～Ⅲ期内痔、血栓性外痔、炎性外痔及混合痔，症见大便出血、肛门疼痛，痔核脱出可自行还纳或需借力还纳等，本品与地奥司明联用，能明显减轻疼痛感、异物感、肛门瘙痒及便血等症状，能促进肛门周围破损黏膜修复，可缩短治疗周期，能增加质量量表评分，改善患者生活质量。

2. 肛裂[7, 8]　马应龙麝香痔疮膏可用于湿热所致的Ⅰ～Ⅲ期肛裂，症见周期性肛门疼痛、便秘及间歇性便血。可有效改善出血症状，降低肛门疼痛，促进愈合，缩短愈合时间，提高临床疗效。本品联合中药坐浴及麻子仁丸内服，可减少肛裂创面感染，缓解疼痛，尤其对Ⅰ、Ⅱ期肛裂效果为好。

3. 肛门疾病术后并发症[9-11]　马应龙麝香痔疮膏给药 1 周能降低 VAS 疼痛评分，显著减少术后大便出血、大便疼痛、直肠坠痛、肿物脱出、流分泌物和肛门瘙痒等症状，并能促进创面愈合，改善患者生活状态。

4. 肛周湿疹[12,13]　马应龙麝香痔疮膏使用2周可显著改善瘙痒、丘疹等临床症状，联合苦参汤熏洗持续用药能治疗反复发作湿疹，愈后不易复发。

5. 其他[14-16]　本品还可用于褥疮、小儿尿布皮炎、糖尿病性皮肤溃疡的治疗。

【不良反应】　偶见过敏反应。

【使用注意】　①忌烟酒及辛辣、油腻、刺激性食物。②孕妇慎用或遵医嘱。儿童、哺乳期妇女、年老体弱者应在医师指导下使用。③本品为软膏剂，不宜用于溃烂处。④用毕洗手，切勿接触眼睛、口腔等黏膜处。⑤保持大便通畅。⑥痔出血过多或原因不明的便血应去医院就诊。

【用法与用量】　外用，涂擦患处。

参 考 文 献

[1] 李浩. 探讨痔泰贴剂与马应龙痔疮膏的动物模型药理比较[J]. 中国实用医药，2009，4（20）：142-143.

[2] 娄鑫，白明，田硕，等. 生姜外用对大、小鼠痔疮模型的影响[J]. 中国实验方剂学杂志，2019，25（4）：23-28.

[3] 黄克江，杨立伟. 生肌膏促进创口愈合的实验研究[J]. 中医药信息，2010，27（4）：53-54.

[4] 姜义武，李杰，唐海云，等. 马应龙麝香痔疮膏对直肠黏膜急性损伤的修复作用及机制研究[J]. 中国医院用药评价与分析，2017，17（2）：176-178.

[5] 胡方宽. 地奥司明联合马应龙麝香痔疮膏治疗痔疮的效果观察[J]. 保健医学研究与实践，2017，14（3）：52-54.

[6] 刘春贵. 马应龙麝香痔疮膏联合地奥司明治疗血栓性痔疮的临床效果观察[J]. 中医临床研究，2017，9（33）：106-108.

[7] 徐利. 锡类散治疗Ⅰ期、Ⅱ期肛裂的临床疗效观察[J]. 中成药，2016，38（2）：470-472.

[8] 李艳玲，魏林. 祛毒汤马应龙麝香痔疮膏合麻子仁丸治疗肛裂216例[J]. 中国民间疗法，2005，13（3）：35-36.

[9] 杨德群，刘行稳，王伟军. 马应龙麝香痔疮膏换药治疗肛门病术后疗效观察[J]. 中西医结合研究，2011，3（1）：10-11，13.

[10] 王晓飞. 痔疮手术后采用马应龙麝香痔疮膏的疗效观察[J]. 全科医学临床与教育，2014，12（1）：113-114.

[11] 冯斌. 马应龙麝香痔疮栓治疗肛裂术后创面愈合及止血的疗效观察[J]. 中国处方药，2016，14（9）：4-5.

[12] 余明红. 马应龙麝香痔疮膏治疗肛周湿疹疗效观察[J]. 中国实用医药，2013，8（8）：159-160.

[13] 刘婧. 苦参汤联合马应龙麝香痔疮膏治疗肛周湿疹60例[J]. 实用中医药杂志，2013，29（10）：820.

[14] 周萍，魏群. 马应龙麝香痔疮膏治疗褥疮的疗效观察[J]. 河北中医，2007，29（2）：124.

[15] 马喜凤. 马应龙痔疮膏治疗小儿尿布皮炎的疗效观察[J]. 甘肃科技，2006，22（7）：187.

[16] 赵宇冰，李瑜. 马应龙麝香痔疮膏治疗糖尿病性皮肤溃疡37例观察[J]. 甘肃中医，2007，20（3）：45.

（河南中医药大学　乔靖怡、陈　静）

❊❧ 消 痔 软 膏 ❧❊

【药物组成】　熊胆粉、地榆、冰片。

【处方来源】　研制方。《中国药典》（2015年版）。

【功能与主治】　凉血止血，消肿止痛。用于炎性、血栓性外痔，以及Ⅰ、Ⅱ期内痔，属风热瘀阻或湿热壅滞证。

【药效】　主要药效如下：

1. 抗炎　消痔软膏具有一定抗炎作用，通过抑制炎性介质释放可减轻化学物质所致急性炎症损伤，减轻炎症反应，减少渗出。

2. 镇痛　消痔软膏具有一定的镇痛作用，能增加小鼠痛阈值，发挥镇痛作用。

3. 止血　消痔软膏具有止血作用，能收缩血管，使创伤组织表面蛋白凝固，减少分泌与血浆渗出，可在血管破损处形成硬块，并可缩短凝血酶原时间，缩短出血、凝血时间而发挥止血作用。

【临床应用】 主要用于Ⅰ、Ⅱ期内痔，炎性、血栓性外痔。

1. 内痔[1] 消痔软膏可用于风热瘀阻或湿热壅滞所致Ⅰ、Ⅱ期内痔，症见大便出血，痔核脱出可自行还纳。本品用于内痔3天即可明显减少出血、减轻坠胀感、脱出、瘙痒等症状，治疗7天可显著改善患者症状，作用优于复方角菜酸酯栓。

2. 外痔 消痔软膏可用于风热瘀阻或湿热壅滞所致炎性、血栓性外痔，症见肛缘有红色或青紫色肿物，有异物感，疼痛等。

【不良反应】 尚未见报道。

【使用注意】 ①忌食辛辣、厚味食物。②不宜与温热性药物同服。③本品为膏剂，溃烂患者不宜使用。孕妇慎用。④本品为外用药，禁止内服。⑤本品仅对痔疮合并有少量出血、肿胀及疼痛者有效，如便血量较多，内痔便后脱出不能自行还纳肛内，需到医院就诊。

【用法与用量】 外用。用药前用温水清洗局部，治疗内痔：将注入头轻轻插入肛内，把药膏推入肛内治疗外痔：将药膏均匀涂敷患处，外用清洁纱布覆盖。一次2~3g，一日2次。

参 考 文 献

[1] 甘平，李雁菲，麻桂凤. 消痔软膏治疗早期内痔738例疗效观察[J]. 中国煤炭工业医学杂志，2005，8（12）：1279-1280.

（河南中医药大学 苗明三、乔靖怡）

九华痔疮栓

【药物组成】 大黄、浙贝母、侧柏叶（炒）、厚朴、白及、冰片、紫草。

【处方来源】 研制方。国药准字Z36020577。

【功能与主治】 消肿化瘀，生肌止血，清热止痛。用于各种类型的痔疮。

【药效】 主要药效如下[1]：

1. 抗炎 九华痔疮栓具有抗炎作用，能抑制蛋清致大鼠足跖肿胀，且在急性炎症的早期作用更显著。

2. 镇痛 九华痔疮栓可抑制乙酸所致小鼠扭体次数，并能升高尾根部加压致痛小鼠的痛阈值，具有局部镇痛作用。

3. 改善微循环 九华痔疮栓能改善局部微循环，可明显增加小鼠耳郭微血管开放数及直径，促进血流运行，改善血液瘀阻状态。

【临床应用】 主要用于各种类型的痔疮。

1. 痔疮[2-5] 九华痔疮栓可用于血热毒盛所致Ⅰ～Ⅲ内痔、血栓性外痔、炎性外痔、混合痔。症见大便出血、痔核脱出可自行还纳或需借力还纳，肛门疼痛、水肿等。临床观察表明，九华痔疮栓能改善局部微循环，使瘀血状态得以缓解，同时具有较好的止血和消肿止痛、润肠通便的作用。本品与地奥司明片联用治疗痔疮急性发作，疗效优于单药使用，且能有效改善患者的临床症状。

研究表明，内痔患者肛管、直肠压力均明显增高，痔切除后肛管压力可明显降低。九华痔疮栓降低肛管直肠静息压力更为明显，表明九华痔疮栓具有良好的降低肛管内压力的作用，从而推断对治疗内痔的疗效肯定，值得临床推广。

2. **痔源性便秘**[6, 7]　是由于痔导致高肛压，高内括约肌压，高外括约肌压，肛管顺应性和敏感性低，肛管高压带延长等改变而引起。采用九华痔疮栓治疗痔源性便秘能够改善局部微循环，具有明显止血、消肿止痛、润肠通便作用，同时避免了由于因内服含蒽醌类物质的大黄而可能导致结肠黑变病的后果。

3. **肛裂**　九华痔疮栓可用于血热毒盛所致肛裂，症见大便出血、肛门疼痛、水肿等。

4. **预防产妇会阴侧切感染**[8]　对于行会阴侧切术的产妇应用九华痔疮栓预防感染，疗效优于头孢拉定对照组，能促进切口红肿、疼痛消除及切口愈合，并避免皮疹、消化道症状等不良反应发生，尤其对合并痔疮者效果更佳。

5. **其他**[9]　本品还可用于防治粪嵌塞的治疗。

【**不良反应**】　文献报道[10]本品致腹泻 3 例。

【**使用注意**】　①忌食辛辣刺激性食物。②本品为外用药，禁止内服。③置入肛内时宜轻柔适度，以免刺激疼痛或滑出。④内痔喷射状出血或出血过多应去医院就诊。⑤未明确诊断的便血，必须到医院就诊。⑥药品宜存放在阴凉干燥处，防止受热变形。如遇高温软化，可浸入冷水或冰箱中，数分钟取出再用，不影响药效。⑦对本品过敏者禁用，过敏体质者慎用。

【**用法与用量**】　大便后或临睡前用温水洗净肛门，塞入栓剂 1 粒。一次 1 粒，一日 1 次，痔疮严重或出血量较多者，早晚各塞 1 粒。

参 考 文 献

[1] 李京向. 肛痛宁软膏用于混合痔术后镇痛疗效的临床观察与药理实验研究[D]. 济南：山东中医药大学，2004.

[2] 许素娇. 九华痔疮栓治疗痔疮 58 例临床观察[J]. 中药材，2003，26（12）：919-920.

[3] 温玖根. 地奥司明片与九华痔疮栓联用对痔疮急性发作患者的临床疗效评价[J]. 抗感染药学，2015，12（6）：936-937，967.

[4] 黄永兵，蔡兰兰，陈国文. 九华痔疮栓治疗内痔 60 例临床观察[J]. 中国实用医药，2009，4（33）：112-113.

[5] Ho Y H, Tan M. Ambulatory anorectal manometric findings in patients before and haemorrhoidectomy[J]. Int J colorectal Dis, 1997, 12（5）：296.

[6] 杨新庆. 修订痔诊治暂行标准会议纪要[J]. 中华外科杂志，2003，41（9）：698.

[7] 朱翔，叶子青. 九华痔疮栓治疗痔源性便秘 50 例[J]. 福建中医药，2010，41（1）：48.

[8] 周鸣芳，徐关德. 九华痔疮栓预防产妇会阴侧切感染临床观察[J]. 衡阳医学院学报，2000，28（5）：458-459.

[9] 王磊. 九华痔疮栓防治痔疮术后粪嵌塞 45 例[J]. 安徽中医临床杂志，2002，14（4）：183.

[10] 王永杰. 九华痔疮栓致腹泻 3 例[J]. 中国肛肠病杂志，2001，21（7）：39.

（河南中医药大学　乔靖怡、陈　静）

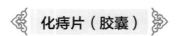

化痔片（胶囊）

【**药物组成**】　槐米、茜草、枳壳、三棱、三七。

【**处方来源**】　研制方。国药准字 Z20043292。

【**功能与主治**】　清热，凉血，止血，行气散瘀。用于内痔、外痔、混合痔、内外痔血栓。

【**药效**】　主要药效如下[1]：

1. **抗炎**　痔疮常出现炎症反应，局部皮肤破损则情况加重，化痔片具有抗炎作用，对二甲苯致小鼠耳肿胀和新鲜蛋清致大鼠足跖肿胀急性炎症有抑制作用，可减少局部渗出，减轻痔疮水肿。

2. 镇痛　化痔片具有镇痛作用，可减少乙酸所致小鼠扭体次数，提高热板法小鼠的痛阈值，延长小鼠首次舔后足的时间，具有一定镇痛作用，可缓解痔疮的反复疼痛。

3. 抗直肠溃疡　化痔片具有抗直肠溃疡作用，能促进家兔直肠黏膜溃疡的愈合。化痔片能减轻直肠黏膜的水肿、充血，明显消退创面的水肿及瘀斑面积，抑制溃疡形成，促进溃疡面的愈合。

【临床应用】　主要用于内痔、外痔、混合痔。

内痔，外痔，混合痔[2]　化痔片可用于气滞络阻所致内痔、外痔、混合痔，症见大便出血，痔核脱出可自行回缩，有坠胀感，肛缘有血栓、水肿、疼痛，或肛缘肿物突起，异物感，胀痛或坠痛等。

【不良反应】　尚未见报道。

【使用注意】　孕妇忌服。

【用法与用量】　口服。片剂：一次 6 片，一日 3 次；胶囊：每次 6 粒，一日 3 次。或遵医嘱。

参 考 文 献

[1] 王秋菊，吕娟，盛丽，等. 化痔片的抗炎镇痛及抗直肠溃疡作用[J]. 中国实验方剂学杂志，2009，15（4）：60-63.
[2] 郭俊宇，覃安强，杨昌谋，等. 地奥司明治疗痔病症状临床疗效观察[J]. 右江医学，2011，39（04）：436-437.

（河南中医药大学　乔靖怡、陈　静）

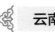 **云南白药痔疮膏**

【药物组成】　三七、麝香、冰片、重楼等。（国家保密方）。

【处方来源】　研制方。国药准字 Z20060003。

【功能与主治】　化瘀止血，活血止痛，解毒消肿。用于内痔Ⅰ、Ⅱ、Ⅲ期及其混合痔之便血、痔黏膜改变，炎性外痔之红肿及痔疮之肛门肿痛等。

【药效】　主要药效如下[1,2]：

1. 抗炎　云南白药痔疮膏具有抗炎作用，对二甲苯所致小鼠耳肿胀有一定的抑制作用，可减少急性炎症引起的渗出、减少局部组织水肿。

2. 镇痛　云南白药痔疮膏具有镇痛作用，能减少乙酸所致小鼠扭体次数，降低小鼠对于疼痛的敏感性而止痛。

3. 止血　云南白药痔疮膏具有止血作用，能缩短正常小鼠鼠尾创伤的出血时间，减少出血量，促进创面凝血而止血。

【临床应用】　主要用于痔疮。

痔疮[2-4]　云南白药痔疮膏可用于气滞络阻所致Ⅰ～Ⅲ期内痔、炎性外痔、混合痔，症见排便时出血，痔核脱出可自行还纳或需手辅助还纳，肛门部疼痛，湿痒，有少量分泌物等。本品能有效改善病灶出血及破溃等情况，且对肿胀等不适感作用明显，联合西药使用可增强对感染的抑制作用，并且能在短时间内缓解痔疮术后水肿及疼痛，而且能加速创面愈合、缩短住院治疗时间。

【不良反应】　尚未见报道。

【使用注意】　①孕妇忌用。②用于外痔时，挤药膏直接涂敷患处；用于内痔时，将药膏软管的帽盖取下，导管插入肛门内，挤出药膏，弃去软管和帽盖；用于混合痔时，可先将药膏挤入肛门内，然后外敷。③本包装应为一次性使用。④使用时，请将包装内所附卫生护垫粘贴在内裤上，以免污染衣物。⑤痔黏膜表面糜烂者初次使用时局部有烧灼不适感，数分钟后不适感减缓消失，再次用药不适感减轻，并逐渐消失。

【用法与用量】　用药前排便，清水清洗患部，外敷或纳肛，一次 1～1.5g，一日 2 次，10 天为一个疗程。

参 考 文 献

[1] 余美琼. 云南白药的现代药理作用及其临床新用途[J]. 中国民族民间医药，2009，18（9）：64-65.

[2] 宫毅. 云南白药痔疮膏治疗痔的临床与实验研究[A].中华人民共和国国家中医药管理局，世界卫生组织.国际传统医药大会论文摘要汇编[C]. 中华人民共和国国家中医药管理局、世界卫生组织：中国中医科学院针灸研究所，2000：1.

[3] 程飞. 西药联合云南白药痔疮膏外敷治疗痔疮的疗效观察[J]. 临床合理用药杂志，2015，8（6）：132-133.

[4] 杨正祥. 云南白药痔疮膏配合 TDP 照射治疗混合痔术后并发症疗效观察[J]. 实用中医药杂志，2016，32（5）：405-406.

（河南中医药大学　乔靖怡、陈　静）

三七血伤宁胶囊（散）

【药物组成】　三七、重楼、制草乌、大叶紫珠、山药、黑紫藜芦、冰片。

【处方来源】　研制方。《中国药典》（2015 年版）。

【功能与主治】　止血镇痛，祛瘀生新。用于瘀血阻滞、血不归经所致的咯血、吐血、月经过多、痛经、闭经、外伤出血、痔疮出血；胃及十二指肠溃疡出血、支气管扩张出血、肺结核咯血、功能性子宫出血。

【药效】　主要药效如下[1]：

1. **止血**　三七血伤宁胶囊具有止血作用，能缩短小鼠外伤性出血时间及凝血时间，改善凝血系统功能，促进凝血。

2. **镇痛**　三七血伤宁胶囊具有镇痛作用，能提高热板法小鼠痛阈值，减少乙酸致小鼠扭体次数，镇痛作用明显。

3. **活血**　三七血伤宁胶囊具有一定活血作用，对于体内瘀血有较好清除作用，可促进兔耳皮下瘀血的吸收。

【临床应用】　主要用于便血、咯血、吐血等。

1. **便血**　三七血伤宁胶囊可用于瘀血阻滞、脉络受阻所致便血，症见大便出血、血色黑或紫暗，排便不畅，如痔疮出血、胃及十二指肠壶腹部溃疡出血等。

2. **咯血**　三七血伤宁胶囊可用于血脉瘀阻、血不归经所致咯血，症见痰中带血，血色鲜红，咯血前喉痒、咳嗽，可伴有胸痛、心慌、发绀等，如支气管扩张，肺结核咯血等。

3. **吐血**　三七血伤宁胶囊可用于血脉瘀阻、血不循经所致吐血，症见血色鲜红或紫暗，伴有脘腹疼痛，痛有定处而拒按，舌紫暗，脉涩，如胃及十二指肠溃疡出血。

4. 月经过多 三七血伤宁胶囊可用于瘀血阻滞、血不循经所致月经血量过多，血色紫黑有瘀血，小腹疼痛拒按，舌紫暗，脉涩。

5. 痛经 三七血伤宁胶囊可用于瘀血阻滞胞宫所致痛经，症见小腹坠胀，痉挛疼痛，可伴有恶心、呕吐、腹泻、头晕、乏力等症状，严重时面色发白、出冷汗。

6. 闭经 三七血伤宁胶囊可用于瘀血阻滞胞宫所致闭经，症见经血不来，小腹疼痛，乳房胀痛，舌紫暗或有瘀血，脉涩。

7. 功能性子宫出血[2] 三七血伤宁胶囊可用于瘀血阻滞、血不循经所致功能性子宫出血，症见无规律性子宫出血，血量时多时少，或突然增多，闭经时间长者，出血量多，并可持续数月不止。周期短于 21 天，时流时止。使用本品治疗功能性子宫出血，可在 2 天内明显减少或停止出血，1 周内均可停止出血，对更年期、育龄期、青春期出血均有疗效，且无明显毒副作用。

8. 外伤出血 三七血伤宁胶囊可用于跌打损伤、血脉瘀阻所致出血，症见血色红或紫暗，局部青紫，肿胀疼痛。

9. 其他[3, 4] 本品还可用于骨折、乳腺癌术后促愈治疗。

【不良反应】 尚未见报道。

【使用注意】 ①忌烟酒，忌食辛辣、油腻及刺激性食物。②孕妇禁用，肝肾功能不全者禁用。③本品含有制草乌有毒药物，应在医生指导下使用，不宜过量、久用。④出血过多或原因不明的出血应采取综合急救措施并及时去医院就诊。

【用法与用量】 用温开水送服。一次 1 粒（重症者 2 粒），一日 3 次，每隔 4 小时服一次，初服者若无副作用，可如法连服多次；小儿 2～5 岁一次 1/10 粒，5 岁以上一次 1/5 粒。跌打损伤较重者，可先用黄酒送服 1 丸保险子。瘀血肿痛者，用酒调和药粉，外擦患处；如外伤皮肤破损或外伤出血，只需内服。

参 考 文 献

[1] 高学敏，肖艳萍. 三七血伤宁胶囊的药理分析[J]. 首都医药，2004，（4）：51.

[2] 阮祥燕. 三七血伤宁胶囊治疗功血的临床观察[J]. 首都医药，2004，（6）：29.

[3] 潘永苗. 三七血伤宁胶囊治疗 Colles 骨折 76 例[J]. 浙江中医杂志，2004，（11）：6.

[4] 杨松，张琴琴，王婉雪，等. 三七血伤宁胶囊对乳腺癌患者术后引流量及引流液中 IL-8、TNF-α 含量的影响[J]. 中医杂志，2019，60（9）：760-763.

（河南中医药大学 苗明三、乔靖怡）

第十章

肛裂中成药名方

第一节 概　　述

一、概　　念

肛裂（anal fissure）又称为肛管溃疡，肛裂是消化道出口从齿状线到肛缘这段最窄的肛管组织表面裂开，反复不愈的一种疾病。临床上以肛门周期性疼痛、出血、便秘为主要特点。

肛裂属中医学"钩肠痔""裂痔"范畴。

二、病因及发病机制

（一）病因

肛裂的病因目前仍不清楚，一般认为与肛门内括约肌痉挛有关。

（二）发病机制

解剖因素：肛管外括约肌浅部在肛门后方形成肛尾韧带，较坚硬，伸缩性差；肛提肌大部分附着于肛管两侧，因此肛管前部和后部不如两侧坚强，容易损伤；肛管和直肠形成肛管直肠角，使肛管后部承受粪便压力大等都是造成肛裂的因素。

外伤：慢性便秘患者，由于大便干硬，排便时用力过猛，易损伤肛管皮肤，反复损伤使裂伤深及全层皮肤，形成慢性感染性溃疡。据报道，便秘致肛裂占 14%～24%，但是便秘也可能是肛裂的后果，是由于患者惧怕排便所致。此外，产伤也可致肛裂，占 3%～9%。腹泻时频繁排便，肛管敏感紧缩也易损伤，反复损伤则易形成慢性感染性溃疡。

感染：齿状线附近的慢性炎症，如后正中处的肛窦炎，向下蔓延而致皮下脓肿，破溃而成为慢性溃疡；肛管损伤后亦难愈合的原因至今不明，有人认为主要是损伤合并感染所致，感染时炎性细胞可以释放溶胶原酶，阻止上皮组织再生与延伸。

缺血：近期有人提出肛管后正中线缺血是肛裂好发于该处的原因，因为肛管远端是由直肠下动脉供应，该血管穿越坐骨直肠窝，分出小支经肛管括约肌至黏膜，但多数后联合处缺乏直肠下动脉分支（占 85%）。从毛细血管形态学研究也提示后正中线处内括约肌内部的毛细血管较稀疏。有人应用激光多普勒血流仪测得肛管后联合处的血流较其他象限处为少。以上均说明缺血确是慢性肛裂发病的主要因素。

肛管狭窄：先天畸形、外伤或手术所致的肛管狭窄，在干结粪便通过时更易受损而发生肛裂。

内括约肌紧张，肛裂患者有不正常的内括约肌过度收缩现象。反射性内括约肌痉挛目前认为是肛裂不易愈合的重要原因。

三、临 床 表 现

临床表现：①疼痛，周期性疼痛是肛裂的主要症状，常因排便时肛管扩张刺激溃疡面，引发撕裂样疼痛，或灼痛，或刀割样疼痛，持续数分钟后减轻或缓解，随后括约肌持续性痉挛而剧烈疼痛，可持续数小时，使患者坐卧不安。②出血，大便时出血，量不多，鲜红色，有时染红便纸，或附着于粪便表面。③患者多数有习惯性便秘，又因恐惧大便时疼痛，不愿定时排便，所以便秘加重，造成恶性循环。肛裂临床上常用 3 期分类法：Ⅰ期，单纯性肛裂；Ⅱ期，溃疡形成期；Ⅲ期，陈旧性肛裂。

四、诊 　 断

结核性溃疡：溃疡面可见干酪样坏死，色灰，底不平，疼痛不明显，出血量较少。肛门皲裂：多由肛门湿疹、肛门瘙痒等继发，裂口为多发，位置不定，较表浅，疼痛较轻，出血量较少。不引起赘皮性外痔和肛乳头肥大等并发症。梅毒性溃疡：患者多有性病史，溃疡不痛，位于肛门侧面，对触诊不敏感。溃疡呈圆形或梭形，微微突起，较硬，有少量分泌物。

五、治 　 疗

（一）常用化学药物及现代技术[1-3]

药物治疗：主要是将药物注射到肛裂周围，阻断恶性循环刺激，即解除疼痛和内括约肌痉挛，从而使裂损创面得到修复，达到治愈肛裂之目的。有机硝酸盐类如硝酸甘油可提供 NO，松弛肛门内括约肌，降低肛管最大静息压，从而改善肛管皮肤血运，促进肛裂愈合。肉毒素能不可逆、选择性地阻止乙酰胆碱释放到突触间隔，在外周神经末梢发挥神经阻滞作用，引起肌肉松弛性麻痹。A 型肉毒素产生于肉毒杆菌生长繁殖过程中，属于细菌外毒素，可在神经-肌肉接头处与周围胆碱能运动神经元突触前膜特异性结合，从而抑制钙离子介导的乙酰胆碱释放，进而降低肌张力，从而发挥缓解肌肉痉挛的作用。

钙离子通道阻滞剂如地尔硫卓、硝苯地平等可降低平滑肌的收缩性，降低肛管静息压，缓解肛裂症状。

手术治疗：陈旧性肛裂和非手术疗法治疗无效的早期肛裂患者可以考虑手术治疗，并根据不同情况选择不同的手术方法。常用的方法有小针刀松解、肛管扩张术、内括约肌切断术、皮瓣修复术、纵切横缝术、肛裂侧切术等。

（二）中成药治疗[4-6]

中医学对肛裂的治疗主要依据中医基础理论，从整体观念出发，辨证论治，标本兼顾，调理肠道，改善便秘，使肛门内括约肌张力降低，改善局部血供，止血止痛，减轻患者痛苦，在肛裂早期保守治疗、术后恢复等方面具有独特的作用。

第二节　中成药名方的辨证分类与药效

肛裂患者共同病理基础都是肛管皮肤破损。中药治疗肛裂的基本药效是促进破损皮肤愈合、止血。但是不同的中药尚有其他不同的药效，以治疗肛裂。中药治疗肛裂是辨证用药，发挥治疗肛裂的不同药效特点。中成药名方的常见辨证的治则分类及其主要药效如下：

一、润肠通便类[7]

肛裂血热肠燥证者症状主要是大便干结，数日一行，便时疼痛，点滴下血，裂口深红；口干咽燥，五心烦热；舌红，苔少或无苔，脉细数。

肛裂血热肠燥证者主要病理变化是粪便干硬造成肛管的损伤，裂开的创面继发感染形成久不愈合的溃疡，肛管括约肌收缩痉挛、溃疡面引发炎症等。

清热润肠通便类中成药可止血和促进凝血、镇痛、抗炎、抗菌、降血脂，明显改善直肠黏膜组织肿胀。

常用中成药：麻仁丸、通幽润燥丸。

二、清热解毒凉血类[8]

肛裂热毒蕴结证者症状主要是大便二三日一行，质干硬，便时肛门疼痛，便时滴血，裂口色红；目赤肿痛，口舌生疮，耳鸣耳聋，牙痛，牙龈红肿，咽喉肿痛；小便短赤，大便秘结，舌红苔黄，脉数等。

肛裂热毒蕴结证者主要病理变化是裂口下端皮肤因炎症改变，浅部静脉及淋巴回流受阻，引起水肿。

清热解毒类中成药可止血和促进凝血、镇痛、抗炎，明显改善肠黏膜组织肿胀等。

常用中成药：京万红痔疮膏、麝香痔疮栓。

三、凉血祛风类[9]

肛裂风邪挟热，热伤肠络证者症状主要是风邪挟热，热结肠道，耗伤津液，大肠失于濡润；热入营血所致身热夜甚，神烦少寐，时有谵语，或斑疹隐隐等；热入血分所致出血、发斑，如狂、谵语、舌绛起刺等。

肛裂风邪挟热，热伤肠络证者主要病理变化是肛管静息压升高，黏膜肿胀和糜烂，微循环障碍等。

清热凉血类中成药可止血、镇痛、抗炎，降低神经的兴奋性、肌张力及血管的通透性。

常用中成药：痔疮胶囊。

参 考 文 献

[1] 何孝康. 肛裂的中西医治疗研究进展[D]. 北京：北京中医药大学，2014.
[2] 孟繁举，魏春龙，吕越明，等. 肛门后侧位内外括约肌联合切断术治疗陈旧性肛裂的效果分析[J]. 中国全科医学，2018，21（S2）：101-102.
[3] 王正康. 肛裂的外科治疗[J]. 中国实用外科杂志，2001，（11）：8-9.
[4] 吴至久，饶鹏，赵兵. 创灼膏治疗Ⅰ、Ⅱ期肛裂的临床疗效及安全性观察[J]. 中成药，2017，39（9）：1982-1984.
[5] 李明，王建民，方笑丽，等. 白竭散促进肛裂术后创面愈合的临床观察[J]. 中华中医药杂志，2017，32（6）：2811-2813.
[6] 董聿锟，曹波，邓文玲. 消痛膏对肛裂疼痛及内括约肌痉挛影响的临床研究[J]. 时珍国医国药，2016，27（6）：1422-1424.
[7] 陈奇，张伯礼. 中药药效研究方法学[M]. 北京：人民卫生出版社，2016：14-27.
[8] 李曰. 中医外科学[M]. 北京：中国中医药出版社，2002.
[9] 许大湖，朱梅，吕浩礼. 肛裂病因新解与防治心得[J]. 陕西中医，2002，（11）：1055-1056.

（河南中医药大学　苗明三、曹利华）

第三节　中成药名方

一、润肠通便类

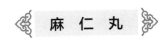

麻 仁 丸

【**药物组成**】　火麻仁、苦杏仁、大黄、枳实（炒）、厚朴（姜制）、白芍（炒）。

【**处方来源**】　研制方。《中国药典》（2015 年版）。

【**功能与主治**】　润肠通便。用于肠热津亏所致的便秘，症见大便干结难下、腹部胀满不舒；习惯性便秘见上述证候者。

【**药效**】　主要药效如下：

1. 增强胃肠道推进功能　排便功能受限是肛裂患者的主要症状，可使排便次数增加，且能明显增强胃肠推进功能。

2. 增加肠管含水量、致泻　麻仁丸具有刺激肠黏膜，使肠黏膜蠕动加快，并减少大肠吸收水分，从而使大便通畅的作用，同时又能减轻排便时对肛管皮肤裂口的机械性创伤，促进创面的愈合。

3. 镇痛、抗感染[1]　肛裂患者溃疡面已引起炎症感染，麻仁丸能减轻肛管括约肌收缩痉挛和溃疡面炎症反应，达到抗感染及缓解局部疼痛的功效。

【临床应用】　主要用于粪便干硬造成肛管的损伤引起的肛裂，主要症状为大便干结，数日一行。本品可增加胃肠道的推进功能，镇痛、抗炎，明显改善直肠黏膜组织肿胀。

【不良反应】　目前尚未检索到不良反应报道。

【使用注意】　①饮食宜清淡，忌酒及辛辣食物。②不宜在服药期间同时服用滋补性中药。③有高血压、心脏病、肝病、糖尿病、肾病等慢性病严重者应在医师指导下服用。④胸腹胀满严重者应去医院就诊。⑤儿童、哺乳期妇女、年老体弱者应在医师指导下服用，请将本品放在儿童不能接触的地方。⑥严格按用法用量服用，本品不宜长期服用。⑦服药3天症状无缓解，应去医院就诊。⑧对本品过敏者禁用，过敏体质者慎用。

【用法与用量】　口服。大蜜丸一次1丸，水蜜丸一次9g，一日1~2次。

参 考 文 献

[1] 尹德忠. 麻仁丸配合中药保留灌肠治疗功能性便秘92例临床观察[J]. 中国社区医师，2016，（34）：108，110.

（河南中医药大学　曹利华）

通幽润燥丸

【药物组成】　麸炒枳壳、木香、姜厚朴、桃仁（去皮）、红花、当归、炒苦杏仁、火麻仁、郁李仁、熟地黄、黄芩、槟榔、熟大黄、大黄、甘草。

【处方来源】　研制方。《中国药典》（2015年版）。

【功能与主治】　清热导滞，润肠通便。用于胃肠积热、幽门失润所致脘腹胀满，大便不通。

【药效】　主要药效如下：

1. 润滑肠道　粪便干硬造成肛管的损伤是引起肛裂的原因之一，本品含脂肪油，在肠道内多不被吸收，能润滑肠壁，软化干结大便，易于排出。

2. 调整胃肠平滑肌　由于肛管部位损伤或炎症刺激，使肛门括约肌处于痉挛状态，致使肛管张力增强，易损伤成肛裂。通幽润燥丸能降低实验动物离体肠管的紧张性，对抗乙酰胆碱引起的肠平滑肌痉挛，但对在体肠管表现兴奋，使胃肠道节律加快，收缩加强，有兴奋平滑肌作用。

【临床应用】　胃肠积热所致的肠燥便秘，症见大便不通，脘腹胀满，口苦尿黄，通幽润燥丸可润滑肠道，调节胃肠平滑肌，改善因肠燥便秘引起的肛裂。

【不良反应】　目前尚未检索到不良反应报道。

【使用注意】　①服药期间忌食生冷、辛辣油腻之物。②服药后症状无改善，或症状加重，或出现新的症状者，应立即停药并到医院就诊。③过敏体质者慎用。④小儿及年老体弱者，应在医师指导下服用。⑤药品性状发生改变时禁止服用。⑥儿童必须在成人监护下使用。⑦请将此药品放在儿童不能接触的地方。

【用法与用量】　口服，一次1~2袋，一日2次。

（河南中医药大学　曹利华）

二、清热解毒类

京万红痔疮膏

【药物组成】　地黄、穿山甲、木瓜、川芎、白芷、棕榈、血余炭、地榆、赤芍、土鳖虫、大黄、黄芩、当归、五倍子、桃仁、苦参、黄柏、胡黄连、白蔹、木鳖子、黄连、罂粟壳、苍术、栀子、乌梅、半边莲、红花、槐米、金银花、紫草、血竭、乳香、没药、槐角、雷丸、刺猬皮、冰片。

【处方来源】　研制方。国药准字 Z12020346。

【功能与主治】　清热解毒、化瘀止痛、收敛止血。用于初期内痔、肛裂、肛周炎、混合痔等。

【药效】　主要药效如下[1,2]：

1. 解毒、止血　京万红痔疮膏有解毒、止痛、止血的作用。

2. 生肌　京万红痔疮膏通过去除坏死组织，保持创面湿润，调节创面生长因子及胶原分泌，促进创面愈合。

【临床应用】

1. 用于初期内痔、肛裂、肛周炎、混合痔等。

2. 肛肠疾病手术治疗：对内痔、外痔、混合痔、肛裂、脱肛采用电刀手术后，换药采用京万红痔疮膏外敷或将膏体通过注射器挤入肛门内，每天一次，连续三周。病人舒适度好，促进伤口愈合，缩短病情。

【不良反应】　目前尚未检索到不良反应报道。

【使用注意】　运动员慎用。

【用法与用量】　外敷。便后洗净，将膏挤入肛门内。一日 1 次。

参 考 文 献

[1] 韩冬，徐同道，丁群. 京万红痔疮膏治疗糖尿病足溃疡疗效观察[J]. 医学理论与实践，2013，（19）：2576-2577.

[2] 杨家军，孙德荣，汪守文. 京万红痔疮膏用于肛肠疾病术后的疗效观察[J]. 药物与临床，2019，19（84）：191-192.

（河南中医药大学　曹利华）

麝香痔疮栓

【药物组成】　人工麝香、人工牛黄、珍珠、冰片、三七、五倍子、炉甘石粉、颠茄流浸膏。

【处方来源】　研制方。《中国药典》（2015 年版）。

【功能与主治】　清热解毒，消肿止痛，止血生肌。用于大肠热盛所致的大便出血、血色鲜红、肛门灼热疼痛；各类痔疮和肛裂见上述证候者。

【药效】　主要药效如下：

1. 止血，生肌　麝香痔疮栓可减少分泌物，促进受损的直肠黏膜的愈合，减轻并消除患者的炎性症状。尤其是对肿胀、疼痛，出血症状的改善尤其明显。

2. 抗炎[1]　在二甲苯所致小鼠耳郭炎症实验中，麝香痔疮栓能明显消除小鼠耳部炎性肿胀度；抑制磷酸组胺所致的小鼠皮肤毛细血管通透性增加。

3. 镇痛　在热板法镇痛实验中，麝香痔疮栓能明显延长小鼠的疼痛反应发生时间。

4. 促进溃疡愈合　局部化学刺激物造豚鼠伤害性溃疡模型，发现麝香痔疮栓能显著缩短豚鼠伤口愈合时间，加快溃疡的修复（图10-1）。

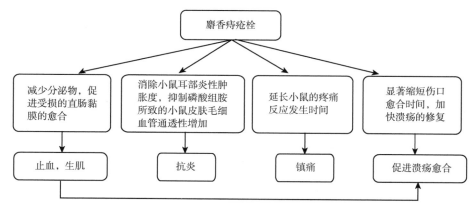

图10-1　麝香痔疮栓作用机制

【临床应用】[2-6]　用于治疗各类痔疮、肛裂。对痔疮的治疗作用明显表现在：①抗病原微生物。②抗炎消肿止痛。③止血活血作用。④抗组织损伤，促进组织修复。

【不良反应】　较常见的有口干、便秘、出汗减少、口鼻咽喉及皮肤干燥、视物模糊、排尿困难（老人）。

【使用注意】[7]　①本品为直肠给药，禁止内服。②忌烟酒及辛辣、油腻、刺激性食物。③高血压、心脏病、反流性食管炎、胃肠道阻塞性疾病、甲状腺功能亢进、溃疡性结肠炎患者慎用。④孕妇慎用。儿童、年老体弱者应在医师指导下使用。⑤有严重肝肾疾病及糖尿病或血液病患者应在医师指导下使用。前列腺增生、青光眼患者、哺乳期妇女禁用。⑥内痔出血过多或原因不明的便血，或内痔脱出不能自行还纳，均应去医院就诊。⑦对麝香痔疮栓过敏者禁用，过敏体质者慎用。⑧儿童必须在成人监护下使用。⑨用药3天症状无缓解，应去医院就诊。本品不宜长期使用。⑩性状发生改变时禁止使用。

【用法与用量】　早晚或大便后塞入肛门内。一次1粒，一日2次，或遵医嘱。

参 考 文 献

[1] 王红英，石明键，刘惟莞，等. 马应龙麝香痔疮栓抗炎镇痛作用的实验研究[J]. 湖北医科大学学报，1998，（1）：31-33.

[2] 尹剑波. 麝香痔疮栓结合金玄痔科熏洗散治疗混合痔术后并发症的临床疗效[J]. 辽宁中医杂志，2015，42（4）：734-735.

[3] 李敏，唐学贵，吴至久，等. 马应龙治痔产品在痔外剥内扎术后的联合应用[J]. 中国实用外科杂志，2009，29（S2）：23-24.

[4] 李玉锋，苏州，付霞，等. 马应龙麝香痔疮栓治疗急性放射性直肠炎36例报告[J]. 山东医药，2008（24）：56.

[5] 马珂. 马应龙麝香痔疮栓结合微波治疗由肛肠疾患引起便秘62例[J]. 时珍国医国药，2005，（12）：96-97.

[6] 陈惠华，彭淑芬，李军. 麝香痔疮膏、栓合用治疗痔急性发作临床观察[J]. 中国医院药学杂志，2004，（12）：42-43.

[7] 马应龙. 麝香痔疮栓—治痔良药[J]. 中国药店，2004，（6）：106.

（河南中医药大学　苗明三、曹利华）

三、凉血祛风类

痔疮胶囊

【药物组成】 大黄、功劳木、蒺藜、白芷、冰片、猪胆汁。

【处方来源】 研制方。国药准字 Z20100047。

【功能与主治】 清热解毒，凉血止痛，祛风消肿。用于各种痔疮，肛裂，大便秘结。

【药效】 主要药效如下[1, 2]：

1. 消退痔疮 对角叉菜胶所致大鼠痔疮模型具有显著的消退作用。

2. 愈合溃疡 对苯酚所致大鼠口腔黏膜溃疡，局部用药可促进溃疡的愈合。

3. 凉血止血 祛风消肿、清热解毒、凉血止痛等功效，同时对于大便的软化有良好功效，可直接避免由于发生大便干燥而对直肠肛管造成的机械性损伤，适宜各种痔疮的治疗。

【临床应用】

1. 用于痔疮、肛裂、大便秘结。

2. 痔疮胶囊联合马应龙麝香痔疮膏治疗痔疮：将 120 例痔疮患者随机分为 2 组，一组单用马应龙麝香痔疮膏，另一组加服痔疮胶囊。结果联合应用本品者比单用马应龙麝香痔疮膏效果更好，患者症状又得到更好缓解。另有报道有相同的结果[1,3]。

【不良反应】 目前尚未检索到不良反应报道。

【使用注意】 ①忌烟酒，忌食辛辣、油腻及刺激性食物。②用药期间不宜同时服用温热性药物。③经期及哺乳期妇女慎用，儿童及年老体弱者应在医师指导下服用。④有高血压、心脏病、肝病、糖尿病、肾病等慢性病严重者均应在医师指导下服用。⑤脾虚便溏者慎用。⑥内痔出血过多或原因不明的便血应去医院就诊。⑦严格按照用法用量服用，服药 3 天症状无缓解，应去医院就诊。本品不宜长期服用。⑧对本品过敏者禁用，过敏体质者慎用。⑨药品性状发生改变时禁止服用。⑩儿童必须在成人监护下使用。

【用法与用量】 口服。一次 4～5 粒，一日 3 次。

参 考 文 献

[1] 黄兆健, 刘长宝, 胡万乐. 马应龙麝香痔疮膏联合痔疮胶囊治疗痔疮疗效观察及安全性评价[J]. 肛肠杂志, 2018（9）: 44-46.

[2] 孟凡水, 刘睿, 项维, 等. 肛泰软膏联合九味痔疮胶囊治疗痔疮疗效观察研究[J]. 海峡药学, 2016,（4）: 212-213.

[3] 贾茹. 马应龙麝香痔疮膏联合痔疮胶囊治疗的疗效观察[J]. 中国民康医学, 2019,31（17）: 120-123.

（河南中医药大学 曹利华）

第十一章

脱肛中成药名方

第一节 概　　述

一、概　　念[1-4]

脱肛（rectal prolapse）即西医学之直肠脱垂，是指肛管、直肠黏膜、直肠全层和部分乙状结肠向下移位而脱垂于肛门外的一种疾病。脱肛常见于老人、小儿或多产妇，主要与解剖缺陷、腹压增高或组织软弱等有关。其中，只有黏膜脱出，称为不完全脱垂；直肠全层脱出称为完全脱垂；脱出部分在肛管直肠内称为脱垂或内套叠；脱出肛门外称为外脱垂。在祖国医学中属于"盘肠痔""重叠痔""脱肛""脱肛痔""截肠"等范畴。

二、病因及发病机制[1-7]

（一）病因

直肠脱垂的病因与解剖、慢性消耗疾病、手术损伤等因素有关，相关因素导致盆底组织失去对直肠的支持固定作用，以致直肠黏膜层松弛，容易与肌层分离，进而形成直肠滑动疝及肠套叠，最终直肠全层脱垂而发病。

中医学认为，脱肛多因小儿气血未旺，老年气血两亏，或由劳倦、房事过度，久病体弱，以致气血不足，中气下陷，不能收摄而形成；也有因气热、血热，或因气血两虚兼湿热而脱者。

（二）发病机制

西医学针对发生脱肛的病机理论，概括为不同学说，如滑动疝学说、肠套叠学说、体质差异、年老体衰、肌群松弛等。

在腹腔内脏的压迫下（腹内压增加），直肠前壁不能承受这一压力，盆腔陷凹的腹膜皱襞逐渐下垂，将覆盖于腹膜部分之直肠前壁压于直肠壶腹内，形成套叠，这种脱出主要是直肠前壁，能形成严重的直肠脱垂。

年老体弱及妇女多次分娩，直肠周围起支持、固定、上提直肠作用的肌群，如肛提肌、直肠纵肌、联合纵肌及直肠侧韧带、盆底筋膜等发育不良或衰退，失去支持固定作用，也可以导致直肠脱垂。

其他诸如腰骶神经损伤，肛门括约肌松弛，无力支持而脱出。或者由于骨盆底肌群和肛管松弛，失去支持固定直肠作用，当脂压增加时易发生移位而脱出肛外。

也有因为长期便秘、腹泻、前列腺肥大、排尿困难、慢性咳嗽等，使腹压持续升高，使肛尾缝过度伸展而松弛，导致肛提肌下垂，裂隙韧带拉长，直肠颈拉开而发生直肠脱垂。

中医学明确脱肛为气血亏损，湿热下注，不能收摄；气虚下陷，中气不足，失固而脱，不能升提，肺肾两虚，寒热洞泄，不能固摄，为根本原因。

"脱肛者，肛门脱出也……"《神农本草经》正式将本病命名为"脱肛"。中医学对脱肛病因病机的认识是气血皆亏矣。脱肛多见于老、幼、多产妇、体弱者等。老年患者，气血已经亏虚，气血功能已严重不足，致使患者中气不足，久之导致中气下陷而致使脏器脱垂；小儿患者，由于形气未充，同时先后天之气不足，不能正常托举脏器而下垂；多产妇，由于伤精耗血，导致先后天气血不足，不但不能正常濡养脏器，还不能托举脏器，故下垂；体弱多病者，正气已经亏虚，故下垂，等。

三、临 床 表 现[1-4]

本病主要的症状为肿物自肛门脱出，但脱垂须至一定程度患者自身才会察觉。初发时肿物较小，排便时脱出，便后自行复位。以后肿物体积增大，脱出频繁，便后需用手托回肛门内，伴有排便不尽和下坠感。最后在咳嗽、用力甚至站立时亦可脱出。随着脱垂加重，引起不同程度的肛门失禁，常有黏液流出，致使肛周皮肤湿疹、痛痒。因直肠排空困难，常出现便秘，大便次数增多，呈羊粪样。黏膜糜烂、破溃后有血液流出。内脱垂常无明显症状。

四、诊 断[1-7]

脱肛临床表现为患者多因蹲后或用力屏气时有肿物从肛门脱出，可自行回纳或不能回纳。体征可见肛门处肿物，指诊可有不同程度疼痛。直肠镜检查可见黏膜充血水肿或破损等。

脱肛可分为不完全性脱垂、完全性脱垂、重度脱垂3种：

不完全直肠脱垂也称为Ⅰ度直肠脱垂，多见于排便或努挣时，直肠黏膜脱出，质软，不出血，便后能自行回纳，肛门功能良好者。

完全性直肠脱垂也称为Ⅱ度直肠脱垂，排便或腹压增加时，直肠全层脱出，质软，表面为环状有层次的黏膜皱襞，便后需手法复位，肛门括约功能可下降。

重度直肠脱垂也称为Ⅲ度直肠脱垂，排便或腹压增加时，直肠全层或部分乙状结肠脱出，表面有较浅的环状皱襞，触之很厚，需手法复位，肛门松弛，括约肌功能明显下降。

<h1 style="text-align:center">五、治　疗[3, 8, 9]</h1>

（一）常用化学药物及现代技术

直肠脱垂的手术治疗途径有经腹部、经会阴、经腹会阴及骶部4种。手术方法较多，但各有其优缺点及复发率，没有哪一种手术方法适用于所有直肠脱垂患者。相关手术包括直肠悬吊及固定术、脱垂肠管切除术、肛门环缩术等。

（二）中成药名方治疗

中医药在脱肛治疗方面积累了丰富的经验，常用的治法有内服方药、棉垫法、熏洗、敷药、针灸、回复疗法和饮食疗法等。中医外治法包括中药外敷，本病的中药外敷可分为患部敷药和脐中敷药两种，首先患部直接敷药可以使药物直接接触患部，有利于药物的吸收。其次脐部是腹壁最后关闭及最薄弱处，有利于药物的渗透和吸收，所以将药物外敷于脐部效果良好。中药熏洗的优势是药物直接与患部接触并且可以保证患部的清洁卫生。此法所用药物与外敷药物大致相同，具有温经通脉、活血化瘀、清热解毒、祛腐生肌、消肿解痛的作用。

第二节　中成药名方的辨证分类与药效

中成药治疗软组织损伤的常见辨证分类及其主要药效如下：

一、升阳固托类

脱肛见中气下陷，升举无力，直肠黏膜或全层脱垂，肛门重坠，脱出自行无法还纳，无便血黏液，大便排出困难，舌淡红苔薄白。其病理机制可能与中气不足、肺脾肾虚有关。中药药理作用表现在增强机体的适应性，抑制巨噬细胞的免疫反应，抑制肠管痉挛等功能。同时还具有降低小肠收缩频率和收缩张力等作用。

常用中成药包括泻痢固肠丸等。

二、清热凉血类

中医肛肠疾病包括脱肛、内外痔等均有湿热下注的病机特征。临床表现为脱垂伴有肛门潮湿黏液流出，便血，肛门重坠明显或有腹痛等。中药药理作用表现在抗菌、抗炎、镇痛、止血等作用。

常用中成药包括舒痔丸、三七化痔丸等。

参 考 文 献

[1] 陈志强，蔡炳勤，招伟贤. 中西医结合外科学[M]. 北京：科学出版社，2008：273-275.

[2] 陈国玉，吴文溪. 外科学[M]. 北京：科学出版社，2002：494-495.

[3] 赵义瑞. 实用中医肛肠病诊治[M]. 北京：人民卫生出版社，2005：3-5.

[4] 赵义瑞. 实用中医肛肠病诊治[M]. 北京：人民卫生出版社，2005：129-133.

[5] 赵宝明，王艳逊，廖培辰. 中医外科固脱法治疗脱肛溯源及临床应用[J]. 北京中医，2007，26（7）：402-404.

[6] 刘丹，韦永昌，杨晓东. 中药配合外治法治疗脱肛 156 例临床观察[J]. 中医药学报，2013，41（6）：118-119.

[7] 谢飞. 中西医结合治疗脱肛 54 例临床观察[J]. 中医药导报，2015，21（4）：86-88.

[8] 陈海生. 熏洗疗法在肛肠科的临床应用[J].现代中医药，2010，30（2）：24-25.

[9] 麻学英，柳越冬. 中医外治法治疗小儿脱肛的研究进展[J]. 中医外治杂志，2016，25（3）：53-54.

（上海中医药大学　姚广涛、羊　菲）

第三节　中成药名方

一、升阳固托类

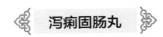

泻痢固肠丸

【药物组成】　人参、白术、茯苓、甘草、陈皮、肉豆蔻（煨）、白芍、罂粟壳、诃子肉。

【处方来源】　研制方。国药准字 Z11020958。

【功能与主治】　健脾化湿，益气固肠。用于久痢久泻脱肛，腹胀腹痛。

【药效】　主要药效如下[1-4]：

1. 调理胃肠机能　腹泻患者日久导致脾胃虚弱或脾肾两虚成慢性腹泻。长期腹泻导致胃肠功能减弱，肠黏膜损害，吸收能力减弱，加之肠道迷走神经兴奋，致使肠道平滑肌痉挛，蠕动增强，进一步加重了肠炎泄泻、腹胀腹痛等症状。本品能抑制肠道迷走神经兴奋，缓解肠管平滑肌痉挛，止泻镇痛，改善胃肠功能，恢复因长期由肠炎、泄泻造成的肠黏膜损害及肠道吸收不良等状态。

2. 止泻固脱　本品能显著降低小肠的收缩频率和收缩张力，抑制小肠的推进性蠕动。同时，本品不仅能降低大鼠离体小肠的收缩频率和收缩张力，还能显著降低毛果芸香碱致兴奋大鼠离体小肠的收缩频率和收缩张力，发挥止泻固脱的作用。

3. 抗溃疡作用　本品对急性胃溃疡有预防或者治疗作用，同时使胃液分泌量亦明显下降，共同发挥调理脾胃功能的作用。

【临床应用】　主要用于慢性腹泻。见于慢性肠炎、慢性痢疾（久痢）、久痢久泻脱肛、腹胀腹痛等疾病[2-4]。

1. 泄泻　严重腹泻病程较长，病情反复，腹泻腹胀腹痛，时好时差。本品具有较强的止痛和收敛固涩作用，同时抑制肠道推进性蠕动，发挥止泻固脱的作用。

2. 胃肠道溃疡　脾胃气虚，运化不及，水谷停滞不化，久而久之将会导致慢性泄泻及局部溃疡，本品具有一定抗溃疡作用，调理脾胃功能。

【不良反应】　如与其他药品同时使用可能发生相互作用，使用前请咨询职业医师或药师。

【使用注意】 ①泻痢起初者勿用。②含罂粟壳，患者避免长期应用，以免上瘾。③忌食生冷油腻。④妊娠期不宜服用。

【用法与用量】 口服。一次 6～9g，一日 2 次。

参 考 文 献

[1] 徐玉萍，徐婵娟，徐金林. 泻痢固肠丸对在体和离体小肠蠕动功能的影响[J]. 安徽科技学院学报，2015，29（1）：44-46.
[2] 戴德银，何恩福. 新编简明中成药手册[M]. 北京：人民军医出版社，2011：234.
[3] 张家铨. 西医临床中成药手册[M]. 人民卫生出版社，2006：182.
[4] 王波. 泻痢固肠丸治疗慢性肠炎、泄泻 280 例疗效分析[J]. 中草药，1983，14（11）：29-30.

（上海中医药大学　姚广涛、羊　菲）

二、清热凉血类

舒 痔 丸

【药物组成】 槐角、地榆（炭）、枳实、槐米、当归、黄芩、甘草、牡丹皮、胡黄连、象牙屑、大黄、荆芥（炭）、茯苓、地黄、乳香、刺猬皮（炒，去刺）。

【处方来源】 研制方。国药准字 Z22022708。

【功能与主治】 凉血止血，清热导滞。用于痔疮出血、肛门肿痛、大便干燥、脱肛下坠。

【药效】 主要药效如下[1,2]：

1. 止血作用 大便干燥或痔疮均可能导致肛门肿痛或伴有出血。本品具有止血作用，缩短出血、凝血时间。

2. 抗炎作用 肛门肿痛多伴有组织水肿或炎症。本品具有一定的抗炎作用，可降低毛细血管的通透性，减少炎性渗出，减轻组织水肿。

【临床应用】 用于痔疮出血，肛门肿痛，大便干燥，脱肛下坠[1,2]。

【不良反应】 尚未见报道。

【使用注意】 本品不宜与红霉素、氯霉素、四环素、林可霉素联用[1]。

【用法与用量】 口服，一次 15～20 粒，一日 2 次。

参 考 文 献

[1] 姜晓燕，王美林，宫爱玉. 中成药与抗生素[J]. 海峡药学，2006，18（4）：166-167.
[2] 周永军，魏尊喜. 舒痔丸质量标准研究[J].中国药品标准，2013，14（1）：10-13.

（上海中医药大学　姚广涛、羊　菲）

三七化痔丸

【药物组成】 盐肤木、岗稔子、勒苋菜、千里光、白茅根、三七。

【处方来源】 研制方。国药准字 Z44020122。

【功能与主治】　清热解毒，止血止痛。用于外痔清肠解毒；内痔出血脱肛，消肿止痛，收缩脱肛。

【药效】　主要药效如下[1]：

1. 镇痛　本品能显著提高热板法小鼠的痛阈，减少乙酸扭体法实验小鼠的扭体次数，表现出良好的镇痛作用。

2. 止血　本品具有止血作用，使痔黏膜充血、便血、糜烂，出血点、脱肛、便秘症状积分均有明显下降，消肿止血，改善痔疮症状。

3. 抗菌作用　本品具有解热、抗菌、止血作用，有助于改善内外痔局部症状。

【临床应用】　主要用于痔疮患者，外痔清肠解毒；内痔出血脱肛，消肿止痛，收缩脱肛等[2-4]。

内外痔　本品通过止血、止痛及消肿作用，改善痔疮症状，不良反应轻微，安全性高。

【不良反应】　偶见服药后胃部不适。

【使用注意】　戒食煎炒燥热、刺激性食物（公鸡、鲤鱼、辛辣、油炸等物）。

【用法与用量】　口服。一次 3g，一日 2～3 次。

参 考 文 献

[1] 陈芳，廖闵闽，邓俊峰. 三七化痔丸对小鼠的镇痛作用研究[J]. 时珍国医国药，2003，14（7）：400-401.

[2] 赵慧杰. 三七化痔丸治疗痔疮的临床效果及安全性观察[J]. 河南医学研究，2016，25（10）：1883-1884.

[3] 杨俊茹. 三七化痔丸治疗痔疮的作用及安全性观察[J]. 中国医药指南，2017，15（13）：176.

[4] 鲁利甫. 三七化痔丸治疗痔疮的作用及安全性分析[J]. 世界最新医学信息文摘，2016，16（94）：145.

（上海中医药大学　姚广涛、羊　菲）

第十二章

肛周脓肿中成药名方

第一节　概　　述

一、概　　念

　　肛周脓肿（perianal abscess），又称为肛管直肠周围脓肿，是肛管、直肠周围软组织内或其周围间隙内发生急性化脓性感染，并形成脓肿。

　　肛周脓肿属中医外科"肛痈"范畴。其常见的致病菌有大肠杆菌、金黄色葡萄球菌、链球菌和铜绿假单胞菌，偶有厌氧菌和结核杆菌，常为多种病原菌混合感染，也发现与肛腺的损伤有关。肛门周围皮下脓肿最常见，多由肛腺感染经外括约肌皮下部向外或直接向外扩散而成。主要表现为肛门周围疼痛、肿胀，伴有不同程度的全身症状，不易消退，溃后多成为肛瘘。

二、病因及发病机制[1, 2]

（一）病因

　　肛周脓肿多认为是由于肛腺内分泌增多、瘀滞，继而发生感染，并向肛管直肠周围间隙蔓延而发生化脓性炎症所致。肛周脓肿绝大部分由肛腺感染引起。此外，临床上医源性引起的肛周脓肿也不少见。如因操作不当或药剂不洁感染形成黏膜下脓肿；直肠周围注射化学药物刺激，引起组织坏死，造成直肠周围脓肿；乙状结肠镜检查，造成腹膜穿孔感染，引起直肠后间隙脓肿等。临床上亦可见到肛门直肠手术引起感染，而形成的直肠周围脓肿，以及尿道术后感染、会阴部术后感染、产后会阴破裂缝合后感染、尾骶骨骨髓炎术后感染等引起的脓肿。由直肠内异物损伤后感染，放线菌病、直肠憩室炎感染，肛管直肠癌破溃或波及深部的感染，以及身体虚弱，抵抗力低下，或患有慢性消耗性疾病，或营养不良，均会诱发肛周脓肿。

（二）发病机制

肛周脓肿源于肛窦感染，向周围组织扩散引起蜂窝织炎，局限后形成脓肿，正常人体肛腺数目为 6～10 个，腺管行走形式不一，有单一型的和多分支型的，当细菌进入穿过内括约肌的肛腺后，在分支繁殖，由于内括约肌肌张力的关系，分泌物不能向肛管内排出，形成局部的小感染灶，炎症只能向肛管外扩展形成肛周脓肿。排便时肛管内侧压力增高，以及臀部外力的挤压造成脓液向组织间隙扩散，从而发展为严重的高位脓肿，感染细菌以肠源性为主，混合感染是多菌种性的，以厌氧菌引起的感染居多。肛腺感染后首先发生低位括约肌间脓肿，随后分别向高位、肛管后位及深部的坐骨直肠窝蔓延，肛周脓肿可以向皮肤自然溃破，或手术切开也可以向肛腺内口方向的肛管内侧溃破，形成肛瘘。

三、临 床 表 现

肛周脓肿中肛门周围皮下脓肿最常见，常位于肛门后方或侧方皮下部，一般不大。疼痛、肿胀和局部压痛为主要表现；坐骨肛管间隙脓肿，发病时患侧出现持续胀痛，逐渐加重，继而为持续性跳痛，排便或行走时加剧。全身感染症状明显，发热为最常见的临床症状；骨盆直肠间隙脓肿，早期就有全身中毒症状，如发热、寒战、全身疲倦不适。局部表现为直肠坠胀感，便意不尽。

四、诊　　断

根据临床症状及检查中血白细胞、中性粒细胞计数增多，B 超或 CT 检测脓腔的状况可确诊。局部检查肛门周围有硬结或肿块，局部温度增高、压痛或有波动。位于肛提肌以上的脓肿，直肠指检可触及压痛性肿块，直肠内穿刺可抽出脓液。

五、治　　疗[3-6]

（一）常用化学药物及现代技术

肛周脓肿的一般治疗：①抗生素治疗，常选用对革兰氏阴性菌有效的抗生素；②温水坐浴；③局部理疗；④口服缓泻剂或液状石蜡以减轻排便时疼痛。

肛周脓肿的手术治疗中脓肿切开引流仍是目前首选的治疗方法，一旦诊断明确，宜立即切开引流。肛周脓肿手术的原则是，早期切开引流，正确寻找并处理内口，彻底清除原发感染病灶、感染的肛窦、肛腺及导管，外口要大，确保引流通畅，从而避免脓肿复发及肛瘘形成。肛周脓肿具体的手术方式多种多样。方式包括：①单纯脓肿切开引流术，适用于病程长、范围大、位置深的肛周脓肿，是传统的、目前国内应用较为广泛的手术治疗方法，同时亦受到很多国内外学者的推崇，主张在脓肿形成的急性期采取该手术方式。但这种方法易造成术后复发和肛瘘形成。②肛周脓肿一次性根治术，方式有多种，是目前临床使用较多的一种手术疗法。③微创各种材料封堵术，肛周脓肿微创各种材料封堵术主要的方法是应用各种材料封堵内口，使内口修复完全封闭，从而达到治愈的目的。

另外亦有学者提出括约肌微创术治疗肛周深部脓肿的方法，具体方法是，采用低位切开对口引流，括约肌上缘间隙用可吸收线点状缝合加旷置置管引流的微创手术，具有不损伤肛管直肠环、创面引流通畅等特点。

（二）中成药名方治疗

肛周脓肿首选手术，但其术后仍存在较多问题，而中药在脓肿早期促进消散，手术前后的辅助治疗及促进创面愈合等方面突显优势。

中医药在肛周脓肿术后用内治法和外治法辅助治疗，取得了很好的效果。内治法按照传统中医药思维"辨证论治，专方专药"针对不同"证"引起的肛周脓肿采用不同的方法治疗。外治法以中药为基础，采用多样的方式施治，如下熏洗坐浴、中药外敷、中药纳肛、灸法、中药直肠滴注、垫棉压迫疗法、药线疗法、中药冲洗等，使术后效果更好。

第二节　中成药名方的辨证分类与药效

肛周脓肿的病理基础为肛腺感染。中药治疗肛周脓肿基本药效为抑制病原微生物、抗炎、镇痛等，同时中药以辨证用药的方式治疗肛周脓肿，发挥不同药效特点。中成药名方的常见辨证分类及其主要药效如下[7-9]：

一、清热解毒类

肛周脓肿热毒壅盛者症状主要是肛门周围突然肿痛，持续加剧，伴有恶寒、发热、便秘、溲赤，肛周红肿、触痛明显、质硬、表面灼热，舌红，苔薄黄，脉数。

肛周脓肿热毒壅盛证者主要病理变化为肛腺感染，红肿热痛。

清热解毒类中成药可抗病原微生物，抗溃疡，解热镇痛止血。

常用中成药：乳疮丸、如意金黄散、生肌玉红膏。

二、活血化瘀类

肛周脓肿气血瘀结者症状主要是创面难愈，易感染，灼热疼痛，口干咽燥。

肛周脓肿气血瘀结者主要病理变化是肛腺感染，血液流变学异常。

活血化瘀类中成药可抗病原微生物、抗炎、镇痛，促进代谢物的排出，清洁创面。此类中药一般都有扩张外周血管，减少血流阻力，增加机体血流量，保护缺血乏氧组织的作用，也可以降低全血黏度及血浆黏度，调节血液流变学，改善血瘀证患者血液的浓、黏、凝、聚状态。

常用中成药：疮疡膏。

三、清热燥湿类

肛周脓肿湿热下注者症状主要是创面难愈，易感染，灼热疼痛，口干便秘，小便困难。

肛周脓肿湿热下注者主要病理变化是肛腺感染，血流不畅，免疫功能降低。

清热燥湿类中成药可促进组织代谢物的排出，抗病原微生物，清洁创面，加速血液循环，增强免疫功能，促进伤口组织修复。

常用中成药：复方荆芥熏洗剂。

参 考 文 献

[1] 姜朋朋，周东凤. 肛周脓肿的病因学浅析[J]. 临床普外科电子杂志，2017，5（3）：40-46.

[2] 毛红. 肛周脓肿发病的中西医认识[J]. 中国中医药现代远程教育，2013，11（14）：138-140.

[3] 刘春斌，唐智军，王铃芳，等. 中西医治疗肛周脓肿临床研究进展[J]. 中医药导报，2013，19（3）：96-97.

[4] 张乳艳，令狐庆. 中药在肛周脓肿治疗中的临床应用研究[J]. 长春中医药大学学报，2012，28（2）：285-286.

[5] 张杰，李师. 肛周脓肿术后中医药治疗方法汇总[J]. 云南中医中药杂志，2014，35（6）：89-91.

[6] 姚向阳，彭军良，张华，等. 中药促进肛周脓肿术后创面愈合进展[J]. 中医外治杂志，2014，23（4）：46-48.

[7] 胡虞乾，袁汉创，任师颜. 肛周脓肿的中医中药辨证治疗[J]. 现代中西药结合杂志，2005，14（24）：3317-3318.

[8] 岳水娴，甘会平，刘宏. 肛周脓肿术后创面的辨证施护[J]. 现代中医药，2018，38（4）：48-50，55.

[9] 王艳辉. 中医辨证论治肛周脓肿[J]. 当代临床医刊，2015，28（3）：1458-1459.

（河南中医药大学　苗明三、乔靖怡，北京中医药大学房山医院　裴晓华）

第三节　中成药名方

一、清热解毒类

乳 疮 丸

【药物组成】　金银花、蒲公英、天花粉、穿山甲（制）、没药（醋制）、青皮（醋制）、连翘（醋制）、当归、赤芍、乳香（醋制）、地黄、川芎。

【处方来源】　研制方。国药准字 Z12020509。

【功能与主治】　解毒消肿，消炎止痛。用于乳疮，痈肿初起，灼热作痛，坚硬不消。

【药效】　主要药效如下：

1. 抗病原微生物　肛周脓肿多由肛周皮脂腺阻塞，分泌的皮脂物郁结而成，并由肿痛继发感染所致。一旦原发的病灶——内口受细菌感染就会出现分泌物增多等症状。乳疮丸可抑制创面致病菌的增殖，能抑制创面感染，具有一定抗病原微生物作用。

2. 抗炎、镇痛　肛周脓肿的红肿、疼痛会严重影响患者身心，乳疮丸具有抗炎、镇痛作用，可减轻局部炎症反应，并缓解局部疼痛。

【临床应用】　主要用于肛周脓肿、急性乳腺炎。

1. 肛周脓肿　乳疮丸可用于热毒壅盛所致肛周脓肿，症见肛门肿痛、红肿发热、坠胀不适、大便秘结等。

2. 急性乳腺炎[1, 2]　乳疮丸可用于热毒壅盛所致淤积性乳腺炎、化脓性乳腺炎，症见乳汁淤积，乳房胀硬、灼热红肿疼痛。本品能明显改善乳房胀痛、肿块，并能促进乳汁顺利排出，联合连翘败毒丸、清胃黄连丸等能增强疗效，缩短疗程。

【不良反应】　尚未见报道。

【使用注意】　①疮疡属阴虚证者慎用。脾胃虚寒者忌服。②忌食辛辣、油腻及刺激性食物。③对本品过敏者禁用，过敏体质者慎用。

【用法与用量】　口服一次 9g，一日 2～3 次。

参 考 文 献

[1] 闫红霞，隋莹. 中成药治疗急性乳腺炎[J]. 中国民间疗法，2018，26（6）：99.
[2] 赵艳玲，胡英菊. 内外合治治疗急性乳腺炎 50 例[J]. 中国民间疗法，2006，14（1）：27-28.

（河南中医药大学　乔靖怡、陈　静）

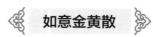

如意金黄散

【药物组成】　姜黄、大黄、黄柏、苍术、厚朴、陈皮、甘草、生天南星、白术、天花粉。

【处方来源】　明·陈实功《外科正宗》。《中国药典》（2015 年版）。

【功能与主治】　清热解毒，消肿止痛。用于热毒瘀滞肌肤所致疮疖肿痛，症见肌肤红、肿、热、痛，亦可用于跌打损伤。

【药效】　主要药效如下[1-4]：

1. 抗炎　如意金黄散能抑制大鼠足跖肿胀，减少小鼠棉球肉芽肿增生，抑制大鼠炎性肉芽组织增生，减少炎症范围及病灶坏死面积，减少炎性渗出液，减轻毛细血管通透性，具有一定抗炎作用。

2. 抗病原微生物　如意金黄散对溶血性链球菌、金黄色葡萄球菌、铜绿假单胞菌有明显抑制作用，可使金黄色葡萄球菌感染大鼠的局部溃疡脓性分泌物减少，并缩短金黄色葡萄球菌感染家兔的创面愈合时间，体内外均有一定抗病原微生物作用。

3. 镇痛　如意金黄散能提高热板法所致小鼠痛阈值，具有一定的镇痛作用。

【临床应用】　主要用于丹毒、急性化脓性疾病、跌打损伤等。

1. 肛周脓肿[5]　如意金黄散可用于热毒瘀滞肌肤所致肛周脓肿，症见肛周疼痛、灼热红肿、坠胀、大便秘结、排尿不畅等。本品联合仙方活命饮内服治疗肛周脓肿，可抑制细菌增殖、改善微循环，减轻局部水肿，对早期肛周脓肿疗效尤佳。

2. 丹毒[6, 7]　如意金黄散可用于热毒瘀滞肌肤所致丹毒，症见突然发热、寒战、不适和恶心，出现红斑并进行性扩大，患处皮温高、紧张，边界清晰，伴有硬结和非凹陷性水肿、触痛、灼痛，或伴近卫淋巴结肿大、淋巴结炎，或有脓疱、水疱或小面积的出血性坏死。临床应用本品可在短时间促进炎症的消退，可以减少治疗的时间，联合硫酸镁应用疗效更佳。

3. 急性蜂窝织炎[8, 9]　如意金黄散可用于热毒瘀滞肌肤所致急性蜂窝织炎，症见局部红、肿、热、痛，并向周围迅速扩大，无明显界限，中央部颜色较深，周围颜色较浅。使用本品进行贴敷治疗，效果显著，可最大限度避免切开创面排脓，减少痛苦，本品与抗生素有机结合使用有利于病情治疗。

4. 急性化脓性淋巴结炎[10]　如意金黄散可用于热毒瘀滞肌肤所致急性化脓性淋巴结炎，症见淋巴结肿大、变硬、疼痛，表面皮肤发红、水肿。临床使用本品治疗可有效缓解疼痛，减轻淋巴结红肿。

5. 体表多发性脓肿　如意金黄散可用于热毒瘀滞肌肤所致体表多发性脓肿，症见脓肿突出，皮温微热、疼痛，可见一处或多处。

6. 跌打损伤　如意金黄散可用于跌打损伤所致外伤，症见创面出血、血色红或紫暗，局部青紫，肿胀疼痛。

7. 其他[11-16]　本品还可用于静脉炎、肺炎、痛风性关节炎、流行性腮腺炎、带状疱疹、痤疮等的治疗。

【不良反应】　文献报道[17,18]本品外敷致皮肤过敏2例，停用后逐渐恢复。

【使用注意】　①忌食辛辣、油腻及刺激性食物。②疮疡阴证者禁用。③孕妇慎用，皮肤过敏者慎用。④用毕洗手，切勿接触眼睛、口腔等黏膜处。皮肤破溃处禁用。⑤疮疖较重或局部变软化脓或已破溃者应去医院就诊。⑥全身高热者应去医院就诊。⑦本品不宜长期或大面积使用，用药后局部出现皮疹等过敏表现者应停用。⑧用药3天症状无缓解，应去医院就诊。

【用法与用量】　外用。红肿，烦热，疼痛，用清茶调敷；漫肿无头，用醋或葱酒调敷；亦可用植物油或蜂蜜调敷。一日数次。

参 考 文 献

[1] 周聪和，谭新华，李彪. 金黄散外用抗感染实验研究[J]. 中成药，1990，12（9）：45.

[2] 赵洪武，朱起桃，陈林娜，等. 如意金黄散提取液体外抗菌作用研究[J]. 时珍国药研究，1991，2（1）：12-13.

[3] 周艳，傅永锦，潘竞锵，等. 金黄散的药效学研究[J]. 中国新医药，2003，2（8）：34-35.

[4] 刘云，何光星，齐尚斌，等. 金黄散和新金黄散药理比较研究[J]. 中成药，1993，15（7）：25-26，49.

[5] 詹敏. 仙方活命饮口服配合如意金黄散外敷治疗早期肛周脓肿的疗效观察[J]. 中西医结合研究，2011，（3）：139-140.

[6] 周琪. 如意金黄散外敷治疗下肢丹毒的效果观察[J]. 护理实践与研究，2013，10（11）：53-54.

[7] 马蕊. 金黄散联合硫酸镁治疗丹毒的护理体会[J]. 世界最新医学信息文摘，2018，18（84）：267，282.

[8] 夏元华，王亚东. 如意金黄散治疗小儿蜂窝组织炎[J]. 云南医学杂志，1965，（4）：17.

[9] 王陈保，赵民朝，李振国，等. 中西医结合治疗颌下蜂窝组织炎的临床观察和护理[J]. 河北医药，1995，17（4）：249-250.

[10] 殷旭. 中药外敷治疗小儿急性颌下淋巴结炎30例[J]. 中医外治杂志，2009，18（3）：41.

[11] 樊炜静，付常庚，李鹏，等. 如意金黄散外敷预防PICC致静脉炎临床有效性Meta分析[J]. 亚太传统医药，2019，15（2）：160-165.

[12] 范建红，范小康. 穴位敷贴如意金黄散治疗对肺炎患儿临床症状改善情况及肺功能的影响[J]. 光明中医，2018，33（21）：3198-3199，3259.

[13] 熊阳春，何克剑，侯晓强. 如意金黄散穴位贴敷治疗痛风性关节炎（湿热蕴结证）的临床疗效[J]. 中国中医急症，2018，27（10）：1835-1837.

[14] 马宗良. 如意金黄散联合双黄连口服液治疗流行性腮腺炎的临床观察[J]. 中国民族民间医药，2018，27（13）：66-68.

[15] 诸华健. 如意金黄散联合伐昔洛韦片治疗带状疱疹的临床研究[J]. 现代药物与临床，2018，33（6）：1502-1505.

[16] 侯文健，刘秉琨，韩进涛，等. 火针联合如意金黄散外敷治疗痤疮疗效观察[J]. 四川中医，2017，35（3）：191-192.

[17] 李继东. 如意金黄散外敷致过敏1例[J]. 中国药物应用与监测，2008，5（1）：17.

[18] 贾秀荣，董全达. 如意金黄散外敷引起过敏反应1例[J]. 中医外治杂志，1995，（1）：44.

（河南中医药大学　乔靖怡、陈　静）

生肌玉红膏

【药物组成】　白芷、虫白蜡、当归、甘草、轻粉、血竭、紫草。

【处方来源】　明·陈实功《外科正宗》。国药准字 Z11021000。

【功能与主治】　解毒消肿，生肌止痛。用于疮疡肿痛，乳痈发背，溃烂流脓，浸淫黄水。

【药效】　主要药效如下[1-4]：

1. 抗病原微生物　肛周脓肿由感染引起，生肌玉红膏具有一定的抗病原微生物作用，体外对金黄色葡萄球菌、铜绿假单胞菌有一定抑制作用。

2. 抗炎　肛腺分泌物增多，形成炎症，生肌玉红膏能抑制二甲苯所致小鼠耳郭肿胀，降低 PGE_2 水平，减少炎症早期的水肿和渗出。并能抑制受伤大鼠炎症灶血管通透性升高，减少血清白蛋白的渗出，缓解炎症充血，同时，又能促进白细胞从血管游出。生肌玉红膏能降低深 II 度烧伤大鼠血清中 IL-1β、TNF-α、IL-6 水平，通过抑制炎症因子产生，减轻炎症反应。

3. 镇痛　肛周脓肿伴有肿胀和疼痛，生肌玉红膏能提高热板法所致小鼠痛阈值，减少乙酸致小鼠扭体次数，具有一定的镇痛作用。

4. 促进创面愈合　肛周脓肿常需手术治疗，术后创面需及时修复。生肌玉红膏能促进深 II 度烧伤大鼠创面成纤维细胞增生和胶原纤维分泌并调节 I、III 型胶原平衡，并能增加碱性纤维细胞生长因子、羟脯氨酸含量，使毛细血管内皮细胞、成纤维细胞、血管平滑肌细胞迅速增殖，刺激表皮细胞生长因子，以促进创面愈合并减少瘢痕的生成。

【临床应用】　主要用于肛周脓肿、下肢溃疡、褥疮等。

1. 肛周脓肿[5]　生肌玉红膏可用于热度炽盛所致肛周脓肿，症见肛周疼痛剧烈、灼热红肿、小便不畅、大便秘结、失眠等。术后使用生肌玉红膏纱条换药联合无菌纱布敷料固定可明显减轻水肿、疼痛等症状，作用优于凡士林，可促进创面愈合，缩短愈合时间。

2. 下肢溃疡[6-8]　生肌玉红膏可治疗糖尿病足性溃疡、静脉性溃疡等多种下肢溃疡。生肌玉红膏可促进创面新生，且不留瘢痕，能提高局部组织血小板衍生生长因子受体-α 水平，继而提高外周血中血管内皮生长因子（VEGF）水平，加速创面愈合。与补阳还五汤合用可加快下肢溃疡的创面愈合速度，减轻创面疼痛感，有利于提高临床疗效，且不良反应少，安全性良好。

3. 褥疮[9, 10]　外敷生肌玉红膏治疗 III 期褥疮，一周内即可出现新鲜肉芽组织，两周内出现上皮组织，四周可基本痊愈。与纳米银烧烫伤贴膜联用可抑制病原微生物，促进肉芽组织形成，改善创面微循环，加快创面胶原合成的速度，防止出现瘢痕。

【不良反应】　尚未见报道。

【使用注意】　①忌食辛辣、油腻、刺激性食物。②外用药，切勿入口。③本品含有轻粉，对该药品过敏者禁用，过敏体质者慎用。

【用法与用量】　疮面洗清后外涂本膏，一日 1 次。

参 考 文 献

[1] 董小鹏,于博. 生肌玉红膏对金黄色葡萄球菌和铜绿假单胞菌的体外抑菌实验[J]. 中国继续医学教育,2016,8(25):181-182.
[2] 李建新,王明宪,李竞,等. 生肌玉红膏对大鼠炎症性渗出和吸收的影响[J]. 上海中医药杂志, 1988,(11):50-51.
[3] 盖丽,盖静,李加恒. 生肌玉红膏对深Ⅱ度烧伤大鼠血清中炎症介质含量的影响[J]. 中兽医医药杂志,2016,35(5):59-61.
[4] 赵春霖,王丽娟,董小鹏,等. 生肌玉红膏对大鼠深Ⅱ度烧伤创面愈合过程中羟脯氨酸水平和胶原比例的影响[J]. 中成药,2013,35(11):2329-2332.
[5] 潘贺. 生肌玉红膏对肛周脓肿术后创面愈合的疗效观察[J]. 中国民间疗法,2015,23(12):30-31.
[6] 王瑾,许宝丽,刘向东. 生肌玉红膏治疗下肢静脉瘀血性溃疡35例[J]. 光明中医,2013,28(4):707-708.
[7] 陈诚,吴艳,陈琴. 生肌玉红膏治疗糖尿病足溃疡的临床疗效及对创面组织内 PDGFR-α 表达的影响[J]. 中国美容医学,2018,27(9):58-61.
[8] 隋玉香. 生肌玉红膏外敷配合补阳还五汤治疗下肢慢性溃疡的临床效果分析[J]. 双足与保健,2019,28(9):125-126.
[9] 曾国光,周健洪. 外敷生肌玉红膏治疗Ⅲ期褥疮30例[J]. 光明中医,2012,27(1):47-48.
[10] 陈文峰,王利平. 纳米银烧烫伤贴膜联合生肌玉红膏治疗褥疮的效果分析[J]. 中国现代药物应用,2016,10(5):189-190.

（河南中医药大学　乔靖怡、陈　静）

二、活血化瘀类

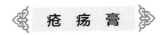

疮疡膏

【药物组成】　白芷、血竭、川芎、红花、当归、大黄、升麻、土鳖虫。

【处方来源】　研制方。国药准字 Z42020137。

【功能与主治】　消肿散结,活血化瘀,拔脓生肌。用于慢性下肢溃疡,乳腺炎及疖、痈。

【药效】　主要药效如下[1]:

1. 抗病原微生物　疮疡膏具有抗病原微生物作用,疮疡膏复方生药乙醇提取液对金黄色葡萄球菌,甲、乙型链球菌及铜绿假单胞菌有一定的抑制作用。

2. 抗炎　疮疡膏具有一定抗炎作用,对巴豆油致小鼠耳肿胀有显著的抑制作用,可减轻水肿及充血程度。

3. 镇痛　疮疡膏复方生药及成品水提液能减少乙酸所致小鼠扭体次数,具有一定镇痛作用。

【临床应用】　主要用于肛周脓肿、下肢溃疡、乳腺炎等。

1. 肛周脓肿[2, 3]　疮疡膏可用于血行障碍、瘀血阻滞所致肛周脓肿,症见水肿、灼热疼痛、肛周有感染,创面不易愈合等。使用本品能促进脓液排出,并可减轻疼痛,缩短排脓时间,使用 2~4 天即可明显止痛,并能改善局部微循环,促进新生组织生长,且愈后较平整,无明显牵拉和过度瘢痕化。

2. 下肢溃疡[4, 5]　疮疡膏可用于糖尿病足性、外伤感染性、静脉曲张性等顽固性下肢溃疡,症见红肿,疼痛,溃疡面有脓液、渗液等。本品对顽固性下肢溃疡有较好的疗效,对创面进行常规清创后,使用本品外敷可改善局部循环,显著促进溃疡面上皮组织的再生。本品止痛、消肿作用明显,一般使用 3~5 天疼痛即可减轻或消失,且能缩短溃疡愈合的时间,伤口平整,无瘢痕,愈后随访未复发。

3. 乳腺炎[3]　疮疡膏可用于急性乳腺炎，包括淤积性乳腺炎、化脓性乳腺炎，症见乳汁淤积致乳房胀硬，并伴有灼热、红肿、疼痛等。使用本品起效快，4 天内即可止痛，减轻水肿，治疗乳腺炎 15 天即可明显改善临床症状，淤积性乳腺炎基本痊愈，化脓性乳腺炎也可显著改善溃破、疼痛等症状，继续治疗可基本痊愈。

4. 其他[2, 6]　本品还可用于急性蜂窝织炎、腮腺炎、颌下淋巴结炎、急性阑尾炎等的治疗。

【不良反应】　文献报道[4]对下肢溃疡用药时间较长时，个别伤口周围有轻度湿疹，停药 1～2 天自行消失，继用本药同样有效。

【使用注意】　①忌食辛辣、油腻、刺激性食物。②孕妇忌服。③皮肤过敏者慎用。

【用法与用量】　加温软化，贴于患处。

参 考 文 献

[1] 李志平，杨绍云. 疮疡膏的药理与临床作用[J]. 湖北医药导报，1987，（2）：9.

[2] 忙岳西，吴金凤，张宪. 疮疡膏临床应用 30 例报告[J]. 医药导报，1993，12（4）：181.

[3] 章正兴，杨绍云，刘西安. 疮疡膏临床疗效观察[J]. 中成药研究，1987，（12）：16-17.

[4] 张振亭，李新义，李秀清. 疮疡膏治疗下肢溃疡临床疗效观察[J]. 河北医学，2000，6（2）：92-93.

[5] 刘奎增，宫淑文，刘娜，等. 中西医结合治疗糖尿病足 30 例临床观察[J]. 中国中医药科技，2001，8（2）：128.

[6] 靳明华，王云堂，覃发军. 疮疡膏外贴治疗急性阑尾炎 60 例[J]. 医药导报，1995，14（6）：271.

（河南中医药大学　乔靖怡、陈 静）

三、清热燥湿类

复方荆芥熏洗剂

【药物组成】　荆芥、防风、透骨草、生川乌、蛤蟆草、生草乌、苦参。

【处方来源】　研制方。国药准字 Z37021090。

【功能与主治】　祛风燥湿，消肿止痛。用于外痔，混合痔，内痔脱垂嵌顿，肛裂，肛周脓肿，肛瘘急性发作。

【药效】　主要药效如下[1, 2]（图 12-1）：

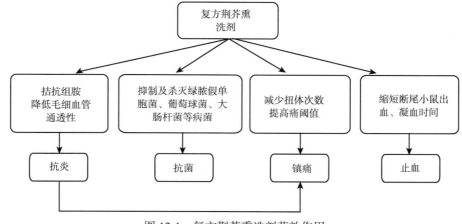

图 12-1　复方荆芥熏洗剂药效作用

1. **抗炎** 复方荆芥熏洗剂具有抗炎作用，能明显抑制二甲苯或巴豆油致小鼠耳肿胀及角叉菜胶致大鼠足跖肿胀，可拮抗组胺引起的大鼠皮肤毛细血管通透性增加，减少伊文思蓝的渗出，具有显著减轻组织水肿作用。

2. **抗病原微生物** 复方荆芥熏洗剂具有较好的体外抗菌作用，对绿脓假单胞菌、金黄色葡萄球菌、表皮葡萄球菌、大肠杆菌、白念珠菌、乙型副伤寒沙门菌、枯草芽孢杆菌、肺炎克雷伯菌均有较强的抑制及杀灭作用。

3. **镇痛** 复方荆芥熏洗剂可减少乙酸所致小鼠扭体次数，能提高热板法所致小鼠痛阈值，有一定的镇痛作用。

4. **止血** 复方荆芥熏洗剂具有止血作用，可显著缩短断尾小鼠出血、凝血时间（图12-1）。

【临床应用】 主要用于肛周脓肿、痔疮、肛裂、肛瘘等。

1. **肛周脓肿**[3] 复方荆芥熏洗剂可用于湿热所致肛周脓肿及术后治疗，症见水肿、灼热疼痛、肛周有感染、创面不易愈合等。使用本品熏洗治疗可减少腐肉脱落天数、缩短愈合时间，术后使用7天即可明显减少创面渗液及分泌物，并能缓解创缘水肿，促进肉芽生长。

2. **痔疮**[4-6] 复方荆芥熏洗剂可用于湿热所致内痔、外痔、混合痔，症见大便出血，痔核脱出可自行还纳，或肛缘有红或青紫色肿物，疼痛，水肿等。复方荆芥熏洗剂熏洗坐浴加七叶皂苷钠静脉滴注，利用药力与热力协同增效，促进血液循环，有利于组织间液的回流吸收，可明显消肿镇痛，治疗血栓性外痔效果明显。本品可预防、减轻混合痔术后肛门局部水肿、疼痛，并缩短水肿消退时间及创面愈合时间，于痔疮术后使用3天即可明显减轻创面疼痛、出血等，7天疼痛感大大降低，且安全、无毒副作用。

3. **肛裂**[7] 复方荆芥熏洗剂可用于湿热所致肛裂及其术后治疗，症见典型周期性肛裂疼痛：疼痛—缓解—高峰—缓解—再疼痛，水肿、便血、便秘等。本品联合外用重组人碱性成纤维细胞生长因子对肛裂术后创口有明显加速愈合作用，用药后术后创面水肿、渗出明显减轻，减少疼痛持续时间，明显缩短愈合时间，不良反应少，应用安全。

4. **肛瘘**[8] 复方荆芥熏洗剂可用于湿热所致肛瘘，症见流脓、肿痛、有肿块、瘙痒等。本品给药7天可明显减轻肛瘘术后创面疼痛、渗血、水肿症状，缩短愈合时间，作用优于凡士林纱布湿敷。

5. **其他**[9] 本品还可用于肛周湿疹的治疗。

【不良反应】 尚未见报道。

【使用注意】 ①本品为外用制剂，切勿接触眼睛，严禁口服。②本品毒性成分为生川乌、生草乌所含双酯类二萜类生物碱，误服请立即就医。③使用完毕后。请将双手妥善清洁。

【用法与用量】 外用，一次10g，用1000～1500ml沸水冲开，趁热先熏后洗患处，每次20～30分钟，一日2次。

参 考 文 献

[1] 潘经媛、李继洪、邱银生，等. 痔痛安熏洗剂的药效学研究[J]. 时珍国医国药，2006，17（7）：1163-1165.

[2] 黄一挚、黄明政、陈朝，等. 壮药痔疮熏洗液的止血、镇痛、抗炎和抗菌作用研究[J]. 中国药房，2016，27（34）：4817-4819.

　　4820.

[3] 范宜堂. 公英解毒熏洗剂对低位肛周脓肿术后创面愈合影响的临床观察[D]. 济南：山东中医药大学，2014.

[4] 赵春选. 中西医并重治疗血栓性外痔疗效分析[C]//中国中西医结合学会大肠肛门病专业委员会（The Coloproctology Society of Chinese Association of Integrative Medicine）、甘肃省外科学专业委员会结直肠肛门外科学组.第十八届中国中西医结合学会大肠肛门病专业委员会学术会议暨甘肃省第五届结直肠肛门外科学术年会论文汇编[C]. 中国中西医结合学会大肠肛门病专业委员会（The Coloproctology Society of Chinese Association of Integrative Medicine）、甘肃省外科学专业委员会结直肠肛门外科学组：中国中西医结合学会，2015：377-379.

[5] 张英，马秋凤. 复方荆芥熏洗剂在混合痔术后镇痛治疗的临床观察及护理[J]. 大家健康（学术版），2015，9（22）：245-246.

[6] 王静，黄峰. 复方荆芥熏洗剂联合肛泰软膏治疗痔疮的疗效观察[J]. 现代药物与临床，2018，33（2）：355-358.

[7] 郝世君，孙秀娟，袁彬，等. 复方荆芥熏洗剂联合外用重组人碱性成纤维细胞生长因子治疗肛裂术后 309 例临床观察[J]. 结直肠肛门外科，2015，21（S1）：72-73.

[8] 黄伟，孔萍. 复方荆芥熏洗剂在低位肛瘘术后换药中的疗效观察[J]. 中国肛肠病杂志，2016，36（12）：58.

[9] 李冰，李景龙，赵江涛，等. 复方荆芥熏洗剂治疗慢性肛周湿疹 62 例[J]. 心理医生，2017，23（24）：106-107.

（河南中医药大学　乔靖怡、陈　静）

第十三章

脑震荡中成药名方

第一节 概 述

一、概 念[1]

脑震荡（concussion of brain）是头部外伤后立即出现短暂的脑功能损害表现，临床上多表现为短暂昏迷及记忆力障碍。

二、病因及发病机制[2, 3]

（一）病因

头部遭受轻中度暴力击打后，引起脑细胞分析紊乱，神经传导阻滞，脑血液循环障碍，短暂的意识丧失等症状。受伤瞬间脑干移位、扭曲，网状结构功能损害；镜下可见神经细胞内结构受损，脑充血、肿胀。

（二）发病机制

脑震荡是大脑皮质、基底节、丘脑下部及脑干的轻微病损，使大脑皮质功能弱化，皮质下功能失调，出现的暂时性的神经功能障碍。

三、临床表现

脑震荡患者临床上可能表现为生理（头疼、恶心、呕吐、视物模糊、复视、闪光、平衡障碍、声光过敏、耳鸣、眩晕）、精神行为（疲劳、嗜睡、入睡困难、烦躁、抑郁、焦虑）和认知（迟钝、迷蒙、注意力不集中、记忆力下降）等症状。伤后即刻出现定向障碍或者意识障碍为其主要症状；伤后 24 小时内出现平衡功能缺失；伤后 48 小时内出现反应迟钝及学习能力和记忆力减退。另外，引起脑震荡的外力作用于头部后产生的脑干症状如意识不清、昏迷等通常比较短暂，一般不超过 30 分钟，并伴有出汗、面色苍白等临床表现，体检可见呼吸浅慢、血压下降、心率迟缓、肌张力弱、生理反射减弱甚至消失。

四、诊　　断[4]

伤者的头部外伤史、短暂意识丧失和近事遗忘作为诊断脑震荡的三大指针，将伤者有明确的头部外伤史、确证的原发性意识障碍（通常 30 分钟以内自行恢复）、脑无器质性损害（辅助检查：神经系统无阳性体征、头部 CT 或 MRI 扫描正常、腰穿无血性脑脊液）作为诊断的必备条件，同时参考伤者是否有近事遗忘、头昏、头痛、失眠、多梦、记忆力减退、恶心、呕吐等症状，进行综合判定，并依据相关鉴定标准进行判定。

五、治　　疗

（一）常用化学药物及现代技术[5]

钙离子拮抗剂：尼莫西平，缓解患者脑血管痉挛症状，降低脑血流速度，增加患者脑血流量，同时能够促进和保护记忆，改善脑循环功能。利尿药：甘露醇，减轻脑水肿、降低颅内压，减少并发症。脑代谢激活剂：胞磷胆碱，增强脑部血流和氧的代谢，催眠。自主神经功能调节剂：谷维素，调节自主神经功能紊乱，使心悸、多汗等症状消失。

（二）中成药名方治疗

中医药防治脑震荡不同于化学药品是单靶点的单一调节治疗。中医药是作用于多靶点、多环节。脑震荡是急性病，西药可迅速缓解，但治标不治本，中医药可消除脑震荡的一些症状。

第二节　中成药名方的辨证分类与药效

脑震荡的病理基础是轴索旋转和拉伸变形。轴索损伤的范围决定了意识丧失和外伤后遗忘的时间长短。中药治疗脑震荡的基本药效是镇静、镇痛、改善脑损伤、脑血栓，从而改善脑震荡一些症状。中药治疗脑震荡是辨证用药，发挥治疗脑震荡的不同药效特点。中成药名方的常见辨证分类及其主要药效如下：

一、活血化瘀、舒经活络类

脑震荡血瘀者头痛、头晕、烦躁、心悸、健忘、失眠。
脑震荡血瘀证者主要的病理变化是瘀血阻滞，导致气血循环受阻。

活血化瘀、舒经活络药可通窍活血、调理气机、化瘀止痛、舒经活络，改善患者血液流变学，促进血液循环。

常用中成药：脑震宁颗粒、消栓颗粒、七十味珍珠丸、清脑复神液、头痛定糖浆。

二、补益肝肾、理气止痛类

脑震荡肝肾不足者头痛、头晕、恶心、呕吐、烦躁、注意力不集中，甚至会出现中风。

脑震荡肝肾不足者主要的病理变化是脑部动脉出现粥样硬化，导致血管腔进一步狭窄，脑组织供血不足而缺氧，最终引发局部组织坏死。

补益肝肾、理气止痛药可调节病理过程，使紊乱的机能恢复正常，增加脑血氧供应。

常见中成药：抑眩宁胶囊。

参 考 文 献

[1] 包开花，额尔敦朝鲁. 蒙医治疗脑震荡概况[J]. 世界最新医学信息文摘，2016，16（69）：291-292，294.
[2] 杨扬. 心理护理干预在脑震荡合并焦虑抑郁综合征中的应用效果[J]. 临床合理用药杂志，2016，9（6）：163-164.
[3] 李培建. 易被忽视的脑损伤——脑震荡的诊断和治疗[J]. 中华神经创伤外科电子杂志，2018，4（3）：188-189.
[4] 姜峰. 脑震荡法医鉴定 43 例分析[J]. 贵阳医学院学报，2003，（1）：84-85.
[5] 江建军. 脑震宁等治疗脑外伤后综合征疗效观察[J]. 现代中西医结合杂志，2008，（9）：1371.

（河南中医药大学　苗明三、乔靖怡）

第三节　中成药名方

一、活血化瘀、舒经活络类

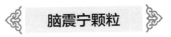

脑震宁颗粒

【**药物组成**】 丹参、当归、川芎、地龙、牡丹皮、地黄、酸枣仁（炒）、柏子仁、茯苓、陈皮、竹茹。

【**处方来源**】 研制方。国药准字 Z14021119。

【**功能与主治**】 凉血活血，化瘀通络，养血安神。用于瘀血阻络型脑外伤，症见头痛、头晕、烦躁、心悸、健忘、失眠。

【**药效**】 主要药效作用如下 [1, 2]：

1. 镇静 脑震荡患者主要临床症状包括烦躁易怒、头痛等，脑震宁颗粒能减少正常小鼠的自发活动次数，缩短戊巴比妥钠所致小鼠睡眠的诱导期，延长小鼠睡眠时间。

2. 镇痛 脑震宁颗粒能提高小鼠的痛阈值；减少乙酸所致扭体反应，具有一定的镇痛作用。

【**临床应用**】 主要用于脑外伤头痛。

头痛[3,4] 脑震宁颗粒可缓解脑外伤后的临床症状，如头痛、头晕、烦躁失眠、健忘惊悸、恶心呕吐等，活血通络、平衡阴阳，从而达到镇痛止痛。

【不良反应】　目前尚未检索到不良反应报道。

【使用注意】　①孕妇禁用。②忌辛辣油腻食物。③虚证头痛慎用。

【用法与用量】　开水冲服。一次 20～30g，一日 2 次。

参 考 文 献

[1] 张明升，孙殿春，高尚进，等. 脑震宁冲剂的药效学实验研究[J]. 中成药，1997，（6）：33-34，53.

[2] 卢紫娟，刘海霞，李昆，等. 基于网络药理学的脑震宁颗粒治疗脑外伤的机制分析[J]. 中草药，2018，49（15）：3531-3540.

[3] 王学建，季炜鹏. 脑震宁治疗脑外伤后头痛 53 例疗效观察[J]. 中华神经创伤外科电子杂志，2017，3（5）：292-293.

[4] 阮观忠. 脑震宁治疗脑震荡综合征 102 例[J].福建中医药，2000（3）：51.

（河南中医药大学　乔靖怡、高　婷）

消 栓 颗 粒

【药物组成】　黄芪、当归、赤芍、地龙、红花、川芎、桃仁。

【处方来源】　研制方。国药准字 Z20033085。

【功能与主治】　补气、活血、通络，用于脑卒中气虚血瘀证，症见半身不遂、口眼
㖞斜、语言謇涩、面色㿠白、气短乏力、舌质暗淡、脉沉无力。

【药效】　主要药效作用如下[1, 2]：

1. 缓解缺氧缺血性脑损伤　脑震荡是由于头部遭到暴力所引起的脑细胞分子紊乱而
导致神经传导阻滞、脑血循环调节障碍、中枢神经系统机能的暂时性障碍，是一种轻型的
颅脑损伤。消栓颗粒可上调抗凋亡蛋白 Bcl-2 的表达，抑制神经细胞凋亡，减轻脑损伤，
对神经具有一定的保护作用。

2. 抗栓通脉　脑震荡患者常伴随头痛、头晕等症状，消栓颗粒可使黏附于受损血
管内皮下的血小板启动活化过程，将其颗粒中储存的内容物和激活过程中产生的代谢
物释放出来，如 ADP、5-羟色胺、Ca^{2+}、纤维蛋白原，以及合成的 TXA_2，抑制血栓的
形成。

【临床应用】　主要用于脑梗死、气虚血瘀型中风、眩晕、颈动脉斑块、病毒性心
肌炎。

1. 脑梗死[3]　消栓颗粒联合阿托伐他汀可缓解脑梗死患者的临床症状，如患者一侧
肢体瘫痪，用上药能够消除或减缓颈动脉斑块的形成，改善颅内供血，其具有较好的临
床效果。

2. 气虚血瘀型中风[4]　消栓胶囊可改善气虚血瘀型中风患者的临床症状，如半身不
遂，肢体瘫软，眩晕、肢麻、昏厥、口舌㖞斜，舌强语謇或不语，面色㿠白，倦怠嗜
卧，气短乏力，口唇紫暗，脉沉细等，可能通过改善血液流变学、血管内皮功能治疗
该疾病。

3. 眩晕[5]　消栓胶囊可改善椎基底动脉供血不足所引起的眩晕患者的临床症状，缓
解脑血管痉挛，增加脑血流量，改善脑循环及脑组织缺血缺氧状态，具有较好的临床
疗效。

4. 颈动脉斑块[6]　消栓胶囊可改善颈动脉斑块患者的临床症状，如头晕、头部血管搏动与肢体麻木等，改善微循环，抑制血栓形成。

5. 病毒性心肌炎[7]　消栓颗粒可改善病毒性心肌炎患者的临床症状，降低血清中 IL-2 水平，抑制外周血淋巴细胞穿孔素表达水平。

【不良反应】　尚不明确。

【使用注意】　在医生指导下使用。

【用法与用量】　颗粒剂：口服，一次 4g，一日 3 次；胶囊剂：口服，一次 2 粒，一日 3 次，饭前半小时服用，或遵医嘱；口服液：一次 1 支，一日 3 次。

参 考 文 献

[1] 陈光明，高丽芳，许慧娜，等. 消栓颗粒对缺氧缺血性脑损伤新生大鼠脑组织 Bcl-2、Bax 蛋白的影响[J]. 实用儿科临床杂志，2012，27（20）：1603-1606.

[2] 王敏，于秀华，田宇丹，等. 消栓颗粒对大鼠体内静脉血栓形成的影响[J]. 长春中医学院学报，2003，（4）：42-43.

[3] 莫汉维，黄向华，邓树荣，等. 消栓颗粒联合阿托伐他汀治疗脑梗死临床观察[J]. 中国实用神经疾病杂志，2017，20（21）：34-36.

[4] 杨海燕，朱盼龙，王新志. 消栓胶囊对气虚血瘀型缺血性中风的疗效和血液流变学、血管内皮功能的影响[J]. 中国实验方剂学杂志，2013，19（17）：342-346.

[5] 王家祺. 消栓胶囊治疗椎基底动脉供血不足性眩晕的临床观察[J]. 中医药导报，2008，14（12）：23，25.

[6] 莫汉维. 消栓颗粒治疗颈动脉斑块 35 例临床观察[J]. 中医临床研究，2017，9（29）：42-43.

[7] 赵利. 消栓颗粒治疗病毒性心肌炎的疗效及其对 IL-2、PFP 的影响[J]. 光明中医，2011，26（1）：54-55.

（河南中医药大学　乔靖怡、高　婷）

七十味珍珠丸

【药物组成】　珍珠、植香、降香、九眼石、西红花、牛黄、麝香。

【处方来源】　藏药。《中国药典》（2015 年版）。

【功能与主治】　安神，镇静，通经活络，调和气血，醒脑开窍。用于"黑白脉病"、"龙血"不调；中风、瘫痪、半身不遂、癫痫、脑出血、脑震荡、心脏病、高血压及神经性障碍。

【药效】　主要药效作用如下[1-7]：

1. 镇静、抗惊厥　脑震荡患者临床可能表现为烦躁易怒、焦虑等精神行为，七十味珍珠丸可抑制小鼠自主活动，对戊巴比妥钠阈下睡眠剂量和乙醚引起的小鼠睡眠有协同作用；对抗硫代氨基脲所致惊厥的作用，而不影响士的宁引起的惊厥。

2. 改善脑缺血再灌注损伤　脑震荡会引起中枢神经系统机能的暂时性障碍，脑缺血属于中枢神经系统急症之一，七十味珍珠丸可降低大鼠脑梗死率和缺血侧脑组织伊文思蓝含量，改善神经行为学异常，增加尼氏小体数，改善脑组织病理变化及 SOD 活性、MDA 水平，具有一定的改善脑缺血再灌注损伤作用。

3. 帕金森病　脑震荡会引起中枢神经系统异常，出现注意力不集中、反应迟钝等症状，七十味珍珠丸可改善帕金森病大鼠运动功能，增加黑质酪氨酸羟化酶阳性神经元数目及纹状体内多巴胺的含量，对帕金森病模型大鼠多巴胺能神经元具有保护作用。

4. 改善学习记忆　七十味珍珠丸可增加小鼠血清谷胱甘肽过氧化物酶（GSH-PX）和脑组织中 GPX 水平，降低其 MDA 水平，同时增加小鼠脑组织中 GPX 基因和 Mn SOD 基因 mRNA 的表达，具有一定的改善学习记忆作用。

5. 抗脑血栓　脑震荡会引起头痛、头晕等症状，七十味珍珠丸减轻了实验性模型大鼠脑血栓、脑水肿程度，降低全血低切黏度、血浆黏度、红细胞聚集指数，抑制了模型大鼠血浆中 TXA$_2$ 和 PGI$_2$ 这对活性物质的失衡，具有一定的抗血栓作用。

6. 改变血液流变学　脑震荡会引起脑血循环调节障碍，七十味珍珠丸能降低急性血瘀模型大鼠的全血黏度、血浆黏度、全血还原黏度、纤维蛋白原，具有一定的改变血液流变学作用。

【临床应用】　主要用于阿尔茨海默病、血管性头痛、中风后遗症。

1. 阿尔茨海默病[8]　七十味珍珠丸改善阿尔茨海默病患者的临床症状，如智力功能退化，逐渐不言不语、表情冷漠、憔悴不堪，甚至大小便失禁、容易感染，可抑制血栓形成，改善阿尔茨海默病患者微循环，提高其记忆能力。

2. 血管性头痛[9]　七十味珍珠丸可改善血管性头痛患者临床症状，增加脑血管流量，改善脑部微循环，促进脑部神经和细胞功能的恢复。

3. 中风后遗症[10]　七十味珍珠丸可改善中风后遗症患者脑组织微循环，促进瘀血溶解吸收及侧支循环建立，促进神经再生与修复，具有一定的临床疗效。

【不良反应】　尚不明确。

【使用注意】　禁用陈旧、酸性食物。

【用法与用量】　研碎后开水送服。重病患者 1 日服 1g，每隔 3～7 日服 1g。

参 考 文 献

[1] 安尔建，索有瑞. 藏药七十味珍珠丸现代药理学研究进展[J]. 中国民族医药杂志，2004，10（2）：33-35.

[2] 崔海燕，廉会娟. 藏药七十味珍珠丸的研究进展[J]. 中国民族医药杂志，2018，24（6）：68-70.

[3] 梁源，孙位军，王张，等. 七十味珍珠丸对脑缺血再灌注损伤大鼠血脑屏障的保护作用[J]. 中成药，2019，41（4）：767-773.

[4] 崔海燕，孙芳云，李捷，等. 藏药七十味珍珠丸对帕金森病模型大鼠多巴胺能神经元的保护作用[J]. 中华中医药杂志，2018，33（6）：2616-2619.

[5] 王日康，张国松，李惠兰，等. 七十味珍珠微丸对东莨菪碱致记忆障碍小鼠学习记忆功能的影响及机制研究[J]. 中药药理与临床，2017，33（3）：131-134.

[6] 甄丽芳，黄福开，罗远带，等. 七十味珍珠丸抗大鼠脑血栓形成作用及机制研究[J]. 中药药理与临床，2014，30（3）：116-118.

[7] 万玛草，秦永文. 藏药七十味珍珠丸对模型大鼠血液流变学及血脂的影响[J]. 第二军医大学学报，2009，30（4）：457-459.

[8] 夏若吉，仁青卓玛. 七十味珍珠丸治疗 52 例阿尔茨海默病患者的疗效分析[J]. 世界最新医学信息文摘，2016，16（71）：372.

[9] 王多吉，罗绒益西. 观察藏药七十味珍珠丸治疗血管性头痛有效性安全性[J]. 智慧健康，2017，3（22）：95-96.

[10] 青拉姆. 藏药治疗中风后遗症 108 例临床疗效观察[J]. 中国民族民间医药，2013，22（4）：8.

（河南中医药大学　乔靖怡、高　婷）

清脑复神液

【药物组成】　人参、黄芪、当归、鹿茸（去皮）、菊花、薄荷、柴胡、决明子、荆芥穗、丹参、远志、五味子、枣仁、莲子心、麦冬、百合、竹茹、黄芩、桔梗、陈皮、茯苓、甘草、半夏（制）、枳壳、干姜、石膏、冰片、大黄、木通、黄柏、柏子仁、莲子肉、知母、石菖蒲、川芎、赤芍、桃仁（炒）、红花、山楂、牛膝、白芷、藁本、蔓荆子、葛根、防风、羌活、钩藤、地黄。

【处方来源】 研制方。国药准字 Z51020737。

【功能与主治】 清心安神，化痰醒脑，活血通络。用于神经衰弱，失眠，顽固性头痛，脑震荡后遗症所致头痛、眩晕、健忘、失眠等症。

【药效】 主要药效作用如下[1]：

1. 催眠 脑震荡患者会出现入睡困难的精神行为,清脑复神液可延长小鼠入睡及睡眠时间，双前肢向上抬举次数，具有一定的催眠作用。

2. 止痛 脑震荡会引起头痛的生理行为，清脑复神液可提升乙酸所致的小鼠痛阈值，改善高分子右旋糖酐所致血瘀证大鼠的血液流变性及血小板聚集，具有一定的止痛作用。

【临床应用】 主要用于脑外伤后综合征、失眠、改善轻度认知障碍、椎动脉型颈椎病、抑郁症、偏头痛。

1. 脑外伤后综合征[2] 清脑复神液可缓解脑外伤综合征患者的临床症状，如头痛、头晕、耳鸣、记忆力减退、心悸失眠、多梦、情绪不稳等，有较好的临床效果。

2. 失眠[3] 清脑复神液有效改善患者入睡难、易惊醒等临床症状，减轻患者痛苦，具有一定的临床疗效。

3. 改善轻度认知障碍[4] 清脑复神液可改善轻度认知障碍证属心失所养而神疲健忘、失眠等，有一定的临床疗效。

4. 椎动脉型颈椎病[5] 清脑复神液可改善椎动脉型颈椎病患者的临床症状，如头晕、头痛、恶心呕吐、颈部不适或疼痛等，扩张血管，改善血液循环，有较好的临床效果。

5. 抑郁症[6] 清脑复神液可改善抑郁症患者的临床症状，如注意力不集中、焦虑等，养血安神，疏肝理气，明显改善抑郁症症状。

6. 偏头痛[7] 清脑复神液可改善偏头痛患者的临床症状，减轻头痛程度，降低发作频率，且患者耐受性良好，无明显毒副作用。

【不良反应】 尚不明确。

【使用注意】 孕妇及对酒精过敏者慎用。

【用法与用量】 口服，轻症一次 10ml，重症一次 20ml，一日 2 次。

参 考 文 献

[1] 陈宏恩，王飞，任菲菲，等. 清脑复神液临床应用与实验研究进展[J]. 湖南中医杂志，2014，30（3）：166-168.

[2] 庄志军，王如密，张进朝，等. 清脑复神液并用小脑顶核电刺激治疗脑外伤后综合征的疗效观察[J]. 中国实用神经疾病杂志，2006，（1）：62-63.

[3] 李智杰，陈梁，潘德祥. 清脑复神液治疗失眠症的临床与实验研究[J]. 湖北中医杂志，2001，（5）：9-10.

[4] 李斌，葛玉霞，伍文彬，等. 清脑复神液治疗轻度认知障碍（肾虚痰瘀证）的疗效观察[J]. 时珍国医国药，2013，24（12）：2950-2952.

[5] 王关杰，龚晓明. 清脑复神液配合推拿治疗椎动脉型颈椎病的临床观察[J]. 中外妇儿健康，2010，18（12）：21-22.

[6] 汤慧明. 清脑复神液治疗抑郁症 43 例[J]. 医药导报，2003，（6）：400-401.

[7] 郭辉栋，杜金辉，姜建玲. 头痛宁胶囊合清脑复神液治疗偏头痛 60 例疗效观察[J]. 内蒙古中医药，2013，32（5）：112.

（河南中医药大学 乔靖怡、高 婷）

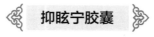

头痛定糖浆

【药物组成】　石仙桃。

【处方来源】　研制方。国药准字 Z35020445。

【功能与主治】　养阴，清热，止痛。用于神经性头痛、脑震荡后遗症等。

【药效】　主要药效作用如下[1]：

1. 镇痛　脑震荡患者常伴随头痛等症状，头痛定糖浆可减轻乙酸所致的小鼠扭体次数，具有一定的镇痛作用。

2. 催眠　脑震荡会引起入睡困难等精神行为，头痛定糖浆可延长戊巴比妥钠阈下小鼠睡眠时间，具有一定的催眠作用。

【临床应用】　主要用于改善更年期症状、头痛。

1. 改善更年期症状　头痛定糖浆可改善更年期患者的临床症状，如烘热汗出、心烦易怒、心悸耳鸣、失眠多梦等，具有较好的疗效。

2. 头痛　头痛定糖浆能缓解眩晕、耳鸣、恶心、失眠、记忆力减退等临床表现，可用于治疗头痛。

【不良反应】　尚不明确。

【使用注意】　请遵医嘱。

【用法与用量】　口服，一次 15～20ml，一日 2～3 次。

参 考 文 献

[1] 沙静姝，毛洪奎. 头痛定糖浆[J]. 中国药学杂志，1991，（4）：246.

（河南中医药大学　乔靖怡、高　婷）

二、补益肝肾、理气止痛类

抑眩宁胶囊

【药物组成】　苍耳子（炒）、菊花、胆南星、黄芩、竹茹、牡蛎（煅）、山楂、陈皮、白芍、生铁落。

【处方来源】　研制方。国药准字 Z10983109。

【功能与主治】　中医上治疗肝阳上亢、气血两虚、肾精不足、痰湿中阻型眩晕症。西医上用于各类眩晕症，头昏头痛、恶心呕吐、耳鸣耳聋、脑供血不足、自主神经功能紊乱、梅尼埃病，以及高血压、动脉硬化、颈椎病、脑震荡后遗症等引起的眩晕。

【药效】　主要药效作用如下：

1. 镇痛　本品有镇痛作用。

2. 改善血液流变性　本品有改善血液流变性作用，从而改善血液循环。

【临床应用】　主要用于眩晕。

眩晕[1] 脑震荡会引起头晕等症状,天麻钩藤饮联合抑眩宁胶囊能降低纤维蛋白原、血浆黏度、红细胞聚集指数水平,改善患者血液流变性,促进机体局部血液循环,增加脑血氧供应,可治疗上亢型眩晕。

【不良反应】 尚不明确。

【使用注意】 在医生指导下使用。

【用法与用量】 口服一次 4～6 粒,一日 3 次。

参 考 文 献

[1] 赵晓锋. 天麻钩藤饮联合抑眩宁胶囊治疗肝阳上亢型中风后眩晕的疗效[J]. 临床医学研究与实践,2018,3(31):140-141.

(河南中医药大学 乔靖怡、高 婷)

第十四章

疝气中成药名方

第一节 概　　述

一、概　　念[1-4]

疝气（hernia）是腹腔内脏器或组织通过先天或后天形成的薄弱点、缺损或孔隙进入另一部位。腹腔内脏器或组织连同壁腹膜向体表突出的疝即为腹外疝，其内容物多为小肠。腹外疝又以腹股沟疝多见。小儿疝气多为腹股沟斜疝。

二、病因及发病机制[1-6]

（一）病因

本病属于中医学"狐疝"范围。《儒门事亲》论"疝"时谈道："或小儿亦有此病，俗曰疝气，得于父已年老，或年少多病，阴痿精怯，强力入房，因而有子，胎中病也。"主要由于先天禀赋不足，后天脾失健运，中气虚弱，气虚下陷，提举无力所致。小儿疝气因先天不足、本脏虚弱，复因外感风邪、内食生冷或卧湿地寒邪凝滞而成；或因寒邪湿热郁中，复被寒邪束于外，邪气乘虚流入厥阴，阴阳失和，气滞不行，经脉阻塞牵引睾丸少腹绞痛。

（二）发病机制

腹腔内脏器或组织连同壁腹膜向体表突出的疝即为腹外疝，其内容物多为小肠。腹外疝又以腹股沟疝多见。小儿疝气多为腹股沟斜疝，发病原因主要为患儿先天性鞘状突未闭或闭锁不全形成孔隙，腹壁肌肉发育不全和精索或子宫圆韧带通过腹股沟管形成的薄弱和缺损使局部防御能力下降，当小儿哭闹使腹内压增高时腹内容物自此向体表突出而发本病。

胎儿腹膜鞘状突未闭锁并与腹腔相通即成为先天性疝囊，腹内脏器或组织甚易从残留的腹膜鞘状突经腹股沟管突出外环形成斜疝。

女性有子宫圆韧带穿过腹股沟管,因此也有类似的腹膜突起并降入大阴唇,如未闭锁亦可形成斜疝。

此外,先天性发育不良导致腹股沟管生理掩闭机制缺陷亦是腹股沟斜疝的重要发病机制之一。

中医学认为,小儿疝气因先天不足、本脏虚弱,复因外感风邪、内食生冷或卧湿地,寒邪凝滞而成;或因寒邪湿热郁中,复被寒邪束于外,邪气乘虚流入厥阴,阴阳失和,气滞不行,经脉阻塞牵引睾丸少腹绞痛。

三、临 床 表 现[7]

小儿疝气临床表现为啼哭、坠胀感、触痛及腹股沟或阴囊肿块,但不妨碍活动。在站立、哭闹或用力时肿物出现或增大;平卧、睡眠后肿物变小或消失,用手轻轻向上挤压可使肿物还纳腹腔。疝的基本特点为:有可复性肿块,肿块上界进入外环或内环,有"疝柄",有咳嗽冲击感。

四、诊 断[1-3]

结合腹股沟区的解剖特点及临床表现,腹股沟斜疝的诊断并不困难。后天性腹内疝主要包括医源性、外伤及炎症等各种原因所致。当腹腔内压力升高时(如咳嗽、便秘、妊娠、腹水挤压、剧烈活动等),小肠、大网膜、横结肠及乙状结肠等一些活动范围较大的腹腔脏器可被挤入孔隙内而形成腹内疝,其中以外科术后并发较为多见。后天性腹内疝主要包括肠系膜裂孔疝、吻合口后间隙疝及部分盲肠周围疝及乙状结肠周围疝等。

五、治 疗[1, 4-6]

(一)常用化学药物及现代技术

除一部分婴儿病例外,腹股沟斜疝一般不能自愈。可复性腹股沟斜疝症状一般较轻。而一旦出现疝嵌顿,即症状剧烈,如处理不及时,可出现疝内容(多为网膜或肠管)的绞窄坏死,愈后相当严重。因而有疝患者一般宜早行手术,以免造成不良后果。同时,加强饮食保健等。

(二)中成药名方治疗

根据本病的病因病机,可归纳中医内治原则,包括补中益气、理气止痛;温中提升、疏通气机;行气通络、利湿化痰。中医外治法包括行气活血、散寒祛湿;温经散寒、升阳举陷等治则。

第二节　中成药名方的辨证分类与药效

中成药治疗软组织损伤的常见辨证分类及其主要药效如下：

一、温经散寒类

疝气见寒湿内停，结块在阴囊，肿硬而冷，牵引睾丸疼痛，喜暖畏寒，苔白腻，脉弦紧，治宜温经散寒。温经散寒类药物具有明显的镇痛、抗炎作用，可对症治疗疝气见寒湿内停证候。

常用中成药包括茴香橘核丸、橘核丸、三层茴香丸等。

二、行气软坚类

针对疝气见肝气不舒、腹内积聚等，小腹或阴囊肿胀疼痛，结滞不舒，缓急无时，常因愤怒、号哭、过度劳累而发作。治宜疏肝理气，行气软坚。行气软坚类中药具有条达肝经、促进微循环、抑制积聚增加等作用。

常用中成药包括济生橘核丸等。

参 考 文 献

[1] 陈志强，蔡炳勤，招伟贤. 中西医结合外科学[M]. 北京：科学出版社，2008：245-251.

[2] 陈国玉，吴文溪. 外科学[M]. 北京：科学出版社，2002：390-399.

[3] 陈奇. 中成药名方药理与临床[M]. 北京：人民卫生出版社，1998：556-576.

[4] 潘海邦，吴国泰，王波. 中医药治疗小儿疝气研究概述[J]. 中医儿科杂志，2007，（5）：53-55.

[5] 赵成勇，段晋辉. 中医治疗疝气病的内外疗法[J]. 内蒙古中医药，2014，（15）：13.

[6] 韦绪怀. 中西医临床外科学[M]. 北京：中国中医药出版社，1996：330-331.

[7] 吴在德，吴肇汉. 外科学[M]. 6版. 北京：人民卫生出版社，2004：407-409.

（上海中医药大学　姚广涛、羊　菲）

第三节　中成药名方

一、温经散寒类

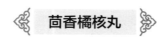

茴香橘核丸

【**药物组成**】　盐小茴香、八角茴香、盐橘核、荔枝核、盐补骨脂、肉桂、川楝子、醋延胡索、醋莪术、木香、醋香附、醋青皮、昆布、槟榔、乳香（制）、桃仁、穿山甲。

【**处方来源**】　研制方。《中国药典》（2015年版）。

【**功能与主治**】　散寒行气，消肿止痛。用于寒凝气滞所致的寒疝、睾丸坠胀疼痛。

【药效】 主要药效如下：

1. 缓解痉挛 寒疝由寒湿侵犯厥阴而至肝经气血不和，治疗以调和血气、温肝肾、软坚散结等为主。本品有助于缓解痉挛，减轻疼痛。

2. 抗炎镇痛作用 寒疝时伴有睾丸、阴囊肿胀疼痛。本品具有抗炎镇痛作用，有助于缓解寒凝气滞所致的寒疝、睾丸坠胀疼痛。

【临床应用】 主要用于治疗疝气、睾丸鞘膜积液、睾丸炎、附睾炎[1-3]。

1. 疝气 寒邪凝结肝脉，气滞而痛，治以温肾暖肝、疏肝理气、行气止痛为原则。本品具有缓解痉挛、抗炎镇痛的作用，对寒凝气滞所致的寒疝、睾丸坠胀疼痛等症状具有缓解作用。

2. 慢性盆腔炎 病机是湿邪蕴结下焦，客犯胞宫，盆腔经络闭阻，气血凝滞，影响冲任带脉所致。行气化湿，通络理气调经，调理冲任可以治疗慢性盆腔炎。本品散寒行气，消肿止痛，有助于缓解慢性盆腔炎症状。

【不良反应】 尚未见报道。

【使用注意】 ①本品为散寒行气活血软坚之剂，适用于寒湿下注的寒疝。若寒湿已化热，或湿热下注，或阴虚内热，舌红苔黄者，不宜使用本品。②服药期间忌食生冷食物。③若伴睾丸肿物或阴囊溃破者需配合外科治疗。④孕妇忌服。

【用法与用量】 口服。一次 6～9g，一日 2 次。

参 考 文 献

[1] 李锦开，梅全喜，董玉珍. 现代中成药册[M]. 北京：中国中医药出版社，2001：421.
[2] 陈馥馨，林育华，史美瑶. 新编中成药手册用[M]. 北京：中国医药科技出版社，1992：443.
[3] 殷素荣. 四苓散合橘核丸加减治疗慢性盆腔炎 78 例[J]. 广西中医药，2007，30（3）：26.

（上海中医药大学 姚广涛、羊 菲）

橘 核 丸

【药物组成】 橘核、肉桂、川楝子、桃仁、厚朴、海藻、昆布、关木通、延胡索、枳实、木香。

【处方来源】 宋·严用和《济生方》。国药准字 Z62021304。

【功能与主治】 行气软坚，散寒止痛。用于疝气偏坠，睾丸胀痛。

【药效】 主要药效学如下[1-3]：

1. 抗炎、镇痛 寒疝时伴有睾丸、阴囊肿胀疼痛。本品具有一定的抗炎、镇痛作用，对寒疝疼痛具有缓解作用。

2. 改善少、弱精子 对精索静脉曲张、少、弱精子症患者精子质量具有一定影响。

【临床应用】 用于治疗疝气、睾丸附睾炎、精索静脉曲张、精索静脉炎等[1-3]。

1. 疝气 本品具有缓解痉挛、抗炎镇痛的作用，对疝气偏坠、睾丸胀痛等症状具有缓解作用。

2. 急性附睾睾丸炎 睾丸炎属泌尿系非特异性感染所致的化脓性炎症，多属肝经郁滞、湿热下注，或肾气化失调、清浊不分、下注于外肾（附睾睾丸）而致。橘核丸抗炎镇痛，软坚散结，消积化瘀，解肝之郁滞，有助于缓解急性附睾睾丸炎症状。

3. 少、弱精子症　本品对少、弱精子症患者精子质量具有一定影响，有助于治疗男性不育症。

【不良反应】　尚未见报道。

【使用注意】　忌生冷食物。

【用法与用量】　口服，一次 6～12g，一日 1～2 次。

参 考 文 献

[1] 夏国守，孙大林，金保方. 加减橘核丸联合迈之灵治疗慢性附睾炎. 中国中西医结合外科杂志，2017，23，（5）：471-474.
[2] 程可佳. 橘核丸治疗少、弱精子症及男性不育病因探析. 中国医药导报，2009，6（22）：195-197.
[3] 程可佳，陈桂冰，黎杰运. 经方橘核丸对男性不育症患者精子运动参数的影响. 中国医药导报，2008，5（26）：65-67.

（上海中医药大学　姚广涛、羊　菲）

三层茴香丸

【药物组成】　八角茴香（盐拌炒）、川楝子（炒）、木香、茯苓、北沙参、荜茇、槟榔、附子。

【处方来源】　研制方。国药准字 Z31020116。

【功能与主治】　温经散寒，行气止痛。用于寒疝及寒湿所致的少腹疼痛。

【药效】　主要药效如下[1]：

1. 缓解痉挛　本品有助于缓解痉挛，减轻疼痛，对寒疝可发挥调理散结的作用。

2. 抗炎镇痛作用　本品具有抗炎镇痛作用，有助于缓解寒凝气滞所致的寒疝、少腹疼痛等症状。

【临床应用】　主要用于寒疝及寒湿所致的少腹疼痛。

1. 疝气　寒邪凝结肝脉，气滞而痛，治以温肾暖肝、疏肝理气、行气止痛为原则。本品具有缓解痉挛、抗炎镇痛的作用，对寒凝气滞所致的寒疝具有缓解作用。

2. 少腹疼痛　寒邪蕴结下焦，气血凝滞引起腹部疼痛。本品温经散寒，行气止痛，有助于缓解寒湿所致的少腹疼痛。

【不良反应】　尚未见报道。

【使用注意】　①忌服辛辣刺激性食物。②对本品过敏者禁用，过敏体质者慎用。

【用法与用量】　口服，一次 9g，一日 2 次，饭前服用。

参 考 文 献

[1] 李锦开，梅全喜，董玉珍. 现代中成药册[M]. 北京：中国中医药出版社，2001：420.

（上海中医药大学　姚广涛、羊　菲）

二、行气软坚类

济生橘核丸

【药物组成】 橘核、肉桂、川楝子、桃仁、厚朴、海藻、昆布、川木通、延胡索、枳实、木香。

【处方来源】 宋·严用和《济生方》。国药准字 Z62021304。

【功能与主治】 行气软坚，散寒止痛。用于疝气偏坠、睾丸胀痛。

【药效】 主要药效学如下：

1. 镇痛作用 寒疝时伴有睾丸、阴囊肿胀疼痛，本品具有一定的镇痛作用，缓解疝气偏坠，睾丸胀痛。

2. 缓解痉挛 本品软坚散结，改善痉挛，减轻疼痛。

【临床应用】 主要用于疝气偏坠，睾丸胀痛[1]。

疝气 针对疝气见肝气不舒、腹内积聚等，小腹或阴囊肿胀疼痛，结滞不舒，缓急无时，常因愤怒、号哭、过度劳累而发作。治宜疏肝理气，行气软坚。本品行气软坚，条达肝经，有效缓解疝气偏坠、睾丸胀痛等症状。

【不良反应】 尚未见报道。

【使用注意】 本品含有海藻，不宜与甘草同食。

【用法与用量】 口服。一次 8～10 丸，一日 3 次。

参 考 文 献

[1] 李锦开，梅全喜，董玉珍. 现代中成药册[M]. 北京：中国中医药出版社，2001：430.

（上海中医药大学 姚广涛、羊 菲）

第十五章

蛇虫咬伤中成药名方

第一节 概　　述

一、概　　念

蛇虫咬伤（snake and insect bites）指的是蛇或虫等动物对人体的损害。不同的蛇、虫所含的毒液不一样，对人体损害的严重程度及临床表现也有很大差异。轻者可轻度红斑、丘疹或风团，伴有不同程度的瘙痒、烧灼及疼痛感；重者可出现皮肤广泛损伤，或坏死、关节痛等。中医学属于风毒、火毒、风火毒的范畴。

二、病因及发病机制

（一）病因[1]

被有毒的昆虫（如黄蜂、蜜蜂、蝎子、蜈蚣、蜘蛛、蚂蟥、蚊子、跳蚤、臭虫等）叮咬、蜇刺或接触其分泌物、排泄物可引起皮肤炎症。蛇有毒蛇和无毒蛇之分。毒蛇的唇腭上有一对分泌毒液的毒腺，毒腺通过毒牙小管与毒牙相通。毒蛇咬伤皮肤后，毒液沿毒牙小管注入皮下或肌肉组织内，随淋巴循环和血液循环扩散到全身而引起中毒反应。

（二）发病机制[2]

常见蜇人的蜂类有蜜蜂、胡蜂、蚁蜂等，蜂尾均有毒刺与体内的毒腺相通，蜂蜇人时毒刺刺入皮肤并将毒汁注入皮肤内，多数蜂毒汁为酸性，主要成分为蚁酸、盐酸、磷酸，而胡蜂毒汁为碱性，含有组胺、5-羟色胺、缓激肽、磷脂酶A、透明质酸酶、神经毒素等物质。

蝎子尾部最后一节是锐利的弯钩，即刺蜇器，与腹部毒腺相通。蜇人时将强酸性毒液注入皮肤内。毒液中其主要成分为毒性蛋白，含神经性毒素、溶血毒素、抗凝素等，可引起皮疹和全身中毒现象。

蜈蚣第一对脚呈钩状，锐利，钩端有毒腺口，一般称为腭牙，能排出毒汁，被蜈蚣咬伤后，其毒腺分泌出大量毒液，含有组胺样物质及溶血蛋白质，此外尚有酪氨酸、蚁酸等。呈酸性，顺腭牙的毒腺口注入被咬者皮下而致中毒。

毒蜘蛛有一种角质螯，分泌少量神经性毒素和坏死毒素。

蚊有刺吸型口器，雌蚊吸血时以口器刺入皮肤吸血，同时分泌唾液，后者所含的抗凝物质防止血液凝固并可使局部皮肤过敏。

蛇毒包括神经毒素、肌肉毒素和心血管毒素。神经毒素选择性作用于中枢神经系统和周围神经系统，导致肌肉瘫痪、呼吸麻痹等症状，是致死的主要原因。心血管毒素有抗凝作用，可致溶血，还可刺激产生组胺、5-羟色胺、慢反应物质等，使毛细血管通透性增加，引发过敏性休克等。蛇毒含有近 30 种酶，多数为水解酶，可引起组织坏死。

三、临床表现[3]

1. **蜂蜇伤** 立即有刺痛和灼烧感，很快局部出现红肿，中央有一瘀点，可出现水疱、大疱，眼周或口唇被蜇则出现高度水肿。严重者除局部症状外，还可出现畏寒、发热、头痛、头晕、恶心、呕吐、心悸、烦躁等全身症状或抽搐、肺水肿、昏迷、休克甚至死亡。蜇伤后 7~14 日可发生血清病样迟发超敏反应，出现发热、荨麻疹、关节痛等表现，毒蜂蜇伤者还可发生急性肾衰竭和肝损害等。

2. **蝎蜇伤** 局部即刻产生剧烈疼痛，并出现明显的水肿性红斑、水疱或瘀斑、坏死，甚至引起淋巴管炎或淋巴结炎，这是溶血性毒素所致。患者往往伴有不同程度的全身症状，如头痛、头晕、恶心、呕吐、流泪、流涎、心悸、嗜睡、喉头水肿、血压下降、精神错乱，甚至呼吸麻痹导致死亡，这是神经性毒素作用于中枢神经系统和血管系统引起的。

3. **蜈蚣咬伤** 毒爪刺处先出现两个瘀点，四周红肿，其痛彻骨，并常有红丝出现，严重的则出现浑身麻木、头痛、眩晕、恶心、呕吐、心悸、脉细、谵语及抽搐等证候。

4. **蚂蟥咬伤** 吸附处往往发生丘疹或风团，中心有一瘀点，若用力把蚂蟥撕下，则吸附处流血不止。

5. **蚊虫叮咬** 引起皮肤红斑或风团样丘疹，疹的中心有一小瘀点，疹边缘为一苍白圈，并伴有轻度的瘙痒或微痛。

6. **臭虫、跳蚤咬伤** 臭虫叮咬后，引起红斑或丘疹，可伴有不同程度的瘙痒，一般不痛；跳蚤叮咬后引起紫红色斑点，使局部红肿剧痒。

7. **毒蛇咬伤** 伤口局部常有一对毒牙印。局部可有麻刺感、剧痛、肿胀、瘀斑、大疱，伴淋巴结肿痛。全身症状可有晕厥、眩晕、发热、心悸、呼吸窘迫、弥散性血管内凝血、急性肾衰竭、横纹肌溶解等。如不及时抢救，患者可很快死亡。

四、诊　　断

1. **蜂蜇** 有明显的蜂蜇伤史；局部红肿疼痛或见红肿中心有一黑色小点（蜂刺）；若被群蜂咬伤，可出现全身症状，如头晕、恶心、呕吐等，出现休克、急性肾衰竭、昏迷，甚至很快死亡。过敏患者可出现麻疹、哮喘。

2. 蝎子咬伤　被蝎咬伤时，蝎有一弯曲而锐利的尾针，神经毒液经此注入人体；局部大片红肿、剧痛；重者有寒战、发热、恶心、呕吐、舌和肌肉强直、流涎、头痛、昏睡、盗汗、脉细速，甚至抽搐、胃肠出血、肺水肿、胰腺炎，严重时，尤其儿童可因呼吸循环衰竭死亡。

3. 蜈蚣咬　被蜈蚣咬伤时，蜈蚣有一对中空的"衬爪"，毒液经此注入皮下；局部有急性痒痛、红肿严重者可发生坏死、淋巴管与淋巴结炎；全身症状可有头痛、发热、眩晕、恶心、呕吐，甚至谵语、抽搐、昏迷，重者可死亡。

4. 蜘蛛咬伤　被毒蜘蛛咬伤时，局部症状毒蜘蛛含有神经性蛋白毒，注入人体可致局部苍白、发红或发生荨麻疹；全身症状严重者可有头痛、头晕、呕吐、发热、谵妄、虚脱以致死亡，少数患者因腹肌痉挛而似急腹症，儿童可见惊厥。

5. 蛇咬伤　毒蛇咬伤，常在创面上有较大的毒牙牙痕两个或四个。局部出现不同程度的疼痛、出血、肿胀，有的皮肤出现水疱、瘀斑，严重者可出现大片组织坏死。由于蛇毒的扩散，常常出现全身症状。

五、治　疗

（一）常用化学药物及现代技术[4]

1. 蜂蜇　中和毒素，蜜蜂的毒液呈酸性，宜用弱碱液（3%氨水、2%～3%碳酸氢钠、肥皂水、淡石灰水等）外敷；黄蜂毒液呈碱性，宜用弱酸性液（醋、0.1%稀盐酸等）中和；去除伤口内残留的蜂刺，可用小针挑拨或胶布粘贴出；局部止痛，可采用火罐拔毒或局部封闭。应用止痛剂，还可选用中草药或蛇药；其他对症处理如选抗组胺药，防治休克与急性肾衰。

2. 蛇咬伤　①防止毒素吸收：绑扎肢体——在咬伤肢体近侧 5～10cm 处立即用止血带或布带绑扎，松紧以阻断静脉血和淋巴回流为度；局部降温——可将伤肢浸于冷水中，不低于 4℃，以防冻伤；局部制动——减少患肢活动，切忌奔跑。②及早排除毒素：冲洗，先用肥皂水和清水清洗周围皮肤，再用等渗盐水、1∶5000 高锰酸钾溶液、3%过氧化氢溶液或温开水反复冲洗；扩创，以牙痕为中心或在两牙痕之间切开伤口，使毒液流出，残留断牙时应取出；拔毒，有条件时用火罐或吸奶器吸出毒液，紧急情况下可用嘴吸，吸一次，漱口一次。③尽快破坏存留伤口的蛇毒：将 2000～5000U 胰蛋白酶加入 0.25%～0.5%普鲁卡因溶液做局部封闭，于牙痕周围注射达深肌层，必要时 12～24h 后重复。④利尿排毒可用呋塞米、依他尼酸钠、甘露醇及利尿中草药等。⑤抗蛇毒血清，如能确定毒蛇类别、毒素性质，应用单价血清效果较好，否则选用多价血清。⑥其他治疗：补液、补血、止血；注射破伤风抗毒素，选用有效抗生素等。

3. 蝎子蜇伤　处理原则基本同蛇咬伤，包括伤处近心侧绑扎或封闭；切开伤口，拔除毒针，用弱碱性溶液或 1∶5000 高锰酸钾溶液洗涤，也可用拔火罐；局部冷（冰）敷或中草药如大青叶、半边莲、七叶一枝花、蛇药片等捣烂外敷；口服蛇药片或注射肾上腺皮质激素。

4. 蜘蛛咬伤　处理方法基本同蛇、蝎咬伤，包括伤后立即在伤处近侧绑扎，封闭疗法，口服或外敷蛇药，注射肾上腺皮质激素和 10% 葡萄糖酸钙液；切开伤口，用 1：5000 高锰酸钾液冲洗或火罐拔毒；外敷中草药如半边莲、七叶一枝花、紫花地丁等。

5. 蜈蚣咬伤　中和毒素，立即用弱碱性溶液洗涤伤口和冷敷；中草药外敷：以等量雄黄和枯矾研末以浓茶或烧酒调匀敷伤口；以鲜蒲公英、桑叶或鱼腥草捣烂外敷；蛇药及清热解毒药物内服；局部止痛、局部封闭与应用镇痛剂等。

（二）中成药治疗

当被虫叮咬后，根据其分泌物的酸碱性使用相对应的酸、碱中和其毒性。也可根据其症状使用中成药辨证治疗以泻火清热，散风解毒。但当被毒蛇咬后，基本原则是尽快使用抗蛇毒血清，此时中成药只是配合治疗。

第二节　中成药名方的辨证分类与药效

蛇虫咬伤患者共同病理基础是由毒物所含毒汁侵入人体致经络、气血、脏腑受累。不论其成分如何，大体也可划分为风毒、火毒、风火毒，类似于毒蛇蛇毒之性。因此无论内治、外治均应排毒、解毒、泄毒，以防其内陷、扩散。因此，中药治疗蛇虫咬伤的基本药效是解毒、排毒，中和其毒性，为治疗中的第一要义，内外皆然。但是不同中药尚有其他不同的药效，需辨证治疗。中成药名方的常见辨证的治则分类及其主要药效如下：

一、清热解毒类

蛇虫咬伤火毒内蕴证者主要症状为局部灼痛，肿胀明显，或有血疱，水疱，甚则发黑、坏死。全身发热、寒战、恶心呕吐，烦躁不安，或身发斑疹，舌红苔黄，脉数均属热盛。

蛇虫咬伤火毒内蕴证者主要病理变化是出血，局部肿胀、严重者可蔓延及躯干，伤口周围有水疱、血疱，微循环障碍等。

清热解毒类药物可解毒，止痛，抗炎，抗破伤风毒素，改善局部微循环，利尿。

常用中成药：季德胜蛇药片、祁门蛇药片、上海蛇药片。

二、祛风解毒类

蛇虫咬伤风毒内蕴证者主要症状为头痛头晕、视物昏花、局部麻木或剧痛，伴蚁行感，重者痉挛抽搐、谵妄、呼吸微弱。舌淡红，苔微黄，脉弦或弦数。

蛇虫咬伤风毒内蕴证者主要病理变化是伤口感染，包括一般化脓菌和厌氧菌，如破伤风、气性坏疽、发热、局部肿痛加重等表现。

清热祛风解毒类中成药可止痛，止血，镇静，强心，利尿，降压，抗菌，抗过敏、解痉，止血。

常用中成药：青龙蛇药片。

三、解毒散瘀类

蛇虫咬伤热毒壅盛证者主要症状为局部疼痛剧烈，肿胀严重，蔓延迅速，甚至可延至躯干，伤口出血不止，甚或伤口周围皮肤下可见大块瘀斑，水疱或血疱，溃破后易形成局部组织坏死。当气分热毒充斥三焦，可见头痛，热邪迫血妄行，可出现瘀点、瘀斑，伤口出血不止，甚至七窍流血。舌绛苔黑，脉洪数等。

蛇虫咬伤热毒壅盛证者主要病理变化是肌肉瘫痪、呼吸麻痹，机体产生组胺、5-羟色胺、慢反应物质等，毛细血管通透性增加，引发过敏性休克等。

解毒散瘀类中成药可解毒，消肿止痛，抗菌，抗过敏，止血，改善毛细血管通透性。

常用中成药：蛇伤解毒片、红卫蛇药片、云南蛇药。

参 考 文 献

[1] 田建华，易磊. 葱姜蒜养生宝典[M]. 上海：上海科学技术文献出版社，2012：181.

[2] 黄长征，郑敏等. 英汉皮肤性病学[M]. 武汉：华中科技大学出版社，2010：120.

[3] 杨志波，范瑞强，邓丙戌. 中医皮肤性病学[M]. 北京：中国中医药出版社，2010：91.

[4] 张石革. 狂犬与蛇虫咬伤的治疗与选药[J]. 中国药房，2005，（10）：800.

（河南中医药大学　苗明三、曹利华）

第三节　中成药名方

一、清热解毒类

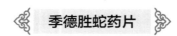
季德胜蛇药片

【**药物组成**】　七叶一枝花、蟾蜍皮、蜈蚣、地锦草（保密方）。

【**处方来源**】　清·蛇医季德胜先生继承季家六代家传秘方。《中国药典》（2015 年版）。

【**功能与主治**】　清热，解毒，消肿止痛。用于毒蛇、毒虫咬伤。

【**药效**】　主要药效如下（图 15-1）：

1. **抗蛇毒**[1]　本品具有抗蛇毒作用。

2. **抗破伤风毒素**　蛇虫咬伤后毒汁侵入人体，造成机体一系列症状，蛇药片对破伤风毒素有直接破坏作用。在实验性小鼠破伤风模型上的实验，表明蛇药片乙醇提取物具有明显的治疗作用，可提高小鼠存活率，并可抑制破伤风症状的发展。

3. **抗炎、镇痛**[2]　本品具有抗炎、镇痛的作用。本品对二甲苯所致小鼠耳郭肿胀有明显的抑制作用；具有降低大鼠伤害性反应，抗炎，抑制痛觉过敏的作用，可能的机制与降低脊髓水平 c-Fos 蛋白表达有关。

4. **镇静**　本品具有镇静的作用。腹腔注射或口服本品乙醇提取物，均能促进小鼠的睡眠。

5. **舒张又收缩血管**　季德胜蛇药片对蛇毒患者中毒血管有双向调节的保护作用，从而改善微循环，促进中毒肝肾功能的恢复，增强机体排毒解毒功能。

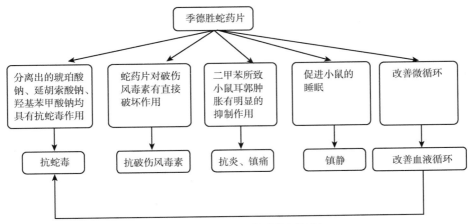

图 15-1　季德胜蛇药片作用机制

【临床应用】

毒蛇、毒虫咬伤[3-5]　因蛇虫咬伤，风毒入侵，内攻脏腑所致，症见局部牙痕，红肿疼痛，或起水疱，头晕头痛，寒战发热，四肢乏力，肌肉疼痛；各种毒蛇及毒虫咬伤见上述证候者。局部用药直接作用于病变部位，发挥局部抗炎、减少血管通透性渗出、拮抗水肿，作用迅速，疗效确切。除用于治疗毒蛇、毒虫咬伤有较为显著的疗效外，临床研究发现，本品同样有治疗慢性活动型乙型肝炎、蚕豆病、散发性脑炎等新用。

【不良反应】　本品含有蟾酥、蜈蚣，不可过服久服，肝肾功能不全者慎用。

【使用注意】　①脾胃虚寒、体弱年迈者慎用。②孕妇禁用。③本品含有蟾酥、蜈蚣，不可过服久服，肝肾功能不全者慎用。④忌食辛辣、油腻食品。⑤被蛇咬伤后，应按照以下方法治疗：内服本品，即取本品 20 片，捻碎，以温开水（如加少量酒更好）服下，以后每隔 6 小时续服 10 片，至患者蛇咬症状明显消失即可停止服药。引流排毒，应立即将伤口挑破，以引流排毒。若患者为危急重症，应迅速送医院密切观察，并将本品每次内服剂量增加 10～20 片并适当缩短服药间隔时间。如伤口因感染发生溃烂时，应配合外科治疗。被虫咬伤后，以本品和水外搽即可。

【用法与用量】　口服。第一次 20 片，以后每隔 6 小时连续服 10 片；危急重症者将剂量增加 10～20 片并适当缩短服药间隔时间。不能口服药者，可行鼻饲法给药。外用，被毒虫咬伤后，以本品和水外搽，即可消肿止痛。

参 考 文 献

[1] 王庆伦, 鲍廷铮, 许军. 季德胜蛇药的药理作用与临床应用概况[J]. 江西中医学院学报, 1996, (4): 44.

[2] 叶雷, 陆丽娟, 林泓怡, 等. 季德胜蛇药片抗炎镇痛作用和对脊髓 c-Fos 表达影响的实验研究[J]. 中国疼痛医学杂志, 2012, 18 (5): 305-310, 313.

[3] 朱春林, 曹晓琳, 陈艳虹, 等. 中药急救"第四宝"季德胜蛇药片[J]. 中国中医基础医学杂志, 2018, 24 (12): 1771-1772.

[4] 梅全喜, 鲍志祥. 季德胜蛇药片的临床新用途[J]. 中药材, 2002, (3): 224-226.

[5] 孙晓雷, 丁丽娟, 汤伟, 等. 季德胜蛇药抗乙型肝炎病毒的体外实验研究[J]. 中药药理与临床, 2010, 26 (4): 57-60.

（河南中医药大学　乔靖怡、曹利华）

❀ 祁门蛇药片 ❀

【药物组成】　半边莲、大蓟、青木香、射干、杏香兔耳风、紫葳根皮。

【处方来源】　研制方。国药准字 Z32020048。

【功能与主治】　解蛇毒。

【药效】　主要药效如下[1, 2]：

1. 解毒，消肿，止痛，利尿　本品可利水渗湿，通利小便，从而利于蛇毒的排泄，祁门蛇药片解蛇毒的功效较好。

2. 抗痉挛　方中青木香含有挥发油，能行气止痛，对支气管平滑肌有解痉作用，兔耳风清热凉血，解毒镇痉作用较好。

3. 抗纤溶　本品具有抗纤溶作用。

4. 抗菌　体外试验对革兰氏阴性杆菌有抑制作用。

【临床应用】　毒蛇咬伤，局部剧痛，肿胀，起小疱，可见较粗大而深的毒牙痕。本品可用于五步蛇、蝮蛇、竹叶青蛇及眼镜蛇、金（银）环蛇咬伤[3]。

【不良反应】　目前尚未检索到不良反应报道。

【使用注意】　孕妇慎用。服用本品时还须配合其他急救及综合治疗措施积极救治。

【用法与用量】　口服。每日 4 次，每次 8～10 片，首剂 12 片。

参 考 文 献

[1] 刘小平，林如文，黄正德. 常用中药速查手册[M]. 武汉：湖北科学技术出版社，2014：417.

[2] 戴德银. 新编实用急诊手册[M]. 成都：四川科学技术出版社，2008：766.

[3] 祁门县蛇伤研究所附属医院. 祁门蛇药[J]. 中成药研究，1979，（4）：37.

（河南中医药大学　曹利华）

❀ 上海蛇药片（注射液，片剂，颗粒剂）❀

【药物组成】　万年青、穿心莲、墨旱莲、半边莲、柚叶。

【处方来源】　研制方。国药准字 Z31020405。

【功能与主治】　蝮蛇及五步蛇、眼镜蛇、金（银）环蛇、蝰蛇、龟壳花蛇、竹叶青蛇咬伤。

【药效】　主要药效如下：

1. 解蛇毒[1]　本品具有解蛇毒的作用。

2. 退热、消炎　本品具有退热、消炎的作用。

3. 强心、利尿　本品具有强心、利尿的作用。

4. 抗蛇毒　抗蛇毒损伤毛细血管所致出血及溶血作用。

【临床应用】　主要用于毒蛇咬伤[2]。

蛇伤　本品可用于被混合毒素毒蛇咬伤的患者，也可应用于被神经毒、血循毒类毒蛇咬伤的患者。

【不良反应】 目前尚未检索到不良反应报道。

【使用注意】

1. 1号注射液含强心苷，使用中注意心律和节律变化，如发现心率显著低于60次/分钟，或发现药物致房室阻滞，应考虑停药，必要时使用阿托品。

2. 孕妇慎用。

3. 服用本品时还须配合其他急救及综合治疗措施积极救治。如清创扩创，上部结扎（每隔10～15分钟放松1～2分钟以及伤肢肿胀上缘套式封闭等）。

4. 给氧，补充血容量，人工呼吸等。

【用法与用量】 片剂：口服。首次服10片，以后每4小时服5片，视病情减轻，可改为每6小时服5片。一般疗程3～5天。危重病例可酌情增加。注射液：1号注射液第1日，每4小时肌注1支（2ml），以后每日3次，每次1支，一般总量10余支。必要时可取1～2支加入5%～10%葡萄糖液500ml中静脉滴注，或用25%～50%葡萄糖液20ml稀释后，静脉缓慢推注。2号注射液每4～6小时肌注1支（2ml），一般疗程3～5日。片剂：首服10片，以后每小时服5片，病情减轻后可每6小时服5片。一般病程3～5日，危重病例可酌情增加。颗粒剂：开水冲服，首次服2袋，以后每日3次，每次1袋，一般疗程3～5日不宜单独使用，以取合片剂或注射液同时用，以加强疗效。

参 考 文 献

[1] 舒普荣，舒晓虹，崔健. 蛇伤治疗学[M]. 北京：人民卫生出版社，2000：116.

[2] 上海中药二厂. 上海蛇药. 医药工业，1975，（7）：25-26.

（河南中医药大学　曹利华）

二、祛风解毒类

青龙蛇药片

【药物组成】 青木香、龙胆、盐酸小檗碱、黄柏、黄芩、浙贝母、仙茅、穿心莲、半边莲、天花粉、白芷、大黄、徐长卿。

【处方来源】 研制方。国药准字Z20030042。

【功能与主治】 祛风泻火，清热解毒。用于治疗蝮蛇、五步蛇咬伤属火毒、风毒症者。

【药效】 主要药效如下[1-4]：

1. 止痛、止血、镇静、强心、利尿、降压 血循毒类毒蛇及混合毒类毒蛇咬伤常引起疼痛、水肿、出血、坏死、尿少、心慌心跳、烦躁不安等中毒表现，这与蛇毒中含有细胞毒素、血液毒素等多种毒素有关。青龙蛇药可能通过其具有的止痛、止血、镇静、强心、利尿、降压等药理功能使上述症状得以缓解。

2. 抗菌 对局部坏死溃疡的患者常合并感染而加重病情发展，青龙蛇药的抗菌作用对患者是有利的，另外对大肠杆菌、铜绿假单胞菌、金黄色葡萄球菌、枯草杆菌、变形杆菌均有较好的抑制生长作用。

3. 抗过敏，痉挛　由于青龙蛇药具有抗过敏、解痉作用，治疗蛇毒蛋白引起的过敏、组胺释放、休克等也是有利的。

4. 止血　缩短正常血浆凝血酶原时间，血浆复钙凝固时间，并有抑制眼镜王蛇毒的抗凝及纤溶活性，临床可治疗蛇伤中毒出血。

【临床应用】　用于治疗蝮蛇、五步蛇咬伤属火毒、风毒症者[5-8]。

【不良反应】　服药后胃脘不适，可在饭后服药。部分病例大便变稀，停药后好转。

【使用注意】　孕妇忌服。为使药物快速起作用，最好将药片捣碎后吞服。

【用法与用量】　口服。首次服用 20 片，以后每 6 小时服 10 片，重症者加倍。

参 考 文 献

[1] 陈孝治，黄明秋，龚明直. 药理学[M]. 长沙：湖南科学技术出版社，1982：349.

[2] 舒普荣，舒晓虹，崔健. 蛇伤治疗学[M]. 北京：人民卫生出版社，2000：116.

[3] 中华人民共和国卫生部药政局编. 新药品种资料汇编[M]. 北京：气象出版社，1999：546.

[4] 陈天明，刘德荣. 袖珍实用中成药手册[M]. 福州：福建科学技术出版社，1993：951，949.

[5] 蔡鸣，徐小梅，张康宣. 常用药物治疗手册[M]. 南昌：江西科学技术出版社，1997：861.

[6] 俞长芳，沈平娘，卫世安，等. 实用基本中药制剂手册[M]. 北京：金盾出版社，1997：94.

[7] 薛明，郑颖. 实用新方大全[M]. 南京：江苏科学技术出版社（凤凰出版传媒集团），2006：54.

[8] 舒晓燕，黄嫣娇，李其斌. 青龙蛇药的药理作用实验研究[J]. 蛇志，1990，（1）：4-6.

（河南中医药大学　乔靖怡、曹利华）

三、解毒散瘀类

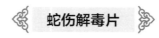

蛇伤解毒片

【药物组成】　光慈菇、山豆根、拳参、黄连、白芷、冰片、红大戟、雄黄、朱砂、大黄、硫酸镁。

【处方来源】　研制方。国药准字 Z35020141。

【功能与主治】　清解蛇毒，散瘀消肿。适用于各种毒蛇咬伤。

【药效】　主要药效如下：

1. 解毒，消肿止痛　蛇伤解毒片中大黄、白芷不仅能解蛇毒，还能起到通经活络、清泻邪热、消肿止痛的作用，现代药理学研究表明大黄具有解毒消痈、清热祛瘀、凉血止血的作用。

2. 抗炎[1, 2]　本品具有抗炎的作用。

3. 抗过敏　本品具有抗过敏的作用。

4. 具有消肿作用　硫酸镁能改变局部渗透压，减轻局部水肿，解蛇毒。

【临床应用】　主要用于各种毒蛇咬伤，蛇毒内攻脏腑，外停肌腠引起的伤处焮赤肿痛，出血污黑，或伴血疱、水疱，甚至神志恍惚，呼吸急促，头晕胸闷，脉结代等[3]。

【不良反应】　服药后可能会出现腹泻。

【使用注意】　①服药后如出现腹泻，仍可继续服药。②至第 3 日或肿消后，药量可酌减。③孕妇忌服。

【用法与用量】 口服。第 1 天（24 小时内）服 4～5 次，第 1 次 9～12 片（病情严重者首次可服 18 片），以后每次 6～9 片，每隔 3～4 小时 1 次；第 2～3 天每次 6～9 片，一日 3 次；第 4 天每次 6 片，一日 2 次，直至肿完全消退为止。儿童减半；外用。取消毒三棱针或其他利器，割破伤口，从伤口上方向下方挤压，使血流出，如伤口溃疡则无须割破挤血。再用清水洗净伤口，取本品研末用。

参 考 文 献

[1] 周国荣. 蛇伤解毒片治疗飞蛾皮炎[J]. 新医学，1992，（11）：596.

[2] 王树金. 蛇伤解毒片治疗各类虫咬皮炎 521 例[J]. 新医学，1992，（10）：556.

[3] 黎格灵. 蛇伤解毒散对肢体毒蛇咬伤的疗效观察[J]. 光明中医，2015，（12）：2607-2609.

（河南中医药大学 乔靖怡、曹利华）

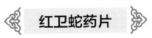

红卫蛇药片

【药物组成】 黄药子、七叶一枝花、八角莲、雄黄。

【处方来源】 研制方。国药准字 Z36021580。

【功能与主治】 清热解毒，凉血散瘀，止痛。适用于蛇毒咬伤。

【药效】 主要药效如下[1]：

1. 解蛇毒 本品具有解蛇毒的作用。

2. 消肿 本品具有消肿的作用。

3. 止血 本品具有止血的作用。

4. 强心利尿 本品具有强心利尿的作用。

【临床应用】 主要用于蝮蛇、五步蛇、竹叶青、眼镜蛇、银环蛇等毒蛇毒虫咬伤后出血、红、肿、热、痛，破溃流脓，伴头晕，烦躁不安，吞咽困难，谵妄躁动，或局部灼痛，伴水疱、血疱，甚则溃烂变黑等全身症状。西医诊断为神经毒类蛇咬伤及血循毒类蛇咬伤，可用本药[2, 3]。

【不良反应】 目前尚未检索到不良反应报道。

【使用注意】 不可久服，孕妇忌服。

【用法与用量】 口服。首次服 10～12 片，以后每隔 4 小时服 5 片；症状减轻后，每隔 4 小时服 5 片。重症患者可酌情加量。外搽。除去糖衣后调白酒或 75%乙醇外搽患处。

参 考 文 献

[1] 杨叔禹. 实用国家基本药物手册 基层版[M]. 厦门：厦门大学出版社，2010：777.

[2] 景德镇市卫生局. 红卫蛇药片[J]. 医药工业，1977，（10）：52-53.

[3] 张瑜华，饶筱荣. 红卫蛇药片质量标准的研究[J]. 1998（3）：172-173.

（河南中医药大学 曹利华）

云 南 蛇 药

【药物组成】　紫金龙、白茅根、白花蛇舌草、虎杖、夏枯草、半边莲、鱼腥草、茜草、臭牡丹、杠板归、龙胆草。

【处方来源】　研制方。国药准字 Z53020720。

【功能与主治】　解毒镇痛，利尿消肿，止血，散瘀。

【药效】　主要药效如下[1, 2]：

1. 止血　云南蛇药有缩短出血时间和凝血时间的作用。

2. 抗蛇毒　云南蛇药能抗眼镜蛇毒及蝮蛇毒急性中毒。

【临床应用】　主要用于毒蛇、毒虫咬伤，风火热毒炽盛，内陷心包，皮肤红肿灼热，疼痛麻木刺痒，水疱溃烂，甚至头晕头痛，恶心呕吐，发热恶寒，神昏谵语，抽搐尿闭，呼吸困难，舌质红，脉数或迟弱[3, 4]。

【不良反应】　目前尚未检索到不良反应报道。

【使用注意】　毒蛇咬伤或大量毒虫蜇伤均可危及生命，故在服用本品前即应配合其他急救及综合治疗措施积极救治。孕妇忌用。

【用法与用量】　内服：每日 4～6 次，每次 20～30ml；外搽适量。

参 考 文 献

[1] 潘贤. 新编药物实用全书（下册）[M]. 北京：中国中医药出版社，1998：1319.

[2] 舒普荣，舒晓虹，崔健. 蛇伤治疗学[M]. 北京：人民卫生出版社，2000：116.

[3] 王树金. 蛇伤解毒片治疗各类虫咬皮炎 521 例[J]. 新医学，1992，（10）：556.

[4] 熊郁良，邹汝金，杨大同等. 云南蛇药的研究[J]. 药学学报，1979，（9）：557-560.

（河南中医药大学　苗明三、曹利华）

第十六章

肩周炎中成药名方

第一节 概 述

一、概 念[1, 2]

肩周炎（scapulohumeral periarthritis）又称肩关节周围炎，俗称凝肩、五十肩。以肩部逐渐产生疼痛，夜间为甚，逐渐加重，肩关节活动功能受限且日益加重，达到某种程度后逐渐缓解，直至最后完全复原为主要表现的肩关节囊及其周围韧带、肌腱和滑囊的慢性特异性炎症。

肩周炎称"漏肩风""肩凝"等，属中医学"痹证"范畴，包括年老体虚、肢体筋脉失养、劳损及受风寒湿邪引发的痹证等。

二、病因及发病机制

（一）病因

肩周炎的病因主要包括以下两个方面。

肩部原因：①本病大多发生在 40 岁以上中老年人，软组织退行病变，对各种外力的承受能力减弱；②长期过度活动、姿势不良等所产生的慢性致伤力；③上肢外伤后肩部固定过久，肩周组织继发萎缩、粘连；④肩部急性挫伤、牵拉伤后治疗不当等。

肩外因素：颈椎病，心、肺、胆道疾病发生的肩部牵涉痛，因原发病长期不愈使肩部肌肉持续性痉挛、缺血而形成炎性病灶，转变为真正的肩周炎。

（二）发病机制[3, 4]

组织学证实关节囊上、下部关节囊炎、肩袖间隙韧带炎、肩胛下肌腱及肱二头肌腱炎、肩关节周围滑囊炎（尤其是肩胛下滑囊）是肩周炎的主要病理表现。病理学研究证实了其存在成纤维细胞、炎症细胞浸润及神经组织增生。目前，原发性冻结肩发病机制的研究主要集中在炎症因素、纤维化因素、神经纤维及神经递质、酸感受性离子通道及高脂血症等方面。

三、临 床 表 现

肩周炎临床表现在：①怕冷，患肩怕冷，不少患者终年用棉垫包肩，即使在暑天，肩部也不敢吹风。②肩痛，起初时肩部呈阵发性疼痛，多数为慢性发作，以后疼痛逐渐加剧或顿痛，或刀割样痛，且呈持续性，气候变化或劳累后，常使疼痛加重，疼痛可向颈项及上肢（特别是肘部）扩散，当肩部偶然受到碰撞或牵拉时，常可引起撕裂样剧痛，肩痛昼轻夜重为本病一大特点，多数患者常诉说后半夜痛醒，不能成寐，尤其不能向患侧侧卧，此种情况因血虚而致者更为明显若因受寒而致痛者，则对气候变化特别敏感。③压痛，多数患者在肩关节周围可触到明显的压痛点，压痛点多在肱二头肌长头腱沟。肩峰下滑囊、喙突、冈上肌附着点等处。④肩关节活动受限，肩关节向各方向活动均可受限，以外展、上举、内外旋更为明显，随着病情进展，由于长期废用引起关节囊及肩周软组织的粘连，肌力逐渐下降，加上喙肱韧带固定于缩短的内旋位等因素，使肩关节各方向的主动和被动活动均受限，当肩关节外展时出现典型的扛肩现象，特别是梳头、穿衣、洗脸、叉腰等动作均难以完成，严重时肘关节功能也可受影响，屈肘时手不能摸到同侧肩部，尤其在手臂后伸时不能完成屈肘动作。

四、诊　　断

根据病史和临床症状多可诊断。慢性劳损，外伤筋骨，气血不足复感受风寒湿邪所致。本病好发年龄在 50 岁左右，女性发病率高于男性，右肩多于左肩，多见于体力劳动者，多为慢性发病。肩周疼痛，以夜间为甚，常因天气变化及劳累而诱发，肩关节活动功能障碍。肩部肌肉萎缩，肩前、后、外侧均有压痛，外展功能受限明显，出现典型的扛肩现象。X 线检查多为阴性，病程久者可见骨质疏松。

五、治　　疗

（一）常用化学药物及现代技术

目前对肩周炎主要是保守治疗。口服镇痛抗炎药、物理治疗、痛点局部封闭、按摩推拿、自我按摩等综合疗法。同时进行关节功能练习，包括主动与被动外展、旋转、屈伸及环转运动。当肩痛明显减轻而关节仍然僵硬时，可在全身麻醉下手法松解，以恢复关节活动范围。

（二）中成药名方治疗

中药治疗肩周炎多为活血化瘀、行气血、强筋骨，以达到较为理想的治疗效果，改善患者生活质量等。

第二节　中成药名方的辨证分类与药效[5-7]

肩周炎患者的共同病理基础是肩关节处的肱二头肌腱、关节囊、喙肩韧带、滑囊等组织发生水肿、炎症、充血等。中药治疗肩周炎的基本药效是减少组织水肿与炎症的发生。但是不同中药尚有其他不同的药效，内服中药可减少水肿及炎症的发生，还可扩张血管、改善血液流变学；中药外用治疗肩周炎可通过改善局部血管通透性、改善微循环来缓解疼痛，加速药物吸收，从而治疗肩周炎。中药治疗肩周炎须辨证用药，发挥治疗肩周炎的不同药效特点。中成药名方常见辨证的治则分类及其主要药效如下：

一、祛风除湿类

肩周炎风寒湿痹者症状主要为肩部窜痛，遇风寒痛增，得温痛缓，畏风恶寒，或肩部有沉重感，舌质淡，苔薄白或腻，脉弦滑或弦紧。

肩周炎风寒湿痹证者主要的病理变化是肩袖间隙关节囊肥厚，腋区关节囊（包括滑膜组织）增厚水肿、喙突下脂肪三角因脂肪浸润出现闭塞，周围组织的粘连和关节囊内组织纤维化。

祛风除湿类药能够降低毛细血管的通透性，减轻炎症肿胀，具有抗炎、镇痛、调节机体免疫功能等作用。

常用中成药：羌黄祛痹颗粒、祛痹舒肩丸、镇痛活络酊、万通筋骨片（贴）、强筋健骨胶囊（丸）、豨莶丸（胶囊）、豨桐丸（胶囊）、复方南星止痛膏、正清风痛宁注射液、祖师麻片（凝胶膏）、三乌胶等。

二、活血化瘀类

肩周炎血瘀阻滞者主要表现为肩部肿胀，疼痛拒按，以夜间为甚，舌质暗或有瘀斑，舌苔白或薄黄，脉弦或细涩。

肩周炎血瘀阻滞症者主要病理变化是关节囊肥厚、挛缩，增生充血，血管和滑膜与紊乱的胶原纤维沉积，细胞出现瘢痕形成。

活血化瘀类药可扩张血管，改善血液流变学，促进血液循环，缓解痉挛，减轻疼痛。

常用中成药：龙骨颈椎胶囊（片）、伸筋片、肿痛气雾剂（搽剂）、消痛贴膏、沉香十七味丸、雪山金罗汉止痛涂膜剂。

三、益气补血类

肩周炎肝肾亏虚，风湿痰瘀阻痹经络者症状主要表现为肩部酸痛，劳累后疼痛加重，伴头晕目眩，气短懒言，心悸失眠，四肢乏力，舌质淡，苔少或白，脉细弱或沉。

　　肩周炎肝肾亏虚，风湿痰瘀阻痹经络者主要病理变化是血管通透性升高，炎症渗出物增多、水肿、疼痛，机体免疫功能降低。

　　益气补血类药能够提高机体免疫能力，减轻气虚心悸、头晕失眠症状，同时保护软骨组织，减少骨组织的吸收。

　　常用中成药：风湿液、痹祺胶囊、益肾蠲痹丸等。

参 考 文 献

[1] 何杰，马林，郑昱新. 肩周炎研究进展[J]. 世界最新医学信息文摘，2018，18（76）：112-113，116.

[2] 陆巍. 陆执中主任治疗肩周炎经验介绍[J]. 中国中医药现代远程教育，2018，（24）：72-74.

[3] 杨明宇，郑晓风，王洪兴. 肩周炎发病机制的功能解剖基础[J]. 中国现代医药杂志，2009，11（11）：131-132.

[4] 陈文祥，包倪荣，赵建宁. 原发性冻结肩发病机制的研究进展[J]. 江苏医药，2017，43（4）：271-274.

[5] 廖长艳. 动态关节松动术治疗肩周炎疗效观察[J]. 按摩与康复医学，2019，10（5）：11-12.

[6] 林颖琦，吴家民，李子勇. 员利针治疗肩周炎临床研究[J]. 针灸临床杂志，2019，35（2）：22-25.

[7] 蒋香玉，粟胜勇，黄小珍，等. 针刀治疗肩周炎机制研究进展[J]. 辽宁中医药大学学报，2019，21（1）：162-164.

（河南中医药大学　方晓艳、乔靖怡）

第三节　中成药名方

一、祛风除湿类

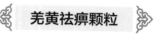

羌黄祛痹颗粒

　　【药物组成】　姜黄、羌活、当归、赤芍、海桐皮、白术、甘草。

　　【处方来源】　研制方。国药准字 Z20080230。

　　【功能与主治】　祛风除湿，散寒化瘀，通络止痛。适用于肩周炎属风寒湿痹证者，症见肩部疼痛、肩不能举、肩部怕冷、得暖痛减等症，舌质淡，苔白，脉弦或弦细。

　　【药效】　主要药效如下[1]：

　　1. 抗炎　肩周炎是慢性损伤导致的无菌性炎症，羌黄祛痹颗粒可抑制佐剂性大鼠原发性及继发性足肿胀，抑制角叉菜胶引起的大鼠足肿胀及大鼠棉球肉芽肿的形成，表明羌黄祛痹颗粒具有较好的抗炎作用。

　　2. 镇痛　肩周炎初起时肩部呈阵发性疼痛，姜黄祛痹颗粒可以减少乙酸所致小鼠的扭体次数，升高热板法所致小鼠的痛阈值，表明其具有较好的镇痛作用。

　　【临床应用】　主要用于风寒湿痹型肩周炎。

　　肩周炎　姜黄祛痹颗粒可用于治疗肩周炎属风寒湿痹证，症见肩部疼痛、肩不能举、肩部怕冷等，在用药 7 天后，肩部活动痛、肩周压痛、肩部畏寒疼痛的积分下降，用药 14 天后肩部活动痛积分下降，用药 28 天后肩部静止痛、活动痛及肩周压痛明显缓解，表明本品能较好地缓解肩周炎患者肩部疼痛。

　　【不良反应】　个别患者出现肝功能异常。

　　【使用注意】　①哺乳、妊娠或准备妊娠的妇女慎用；②过敏体质及对多种药物过敏者慎用。

【用法与用量】 开水冲服。一次 8g，一日 3 次。

参 考 文 献

[1] 徐忠坤，郭传宝，殷洪梅，等. 正交试验优化羌黄祛痹颗粒处方药材醇提工艺[J]. 中草药，2012，43（9）：1764-1766.

（河南中医药大学 方晓艳、武晏屹）

祛痹舒肩丸

【药物组成】 桂枝、羌活、黄芪、骨碎补、淫羊藿、威灵仙、秦艽、当归、三七、黄精、巴戟天、延胡索（醋制）、夏天无、地龙。

【处方来源】 研制方。国药准字 Z10950069。

【功能与主治】 祛风寒，强筋骨，益气血，止痹痛。用于肩周炎风寒痹证者，症见肩部怕冷，遇热痛缓，肩痛日轻夜重，肩部有明显痛症，肩部肌肉萎缩等。

【药效】 主要药效如下[1, 2]：

1. 抗炎 肩周炎早期的发病原因与胸大肌肌腱的炎症和粘连有关，祛痹舒肩丸能明显抑制角叉菜胶、蛋清致大鼠足跖肿胀及棉球肉芽肿的生长，抑制二甲苯致小鼠耳郭肿胀，表明祛痹舒肩丸具有较好的抗炎作用。

2. 镇痛 疼痛是肩周炎最常见的临床症状之一，祛痹舒肩丸能明显减少乙酸所致小鼠扭体反应的次数，升高热板法所致小鼠的痛阈值，表明祛痹舒肩丸具有较好的镇痛作用。

【临床应用】 主要用于肩周炎风寒痛痹证。

肩周炎[3, 4] 祛痹舒肩丸可用于治疗风寒外袭之痛痹型肩周炎，症见肩部疼痛、局部压痛、肩关节活动不利等，祛痹舒肩丸能够缓解患者肩部疼痛，增加肩关节活动度，尤其在缓解肩部疼痛方面更为明显，在服药第 2 周疼痛及活动度均会有所好转，服药第 4 周后疼痛则逐渐消失。对肩周炎有标本同治、扶正固本、改善血循环及补肾固肾的作用。

【不良反应】 偶见服药后胃部胀满不适，停药后多可自行缓解。

【使用注意】 孕妇忌服。

【用法与用量】 饭后口服，一次 7.5g，一日 2 次。疗程 4 周，或遵医嘱。

参 考 文 献

[1] 郑树源，庄义修，蔡宗成. 祛痹舒肩丸[J]. 实用医学杂志，1996，12（3）：208.
[2] 姚丽梅，李伟荣，刘瑶，等. 祛痹舒肩制剂抗炎镇痛实验研究[J]. 中国实验方剂学杂志，2009，15（7）：77-78，82.
[3] 祛痹舒肩丸临床研究协作组. 祛痹舒肩丸临床研究报告[J]. 广东医学，1998，19（7）：557-558.
[4] 祛痹舒肩丸临床研究协作组. 祛痹舒肩丸Ⅱ期临床研究[J]. 实用医学杂志，1996，12（4）：278-279.

（河南中医药大学 方晓艳、武晏屹）

镇痛活络酊

【药物组成】 草乌、半夏、川乌、樟脑、栀子、大黄、木瓜、天南星、羌活、独活、路路通、花椒、苏木、蒲黄、香樟木、赤芍、红花。

【**处方来源**】　研制方。国药准字 Z20040069。

【**功能与主治**】　舒筋活络，祛风定痛。用于急慢性软组织损伤、关节炎、肩周炎、颈椎病、骨质增生、坐骨神经痛及劳累损伤等筋骨酸痛症。

【**药效**】　主要药效如下：

1. 镇痛　本品有镇痛作用，可缓解肩周炎局部疼痛症状。

2. 抗炎　本品有抗炎作用，可减轻肩周炎局部炎症反应。

【**临床应用**】　主要用于肩周炎等症。

1. 肩周炎　镇痛活络酊可用于治疗肩周炎，症见肩关节剧烈疼痛，夜间加重，肩关节周围压痛明显，肩关节活动受限等，尤其对缓解肩部疼痛疗效较好，在临床上也用艾灸盒置于患处熏蒸辅助治疗，以提高疗效。

2. 双膝骨性关节炎[1, 2]　镇痛活络酊可用于治疗膝骨性关节炎，能够降低 VAS 评分、降低 Lequesne 评分、缓解疼痛、缓解膝关节屈度、改善股四头肌和腘绳肌的肌力评定（MMT），能较好地增强膝骨性关节炎患者肌力。在临床上也可联合关节腔内注射玻璃酸钠以增强疗效，提高患者生活质量。

3. 椎动脉型颈椎病[3]　镇痛活络酊可用于治疗椎动脉型颈椎病，能够软化血管，疏通内瘀，改善局部微循环作用，缓解头痛、头晕、耳鸣、眼花、记忆力减退及头颅旋转时加重等症状，改善颈部慢性劳损症状，促进患者恢复正常的生活及工作。

4. 骨质增生[4]　镇痛活络酊可用于脏腑经脉气血闭阻不通而致的骨质增生，能有效缓解各个部位（颈、肩、腰椎、膝关节、踝关节、跟骨等）骨质增生导致的疼痛，减轻因关节疼痛导致的活动受限，且随着疗程的增加其疗效逐渐增强。

5. 类风湿关节炎[5]　镇痛活络酊可用于治疗类风湿关节炎，能够有效地促进关节功能恢复，减轻关节肿胀，缓解关节疼痛，缩短晨僵时间，也可辅助常规西药治疗，提高临床疗效。

6. 颈肩腰腿痛[6, 7]　镇痛活络酊外敷可用于治疗颈肩腰腿痛，能够降低临床症状和体征积分，缓解疼痛，减轻局部肿胀，降低压痛值，缓解因疼痛导致的关节活动受限。同时也对各种关节肌肉疼痛所引起的肢体筋脉痹阻、麻木疼痛和挛急有很好的治疗作用。

【**不良反应**】　部分患者在应用时可能出现皮肤过敏，如红斑、水疱，应暂停使用，症状严重者应去医院就诊。

【**使用注意**】　①儿童、孕妇禁用。②本品为外用药，禁止内服。③切勿接触眼睛、口腔、鼻等黏膜处（如不慎溅入，请用清水冲洗）。④颈部以上部位尤其是面部不宜使用，皮肤破溃或感染处禁用。⑤严禁包扎药垫超时使用。⑥糖尿病患者、经期及哺乳期妇女慎用，年老体弱者应在医师指导下使用。⑦本品不宜长期或大面积使用，使用过程中如出现皮肤过敏，如红斑、水疱，应暂停使用，症状严重者应去医院就诊。

【**用法与用量**】　外用，一次按喷 3～5 下，一日 2～3 次，先将药液喷于药垫上，再用手将药垫按压（或用绷带固定）于痛处或相关穴位，一般一次按压 3～15 分钟。

参 考 文 献

[1] 毕佳琦，李荣刚，高君，等. 镇痛活络酊联合玻璃酸钠治疗双膝骨性关节炎的疗效观察[J]. 中国中医骨伤科杂志，2015，

23（10）：24-26.

[2] 李霞，徐永清. 圣手镇痛活络酊治疗膝关节骨性关节炎疗效观察[J]. 西南国防医药，2015，25（4）：407-409.

[3] 赵青山，高海燕，赵娜，等. 镇痛活络酊治疗椎动脉型颈椎病 50 例临床观察[J]. 中医药导报，2014，20（7）：137-138.

[4] 郝群禹，盛朝辉. 镇痛活络酊治疗骨质增生疗效观察[J]. 现代中西医结合杂志，2008，17（24）：3770-3771.

[5] 谷文光，杨成林，巴智文. 镇痛活络酊结合西药治疗类风湿关节炎临床疗效观察[J]. 中外医疗，2008，（12）：58-59.

[6] 杨生安. 圣手镇痛活络酊治疗颈肩腰腿痛疗效观察[J]. 人民军医，2012，55（12）：1216-1217.

[7] 徐阳平，方苏亭. 圣手镇痛活络酊治疗颈肩腰腿疾病关节肌肉疼痛 660 例疗效分析[J]. 疑难病杂志，2005，4（6）：342-344.

（河南中医药大学　方晓艳、武晏屹）

万通筋骨片（贴）

【**药物组成**】　制川乌、制草乌、制马钱子、淫羊藿、牛膝、羌活、贯众、黄柏、乌梢蛇、鹿茸、续断、乌梅、细辛、麻黄、桂枝、红花、刺五加、金银花、地龙、桑寄生、甘草、骨碎补（烫）、地枫皮、制没药、红参。

【**处方来源**】　研制方。国药准字 Z20025183。

【**功能与主治**】　祛风散寒，通络止痛。用于痹证，肩周炎，颈椎病，腰腿痛，肌肉关节疼痛，屈伸不利，以及风湿性关节炎、类风湿关节炎见以上证候者。

【**药效**】　主要药效如下[1]：

1. 抗炎　肩周炎是肩部关节组织发生炎症反应，症见肩部活动受限，见风、寒则疼痛加重。万通筋骨片可抑制胶原诱导型关节炎大鼠滑膜细胞增殖和滑膜炎症细胞浸润，诱导类风湿关节炎滑膜细胞凋亡，减轻关节滑膜损伤，具有较好的抗炎作用。

2. 镇痛　肩周炎属风寒湿痹者主要表现为肩部窜痛，遇风寒痛增。万通筋骨片可减少局部充血或体液外渗，抑制炎症反应且产生镇痛作用，减轻患者肩部疼痛。

【**临床应用**】　主要用于肩周炎风湿寒痹证。

1. 肩周炎[2]　万通筋骨片可用于治疗风寒外袭，症见肌肉关节疼痛，屈伸不利的肩周炎，联合曲安奈德注射液治疗肩周炎，具有较好的临床疗效，通过内服万通筋骨片，压痛点注射曲安奈德注射液，可改善患者上肢活动不利，明显缓解患者肩关节疼痛，改善肩关节功能。

2. 颈椎病[3]　颈椎骨质增生或椎间盘膨出可引起的颈椎疼痛，严重时还可刺激压迫脊神经根，万通筋骨片可减轻患者颈痛和肩痛，促使颈椎功能恢复。

3. 腰痛[4]　万通筋骨片可缓解腰痛，恢复腰部基本活动功能。

4. 软组织挫伤[5]　万通筋骨片治疗软组织挫伤，通过减轻局部肿胀疼痛、瘀血，改善骨膜损伤程度及全身症状。

【**不良反应**】　个别患者出现皮疹、血压升高等药物不良反应，停药后症状逐渐消失；有 1 例患者未按医嘱而超剂量服用后出现血尿，停药后血尿消失。

【**使用注意**】　①应按照药品说明书规定的适应证及用法用量使用，不宜长期用药。②哺乳期妇女、肝肾功能不全者慎用。脾胃虚弱者慎用。高血压、心脏病患者慎用，或在医生指导下服用。③运动员慎用。④本品含制川乌、制草乌、制马钱子等有毒中药，当使用本品出现不良反应时，应停药并及时就医。⑤尚无儿童使用本品的安全性、有效性研究证据。⑥对本品及其成分过敏者禁用。⑦婴幼儿禁用。

【**用法与用量**】　口服，一次 2 片，一日 2～3 次；或遵医嘱。

参 考 文 献

[1] 王建业，张天英，乔晓峰，等. 三种药物对 CIA 大鼠滑膜细胞凋亡与基因表达的影响[J]. 黑龙江医药科学，2015，38（1）：76-77.

[2] 熊明月，鲁学良，刘振辉，等. 万通筋骨片联合曲安奈德治疗肩关节周围炎的疗效观察[J]. 现代药物与临床，2017，32（4）：702-705.

[3] 钟泽林，陈琦翔. 牵引手法中药熏蒸结合万通筋骨片治疗神经根型颈椎病疗效观察[J]. 长春中医药大学学报，2013，29（3）：492-493.

[4] 苏仁强，李伟华. 针刺"腰六针"配合万通筋骨片治疗劳损性腰痛疗效观察[J]. 湖北中医杂志，2011，33（10）：64.

[5] 巨建芳. 中西医结合治疗软组织损伤[J]. 浙江中西医结合杂志，2006，（8）：523.

（河南中医药大学　方晓艳、刘慧娟）

强筋健骨胶囊（片）

【**药物组成**】　川乌（制）、草乌（制）、马钱子（制）、续断、木瓜、川牛膝、天南星（制）、半夏（制）、陈皮、党参、钩藤、百草霜、礞石。

【**处方来源**】　研制方。国药准字 Z20173025。

【**功能与主治**】　祛风除湿，强筋健骨。用于肢体麻痹、筋骨疼痛、风湿麻木、腰膝痿软。

【**药效**】　主要药效如下[1-4]：

1. **抗炎**　肩周炎主要病因为关节、滑膜等处发生炎症反应。强筋健骨胶囊能显著降低二甲苯所致小鼠耳肿胀度和角叉菜胶所致大鼠足肿胀度，降低佐剂关节炎模型大鼠足跖趾肿胀度、关节肿胀度，并可降低佐剂关节炎模型大鼠血清中类风湿关节炎滑膜炎症、关节损伤的主要促炎症因子 IL-6，降低类风湿因子、C 反应蛋白、免疫球蛋白 E 含量，从而减轻炎症反应，具有良好的抗炎作用。

2. **镇痛**　肩周炎属风湿外侵者，表现为肩关节僵硬肿胀、疼痛不适，强筋健骨胶囊能明显延长热板法小鼠痛阈时间，减少乙酸扭体法小鼠的扭体次数，延长光照甩尾法小鼠甩尾潜伏期，说明本品具有明显的镇痛作用，且该作用呈明显量效关系。

3. **其他**　强筋健骨胶囊具有抗衰老、抗骨质疏松等作用。

【**临床应用**】　主要用于肩周炎风湿寒痹证。

1. **肩周炎**[5]　强筋健骨胶囊治疗风湿外侵，症见肩关节僵硬肿胀、疼痛不适、活动不利的肩周炎。强筋健骨胶囊能够改善肩关节各方向活动度，明显缓解疼痛，治疗肩周炎疗效确切。强筋健骨胶囊联合双氯芬酸钠肠溶片治疗优于单用双氯芬酸钠肠溶片治疗，疗效随治疗时间的延长而增强。两药联合可减少较长病程治疗中的不良反应，具有较好疗效。

2. **颈椎病**[6]　强筋健骨胶囊能够缓解颈肩麻痛、放射痛，且可增强患者体力，缓解颈椎疲劳。本品在治疗颈椎病中镇痛作用起效快，作用持久，并具有显著的抗疲劳效应。

3. **骨性关节炎**[7]　口服强筋健骨胶囊，同时进行患肢牵引及外展承重治疗骨关节病，能够较快改善骨性关节炎症状，改善患肢功能，保护和修复关节软骨，防止软骨的退变，本品治疗膝骨性关节炎疗效确切，具有较好疗效。

4. **骨质疏松**[8, 9]　强筋健骨胶囊可促进骨形成和抑制骨吸收，并可通过调节内分泌、免疫系统功能延缓老年性骨质疏松的发生、发展，本品联合鲑鱼降钙素治疗骨质疏松可降低患者骨代谢，降低破骨细胞活性，明显缓解患者疼痛，具有较好的疗效。

5. 急性软组织损伤[10] 强筋健骨胶囊治疗急性软组织损伤具有较好的临床疗效，表现为肿胀、疼痛消失或减轻，功能恢复正常或好转。

【不良反应】 尚未见报道。

【使用注意】 ①本品含士的宁、乌头碱，应在医生指导下服用，不得任意增加服用量，不宜长期连续服用。②若出现恶心、呕吐、腹痛、腹泻、头晕眼花、口舌、四肢及全身发麻，畏寒，继之瞳孔散大，视物模糊，呼吸困难，手足抽搐，躁动，大小便失禁应停服，并速去医院就诊。③心血管疾病患者和肝肾功能不全患者慎用。④本品含"士的宁"，运动员慎用。⑤严重心脏病，高血压，严重肝、肾疾病及孕妇忌服。

【用法与用量】 用黄酒或温开水送服。一次 4～6 粒，一日 2 次。

参 考 文 献

[1] 宋林奇,侯洁文,杜先捷,等. 强筋健骨胶囊抗炎、抗疲劳作用和对自主活动的影响[J]. 中药药理与临床,2007,(5):184-186.

[2] 谢人明,范引科,张红,等. 强筋健骨胶囊对佐剂关节炎大鼠血清 IL-6、CRP、IgM-RF 的影响[J]. 中国中医骨伤科杂志, 2013, 21(3):11-14.

[3] 杜先婕,宋林奇,侯洁文,等. 强筋健骨胶囊镇痛作用研究[J]. 中药药理与临床,2007,(5):183-184.

[4] 林飞,杜先婕,宋林奇,等. 强筋健骨胶囊对麻醉犬血压及脑循环的影响[J]. 陕西中医,2009,30(1):113-117.

[5] 王仰国,李文华,邹寻. 强筋健骨胶囊联合双氯芬酸钠肠溶片治疗肩周炎的临床观察[J]. 中国当代医药,2016,23(17): 132-135.

[6] 黄德鹏. 强筋健骨胶囊治疗神经根型颈椎病 81 例[J]. 现代中医药,2009,29(6):31-32.

[7] 杨仁祥. 强筋健骨胶囊结合牵引治疗骨性关节炎临床分析[J]. 海南医学院学报,2011,17(8):1060-1062.

[8] 冯万立,王新刚,卫建民,等. 强筋健骨胶囊联合鲑鱼降钙素治疗绝经后骨质疏松症短期疗效临床研究[J]. 中国骨质疏松志,2018,24(12):1620-1623.

[9] 张军,尹锋,郑伟. 强筋健骨胶囊治疗老年性骨质疏松症的临床研究[J]. 河南中医学院学报,2005,(4):40-41.

[10] 曹德清. 强筋续骨胶囊治疗急性软组织损伤 200 例观察[J]. 成都医药,2003,(6):356.

（河南中医药大学　方晓艳、刘慧娟）

豨莶丸（胶囊）

【药物组成】 豨莶草。

【处方来源】 宋·唐慎微《政和本草》。《中国药典》（2015 年版）。

【功能与主治】 清热祛湿，散风止痛，用于风湿热阻络所致的痹证，症见肢体麻木、腰膝酸软、筋骨无力、关节疼痛。亦用于半身不遂、风疹湿疮。

【药效】 主要药效如下[1-5]：

1. 抗炎 肩关节囊及周围软组织的无菌性炎症是肩周炎的主要病理改变，豨莶丸对石膏管形固定致兔膝骨性关节炎模型具有显著的疗效，能有效地保护软骨细胞、维持软骨的完整性，显著降低关节液中的炎症因子 IL-1β 和 TNF-α 的含量，表明其具有较好的抗炎作用。

2. 镇痛 疼痛是肩周炎常见的临床表现之一，尤其在夜间疼痛加重，豨莶草水煎液能明显延长热板法小鼠痛阈值，减少乙酸所致小鼠扭体次数，且呈剂量依赖关系，提示豨莶草有明显的镇痛作用。

3. 促进伤口愈合　豨莶草甲醇提取物促进大鼠创伤面愈合，增加胶原沉积，促进创伤部位的再上皮化，其作用机制可能与豨莶草促进成纤维细胞增殖有关，表明其具有较好的修复创伤的作用。

4. 抗凝血　豨莶胶囊能降低比格犬血小板凝集率、血细胞比容、全血黏度及血浆黏度，且呈剂量依赖性，表明豨莶丸（胶囊）可改善血液流变学，抑制血小板聚集，具有抗血栓形成和抗凝血作用。

5. 抗脑缺血　豨莶丸（胶囊）能明显降低急性不完全脑缺血大鼠的脑含水量和脑指数，降低脑血管通透性，表明其对急性不完全脑缺血大鼠具有保护作用。

【临床应用】　主要用于风湿热阻络型肩周炎。

1. 肩周炎　豨莶丸（胶囊）可用于湿热闭阻所致肩周炎，症见肩部麻木、疼痛、劳累后疼痛加剧、活动受限等，本品能明显改善局部疼痛，减轻局部肿胀，改善肩关节活动度。

2. 膝骨性关节炎[6]　豨莶丸（胶囊）可用于治疗膝骨性关节炎，能明显降低 WMOAC 评分，有效地保护软骨细胞及维持软骨的完整性，可改善关节固定造成的膝关节面软骨的退行性改变，保护处于病变条件下的软骨，减轻或改善已造成退行性改变的关节软骨的病变程度。

【不良反应】　尚未见报道。

【使用注意】　①避风寒湿邪。②血虚者忌用。③孕妇忌用。④小儿慎用。

【用法与用量】　口服，一次 1 丸，一日 2～3 次。

参 考 文 献

[1] 郭礼跃，胡慧华，米健国. 古方豨莶丸对膝骨性关节炎模型家兔关节液中 IL-1β、TNF-α 含量及关节软骨细胞形态学的影响[J]. 中国骨伤，2006，19（6）：377-378.

[2] 于雪峰，孙桂才，樊祥伟. 复方豨莶草胶囊对急性痛风关节炎滑膜致炎性因子表达的影响[J].世界最新医学信息文摘，2016，16（7）：28-29.

[3] 罗琼，汪建平，阮金兰，等. 豨莶草促进皮肤创伤愈合的实验研究[J].医药导报，2008，27（10）：1161-1163.

[4] 王永，厉保秋，周莉，等. 豨莶草胶囊对比格犬凝血功能及血液流变学的影响[J]. 亚太传统医药，2012，8（3）：6-7.

[5] 王永，厉保秋，周莉，等. 豨莶草胶囊对急性不完全脑缺血大鼠的保护作用研究[J]. 中国民族民间医药，2011，20（15）：46.

[6] 郭礼跃，孟映福，黄维琛. 古方豨莶丸治疗膝骨性关节炎临床疗效观察[J]. 内蒙古中医药，2013，32（35）：26-27.

（河南中医药大学　方晓艳、武晏屹）

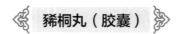

豨桐丸（胶囊）

【药物组成】　臭梧桐叶、豨莶草。

【处方来源】　清·毛世洪《济世养生集》。《中国药典》（2015 年版）。

【功能与主治】　清热祛湿，散风止痛。用于风湿热痹，症见关节红肿热痛；风湿性关节炎见上述证候者。

【药效】　主要药效如下[1]：

1. 抗炎　肩周炎主要表现在肩关节囊及周围软组织的无菌性炎症，豨桐丸能抑制尿酸钠晶体导致的大鼠足肿胀，降低痛风性关节炎模型大鼠关节组织中的破骨细胞数量及炎症因子 TNF-α、IL-1β、IL-6 和炎性小体 3 的表达，且呈剂量依赖性，表明豨桐丸（胶囊）有较好的抗炎作用。

2. 镇痛 豨桐丸（胶囊）有镇痛作用，能改善肩周炎的疼痛症状。

【临床应用】 主要用于风湿热痹型肩周炎。

1. 肩周炎 豨桐丸（胶囊）可用于肩周炎风湿热痹证的治疗，症见关节疼痛且夜间加重、局部肿胀等，能明显缓解患者肩部疼痛，改善肩部活动度，抑制肩关节局部肿胀，提高患者生活质量。

2. 类风湿关节炎[2] 豨桐丸（胶囊）联合氨甲蝶呤治疗类风湿关节炎，能够改善类风湿因子和 C 反应蛋白指数，降低炎性因子水平，缓解肢体关节疼痛、酸楚、麻木及活动障等临床症状，同时联合用药能缩短疗程，减少氨甲蝶呤的用量，降低氨甲蝶呤不良反应的发生，提高安全性及临床疗效。

3. 膝骨性关节炎[3, 4] 豨桐丸（胶囊）可用于治疗膝骨性关节炎，能够显著降低 VAS 评分，降低关节液中 TNF-α、NO 的含量，有效缓解局部疼痛及炎症，改善患膝活动功能，提示豨桐丸（胶囊）对膝骨性关节炎具有较好的疗效。

【不良反应】 尚未见报道。

【使用注意】 ①寒温痹病者慎用。②忌食辛辣油腻食物。

【用法与用量】 口服，一次 10 丸，一日 3 次。

参 考 文 献

[1] 贾萍，陈刚. 豨桐丸对大鼠痛风性关节炎的影响及机制[J]. 中国实验方剂学杂志，2018，24（1）：96-101.
[2] 梁瑞芝，丁菱. 豨桐丸联合甲氨蝶呤治疗类风湿性关节炎的有效性与安全性探讨[J]. 内蒙古中医药，2017，36（9）：79-80.
[3] 谢运华，李升. 豨桐丸治疗膝骨性关节炎 40 例临床观察[J]. 湖南中医杂志，2015，31（6）：74-76.
[4] 李万，唐本夫. 豨桐丸治疗膝骨性关节炎 120 例临床观察[J]. 湖南中医杂志，2013，29（2）：65-66.

（河南中医药大学 方晓艳、武晏屹）

复方南星止痛膏

【药物组成】 生天南星、生川乌、丁香、肉桂、白芷、细辛、川芎、徐长卿、乳香（制）、没药（制）、樟脑、冰片。

【处方来源】 研制方。国药准字 Z10970019。

【功能与主治】 散寒除湿，活血止痛，用于寒湿瘀阻所致的关节疼痛，肿胀，活动不利，遇寒加重。

【药效】 主要药效如下[1-4]：

1. 镇痛 肩周炎的主要临床表现为局部疼痛，复方南星止痛膏可提高甲醛或胰蛋白酶致痛大鼠的痛阈值，减少乙酸所致小鼠扭体次数，降低血浆中前列腺素 E_2（PGE_2）的含量，使效应感受器对疼痛的敏感度降低，升高血浆中 β-内啡肽（β-EP）的含量，发挥局部镇痛作用。

2. 抗炎 肩关节囊及周围软组织的无菌性炎症是肩周炎的主要病理表现，复方南星止痛膏可以抑制大鼠棉球肉芽肿的形成，抑制甲醛致大鼠足肿胀，降低大鼠足部炎症部位

IL-1、TNF-α、PGE_2水平。局部涂抹后，能明显抑制角叉菜胶性大鼠足肿胀，表明其具有较好的抗炎作用。

3. 改善微循环　局部血液瘀滞、微循环障碍是肩周炎患者局部疼痛及炎性反应出现的重要原因，复方南星止痛膏局部涂抹后，可增大小鼠耳郭细动脉和细静脉血管口径，加快血流速度，改善小鼠耳郭微循环（图 16-1）。

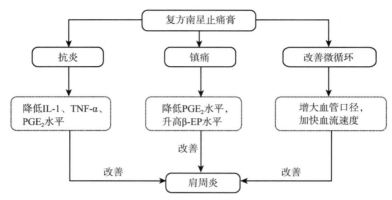

图 16-1　复方南星止痛膏治疗肩周炎的作用及机制

·········· 药效；———— 病理

【临床应用】　主要用于寒湿瘀阻型肩周炎。

1. 肩周炎[5]　复方南星止痛膏可用于治疗寒湿瘀阻所致肩周炎，症见肩关节疼痛、肿胀、活动不利、遇寒加重等。临床上也可配合穴位注射祛痹痛注射液，用药 3 周后疼痛明显缓解，2 个月后疼痛基本消失。

2. 颈型颈椎病[6]　复方南星止痛膏对颈型颈椎病有较好的治疗效果，能显著降低 VAS 评分，提高前后颈椎前屈、后伸活动度，左旋、右旋活动度及左屈、右屈活动度，促进机体功能恢复，改善血液循环，减轻疼痛，促进患者恢复正常活动和工作，有较好的临床疗效。

3. 强直性脊柱炎[7]　复方南星止痛膏对强直性脊柱炎具有显著的疗效，可明显降低活动性指数（BASDAI）、功能性指数（BASFI）及脊柱关节疼痛 VAS 疼痛评分，缩短晨僵时间，明显改善功能障碍，降低关节肿胀度、明显改善脊柱关节疼痛。

4. 膝骨性关节炎[8, 9]　复方南星止痛膏可用于膝骨性关节炎的治疗，尤其对寒湿痹阻型膝骨性关节炎有较好的疗效，能明显降低患者 VAS 疼痛评分，缓解患者疼痛，缩短疼痛缓解所需要的时间，减轻关节肿胀、促进关节活动能力的恢复，缓解患肢遇寒加重的症状。

5. 急性闭合性软组织损伤[10, 11]　复方南星止痛膏可用于治疗急性闭合性软组织损伤，能有效减轻损伤局部的疼痛、肿胀，缓解局部功能障碍，具有较好的临床疗效。

【不良反应】　个别患者会出现过敏性紫癜[12]。

【使用注意】　①本品为外用药，禁止内服。②皮肤破溃或感染处禁用。有出血倾向者慎用。③如正在使用其他药品，使用本品前请咨询医师或药师。④经期及哺乳期妇女慎用。儿童、年老体弱者应在医师指导下使用本品。⑤本品含有毒性成分，不宜长期或大面积使用，用药后皮肤过敏（皮肤瘙痒明显）者应及时自行揭除、停止使用，症状严重者应去医院就诊。⑥对本品过敏者禁用，过敏体质者慎用。

【用法与用量】　外贴。选最痛部位，最多贴 3 个部位，贴 24 小时，隔日 1 次，共贴 3 次。

参 考 文 献

[1] 陈荣明，姜淼，殷书梅，等. 复方南星止痛膏对甲醛等致炎性疼痛模型大鼠止痛作用及 c-fos 表达的影响[J]. 世界中西医结合杂志，2008，（8）：454-456.
[2] 卞慧敏，俞晶华，姜淼，等. 复方南星止痛膏抗炎作用研究[J]. 中药药理与临床，2007，（5）：164-165.
[3] 胡晨，陈荣明，殷书梅，等. 复方南星止痛膏的镇痛作用观察及机理探讨[J]. 南京中医药大学学报，2009，25（2）：140-142.
[4] 薛普凤，陈茜，徐汇琪，等. 复方南星止痛膏药效学研究.南京中医学院学报，1995，11（1）：33.
[5] 赵波. 复方南星止痛膏治验 5 则[J]. 南京中医药大学学报（自然科学版），2000，16（5）：308.
[6] 刘华，魏爱淳，陈旭，等.复方南星止痛膏配合颈椎牵引治疗颈型颈椎病 30 例[J]. 南京中医药大学学报，2012，28（5）：487-490.
[7] 林昌松，林云斌，梁江. 复方南星止痛膏治疗强直性脊柱炎临床疗效观察[J]. 首都医药，2012，19（22）：38-39.
[8] 樊新奇. 骨疏康颗粒联合复方南星止痛膏治疗膝骨关节炎疗效分析[J]. 中国高等医学教育，2014，（6）：131-132.
[9] 陈永强，吴军豪，姚宏明，等. 复方南星止痛膏治疗寒湿瘀阻型骨关节炎 249 例临床研究[J]. 上海中医药杂志，2010，44（12）：59-61.
[10] 刘绍凡. 复方南星止痛膏对急性闭合性软组织损伤临床观察[J]. 中国中医急症，2013，22（7）：1243.
[11] 任健，邹季. 复方南星止痛膏治疗闭合性软组织损伤的疗效观察[J]. 湖北中医杂志，2009，31（5）：38-39.
[12] 殷秀惠，李列红，台琪瑞.复方南星止痛膏致过敏性紫癜 1 例[J]. 中国临床药学杂志，2009，18（3）：174.

（河南中医药大学　方晓艳、武晏屹）

正清风痛宁注射液

【药物组成】　盐酸青藤碱。

【处方来源】　研制方。国药准字 Z43020279。

【功能与主治】　祛风除湿，活血通络，消肿止痛。用于风寒湿痹证，症见肌肉酸痛，关节肿胀，疼痛，屈伸不利，麻木僵硬及风湿性与类风湿关节炎具有上述证候者。

【药效】　主要药效如下[1-3]：

1. 抗炎　肩周炎伴随着局部炎症反应，正清风痛宁注射液对角叉菜胶所致大鼠足跖肿胀及甲醛型和蛋清型关节炎均有明显的抑制作用，并可抑制肉芽组织的生长，表明其具有显著的抗炎作用。

2. 镇痛　疼痛是肩周炎主要临床症状之一，正清风痛宁注射液能显著提高电刺激、热板、光热刺激的小鼠痛阈值，减少乙酸致小鼠扭体次数，表明其具有较好的镇痛作用。

3. 镇静　本品能明显减少小鼠自主活动和被动活动能力，对士的宁引起的小鼠惊厥有一定的对抗作用，表明其具有镇静作用。

4. 免疫抑制　本品能明显减轻小鼠胸腺和脾脏重量，抑制二硝基氯苯诱导的小鼠耳迟发型超敏反应。

【临床应用】　主要用于寒湿瘀阻型肩周炎。

1. 肩周炎[4-6]　正清风痛宁注射液穴位注射可用于风寒湿邪闭阻经络所致的肩周炎，症见关节肿胀、冷痛麻木、活动不利、夜间加重等，能明显降低 VAS 评分，缓解肩部疼痛，改善肌肉萎缩，恢复肩关节功能。在临床上也常配合局部穴位电针治疗、局部推拿等方法提高临床疗效。

2. 膝骨性关节炎[7]　正清风痛宁注射液与臭氧腔内注射联合治疗膝骨性关节炎效果明显，能提高 Lysholm 评分，降低 VAS 评分，缓解受累关节肿胀程度，促进关节功能的恢复，改善患者日常活动能力与生活质量。

3. 类风湿关节炎[8, 9]　正清风痛宁注射液透皮治疗对类风湿关节炎具有良好的临床疗效，能明显降低 RF、ESR 指标，减小 CRP 评分，能够缓解关节疼痛、减轻关节肿胀、降低压痛值、缩短晨僵时间、提高患肢活动度。

4. 膝关节滑膜炎[10]　采用正清风痛宁注射液于膝关节局部透皮给药,治疗膝关节滑膜炎疗效确切，能使关节疼痛、压痛、肿胀及关节活动度等各项临床症状都得到明显改善，疗效显著且稳定。

【不良反应】　①据报道个别患者出现过敏性休克[11]。②偶有患者出现剥脱性皮炎、药疹、心律失常、月经紊乱及血液系统的不良反应[12]。③个别患者会出现口唇发麻，鼻腔水肿，伴胸闷不适，喉部似阻塞感觉，继而双下肢麻木站立不稳，咽喉部水肿、鼻腔黏膜红肿，有碍发音和吞咽[13]。

【使用注意】　①支气管哮喘者禁用。②肝肾功能不全者禁用。③如出现皮疹或者出现白细胞减少等副作用时，应立即停药。

【用法与用量】　肌内注射，一次 1～2ml，一日 2 次，或遵医嘱。

参 考 文 献

[1] 余建强，黄宇明. 正清风痛宁的药理研究[J]. 湖南中医杂志，1994，10（3）：54-55.

[2] 朱德湘. 正清风痛宁抗风湿的作用机理浅谈[J]. 湖南中医杂志，1994，10（4）：54-55.

[3] 徐琳本，邱赛红，陈显雄，等. 正清风痛宁对免疫作用影响的实验研究[J]. 湖南中医杂志，1996，12（2）：47-48.

[4] 马宗仁. 穴位注射治疗肩周炎 28 例疗效观察[J]. 云南中医中药杂志，2004，（2）：32-33.

[5] 支芳，林星镇. 正清风痛宁定点注射联合关节松动术治疗肩周炎的疗效观察[J]. 现代医院，2019，19（2）：298-300.

[6] 李娟，孙绍卫，龙翔. 正清风痛宁注射液局部注射配合电针治疗肩周炎的临床疗效观察[J]. 当代医学，2019，25（4）：43-45.

[7] 魏纯利，张立冬，李克华，等. 正清风痛宁注射液联合臭氧腔内注射对膝骨性关节炎的疗效观察[J]. 医学理论与实践，2018，31（9）：1322-1323.

[8] 朱宁，张小莲，黄利，等. 正清风痛宁注射液透皮治疗类风湿性关节炎疗效[J]. 热带医学杂志，2015，15（11）：1528-1530，1533.

[9] 黄志敏，唐宇，吴金玉，等. 中频导入正清风痛宁注射液联合西药治疗类风湿性关节炎疗效观察[J]. 广西中医药，2014，37（6）：32-35.

[10] 王娜，黄智胜，李媛. 正清风痛宁注射液透皮给药治疗膝关节滑膜炎 40 例[J]. 中医研究，2014，27（3）：16-18.

[11] 黄金铸. 正清风痛宁注射液致过敏性休克 1 例[J]. 医学理论与实践，2007，（2）：127.

[12] 葛红星，李庆，雷招宝. 正清风痛宁的不良反应与合理用药建议[J]. 中成药，2010，32（2）：287-289.

[13] 韩燕. 正清风痛宁注射液致不良反应 1 例[J]. 医药导报，2006，（7）：674.

（河南中医药大学　方晓艳、武晏屹）

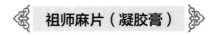

祖师麻片（凝胶膏）

【药物组成】　祖师麻。

【处方来源】　研制方。国药准字 Z20023018。

【功能与主治】　祛风除湿，活血止痛。用于风湿痹证，关节炎，类风湿关节炎；也可用于坐骨神经痛、肩周炎寒湿阻络证，症见关节痛，遇寒痛增，得热痛减，以及腰腿肩部痛。

【药效】　主要药效如下[1, 2]：

1. 抗炎　肩周炎是一种发生于肩背部的慢性炎症反应，祖师麻片能够显著降低牛Ⅱ型胶原诱导的大鼠关节炎模型的关节红肿程度，降低诱导性关节炎模型大鼠血清中炎症因子环氧化酶-2、IL-6、PGE_2、TNF-α的水平，表明祖师麻片具有一定的抗炎作用。

2. 镇痛　肩周炎呈阵发性肩部疼痛，多为慢性发作，疼痛程度逐渐加深，祖师麻凝胶膏剂可减少乙酸所致小鼠的扭体次数，升高热板法致小鼠的痛阈值，表明祖师麻片具有镇痛作用。

【临床应用】　主要用于治疗寒湿阻络型肩周炎和关节炎。

1. 肩周炎[3, 4]　祖师麻片主要用于治疗寒湿阻络型肩周炎，症见关节疼痛，遇寒痛增，得热痛减等，能够减轻肩关节疼痛、增强肩关节活动能力及肩部肌肉力量，临床上常联合封闭疗法或注射地塞米松，提高临床疗效。

2. 类风湿关节炎[5]　祖师麻片可用于类风湿关节炎的治疗，能够降低关节疼痛指数及肿胀指数，提高握力，缩短晨僵时间等。

3. 骨性关节炎[6]　祖师麻片可用于骨性关节炎的治疗，能够减轻患者关节疼痛程度，缓解关节僵硬，提高关节功能的恢复程度，在临床上常与尼美舒利联合使用提高疗效。

【不良反应】　尚未见报道。

【使用注意】　①孕妇慎用。②风湿热痹者慎用。③有胃病者可饭后服用，并配合健胃药使用。

【用法与用量】　口服，一次3片，一日3次。坐骨神经痛、肩周炎疗程4周。

参 考 文 献

[1] 程龙, 张天睿, 董世芬, 等. 祖师麻片对牛Ⅱ型胶原诱导大鼠关节炎的药效学研究[J]. 长春中医药大学学报, 2019, 35（2）: 308-311, 315.

[2] 蔺莉, 吴红彦, 石晓峰, 等. 祖师麻凝胶膏剂的镇痛抗炎药效学评价[J]. 西部中医药, 2016, 29（12）: 20-22.

[3] 邢章民, 李占标. 用祖师麻片联合封闭疗法治疗肩周炎的疗效观察[J]. 当代医药论丛, 2014, 12（12）: 200-201.

[4] 王黎明, 李萍. 穴注地塞米松和祖师麻治疗肩周炎 132 例[J]. 青海医药杂志, 1992,（3）: 66.

[5] 张细凤, 刘炬, 叶锋, 等. 祖师麻片与正清风痛宁片治疗类风湿性关节炎的疗效对比[J]. 当代医学, 2016, 22（25）: 145-146.

[6] 陈志清, 刘智, 田永刚, 等. 祖师麻片联合尼美舒利治骨关节炎的临床研究[J]. 现代药物与临床, 2019, 34（5）: 1454-1457.

（河南中医药大学　方晓艳、樊帅珂）

三　乌　胶

【药物组成】　草乌、生川乌、何首乌、附子（附片）、生白附子、乳香、冰糖、鲜猪蹄。

【处方来源】　研制方。国药准字 Z53020144。

【功能与主治】　祛寒除湿，祛风通络，活血止痛，强筋健骨。用于风寒湿邪、风痰、瘀血引起的风湿麻木、骨节肿痛、腰腿疼痛、四肢瘫痪、陈伤劳损、中风偏瘫、口眼㖞斜、失语，以及风湿性关节炎、类风湿关节炎、风湿性肌炎、骨质增生、坐骨神经痛、肩周炎、创伤性关节炎等。

【药效】　主要药效如下[1, 2]：

1. **抗炎**　肩周炎是一种肩部产生的特异性炎症反应，三乌胶能抑制佐剂导致的大鼠左足继发性炎症，抑制角叉菜胶、蛋清致大鼠足肿胀度，抑制棉球肉芽肿的生长，表明其具有显著的抗炎作用。

2. **镇痛**　肩周炎多呈阵发性关节疼痛，疼痛逐渐加重，三乌胶能够明显减少乙酸所致小鼠扭体次数，表明其具有一定的镇痛作用。

3. **抗过敏**　三乌胶能显著降低 2，4-二硝基氯苯致小鼠皮肤超敏反应模型中小鼠耳部的迟发型超敏反应值，表明其具有较好的调节免疫作用。

【临床应用】　主要治疗肩周炎、类风湿关节炎。

1. **肩周炎**　三乌胶可用于治疗风寒湿邪外侵、瘀血阻滞引起的肩周炎，症见肩部麻木、疼痛，局部肿胀，活动不利等，能够减轻局部静息痛及压痛，缓解局部肿胀程度，提高关节活动度。

2. **类风湿关节炎**[3]　三乌胶可用于治疗类风湿关节炎，能改善类风湿关节炎患者的关节功能，明显降低关节的肿胀度和疼痛感，常与氨甲蝶呤、柳氮磺胺吡啶等联合应用，以提高临床疗效。

【不良反应】　尚未见报道。

【使用注意】　①感冒发热者禁服。②孕妇、儿童禁服。③本品含毒性中药，剂量不宜过大。

【用法与用量】　用开水烊化兑酒服或鲜肉汤炖服。一次 5g，一日 2 次，饭后服，老人、少年酌减；重症、顽症酌加。

参 考 文 献

[1] 温俊，刘星玲，朱良明，等. 三乌胶的抗炎、镇痛、抗免疫药理作用研究[J]. 中成药，2002，(6)：37-39.
[2] 俞志成，陆宇惠，杨泽红. 中药制剂三乌胶对犬实验性脑缺血的影响[J]. 中国民族民间医药，2009，18（7）：64-65.
[3] 马武开，钟琴，刘正奇，等. 三乌胶囊联合甲氨蝶呤、柳氮磺胺吡啶治疗类风湿关节炎的临床研究[J]. 新中医，2009，41（11）：42-44.

（河南中医药大学　方晓艳、樊帅珂）

二、活血化瘀类

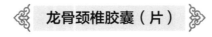

龙骨颈椎胶囊（片）

【药物组成】　地龙、马钱子（制）、红花、威灵仙、乳香（醋炒）、没药（醋炒）、骨碎补（砂烫）、香加皮。

【处方来源】　研制方。国药准字 Z20059004。

【功能与主治】　活血舒筋，通络止痛。本品用于颈椎病，骨性关节炎，主治颈椎病，对肩周炎、坐骨神经痛、慢性关节炎、肥大性脊椎炎等也有较好的疗效。

【药效】　主要药效如下[1]：

1. 改善微循环　本品能够改善颈椎病患者局部微循环障碍。

2. 镇痛　本品有镇痛作用，可改善肩周炎患者颈肩部疼痛。

【临床应用】　主要治疗血瘀阻滞型肩周炎。

1. 肩周炎　龙骨颈椎胶囊可用于治疗血瘀阻滞型肩周炎，症见关节疼痛、麻木等。龙骨颈椎胶囊可通过改善患者局部微循环，缓解患者肩部疼痛，有较好的治疗效果。

2. 颈椎病[2]　颈椎病的主要病因是无菌性炎症，龙骨颈椎胶囊可促进血液循环，兴奋脊髓，且可降低压迫性神经病变，改善患者病症。本品与活血胶囊联用可改善颈椎病患者局部微循环障碍，减轻患者颈肩部疼痛，具有良好的效果。

【不良反应】　尚未见报道。

【使用注意】　①服药不能超出规定剂量。②运动员慎用。③孕妇和哺乳期妇女禁用。

【用法与用量】　口服，一次 5 粒，一日 3 次。饭后服用或遵医嘱。

参 考 文 献

[1] 徐文柱，潘华，黄春华. 龙骨颈椎胶囊联合活血胶囊治疗颈椎病的临床疗效评价[J]. 临床研究，2017，25（2）：133-134.

[2] 洪梅，姜元甲，吴涛，等. 高效液相色谱法测定龙骨颈椎胶囊中士的宁的含量[J]. 中国药业，2004，（4）：45-46.

（河南中医药大学　方晓艳、刘慧娟）

伸 筋 片

【药物组成】　马钱子（砂烫）、红花、乳香（醋制）、没药（醋制）、地龙、防己、香加皮、骨碎补（砂烫）。

【处方来源】　研制方。国药准字 Z20044425。

【功能与主治】　舒筋通络，活血祛瘀，消肿止痛。用于寒湿瘀血阻络所致的痹证，症见关节筋肉疼痛肿胀，遇寒遇劳加重，甚者麻木，活动屈伸不利等；肩周炎、坐骨神经痛、关节炎见上述证候者。

【药效】　主要药效如下[1,2]：

1. 镇痛　本品有镇痛作用，可缓解肩周炎局部疼痛症状。

2. 抗炎　本品有抗炎作用，可减轻肩周炎炎症反应。

【临床应用】　主要用于寒湿瘀血阻络型肩周炎。

肩周炎　伸筋片主要用于治疗寒湿瘀血阻络型肩周炎，症见肩关节筋肉疼痛肿胀，遇寒遇劳加重，甚者麻木，活动屈伸不利的肩周炎。

【不良反应】　尚未见报道。

【使用注意】　①肝、肾功能不良者慎用。②本品含有毒中药马钱子，应在医生指导下按规定剂量服用。不宜长期服用，不宜过量服用。③运动员慎用。

【用法与用量】　口服，一次 3 片，一日 3 次，饭后服用，或遵医嘱。

参 考 文 献

[1] 于建方，刘瑞清. HPLC 法测定伸筋片中士的宁与马钱子碱的含量[J]. 齐鲁药，2011，30（7）：389-391.

[2] 谢岱，卢全德，余南才. 高效液相色谱法测定复方伸筋片中大黄素的含量[J]. 中国医院药学杂志，2008，（19）：1725-1726.

（河南中医药大学　方晓艳、刘慧娟）

肿痛气雾剂（搽剂）

【药物组成】　七叶莲、三七、雪上一枝蒿、滇草乌、金铁锁、玉葡萄根、灯盏细辛、金叶子、重楼、火把花根、八角莲、披麻草、白及等 19 味药（保密方）。

【处方来源】　研制方。国药准字 Z20025741。

【功能与主治】　消肿镇痛，活血化瘀，舒筋活络，化痞散结。用于跌打损伤，风湿关节痛，肩周炎，痛风关节炎，乳腺小叶增生。

【药效】　主要药效如下[1]：

1. 抗炎　肩周炎主要病因为关节囊、滑膜囊等部位发生炎症反应，症见肩部窜痛、红肿、充血，肿痛气雾剂（搽剂）可降低血管通透性，减轻局部肿胀与充血，具有较好的抗炎、消肿作用。

2. 镇痛　本品有镇痛作用，可缓解肩周炎疼痛症状。

3. 改善微循环　本品有改善局部微循环作用。

【临床应用】　主要用于血液瘀阻型肩周炎、风湿性关节等。

1. 肩周炎　肿痛气雾剂可用于治疗血液瘀阻型肩周炎，症见肩部麻木疼痛、疼痛拒按等。

2. 腰腿痛[2]　肿痛气雾剂在治疗由于腰椎间盘突出、骨质疏松、腰肌劳损、风湿性关节炎、类风湿关节炎造成的腰腿痛时，可通过药物离子透皮吸收，提高药物利用度，改善血液循环，肿痛气雾剂联合针刺治疗腰腿痛能够改善患者腰腿痛症状，缓解患者痛苦。

3. 类风湿关节炎[3, 4]　肿痛搽剂常与痛舒胶囊、补肾壮骨温经汤等联合用药治疗类风湿关节炎，用药后可减少患者关节处疼痛次数、肿胀度，改善患者关节炎症反应，恢复关节功能，具有较好疗效。

4. 膝骨性关节炎[5]　肿痛气雾剂具有止痛、抗炎的作用，外用治疗膝骨性关节炎可快速作用于患部，改善膝骨性关节炎症状，缓解疼痛，具有较好的疗效。

5. 急性软组织损伤[6, 7]　主要表现为皮肤组织、筋膜、骨膜、关节囊、滑膜囊等部位的损伤，症见局部疼痛、压痛、肿胀等。肿痛气雾剂可明显缓解患者疼痛和软组织肿胀，具有较好的疗效。

6. 坐骨神经痛[8]　外用肿痛搽剂配合电针治疗坐骨神经痛疗效确切，适宜的电针刺激能激发神经功能传导，提高痛阈值，有效地缓解患者神经疼痛，具有较好的疗效。

7. 其他[9]　肿痛气雾剂联合痛舒胶囊还可以治疗肱骨外上髁炎。

【不良反应】　尚不明确。

【使用注意】　局部破损或感染者慎用，孕妇慎用。

【用法与用量】　外用，要匀喷于伤患处，一日 2～3 次。

参 考 文 献

[1] 来国防，张元杰，程宾. 气相色谱法测定肿痛气雾剂中薄荷脑和龙脑的含量[J]. 中国药师，2013，16（2）：227-229.

[2] 林明灿，朱艳. 针刺加肿痛气雾剂透药治疗腰腿痛 367 例[J]. 云南中医中药杂志，2012，33（4）：86.

[3] 肖林. 补肾壮骨温经汤配合肿痛搽剂治疗类风湿关节炎 80 例[J]. 云南中医中药杂志，2010，31（10）：39-40.

[4] 杨洁，缪文. 痛舒胶囊内服配合肿痛搽剂外用治疗类风湿性关节炎 120 例[J]. 云南中医中药杂志，2004，（5）：11.

[5] 彭美玲，王卉. 中西药结合治疗膝骨性关节炎 35 例疗效观察[J]. 云南中医中药杂志，2006，（6）：9，75.

[6] 孙敏，施帆帆，刘峻宇，等. 肿痛气雾剂治疗闭合性急性软组织损伤的 36 例临床疗效分析[J]. 云南中医学院学报，2016，39（4）：69-73.

[7] 刘本云. 井络配穴配合肿痛气雾剂治疗急性扭伤 50 例[J]. 云南中医中药杂志，2011，32（11）：64.

[8] 赵永祥. 肿痛搽剂配合电针治疗坐骨神经痛 36 例疗效观察[J]. 云南中医中药杂志，2005，（5）：12.

[9] 李文华. 痛点封闭配合痛舒、肿痛气雾剂治疗肱骨外上髁炎[J]. 现代中西医结合杂志，2008，（6）：822.

（河南中医药大学　方晓艳、刘慧娟）

消 痛 贴 膏

【药物组成】　独一味、棘豆、姜黄、花椒、水牛角、水柏枝。

【处方来源】　研制方。《中国药典》（2015 年版）。

【功能与主治】　活血化瘀，消肿止痛。用于急慢性扭挫伤、跌打瘀痛、骨质增生、风湿及类风湿疼痛。亦适用于落枕、肩周炎、腰肌劳损和陈旧性伤痛等。

【药效】　主要药效如下[1, 2]：

1. 改善血液循环　肩周炎是由于瘀血未化，经络闭阻，气血运行不畅，肩关节周围软组织筋脉失养所致的肩关节性疾病。消痛贴膏可明显降低急性软组织损伤新西兰白兔耳背静脉血流速度，说明消痛贴膏有一定的改善血液循环的作用。

2. 镇痛　本品具有较好的镇痛作用，能够缓解肩周疼痛。

3. 抗炎　肩周炎是一种非细菌性炎症，消痛贴膏能够降低脂多糖诱导的巨噬细胞系（THP-1）细胞中致炎因子 IL-1β 和 TNF-α 的释放，降低急性软组织损伤模型大鼠后肢肿胀度，表明其具有较好的抗炎作用。

【临床应用】　主要应用于治疗肩周炎及关节炎。

1. 肩周炎　消痛贴膏可用于治疗慢性劳损、外伤筋骨引起的肩周炎，症见肩周疼痛、局部肿胀、肩关节活动功能受阻等，能够缓解局部压痛、静息痛，减轻局部肿胀度。

2. 关节炎[3]　消痛贴膏可用于治疗关节炎，能够减轻膝关节疼痛程度，改善关节活动功能及活动度，改善肌力，临床上常与膝关节腔内注射玻璃酸钠注射液联合应用，提高治疗效果。

3. 腰肌劳损[4, 5]　消痛贴膏可用于治疗腰肌劳损，能够有效消除疼痛，减轻压痛，减轻腰肌压痛，改善腰部功能障碍程度，临床上常联合通经调脏推拿手法以提高治疗效果。

【不良反应】　过敏型体质患者可能有胶布过敏或药物接触性瘙痒反应，甚至出现红肿、水疱等[6]。

【使用注意】　①皮肤破伤处不宜使用。②皮肤过敏者停用。③孕妇慎用。小儿、年老患者应在医师指导下使用。

【用法与用量】　外用。将小袋内稀释剂均匀涂在药垫表面，润湿后直接敷于患处或穴位。每贴敷 24 小时。

参 考 文 献

[1] 李敏，何朝勇，陈丽华，等. 奇正消痛贴膏治疗急性软组织损伤实验研究及其机制探讨[J]. 中华中医药杂志，2009，24（9）：1241-1243.

[2] Wang Y Z, Guo C Y, Zhong H G, et al. In vivo effects of pain re-lieving plaster on closed soft tissue injury in rabbit ears[J]. BMC Complement Altern Med，2008，8：51.

[3] 邵银初，胡炜，李浩，等. 奇正消痛贴膏联合玻璃酸钠注射液治疗膝关节骨性关节炎的临床疗效[J]. 医学综述，2018，24（17）：3497-3501.

[4] 池响峰，张瑜，周杰，等. 奇正消痛贴膏治疗腰肌劳损的临床研究[J]. 中国实用医药，2011，6（13）：211-212.

[5] 谢春华，陈兴涛. 奇正消痛贴膏联合中医手法治疗腰肌劳损73例[J]. 中医研究，2017，30（11）：53-55.

[6] 杜中惠. 奇正消痛贴膏的临床应用与不良反应[J]. 现代中西医结合杂志，2007，（11）：1586-1588.

（河南中医药大学　方晓艳、樊帅珂）

沉香十七味丸

【药物组成】　沉香、苦参、马钱子（制）、木香、丁香、肉豆蔻、制草乌、紫河车（干）、广枣、黑云香、兔心。

【处方来源】　蒙药。国药准字 Z21021226。

【功能与主治】　通脉，止痛。用于骨质增生、颈椎病、肥大性脊柱炎、肩周炎、坐骨神经痛、三叉神经痛、面瘫、面肌痉挛引起的疼痛、瘀肿、功能障碍等症状。

【药效】　主要药效如下：

1. 镇痛　本品有镇痛作用，可缓解肩周炎局部疼痛症状。

2. 抗炎　本品有抗炎作用，可减轻肩周炎局部炎症反应。

【临床应用】　主要用于治疗肩周炎及颈椎病。

1. 肩周炎　沉香十七味丸可用于治疗气血瘀阻型肩周炎，症见肩部麻木，疼痛拒按，局部肿胀等，本品能明显减轻患者局部疼痛，缓解局部肿胀程度，改善肩关节活动度。

2. 颈椎病[1]　沉香十七味丸可用于治疗颈椎病，症见颈肩部疼痛，下肢抽搐，部分患者伴有眩晕，严重者出现四肢瘫痪等，本品能明显减轻颈椎疼痛，改善颈部活动能力，临床上常与蒙药珍宝丸联合应用，以提高临床疗效。

3. 骨质增生[2]　沉香十七味丸可用于治疗骨质增生，能够改善局部血液循环，减轻腰椎、颈椎部的酸痛感，改善关节僵硬程度，尤其对颈腰椎骨质增生的治疗，能够在短期内取得较好疗效。

4. 心绞痛[3]　沉香十七味丸可用于治疗心绞痛，用药后能使 ST 段回升 0.5mV 以上，倒置 T 波变浅，T 波由平坦变为直立，改善房室或室内传导阻滞，能够缓解胸闷气短，减轻胸部闷胀性、压榨性、窒息性疼痛等症状。

【不良反应】　尚未见报道。

【使用注意】　①本品含草乌，为有毒中药，不可过量服用。②孕妇慎用。

【用法与用量】　口服，一次 14～24 粒，一日 1～2 次，或遵医嘱。

参 考 文 献

[1] 包巴达尔胡. 蒙药珍宝丸结合沉香十七味丸治疗颈椎病体会[J]. 世界最新医学信息文摘, 2017, 17（69）: 160.
[2] 图雅, 晓成. 蒙药阿嘎日-十七味丸治疗骨质增生临床体会[J]. 中国民族民间医药, 2012, 21（14）: 6.
[3] 何玉芳. 蒙药沉香十七味丸治疗心绞痛疗效观察[J]. 中国民族医药杂志, 2013, 19（1）: 4.

（河南中医药大学 方晓艳、樊帅珂）

雪山金罗汉止痛涂膜剂

【**药物组成**】 铁棒槌、延胡索、五灵脂、雪莲花、川芎、红景天、秦艽、桃仁、西红花、冰片、麝香。

【**处方来源**】 研制方。国药准字 Z20010095。

【**功能与主治**】 活血，消肿，止痛。用于急慢性扭挫伤，风湿性关节炎，类风湿关节炎，痛风，肩周炎，骨质增生所致的肢体关节疼痛肿胀，以及神经性头痛。

【**药效**】 主要药效作用如下：

1. **镇痛** 本品有镇痛作用，可缓解肩周炎局部疼痛症状。

2. **抗炎** 本品有抗炎作用，可减轻肩周炎局部炎症反应。

【**临床应用**】 主要用于治疗气滞血瘀型肩周炎等。

1. **肩周炎**[1] 雪山金罗汉止痛涂膜剂可用于治疗肩周炎，症见肩关节活动不利，静息痛、压痛明显，局部肿胀等，雪山金罗汉止痛涂膜剂可缓解肩关节局部疼痛，减轻局部肿胀度，改善关节活动功能，缓解肩周局部麻木等症状。

2. **痛风性关节炎**[2] 雪山金罗汉止痛涂膜剂联合双氯芬酸钠缓释片治疗急性期痛风性关节炎，可以缓解关节疼痛，减轻炎症反应，改善关节功能。

3. **风湿性关节炎**[3] 雪山金罗汉止痛涂膜剂用于治疗风湿性关节炎瘀血痹阻证，能够缓解关节游走窜痛或肿痛，缓解关节因受累而导致的红、肿、热、痛，缓解关节麻木、屈伸不利。

4. **踝关节扭伤**[4] 雪山金罗汉止痛涂膜剂联合 TDP 照射可用于治疗踝关节扭伤，能够缓解踝关节肿痛、促进关节稳定、促进踝关节功能的恢复。

5. **治疗痛风瘀血阻络**[5] 雪山金罗汉止痛涂膜剂可用于治疗瘀血阻络型痛风，能有效缓解关节疼痛、压痛、红肿，缓解局部肌肤发热，提升关节活动度。

【**不良反应**】 尚未见报道。

【**使用注意**】 ①本品为外用药，禁止内服。②切勿接触眼睛、口腔等黏膜处。本品不宜长期或大面积使用。③儿童、年老体弱者应在医师指导下使用。④用药 3 天症状无缓解，应去医院就诊。⑤对本品过敏者禁用，过敏体质者慎用。

【**用法与用量**】 将适量药液直接均匀地涂在患处，使皮肤表面形成膜状，每天用药 2～3 次（建议：将皮肤按摩或热后用药，效果更佳，急性扭挫伤除外）。

参 考 文 献

[1] 丁梅, 李艳秀, 张磊, 等. 雪山金罗汉止痛涂膜剂治疗肩周炎（气滞血瘀证）66 例临床观察[J]. 中国美容医学, 2012, 21（18）: 401-402.

[2] 王焕程, 刘佳. 雪山金罗汉止痛涂膜剂联合双氯芬酸钠缓释片治疗急性期痛风性关节炎的临床研究[J]. 现代药物与临床, 2018, 33（10）: 2642-2646.

[3] 王海燕, 张磊, 张亚芳, 等. 雪山金罗汉止痛涂膜剂治疗风湿性关节炎瘀血痹阻证 66 例临床观察[J]. 天津中医药, 2014, 31（3）: 151-153.

[4] 孟令霞, 孟庆江. TDP 照射下雪山金罗汉止痛涂膜剂治疗踝关节扭伤的临床观察及护理[J]. 光明中医, 2013, 28（10）: 2186-2187.

[5] 张磊, 李艳秀, 丁梅. 雪山金罗汉止痛涂膜剂治疗痛风瘀血阻络型 65 例[J]. 河北中医, 2013, 35（3）: 415-416.

（河南中医药大学　苗明三、樊帅珂）

三、益气补血类

风 湿 液

【药物组成】　独活、寄生、羌活、防风、秦艽、木瓜、鹿角胶、鳖甲胶、牛膝、当归、白芍、川芎、红花、白术、红曲、甘草。

【处方来源】　研制方。国药准字 Z51021692。

【功能与主治】　补益肝肾, 养血通络, 祛风除湿, 抗炎, 镇痛。用于肝肾血亏、风寒湿邪所致痹证, 症见骨关节疼痛, 四肢麻木; 或肢体关节肌肉疼痛、麻木重着, 屈伸不利, 关节肿大; 风湿性关节炎, 类风湿关节炎见上述证候者, 还可用于外伤引起的软组织损伤、肩周炎、强直性脊柱炎、增生性关节炎。

【药效】　主要药效如下[1]:

1. 抗炎　肩周炎是一种慢性损伤性无菌炎症, 炎症反应主要发生在肩关节囊及周围软组织, 风湿液能明显降低二甲苯致小鼠急性耳肿胀的肿胀度, 表明本品具有较好的抗炎作用。

2. 镇痛　肩部活动疼、压痛等是肩周炎主要临床症状之一, 风湿液能明显减少冰醋酸腹腔注射所致小鼠扭体反应的扭体次数, 表明其具有较好的镇痛作用。

【临床应用】　主要用于肝肾血亏、风寒湿痹型肩周炎。

1. 肩周炎[2]　风湿液可用于治疗肩周炎, 症见肩周活动痛、局部肿胀、压痛明显等, 能够明显减轻肩部休息痛、活动痛、提高压痛指数、改善关节功能, 临床上常与美洛昔康联用以提高疗效。

2. 老年膝骨性关节炎[3]　风湿液对老年膝骨性关节炎具有较好的临床疗效, 能改善患者 VAS 评分、Lequesne 指数, 明显缓解患者的疼痛症状, 最大程度恢复患者的膝关节功能。临床上也常与玻璃酸钠联合应用, 能明显提高临床疗效, 降低不良反应的发生率。

3. 老年骨质疏松症引起的疼痛[4]　中医学认为, 老年人肾气不足, 精髓虚损, 骨髓失充, 骨失濡养可引起疼痛。本品含有温补肾阳功效的鹿角胶、牛膝、桑寄生等药, 与养血通络、祛风止痛功效的当归、独活、红花等药, 合用可补肾养血、通络止痛、强筋壮骨。临床治疗中, 本品可缓解患者疼痛, 有益于骨质的生长和发育。

【不良反应】　个别患者口服风湿液出现过敏反应, 症见心慌气促, 胸闷, 出冷汗, 四肢湿冷, 全身瘙痒, 针刺样感觉[5]。

【使用注意】　①湿热痹痛者不宜服用。②对本品过敏者禁服。③孕妇慎用。④忌生冷油腻食品。

　　【用法与用量】　　口服：每次 10～15ml，每天 2～3 次。

参 考 文 献

[1] 王洲. 宝光风湿液对膝骨关节炎作用的实验研究[D]. 成都：四川医科大学，2015.
[2] 胡劲松. 莫比可与风湿液合用治疗颈肩腰腿痛的疗效观察[J]. 中医正骨，2006，18（2）：6-7，79.
[3] 张春玲. 风湿液联合玻璃酸钠治疗老年膝骨关节炎临床效果探析[J]. 中外医疗，2018，37（23）：12-14.
[4] 刘彩虹，刘俊芳，习宏毅. 风湿液治疗老年骨质疏松症引起的疼痛[J]. 中医正骨，2004，16（9）：47.
[5] 王翠珍，薛艳. 风湿液致过敏反应 1 例报告[J]. 中国医院药学杂志，2006，26（12）：1550.

（河南中医药大学　方晓艳、武晏屹）

痹 祺 胶 囊

　　【药物组成】　　马钱子粉、党参、白术、丹参、牛膝、地龙、茯苓、川芎、三七、甘草。

　　【处方来源】　　研制方。《中国药典》（2015 年版）。

　　【功能与主治】　　益气养血，祛风除湿，活血止痛，用于气血不足，风湿瘀阻，肌肉关节酸痛，关节肿大、僵硬变形或肌肉萎缩，气短乏力，风湿性、类风湿关节炎，腰肌劳损，软组织损伤属上述证候者。

　　【药效】　　主要药效如下[1,2]：

　　1. 抗炎　　肩周炎是一种慢性损伤性无菌炎症，炎症反应主要发生在肩关节囊及周围软组织，痹祺胶囊可显著抑制脂多糖诱导的小鼠单核/巨噬细胞株 RAW 264.7 分泌致炎因子如 NO、IL-6，减轻炎症反应。

　　2. 保护关节软骨　　肌腱韧带及周围软组织损伤均可导致肩周炎，而局部组织中 MMP-3 表达明显升高时，其降解细胞外基质蛋白质作用增强，加速软骨组织损伤。痹祺胶囊则能通过提高软骨基质金属蛋白酶组织抑制因子 1（TIMP-1）的活性，降低关节液 MMP-3 的活性，使软骨、关节液 MMP-3/TIMP-1 值减小，从而抑制 MMP-3 对关节软骨基质蛋白聚糖的裂解而起到保护关节软骨的作用（图 16-2）。

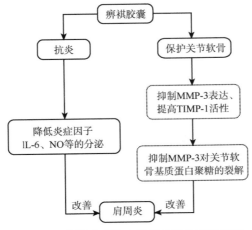

图 16-2　痹祺胶囊治疗肩周炎的作用及机制

-------- 药效；——— 病理

【临床应用】　主要用于气血不足、风湿瘀阻型肩周炎。

1. 肩周炎[3]　痹祺胶囊可用于治疗因血气不足、风湿瘀阻所致的肩周炎，症见肌肉关节疼痛，抬举无力，局部肿胀等，能明显缓解疼痛症状，降低压痛指数，改善肩关节活动。

2. 腰椎间盘突出[4]　痹祺胶囊联合推拿疗法可治疗腰椎间盘突出，能明显降低 VAS 评分，升高腰椎 JOA 评分，即减轻患处疼痛，改善腰椎活动。

3. 膝骨性关节炎[5]　痹祺胶囊可用于治疗膝骨性关节炎，能够降低 VAS 评分，升高骨性关节炎指数可视化量表（WOMAC）评分，降低血清中核因子 κB（NF-κB）、IL-1β、TNF-α、MMP-3 水平，缓解炎症反应，减少关节软骨基质的降解，抑制软骨破坏。

【不良反应】　据报道有 1 例患者出现恶心、呕吐、呼吸困难、心烦、双腿发麻等症状[6]。

【使用注意】　①本品含有毒中药马钱子，不可过量服用。②孕妇忌服。

【用法与用量】　口服，一次 4 粒，每日 2～3 次。

参 考 文 献

[1] 冯其帅，王贵芳，王强松，等. 痹祺胶囊水提取物及其单体成分抗炎活性比较[J]. 中国实验方剂学杂志，2016，22（3）：89-93.
[2] 师咏梅，许放，柳占彪. 痹祺胶囊对实验性骨关节炎大鼠 MMP-3 和 TIMP-1 的影响[J]. 天津中医药，2011，28（1）：64-66.
[3] 王平. 痹祺胶囊治疗肩周炎的临床观察[J]. 天津中医药，2004，21（5）：380-381.
[4] 赵永华. 痹祺胶囊配合推拿治疗腰椎间盘突出症 30 例临床疗效观察[J]. 中华中医药杂志，2019，34（2）：851-853.
[5] 吴涛. 痹祺胶囊联合依托考昔治疗膝骨性关节炎的临床研究[J]. 现代药物与临床，2018，33（5）：1145-1149.
[6] 邵佳希，黄晓英，孔飞飞. 同时服用虎力散片、痹祺胶囊致不良反应 1 例[J]. 中国医药指南，2013，11（4）：304-305.

（河南中医药大学　方晓艳、武晏屹）

益肾蠲痹丸

【药物组成】　骨碎补、熟地黄、当归、徐长卿、土鳖虫、僵蚕（麸炒）、蜈蚣、全蝎、蜂房（清炒）、广地龙（酒制）、乌梢蛇（酒制）、延胡索、鹿衔草、淫羊藿、寻骨风、老鹳草、鸡血藤、蓓草、生地黄、虎杖。

【处方来源】　研制方。国药准字 Z10890004。

【功能与主治】　温补肾阳，益肾壮督，搜风剔邪，蠲痹通络。用于症见发热、关节疼痛、肿大、红肿热痛、屈伸不利、肌肉疼痛、瘦削或僵硬，畸形的顽痹（类风湿关节炎）。

【药效】　主要药效如下[1,2]：

1. 抗炎　局部肿胀是肩周炎的临床表现之一，益肾蠲痹丸能下调胶原诱导关节炎大鼠模型机体促炎细胞因子 IL-2、IL-6、IL-17A 的表达，同时上调抗炎细胞因子 IL-10 的表达，调节促炎细胞因子及抗炎细胞因子的平衡，发挥抗炎作用。

2. 抑制破骨细胞分化　研究表明 T 细胞分泌的 IL-10 能够抑制破骨细胞的分化。益肾蠲痹丸通过促进 IL-10 的分泌而发挥抑制破骨细胞分化。

【临床应用】　主要用于治疗肝肾亏虚、寒痰湿瘀痹阻经络型肩周炎、骨性关节炎等。

1. 肩周炎[3]　益肾蠲痹丸可用于治疗因肝肾亏虚、寒痰湿瘀痹阻经络所致的肩周炎，症见肩关节肿痛、活动不利、肩部肌肉疼痛等，能够明显改善肩关节活动度，减轻肩关节疼痛，有效松解肩关节粘连，防止肩关节再次粘连。在临床上常配合膝关节腔注射76%泛影葡胺、局部推拿等。

2. 活动期类风湿关节炎[4] 益肾蠲痹丸合痛风定胶囊治疗活动期类风湿关节炎疗效显著，能有效缩短晨僵时间，缓解休息痛，缓解关节肿胀程度，升高关节压痛指数，下调MMP-3和TIMP-1水平，从而达到保护四肢关节的作用。

3. 膝骨性关节炎[5] 益肾蠲痹丸可用来治疗膝骨性关节炎，能够显著减轻膝关节疼痛，改善关节运动功能，降低VAS评分和WOMAC骨性关节炎指数，具有较好的远期疗效，临床上也常与体外冲击波疗法联合应用。

4. 类风湿关节炎[6] 采用益肾蠲痹丸治疗中晚期病情活跃类风湿关节炎，能够有效降低RF、ESR、CRP水平，改善VAS、DAS评分，缓解关节肿痛，缩短晨僵时间，使炎性指标恢复正常。

5. 强直性脊柱炎[7] 益肾蠲痹丸可用来治疗强直性脊柱炎，能够降低血沉水平、降低CRP水平、缩短晨僵时间，降低关节疼痛评分，有效改善患者临床指标，提高患者生活质量。

【不良反应】 据报道有服用益肾蠲痹丸出现呕吐、反酸、腹胀等不良反应[8]，也有个别患者引起肝功能损伤[9]。

【使用注意】 ①本丸是标本兼治之品，起效较慢，一般30天为一个疗程。对曾服用过多种药物治疗的患者，在服用本丸疼痛减轻后才可逐渐递减原服用药物，不可骤停。②该品服用后偶有皮肤瘙痒过敏反应和口干、便秘、胃脘不适。③该品含寻骨风药材，该药材含有的马兜铃酸可引起肾脏损害等不良反应。④该品为处方药，必须凭医师处方购买，在医师指导下使用，并定期检查肾功能，如发现肾功能异常应立即停药。⑤儿童及老年人慎用，孕妇、婴幼儿及肾功能不全者禁用。

【用法与用量】 口服，一次8~12g，一日3次。

参 考 文 献

[1] 展俊平，孟庆良，范围，等. 益肾蠲痹丸对CIA大鼠辅助性T细胞相关细胞因子的影响[J]. 中国中医基础医学杂志，2018，24（6）：763-765.

[2] 郭明慧，徐慧慧，李晓亚，等. 益肾蠲痹丸对破骨细胞-调节性T细胞共培养体系中破骨细胞分化及功能的影响[J]. 中国中医基础医学杂志，2018，24（5）：596-599.

[3] 黄有翰，朱坚，庄载世，等. 中西医结合治疗粘连期肩周炎[J]. 浙江中西医结合杂志，2013，23（8）：667-668.

[4] 赵莉. 痛风定胶囊合益肾蠲痹丸治疗活动期类风湿关节炎疗效及对MMP-3、TIMP-1水平的影响[J]. 现代中西医结合杂志，2018，27（13）：1447-1450.

[5] 李长红，魏琴，魏思璐，等. 体外冲击波联合益肾蠲痹丸治疗膝骨性关节炎167例临床观察[J]. 风湿病与关节炎，2018，7（3）：42-45.

[6] 罗敏. 益肾蠲痹丸治疗类风湿关节炎临床观察[J]. 内蒙古中医药，2017，36（19）：23-24.

[7] 瞿绍华. 益肾蠲痹丸治疗强直性脊柱炎的临床价值评价[J]. 临床医药文献电子杂志，2019，6（9）：156-157.

[8] 吴忠义. 口服益肾蠲痹丸致不良反应3例[J]. 中国药业，2003，（11）：44.

[9] 高素强，刘萍，张碧华. 益肾蠲痹丸引起肝功能损伤一例报告[J]. 中国全科医学，2009，12（18）：1697.

（河南中医药大学　方晓艳、武晏屹）

第十七章

下肢静脉曲张中成药名方

第一节 概 述

一、概 念

下肢静脉曲张（varicose vein of lower extremity，LEVV）是一种临床常见病、多发病。下肢静脉曲张是指下肢浅静脉变得弯曲、不规则膨出、扭曲、扩张和伸长，是一种常见疾病。其病变范围包括大隐静脉、小隐静脉及其分支，绝大多数患者都发生在大隐静脉。

在中医学中下肢静脉曲张属于"脉痹""筋瘤""臁疮"等范畴。

二、病因及发病机制

（一）病因[1, 2]

下肢静脉曲张的主要原因是静脉壁薄弱、静脉瓣缺陷和下肢浅静脉压力较高，多由于浅静脉第一对瓣膜（股隐静脉瓣膜）关闭不全导致的浅静脉血反流，增加下肢静脉压力引起。长期站立也是造成下肢静脉曲张的重要因素，血柱垂直的重力对下肢静脉压力增大，同时回流可以直接造成大隐静脉瓣膜破坏，因此大隐静脉曲张多见于长期站立的劳动者。妊娠妇女或盆腔肿瘤患者，由于腹内压增高，下肢静脉回流受阻，也可引起下肢静脉曲张。中医学认为本病病因是长期从事站立负重工作，劳倦伤气，下肢脉络瘀滞不畅。

（二）发病机制[3, 4]

下肢静脉曲张发病机制从两个方面来说：一是静脉本身因素，静脉壁软弱和静脉瓣缺陷，是全身支持组织软弱表现的一部分，并与遗传因素有关，由于浅静脉位于皮下组织内，又缺乏有力的支持，当静脉内压力增大时（如负重、咳嗽及长期站立等），此种情况易引起静脉扩张，近端静脉瓣产生闭锁不全，血液向下倒流，使静脉压力增高，又逐渐破坏远端瓣膜，终致产生静脉曲张，因这种情况发病者称为"原发性静脉曲张"。二是静脉压升高，静脉本身虽无病变，但由于血液回流受阻，静脉压升高，而容易发生静脉曲张。

三、临床表现

下肢静脉曲张临床表现症状：①静脉曲张隆起，状如蚯蚓，甚至盘曲成团，见于小腿内侧或后侧静脉；②酸胀不适、沉重和疼痛，一般在静息站立时发生，行走或平卧后迅速消失；③肿胀，久站后足部出现轻度肿胀。

下肢静脉曲张早期多无明显不适感，随着病情的发展，患者可感到肢体沉重、酸胀、胀痛、疲累等。久行久立，足靴区可出现浮肿，有时出可现小腿肌肉痉挛现象，如治疗不及时，可并发色素沉着、湿疹或溃疡，缠绵难愈，影响患者的生活质量。

四、诊　断

根据病史、临床症状和体检即可诊断，可进一步通过超声多普勒、下肢静脉测压、静脉造影等检查方法确诊。根据其有长期站立及能够导致腹压增高的病史（妊娠及盆腔肿瘤史、慢性支气管炎、习惯性便秘等），下肢静脉明显迂曲扩张，站立时更为明显，深静脉通畅试验显示深静脉通畅，大隐静脉瓣膜功能不全，可能有交通支静脉瓣膜功能不全，超声多普勒检查显示大隐静脉瓣膜功能不全，排除其他静脉性疾病即可诊断。浅静脉曲张也可因深静脉血流不畅引起，因此需要做下列鉴别诊断：一是原发性下肢静脉瓣膜功能不全；二是下肢静脉血栓后遗症；三是动静脉瘘。

五、治　疗[5-8]

（一）常用化学药物及现代技术

黄酮类：黄酮类化合物的主要成分为地奥司明，其中一类是微粒化纯化黄酮类，代表药物为爱脉朗。爱脉朗通过延长去甲肾上腺素作用于静脉壁引起收缩的时间，从而增强静脉的张力。其具有独特的静脉抗炎作用，抑制白细胞和血管内皮细胞的相互作用，长期应用可延缓疾病进程。七叶皂苷类：迈之灵。迈之灵有降低血管通透性，对血清中的溶酶体活性具有明显的抑制作用，稳定溶酶体膜，阻碍蛋白酶的代谢，降低毛细血管的通透性，减少渗出，防治组织肿胀、静脉性水肿。香豆素类：消脱止-M。其通过降低毛细血管通透性，促进血液循环及增加血液流量，促进淋巴回流，有效减轻水肿。

手术治疗：现代一般采用多术式相结合的办法。注射硬化剂、射频消融、透光直视旋切术、电凝术及大隐静脉高位结扎联合剥脱术，静脉腔内激光术等方法。穿医用弹力袜是压迫治疗法中最为有效的康复治疗方法。

针灸治疗：包括毫针、磁圆梅针、三棱针、腕踝针、火针、穴位注射等治疗方法。

（二）中成药名方治疗

中医药防治静脉曲张是作用于多靶点、多环节，不同于化学药品是单靶点的单一调节治疗。传统中药用于微创治疗术后，预防并发症的发生，中药治疗不仅改善临床症状，还大大提高患者的远期疗效。中医药治疗还可采用外用熏洗疗法，因经过煎煮后其中的中药有效成分以离子形式存在，离子渗入皮肤，可更好地进入体内达到治疗疾病的目的。

第二节　中成药名方的辨证分类与药效

静脉曲张的病理基础是瓣膜破坏，病理变化主要发生在静脉壁的中层。中药治疗静脉曲张的基本药效是增加改善病变静脉周围组织的微循环。中药治疗下肢静脉曲张应以活血化瘀、温经通络、散寒通络、健脾渗湿、清肝解郁为主，但是不同的中药通过不同的方式产生药效。中成药名方的常见辨证的治则分类及其主要药效如下[9, 10]：

一、活血化瘀类

下肢静脉曲张血瘀者，表现为面色晦暗或淡白、气少懒言、肌肤硬结及疼痛拒按，下肢肿胀、皮下瘀斑及卵圆窝皮下水肿等。

下肢静脉曲张血瘀者主要病理改变为隐股静脉瓣膜处有血液反流。

活血化瘀类中药能够有效抑制血小板聚集，使病变静脉周围组织的微循环由于静脉压的降低得到改善。改善静脉瘀滞造成的淋巴管回流受阻，局部组织缺氧等，提高抗损伤能力从而减少感染和溃疡。

常用中成药：迈之灵片、血府逐瘀口服液（胶囊）。

二、清热利湿类

下肢静脉曲张湿热者，可见下肢肿胀，疼痛、皮肤感觉异常、皮下瘀斑皮肤色素沉着，瘀血性皮炎，皮肤纤维硬化，皮肤灼伤。

下肢静脉曲张湿热者主要病理变化是静脉壁变薄并失去弹性而扩张，静脉瓣也发生萎缩、硬化，病变静脉周围组织的微循环亦由于静脉压的增高而发生障碍，引起营养不良，导致纤维细胞的增生。

清热利湿药能抑制炎症早期的水肿与渗出及炎症晚期的组织增生与肉芽组织形成，解除微血管痉挛，增加微循环流速和流量，消除局部静脉血液瘀滞，改善组织细胞缺血、缺氧所致的代谢障碍，改善循环，降低血小板聚集，促进血液循环清洁创面，抗菌消炎和促进溃疡愈合作用。

常用中成药：积雪苷霜软膏、肤疡散。

参 考 文 献

[1] 陈学峰，孙建飞. 大隐静脉曲张手术治疗新进展[J]. 世界最新医学信息文摘，2018，18（A2）：161-162.

[2] 张言，王玉芹，王娟，等. 下肢静脉曲张伴溃疡病人的护理研究[J]. 全科护理，2018，16（33）：4127-4130.

[3] 王世界，张静. 2578 例下肢浅静脉曲张分析[J]. 解放军预防医学杂志，2018，36（1）：154-155.

[4] 周晓东，张有福，杨勇. 中医防治下肢静脉曲张术后并发症的研究进展[J]. 世界最新医学信息文摘，2018，18（86）：72-73.

[5] 宋强，陈富文，朱建民，宋晓彪，王继军. 透光旋切术与传统手术治疗下肢浅静脉曲张的对比研究[J]. 中西医结合心血管病电子杂志，2017，5（31）：76-77.

[6] 黄毅，李梦帆，黄荣. 大隐静脉高位结扎联合腔内激光闭合术和泡沫硬化剂注射治疗下肢静脉曲张的对比分析[J]. 临床外科杂志，2018，26（11）：814-817.

[7] 王振峰，杨笑非. 下肢浅静脉曲张的激光治疗疗效分析[J]. 中国药物与临床，2018，18（11）：1985-1986.

[8] 蔡煌兴. 大隐静脉腔内激光消融联合泡沫硬化治疗静脉曲张性溃疡[J]. 医学理论与实践，2018，31（21）：3224-3226.

[9] 张留龙. 八珍汤辅助微创手术治疗气虚血瘀型下肢静脉曲张疗效观察[J]. 实用中西医结合临床，2018，18（4）：93-94.

[10] 段保亮. 自拟解毒活血汤治疗下肢静脉曲张 35 例[J]. 光明中医，2010，25（9）：1650.

（河南中医药大学　苗明三、乔靖怡）

第三节　中成药名方

一、活血化瘀类

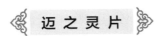

迈 之 灵 片

【药物组成】　马栗。

【处方来源】　研制方。国药准字 Z20144002。

【功能与主治】　①各种原因所致的慢性静脉功能不全、静脉曲张、深静脉血栓形成及血栓性静脉炎后综合征。症状如下肢肿胀、痉挛、瘙痒、灼热、麻木、疼痛、疲劳沉重感、皮肤色素沉着、瘀血性皮炎、溃疡及精索静脉曲张引起的肿痛等。②各种原因所致的软组织肿胀、静脉性水肿。症状如各类外伤、创伤、烧烫伤、各种手术后及肿瘤等所致的肢体水肿和组织肿胀。③痔静脉曲张引起的内外痔急性发作症状。症状如肛门潮湿、瘙痒、便血、疼痛等。

【药效】　主要药效如下[1,2]：

1. 改善下肢静脉血管通透性　下肢静脉壁及瓣膜原发异常和静脉血栓形成等病变可引起下肢静脉高压，进而增加毛细血管后血管跨壁压，迈之灵片配合半导体激光治疗仪可通过降低血管通透性及激光的生物学效应来增强机体吞噬细胞的活性，提高机体免疫力，改善血管的通透性，清除机体的代谢物质，减轻局部水肿，从而改善下肢静脉血管通透性。

2. 抗炎　下肢血栓性静脉炎多由下肢静脉曲张而引起，是一种急性非化脓性炎症，患者在对下肢静脉曲张和静脉外伤进行治疗的过程中使静脉发生损伤、感染，以及进行了不规范注射硬化剂后，局部静脉缺血、缺氧继而导致周围组织产生应激性炎症反应，服用迈之灵片后手术切口区域肿胀情况明显减轻，可以有效降低术后细胞因子的表达，从而减轻全身细胞免疫反应。迈之灵片能明显降低童龄 SD 大鼠血清 IL-1β、IL-8、TNF-α 水平，有助于减轻骨折时炎性细胞因子水平，从而减轻骨折时炎症损伤，发挥抗炎作用。

【临床应用】　主要用于下肢慢性静脉功能不全所致微循环障碍、下肢深静脉血栓等。

1. 下肢慢性静脉功能不全所致微循环障碍[3]　迈之灵片可消水肿、抗炎和提高静脉张力，这主要与其能够促进离子进入通道、提高静脉张力有关。使用迈之灵片治疗后，可较好改善患者的生活质量及临床症状，微循环指标、皮肤温度和温控血流均得到明显改善。

2. 精索静脉曲张[4]　迈之灵片在改善下肢静脉曲张临床症状的同时，对精液质量也有改善作用，迈之灵片对改善精子密度和精子活力的效果比单纯改善精液质量的药物组效果要好。

3. 下肢深静脉血栓[5]　迈之灵片能消除周围组织的渗出，对静脉血管壁的张力和弹力起到提升的作用，还能促进周围血液的循环，加快血管的收缩，使静脉血液沉积减少，使曲张的静脉内的血液容积减小。使用迈之灵片治疗下肢深静脉血栓能改善临床症状，改善患者的血流动力学指标。

4. 水肿[6, 7]　迈之灵片通过降低毛细血管通透性、抗炎、抗渗出、抗氧自由基，保护静脉结构、恢复静脉弹性，增加静脉张力、促进静脉回流、改善微循环，从而达到抗水肿的作用。迈之灵片可以有效减轻乳腺癌治疗后上肢水肿程度，对慢性心力衰竭所致的顽固性水肿疗效显著。

5. 轻中度内痔出血[8]　迈之灵片能增加肛周静脉丛的血流速度、减小直径及降低其面积，迈之灵片治疗轻中度内痔出血与其收缩静脉血管的作用机制密切相关。

【不良反应】　患者在极个别情况下出现轻微胃肠道不适，此时并不需要停止治疗，建议与饭同食。

【使用注意】　药片应完整服下。

【用法与用量】　饭后口服迈之灵片。成人每日 2 次，早、晚各一次，每次 1～2 片。病情较重或治疗初期，每日 2 次，每次 2 片，或遵医嘱服用。20 天为一个疗程。适合长期服用。

参 考 文 献

[1] 肖彬，丁亚飞，白戴勇，等. 迈之灵配合半导体激光治疗仪改善下肢静脉曲张的临床研究[J]. 中国卫生标准管理，2017，8（22）：96-98.

[2] 刘雄，刘娜，余白玉，等. 迈之灵对股骨骨折幼鼠血清 IL-1β、IL-8、TNF-α 水平的影响[J]. 医学临床研究，2018，35（3）：523-526.

[3] 王威，乌兰，聂皓，等. 迈之灵对下肢慢性静脉功能不全患者微循环的改善效果[J]. 中华老年多器官疾病杂志，2018，17（7）：486-490.

[4] 胡玉维，钟华琴，陆卫萍，等. 迈之灵治疗精索静脉曲张与男性不育症的临床研究进展[J]. 临床合理用药杂志，2016，9（8）：178-180.

[5] 王潇. 迈之灵联合舒洛地特对下肢深静脉血栓的疗效[J]. 临床普外科电子杂志，2018，6（1）：19-22.

[6] 宫晨，熊慧华，张明生，等. 系统性康复训练联合迈之灵片治疗宫颈癌患者同步放化疗后下肢淋巴水肿[J]. 大连医科大学学报，2018，40（3）：209-212，218.

[7] 马敏，汪克纯. 迈之灵在慢性心力衰竭顽固性下肢水肿治疗中的临床疗效[J]. 中国老年学杂志，2015，35（1）：233-234.

[8] 曾理. 迈之灵治疗轻中度内痔出血的超声影像学改变[J]. 结直肠肛门外科，2017，23（S1）：152-153.

（河南中医药大学　乔靖怡、魏湘萍）

血府逐瘀口服液（胶囊）

【药物组成】　柴胡、当归、地黄、赤芍、红花、桃仁、麸炒枳壳、甘草、川芎、牛膝、桔梗。

【处方来源】　清·王清任《医林改错》。《中国药典》（2015年版）。

【功能与主治】　活血祛瘀，行气止痛。用于气滞血瘀所致的胸痹、头痛日久、痛如针刺而有定处、内热烦闷、心悸失眠、急躁易怒。

【药效】　主要药效如下[1, 2]：

1. 抗炎　注射所致的血栓性静脉炎常见局部红肿、疼痛，并向血管循行方向延伸，逐渐形成结节。本品有抗炎作用，可减轻局部炎症，消除局部水肿。

2. 抗抑郁　应激及肿瘤可以导致实验小鼠出现行为学改变和 5-羟色胺含量降低的抑郁表现，血府逐瘀口服液能较好改善小鼠的抑郁倾向，同时它还明显抑制 S180 肉瘤的生长。

3. 抑制缺血心肌细胞凋亡　血府逐瘀口服液可能是通过增加 SIRT1 的表达，抑制 FoxOs 的表达从而发挥其抑制缺血心肌细胞凋亡的作用。

【临床应用】　主要用于下肢深静脉血栓、失眠等。

1. 下肢深静脉血栓[3]　血府逐瘀口服液联合桂枝茯苓胶囊口服治疗下肢深静脉血栓，简便有效，共同发挥活血化瘀、消除水肿的功效，与单纯现代医学治疗相比效果好。

2. 失眠[4]　血府逐瘀口服液治疗老年失眠患者与艾司唑仑疗效相似，可以明显改善睡眠。在副作用方面，艾司唑仑的副作用明显大于血府逐瘀口服液，血府逐瘀口服液在治疗老年失眠患者方面更安全有效。

3. 冠心病心绞痛　见心脑血管病篇有关章。

4. 2 型糖尿病血瘀证[5]　在糖尿病治疗中加用血府逐瘀口服液可改善患者血液黏稠状态，对全血比黏度、血浆比黏度、血细胞比容、血沉、红细胞聚集指数、红细胞变形指数、红细胞电泳指数等均有不同程度的影响。血府逐瘀口服液能降低 2 型糖尿病血瘀证候积分，改善血液流变学，有较好的临床疗效。

5. 不孕症[6]　血府逐瘀口服液中诸药合用，共同起到抑制炎症反应，可使阻塞输卵管管腔中纤维组织软化，疏松，预防再粘连。通过应用宫腔镜下输卵管通液法配合血府逐瘀口服液治疗，可有效提高术后妊娠成功率。

6. 带状疱疹后神经痛[7, 8]　血府逐瘀口服液活血化瘀、行气止痛，能较好缓解患者带状疱疹皮损消退后，余毒滞留经络，致使气血运行受阻，气滞血瘀所致的神经痛。

7. 口腔白斑[9]　病理表现通常为单纯上皮增生或异常上皮增生，采用血府逐瘀口服液治疗具有活血化瘀、健脾化痰、消斑理气和补气益血的作用。

【不良反应】　目前尚未检索到不良反应报道。

【使用注意】　①气虚血瘀者慎用。②忌食生冷、油腻食物。③在治疗期间若心痛持续发作，宜加用硝酸酯类药。如出现剧烈心绞痛、心肌梗死，应及时救治。

【用法与用量】 口服液。口服。一次 10ml，一日 3 次；或遵医嘱。胶囊。口服，一次 6 粒，一日 2 次，一个月为一个疗程。

参 考 文 献

[1] 吕玲玲，沈小珩，陈敬贤. 恶性肿瘤和抑郁动物模型建立及血府逐瘀口服液干预的实验研究[J]. 辽宁中医药大学学报，2014，16（9）：130-132.

[2] 陈孟倩，姚魁武，刘张静，等. 血府逐瘀口服液对缺血心肌细胞凋亡及 SIRT1 和 FoxOs 表达的影响[J]. 世界中西医结合杂志，2017，12（2）：187-191.

[3] 刘英，赵晓军. 血府逐瘀口服液联合桂枝茯苓胶囊治疗下肢深静脉血栓疗效分析[J]. 中国误诊学杂志，2010，10（25）：6072.

[4] 程晶晶，何大江. 血府逐瘀口服液治疗老年失眠症 30 例观察[J]. 浙江中医杂志，2013，48（3）：178.

[5] 郑粤文，杨磊. 血府逐瘀口服液治疗糖尿病血瘀证的临床观察[J]. 光明中医，2017，32（23）：3426-3428.

[6] 李文香，安新涛，焦守凤，等. 宫腔镜下输卵管介入联合血府逐瘀口服液治疗不孕不育患者的临床疗效[J]. 中国继续医学教育，2017，9（2）：200-201.

[7] 易鸿. 血府逐瘀口服液联合高能窄谱红光照射治疗颌面部带状疱疹后遗神经痛疗效观察[J]. 实用中西医结合临床，2015，15（11）：37-38.

[8] 刘勇，韩莉，王亚男，等. 311nm 紫外线联合血府逐瘀口服液治疗带状疱疹后神经痛的临床疗效[J]. 中国实用神经疾病杂志，2016，19（5）：115-116.

[9] 毛杰. 血府逐瘀汤治疗口腔白斑临床研究[J]. 河南中医，2014，34（11）：2200-2201.

（河南中医药大学　乔靖怡、魏湘萍）

二、清热利湿类

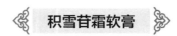

【药物组成】 积雪草总苷。

【处方来源】 研制方。国药准字 Z31020564。

【功能与主治】 有促进创伤愈合作用，用于治疗外伤，手术创伤，烧伤，瘢痕疙瘩及硬皮病。

【药效】 主要药效如下[1, 2]：

1. 抗氧化 下肢静脉曲张治疗不及时，可并发色素沉着、湿疹或溃疡。积雪苷霜软膏的有效成分为积雪草总苷，能抑制黑素细胞增殖、黑素合成及酪氨酸酶活性，具有促进伤口愈合和抑制瘢痕成纤维细胞增殖的作用，并能显著降低增生的瘢痕组织中 Smad 4 蛋白、TGF-β_1 mRNA 及结缔组织生长因子表达，临床外用多见于治疗各种皮肤损伤、瘢痕疙瘩和硬皮病。

2. 防治瘢痕增生 下肢静脉曲张后会形成瘢痕等，积雪苷霜软膏能够抑制瘢痕组织内 T 淋巴细胞、巨噬细胞的活性，降低 TGF-β 表达，促进 I 型胶原降解，减少成纤维细胞增殖，从而达到防治瘢痕增生的目的（图 17-1）。

【临床应用】 主要用于手术创伤、瘢痕等。

1. 手术创伤[3] 临床上使用积雪苷霜软膏术后涂抹于腹部伤口以促进伤口愈合，降低色素沉着率，减少瘢痕形成。

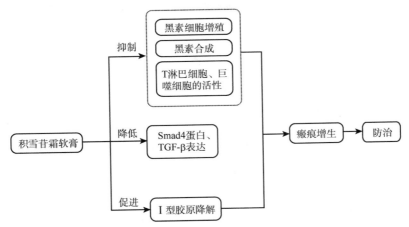

图 17-1 积雪苷霜软膏防治瘢痕增生的作用机制

2. 瘢痕疙瘩和皮肤淀粉样变性[4] 病理性瘢痕是以胶原等大量结缔组织的基质过度沉积为特征的皮肤纤维化疾病。细胞实验证实积雪草苷能抑制体外培养的 Cloudman S91 黑素瘤细胞酪氨酸酶活性，抑制黑素的合成，外用积雪苷霜能够减少创面色素沉着的发生率，减少术后红斑及色素发生，减少形成病理性瘢痕。

【不良反应】 尚未见报道。

【使用注意】 如与其他药物同时使用可能会发生药物相互作用，详情需咨询医师或药师。

【用法与用量】 外用，涂患处，每日 3～4 次。

参 考 文 献

[1] 强燕，陈丽宏，黄立新，等. 积雪苷霜软膏联合地奈德乳膏治疗面部皮炎的临床研究[J]. 世界临床药物，2016，37（6）：401-404.

[2] 何旭光，陈琳. 曲安奈德联合积雪苷霜治疗瘢痕疙瘩临床分析[J]. 中国城乡企业卫生，2016，31（3）：81-82.

[3] 李霞，安志洁，李楠. 积雪苷在妇科腹腔镜术后患者促进伤口愈合应用中的效果观察[J]. 中国医药指南，2014，12（24）：21-22.

[4] 吴迪，鲁严，曹筱冬，等. 积雪苷霜治疗面部皮肤良性肿瘤超脉冲二氧化碳激光术后创面的疗效观察[J]. 中国中西医结合皮肤性病学杂志，2010，9（6）：352-354.

（河南中医药大学 乔靖怡、魏湘萍）

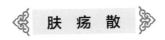

肤 疡 散

【药物组成】 凹凸棒石。

【处方来源】 研制方。国药准字 Z10970005。

【功能与主治】 燥湿，祛腐，生肌，促进溃疡愈合。用于静脉曲张引起的慢性下肢溃疡（臁疮，俗称"老烂腿"）等。

【药效】 主要药效如下：

1. 抗病原微生物作用 肤疡散有抗病原微生物作用，其主要成分是含锌等多种微量元素的天然矿物质。该矿物具很强的吸附能力，通过棒状孔道形成毛细血管虹吸作用，将溃疡表面的细菌、毒素、分泌物及组织分解产物吸附入孔道，产生创面与炎性物质的层析分离，保持创面的清洁，从而起到抗病原微生物生长的作用。

2. 抗炎　肤疡散通过改变创面的理化环境，抑制细菌生长，同时能吸附渗液中的致炎递质如组胺等，缓解局部炎症，起到抗炎作用。

【临床应用】　主要用于下肢静脉曲张引起的下肢溃疡。

1. 下肢溃疡[1, 2]　常由下肢静脉曲张所致的循环障碍、外伤感染等原因引起。肤疡散通过改变创面的理化环境，抑制细菌生长，同时能吸附渗液中的致炎递质如组胺等，缓解局部炎症，起到抗炎作用。肤疡散中含有多种微量元素，对创面的愈合有积极作用，肤疡散是治疗下肢溃疡较理想的药物。

2. 褥疮[3]　外用肤疡散，除具有很好的收敛作用，可以减少渗出、消除水肿外，还可促使肉芽及上皮生长，加速创面愈合，还有一定的吸附细菌作用，治疗褥疮疗效较佳。

【不良反应】　尚未有不良反应报道。

【使用注意】　①伴有全身症状的下肢溃疡患者，应采取相应的对症治疗。②在使用肤疡散治疗中，若创面周围干燥不适，可用尿素膏涂擦。③创面感染严重者，宜配合抗生素治疗。

【用法与用量】　外用。先用 0.05%氯己定溶液或 0.2%碘伏消毒剂清洗创面，以消毒棉球吸干创面水分，然后将肤疡散均匀撒布创面 2~3mm 厚，用消毒纱布紧密包扎。每日换药 1~2 次（视分泌物多少而定），一般 30 天为一个疗程，或遵医嘱。

参 考 文 献

[1] 吴永金，方均国. 肤疡散与四季青乳剂治疗下肢溃疡的疗效比较[J]. 中国校医，1998，（3）：209-210.
[2] 茅伟安，曹蒂莲，杨凤清. 肤疡散治疗 6 种皮肤病疗效观察[J]. 临床皮肤科杂志，2003，（11）：683.
[3] 贺芳. 肤疡散治疗压疮的临床体会[J]. 实用临床医药杂志，2005，（6）：50-52.

（河南中医药大学　乔靖怡、魏湘萍）

第十八章

骨与关节结核中成药名方

第一节 概　述

一、概　念[1, 2]

骨与关节结核（tuberculosis of bone and joint）是结核杆菌侵入骨与关节，发生结核病变所致的骨病。本病特点是起病很慢，化脓亦迟，溃后不易收口。因病变在骨与关节，易受机械刺激，多数损伤筋骨，是一种致残率很高的疑难病。祖国医学称为"骨痨"或"阴疽"。

二、病因及发病机制

（一）病因[3-5]

骨关节结核的病原菌是结核分枝杆菌，为抗酸分枝杆菌，属裂殖菌纲，放线菌目，分枝杆菌科，分枝杆菌属，对人致病的主要是人型、牛型和非洲型，其中人型结核分枝杆菌是骨关节结核的最主要病原菌。骨与关节结核的最初病理变化是渗出性炎症改变，之后会出现增生性或坏死性病变。

（二）发病机制[4]

95%的骨关节结核是由原发灶（肺、淋巴、消化道）中的结核杆菌，经血循环或淋巴途径，以及骨、关节旁淋巴结结核、胸膜结核或结核性脓肿腐蚀而侵入骨或关节滑膜所致。5%的骨关节结核是由于外伤、手术、免疫接种等因素使结核杆菌直接侵入骨、关节、滑膜所致。骨关节结核发病无明显性别差异。以往研究资料都认为儿童和青少年是骨关节结核的好发年龄。

三、临床表现[3]

骨与关节结核可分为单纯性滑膜结核、单纯性骨结核和全关节结核，以单纯性骨结核多见。关节结核在最初发病阶段，病灶均局限于骨组织或滑膜组织，关节面软骨完好无损，关节功能多无明显障碍；如进一步发展，结核病灶会穿破关节面，进入关节腔，使关节软骨面受到不同程度损害，称为全关节结核。

四、诊　　断[6]

中医临床上常规的辨证施治分为三期：初期，患侧多肿胀不明显，皮色正常，偶有微痛，关节功能活动稍受限，可有轻度压痛。但全身症状尚无明显变化。中期，关节明显肿胀，局部肌肉痉挛及萎缩，关节功能有明显障碍，于病变附近或远隔有寒性脓肿形成，并常出现骨及关节畸形。如病在颈椎，可出现缩颈状。病在胸椎，常出现驼背。病在腰椎，则不能弯腰拾物。病在髋关节，则可出现患肢先长后短，臀部肌肉萎缩。病在膝关节，则腿不能屈伸。形如鹤膝。病在肘关节时，则可出现上肢萎缩，肘部呈半屈曲强直畸形。后期，破溃之后，常流出稀薄带有干酪样脓汁，肉芽弛缓，灰暗。继发感染，脓汁则转黄白黏稠，形成慢性瘘孔，经久不易愈合。

五、治　　疗[6]

（一）常用化学药物及现代技术

抗结核药物：目前主张联合用药，以异烟肼、利福平、吡嗪酰胺、乙胺丁醇和链霉素为一线药物，尤其以异烟肼和利福平为首选药物。

手术治疗：病灶清除术为传统手术中常用的手术方式。采用合适的手术切口途径，直接进入病灶部位，将脓液、死骨、结核性肉芽组织与干酪样坏死物质彻底清除掉，并放入抗结核药物，称之为病灶清除术。

（二）中成药名方治疗

中医药治疗骨与关节结核不同于化学药物是单靶点的单一调节治疗。中医药是作用于多靶点、多环节的。中药治疗不仅改善临床症状和生活质量，还大大提高患者的远期疗效。中医药治疗骨与关节结核是标本兼治，急当治其标，缓则治其本，治疗本病以辨证论治为首选方法。

第二节　中成药名方的辨证分类与药效

本结核骨组织病理变化以骨性病变为主，骨破坏长期存在，愈合缓慢。参照中医传统效用和现代药理研究筛选出来的方剂药物，既有符合中医辨证施治，又有增加细胞免疫促进抗体形成，抑菌杀菌，含有钙磷成分，有利于骨质吸收的中药，中药通过调节机体激活巨噬细胞消灭结核杆菌，是从内因起作用。中成药名方的常见辨证的治则分类及其主要药效如下[7]：

一、滋阴补肾类

骨与关节结核阴虚火旺患者表现为潮热盗汗、咳痰咯血、胸胁闷痛、骨蒸痨咳、肺结核、骨结核。

骨与关节结核阴虚火旺者主要的病理变化为局部细胞及淋巴细胞向血管外渗出，渗出液主要为浆液和纤维蛋白，在渗出性病变中可查到结核分枝杆菌。CT 表现为不同程度的骨质破坏、骨性改变和关节改变。

滋阴补肾类中成药可滋阴降火，补肺止嗽。提高钙浓度，也可以诱导骨吸收。

常用中成药：结核丸。

二、活血散瘀类

骨与关节结核气滞血瘀者主要的症状是皮肤肿块，皮色不变，亦不破溃，或皮肤浸肿色白，肿胖，疼痛彻骨，溃后难敛，舌质淡白有瘀斑，脉象细涩等，或有阴疽、痰核等。

活血散瘀类中成药能解除化疗毒副作用，起到活血化瘀作用，可改善微循环，扩张血管使病变区流量增加提高病变局部的药物浓度，有利于同西药的灭菌抑菌发挥联合作用，改善血运，加速病变骨质修复愈合。

常用的中成药：散结灵胶囊。

三、活血壮骨类

骨与关节结核关节肿胀者主要的症状是关节疼痛肿胀，活动受限，肌肉萎缩，倦怠乏力，肢体消瘦，面色萎黄。

活血壮骨类中成药其作用机制与局部血供改善、化疗药物渗透性得到增强有关；清热解毒中药，对于局部炎症反应有较强抑制作用，具有较强的杀菌抑菌作用。

中药治疗调节患者内环境，达到协同抗结核作用，同时还能有效减轻抗结核药物毒副作用。

常用中成药：骨痨敌注射液。

参 考 文 献

[1] 闫枫尚，王俊男，王瀚清. 骨与关节结核的治疗分析[J]. 大科技，2017（32）：300-301.

[2] 欧炯昆. 中医药治疗骨与关节结核的近况[J]. 浙江中医杂志，2001，（10）：432-434.

[3] 秦世炳，董伟杰，周新华，等. 正确理解和认识骨与关节结核诊疗的若干问题[J]. 中国防痨杂志，2012，35（5）：384-392.

[4] 毕龙. 骨关节结核的相关实验研究[D]. 西安：第四军医大学，2007.

[5] 王永杰. 论骨结核的治疗[C]. 中华中医药学会，2011：59-61.

[6] 戴德银. 新编简明中成药手册[M]. 第 4 版. 郑州：河南科学技术出版社. 2017：684-686.

[7] 高志海. 骨结核丸治疗骨与关节结核的理论探讨[J]. 山西医药杂志，2004，33（12）：1064-1065.

（河南中医药大学　苗明三、乔靖怡）

第三节　中成药名方

一、滋阴补肾类

结 核 丸

【药物组成】　龟甲（醋制）、牡蛎、鳖甲（醋制）、地黄、熟地黄、天冬、百部（蜜炙）、阿胶、北沙参、龙骨、紫石英（煅）、麦冬、熟大黄、白及、川贝母、蜂蜡。

【处方来源】　研制方。国药准字 Z20025187。

【功能与主治】　滋阴降火，补肺止嗽，用于阴虚火旺引起的潮热盗汗、咳痰咯血、胸胁闷痛、骨蒸痨咳，肺结核、骨结核属上述证候者。

【药效】　主要药效如下[1, 2]：

1. 抗结核分枝杆菌　骨与关节结核的病原菌是结核杆菌，为抗酸分枝杆菌，其中人型结核分枝杆菌是骨与关节结核的最主要病原菌。结核丸在豚鼠体内抗结核的效果和其对体内外结核分枝杆菌的作用显示，结核丸对结核分枝杆菌 H37Rv 株科、牛分枝杆菌 Povia 科和草分枝杆菌 Phlie 科等均有明显的体内抗菌活性，在小鼠体内外抗结核治疗中初步证明，其有较好的抗结核效果，有一定的杀菌和抑菌功效（图 18-1）。

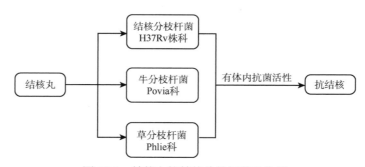

图 18-1　结核丸抗结核分枝杆菌的作用

2. 增强免疫力　结核丸选用甘温药品，通过增强机体免疫力，调节机体免疫平衡，达到抗结核抑菌，防止炎症扩散，排斥病理产物，激活钙磷代谢，促进骨质修复的治疗目的。服用本丸药后，不但骨结核治愈，很少复发，也很少再患其他结核病，结核丸具有提高机体免疫力的作用。

【临床应用】　主要用于肺结核、止痛。

1. 肺结核[3]　结核丸联合常规抗结核方案治疗老年肺结核合并颈部淋巴结核的临床效果较好，能有效促进病灶的吸收。

2. 疼痛[4]　结核丸采用大批量的甘温药品，与补肾健脾、温阳散寒、杀虫解毒等药物充分融合，一同起祛邪扶正的作用，对局部与整体兼顾治疗，产生补肾壮骨、健脾养血与散热解毒的效果。与现代医学相比，加用结核丸可使骨结核所致疼痛患者的治疗效果明显提高，疼痛减轻。

【不良反应】　目前尚未检索到不良反应报道。

【使用注意】　外感引起的发热恶寒、咳吐黄痰者忌用。

【用法与用量】　口服，一次 1 丸，一日 2 次。骨结核患者每次用生鹿角 15g 煎汤服药。

参 考 文 献

[1] 杨劝生，杨岩，汪霞平，等. 结核丸治疗结核病的研究进展[J]. 中国医院用药评价与分析，2017，（4）：571-572.

[2] 高志海. 骨结核治疗骨与关节结核的理论探讨[J]. 山西医药杂志，2004，33（12）：1064-1065.

[3] 韩立. 结核丸联合常规抗结核方案治疗老年肺结核合并颈部淋巴结核的临床效果观察[J]. 临床合理用药，2018，11（8）：32-33.

[4] 王曦东. 骨结核所致疼痛以结核丸进行治疗所取得的临床效果研究[J]. 2017，15（31）：218-219.

（河南中医药大学　乔靖怡、魏湘萍）

二、活血散瘀类

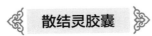

散结灵胶囊

【药物组成】　乳香（醋炙）、没药（醋炙）、五灵脂（醋炙）、地龙、木鳖子、当归、石菖蒲、草乌（甘草银花炙）、枫香脂、香墨。

【处方来源】　研制方。国药准字 Z11020442。

【功能与主治】　散结消肿，活血止痛。用于阴疽初起，皮色不变，肿硬作痛，瘰疬鼠疮。

【药效】　主要药效如下[1, 2]：

1. 抗肿瘤　散结灵胶囊可下调血清中雌二醇和催乳素水平，改善子宫肌纤维明显的增生肥大、肌层增厚、肌纤维排列紊乱、内膜腺体数量增多、中性粒细胞浸润等病理改变；改善急性血瘀模型大鼠全血的低切变率，延长凝血酶原时间，降低血浆中的纤维蛋白原含量，表明散结灵胶囊对子宫肌瘤有明显改善作用。

2. 改善甲状腺功能低下　散结灵胶囊对于切除甲状腺造成大鼠甲状腺功能低下及口服甲巯咪唑诱发小鼠甲状腺功能低下模型具有明显的实验治疗作用。散结灵胶囊也能明显提高甲状腺功能低下小鼠的抗寒冷性应激能力；提高正常小鼠的非特异性免疫功能，其治疗甲状腺功能低下的作用与提高 T3、T4 及 cAMP 的水平有关。

【临床应用】　主要用于附骨疽、乳痰、瘰疬。

1. 附骨疽　本品对附骨疽有较好的治疗作用，能够抑制致病菌与病毒在局部繁殖，可以抑制局部炎症。

2. 乳痰、瘰疬　本品对乳痰、瘰疬有明显的治疗作用，该药可能通过降低全血黏度、改善外源性凝血等途径发挥活血化瘀的作用。

【不良反应】　目前尚未检索到不良反应报道。

【使用注意】　孕妇忌服。

【用法与用量】　口服，一次 3 粒，一日 3 次。

参 考 文 献

[1] 刘丹，陈霞，岳枫，等. 散结灵胶囊治疗子宫肌瘤的效应机制[J]. 中成药，2018，40（8）：1676-1681.
[2] 尹萍，唐虹，吕洁，等. 散结灵颗粒剂药理作用的实验研究[J]. 时珍国医国药，2002，13（8）：456-457.

（河南中医药大学　乔靖怡、魏湘萍）

三、活血壮骨类

 骨痨敌注射液

【**药物组成**】　三七、黄芪、骨碎补、乳香（制）、没药（制）。

【**处方来源**】　研制方。国药准字 Z20044079。

【**功能与主治**】　益气养血，补肾壮骨，活血化瘀。用于骨与关节结核、淋巴结核、肺结核等各种结核病及瘤型麻风病等症。

【**药效**】　主要药效如下[1]：

1. 增强细胞免疫功能　结核骨组织病理变化以骨性病变为主，骨破坏长期存在，愈合缓慢，骨痨敌注射液有促进淋巴细胞形成玫瑰花结的作用。能激活 T 淋巴细胞，提高淋巴细胞的转换率，增进白细胞的吞噬功能，从而增强细胞免疫功能，表明骨痨敌注射液能增强细胞免疫功能。

2. 抗病原微生物作用　骨与关节结核是结核杆菌侵入骨与关节，发生结核病变所致的骨病。骨痨敌注射液对多种致病真菌有不同程度的抑制作用，可以加速炎症渗出、排出、吸收，促进创口愈合。

【**临床应用**】　主要用于骨与关节结核、淋巴结核、肺结核等。

1. 骨与关节结核[1]　骨痨敌注射液在治疗骨与关节结核方面，可清除致病因子，使病变组织生新修复，有较好的远期疗效。

2. 淋巴结核[2]　颈浅表淋巴结结核脓肿切开或窦道形成后，局部仍然存在一定数量的结核杆菌，病灶周围有明显的慢性炎症及瘢痕组织，采用骨痨敌注射液给予伤口换药，患者伤口愈合时间明显缩短，表明骨痨敌注射液局部换药配合抗结核药物治疗，可以加快病变吸收，促进伤口愈合。

3. 肺结核[3]　空洞性肺结核患者接受常规抗结核药物联合骨痨敌注射液治疗 3 个月，痰菌转阴率、空洞闭合率、临床症状显著改善，表明空洞性肺结核患者接受常规抗结核药物治疗可以加快痰菌转阴，促进空洞闭合。

4. 麻风病　经过对骨痨敌与氨苯砜合用治疗瘤型麻风病进行疗效总结分析，骨痨敌注射液能明显缩短疗程，提高治愈率。

【**不良反应**】　目前尚未检测到不良反应。

【**使用注意**】　①骨痨见骨蒸潮热，低热不退者配合滋阴凉血除蒸药同用。②月经期停用。③忌食生冷、油腻食物。④若发现混浊、沉淀、变色、漏气或瓶身细微破裂，均不能使用。

【**用法与用量**】　肌内注射，一次 2～4ml，一日 1～2 次。

参 考 文 献

[1] 马振亚. 骨痨敌注射液的药理研究[J]. 中成药研究, 1980, (2): 47-49.

[2] 刘钊, 唐满云. 骨痨敌注射液与异烟肼用于颈淋巴结结核换药疗效比较[J]. 现代医药卫生, 2013, 29 (18): 2790.

[3] 柴艳云, 李建国, 刘密霞. 骨痨敌注射液治疗肺结核临床疗效观察[J]. 内蒙古中医药, 2015, (4): 22-23.

（河南中医药大学　乔靖怡、魏湘萍）

外科皮肤科卷

皮肤科册

第十九章

带状疱疹中成药名方

第一节 概　　述

一、概　　念[1-5]

带状疱疹（herpes zoster）是水痘-带状疱疹病毒侵犯局部神经和皮肤，导致沿身体单侧体表神经分布的相应皮肤出现带状成簇水疱，并伴明显神经痛的急性感染性皮肤病。

中医学称为"缠腰火丹""蛇串疮""蜘蛛疮"等，以簇状、局部刺痛水疱为特征，多由肝经郁热或感受火热毒邪所致。

二、病因及发病机制

（一）病因

带状疱疹的病原体为水痘-带状疱疹病毒，人类是其唯一自然宿主，病毒可经呼吸道黏膜、结膜进入血液形成病毒血症，儿童初感，发生水痘或呈隐性感染。此后，病毒可长期潜伏在脊髓后根神经节或者脑神经感觉神经节内，是带状疱疹的致病根源。

（二）发病机制

水痘-带状疱疹病毒属于一种嗜神经性 α 型双链 DNA 病毒，生长周期短，具有细胞间传递快、易扩散的特征，在早期感染后，病毒就会在体内残留，潜伏在感觉神经节数年。当机体抵抗力下降时，潜伏病毒被激活，沿感觉神经轴索下行到达该神经所支配区域的皮肤内复制繁殖，产生水疱，同时受累神经发生炎症、坏死，产生神经痛。

三、临 床 表 现

发疹前往往具有畏寒，发热，乏力，食欲不振，局部淋巴结肿大，患处烧灼感、刺痛等症状；1～3 天后局部皮肤潮红，继而出现簇集性粟粒大小丘疹，迅速变为水疱，疱液澄清，疱壁紧张发亮，周围红晕，随着病情发展，水疱可发生融合、干涸、结痂、破溃、糜烂、溃疡等。典型的带状疱疹皮损呈单侧分布，多发于三叉神经、腰骶部神经、肋间神经、颈神经等支配的区域，皮损表现为红斑基础上的簇集性水疱，呈带状分布；神经痛也是本病的主要特征之一，可在发疹前或伴随皮疹出现，儿童无痛或较轻，老年患者疼痛剧烈，且常于皮损消退后遗留长时间的神经痛，即疱疹后神经痛；该病好发于春秋季节，成人多见，发病迅速，愈后极少复发。

四、诊　　断

根据水疱集簇成群，沿一侧神经分布，排列成带状，并伴有神经疼痛等临床特点较易诊断；也可结合疱疹刮片、血清学检查、病原学检查进一步确认，疱疹刮片吉姆萨或瑞氏染色可见多核巨细胞，苏木精伊红染色可见细胞核内包涵体；血清学检查单纯疱疹病毒抗体出现交叉反应；病原学检查检测疱疹液中的带状病毒 DNA，具有较高的敏感性。

五、治　　疗[6-11]

（一）常用化学药物及现代技术

（1）抗病毒类：发病 7 天内（最好在 3 天内）及时服药，泛昔洛韦片、万乃洛韦、阿昔洛韦等应尽早服用。

（2）糖皮质激素类：多认为早期口服糖皮质激素可抑制炎症过程，缩短急性期疼痛，但对带状疱疹无肯定的预防作用，主要用于皮损严重、疼痛显著的患者，可口服泼尼松30～40mg/d。年老体弱或免疫功能低下者不主张使用。

（3）维生素类：主要缓解或恢复神经损害，主要为维生素 B_1、维生素 B_6、维生素 B_{12} 或复合维生素类，长期不愈的后遗神经痛，可以联合维生素 E，一般口服或肌内注射。

（4）抗炎镇痛类：如布洛芬等镇痛药片，常规剂量即可，也可外用低剂量的利多卡因。

（5）免疫增强剂类：带状疱疹免疫球蛋白治疗预防均可使用，可加用 α-干扰素、转移因子等。

（6）抗生素类：外用抗生素软膏。

此外，物理治疗紫外线照射，有利于疱疹干燥结痂、减轻疼痛。

（二）中成药名方治疗

中医药治疗带状疱疹不同于化学药物的单成分、单靶点治疗，中成药发挥的是多成分、多靶点、协同整体作用的特点，从内治和外治两个方面辨证治疗，能够促进早期恢复及降低后遗症的发生率，改善患者症状，提高其生活质量。

第二节　中成药名方的辨证分类与药效

中医学认为带状疱疹为肝经气郁生火以致肝胆火盛,或因脾湿郁久,湿热内蕴,外感毒邪而发病,中药治疗带状疱疹是辨证用药,中成药名方的常见辨证分类及其主要药效如下[6-11]:

一、清肝胆湿热类

带状疱疹属肝胆湿热证者,主症为皮损鲜红,疱壁紧张,灼热刺痛,口苦咽干,烦躁易怒,大便干结,小便短赤,舌质红苔黄,脉弦数或滑数。

带状疱疹属肝胆湿热证者,主要病理变化为机体免疫力下降、病毒感染、神经节发炎及坏死、神经痛。

清肝胆湿热类药以其清泻肝胆实火、疏肝凉血、活血化瘀之功,达到增强免疫、抗病毒、止痛、抗炎、营养神经的效果。

常用中成药:龙胆泻肝丸(水丸、颗粒、大蜜丸、口服液)、苦参疱疹酊、泻青丸、青鹏软膏(见第三十六章)等。

二、清热解毒类

带状疱疹属热毒炽盛者,主症为面红目赤,口舌生疮,痘大而密,疹色紫暗,疱浆混浊,舌苔黄糙,脉洪数。

带状疱疹属热毒炽盛者,主要病理变化为病毒感染、神经节发炎。

热毒炽盛类药以其清热解毒达到抗病毒、抗炎、抗变态反应的效果。

常用中成药:牛黄解毒丸(片、软胶囊)、复方片仔癀软膏、重楼解毒酊、创灼膏(见第十七章)等。

参 考 文 献

[1] 牛德兴, 牛瀚医. 带状疱疹治疗学[M]. 北京: 人民军医出版社, 2013: 1-336.

[2] 李娟, 索罗丹, 赵丹, 等. 带状疱疹的流行病学研究进展[J]. 现代预防医学, 2014, 41 (5): 781-784.

[3] 孙凤霞. 中西药联用治疗带状疱疹的研究进展[J]. 世界最新医学信息文摘, 2015, 15 (8): 56-58.

[4] Chen L K, Arai H, Chen L Y, et al. Looking back to move forward: a twenty-year audit of herpes zoster in Asia-Pacific [J]. BMC infectious diseases, 2017, 17 (1): 213.

[5] Kim H J, Ahn H K, Lee J Y, et al. Effects of applying nerve blocks to prevent postherpetic neuralgia in patients with acute herpes zoster: a systematic review and meta-analysis [J]. The Korean Journal of Pain, 2017, 30 (1): 3-17.

[6] 张剑, 邓永琼. 从伏邪学说探讨带状疱疹的发病及治疗[J]. 新中医, 2012, 48 (3): 7-8.

[7] 赵辨. 中国临床皮肤病学[M]. 南京: 江苏科学技术出版社, 2010: 247-249, 394-396.

[8] 唐德智. 辨证分型治疗带状疱疹 90 例[J]. 陕西中医, 2010, 31 (4): 445-446.

[9] 陈海明. 带状疱疹的中医治疗探讨[J]. 中华实验和临床病毒学诊治, 2007, 21 (3): 285-287.

[10] 王小莉, 张毅. 张毅教授治疗带状疱疹经验[J]. 长春中医药大学学报, 2011, 27 (5): 734-735.

[11] 边凤华. 中西医结合治疗带状疱疹后遗神经痛疗效观察[J]. 辽宁中医杂志, 2003, 30 (8): 657.

(河南中医药大学　谢治深、田燕歌)

第三节　中成药名方

一、清肝胆湿热类

龙胆泻肝丸（水丸、颗粒、大蜜丸、口服液）

【药物组成】　龙胆、黄芩、栀子、车前子、泽泻、木通、当归、地黄、柴胡、炙甘草。

【处方来源】　清·汪昂《医方集解》。《中国药典》（2015年版）。

【功能与主治】　清肝胆，利湿热。用于肝胆湿热，头晕目赤，耳鸣耳聋，耳肿疼痛，胁痛口苦，尿赤涩痛，湿热带下。

【药效】　主要药效如下[1-6]（图19-1）：

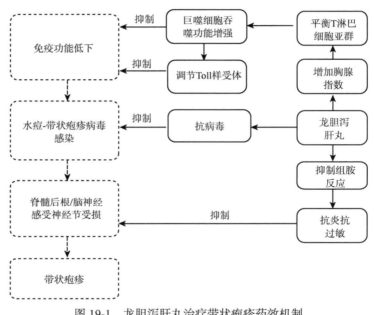

图19-1　龙胆泻肝丸治疗带状疱疹药效机制

----- 病理；—— 机制

1. **增强免疫**　带状疱疹病毒感染后在体内潜伏，当机体免疫力降低时，病毒在体内复制繁殖，产生水疱。龙胆泻肝丸增加幼鼠胸腺重量，产生不同类型的 T 细胞，从而释放巨噬细胞活化因子，使巨噬细胞吞噬功能显著增强，而激活的巨噬细胞又可释放淋巴激活因子，刺激淋巴细胞转化为浆细胞，从而促进抗体产生，提高免疫功能，利于疾病治愈。

2. **抗炎**　带状疱疹病毒在皮肤内复制产生水疱，同时受累神经发生炎症、坏死。龙胆泻肝丸能降低机体对组胺的反应性，抑制绵羊红细胞和 2，4-二硝基氯苯致小鼠迟发性过敏反应，抑制巴豆油所致小鼠耳郭肿胀及角叉菜胶引起的足肿胀，具有明显的抗炎、抗过敏作用。

3. **抗病毒**　带状疱疹的病原体为水痘-带状疱疹病毒，龙胆泻肝汤对水痘-带状疱疹病毒的抑制作用随时间延长而增强，同时抑制病毒吸附和复制。此外，龙胆泻肝汤对乙型链球菌等病原微生物具有一定抑制作用。

4. 利胆保肝　龙胆泻肝丸能显著增加胆汁淤积大鼠的胆汁分泌量,并降低肝损伤及胆管损伤的程度,降低血清总胆红素、直接胆红素及转氨酶水平,说明龙胆泻肝丸具有一定的利胆保肝作用。

【临床应用】　主要用于带状疱疹肝胆湿热证。

1. 带状疱疹[7,8]　龙胆泻肝丸用于治疗肝胆实火或肝经湿热所致皮损鲜红、疱壁紧张、灼热刺痛、口苦咽干、烦躁易怒的带状疱疹,本品联合泛昔洛韦胶囊能有效缓解带状疱疹患者的疼痛,提高其睡眠质量,改善便秘症状。龙胆泻肝汤加减联合西医基础治疗可使皮疹迅速消退,患者自觉症状减轻或消失,疗效优于单纯西医治疗。

2. 肝炎[9,10]　龙胆泻肝汤可以治疗传染性肝炎、黄疸型肝炎、急性黄疸型肝炎、酒精性肝炎引起的食少、纳差、乏力、尿黄等症状。龙胆泻肝汤联合小承气汤可改善上述症状,并在降低谷丙转氨酶、谷草转氨酶方面优于肝毒净颗粒。

3. 多种眼病[11,12]　龙胆泻肝汤治疗单纯疱疹病毒性睑皮炎、流行性角结膜炎、单纯疱疹病毒性角膜炎、青光眼睫状体炎综合征、前葡萄膜炎、视神经乳头炎等多种眼病证属肝胆实热或肝经湿热者,疗效显著。此外,对早期睑腺炎治疗效果明显,能够使眼睑肿胀疼痛减轻或消失。

4. 中耳炎[13]　龙胆泻肝丸治疗非化脓性中耳炎,如急性卡他性中耳炎、分泌性中耳炎所致的耳鸣、耳痛、听力下降,能够消除咽鼓管及中耳黏膜的充血水肿,使咽鼓管通畅,炎症消退,但对慢性卡他性中耳炎效果不佳。

5. 急性膀胱炎[14]　龙胆泻肝片可治疗急性膀胱炎引起的尿频、尿急、尿痛,耻骨上膀胱区有轻压痛,常伴有脓尿及血尿等症状,疗效优于诺氟沙星片。

【不良反应】　本方已将组方中的关木通改为川木通,不含有马兜铃酸类成分,引发肾损伤的不良反应减少,但仍有可能引发多形红斑型药疹和对肾功能不全患者引发急性肾衰竭等风险[15]。

【使用注意】　①清肝胆实火,若脾胃虚寒,胃部冷痛,大便稀者慎用。②含有活血、淡渗利湿之品,有碍胎气,孕妇慎用。③苦寒,易伤正气,儿童、体弱年迈者慎服,即使体质壮实者,不可过服,久服。④原发性高血压患者服药后出现高血压危象者,应立即停药并采取相应急救措施。⑤肾功能不全患者慎用。⑥对本品过敏者禁用,过敏体质者慎用。⑦不宜在服药期间同时服用滋补性中药。⑧服药期间饮食宜清淡易消化之品,忌食烟、酒及辛辣、油腻之品,以免助热生湿。

【用法与用量】　丸剂:口服。水丸:一次 3～6g,一日 2 次。大蜜丸:一次 1～2 丸,一日 2 次。颗粒剂:温开水送服。一次 4～8g,一日 2 次。口服液:口服。一次 10 ml,一日 3 次。

参 考 文 献

[1] 张建平,周琰,王林,等. 龙胆泻肝丸对阻塞性黄疸大鼠肝脏转运功能的影响[J]. 中成药,2007,29(7):979.

[2] 谭毓治. 龙胆泻肝汤的药理作用研究[J]. 中药药理与临床,1991,7(1):5.

[3] 吴贺算. 龙胆泻肝汤的免疫作用[J]. 中成药研究,1984,(2):21.

[4] 潘经媛,邱银生,等. 龙胆泻肝胶囊的抗炎、免疫调节作用[J]. 时珍国医国药,2006,17(8):1471.

[5] 张美芳,徐汉卿,房益兰. 水痘-带状疱疹病毒分离及中药抗病毒作用[J]. 西安交通大学学报(医学版),1992,(1):86.

[6] 董伟，梁爱华，薛宝云，等. 龙胆泻肝丸（含白木通）对胆汁淤积大鼠利胆保肝作用的实验研究[J]. 中国实验方剂学杂志，2007，13（10）：37.

[7] 童辉，石年，陈用军，等. 龙胆泻肝丸联合泛昔洛韦胶囊治疗带状疱疹的临床观察[J]. 中成药，2017，39（6）：1321-1322.

[8] 战美玲，李金萍，杨艺飞，等. 加味龙胆泻肝汤配合西药治疗带状疱疹96例[J]. 陕西中医，2005，26（12）：1313-1314.

[9] 骆继杰. 龙胆泻肝汤加减治疗肝炎32例[J]. 新医药学杂志，1978，（10）：49.

[10] 魏杰华. 龙胆泻肝汤治疗阻塞性黄疸的疗效及安全性[J]. 临床合理用药，2015，8（13）：170-171.

[11] 欧阳云，曹淑霞，张健. 龙胆泻肝汤在眼科临床应用的体会[J]. 辽宁中医药大学学报，2009，11（10）：123-124.

[12] 李卉. 龙胆泻肝丸治疗早期麦粒肿的临床观察[J]. 内蒙古中医药，2002，21（2）：17.

[13] 李新英. 龙胆泻肝丸治疗非化脓性中耳炎180例[J]. 中国中医药信息杂志，2002，9（1）：48.

[14] 王望平. 龙胆泻肝片治疗急性膀胱炎临床观察[J]. 时珍国医国药，2007，18（6）：1346.

[15] 李森辉，庞帼敏，戴卫波. 龙胆泻肝丸致药品不良反应21例报道[J]. 深圳中西医结合杂志，2019，28（18）：39-41.

（河南中医药大学　谢治深、田燕歌）

苦参疱疹酊

【**药物组成**】　苦参、牡丹皮、蜂胶、灯盏细辛。

【**处方来源**】　研制方。国药准字 Z20025626。

【**功能与主治**】　清热解毒，凉血止痛，用于肝经湿热所致的带状疱疹。

【**药效**】　主要药效如下：

1. 抗炎　本品具有一定的抗炎作用。

2. 镇痛　本品具有一定的镇痛作用。

【**临床应用**】　主要用于带状疱疹肝经湿热证。

带状疱疹[1, 2]　苦参疱疹酊治疗肝经湿热所致的带状疱疹，症见皮损鲜红，疱壁紧张，口苦咽干者，与喷昔洛韦乳膏疗效相当，优于更昔洛韦眼用凝胶，在止痛方面有显著优势。

【**不良反应**】　使用过程中有出现皮肤过敏反应[1, 2]。

【**使用注意**】　①外用药，勿入口眼。②久置可能有沉淀，振摇后使用。③有皮肤破损者慎用。④对本品过敏者禁用。

【**用法与用量**】　外用，加药液保湿外敷（根据带状疱疹皮损的面积大小、皮损部位，剪裁适当大小的黏胶棉垫，滴加药液湿润后敷于患处，四周用配备的胶带黏封。待药液干后视情况补充适量药液）。一日补药2～4次，1～2日换棉垫1次，6～8日为一个疗程。

参 考 文 献

[1] 钱中央，沈剑英. 苦参疱疹酊与喷昔洛韦乳膏治疗带状疱疹的临床观察[J]. 海峡药学，2013，（25）：80-81.

[2] 徐延华，何黎，张恒. 苦参疱疹酊治疗带状疱疹疗效观察[J]. 皮肤病与性病，2008，30（2）：20.

（河南中医药大学　谢治深、田燕歌）

泻 青 丸

【**药物组成**】　龙胆、酒大黄、防风、羌活、栀子、川芎、当归、青黛。

【**处方来源**】　宋·钱乙《小儿药证直诀》。《中国药典》（2015 年版）。

【**功能与主治**】　清肝泻火。用于肝火上炎所致耳鸣耳聋，口苦头晕，两胁疼痛，小便赤涩。

【药效】　主要药效如下[1, 2]：

1. 提高免疫功能　带状疱疹是由于机体免疫功能低下、病毒入侵所致，泻青丸能改善和提高机体的免疫功能。

2. 镇静、抗惊厥　泻青丸可降低小鼠的中枢神经兴奋性，降低小鼠自主活动次数，延长小鼠惊厥潜伏期及死亡时间，改善小鼠记忆获得障碍，故其有镇静、抗惊厥、促进学习记忆的作用。

【临床应用】　主要用于带状疱疹等感染性疾病肝胆实火证。

1. 带状疱疹[3, 4]　泻青丸可治疗因免疫功能低下、病毒感染所致带状疱疹、单纯疱疹性角膜炎等感染性疾病。泻青丸治疗带状疱疹能够减轻疼痛，加快疱疹结痂愈合，治疗单纯疱疹性角膜炎使症状减轻，角膜溃疡面减小、变浅。

2. 小儿多发性抽动症[5]　表现为肌肉不自主抽动，常伴有焦虑、烦躁、睡眠障碍等精神症状，泻青丸联合六君子汤与西药硫必利比较，更能降低运动性抽动积分及发声性抽动积分，达到治疗效果。

3. 痛症[6]　因肝火内盛所致的各种痛症（偏头痛、目痛、牙龈肿痛、胃痛等），泻青丸可清泻肝火，达到止痛效果。

4. 发作性睡病[7]　以不可控制的嗜睡现象为典型症状，多伴有猝倒、睡眠幻觉、睡眠瘫痪和摇摆步态，还可观察到不自觉吐舌、体重增加、食欲亢进肥胖、肢体抽动、情绪急躁易怒、有攻击性、梦语等。泻青丸的镇静、安定作用对发作性睡病初期有良好的疗效，能够改善睡眠，稳定情绪。

【不良反应】　尚未见报道。

【使用注意】　①忌食辛辣、鱼腥刺激性食物。②年老体弱、大便溏软及脾肾两虚寒证者慎用。③不宜在服药期间同时服用温补性中成药。

【用法与用量】　口服，一次1丸，一日2次。

参 考 文 献

[1] 屠寒，江汉美，卢金清，等. 泻青丸挥发性成分分析[J]. 中国中医基础医学杂志，2016，22（7）：973-976.
[2] 崔霞，王素梅，尹英敏，等. 泻青丸治疗多发性抽动秽语综合征的药效学研究[J]. 中医儿科杂志，2013，9（2）：14-16.
[3] 许金林. 皮肤病验案3则[J]. 四川中医，2007，25（11）：88-89.
[4] 刘书勤. 泻青丸治疗单纯疱疹性角膜炎50例[J]. 陕西中医，2005，26（5）：481.
[5] 吴力群，王素梅，崔霞，等. 六君子汤合泻青丸加味治疗儿童多发性抽动症临床观察[J]. 四川中医，2006，24（10）：81-83.
[6] 程运文. 泻青丸治疗痛证验案五则[J]. 辽宁中医杂志，1990，（12）：20-21.
[7] 丰云舒，刘艳骄. 泻青丸在发作性睡病中的应用[J]. 世界睡眠医学杂志，2017，4（5）：274-276.

（河南中医药大学　谢治深、田燕歌）

二、清热解毒类

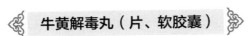

牛黄解毒丸（片、软胶囊）

【药物组成】　人工牛黄、雄黄、石膏、大黄、黄芩、桔梗、冰片、甘草。

【处方来源】　明·王肯堂《证治准绳》。《中国药典》（2015年版）。

【功能与主治】　清热解毒。用于火热内盛，咽喉肿痛，牙龈肿痛，口舌生疮，目赤肿痛。

【药效】　主要药效如下[1]：

1. **解热**　带状疱疹在发病前或发病中往往伴随有发热症状，牛黄解毒丸对2,4-二硝基苯酚致大鼠发热及霍乱菌苗引起的家兔发热有明显的解热作用。

2. **镇痛**　疼痛是带状疱疹的主要症状之一，牛黄解毒丸对小鼠乙酸扭体法、热板法所引起的疼痛有明显的镇痛作用。

3. **抗炎**　带状疱疹病毒可引起局部炎症反应，牛黄解毒丸能明显抑制二甲苯致小鼠耳郭肿胀及蛋清致大鼠足肿胀，具有明显的抗炎作用。

【临床应用】　主要用于带状疱疹肝胆实火证。

1. **带状疱疹**[2, 3]　牛黄解毒丸可用于热毒炽盛所致面红目赤、口舌生疮、痘大而密、疹色紫暗的带状疱疹。在常规抗病毒、抗感染治疗基础上，给予牛黄解毒丸研粉局部湿敷能使疱疹停发，疼痛减轻，明显缩短病程，减轻患者痛苦。牛黄解毒软胶囊能使患者疱疹减轻，并逐渐消退，缓解疱疹所致的神经痛及伴随症状。

2. **感染性疾病**[4-8]　牛黄解毒丸可用于风温毒邪，邪伤卫气所致流行性腮腺炎，症见发热、微恶寒、咽痛不适者。牛黄解毒丸外用可起到消肿散结，抗感染作用。同时可治疗急性咽炎、乳腺炎、虫咬皮炎、药物性静脉炎、化脓性中耳炎等感染性疾病。

3. **便秘**[9, 10]　牛黄解毒丸可用于痔源性便秘，粪便坚硬，排便困难，肛门疼痛，大便带血患者，牛黄解毒丸肛肠用药可起到润滑作用，有效改善和消除痔源性便秘；对于中风后遗症便秘，排便不规则，排便次数少，排便不适或疼痛者，牛黄解毒片可起到解毒泄热作用。

4. **抗肿瘤作用**[11]　牛黄解毒丸对异常增生的肿瘤细胞有明显抑制作用，特别对癌症的火热症型，尤其是恶性血液病的急性进展期有较显著的缓解作用。

【不良反应】　主要不良反应如下[12-14]。①过敏反应：主要包括皮肤反应及过敏性休克，药疹是临床常见的皮肤反应，可分为荨麻疹型药疹、固定型药疹。荨麻疹型药疹可发生于全身皮肤，固定型药疹主要是固定出现于手部、双踝关节、阴茎周围。②呼吸系统反应：主要为支气管哮喘，如呼吸急促/困难、面色苍白、口唇发绀、胸闷，有白色泡沫样咳出物，双肺可闻及哮鸣音。③神经系统反应：主要表现为精神失常，患者可见四肢抽搐、面色发灰、呼吸困难、肢端发凉、烦躁、呕吐、嗜睡、皮肤弹性下降、神志失常或神志不清等症状。

【使用注意】　①不宜与硫酸盐类、硝酸盐类及四环素类药物联合使用。②用药过程中注意检测血、尿砷浓度和肝肾功能。③孕妇及哺乳期妇女禁用。④老年人、过敏体质或肝功能不良者慎用。

【用法与用量】　大蜜丸：口服。一次1丸，一日2～3次。水丸：口服，一次2g，一日3次。

参 考 文 献

[1] 杨耀芳，王钦茂，张伟媚，等. 牛黄解毒颗粒剂的解热、镇痛和抗炎作用的研究[J]. 安徽医科大学学报，1996，31（2）：87-89.

[2] 林碧丹，李赛玉. 牛黄解毒丸局部湿敷治疗带状疱疹的疗效观察[J]. 海峡药学，2002，14（1）：50-51.

[3] 李萍. 牛黄解毒软胶囊治疗带状疱疹30例[J]. 中国民间疗法，1999，（7）：36-37.

[4] 代高英. 牛黄解毒丸湿敷预防左氧氟沙星所致静脉炎的效果分析[J]. 医学理论与实践, 2014, 27 (1): 114-115.

[5] 李莉, 李维, 王小霞, 等. 牛黄解毒丸外敷治疗肿瘤化疗后静脉炎的护理体会[J]. 华西医学, 1998, (4): 58.

[6] 吴敦煌, 周虎珍, 田贤江. 牛黄解毒丸外治流行性腮腺炎 30 例[J]. 中医外治杂志, 2007, 16 (6): 58.

[7] 李慧, 尹晓飞, 刘顺良, 等. 牛黄解毒片的临床新应用[J]. 中国药业, 2010, 19 (16): 86-87.

[8] 袁萍. 牛黄解毒丸冷湿敷治疗注射部位局部感染 39 例临床小结[J]. 中华护理杂志, 1989, (1): 18-19.

[9] 张继, 高建寰, 郭福. 牛黄解毒丸肛肠用药治疗痔源性便秘临床观察[J]. 四川中医, 2011, 29 (2): 108.

[10] 徐秀英. 中风后遗症病人便秘应用牛黄解毒片治疗体会[J]. 福建医药杂志, 1998, 20 (2): 150.

[11] 文辑. 具有抗癌作用的中成药[J]. 内江科技, 1999, 5: 64.

[12] 刘宝生, 王少侠. 牛黄解毒片在临床应用中的问题分析[J]. 临床合理用药杂志, 2014, 7 (33): 116-117.

[13] 李冰. 牛黄解毒丸 (片) 所致不良反应分析[J]. 中国药物经济学, 2016, 11 (5): 27-29.

[14] 赵胜利, 钟露苗. 牛黄解毒片不良反应及其安全性综述[J]. 药物警戒, 2006, 3 (4): 193.

（河南中医药大学 谢治深、田燕歌）

复方片仔癀软膏

【药物组成】 片仔癀、重楼、半边莲。

【处方来源】 研制方。国药准字 Z35020234。

【功能与主治】 消炎，解毒，止痛。用于带状疱疹、单纯疱疹、脓疱疮、毛囊炎、痤疮。

【药效】 主要药效如下[1]：

1. 抗炎 带状疱疹可继发局部炎症反应，研究表明复方片仔癀软膏对二甲苯诱发的小鼠耳郭肿胀有明显的抑制作用，对角叉菜胶所致的大鼠足跖肿胀也有明显的抑制作用，表明具有较好的抗炎作用。

2. 镇痛 带状疱疹往往伴随剧烈的神经痛，复方片仔癀软膏可提高小鼠热板法的痛阈值及电刺激的痛阈值，具有明显的镇痛作用。

【临床应用】 主要用于带状疱疹、痤疮等皮肤感染性疾病。

1. 带状疱疹[2, 3] 复方片仔癀软膏可治疗肝经湿热所致带状疱疹，症见皮损鲜红，疱壁紧张有水疱，灼热刺痛，本品配合穴位注射和磁场脉冲电治疗带状疱疹疗效优于常规抗病毒、营养神经方案。

2. 痤疮[4] 复方片仔癀软膏可用于治疗湿热蕴肤所致痤疮，见面部丘疹、红斑、水疱，伴瘙痒症状，治疗两周后临床症状减轻，丘疹颜色变浅，瘙痒减轻，促进皮损恢复。

此外，复方片仔癀软膏还可治疗单纯疱疹、脓疱疮、毛囊炎等疾病。

【不良反应】 尚未见报道。

【使用注意】 尚不明确。

【用法与用量】 软膏剂：外用。取适量涂于患处，一天 2～3 次或遵医嘱。

参 考 文 献

[1] 谢振家. 复方片仔癀软膏与功能主治有关的主要药效学试验. 新药申报资料, 1995.

[2] 厦门市第一医院. 复方片仔癀软膏外用治疗皮肤病 310 例临床总结. 新药申报资料, 1995.

[3] 刘雪群, 孔颖妍, 陈海鹏. 穴位注射、磁场脉冲电配合复方片仔癀软膏治带状疱疹[J]. 按摩与康复医学, 2017, 5 (21): 43-44.

[4] 刘丛盛. 外用清热解毒活血化瘀中成药治疗痤疮初探[J]. 中国中医药信息杂志, 2001, 12: 14.

（河南中医药大学 谢治深、田燕歌）

重楼解毒酊

【药物组成】　重楼、草乌、艾叶、石菖蒲。

【处方来源】　研制方。国药准字 Z20025808。

【功能与主治】　清热解毒，散瘀止痛。用于肝经火毒所致的带状疱疹，皮肤瘙痒，虫咬皮炎，流行性腮腺炎。

【药效】　主要药效如下：

1. 抗炎　本品有抗炎作用。

2. 镇痛　本品有镇痛作用。

【临床应用】　主要用于治疗带状疱疹肝经火毒证。

1. 带状疱疹[1]　重楼解毒酊可治疗肝经火毒引起的面红目赤、口舌生疮、痘大而密、疹色紫暗的带状疱疹，可减轻疼痛，减少疱疹，防止疱疹新发。

2. 小儿手足口病皮疹[2]　重楼解毒酊治疗小儿手足口病皮疹，可使皮疹消退时间缩短，缓解症状。

【不良反应】　尚未见报道。

【使用注意】　外用药、忌内服。久置有少量沉淀，摇匀后使用。在治疗流行性腮腺炎期间，患者应忌冷、酸、腥、辣食物。

【用法与用量】　外用，涂抹患处。每日 3～4 次。

参 考 文 献

[1] 薛芹. 山宝皮宁酊（重楼解毒酊）治疗带状疱疹 40 例临床观察[A]//中华医学会.中华医学会第十二次全国皮肤性病学术会议论文集[C]. 中华医学会：中华医学会，2006：1.

[2] 李娟. 重楼解毒酊治疗小儿手足口病皮疹 64 例疗效观察[J]. 世界中西医结合杂志，2012，7（5）：428-429.

（河南中医药大学　谢治深、田燕歌）

第二十章

脓疱疮中成药名方

第一节 概 述

一、概 念[1, 2]

脓疱疮（Impetigo）又称黄水疮，是一种化脓球菌皮肤病，小儿多见，具有发病急、传染性强等特点，脓疱易破，流水结痂，且蔓延速度快，可发病于身体各部。

二、病因及发病机制

（一）病因

脓疱疮由金黄色葡萄球菌和（或）乙型溶血性链球菌感染引起。病原菌通过黏附素、细胞壁丝状突起上的抗原不可逆地黏附于宿主细胞特异性受体上而在皮肤上繁殖。儿童免疫功能尚不健全，皮肤外伤，瘙痒性皮肤病引起搔抓，空气中温、湿度高均为感染本病之诱因。

（二）发病机制

大疱性脓疱疮由金黄色葡萄球菌导致。这些细菌可以产生表面脱落毒素，表皮剥脱毒素与细胞表面的桥粒芯糖蛋白结合，造成表皮细胞间黏附丧失，多发于面部、四肢等暴露部位，这种疾病在夏季比较流行，多见于儿童。部分毒素进入血液循环后可引起畏寒、发热，甚至葡萄球菌烫伤样皮肤综合征的发生。非大疱性脓疱疮常常由金黄色葡萄球菌引起，偶尔由溶血性链球菌引起，皮肤轻微外伤后细菌黏附、侵入并导致感染。

三、临 床 表 现

根据该病临床表现分为 3 型：

（一）大疱性脓疱疮

该型最常发生于新生儿，也可发生于年长的儿童和成人，皮损初起为米粒大小水疱或脓疱，迅速变为大疱，疱内容物先澄清，后混浊，疱壁先紧张，后松弛，疱内可见半月状积脓，疱壁薄，易溃破形成糜烂结痂。传染性较非大疱性脓疱疮小，通常为偶发。该型脓疱疮的病原菌主要为金黄色葡萄球菌和 A 组乙型溶血性链球菌，或两者混合感染，少数为其他细菌引起。但也有人认为，大疱性脓疱疮的致病菌都是由金黄色葡萄球菌引起。

（二）非大疱性脓疱疮

该型传染性强，常在托儿所和幼儿园中引起流行，又称为接触传染性脓疱疮。皮损开始表现为丘疹或红斑，迅速形成水疱，且水疱易破溃，其内容物干燥，可形成典型的黄痂，伴有瘙痒。引起此型脓疱疮的病原菌，一般为金黄色葡萄球菌，偶尔由 A 组 β 型溶血性链球菌引起，皮肤轻微外伤后细菌黏附、侵入并导致感染。

（三）葡萄球菌烫伤样皮肤综合征

该型多累及出生后 3 个月内的婴儿。起病前常有上呼吸道感染或咽、鼻、耳和鼓膜等处的化脓性感染，皮损常由口周和眼周开始，迅速波及躯干和四肢，大片红斑基础上出现松弛性水疱，尼氏征阳性。该病主要由凝固酶阳性噬菌体 II 组 71 型或 55 型金黄色葡萄球菌引起。

四、诊　　断

（一）脓疱疮

根据典型临床表现，把握诊断要点，好发人群（儿童）+症状（痒痛）+部位（多发口周、鼻孔附近）+典型皮疹（初期为丘疹，迅速变为水疱、脓疱，周围红晕，破后形成糜烂面）+病程（1 周左右，可自体接种传染）+预后（痂皮脱落不留瘢痕），必要时做脓液细菌培养、组织病理检查等帮助确诊。本病应与丘疹性荨麻疹、水痘等相鉴别。

（二）鉴别诊断

脓疱疮　流行于夏秋季节，多见于儿童及幼儿，易传染，病前常先有痱子、湿疹类瘙痒性皮肤病；好发于颜面、四肢等暴露部位；皮损初为丘疹或水疱，迅速变为有炎性红晕的脓疱，散在分布；可伴有淋巴管炎，严重者可引起败血症或急性肾炎。

丘疹性荨麻疹　好发于四肢伸侧、腹臀等部位，皮损为绿豆或稍大红色丘疹，性质坚硬，顶端常有小水疱，瘙痒剧烈。

水痘　发热当天出疹，以小水疱为主，皮疹向心性分布，疱中央可呈脐窝状，不融合，可侵犯黏膜，此病春冬季流行。

五、治 疗

（一）常用化学药物及现代技术

常用的化学药物：目前对脓疱疮的治疗，主要包括局部外用抗生素和口服抗生素及系统用药。

1. 局部疗法 外用治疗原则为杀菌、消炎、收敛、干燥。对水疱、脓疱未破者，用消毒针穿破，以无菌棉球吸取疱液，脓疱较大时抽取疱液，尽量避免疱液溢到正常皮肤上，可外搽 1%甲紫溶液、硫黄、炉甘石洗剂；脓疱已破溃结痂者用 1∶5000～1∶10 000 的高锰酸钾液，0.5%新霉素溶液清洗或湿敷。皮损面积较小者可直接用棉签蘸取 5%聚维酮碘溶液原液涂患处，一日数次。若皮损面积较大，一般将其稀释 10 倍后用于局部湿敷或清洗痂皮，再外搽莫匹罗星软膏或 0.5%新霉素软膏、利福平软膏或红霉素软膏等；脓痂脱去，炎症减轻，无脓液时可涂止痒抗菌洗剂，如炉甘石、10%硫黄洗剂。

2. 全身疗法 根据药敏试验选择相应的抗生素，一般选用青霉素及头孢菌素类，青霉素过敏者选用口服大环内酯类抗生素，危重患者做脓液培养或药敏试验，以选用高效的抗生素。

（二）中成药名方治疗[3]

中医药防治脓疱疮不同于化学药物多是局部应用抗生素对症治疗，中医药是根据本病的病因病机，辨证用药。中医学认为脓疱疮的形成多由夏秋之交，气候炎热，暑湿交蒸，热毒外受，熏蒸肌肤而成，故中医药的治疗以清热祛湿为主，中成药的辨证分类有清热解毒祛湿类、去腐生肌类，常用的中成药有青蛤散、九圣散、五味消毒饮、珍珠散、生肌玉红膏、黄水疮散等。

第二节 中成药名方的辨证分类与药效

中药治疗脓疱疮是辨证用药，中成药名方的常见辨证分类及其主要药效如下：

一、清热解毒祛湿类

中医学认为脓疱疮多为湿热之邪侵入肺卫，郁于皮肤。肺热脾湿，二气交杂，内外相搏，复感毒邪而发为本病。表现为红斑、丘疹或水疱，迅速变成脓疱，疱液先澄清后混浊，成群分布，水疱有半月形积脓现象，疱壁薄易破，好发于颜面部、颈、四肢等暴露部位。瘙痒、重症患者可伴有高热、淋巴结肿大或引起败血症，病程多为 1～2 周。

湿热型脓疱疮的主要病理变化是病原微生物感染，并伴有炎症和疼痛。

清热解毒祛湿类中成药具有抗病原微生物、抗炎和镇痛的作用，能改善感染和炎症反应，有些药物还有增强机体免疫力等药理作用。

常用的中成药：五味消毒饮、清热化毒丸、消炎解毒丸、新癀片、青蛤散（见第二十六章）、九圣散（见第二十六章）。

二、去腐生肌类

脓疱疮皮损初起为散在性红斑或丘疹，很快变为水疱，迅速化脓混浊变为脓疱，破后露出湿润而潮红的糜烂疮面，流出黄水，干燥后形成黄色脓痂，然后痂皮逐渐脱落而愈，愈后不留瘢痕。若脓液流溢他处，可引起新的脓疱。

脓疱疮的主要病理变化除了病原微生物的感染、炎症和疼痛外，还可见非特异性溃疡，真皮内及溃疡基底浆液渗出，伴有中性粒细胞浸润。

去腐生肌类中成药可促进腐肉脱落，新肉生长，加速疮口愈合，并有抗病原微生物，抗炎和镇痛的药理作用。

常用的中成药：生肌玉红膏、黄水疮散、冰硼散。

参 考 文 献

[1] 中华中医药学会皮肤性病学专业委员会. 复方黄柏液涂剂治疗儿童湿疹、脓疱疮、特应性皮炎专家共识（2016 年）[J]. 中国中西医结合皮肤性病学杂志，2016，15（5）：290-291.

[2] 李慧，张英虎，杨斌，等. 脓疱疮患儿皮肤感染金黄色葡萄球菌的耐药性研究[J]. 中华医院感染学杂志，2015，32（2）：294-295，299.

[3] 周涛. 脓疱疮辨治[N]. 中国中医药报，2015-08-03（005）.

（河南中医药大学　　方晓艳、宋亚刚）

第三节　中成药名方

一、清热解毒祛湿类

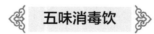

五味消毒饮

【药物组成】　金银花、野菊花、蒲公英、紫花地丁、紫背天葵子。

【处方来源】　清·吴谦《医宗金鉴》。

【功能与主治】　清热解毒，消散疔疮。用于疔疮初起，发热恶寒，疮形如粟，坚硬根深，状如铁钉，以及痈疡疖肿，红肿热痛，舌红苔黄，脉数。

【药效】　主要药效如下[1-7]（图 20-1）：

1. 抗病原微生物　金黄色葡萄球菌是引起脓疱疮的首要病原菌之一。研究表明五味消毒饮能降低大肠杆菌感染小鼠的病死率，体外抑菌实验表明该药对金黄色葡萄球菌、大肠杆菌、变形杆菌、白念珠菌均有不同的抑制作用，抑菌程度与浓度具有相关性；能在一定程度上抑制细菌细胞膜的形成，可能通过改变细菌细胞膜通透性而影响细菌对抗菌药物的敏感性。

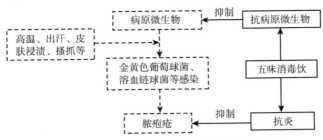

图 20-1　五味消毒饮治疗脓疱疮的作用机制
----- 病理；—— 药效

2. 抗炎　脓疱疮常常伴随有炎症反应，研究表明五味消毒饮不仅能抑菌，还具有抗非细菌性炎症反应的作用，使小鼠血清 IL-6 和 TNF-α 降低，表现出一定的抗炎作用。

【临床应用】　主要用于湿热蕴肤型脓疱疮。

1. 脓疱疮[8-9]　五味消毒饮用于治疗湿热侵入肺卫、郁于皮肤所致的脓疱疮，症见红斑、丘疹或水疱，迅速变成脓疱，本品可减轻局部皮肤红肿热痛的症状，缩短结痂时间。临床研究表明五味消毒饮治疗脓疱疮效果显著，或以五味消毒饮合二妙散效果更佳，五味消毒饮合龙胆泻肝汤效果亦显著。

2. 皮肤性过敏疾病[10-12]　皮肤过敏是临床上较为常见的一种皮肤病，主要临床表现为皮肤红斑、丘疹、瘙痒和干燥等。临床采用消风散合五味消毒饮治疗皮肤过敏效果显著，能够降低患者血清总 IgE 水平。该药对厄洛替尼引起的皮疹具有明显作用，患者在常规护理基础上加用中药五味消毒饮加减外敷，能有效减少感染，减轻患者瘙痒等不适症状，还可增加皮肤自身抵抗力；另有报道该药对湿疹、痤疮，治疗效果显著。

3. 骨科术后感染[13-15]　跟骨由于其具有特殊的"皮包骨"解剖特点，抗感染力较差。跟骨手术患者术后第 3 天内服五味消毒饮，总有效率较高；运用五味消毒饮合补肾活血方并联合抗生素预防胫腓骨骨折术后感染疗效更为显著，可达到术后常规使用抗生素相同的预防治疗效果，且对于白细胞数、中性粒细胞数、血沉等感染指标改善疗效更佳，创面愈合后期可在一定程度上替代抗生素的抗菌作用，避免长期使用抗菌药物导致耐药性等不良反应的出现。

另有报道五味消毒饮对牙周脓肿[16]、慢性盆腔炎[17, 18]、带状疱疹[19]、慢性前列腺炎[20]等临床症状疗效显著。

【不良反应】　尚未见报道。

【使用注意】　阴疽忌用。

【用法与用量】　水一盅，煎八分，加无灰酒半盅，再滚二三沸时，热服，被盖出汗为度。

参 考 文 献

[1] 杨宏静，李小山，杨志波. 五味消毒饮的体外抑菌实验研究[J]. 卫生职业教育，2014，32（10）：81-82.

[2] 李忠新，张春雷，曾学辉，等. 五味消毒饮对 MRSA 临床株抗菌活性影响的实验研究[J]. 国际检验医学杂志，2013，34（12）：1613-1615.

[3] 谷静娟，赵璐，历世伟，等. 五味消毒饮对炎症模型的作用研究[J]. 中兽医医药杂志，2014，33（3）：13-17.

[4] 谭文英. 五味消毒饮抑制人皮肤鳞状细胞癌 A431 细胞增殖及促凋亡作用研究[J]. 中医学报，2018，（1）：5-9.

[5] 天津市南开医院. 中西医结合治疗急-腹症理论研究的设想与体会[J]. 中华医学杂志，1973，（1）：33.

[6] 李仲兴. 五味消毒饮抑菌试验[J]. 河北中医，1980，（2）：46.

[7] 佟丽，黄添友. 古典清热方抗菌作用研究[J]. 中成药研究，1986，（12）：39.

[8] 徐庆，吕波. 五味消毒饮合龙胆泻肝汤加味治疗脓疱疮 50 例[J]. 黑龙江中医药，2009，38（5）：35.

[9] 何邦余. 五味消毒饮合二妙散加味治疗脓疱疮 30 例[J]. 实用医学杂志，1989，（4）：41.

[10] 景万仓. 用消风散合五味消毒饮治疗皮肤过敏的效果分析[J]. 当代医药论丛，2017，15（12）：87-88.

[11] 丁一帆. 消风散合五味消毒饮在面部皮肤过敏中的治疗效果[J]. 中国医药指南，2017，（15）：177-178.

[12] 彭韵. 五味消毒饮外敷干预厄洛替尼所致药疹的效果观察[J]. 湖南中医杂志，2017，33（6）：120-122.

[13] 李建，黄凯. 五味消毒饮结合手术一期治疗创伤性跟骨骨髓炎 48 例[J]. 浙江中西医结合杂志，2017，27（11）：977-979.

[14] 陈国栋，贾龙，王振东. 五味消毒饮合补肾活血方联合抗菌素预防胫腓骨折术后感染临床疗效[J]. 新中医，2017，49（11）：63-66.

[15] 李丽梅. 五味消毒饮治疗骨科术后感染 30 例疗效观察[J]. 中国民族民间医药，2012，21（10）：111.

[16] 黄艺，郭裕，杨翠兰. 五味消毒饮联合切开引流治疗牙周脓肿 41 例临床观察[J]. 江苏中医药，2015，47（2）：44-45.

[17] 杨雪琴，王静. 五味消毒饮灌肠治疗慢性盆腔炎的临床疗效观察[J]. 世界中医药，2015，（10）：1525-1528.

[18] 李燕. 五味消毒饮与妇科千金胶囊治疗慢性盆腔炎的效果比较[J]. 中国初级卫生保健，2016，30（8）：76-77.

[19] 张珍菊. 五味消毒饮治疗带状疱疹疗效观察[J]. 甘肃医药，2014，33（1）：65-66.

[20] 赵洁. 六味地黄汤联合五味消毒饮治疗慢性前列腺炎疗效的临床观察[J]. 中国医药指南，2013，11（1）：251-252.

（河南中医药大学　方晓艳、宋亚刚）

清热化毒丸

【药物组成】　连翘、青黛、黄连、黄芩、大黄、菊花、龙胆、天花粉、玄参、茯苓、桔梗、甘草、朱砂、冰片、水牛角浓缩粉。

【处方来源】　研制方。国药准字 Z11020175。

【功能与主治】　清热化毒，消肿止痛。用于小儿身热烦躁，咽喉肿痛，口舌生疮，皮肤疮疖，口臭便秘，疹后余毒未尽。

【药效】　主要药效如下[1]：

1. 抗病原微生物　脓疱疮由金黄色葡萄球菌和（或）乙型溶血性链球菌感染引起。体外抑菌实验证明，清热化毒丸对肺炎链球菌、金黄色葡萄球菌、痢疾杆菌和大肠杆菌均具有一定抑制作用。

2. 抗炎、镇痛　脓疱疮常伴有炎症和疼痛的发生。体内实验证明清热化毒丸能明显抑制二甲苯所致小鼠耳肿胀，减少冰醋酸所致扭体反应次数，减少小鼠自发活动次数，体现出抗炎、镇痛、镇静的作用。

【临床应用】　主要用于小儿脓疱疮湿热蕴肤证[2,3]。

1. 小儿脓疱疮　小儿脓疱疮又名"传染性脓疱病"，是一种通过接触传染的常见急性化脓性皮肤病，可发生于任何部位，面部、四肢等暴露部位居多。清热化毒丸用于治疗湿热毒邪熏蒸肌肤而致的小儿脓疱疮，主要临床表现为水疱、脓疱，易破溃结脓痂。清热化毒丸以其清热解毒、凉血消肿之功，可减轻局部皮肤瘙痒及红肿热痛的症状，促进创口愈合。清热化毒丸联合磺胺嘧啶银粉治疗小儿脓疱疮，疗效显著，且无不良反应。

2. 面部激素性依赖性皮炎　清热化毒丸可用于面部激素性依赖性皮炎。面部激素性依赖性皮炎表现为面部皮肤作痒、刺痛、红斑、丘疹、脱屑、皮肤硬板、粗糙、反复发作等。清热化毒丸具有清热解毒止痒之功效。该药对激素性依赖性皮炎治疗效果明显。

【**不良反应**】　尚未见报道。

【**使用注意**】　本品含朱砂，不可过量、久服。

【**用法与用量**】　口服。一次1丸，一日2～3次。

参 考 文 献

[1] 王玉良，李显华，张宏，等. 清热化毒丹与清热化毒丸药理作用比较研究[J]. 中成药，1997，（1）：28-29.

[2] 赵莉，韩鹏超，隋红艳. 清热化毒丸治疗面部激素性依赖性皮炎100例[J]. 中医药学刊，2001，19（2）：165.

[3] 杨道秋，李振明，李瑾，等. 清热化毒丸联合磺胺嘧啶银粉治疗小儿脓疱疮疗效观察[J]. 人民军医，2016，59（7）：725-726.

（河南中医药大学　方晓艳、宋亚刚）

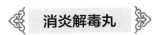

消炎解毒丸

【**药物组成**】　蒲公英、金银花、甘草、防风、连翘。

【**处方来源**】　研制方。国药准字Z12020546。

【**功能与主治**】清热解毒，凉血消炎。用于疮疡热毒，红肿疼痛，小儿疮疖。

【**药效**】　主要药效如下：

1. 抗炎　脓疱疮由金黄色葡萄球菌和（或）乙型溶血性链球菌感染引起，常伴有炎症和疼痛的发生，研究表明本品对巴豆油所致小鼠耳肿胀和大鼠棉球肉芽肿均有抗炎作用[1]。

2. 镇痛　脓疱疮常伴有疼痛的发生，研究表明消炎解毒丸可提高热板法、电刺激法、扭体法动物模型的痛阈值，其强度与剂量成正比[2]，体现出一定的镇痛作用。

3. 提高非特异性免疫功能　免疫功能低下亦是导致脓疱疮发生的主要原因之一。消炎解毒丸可提高溶菌酶及中性粒细胞吞噬功能[3]，提高机体非特异性免疫功能。

4. 抗内毒素　研究表明消炎解毒丸可显著降低大肠杆菌内毒素所致小鼠的病死率，对家兔内毒素性心脏损害有一定的保护作用，且具抗休克作用[4]。

【**临床应用**】　主要用于脓疱疮疮疡热毒型[5-6]。

1. 脓疱疮　消炎解毒丸用于疮疡热毒所致脓疱疮破后糜烂疮面的治疗，脓疱疮以水疱、脓疱，易破溃结脓痂为主要临床表现。消炎解毒丸治疗皮肤脓疱疮可加快脓疱出脓，促进溃疡口愈合，缩短结痂时间，缓解全身症状等。

2. 带状疱疹　本品也用于带状疱疹的治疗。带状疱疹是由水痘-带状疱疹病毒感染所致，发病特点为成群的密集性小水疱，沿一侧周围神经呈带状分布，常伴有神经痛和局部淋巴结肿大。消炎解毒丸外用辅以六神丸治疗带状疱疹效果较好，可明显缩短结痂时间，红肿疼痛症状明显缓解。

【**不良反应**】　临床用治牙龈肿痛时，引起过敏反应1例。

【**使用注意**】　孕妇忌服。

【**用法与用量**】　水丸：口服，1岁每次1粒，4～8岁每次5～6粒，成人每次10粒，每日3次。外用，可取数滴用水或米醋化水外敷，加红肿已将出脓或穿烂，切勿再敷。

参 考 文 献

[1] 钱曾年，梁中琴，潘建新，等. 消炎解毒丸的药理研究—消炎解毒丸镇痛作用的实验观察[J]. 中成药研究，1985，（1）：26-27.

[2] 顾振纶，潘建新，郑爱英，等. 消炎解毒丸的药理研究—消炎解毒丸抗炎作用的初步研究[J]. 中成药研究，1982，（4）：32-33.

[3] 王恩泽，刘静山，田德华，等. 消炎解毒丸对家兔非特异性免疫功能的影响[J]. 中成药研究，1984，（4）：40.

[4] 王道生，藏玉英，赵文宝，等. 消炎解毒丸对大肠杆菌内毒素的解毒作用[J]. 中成药研究，1982，（10）：33-34.

[5] 杨再武. 外用消炎解毒丸治疗带状疱疹21例[J]. 内蒙古中医药，2010，29（4）：13.

[6] 黄敏华. 消炎解毒丸引起过敏反应一例[J]. 湖北中医杂志，1993，（1）：10.

（河南中医药大学　方晓艳、宋亚刚）

新 癀 片

【药物组成】　肿节风、三七、人工牛黄、猪胆粉、肖梵天花、珍珠层粉、水牛角浓缩粉、红曲、吲哚美辛。

【处方来源】　研制方。《中国药典》（2015年版）。

【功能与主治】　消肿止痛，清热解毒，活血化瘀。用于风湿性关节炎，急性黄疸型肝炎，胆囊炎，外伤（手术），无名肿毒，缓解食管贲门癌症状。

【药效】　主要药效如下[1-4]。

1. 抗炎、镇痛　脓疱疮常伴有炎症和疼痛的发生，研究发现新癀片对小鼠巴豆油性耳肿、大鼠角叉菜胶足肿胀和大鼠佐剂性关节炎3种实验性炎症模型具有显著的抗炎作用。小鼠温热刺激、大鼠温热刺激和小鼠化学刺激镇痛试验表明新癀片具有明显的镇痛作用。可见新癀片有一定抗炎、镇痛的作用。

2. 抗病原微生物　脓疱疮由金黄色葡萄球菌和（或）乙型溶血性链球菌感染引起。体外抑菌实验证明，新癀片对金黄色葡萄球菌、痢疾杆菌和大肠杆菌等均具有一定的抑制作用。

【临床应用】　主要用于湿热毒蕴肤型脓疱疮。

1. 脓疱疮　新癀片用于治疗湿热毒邪郁结于皮肤，局部皮肤水疱、脓疱，易破溃之脓疱疮，可减轻皮肤脓疱，缩短结痂时间，促进创面愈合。新癀片口服或含服，或用冷开水调成糊状涂抹患处，皮肤损害明显消退，变平，萎缩，不易复发[4]。新癀片合六神丸治疗脓疱疮，两药具有清热解毒、消炎止痛之功，外用于脓疱疮，可直达病所，发挥效能，较单独使用疗效更为可靠[5]，加之方法简便，经济易行，临床实用价值高。

2. 流行性腮腺炎　本品可用于治疗流行性腮腺炎，新癀片口服加外用冷开水调化涂患处，临床效果显著，治愈率高，优于口服板蓝根冲剂、吗啉胍和维生素C加青黛外敷[6]。

3. 口疮和咽喉炎　本品治疗复发性口疮用生理盐水化成糊状，溃疡面擦干涂上，10分钟内隔湿，延长药面接触时间，2天痊愈[7]。慢性咽喉炎用药3周即愈[8]。

4. 癌痛　本药有治疗癌痛的报道，用药后患者全身症状均有改善[9]。对中，晚期肝癌疼痛也有效[10]。

【不良反应】　尚未见报道。

【使用注意】　本品含有化学药物吲哚美辛。吲哚美辛不良反应较多，有胃溃疡、胃病者禁用。

【用法与用量】　片剂：每片 0.32g，口服一次 4 片，每日 3 次。

参 考 文 献

[1] 邸志权，李昊丰，冯玥，等. 新癀片抗炎镇痛作用机制的蛋白组学研究[J]. 现代药物与临床，2016，31（1）：5-10.

[2] 蒋红艳，杨元娟，顾群，等. 新癀片药效学及急性毒性实验[J]. 毒理学杂志，2010，24（3）：208-210.

[3] 胡金芳，刘静，王春凤，等. 新癀片皮肤外涂给药抗炎镇痛实验研究[J]. 药物评价研究，2010，33（1）：66-69.

[4] 陈馥馨. 新编中成药手册[M]. 北京：中国医药科技出版社，1991：649.

[5] 陈铸，卢菊兰. 新癀片合六神丸治疗脓疱疮 80 例[J]. 中成药，1994，（8）：56.

[6] 林蒙，林幼珍，陈艳. 新癀片治疗流行性腮腺炎 55 例[J]. 中国中西医结合杂志，1993，（4）：214.

[7] 鲁祖畴，吴凡. 新癀片治疗复发性口疮 40 例观察[J]. 中成药，1994，（10）：30.

[8] 黄瑞琴，曾渊华. 新癀片治疗急性咽炎 96 例临床观察[J]. 中国中医药信息杂志，2007，14（12）：60.

[9] 骆学新，张菁，陶寿文. 新癀片治疗癌痛 92 例临床观察[J]. 中国中西医结合杂志，2000，20（3）：232-233.

[10] 欧阳俊，季震. 新癀片治疗中晚期肝癌疼痛疗效观察[J]. 中成药，1994，（8）：26.

（河南中医药大学　方晓艳、宋亚刚）

二、去腐生肌类

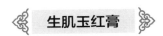

生肌玉红膏

【药物组成】　轻粉、紫草、白芷、当归、血竭、甘草、虫白蜡。

【处方来源】　明·陈实功《外科正宗》。国药准字 Z11021000。

【功能与主治】　活血祛腐，解毒生肌。治痈疽、发背等疮，溃烂流脓，以及疔疮、疔根脱出需长肉收口者。

【药效】　主要药效作用如下[1-10]：

1. 抗炎、镇痛　脓疱疮是急性化脓性皮肤病，伴随着炎症和疼痛的产生，研究表明生肌玉红膏可提高小鼠热板痛阈值，延长小鼠疼痛潜伏期，显著减少小鼠扭体反应次数，降低二甲苯所致小鼠耳郭肿胀度、肿胀率，减少炎症组织中 PGE_2 的含量，表明生肌玉红膏有抗炎和镇痛的作用。

2. 抗病原微生物　金黄色葡萄球菌和溶血性链球菌感染是脓疱疮发病的主要原因，体外抑菌实验表明生肌玉红膏对金黄色葡萄球菌有一定的抑制作用。

3. 促进创面愈合　脓疱疮初期为丘疹，迅速变为水疱、脓疱破后形成糜烂面，局部良好的血供对于创面预后的改善能起到关键性作用，实验表明生肌玉红膏对深 Ⅱ 度烧伤模型大鼠创面成纤维细胞的增殖及血液循环重建有明显促进作用。对烧伤大鼠创面氧化应激水平具有抑制作用，促进创面愈合，抑制炎症因子产生、减轻炎症反应；此外，也可增强深 Ⅱ 度烧伤小鼠的非特异性免疫、细胞免疫和体液免疫功能。

4. 抑制增生性瘢痕　临床上增生性瘢痕几乎均继发于深达真皮网状层的皮肤损伤。病理特征主要表现为肌成纤维细胞的过度增殖及细胞外基质尤其是胶原的过度沉积，致使愈合后的组织过度挛缩。生肌玉红膏可显著抑制兔耳增生性瘢痕中成纤维细胞向肌成纤维细胞的转化及增殖，并抑制肌成纤维细胞分泌过多细胞外基质，减轻瘢痕增生。

【临床应用】　主要用于脾湿内蕴型脓疱疮溃烂创面的愈合。

1. 脓疱疮[11]　生肌玉红膏用于治疗脾湿内蕴，腠理失固，外受热毒引起的脓疱疮，可促进脓疱成熟，缓解创面热痛症状，促进创面愈合。脓疱疮初期为丘疹，迅速变为水疱、脓疱，破后形成糜烂面。生肌玉红膏是中医外科常用药膏，对诸般溃烂疮疡疗效显著，临床上以此方为基础配伍他药能治多种外科皮肤病。《医宗金鉴》云："生肌玉红膏最善，溃烂诸疮搽即收。"本方在脓疱疮临床应用中疗效确切。

2. 下肢慢性溃疡[12-15]　疮疡脓腐的去除，对创面生长愈合至关重要，过强或迁延日久的创面炎症反应是慢性溃疡形成的原因之一。大量临床与实验研究表明生肌玉红膏可以通过干预溃疡炎症期，改善创面渗出液的色泽、气味、性状，抑制创面细菌感染，减轻炎症反应，改善创面微循环与促进肉芽生长以减轻下肢慢性溃疡患者患肢疼痛，最终达到提高下肢慢性创面愈合率；配合补阳还五汤治疗，临床效果显著，能够内外兼治，显著改善患者的临床症状，促进患者快速康复；联合藻酸盐敷料治疗下肢静脉溃疡有较好疗效，能减轻患者疼痛，促进创面愈合。

3. 术后伤口感染[16-18]　病原微生物感染和炎症是术后伤口感染的主要致病因素，研究表明生肌玉红膏具有杀灭致病菌，抑制炎症反应，加速肉芽组织的新生和创面愈合，使创面维持湿润和舒适的作用，临床采用生肌玉红膏油纱条外敷治疗皮肤缺损、感染，比凡士林纱布更有优势；与硝硼散联用，防治肛肠术后伤口感染，疗效显著，可促进肛肠术后伤口的愈合，两者联合用药，可加快手术创面的愈合，改善创面肉芽组织生长速度，能有效降低术后感染率；配合中药熏洗治疗，可明显改善皮肤局部血供，促进血液循环，利于切口愈合。

4. 褥疮[19, 20]　褥疮是机体受内因与外因共同作用而产生的，久病卧床导致基础代谢差，能量摄入不足，机体抵抗力下降，皮肤易感染大肠杆菌、金黄色葡萄球菌等病原菌而致褥疮。生肌玉红膏能改善局部微循环，纠正褥疮的缺血状态，控制炎症，促进肉芽组织生长，外敷能有效促进褥疮创面的愈合；联合疮灵液对溃疡期褥疮效果显著；配合云南白药、参麦注射液、负压引流治疗疗效较好。

【不良反应】　尚未见报道。

【使用注意】　①孕妇慎用。②溃疡脓腐未清者慎用。③不可久用。④不可内服。⑤若用药后出现皮肤过敏反应需及时停用。⑥忌食辛辣、油腻食物及海鲜等发物。

【用法与用量】　疮面清洗后外涂本膏，一日 1 次。

参 考 文 献

[1] 董小鹏，王丽娟，易华，等. 生肌玉红膏镇痛抗炎作用的实验研究[J]. 甘肃中医学院学报，2011，28（1）：10-12.

[2] 董小鹏，于博. 生肌玉红膏对金黄色葡萄球菌和铜绿假单胞菌的体外抑菌实验[J]. 中国继续医学教育，2016，8（25）：181-182.

[3] 于博，董小鹏. 生肌玉红膏对深Ⅱ度烧伤模型大鼠创面成纤维细胞及血液循环影响的实验研究[J]. 中国继续医学教育，2016，8（35）：155-156.

[4] 董小鹏，于博. 生肌玉红膏对深Ⅱ度烧伤模型大鼠创面氧化应激水平影响的实验研究[J]. 中国卫生标准管理，2016，7（22）：124-125.

[5] 盖丽，盖静，李加恒. 生肌玉红膏对深Ⅱ度烧伤大鼠血清中炎症介质含量的影响[J]. 中兽医医药杂志，2016，35（5）：59-61.

[6] 赵春霖，王丽娟，董小鹏，等. 生肌玉红膏对深Ⅱ度烧伤小鼠免疫功能的影响[J]. 时珍国医国药，2013，24（4）：1025-1026.

[7] 孙桂芳，张晓芬，李红昌，等. 生肌玉红膏对增生性瘢痕的抑制作用[J]. 中国组织工程研究，2016，20（33）：4890-4898.

[8] 孙桂芳，张晓芬，陈亚峰，等. 生肌玉红膏通过下调 TGF-β_1/Smads 抑制人增生性瘢痕成纤维细胞增殖和胶原分泌[J]. 时珍国医国药，2016，27（7）：1590-1593.

[9] 李建新，王明宪，李竞，等. 生肌玉红膏对大鼠炎症性渗出和吸收的影响[J]. 上海中医药杂志，1988，（11）：50-51.

[10] 魏振东，郝泗城，孙建华，等. 中药去腐生肌散等促进动物实验性皮肤溃疡修复作用的病理观察[J]. 天津医药，1990，（9）：547-548，577.

[11] 刘德益. 复方生肌玉红膏治疗脓疱疮 106 例[J]. 中医外治杂志，2005，（2）：35.

[12] 周丽. 生肌玉红膏治疗带状疱疹[J]. 浙江中医杂志，1993，28（6）：254.

[13] 梁晨，贾鲁姣，马立人. 生肌玉红膏治疗下肢慢性溃疡 21 例总结[J]. 中医临床研究，2015，7（31）：105-106.

[14] 尹恒，应语，姚昶，等. 生肌玉红膏治疗下肢慢性溃疡祛腐生肌疗效的临床研究[J]. 南京中医药大学学报，2013，29（2）：121-124.

[15] 邵大畏，姚昶. 生肌玉红膏外用治疗下肢慢性溃疡 127 例临床观察[J]. 中医杂志，2013，54（20）：1762-1764.

[16] 杨洸. 生肌玉红膏油纱条在骨科外敷治疗皮肤缺损、感染的应用[J]. 中国疗养医学，2017，26（7）：762-765.

[17] 任燕华. 生肌玉红膏与硝硼散对防治肛肠术后患者伤口感染的临床效果评价[J]. 抗感染药学，2016，13（6）：1373-1375.

[18] 赵建平，赵国志. 生肌玉红膏外敷配合中药熏洗治疗跟骨骨折术后切口愈合不良的疗效观察[J]. 中国煤炭工业医学杂志，2017，20（3）：342-345.

[19] 曾国光，周健洪. 外敷生肌玉红膏治疗Ⅲ期褥疮 30 例[J]. 光明中医，2012，27（1）：47-48.

[20] 黄正宇，陈建军. 疮灵液联合生肌玉红膏治疗 28 例溃疡期褥疮的疗效分析[J]. 中医临床研究，2012，4（18）：108-110.

（河南中医药大学　方晓艳、魏珍珍）

黄 水 疮 散

【药物组成】　五倍子、枯矾、黄柏、槐米（炒）、白芷、轻粉。

【处方来源】　研制方。国药准字 Z11021313。

【功能与主治】　除湿拔干，解毒止痒。用于各种湿疮，黄水疮，破流黄水，浸淫水已，痛痒不休。

【药效】　主要药效如下：

1. 抗病原微生物　金黄色葡萄球菌和溶血性链球菌是脓疱疮发病主要原因，本品有抗病原微生物的作用，抑制致病菌在局部繁殖。

2. 抗炎、镇痛　脓疱疮溃疡创面伴随着炎症和疼痛的发生，本品有抗炎和镇痛作用，可以抑制局部炎症，缓解创面红肿热痛的症状。

【临床应用】　主要用于湿热内蕴型脓疱疮创面溃烂流脓者[1-3]。

脓疱疮　黄水疮散用于湿热内蕴，外受热毒，局部皮肤变为水疱，化脓，创面破溃、流脓，经久不愈之脓疱疮。脓疱疮中医称之为"黄水疮"，现代医学称为急慢性湿疹，炎热夏季、温邪热毒容易滋生，肌肤感受病毒。黄水疮散杀菌止痒，止黄水，具清热解毒、祛腐生肌之功，治疗黄水疮疗效显著，疗效强于泼尼松，若为泛发性者，可加服二妙丸或龙胆泻肝丸效果更佳，且本方配置简单，使用方便，临床应用价值高。

【不良反应】　尚未见报道。

【使用注意】　外用药，切勿入口。

【用法与用量】　用时先洗净疮面脓痂，擦干，撒上药粉，暴露。有黄水渗出者，可直接撒上药粉，无黄水渗出者，香油调敷患处，一日 1～2 次，3～5 天即愈。

参 考 文 献

[1] 胡文科. 黄水疮散治疗黄水疮 56 例[J]. 四川中医，1996，14（9）：46.
[2] 陈友宏. 黄水疮散治黄水疮[J]. 四川中医，1988，6（6）：47.
[3] 王坤山. 黄水疮散[J]. 四川中医，1987，5（5）：45.

（河南中医药大学　方晓艳、魏珍珍）

冰 硼 散

【药物组成】　硼砂、冰片、玄明粉、朱砂。

【处方来源】　明·陈实功《外科正宗》。《中国药典》（2015 年版）。

【功能与主治】　清热解毒，消肿止痛。用于热毒蕴结所致咽喉肿痛，牙龈疼痛，口舌生疮等。

【药效】　主要药效如下[1, 2]。

1. 抗病原微生物　脓疱疮由金黄色葡萄球菌和（或）乙型溶血性链球菌感染引起，经药敏实验（弥散实验）表明，本药对金黄色葡萄球菌、大肠杆菌、白喉杆菌、卡他球菌等有抑制作用。

2. 抗溃疡　脓疱疮后期严重者发生破溃、流脓，研究发现冰硼散对家兔口腔黏膜、金黄色葡萄球菌液连续感染的口腔溃疡模型具有显著治疗作用，表明冰硼散具有较好的抗溃疡作用。

【临床应用】　主要用于热毒蕴结型脓疱疮创面溃烂难愈者。

1. 脓疱疮　冰硼散用于治疗热毒蕴结所致的脓疱疮，症见局部皮肤变为水疱，化脓，创面破溃，经久不愈。本品使用前先用 10%枯矾溶液清洗患处，除净脓痂后将适量冰硼散涂于患处 2～4 天即愈，使用方便，疗效显著，无其他过敏性刺激[3, 4]。

2. 口腔溃疡　冰硼散治疗口腔溃烂，疗效显著、疗程短、用药次数少和刺激性小等，另外又有研究发现十六角蒙脱石和冰硼散合用，不仅可保护黏膜，还可发挥冰硼散解毒消肿之功，合用疗效显著，强于单独用药[5-12]。

3. 百日咳、腮腺炎　冰硼散内服治疗百日咳疗效确切。内服、外敷均可治疗流行性腮腺炎效果显著，复方鱼石脂软膏联合冰硼散外敷治疗腮腺炎，复方鱼石脂软膏抑菌、抗炎、消肿，冰硼散清热防腐，消肿散结，芳香止痛，两者相辅相成，明显缩短疗程，减轻患者痛苦，临床使用价值高[13, 14]。

4. 带状疱疹　冰硼散外敷治疗带状疱疹使用方便，疗效显著，无不良反应；临床有联合云南白药治疗带状疱疹效果优于单独用药，黄柏胶囊联合活血止痛胶囊与冰硼散合用治疗效果亦优于单独用药[15, 16]。

5. 宫颈糜烂　应用局部外敷冰硼散治疗宫颈糜烂效果优于氯霉素和地塞米松，且能明显缩短疗程[17, 18]。

6. 其他　新生儿脐炎，癣病，张力性水疱等均获显著疗效[19]。

【不良反应】　冰硼散吹喉致荨麻疹 1 例，冰硼散治疗 25 天婴儿"鹅口疮"，外用一日 2 次，每次 0.5g，治疗 10 天，引起新生儿中毒死亡 1 例[20]。

【使用注意】　①忌食辛辣食物，虚寒性溃疡不用。②本品多为外敷辅佐剂，病情严重时应辅以内服药。

【用法与用量】　散剂：吹敷患处，每次少量，一日3次。

参 考 文 献

[1] 李宏达，杨望孙，李宏侠. 冰硼散剂型改革后临床效应的探讨[J]. 陕西中医，1990，11（1）：37-38.

[2] 田景振，王静，李庆. 冰硼贴片的药理作用及对动物口腔正常黏膜影响的研究[J]. 山东中医学院学报，1995，19（2）：79-80.

[3] 梁英华. 浅谈冰硼散的新用[J]. 陕西中医，1993，14（9）：41.

[4] 耿秀奎. 冰硼散治疗黄水疮[J]. 新医药学杂志，1976，15（11）：34.

[5] 杜利芳. 冰硼散临床新用途[J]. 现代中西医结合杂志，2004，13（18）：2465.

[6] 吴曦. 冰硼散临床应用举隅[J]. 中外医疗，2012，31（27）：133，135.

[7] 蒋瑞金. 冰硼散加白及粉治疗食道炎[J]. 中国农村医学，1987，（9）：57.

[8] 马有度. 医方新解[M]. 上海：上海科技出版社，1980：275.

[9] 陈宏生. 中西医结合治愈化学灼伤性口腔溃疡1例报告[J]. 中西医结合杂志，1984，（12）：729.

[10] 罗铁柱，李强. 冰硼散联合思密达治疗复发性口腔溃疡近期疗效观察[J]. 光明中医，2016，31（4）：556-557.

[11] 殷文秀. 冰硼散合蒙脱石散佐治小儿疱疹性咽峡炎95例临床观察[J]. 中医儿科杂志，2014，10（4）：32-34.

[12] 唐国荣，吴斌，郑于星，等. 口腔溃疡散与冰硼散治疗口腔溃疡的疗效比较[J]. 海峡药学，2006，（4）：148-149.

[13] 方选书. 冰硼散治疗百日咳[J]. 四川中医，1985，（4）：15.

[14] 顾继昌. 冰硼散外敷治疗流行性腮腺炎[J]. 中成药研究，1985，（1）：45.

[15] 刘成森. 冰硼散治疗带状疱疹51例疗效观察[J]. 中国社区医师，1994，（2）：34.

[16] 杨吉生. 冰硼散新用途[N]. 大众卫生报，2015-06-18（14）.

[17] 卢笛，黄金台，梁月秀. 利普刀配合冰硼散治疗宫颈糜烂的临床疗效分析[J]. 右江民族医学院学报，2014，36（4）：595-596.

[18] 于玲，周艳，王海燕. 冰硼散联合中药熏洗治疗复发性念珠菌性阴道炎35例[J]. 陕西中医，2010，31（7）：792-793.

[19] 刘国应. 冰硼散外敷治新生儿脐炎[J]. 农村新技术，2008，（15）：46.

[20] 杨成林. 冰硼散引起新生儿中毒死亡1例报告[J]. 中西医结合杂志，1991，（3）：146.

（河南中医药大学　方晓艳、魏珍珍）

第二十一章

疖中成药名方

第一节 概 述

一、概 念[1-4]

疖（furuncle）指肌肤浅表部位感受火毒，致局部红、肿、热、痛为主要表现的急性化脓性疾病。本病特点是患处皮肤色红、灼热、疼痛、突起根浅、肿势局限，范围为3cm左右，易脓、易溃、易敛。本病相当于西医学所说的皮肤脓肿、头皮穿凿性脓肿及疖病。

二、病因及发病机制

（一）病因

疖的致病菌大多为金黄色葡萄球菌和表皮葡萄球菌。局部皮肤擦伤、不清洁、经常受到摩擦和刺激，皮脂溢出和贫血、营养不良及糖尿病患者容易发病。

中医学认为本病的病因主要有：

1. **外感暑毒** 夏秋季节感受暑毒；或身有痱子，复经搔抓，破伤染毒而生。

2. **热毒蕴结** 饮食不节，脾胃运化失司，湿热火毒内生，复感风邪，以致风湿火邪凝聚肌表所致。

3. **脓毒旁窜** 患疖后处理不当，疮口太小，脓流不畅，引起脓毒滞留；或护理不当，搔抓碰伤引起脓毒旁窜，而成蝼蛄疖。

4. **体虚毒恋** 体虚（阴虚内热者或脾胃虚弱者）而皮毛不固，外邪易侵袭肌肤，更易染毒发病，反复发作，缠绵难愈。

（二）发病机制

人体皮肤的毛囊和皮脂腺通常均有细菌存在，但在全身或局部抵抗力减低时引起感染。中医学认为本病发病机制为内郁湿火、外感暑湿热毒，或因暑湿蕴蒸肌肤致痱子，复经搔抓，破伤染毒而成。患疖处若处理不当，或搔抓碰伤，以致脓毒旁窜，在头顶皮肉较薄弱处尤易蔓延、窜空而成蝼蛄疖。

三、临 床 表 现

暑疖临床表现为初起时局部皮肤红肿疼痛，根脚浅，宽不逾寸。若为有头疖，则先有黄白色脓头，继而疼痛增剧，自行破溃，流出黄白色脓液，肿痛随之减轻；无头疖则患部结块无头，潮红疼痛，肿胀高突，2～3 日成脓，虽见波动而不自行溃破，切开后脓出黄稠。

蝼蛄疖多发于小儿头部，临床上分为坚硬和多发两型。坚硬型疮小，但根脚坚硬，溃破后脓水流出而坚硬不退，疮口常复发。多发性疖疮大如梅李，相连 3～5 枚，溃破脓出，其口不敛，日久头皮窜空。

疖病在身体一定部位或全身各部散发数个至数十个疖肿，反复发作，经年不愈，可伴有大便干结、小便黄赤等全身症状。

四、诊 断

1. 暑疖 发于夏秋之际，常见于小儿及新产妇，多发于头面部。局部皮肤红肿结块，灼热疼痛，跟脚浅，范围局限，肿块及肿势较小，多在 3cm 左右，可伴有发热、口干、便秘等症状。

2. 有头疖 患处皮肤上有一红色肿块，中心有黄白色脓头，随后疼痛加剧。如出现跳痛，系化脓征兆，常在 2～3 天后成脓，顶端中央出现黄绿色脓栓，自行溃破，流出黄白色脓液，肿痛逐渐消减。

3. 无头疖 皮肤上有一红色肿块，上无脓头，潮红疼痛，肿势高突，2～3 天后成脓，虽见波动而不自行溃破，切开脓出黄稠。若迁延 1 周以上，切开则脓水稍薄，或挟血水，再经 2～3 天后收口。一般无全身症状。重者，多因痱子搔抓引起，则可遍体发生，少则几个，多则数十个，或有簇生在一起，状如满天星布（俗称珠疖），破流脓水成片，局部潮红胀痛，并伴有恶寒、发热、头痛、口苦舌干、便秘溲赤等全身症状。

4. 蝼蛄疖 多发于儿童头部。临床常见两种类型，一种是坚硬型，疮形肿势虽小，但跟脚坚硬，溃破出脓而坚硬不退，疮口愈合后易复发，常为一处未愈，他处又生；一种是多发型，疮大如梅李，相连三五枚，溃破脓出，不易愈合，日久头皮窜空，如蝼蛄串穴之状。

5. 疖病 多见于 20～40 岁的青壮年男性，好发于项后发际、背部、臀部。临床常见两种类型：一种是在一定的部位，即在原发疖肿处或附近，继续衍生，几个到几十个，反复发作，缠绵不休，经年不愈；一种是在身体各处，散发疖肿，几个到几十个，一处将愈，他处继发，或间隔周余、月余再发。可伴有大便干结，小便黄赤，口干唇燥等症。

6. 辅助检查 可进行血常规、血糖、免疫功能等方面的检查。

7. 鉴别诊断

（1）痈：表面多个蜂窝头脓栓，局部红肿热痛明显，全身症状严重。

（2）大汗腺炎：发展缓慢，炎症浸润较轻，可形成脓肿，但可出现脓栓，仅发生在腋窝、肛门、外阴、乳晕等大汗腺部位。

五、治　疗

（一）常用化学药物及现代技术

（1）一般疗法：注意皮肤卫生，避免搔抓摩擦。

（2）全身治疗：分离培养疖病病灶细菌，进行药物敏感试验，选用致病菌敏感的抗生素内服或局部治疗，如头孢菌类内服，或红霉素软膏外用。对顽固性反复性发作的疖病可注射丙种球蛋白，亦可注射自身菌苗。

（3）局部治疗：局部可涂莫匹罗星软膏或聚维酮碘溶液，也可用夫西地酸乳膏。早期促进吸收，可用热敷或20%～30%鱼石脂软膏局部厚敷，亦可用20%鱼石脂酊涂布，如已化脓，可切开排脓引流，忌挤捏和早期切开。

（4）其他方法：可选用紫外线、超短波及音频电疗等疗法。

（二）中成药名方治疗

疖肿中医治疗以清热解毒为主，根据感邪因素及临床表现的不同，或清暑化湿，或养阴固本，或健脾和胃。中医药治疗疖，不同于西药单纯抗生素抑菌或杀菌，中医药治疗疖的核心是辨证施治，中药的多靶点、多环节作用，不仅改善了症状，不易出现细菌的耐药性，还可提高机体免疫力，减少本病复发。

第二节　中成药名方的辨证分类与药效[5-8]

中药治疗疖是辨证用药，中成药名方的常见辨证分类及其主要药效如下：

疖因在夏秋季节感受暑湿热毒之邪而生，脏腑蕴热，毒从内发，留恋肌肤，气血壅滞，热腐成脓，患处突起如锥，灼热疼痛，或有发热、口渴，舌红苔黄，脉数。

暑热外侵及暑湿蕴结者主要病理变化是病原微生物感染，外周血白细胞及中性粒细胞比例升高，常伴有炎症、发热等症状。

清热祛湿药具有抗病原微生物、抗炎、镇痛及解热的作用，有些药物还有免疫调节作用。

常用中成药：老鹳草软膏、万通炎康片、众生丸、六应丸、六神丸、龙珠软膏、点舌丸（梅花点舌丹）、疮疡膏、生肌散、疔毒丸、白降丹、红升丹、消炎解毒丸（见第十九章）、五妙水仙膏（见第二十四章）。

参 考 文 献

[1] 李伯埙. 现代实用皮肤病学[M]. 西安：世界图书出版公司，2007.

[2] 刘辅仁. 实用皮肤病学[M]. 北京：人民卫生出版社，2005.

[3] 袁兆庄，张合恩，苑飙，等. 实用中西医结合皮肤病学[M]. 北京：中国协和医科大学出版社，2007.

[4] 李曰庆. 中医外科学[M]. 北京：中国中医药出版社，2012：55-58.

[5] 李克卉，杨俊，李志华. 中西医结合治疗疖肿54例[J]. 国医论坛，1999，14（3）：4.

[6] 梁润旋，刘荣坤. 中西医结合治疗鼻疖[J]. 暨南大学学报（自然科学与医学版），1995，16（4）：105-106.

[7] 周涛. 疖的治疗[N]. 中国中医药报，2015-10-26（005）.

[8] 彭靖欧，李俊彪. 小儿疖疮的中医治疗体会[J]. 新中医，1993，（1）：51-52

（河南中医药大学　方晓艳、宋亚刚）

第三节　中成药名方

清热解毒类

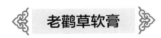

【药物组成】　老鹳草。

【处方来源】　研制方。《中国药典》（2015年版）。

【功能与主治】　除湿解毒，收敛生肌。用于湿毒蕴结所致的湿疹、痈、疔、疮、疖及小面积水火烫伤。

【药效】　主要药效如下[1-3]：

1. 抗病原微生物　疖属感染性皮肤病，临床较为多见，主要致病菌是金黄色葡萄球菌，其次是表皮葡萄球菌。实验研究表明老鹳草软膏对大肠杆菌、枯草杆菌、金黄色葡萄球菌有显著抑制作用，老鹳草软膏还有抗病毒等药理作用，与其除湿解毒功效相符。

2. 抗炎、镇痛　疖的发病特点是患处皮肤色红、灼热、疼痛、易脓、易溃。病原微生物感染是其主要病因，而炎症、疼痛是其主要临床表现。实验研究表明老鹳草提取物可明显抑制由二甲苯所致的小鼠耳肿胀，减少由乙酸所致的小鼠扭体次数，具有抗炎、镇痛作用（图21-1）。

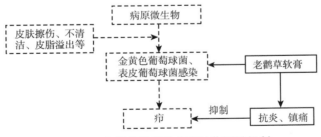

图 21-1　老鹳草软膏治疗疖的作用及机制

- - - - - 病理；────药效

【临床应用】　主要用于下列病症[4-8]。

1. 疖　老鹳草软膏用于治疗湿毒蕴结所致的疖，本品可缓解局部疖所致灼热疼痛、发热的症状，促进创面愈合。疖病原菌主要是金黄色葡萄球菌，其次是表皮葡萄球菌或链球菌，常伴有外周血白细胞及中性粒细胞比例升高。老鹳草软膏有除湿解毒、收敛生肌的功效，抗病原微生物、抗炎、镇痛等药理作用，能使局部红肿症状明显减轻，脓液分泌减少或完全消失，无疼痛。

2. 湿疹、痒疹　湿疹与金黄色葡萄球菌的感染、炎症因子和过敏递质的释放等有关，老鹳草软膏有抗菌、抗炎等作用，能明显减轻湿疹的瘙痒、炎症红斑、渗出等症状，是治疗湿疹，尤其是治疗小儿痒疹安全、方便的药物。

3. 褥疮、脓疱疮、毛囊炎　褥疮、脓疱疮、毛囊炎等感染性皮肤病，临床多见。对褥疮合并金黄色葡萄球菌或大肠杆菌感染者，老鹳草软膏能明显缩小创面，使创面干燥、红润、无渗液、肉芽组织生长，与其有显著抗菌作用及清热解毒、除湿止痒、收敛生肌的功效相关。

【不良反应】　尚未见报道。

【使用注意】　①孕妇慎用。②过敏体质者慎用。③不可内服。

【用法与用量】　外用。涂敷患处，一日1次。

参 考 文 献

[1] 宋华. 老鹳草的药理作用研究进展[J]. 中草药，1997，28（10）：132-133.

[2] 金晴昊，崔京浩，郭建鹏. 老鹳草的研究进展[J]. 时珍国医国药，2005，16（9）：840-841.

[3] 胡迎庆，刘岱琳，周运筹，等. 老鹳草的抗炎、镇痛活性研究[J]. 西北药学杂志，2003，18（3）：113.

[4] 贾宁. 老鹳草软膏治疗感染性皮肤病40例[J]. 中国民间疗法，2011，19（9）：21.

[5] 姜俊凤. 老鹳草软膏外用治疗早期黄水疮[J]. 中国民间疗法，2010，18（1）：71.

[6] 许丹. 老鹳草软膏治疗肛周湿疹120例分析[J]. 中国误诊学杂志，2007，7（18）：4318.

[7] 田利. 老鹳草软膏治疗小儿痒疹93例[J]. 医药导报，2008，27（8）：953-954.

[8] 陈如梅. 老鹳草软膏治疗褥疮21例疗效观察[J]. 新医学，2008，39（11）：715.

（河南中医药大学　方晓艳、魏珍珍）

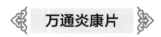

万通炎康片

【药物组成】　苦玄参、肿节风。

【处方来源】　研制方。《中国药典》（2015年版）。

【功能与主治】　疏风清热，解毒消肿；主要用于外感风热所致的咽部红肿、牙龈红肿、疮疖肿痛；急慢性咽炎、扁桃体炎、牙龈炎、疮疖见上述证候者。

【药效】　主要药效如下[1]：

1. 抗炎、镇痛　疖的发病特点是患处皮肤色红、灼热、疼痛、易脓、易溃。病原微生物感染是其主要病因，炎症、疼痛是其主要临床表现。抗炎、镇痛能明显改善临床症状，万通炎康片能明显抑制乙酸所致小鼠腹腔毛细血管通透性增加，减少炎性渗出，对乙酸所致小鼠扭体反应有一定抑制作用，体现出较好的抗炎和镇痛作用。

2. 抗病原微生物　疖主要致病菌是金黄色葡萄球菌，其次是表皮葡萄球菌。实验研究表明本品对表皮局部金黄色葡萄球菌、表皮葡萄球菌均有显著抑制作用，体现出较好的抑菌效果。

【临床应用】　主要用于外感风热型疖[2]。

1. 疮疖　万通炎康片用于治疗外感风热所致的疖，症见患处皮肤色红、灼热、疼痛、易脓、易溃，伴有局部红肿疼痛等，本品具有疏风清热、解毒消肿的功效，可缓解局部疖所致红肿疼痛、发热及化脓的症状。本药可抗炎、镇痛，对疮疖临床症状具有较好缓解作用。

2. 咽炎　咽喉部是人体较为敏感和娇嫩的部位，咽喉部炎症常伴有咽喉部干燥、干痒、咳嗽甚至发热等不适症状，万通炎康片治疗咽喉炎症能获得明显疗效，尤其是对急性炎症疗效较为理想，但对急性炎症伴高热和全身症状者，需配合抗生素治疗才能获得最佳疗效。

3. 扁桃体炎　本品可用于扁桃体炎，症见喉核红肿、疼痛剧烈，或化脓，吞咽困难者。

4. 牙周炎　本品可用于牙周炎，症见牙龈肿痛，或牙龈萎缩，口干，口臭。

【不良反应】　尚未见报道。

【使用注意】　①脾胃虚寒者慎用。②服药期间忌食辛辣油腻食物。③老人、儿童及素体脾胃虚弱者慎用。

【用法与用量】　口服。薄膜衣片：小片一次 3 片，重症一次 4 片，一日 3 次；大片一次 2 片，重症一次 3 片，一日 3 次。糖衣片：一次 6 片，重症一次 9 片，一日 3 次；小儿酌减。

参 考 文 献

[1] 蒋珍藕，刘元，黄凤娇. 清火解毒片的药效学研究[J]. 云南中医中药杂志，2003，24（6）：26-27.
[2] 梁毫. 万通炎康片治疗咽喉部炎症 100 例疗效观察[J]. 中国综合临床，1999，15（2）：170.

（河南中医药大学　方晓艳、魏珍珍）

众 生 丸

【药物组成】　蒲公英、紫花地丁、黄芩、天花粉、玄参、夏枯草、板蓝根、人工牛黄、胆南星、虎杖、柴胡、防风、赤芍、当归、皂角刺、白芷、岗梅。

【处方来源】　研制方。国药准字 Z44023769。

【功能与主治】　清热解毒，活血凉血，消炎止痛。用于上呼吸道感染，急、慢性咽喉炎，急性扁桃体炎，疮毒等症。

【药效】　主要药效如下[1-4]：

1. 抗病原微生物　疖的发病与金黄色葡萄球菌、表皮葡萄球菌等病原微生物感染有关，众生丸清热解毒之力较强，研究表明众生丸对金黄色葡萄球菌、甲型溶血性链球菌、乙型溶血性链球菌、肺炎球菌等引起呼吸道感染的常见病原菌和条件致病菌均有不同程度的抑制作用，其中对金黄色葡萄球菌、乙型溶血性链球菌作用稍强。对禽流感病毒有一定抑制作用，体外实验表明众生丸在一定浓度可抑制 I 型疱疹病毒，增加药物浓度可抑制甲 3 型流感病毒，部分抑制呼吸道合胞病毒及 III 型副流感病毒，对鼻病毒无抑制作用。众生丸除了直接抗病毒外，还可调节免疫而提高染毒小鼠存活率。

2. 抗炎、解热　病原微生物感染往往伴随炎症、疼痛和发热表现，疖的临床表现除炎症和疼痛外，还常伴随有发热症状。实验表明众生丸能明显抑制 H9N2 禽流感病毒致小鼠肺部炎症反应。众生丸能显著降低酵母所致大鼠及内毒素致家兔体温升高。众生丸抗病原微生物、抗炎及解热作用是其清热解毒的药理学基础之一。

【临床应用】 主要用于疖肿气血凝滞型[5-7]。

1. 疖肿 众生丸用于治疗肺胃热盛，或外伤染毒，经络阻隔，气血凝滞而致疔肿，症见皮肤疖肿，局部红肿、疼痛等见上述证候者。本品清热解毒之力强，素有"中药抗生素"的美誉，可缓解疖肿引起的红肿疼痛、发热的症状。

2. 急、慢性咽炎 众生丸能明显改善急性咽炎患者的咽部疼痛及局部体征积分，降低白细胞总数，显示出较好的临床疗效，这也与众生丸清热解毒、活血化痰、消肿止痛功效相关。

3. 复发性口腔溃疡 众生丸能使复发性口腔溃疡患者口腔总溃疡数或溃疡面积减少，疼痛明显减轻，复发时间在原复发的基础上延长，加快溃疡面愈合速度，与大蒜素胶囊合用，效果更明显。

4. 扁桃体炎 本品可用于扁桃体炎，症见喉核红肿、疼痛剧烈，吞咽困难，口干口渴症。

【不良反应】 尚未见报道。

【使用注意】 ①虚火喉痹、乳蛾及阴疽漫肿者慎用。②服药期间忌食辛辣油腻食物。③老人、儿童及素体脾胃虚弱者慎用。

【用法与用量】 口服，一次4～6丸，一日3次；外用，捣碎，用冷开水调匀，涂患处。

参 考 文 献

[1] 荣向路，邢燕红，吴清和，等. 众生胶囊改剂型主要药效学研究[J]. 中药材，2005，28（9）：786-790.

[2] 荣向路，周杰. 众生丸抗病原微生物及解热作用的研究[J]. 中药材，2002，25（10）：732-734.

[3] 李耿，陈纹平，陈建新，等. 众生丸体内抗H9N2亚型禽流感病毒的研究[J]. 中华中医药杂志（原中国医药学报），2011，26（8）：1816-1819.

[4] 戴卫平，李耿，申小花，等. 众生丸对H1N1流感小鼠的保护及免疫调节作用研究[J]. 环球中医药，2015，8（4）：395-399.

[5] 朱厚曦，柴峰，曹波. 众生丸治疗急性咽炎（风热证）临床研究[J]. 海峡药学，2014，26（5）：67-70.

[6] 冯璐，房莉萍，丛鹏. 众生丸治疗中度急性咽炎80例临床观察[J]. 广东医学，2005，26（5）：697-698.

[7] 吴红生，李雄，刘亮方. 众生丸治疗复发性口腔溃疡的临床效果[J]. 中国医药导报，2016，13（31）：120-123.

（河南中医药大学　方晓艳、魏珍珍）

❧ 六 应 丸 ❧

【药物组成】 牛黄、蟾酥、雄黄、冰片、珍珠、丁香。

【处方来源】 清·雷允上《雷允上诵芳堂方》六神丸的化裁方。《中国药典》（2015年版）。

【功能与主治】 清热解毒，消肿止痛。用于火毒内盛所致的喉痹、乳蛾，症见咽喉肿痛、口苦咽干、喉核红肿；咽喉炎、扁桃体炎见上述证候者。亦用于疖痈疮疡及虫咬肿痛。

【药效】 主要药效如下[1]：

1. 抗炎、镇痛 炎症和疼痛是疖的主要症状。实验研究表明六应丸能显著抑制乙酸引起的小鼠扭体反应，但对热板刺激所引起的疼痛镇痛作用不明显，表明六应丸对化学刺激有较好的镇痛效果，对热刺激导致的疼痛，其镇痛作用较弱；另外六应丸能明显缓解二甲苯所致小鼠的耳肿胀，并能显著抑制酵母所致大鼠足趾肿胀，且其抑制作用随着剂量的加大而增强，体现出一定的抗炎、镇痛作用。

2. 抗病原微生物　金黄色葡萄球菌是疖的主要致病菌，其次是表皮葡萄球菌。实验研究表明本品对表皮局部金黄色葡萄球菌、表皮葡萄球菌均有显著抑制作用，体现出较好的抑菌效果。

【临床应用】　主要用于热毒蕴结型疖肿[2-6]。

1. 疖肿　六应丸用于治疗火毒内盛、热毒蕴结所致的疖痈疮疡，症见局部红肿发热，热腐成脓，患处突起如锥，灼热疼痛，或有发热、口渴者。六应丸治疗疖肿，内服或外敷均可收到良好效果；外敷时，局部先按外科常规消毒，将六应丸研为细粉，用醋调匀，涂于疮面，治疗疖肿治愈率高，方法简便，患者无大痛苦，易于接受。

2. 急性咽炎、扁桃体炎　系由火毒内盛所致。症见咽喉肿痛，吞咽困难、发热等症。六应丸具有解毒、抗炎、消肿、止痛等作用，内服能明显减轻急性扁桃体炎、急性咽炎患者的身热、咽痛及咽部炎症等。

3. 喉源性咳嗽　是由咽喉疾病所引起的咳嗽，咽痒如蚁行或有异物痰阻咽喉之感，干咳无痰。六应丸合黄氏响声丸内服，可减轻咳嗽症状。

4. 智齿冠周炎　是由于智齿盲袋残留食物残渣引起的急性炎症反应，六应丸（或压扁）放置于智齿周围盲袋内，根据盲袋的大小、深浅，在不同位置放置 2～4 粒，可以起到很好的治疗作用。对脓肿形成的患者需切开引流，合并全身中毒症状者，给予抗生素治疗。

【不良反应】　①常规剂量一般无明显副作用，个别患者服药后有胃部不适感觉，经停药后及改在饭后服用，副作用可避免或减少。②过敏反应：1 例患者出现咽喉疼痛，发热，颜面、双眼、鼻梁均焮红肿痛，头痛，口干苦，甚至出现面部水疱，口腔黏膜溃烂，心慌等症。

【使用注意】　①阴虚火旺者慎用。②老人、儿童及素体脾胃虚弱者慎用。③服药期间忌食辛辣油腻食物。④本品含蟾酥、雄黄，有毒，不宜过量久用。

【用法与用量】　饭后服，一次 10 丸，儿童一次 5 丸，婴儿一次 2 丸，一日 3 次；外用，以冷开水或醋调敷患处。

参 考 文 献

[1] 孙婷，邹赢锌，金贻铎. 六应丸抗炎和镇痛活性的实验研究[J]. 药学服务与研究，2010，10（1）：27-29.

[2] 左国栋. 六应丸内服加外敷治疗疖肿的初步观察[J]. 中成药研究，1985，（4）：25.

[3] 顾乃强，奚永林. 六应丸临床疗效观察[J]. 中成药研究，1983，（7）：21.

[4] 刘力群，赵丽萍. 六应丸局部外敷治愈智齿冠周炎 113 例[J]. 黑龙江中医药，1996，（2）：22.

[5] 龚树春. 六应丸合黄氏响声丸治疗喉源性咳嗽 95 例[J]. 实用中医药杂志，1998，14（1）：11.

[6] 张志英，包高文，王志强. "六应丸"引起过敏性皮炎 1 例报道[J]. 中医杂志，1982，（12）：7.

（河南中医药大学　方晓艳、魏珍珍）

六　神　丸

【药物组成】　麝香、珍珠粉、牛黄、雄黄、冰片、蟾酥。

【处方来源】　清·雷允上《雷允上诵芳堂方》。国药准字 Z20020069。

【功能与主治】　清凉解毒，消炎止痛。用于烂喉丹痧，咽喉肿痛，喉风喉痈，单双乳蛾，小儿热疖，痈疡疔疮，乳痈发背，无名肿毒。

【药效】　主要药效如下[1-3]：

1. 抗炎、镇痛　病原微生物感染往往伴随有炎症和疼痛反应，炎症和疼痛是疖的主要临床症状。实验研究表明六神丸能明显减轻蛋清所致的大鼠关节肿胀，减轻炎症反应，六神丸 84mg/kg 和水杨酸钠 250mg/kg 的抗炎效果几乎相等。六神丸对冰醋酸所致小鼠扭体反应有显著抑制作用，六神丸 90mg/kg 和哌替啶 10mg/kg 的镇痛效果几乎相等，可见六神丸具有较好的抗炎、镇痛作用。

2. 提高免疫力　免疫力低下也是诱发疖肿的主要原因，六神丸可明显增强小鼠腹腔巨噬细胞的吞噬功能，使吞噬百分率和吞噬指数明显增加，表明六神丸能提高机体非特异性免疫功能，增强抗感染能力。

3. 抗病原微生物　金黄色葡萄球菌、表皮葡萄球菌是疖的主要致病菌，本品对疖肿表皮局部金黄色葡萄球菌、表皮葡萄球菌均有显著抑制作用，体现出较好的抑菌效果。

【临床应用】　主要用于热毒蕴蒸型疖肿[4-7]。

1. 疖肿　六神丸用于脏腑蕴热，火毒结聚，热毒蕴蒸肌肤而致疖肿，症见局部红肿发热，热腐成脓，患处突起如锥，灼热疼痛者。六神丸糊剂涂抹疖肿，使疼痛肿胀明显减轻，疖头自破，脓液流出，减少炎性渗出，炎症消退，缩短恢复时间。

2. 急慢性咽炎　因热毒炽盛、上灼咽喉而致。六神丸能显著改善和消除急性咽炎风热证患者的咽痛症状。六神丸联合喜炎平雾化吸入治疗慢性咽炎，咽部疼痛、喑哑、黏膜发干和充血水肿症状消失，减轻时间较西瓜霜喷剂加庆大霉素雾化吸入治疗明显缩短。

3. 扁桃体炎　因肺胃热盛，热毒循经上攻咽喉，搏结于咽而致。六神丸加蜂蜜外搽（红肿的扁桃体及咽喉红肿的前上方），可清热解毒利咽、抗菌消炎、消肿止痛，促进咽炎、扁桃体炎恢复。

此外，本品还有用于治疗睑腺炎、急性智齿冠周炎的报道。

【不良反应】　①过量使用容易出现以下毒性及不良反应[8]：消化系统症状，恶心、呕吐、腹泻、腹痛等消化刺激等症；呼吸系统症状，过量使用还可出现呼吸困难，双肺痰鸣音及湿啰音，呼吸衰竭等呼吸系统反应；循环系统症状，可出现四肢冰冷或湿冷，末梢发绀，脉弱，心律慢，心音低，窦性心动过缓，传导阻滞及心动过速等反应；神经精神系统症状，可见烦躁不安、嗜睡或昏睡、神志不清。严重者可出现痉挛、抽搐，新生儿可表现为觅食、吸吮、拥抱反射均消失。血液系统，鼻衄、紫癜。严重中毒时可见皮肤干燥、弹性差、脱水等酸中毒表现，甚或出现休克。②过敏症状：过敏性休克、局限性血管神经性水肿、过敏性紫癜、药疹、脱毛、接触性皮炎等。③收缩子宫：可能由六神丸中麝香所致，孕妇应禁用。

【使用注意】　①阴虚火旺者慎用，过敏体质者慎用。②服药期间进食流质或半流质饮食。忌食辛辣、油腻、鱼腥食物，戒烟酒。③老人、儿童及素体脾胃虚弱者慎用。④本品含蟾酥、雄黄有毒药物，不宜过量、久用。⑤本品外用不可入眼。⑥药品性状发生改变时禁止使用。⑦六神丸含有麝香运动员慎用、孕妇应禁用。

【用法与用量】　口服。一日 3 次，温开水吞服；1 岁一次服 1 粒，2 岁一次服 2 粒，

3 岁一次服 3～4 粒，4～8 岁一次服 5～6 粒，9～10 岁一次服 8～9 粒，成人一次服 10 粒。另可外敷在皮肤红肿处，以丸数十粒，用冷开水或米醋少许，盛食匙中化散，敷搽四周，每日数次，常保潮湿，直至肿退为止。如红肿已将出脓或已穿烂，切勿再敷。

参 考 文 献

[1] 沈金荣，康爱仙，周国伟，等. 六神丸药理作用的研究[J]. 中成药研究，1983，（1）：33-36.
[2] 孙婷，邹赢锌，金贻铎. 六应丸抗炎和镇痛活性的实验研究[J]. 药学服务与研究，2010，10（1）：27-29.
[3] 郑国华，王桂红. 六神丸的临床应用和药理研究进展[J]. 湖北中医杂志，1996，18（4）：56-57.
[4] 朱国琴，薛艳清，李松林. 六神丸治疗急性咽炎的临床研究[J]. 中国医药科学，2015，5（3）：83-85，93.
[5] 严长青，陈毛毛. 六神丸联合喜炎平雾化吸入治疗慢性咽炎 40 例[J]. 长春中医药大学学报，2011，27（1）：123-124.
[6] 张启迪. 六神丸加蜂蜜外搽治疗疖炎合并咽炎扁桃体炎[J]. 湖北中医杂志，1998，20（4）：37-38.
[7] 牟秀华，江世敏，姜新敏. 六神丸局部应用治疗疖肿 120 例[J]. 中医函授通讯，1999，18（2）：50.
[8] 胡明灿. 六神丸的不良反应及其探讨[J]. 中西医结合杂志，1991，11（9）：563-564.

（河南中医药大学　方晓艳、魏珍珍）

龙 珠 软 膏

【药物组成】　炉甘石（煅）、冰片、人工牛黄、人工麝香、珍珠（制）、硼砂、硇砂、琥珀。

【处方来源】　研制方。国药准字 Z10950017。

【功能与主治】　清热解毒，消肿止痛，祛腐生肌。适用于疮疖、红、肿、热、痛及轻度烫伤。

【药效】　主要药效如下[1, 2]：

1. 抗病原微生物　疖的主要病因为病原微生物感染，其致病菌大多为金黄色葡萄球菌和表皮葡萄球菌。现代药理实验表明该药对常见具有耐药性的致病菌如金黄色葡萄球菌、表皮葡萄球菌、溶血性链球菌、大肠杆菌、铜绿假单胞菌、变形杆菌具有较强的抑制作用。

2. 促进创面愈合　疖的发病特点是患处皮肤色红、灼热、疼痛、易脓、易溃。家兔实验性皮肤溃疡实验中，该药具有抗炎，促进伤口愈合及消肿，止痛、活血化瘀的功效，对溃疡部坏死物及炎性渗出物的吸收、肉芽组织的形成，表皮的增生，均有促进作用。

3. 抗炎　炎症、疼痛是疖的主要临床表现。实验研究表明该药对二硝基氟苯诱发小鼠变应性接触性皮炎具有明显的抑制作用，能降低二硝基氟苯诱发小鼠变应性接触性皮炎的耳郭肿胀度。

【临床应用】　主要用于热毒蕴肤所致的疖肿、痈[3-14]。

1. 疖、痈等感染性皮肤病　龙珠软膏用于火毒结聚，热毒蕴蒸肌肤所致疖肿，症见局部红、肿、热、痛，患处突起如锥，热腐成脓，久不收口者。龙珠软膏可有效抑制大肠杆菌、铜绿假单胞菌、溶血性链球菌等。龙珠软膏可消除局部炎症，减轻疼痛，促进肉芽组织生长和创面愈合。联合红光照射更有效，患者依从性好。该药物还具备润滑、柔软等特点，使患者使用的时候不会产生黏糊感，且无明显副作用。

2. 肛肠术后创面愈合　创面愈合及吻合口感染是影响术后治疗质量的重要指标，该药可抑制革兰氏阳性菌及阴性菌生长，防腐生肌，防止瘢痕形成。龙珠软膏可改善局部微循环，减轻炎性渗出，控制感染；缩短肛肠病术后患者疼痛持续时间、创面愈合时间，预防创面感染，降低色素沉着及瘢痕形成的发生率；对各类型吻合器痔环切术术后减轻疼痛、红肿，促进创面愈合及防止创口感染有明显疗效；联合中药熏洗能缓解术后疼痛、加快创面愈合；合用红霉素软膏对肛裂术后创面愈合疗效确切。

3. 肛裂　肛裂主要由于燥火、湿热、血虚等引起大便秘结所致，龙珠软膏适用于Ⅰ期和Ⅱ期肛裂或有轻度并发症的Ⅲ期肛裂，疗效显著，后遗症少，结合内科治疗，使大便通畅，减少对肛管的损伤刺激，减少复发。配合消痔灵注射法治疗，效果显著，患者痛苦少，无不良反应和后遗症，治疗效率高。

【不良反应】　尚未见报道。

【使用注意】　①孕妇慎用。②不可久用。③不可内服。④若用药后出现皮肤过敏反应需及时停用。⑤忌食辛辣、油腻食物及海鲜等发物。

【用法与用量】　外用，取适量药膏涂抹患处，或摊于纱布上贴患处，每日 1 次，溃前涂药宜厚，溃后涂药宜薄。

参 考 文 献

[1] 胡威，马源源，宋伟，等. 龙珠软膏对变应性接触性皮炎作用研究[J]. 中国药师，2017，20（8）：1360-1363.
[2] 曾凡波，崔小瑞，周漠炯. 龙珠软膏治疗烧、烫伤的药效学研究[J]. 中国中医药科技，2001，（4）：240-241.
[3] 霍伟红，任建军，刘红娟，等. 龙珠软膏联合红光照射治疗感染性皮肤病的疗效观察[J]. 中国现代药物应用，2010，4（22）：168-169.
[4] 曹诗斌. 龙珠软膏治疗耳鼻喉腔道皮肤感染的耳鼻喉分析[J]. 世界最新医学信息文摘，2015，15（63）：72.
[5] 李艳梅. 红光照射治疗感染性皮肤病的临床效果分析[J]. 中国民族民间医药，2013，22（11）：93.
[6] 王宝光. 龙珠软膏治疗I期肛裂 34 例[J]. 医药导报，2010，29（2）：209-210.
[7] 黄蘋，林佩緘，林雪贞. 龙珠软膏联合消痔灵注射治疗陈旧性肛裂 109 例临床分析[J]. 现代医药卫生，2012，28（9）：1318-1320.
[8] 张天武. 龙珠软膏促进 PPH 术后创面愈合的临床观察[J]. 中国社区医师，2015，31（19）：86-88.
[9] 李昆伦，马辉. 龙珠软膏促进肛周脓肿术后创面愈合的临床观察[J]. 新疆中医药，2016，34（3）：31-32.
[10] 卢彦，李忠礼，罗绍泽. 苦参汤加减联合龙珠软膏促进混合痔术后创面愈合临床观察[J]. 实用中医药杂志，2017，33（12）：1445-1446.
[11] 林哲人，郑勇. 龙珠软膏合用红霉素软膏对肛裂术后创面愈合的影响[J]. 航空航天医学杂志，2013，24（6）：735-736.
[12] 刘翔，王建茹. 龙珠软膏对 CO-2 激光术后创面修复作用的临床观察[J]. 世界中西医结合杂志，2013，8（10）：1047-1048.
[13] 袁顺蕊. 龙珠软膏在肛肠病术后促进创面愈合的疗效观察[J]. 中国当代医药，2010，17（7）：86.
[14] 陈晓飞，周继勇. 龙珠软膏促进肛瘘术后创面愈合的疗效分析[J]. 中外医学研究，2013，11（1）：17-18.

（河南中医药大学　方晓艳、魏珍珍）

点舌丸（梅花点舌丹）

【药物组成】　牛黄、珍珠、人工麝香、蟾酥（制）、熊胆粉、雄黄、朱砂、硼砂、葶苈子、乳香（制）、没药（制）、血竭、沉香、冰片。

【处方来源】　清·王维德《外科证治全生集》。《中国药典》（2015 年版）。

【功能与主治】　清热解毒，消肿止痛。用于火毒内盛所致的疔疮痈肿初起、咽喉牙龈肿痛、口舌生疮。

【药效】　主要药效如下[1-4]：

1. 增强免疫功能　免疫力低下是疖发病的主要原因之一。实验研究表明该药能增加小鼠免疫器官胸腺及脾脏的重量，提高腹腔巨噬细胞的吞噬功能，促进溶血素形成，提高机体免疫功能。尤其对免疫低下机体及荷瘤小鼠可明显增强免疫功能，亦可提高白血病小鼠 NK 细胞的杀伤活性。

2. 抗病原微生物　金黄色葡萄球菌和表皮葡萄球菌是疖发病主要原因，本品有抗病原微生物的作用，可抑制致病菌在局部繁殖。

3. 抗炎、镇痛　疖肿溃疡创面伴随着炎症和疼痛的发生，本品有抗炎和镇痛作用，可以抑制局部炎症，缓解创面红肿热痛的症状。

4. 抗肿瘤　对小鼠移植性肿瘤的生长有不同程度的抑制作用，以对肉瘤 S-180 的抑制作用较强；IL-2 和梅花点舌丹联合应用可增强对肿瘤细胞的抑制作用；可抑制 L_{7212} 白血病细胞的生长；可恢复 L_{7212} 白血病小鼠 CK 分泌水平，提高机体杀伤肿瘤的可能性。

【临床应用】　主要用于火毒内盛型疖肿[5-9]。

1. 疖肿　点舌丸用于火毒内盛所致的疔疮痈肿初起，症见局部红、肿、热、痛，患处突起如锥者。疖肿为损伤肌肤，风邪热毒乘机外袭，内犯脏腑，内外邪毒壅聚，以致气血凝滞而致。治疗采用泻火解毒、消肿止痛、清营凉血。梅花点舌丹具有清热解毒、消肿止痛的功效，对火毒内盛所致的疔疮痈肿初起具有较好治疗效果，能够缓解局部红、肿、热、痛等症状。本品协同化学药物治疗儿童鼻疖可明显缩短疗程，并可迅速减轻儿童疖肿部疼，同时对鼻疖引起的发热、颜面肿胀均有明显疗效。

2. 复发性口腔溃疡　是口腔黏膜病中最常见的疾病，溃疡以反复发作、疼痛时轻时重、影响进食与睡眠、久治不愈为特点。现代医学对其发病原因尚不明确，认为与免疫异常、内分泌紊乱有关，梅花点舌丹能调节免疫功能；与传统的治疗方药比较，该药能迅速减轻和消除疼痛，消除黏膜水肿，促进溃疡愈合，明显缩短溃疡愈合期，而且可以延长复发周期，临床治疗量未见明显的不良反应；联合激光治疗，疗效显著。

3. 白血病　是造血系统的一种恶性肿瘤，临床症状复杂，预后较差。慢性粒细胞白血病为白血病的常见类型之一，是以骨髓粒系受损为主的恶性增生性疾病。梅花点舌丹既能抑制白血病细胞对机体主要脏器的浸润和损害，又能调节机体的免疫功能，可用于治疗白血病，改善血象、骨髓象，延长患者生存期。

【不良反应】　尚未见报道。

【使用注意】　①过敏体质者慎用。②本品含乳香、没药，脾胃虚弱者慎用。③儿童、年老体弱者应在医师指导下使用。儿童必须在成人监护下使用。④运动员慎用，或在医师指导下使用。⑤用药期间，饮食宜清淡，忌食辛辣、油腻之品，并应戒烟戒酒。⑥本品含有毒中药蟾酥、雄黄、朱砂，不宜过量使用或长期使用。⑦本品含有蟾酥，外用不可入目。⑧本品外用时，应首先清洁患处，将药用醋化开敷于患处。

【用法与用量】　水丸剂：每 10 粒重 1g，一次 3 粒，一日 1～2 次，先饮温开水一口，将药放在舌上，以口麻为度，再用温开水或温黄酒送下。外用时，以醋化开，敷于患处。

参 考 文 献

[1] 李先荣，李奉惠，刘毅. 梅花点舌丹免疫药理作用的研究[J]. 山西中医，1986，2（4）：26-29.

[2] 李先荣，刘德宽，张燚，等. 梅花点舌丹抗肿瘤作用实验研究[J]. 中成药研究，1982，1（6）：30-33.

[3] 党艳梅，姜鲁宁，朱怀甫，等. 梅花点舌丹与 IL-2 联用对荷瘤小鼠红细胞免疫功能的影响[J]. 山东医药，2002，42（18）：23-24.

[4] 戴锡孟，柯富扬，戴锡珍，等. 梅花点舌丹抗 L$_{7212}$ 小鼠白血病的实验研究[J]. 中国中西医结合杂志，1997，17（51）：120-123.

[5] 楼正才，陈家海，楼兴华，等. 中西医结合治疗儿童鼻疖疗效观察[J]. 中国中西医结合耳鼻咽喉科杂志，2004，10（1）：33.

[6] 张梅. 梅花点舌丹治疗复发性口腔溃疡临床观察[J]. 河北医药，2010，32（4）：456-457.

[7] 张梅，尹清志，丁宗强，等. 半导体激光联合梅花点舌丹治疗复发性口腔溃疡疗效观察[J]. 中国误诊学杂志，2010，10（16）：3806.

[8] 梅花点舌丹能治白血病[J]. 山东中医杂志，1999，18（6）：45.

[9] 戴锡孟，杨学爽，范宝印，等. 梅花点舌丹治疗白血病及其实验研究[J]. 天津中医，1988，1（6）：14-16.

（河南中医药大学　方晓艳、宋亚刚）

疮 疡 膏

【药物组成】　白芷、血竭、川芎、红花、当归、大黄、升麻、土鳖虫。

【处方来源】　研制方。国药准字 Z42020137。

【功能与主治】　消肿散结，活血化瘀，拔脓生肌。用于慢性下肢溃疡、乳腺炎及疖、痈。

【药效】　主要药效如下[1]：

1. **抗病原微生物**　金黄色葡萄球菌和表皮葡萄球菌为疖的主要致病微生物。现代药理研究发现疮疡膏复方生药乙醇提取液对金黄色葡萄球菌（标准株、耐药株），甲、乙型链球菌及铜绿假单胞菌有一定的抑制作用。

2. **抗炎**　炎症反应是疖的主要临床表现，疮疡膏复方生药乙酸乙酯提取液、疮疡膏成品乙酸乙酯提取液，对巴豆油所致小鼠耳郭肿胀有显著的抗炎作用，将疮疡膏成品直接敷于小鼠耳郭上，亦有显著的抗炎作用，涂药小鼠耳水肿和充血程度明显减轻，体现出一定的抗炎作用。

3. **镇痛**　炎症常伴随疼痛的发生，疮疡膏复方生药和成品的水提取液能明显抑制乙酸和热板所致的小鼠的疼痛反应，体现出一定的镇痛作用。

【临床应用】　主要用于热毒蕴肤型疖肿化脓破溃期[2]。

1. **疖**　疮疡膏用于治疗热毒蕴蒸肌肤而致疖肿，症见局部患处突起如锥，热腐成脓，久溃不愈，灼热疼痛者。疮疡膏治疗疖痈病初期及化脓溃破期，均获得痊愈治疗效果，一般治愈周期为 3～10 天，表明疮疡膏对疖痈病初期的炎症反应有消炎散结作用，对化脓溃破期有拔脓生肌的作用。

2. **溃疡**　疮疡膏对下肢静脉曲张型、外伤和局部炎症型溃疡有较好的疗效，用药后局部肿、痛、热消失。创面用药后能改善局部血循环，促进新肉生长。

【不良反应】　尚未见报道。

【使用注意】　①孕妇忌服。②皮肤过敏者慎用。

【用法与用量】　加温软化，贴于患处。

参 考 文 献

[1] 李志平，杨绍云. 疮疡膏的药理与临床作用[J]. 湖北医药导报，1987，（2）：9.

[2] 章正兴，杨绍云，刘西安. 疮疡膏临床疗效观察[J]. 中成药研究，1987，（12）：16-17.

（河南中医药大学 方晓艳、宋亚刚）

生 肌 散

【药物组成】 象皮（滑石烫）、乳香（醋炙）、没药（醋炙）、血竭、儿茶、冰片、龙骨（煅）、赤石脂。

【处方来源】 研制方。国药准字 Z12020330。

【功能与主治】 解毒生肌。用于疮疖久溃，肌肉不生，久不收口。

【药效】 主要药效如下[1]：

1. 抗炎 疖的主要症状为红、肿，表现出明显的炎症反应。实验研究表明，生肌散可以抑制蛋清所致大鼠足肿胀，减轻炎症反应，显著降低足跖肿胀率；并能抑制二甲苯所致小鼠耳肿胀，抑制小鼠耳郭组织液渗出，减轻炎性反应，体现出一定抗炎作用。

2. 镇痛 疼痛是疖常见症状之一。研究表明，生肌散提取物能降低乙酸所致的小鼠扭体反应次数；能提高小鼠热板反应的痛阈值，具有一定镇痛作用。

3. 改善局部微循环 疮疡也常会造成局部微循环障碍，使局部组织灌流不足，造成组织的缺血、缺氧，影响组织细胞的生理功能。实验发现，局部静脉滴注生肌散醇提物后能显著改善肾上腺素所致小鼠耳郭微循环障碍，扩张微动脉、微静脉管径，并显著增加微血管流速，为创面提供充足的氧和必要的营养物质，使创面组织细胞代谢旺盛，增强局部的免疫功能，促进成纤维细胞增殖，利于上皮细胞爬行，为肉芽的快速生长和创面修复提供条件。

【临床应用】 主要用于热毒蕴肤型疖肿化脓破溃期[2-12]。

1. 疮疡 生肌散用于治疗热毒蕴蒸肌肤而致疖肿化脓破溃期，症见局部患处疮疖久溃，肌肉不生，久不收口，灼热疼痛者。疮疡是指各种致病因素侵袭人体后引起的一切体表化脓感染性疾病的总称，其是临床外科的常见病。生肌散作为中医外科治疗疮疡的常用药物，其在去腐生肌、消肿止痛方面具有显著的功效。外用生肌散治疗疮疡，可有效促进创面愈合，生肌去腐，疗效显著且无不良反应。

2. 褥疮 是由于外因和内因引起的一种复合性溃疡，长期卧床治疗，局部组织血液循环缺血、缺氧异常等因素的影响极易引起褥疮的发生。生肌散能有效改善血液微循环，增强局部组织营养，快速促进褥疮创面组织的修复，提高创面面积减小率；负压引流术联合生肌散外敷治疗，可起到较好协同效果，有效促进创面愈合，缩短恢复时间；局部氧疗联合生肌散外敷能缩短治疗时间并减少并发症，显著提高治愈率。

3. 肛肠术后创面愈合 肛肠病术后由于其开放性创口的特殊性，抗生素使用易耐药、口服止痛药效果不显著等特点，创面愈合往往并不十分理想。临床采用祛腐生肌法，外用中药使有效药物直接作用于创面，促进术后创面愈合，即"药达病所，投之可致"，生肌散术后外用，具有较好的止血作用，去腐生肌，营养创面，可减少创面渗出，形成保护膜，保护创面抗感染，缩短创面愈合时间，疗效显著。

另有文献报道，生肌散联合庆大霉素治疗慢性下肢溃疡，可加速溃疡愈合，有效率高，临床疗效显著。

【不良反应】   尚未见报道。

【使用注意】   ①若用药后出现皮肤过敏反应需及时停用。②不可内服。③忌食辛辣、油腻食物及海鲜等发物。

【用法与用量】   外用。取本品少许，撒于患处。

参 考 文 献

[1] 张长帅，付本懂，申海清，等. 药典方剂生肌散主要药效学试验[J]. 中国兽医学报，2011，31（4）：575-578.

[2] 宋永卫. 生肌散治疗疮疡的效果观察[J]. 中国医药指南，2015，13（9）：208-209.

[3] 李娟. 生肌散外敷治护脑卒中后并发中重度褥疮29例的体会[J]. 中国中医急症，2013，22（2）：343-344.

[4] 袁振山，李永康，梁妙嫦. 生肌散外敷联合负压引流术治疗压疮感染的效果及对炎性因子的影响[J]. 中国民族民间医药，2016，25（8）：90-91.

[5] 李永康，袁振山，梁妙嫦. 生肌散外敷配合负压引流治疗压疮感染39例临床观察[J]. 中国民族民间医药，2016，25（7）：63-64.

[6] 何育红，裴红兰，黄积仓. 生肌散治疗老年病患者压疮的效果评价[J]. 内蒙古中医药，2012，31（4）：146.

[7] 屈雯. 生肌散治疗II期III期压疮的护理观察[J]. 内蒙古中医药，2016，35（5）：169-170.

[8] 刘滋琴，黄玲，高桂珍，等. 局部氧疗联合生肌散治疗褥疮的临床研究[J]. 蛇志，2015，27（1）：40-41.

[9] 周红林，周辉，邱小春. 生肌散促进肛肠术科后创面愈合54例分析[J]. 深圳中西医结合杂志，2012，22（4）：256-258.

[10] 张琳钧. 生肌散治疗糖尿病足26例[J]. 中药药理与临床，2015，31（1）：345-346.

[11] 周月红. 生肌散外敷治疗糖尿病足30例[J]. 中国中医药现代远程教育，2010，8（4）：23-24.

[12] 丁伟宏. 生肌散联合庆大霉素治疗慢性下肢溃疡40例分析[J]. 中国误诊学杂志，2010，10（10）：2447-2448.

（河南中医药大学　方晓艳、宋亚刚）

❀ 疗 毒 丸 ❀

【药物组成】   马钱子炭、麦麸皮炭。

【处方来源】   清·顾世澄《疡医大全》。

【功能与主治】   散血热，消肿痛，通络定痛。用于疔肿、丹毒、缠腰火丹（带状疱疹）。

【药效】   主要药效如下[1]：

1. 解热   局部红、肿、热、痛为疔的主要临床表现，严重可出现发热症状。研究表明疗毒丸能降低大肠杆菌内毒素所致小鼠体温升高，有较好的解热作用。

2. 促进小肠蠕动   疗毒丸能促进套叠的肠管还纳，促进小肠内容物的推进，提高小肠推进率，表明疗毒丸能显著促进小肠蠕动。

3. 抗病原微生物   金黄色葡萄球菌和表皮葡萄球菌是疔的主要致病菌，本品有抗病原微生物的作用，抑制致病菌在局部繁殖。

4. 抗炎、镇痛   疔肿溃疡创面伴随着炎症和疼痛的发生，本品有抗炎和镇痛作用，可以抑制局部炎症，缓解创面红肿热痛的症状。

【临床应用】   主要用于内郁湿火或外感暑湿热毒型疔肿[2-4]。

1. 痛、疮疖   疗毒丸用于治疗内郁湿火、外感暑湿热毒型疔肿，症见患处突起如锥，灼热疼痛，或有发热、口渴，舌红苔黄，脉数者。疗毒丸具有散血热、消肿痛、通络定痛功效，治疗痈、疮疖，不论是发病初期，还是皮肤已破溃流脓期，均有较好的治疗效果。

2. 急性阑尾炎　疗毒丸治疗急性阑尾炎及阑尾穿孔腹膜炎，症状改善明显，且无合并症。

3. 其他　本品还可用于急性胰腺炎、急性胆囊炎、急性输卵管炎、输卵管脓肿破溃等的治疗。

【不良反应】　临床应用有恶心呕吐，用药同时要注意保持体液平衡，应用抗生素抑菌，维持正常肾功能。

【使用注意】　孕妇禁用。

【用法与用量】　胶囊：每粒重0.3g，成人每次服0.9～1.5g，温开水送下，每日1次，儿童酌减。

参 考 文 献

[1] 王湘衡，孙颂三. 疗毒丸治疗阑尾穿孔性腹膜炎的临床与基础研究[J]. 北京中医杂志，1991，1（5）：31.
[2] 王湘宿. 疗毒丸的应用与研究[J]. 北京中医杂志，1992，1（1）：48.
[3] 王湘衡. 疗毒丸的应用与研究[J]. 北京中医，1992，5（1）：48-49.
[4] 江德乐，江巨安. "神验疗毒丸"外敷发泡法治疗早期化脓性感染[J]. 中国农村医学，1990，1（5）：42-43.

（河南中医药大学　方晓艳、宋亚刚）

白 降 丹

【药物组成】　朱砂、雄黄、水银、硼砂、火硝、食盐、白矾、皂矾。

【处方来源】　清·吴谦《医宗金鉴》。国药准字Z20027967。

【功能与主治】　治痈疽发背，一切疔毒。水调敷疮头上，初起者立刻起疱消散，成脓者即溃，腐者即脱，消肿。

【药效】　主要药效如下[1, 2]：

1. 抗病原微生物　疖大多由金黄色葡萄球菌和表皮葡萄球菌引起，研究表明白降丹对金黄色葡萄球菌、表皮葡萄球菌、铜绿假单胞菌、大肠杆菌、乙型溶血性链球菌、白念珠菌等有显著抑制效果。

2. 抗炎、镇痛　疖肿溃疡创面伴随着炎症和疼痛的发生，本品有抗炎和镇痛作用，可抑制局部炎症，缓解创面红肿热痛的症状。

【临床应用】　主要用于内郁湿火或外感暑湿热毒型疖肿流脓破溃期[3-6]。

1. 多发性疖肿　白降丹用于内郁湿火或外感暑湿热毒型疖肿流脓破溃期，症见局部患处疮疖久溃，肌肉不生，久不收口，灼热疼痛者。中医学认为疖发病机制为内郁湿火、外感暑湿热毒，由于搔抓碰伤，以致脓毒旁窜，皮肉较薄弱处尤易蔓延、窜空而成蝼蛄疖。白降丹具有提毒排脓、去腐生肌之功，临床上治疗多发性疖肿疗效显著。

2. 疮疡　白降丹是中医外科传统的外用药，有腐蚀、平胬功能，可用于治疗肿疡成脓难溃，溃疡脓腐难去或瘘管难愈等病症。研究发现临床上疮疡久不穿孔，乌黑流水，屡治不愈，多用白降丹治疗。

3. 耳门（耳前）瘘管　白降丹是中医腐蚀拔管、祛腐解毒有效药物，所含氯化汞对人体组织有轻度腐蚀作用，可使病变组织凝固坏死、脱落。白降丹配以局部麻醉的普鲁卡因粉剂和具有解毒、祛腐的太乙膏，既可迅速蚀拔瘘管，又防流血疼痛之弊。

【不良反应】　尚未见报道。

【使用注意】　对本品过敏者禁用。肝肾功能不全、造血系统疾病、孕妇及哺乳期妇女禁用。①必须在医生指导下使用；本品含汞，不宜长期使用。②本品具强腐蚀性，专供外用，禁止内服。外用亦宜微量，幼儿、颜面五官、大血管、神经部位及关节部位忌用。③服用本品超过 1 周者，应检查血、尿中汞离子浓度，检查肝、肾功能，超过规定限度者立即停用。

【用法与用量】　外用，一次 0.09～0.15g，撒布疮面，用膏药盖贴或敷料包扎；或加工搓制成药丁、插入疮口。

参 考 文 献

[1] 苏福友，郝素珍，刘蕾，等. 白降丹广谱杀菌效力的实验研究[J]. 中医药研究，1991，2（2）：49-50.
[2] 周邦靖，周六贵. 红升丹、白降丹对金黄色葡萄球菌和大肠杆菌杀菌效力的测定[J]. 成都中医学院学报，1982，3（3）：60-61.
[3] 蒲和平. 白降丹疮疡疾病治验举隅[J]. 中国民族民间医药，2009，18（7）：75.
[4] 陈健民. 白降丹药条治疗耳门（耳前）瘘管体会[J]. 海峡药学，2002，1（3）：56-57.
[5] 杨德昌. 自制白降丹的临床治验及烧炼工艺[J]. 贵阳中医学院学报，1983，2（2）：36-37.
[6] 王福田. 中药白降丹治疗多发性疖肿[J]. 铁道医学，1978，（2）：95.

（河南中医药大学　方晓艳、宋亚刚）

❧ 红 升 丹 ❧

【药物组成】　朱砂、雄黄、水银、硼砂、火硝、白矾、皂矾。

【处方来源】　清·吴谦《医宗金鉴》。国药准字 Z20027968。

【功能与主治】　拔毒，提脓，生新。用于溃疡疮口不敛，肉芽暗滞，腐肉不净。

【药效】　主要药效如下[1, 2]：

1. **抗病原微生物**　疖大多由金黄色葡萄球菌和表皮葡萄球菌引起，研究表明红升丹对金黄色葡萄球菌、表皮葡萄球菌、铜绿假单胞菌、大肠杆菌、变形杆菌、痢疾杆菌、乙型链球菌、伤寒杆菌在内的多种细菌、病毒、螺旋体等病原体有强大的抑制杀菌作用。

2. **抗炎、镇痛**　疖肿溃疡创面伴随着炎症和疼痛的发生，本品有抗炎和镇痛作用，可抑制局部炎症，缓解创面红肿热痛的症状。

【临床应用】　主要用于内郁湿火或外感暑湿热毒型疖肿流脓破溃期[3-8]。

1. **疖肿**　红升丹用于内郁湿火或外感暑湿热毒型疖肿流脓破溃期，症见局部患处溃疡疮口不敛，肉芽暗滞，腐肉不净者。中医学认为疖主要由于内郁湿火、外感暑湿热毒，搔抓碰伤，以致脓毒旁窜，窜空而成蝼蛄疖。红升丹具有拔毒、提脓、生新之功，临床上治疗疖肿流脓破溃期疮口不敛，腐肉不净者疗效显著。

2. **肛瘘术后创面修复**　中医学认为肛瘘主要由于"内口存在、瘘管引流不畅"所致。红升丹可渗入到脓腔、瘘管、其支管及毛细分支，发挥腐蚀、祛腐、提脓、拔管作用，从而彻底清除术后脓腔、瘘管及其支管，以及细小分支的残余感染灶和坏死组织及肉芽，控制残余脓肿、硬结和残腔积血等并发症。克服了 Hanley 术处理"瘘管引流不畅"的不足。

3. 宫颈糜烂　中医学认为本病系湿邪为患，脏腑气血功能失常，导致湿浊下注，热毒蕴结，瘀腐生疮而致。红升丹具有拔毒提脓、去腐生肌、杀虫燥湿作用。红升丹外用治疗宫颈糜烂样改变疗效确切，尤其对 Ⅱ～Ⅲ 期宫颈糜烂样改变疗效好，治愈率高，阴道流血、排液、下腹痛等症状发生率低。

4. 带状疱疹　属中医学"缠腰火丹"，多由肝火、湿热与时邪相互蕴蒸，浸淫肌肤，损伤脉络，经络不通所致。临床以龙胆泻肝汤加减内服，配合红升丹外用，疼痛明显减轻，缩短病程，减少后遗神经痛的发生，疗效优于阿昔洛韦软膏。

5. 糖尿病足　坏疽疮面修复是复杂的过程，腐去肌生，肌平皮长是其愈合的基本过程，红升丹外用能促进局部气血通畅，增强防御能力，使创口脓液渗出增多，载邪外出，从而达到促进创面生长目的，疗效确切，使用方便，值得推广应用。

【不良反应】　尚未见报道。

【使用注意】　对本品过敏者禁用。肝肾功能不全、造血系统疾病、孕妇及哺乳期妇女禁用。①必须在医生指导下使用；本品含汞，不宜长期使用。②本品具有强腐蚀性，专供外用，禁止内服。外用宜微量，幼儿、颜面五官、大血管、神经部位及关节部位忌用。③服用本品超过 1 周者，应检查血、尿中汞离子浓度，检查肝、肾功能，超过规定限度者立即停用。

【用法与用量】　外用，一次 0.09～0.15g，撒布疮面，用膏药盖贴或敷料包扎；或加工搓制成药丁、插入疮口。

参 考 文 献

[1] 刘忠恕，王锐. 升、降丹的研究近况[J]. 中成药研究，1986，（2）：33.

[2] 周邦靖，周六贵. 红升丹、白降丹对金黄色葡萄球菌和大肠杆菌杀菌效力的测定[J]. 成都中医学院学报，1982，3（3）：60-61.

[3] 文金明，程晓波，文晨，等. 红升丹治疗高位马蹄形肛瘘疗效观察[J]. 实用中医药杂志，2016，32（7）：717-719.

[4] 刘芳. 九一丹对肛瘘术后创面修复的临床疗效观察[D]. 北京：北京中医药大学，2011.

[5] 文金明. 红升丹药条脱管法配合 Hanley 术治疗高位马蹄形肛瘘 69 例临床观察[J]. 中医杂志，2008，（1）：38-40.

[6] 邵中兴. 红升丹外用治疗宫颈糜烂样改变[J]. 湖北中医杂志，2016，38（1）：63.

[7] 向丽萍，欧阳恒，杨志波，等. 红升丹治疗带状疱疹疗效观察[J]. 中国中医药信息杂志，2005，（6）：75.

[8] 张朝晖，马静，彭娟. 红升丹在糖尿病足伤口抑菌作用的临床研究[J]. 辽宁中医杂志，2008，（7）：1051-1052.

（河南中医药大学　方晓艳、宋亚刚）

第二十二章

痈中成药名方

第一节　概　　述

一、概　　念[1-3]

痈（carbuncle）由金黄色葡萄球菌引起的多个相邻毛囊和皮脂腺的急性化脓感染，多发于项、背等皮肤厚韧之处。

根据发病部位不同分为内痈和外痈。

二、病因及发病机制

（一）病因

金黄色葡萄球菌是痈的主要病原菌。

（二）发病机制

痈的发生常从一个毛囊底部感染金黄色葡萄球菌开始，沿皮脂腺蔓延，扩散至邻近的毛囊，引起相邻毛囊及其所属的皮脂腺或汗腺的急性化脓性感染，并引发周围组织有较广泛的炎性浸润、水肿、血管的栓塞，多见于老年人、糖尿病患者等免疫低下的皮肤较厚、皮脂腺较丰富的颈、背部等部位。

三、临 床 表 现

初起时局部皮肤有一个红、肿、热、痛的炎性浸润的扁平硬块，颜色暗红，境界不清逐渐向四周和深部组织发展。其特点是局部光软无头，红肿疼痛，结块多在 6～9cm 大小，发病迅速，易肿、易溃、易敛，或有恶寒、发热口渴等全身症状，一般不会损筋伤骨，也不容易造成陷证。

四、诊　　断

根据临床症状较易诊断，血常规检查提示白细胞总数及中性粒细胞比例均升高。

五、治　　疗

（一）常用化学药物及现代技术

早期可用高渗硫酸镁溶液或 75% 乙醇湿敷。在伤口感染控制的情况下，为促进肉芽组织生长可用红外线局部照射，常与超短波合并应用。局部化脓、组织坏死时应及时去医院切开引流。

（二）中成药名方治疗

中医药治疗痈是辨证用药，结合痈热毒凝结、热盛肉腐之病机，治以清热解毒、去腐生肌、补益气血为主[3, 4]。

第二节　中成药名方的辨证分类与药效

中医学认为"痈"为外感六淫邪毒，或过食膏粱厚味，聚湿生浊，邪毒湿浊留阻肌肤，郁结不散，致使营卫不和，气血凝滞，经络壅遏，化火成毒而成，治疗重在辨证，中成药名方的常见辨证分类及其主要药效如下：

一、清热解毒类

痈属火毒凝结证者，主症为局部突然肿胀，光软无头，迅速结块，表皮焮红，灼热疼痛，逐渐高肿发硬，轻者，无全身症状；重者，伴恶寒发热，头痛，泛恶，口渴，苔黄腻，脉弦滑或洪数。

痈属火毒凝结证主要病理变化为热毒引起的邻近毛囊、皮脂腺感染，炎症融合。

清热解毒类药以其疏风清热、行瘀活血之功，达到抗炎、抗感染效果。

常用中成药：如意金黄散、西黄丸（胶囊）、紫金锭、三黄膏、五神汤、仙方活命饮等。

二、去腐生肌类

痈属热盛肉腐证者，症见红肿明显，肿势高突，疼痛剧烈，疮面腐烂，形似蜂窝，脓液稠厚，溃后脓出肿消痛减，舌质红，苔黄，脉数。

痈属热盛肉腐证者主要病理变化为热盛所致创面溃烂，炎症、化脓性感染等。

去腐生肌类药以其透脓解毒、托里生肌之功，达到抗炎，促进创面愈合的效果。

常用中成药：紫草膏、拔毒生肌散、透脓散等。

参 考 文 献

[1] 张亚明，邢天天. 痈病的辨证施护[J]. 辽宁中医杂志，2010，37（6）：1148-1149.

[2] 尹宝亮，许斌. 关于外痈的理论研究[J]. 中国现代药物应用，2014，8（6）：217-218.

[3] 金起凤. 中医皮肤病学[M]. 北京：中国医药科技出版社，2000：92.

[4] 杨东红. 治疗外痈的临床体会[J]. 中医临床选萃，2007，23（14）：37.

（河南中医药大学　谢治深、田燕歌）

第三节　中成药名方

一、清热解毒类

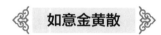

【药物组成】　姜黄、大黄、黄柏、苍术、厚朴、陈皮、甘草、生天南星、白术、天花粉。

【处方来源】　明・陈实功《外科正宗》。《中国药典》（2015 年版）。

【功能与主治】　清热解毒，消肿止痛。用于热毒瘀滞肌肤所致疮疡肿痛、丹毒流注，症见肌肤红、肿、热、痛，亦可用于跌打损伤。

【药效】　主要药效如下[1-2]（图 22-1）：

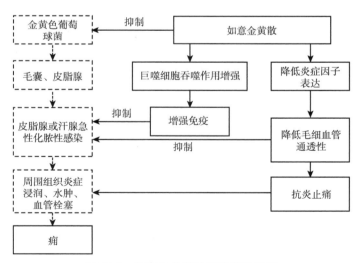

图 22-1　如意金黄散治疗痈药效机制

----- 病理；——— 药效

1. 抗病原微生物　金黄色葡萄球菌是痈的主要病原菌。如意金黄浸膏对金黄色葡萄球菌、大肠杆菌、铜绿假单胞菌均有不同程度的抑菌作用，对金黄色葡萄球菌的抑菌作用尤

为显著。

2. 镇痛　局部红肿疼痛是痈的主要表现，如意金黄贴膏对乙酸引起的小鼠扭体反应有明显的抑制作用，能提高小鼠痛阈。

3. 抗炎　痈常伴有炎症反应，如意金黄散降低疮疡组织中 TNF-α 及 IL-1、IL-8 的表达，抑制炎症的发展。

4. 增强免疫　痈的发生与机体免疫功能低下有关，如意金黄散能够增强巨噬细胞吞噬功能，提高血清溶菌酶含量，促进淋巴细胞转化，增强免疫功能。

【临床应用】　主要用于痈疖疮疡热毒炽盛证。

1. 痈疖疮疡　如意金黄散可治疗热毒炽盛所致局部突然肿胀，光软无头，迅速结块，表皮焮红，灼热疼痛，逐渐高肿发硬之痈疖疮疡。如意金黄散对金黄色葡萄球菌的抑菌作用尤其显著，能有效缓解热毒凝结所致的痈疖及其所引起的疮疡肿痛。

2. 静脉炎[3-7]　静脉炎的发生是由于血管受到化学、物理和感染等因素刺激，使血液的成分发生变化，诱发炎症递质的释放，继而血管内皮受损，血管通透性增大，局部组织液增加，出现红肿等症状。蜂蜜调制如意金黄散或联合矾冰液外敷能有效治疗化疗性静脉炎，如意金黄散联合季德胜蛇药外敷可有效改善输液性静脉炎的症状，使局部组织红肿消失，血管壁变软，弹性恢复。

3. 下肢丹毒[8]　是由溶血性链球菌从损伤破裂的皮肤或黏膜侵入或从其他感染病灶如疖、足癣等处侵入，经组织的淋巴间隙进入淋巴管内，引起的皮肤及其网状淋巴管的急性炎症。如意金黄散外敷能够有效缓解下肢丹毒疼痛，缩减肿胀时间，减少并发症。

4. 蜂窝织炎[9, 10]　如意金黄散治疗颌下蜂窝织炎痈疽湿热期效果明显，能快速促进炎症消退，缓解病情。本品治疗小儿蜂窝织炎可以最大限度减少切开，缩短疗程，减轻患儿痛苦。

5. 痛风关节炎[11]　痛风是长期嘌呤代谢障碍、血尿酸增高导致组织损伤的一组疾病，痛风关节炎是由于尿酸盐沉积在关节囊、滑囊、软骨、骨质和其他组织中而引起病损及炎性反应。如意金黄散外敷联合吲哚美辛治疗急性痛风性关节炎能够有效缓解疼痛，改善关节功能。

6. 急性乳腺炎[12]　是乳腺的急性化脓性感染，多发于产后哺乳期妇女，以发热、寒战，乳房的红、肿、热、痛，局部肿块为主要临床表现。如意金黄散外敷与艾灸、消乳洛英汤联合应用治疗急性乳腺炎可减轻患者临床症状，缩短疗程。

7. 阑尾周围脓肿[13]　是急性阑尾炎所致阑尾周围形成的脓肿或炎性包块，伴有腹胀、腹痛、腹膜刺激征等临床表现。采用大黄牡丹汤合薏苡附子败酱散为主方内服，右下腹部外敷如意金黄散，结合西医抗生素治疗，能有效促进阑尾周围脓肿吸收，缓解腹痛，疗效优于单纯使用抗生素。

【不良反应】　轻者可出现过敏性皮疹症状，如斑疹、痛痒等，重者可出现类血管神经性水肿，如头面肿胀、两睑及上唇启闭活动受限等[14]。

【使用注意】　外用药，不可内服。

【用法与用量】　外用，红肿，烦热，疼痛，用清茶调敷；漫肿无头，用醋或葱酒调敷，亦可用植物油或蜂蜜调敷。一日数次。

参 考 文 献

[1] 张翠欣，赵同芬，王梅. 如意金黄散的药理作用及临床应用[J]. 河北医药，1999，21（6）：494-495.

[2] 徐奎，杨家福. 如意金黄散的研究进展[J]. 中国中医药现代远程教育，2011，9（6）：71-72.

[3] 张翠欣，赵同芬，王梅. 如意金黄散的药理作用及临床应用[J]. 河北医药，1999，21（6）：494-495.

[4] 周霞，孟娣娟. 如意金黄散外敷治疗化疗性静脉炎疗效的研究进展[J]. 全科护理，2011，9（28）：2612-2614.

[5] 马静，张朝晖，徐强. 如意金黄散在外科治疗中的应用进展[J]. 现代中西医结合杂志，2014，23（16）：1814-1816.

[6] 王玉佳. 金黄散联合季德胜蛇药外敷治疗静脉炎临床观察[J]. 实用中医药杂志，2019，35（1）：119-120.

[7] 段红梅，庞伟，张丽. 蜂蜜调和如意金黄散治疗化疗性静脉炎的疗效观察[J]. 中医临床研究，2018，（10）：113-114.

[8] 张桂香. 如意金黄散外敷治疗下肢丹毒的效果观察及护理[J]. 内蒙古中医药，2017，（7）：135-136.

[9] 王陈保，赵民朝，李振国，等. 中西医结合治疗颌下蜂窝织炎的临床观察和护理[J]. 河北医药，1995，（4）：249-250.

[10] 夏元华，王亚东. 如意金黄散治疗小儿蜂窝织炎[J]. 云南医学杂志，1965，（4）：17.

[11] 周丽丽. 吲哚美辛加如意金黄散外敷治疗急性痛风性关节炎的疗效观察[J]. 重庆医学，2015，44（7）：969-970.

[12] 张金明. 艾灸联合中药内服与金黄散外敷治疗急性乳腺炎 50 例[J]. 云南中医中药杂志，2016，37（12）：83-84.

[13] 罗波. 金黄散外敷合中药内服治疗阑尾周围脓肿临床观察[J]. 辽宁中医药大学学报，2012，14（3）：171-172.

[14] 赵姣. 如意金黄散不良反应发生现况与因素分析[D]. 沈阳：辽宁中医药大学，2015.

（河南中医药大学　谢治深、田燕歌）

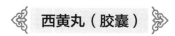

西黄丸（胶囊）

【药物组成】　牛黄（或培育牛黄）、麝香（或人工麝香）、醋乳香、醋没药。

【处方来源】　清·王维德《外科证治全生集》。《中国药典》（2015 年版）。

【功能与主治】　清热解毒，消肿散结。用于热毒壅结所致的痈疽疔毒、瘰疬，流注、癌肿。

【药效】　主要药效如下[1-3]：

1. 增强免疫　痈症使机体免疫力下降，产生皮脂腺或汗腺的急性化脓性感染，局部组织炎性浸润、水肿、血管栓塞。西黄丸能够增强小鼠特异和非特异性的细胞及体液免疫功能，纠正机体 T 辅助细胞 Th1/Th2 平衡，提高免疫力。

2. 改善微循环　痈症气血凝滞，血流不畅，微循环障碍。西黄丸可降低高黏高凝大鼠血液黏度，减少血小板的数量，也可降低其黏附率。西黄丸可使肠系膜血管扩张，血细胞流速加快，毛细血管开放数增加，从而改善肠系膜微循环。

3. 抑制肿瘤细胞增殖　异常增殖是癌细胞的主要特征，西黄丸可特异性地将肿瘤细胞阻滞在有丝分裂准备期，影响肿瘤细胞周期，发挥其抑瘤效应，另可降低小鼠瘤组织中抗凋亡基因 Bcl-2 转录，进而促使肿瘤细胞凋亡。

4. 抑制乳腺增生　西黄丸能抑制雌激素引起的大鼠乳房肿大，能明显降低乳腺增生大鼠血清雌二醇水平和升高孕酮水平，调节血液中雌孕激素的相对平衡，降低乳腺增生大鼠乳腺小叶数、腺泡数、细胞增生层数和乳腺导管扩张程度。

【临床应用】　主要用于治疗痈症热毒壅结证。

1. 痈疽疔毒　本品可治疗热毒壅结所致局部肿胀，表皮焮红，灼热疼痛，逐渐高肿发硬之痈疽疔毒，可减轻肿胀，缓解疼痛。

2. 带状疱疹[4,5]　是水痘-带状疱疹病毒侵犯局部神经和皮肤，导致沿身体单侧体表神经分布的相应皮肤出现带状成簇水疱，并伴明显神经痛的急性感染性皮肤病。西黄丸联合针灸治疗带状疱疹可显著改善患者麻木、烧灼及皮肤瘙痒症状，且西黄丸在改善神经症状方面优于阿昔洛韦抗病毒治疗。

3. 乳腺增生病[6, 7] 又称为乳腺结构不良症，以乳房肿块、乳痛、乳头溢液为主要症候群的常见乳腺疾病，是乳腺导管和小叶在结构上的退行性和进行性病变。口服西黄丸减轻乳房疼痛和触痛，使肿块明显缩小变软，疗效优于乳癖消片。

4. 肿瘤[8, 9] 西黄丸可抑制各种肿瘤转移，西黄丸能抑制小鼠肺癌和黑色素瘤的肺转移，其作用呈剂量依赖性。西黄丸可降低化疗药不良反应，西黄丸联合介入化疗栓塞术治疗原发性肝癌患者，可使瘤体缩小，甲胎蛋白水平明显下降，效果优于单纯使用介入化疗栓塞术者。西黄丸联合化疗药物治疗乳腺癌能起到增效减毒的作用。西黄丸降低患者肿瘤标志物血中癌胚抗原和肿瘤抗原（CA199）及外周炎性因子（IL-6 和 IL-17）水平，能有效调节机体免疫功能。

【不良反应】 乳腺肿块样增生、甲状腺结节等病患服用西黄丸可能出现皮疹、过敏、心慌气短、腹痛腹泻、尿频等不良反应，停药后或给予抗过敏药后消失[10]。

【使用注意】 孕妇禁服。

【用法与用量】 口服。一次 3g，一日 2 次。

参 考 文 献

[1] 郭秋均. 西黄丸抑制胃癌细胞增殖及其血管生成拟态形成的机制探讨[D]. 北京：北京中医药大学，2017.
[2] 戴一. 西黄丸的药理作用及临床应用概况[J]. 药物评价研究，2012，35（6）：473-476.
[3] 陈信义，王婧，张雅月，等. 西黄丸药效学研究及治疗肿瘤特点分析[J]. 中华中医药杂志，2010，25（3）：409-412.
[4] 徐洪波. 浅析中医治疗在带状疱疹治疗中的应用[J]. 中国实用医药，2015，10（36）：167-168.
[5] 王芮，郭华，高远征. 西黄丸在带状疱疹治疗中的应用[J]. 中国误诊学杂志，2007，7（30）：7251-7252.
[6] 程志华，程志荣，曾兰花，等. 西黄丸治疗乳腺增生 58 例疗效观察[J]. 中华中医药杂志，2010，25（11）：1910-1920.
[7] 白淑，何涛，白鸿，等. 乳腺增生病的研究概况[J]. 中国疗养医学，2015，24（1）：26-29.
[8] 杜旦锋，郭丽，盛丽娜，等. 西黄丸抗肿瘤转移作用及其机制研究[J]. 中药材，2018，41（8）：1997-2000.
[9] 邵萌，周太成，殷志新，等. 西黄丸的抗肿瘤作用及临床应用研究进展[J]. 国际药学研究杂志，2017，44（6）：504-509.
[10] 张碧华，高素强，傅得兴. 西黄丸不良反应 17 例分析[J]. 中国中药杂志，2009，34（2）：234-235.

（河南中医药大学 谢治深、田燕歌）

紫 金 锭

【药物组成】 山慈菇、红大戟、千金子霜、五倍子、人工麝香、朱砂、雄黄。

【处方来源】 明·陈实功《外科正宗》。《中国药典》（2015 年版）。

【功能与主治】 辟瘟解毒，消肿止痛。用于中暑，脘腹胀痛，恶心呕吐，痢疾泄泻，小儿痰厥；外治疔疮疖肿，痄腮，丹毒，喉风。

【药效】 主要药效如下[1, 2]：

1. 抗病原微生物 痈症主要由金黄色葡萄球菌引起，紫金锭对金黄色葡萄球菌、大肠杆菌、铜绿假单胞菌均有抑制作用，对痈症的治疗具有一定疗效。

2. 缓解平滑肌痉挛 平滑肌痉挛是指在病理情况下，内脏或者全身平滑肌异常的剧烈收缩。紫金锭可通过减少舒缩运动频率缓解病理性肠平滑肌痉挛，又同时保留肠肌的舒缩运动功能，使肠道内物质迅速排出体外。

【临床应用】　主要用于痈疖疮疡热毒炽盛证。

1. 痈疖疮疡[3]　紫金锭解毒能力强，为外科良药，能治疗外科感染引起的痈疖疮疡热毒炽盛证，症见局部突然肿胀，光软无头，迅速结块，表皮㿠红，灼热疼痛，逐渐高肿发硬，能够减轻患者局部炎症，缓解红肿疼痛，愈合疮面，外敷内服结合效果更佳。

2. 流行性腮腺炎[4]　是由腮腺炎病毒所致的急性呼吸道传染病，以腮腺的非化脓性肿胀和疼痛为特征。紫金锭醋调外敷联合仙方活命饮加减内服可有效改善腮腺炎患者发热、疼痛症状，减轻腮腺肿胀，疗效优于利巴韦林静脉滴注。

3. 静脉炎[5, 6]　是静脉血管的急性无菌性炎症。紫金锭外敷治疗左氧氟沙星静脉滴注所致的静脉炎效果显著，可改善静脉局部疼痛、红肿、灼痛症状，使静脉恢复弹性。外用紫金锭联合醋外敷治疗血管活性药物引起的静脉炎可达到同样效果。

4. 带状疱疹[7]　带状疱疹病原是水痘-带状疱疹病毒，其发疹前常有全身无力、低热等全身症状，常见的症状是局部皮肤出现针刺样疼痛或烧灼样疼痛。紫金锭联合西咪替丁可改善带状疱疹患者临床症状，减轻疼痛，促进疱疹愈合，减少后遗神经痛的发生。

5. 痛风性关节炎[8]　是由于尿酸盐沉积于关节所引起病损及炎性反应，临床常见症状为关节红、肿、热、痛等。外敷紫金锭联合定痛汤内服治疗痛风性关节炎，可显著改善患者关节肿痛等临床症状，提高关节活动能力。

【不良反应】　尚未见报道。

【使用注意】　孕妇忌服。

【用法与用量】　口服。一次 0.6～1.5g，一日 2 次。外用，醋磨调敷患处。

参 考 文 献

[1] 邓来送. 紫金锭制法与临床应用[N]. 中国中医药报，2014-02-19（5）.

[2] 范若莉，张庆伟. 紫金锭的临床应用[J]. 中成药，1991，（11）：22-23.

[3] 鲜光亚. 紫金锭内服外敷治疗疔痈[J]. 四川中医，1986，（6）：48.

[4] 刘宏珍，张国雄. 仙方活命饮与紫金锭内外合治流行性腮腺炎临床对照研究[J]. 中国现代医药杂志，2007，9（6）：90-91.

[5] 黄春. 紫金锭外敷治疗左氧氟沙星所致静脉炎疗效观察[J]. 中国医药导报，2010，7（35）：140，143.

[6] 冯小梅，刘小春，刘妙. 外用紫金锭联合醋外敷对血管活性药物所致静脉炎的护理干预[J]. 蛇志，2010，22（3）：241-242.

[7] 邱燕云，范小阳. 紫金锭与西咪替丁联合治疗带状疱疹 60 例疗效观察[J]. 海南医学，2010，21（17）：76-77.

[8] 马淑云. 紫金锭联合定痛汤外敷内服治疗痛风性关节炎的疗效分析[J]. 内蒙古中医药，2016，35（13）：18-19.

（河南中医药大学　谢治深、田燕歌）

三 黄 膏

【药物组成】　黄柏、黄芩、黄连、栀子。

【处方来源】　汉·张仲景《金匮要略》。国药准字 Z35020620。

【功能与主治】　清热解毒，消肿止痛。用于疮疡初起，红肿热痛，轻度烫伤。

【药效】　主要药效如下[1-4]：

1. 抗病原微生物　痈的主要病原体是金黄色葡萄球菌，三黄膏对多种革兰氏阳性球菌和革兰氏阴性杆菌均有较强的抑制作用，对金黄色葡萄球菌抑制作用明显，增加白细胞吞噬病原体的能力，抑制细菌凝固酶的形成，有利于网状内皮系统的吞噬，加速病原微生物的清除及局部水肿的消退。

2. 促进创面愈合　痈症疮疡可出现创面溃烂，难以愈合。三黄膏外敷可促进肉芽组织和上皮细胞分化增殖，改善气血循环，促进组织愈合。

3. 抗炎　疮疡痈肿往往伴有局部炎症反应，三黄软膏能明显降低软组织损伤小鼠的炎性反应，抑制二甲苯引起的小鼠皮肤毛细血管通透性增高，抑制由角叉菜胶引起的大鼠足肿胀及乙酸引起的小鼠扭体反应，具有较好的抗炎作用。

【临床应用】　主要用于治疗化脓性感染。

1. 化脓性感染[1, 5]　三黄膏具有清热解毒、活血消肿、托毒排脓及体外抗菌作用，能够治疗疖、痈、丹毒、淋巴炎、脓肿等体表各种急慢性化脓性感染。三黄膏外敷能控制和预防创面感染，使炎症消退，分泌物减少，促使坏死组织早期脱落，有利于伤口的组织修复和愈合，并有收敛止痛作用。

2. 褥疮[6]　又名"席疮""压疮"，多因久病卧床，气血运行失畅，肌肤失养，每因摩擦皮破，染毒而成，多发于尾骶、肘踝、脊背等容易受压部位，以皮肤破溃、疮口经久不愈为特征。三黄膏合生肌玉红膏交替换药能够使褥疮红斑消退，疮面愈合，疗效优于凡士林。

3. 乳腺炎[7]　是由于乳房腺体组织发生了感染引起的炎症反应，主要表现为红肿、疼痛。排乳手法联合三黄膏外敷治疗非脓肿期急性哺乳期乳腺炎效果显著，能够明显缓解疼痛，使肿块消散，排乳正常。

4. 烧伤[8, 9]　烧伤的局部病理性改变分为凝固坏死带、瘀滞带和充血水肿带。三黄膏外敷于患处以油膏为基质，能有效地避免空气对末梢神经刺激，阻止外界细菌侵入，抑制细菌寄生、生长、繁殖，改善创面的血液循环，促进组织生长，具有消炎、止痛、减少炎症渗出及促进新皮生长之功效，使受损组织处于近似生理环境，促进恢复，且对正常组织无毒、无损伤刺激。

5. 带状疱疹[10]　是由病毒引起的急性炎症性皮肤，表现为成簇水疱沿体表一侧的皮肤周围神经做带状分布，三黄膏外敷可使疱疹面干燥，疱液吸收迅速，局部消炎杀菌，脱痂而病愈。

6. 静脉炎[11]　是药物刺激引起的静脉血管的急性无菌性炎症。三黄膏外敷治疗药物性静脉炎及静脉留置针引起的静脉炎，疗效优于50%硫酸镁浸湿纱布外敷，能够明显减轻局部红肿疼痛症状，硫酸镁热敷联合三黄膏治疗化疗性静脉炎疗效较好。

【不良反应】　尚未见报道。

【使用注意】　①本药为外用药，禁止内服。②忌食辛辣食物。③重度烧伤或皮肤破溃患者，不宜用本药。④根据病变大小敷贴，敷时不宜过厚。⑤对本品过敏者禁用，过敏体质者慎用。

【用法与用量】　外用涂于患处，用消毒纱布贴好，每隔1~2天换药1次。

参 考 文 献

[1] 潘海邦，王波，吴国泰. 三黄膏外敷对外科常见病的治疗作用[J]. 中医外治杂志，2011，20（5）：62-64.

[2] 张海林. Ⅰ号消炎散的临床应用[J]. 四川中医，1996，14（3）：56.

[3] 李学声，高忠凤，李雪萍. 中药外治癌痛之探微[J]. 陕西中医，1995，16（10）：472.

[4] 雷波，刘定安. 三黄软膏治疗急性软组织损伤的实验研究[J]. 中国中医药科技，2002，9（4）：214-221.

[5] 张建强，李浩杰. 复方三黄膏治疗静脉性溃疡60例[J]. 中国中西医结合外科杂志，2007，12（6）：537-539.

[6] 吕耀平，张华. 生肌玉红膏配合三黄膏外敷治疗褥疮临床观察[J]. 中国社区医师，2011，13（1）：113-114.

[7] 易剑锋，叶蓁蓁，易华，等. 揉抓排乳联合中药外敷治疗非脓肿期急性哺乳期乳腺炎临床研究[J]. 新中医，2017，49（4）：81-84.

[8] 马仲华. 三黄膏治疗II度烧伤的临床分析[J]. 赣南医学院学报，2004，（4）：431.

[9] 覃英科. 三黄膏治疗烧伤35例体会[J]. 中国民间疗法，1998，（3）：40.

[10] 冯金霞，张连娟，李德峰. 三黄膏治疗带状疱疹60例[J]. 中国外治杂志，1998，7（3）：48.

[11] 徐彦，赵致臻，杨巍娜，等. 硫酸镁热敷联合三黄膏治疗化疗性静脉炎的临床疗效观察[J]. 中国药房，2014，25（3）：272-274.

（河南中医药大学　谢治深、田燕歌）

五神汤

【药物组成】　金银花、紫花地丁、茯苓、牛膝、车前子。

【处方来源】　清·邹岳《外科真诠》。

【功能与主治】　清热解毒，散瘀利水。伤后下焦湿热或痈肿。症见小便赤痛，或痈肿热痛，舌红脉数者。

【药效】　主要药效如下[1]：

1. 抗病原微生物　痈症主要由金黄色葡萄球菌引起，五神汤对金黄色葡萄球菌有较强的抑制作用。

2. 改善微循环　痈症气血凝滞，血流不畅，五神汤降低血浆黏度，改善微循环。

【临床应用】　主要用于治疗疮疡热毒蕴结证。

1. 痈疖疮疡[2]　五神汤加减治疗腰以下热毒蕴结所致表皮掀红，灼热疼痛，逐渐高肿发硬之疮疡痈疖，能够明显改善局部炎症症状、使身热消退，体征明显改善，血白细胞总数降低。

2. 下肢丹毒[3-5]　是一种由于溶血性链球菌侵入皮肤所引起的急性感染性疾病。五神汤结合西药治疗下肢丹毒，与只用西药相比治愈率高、治愈时间较短。五神汤联合萆薢渗湿汤加减外敷内服能够减轻下肢丹毒患者红肿热痛等局部症状，改善发热等全身症状。

3. 淋病[6]　是淋病奈瑟菌（简称淋球菌）引起的以泌尿生殖系统化脓性感染为主要表现的性传播疾病。中医学认为该病因湿热之邪下注膀胱导致膀胱气化不利而引发，五神汤以其清热解毒、分利湿热之功，改善患者尿频、尿急、尿痛等临床症状，减少复发及合并症。

4. 膝关节创伤性滑膜炎[7]　属中医学"痹证"范畴。其病机为关节滑膜脉络受损，血不循经，溢于脉外，致关节积瘀积液，湿热相搏，使膝关节肿胀、疼痛、灼热、筋肉拘挛，关节屈伸障碍，形成急性滑膜炎。五神汤加减治疗膝关节创伤性滑膜炎，可使肿胀、疼痛消失或减轻，积液减少或消失，患者活动基本正常，可以从事轻体力劳动。

【不良反应】　尚未见报道。

【使用注意】　暂无。

【用法与用量】　水煎服，每日1剂。

参 考 文 献

[1] 吕小琴，刘清泉. 解读五神汤[N]. 中国中医药报，2017-08-21（004）.

[2] 卢业轩. 五神汤加减治疗下部疮疡和皮肤病 130 例[J]. 广西中医药，1988，11（5）：9-10.

[3] 刘文丽，赵恩兵，张键，等. 丹参合川芎嗪联合抗生素治疗下肢丹毒的疗效观察[J]. 陕西医学杂志，2015，44（2）：234-235.

[4] 王娟. 五神汤内服熏蒸治疗湿热下注型下肢丹毒疗效及对血清 NO、TNF-α、IL-1β 的影响[J]. 现代中西医结合杂志，2017，26（22）：2405-2407.

[5] 崔立兵. 五神汤合草薢渗湿汤加减内服外敷治疗急性下肢丹毒 36 例临床研究[J]. 江苏中医药，2018，50（6）：42-43.

[6] 邵树林. 新论五神汤在临床上的运用[J]. 中国现代医生，2009，47（5）：67-68.

[7] 陈晓兵，马庆华，王金台，等. 五神汤加减治疗膝创伤性滑膜炎[J]. 现代中西医结合杂志，2004，（13）：1731-1732.

（河南中医药大学 谢治深、田燕歌）

仙方活命饮

【药物组成】 炙穿山甲、白芷、天花粉、炒皂角刺、当归尾、甘草、赤芍药、乳香、没药、防风、贝母、陈皮、金银花。

【处方来源】 宋·陈自明《妇人良方》。

【功能与主治】 清热解毒，消肿散结，活血止痛。用于阳证痈疡肿毒初起。红肿焮痛，或身热凛寒，苔薄白或黄，脉数有力。

【药效】 主要药效如下[1-5]：

1. 抗炎、解热、抗菌 痈症往往引起组织较广泛的炎性浸润、水肿等，仙方活命饮能显著抑制大鼠琼脂性足肿胀、琼脂性足跖肿胀率及棉球肉芽肿形成，产生明显抗炎作用；可降低由蛋白陈诱发的家兔体温升高，具有显著解热作用。本品有抗菌作用。

2. 提高免疫力 痈症是由于免疫功能低下，金黄色葡萄球菌感染所致，仙方活命饮能够提高妇科术后患者血清 CD_3^+、CD_4^+ T 淋巴细胞亚群，改善患者免疫功能，降低感染，促进恢复。

【临床应用】 主要用于治疗痈症热毒炽盛证。

1. 痈症[6, 7] 仙方活命饮可治疗热毒炽盛所致肿毒初起，红肿焮痛，以及各种痈肿疮疡。本品可缓解痈症红肿热痛症状，促使邪毒消散。

2. 痤疮[8] 是一种毛囊皮脂腺的慢性炎症性皮肤病，中重度痤疮表现为大量的丘疹、脓疱、结节、囊肿，本品加减联合异维 A 酸治疗中重度痤疮可使皮疹消退明显，瘙痒减轻。

3. 盆腔炎[9] 即盆腔炎症，是指女性盆腔生殖器官、子宫周围的结缔组织及盆腔腹膜的炎症。仙方活命饮加味联合抗生素治疗盆腔炎有较好疗效，治疗后，下腹部疼痛及发热等症状基本消失，超声、血常规及阴道分泌物检查明显改善。

4. 乳腺炎[10, 11] 乳腺炎是女性常见的疾病，根据病因的不同可以分为急性化脓性乳腺炎、乳晕旁瘘管、浆细胞性乳腺炎等。仙方活命饮加减能够明显减轻急性乳腺炎患者疼痛症状，使红肿消退。仙方活命饮联合如意金黄散外用治疗肿块型浆细胞性乳腺炎可使红肿热痛减轻，肿块缩小。

【不良反应】 尚未见报道。

【使用注意】 ①本方只可用于痈肿未溃之前，若已溃则不可用。②本方性偏寒凉，阴证疮疡忌用。③脾胃本虚，气血不足者均应慎用。

【用法与用量】　水煎服，每日 1 剂。

<h2 style="text-align:center">参 考 文 献</h2>

[1] 李经纬，余瀛鳌，欧永欣，等. 中医大辞典[M]. 北京：人民卫生出版社，1995：489.

[2] 辛勤，司端运，戴伟娟，等. 仙方活命饮的抗炎及解热作用研究[J]. 济宁医学院学报，2002，（1）：37-38.

[3] 成都中医学院. 中药学[M]. 上海：上海科学技术出版社，1978：49-183.

[4] 周金黄，王筠默. 中药药理学[M]. 上海：上海科学技术出版社，1986：32-64.

[5] 冯达红. 仙方活命饮辅助治疗妇科术后感染疗效及作用机制分析[J]. 辽宁中医杂志，2014，41（8）：1686-1688.

[6] 许爱英，刘锋. 从仙方活命饮的配伍看痈疡肿毒的治法[J]. 现代中医药，2010，30（2）：48-49.

[7] 吴伟雄. 外痈证治[J]. 浙江中医学院学报，1986，（2）：24-25.

[8] 黄静，黄玲，王敏华，等. 仙方活命饮加减联合异维 A 酸治疗中重度痤疮临床观察[J]. 中国美容医学，2016，25（10）：97-99.

[9] 姚桂仙. 仙方活命饮加味联合抗生素治疗急性盆腔炎临床研究[J]. 中华中医药学刊，2015，33（1）：233-235.

[10] 杨争，胡金辉，方颖，等. 清热解毒法治疗肿块型浆细胞性乳腺炎 25 例临床观察[J]. 湖南中医杂志，2016，32（5）：68-69.

[11] 盛全成. 仙方活命饮治疗急性乳腺炎 19 例[J]. 河南中医，2013，13（12）：2221.

（河南中医药大学　谢治深、田燕歌）

<h1 style="text-align:center">二、去腐生肌类</h1>

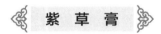

<h2 style="text-align:center">紫 草 膏</h2>

【药物组成】　紫草、当归、防风、地黄、白芷、乳香、没药。

【处方来源】　研制方。《中国药典》（2015 年版）。

【功能与主治】　化腐生肌，解毒止痛。用于热毒蕴结所致的溃疡，症见疮面疼痛、疮色鲜活、脓腐将尽。

【药效】　主要药效如下[1-4]：

1. 抗病原微生物　痈症主要致病菌是金黄色葡萄球菌，紫草膏明显抑制多种病原微生物，如金黄色葡萄球菌、白色葡萄球菌、铜绿假单胞菌、大肠杆菌、伤寒杆菌、甲型链球菌、乙型链球菌等的生长繁殖。

2. 促进创面愈合　痈症严重者出现溃脓，创面难以愈合。紫草膏能够减轻先天性耳前瘘管化脓患者的炎症反应，缩短创面愈合时间。

【临床应用】　主要用于治疗疮痈血瘀化热、热盛肉腐证。

1. 疮、痈　紫草膏能够改善多种疮、痈症状，抑制血管通透性增加及水肿等炎症反应，并可促进肉芽生长，促进创面愈合。此外，对金黄色葡萄球菌等病原体有抑制作用，也有利于痈症的治疗。

2. 尿布疹、湿疹[5]　症见臀部、腹股沟、会阴部及肛门周围等尿布接触部位的皮肤浅表性炎症，患处皮肤血管充血、发红，部分会有渗出液。紫草膏外敷于患处可明显改善皮损，减少渗出。

3. 静脉炎[6, 7]　紫草膏能治疗多种静脉炎，促进损伤组织的修复，减轻水肿，保护血管，减轻症状。鸡蛋清调和紫草膏或紫草膏外敷联合硫酸镁湿敷治疗经外周置入中心静脉导管所致静脉炎疗效显著，能够明显减轻疼痛，促进血管恢复弹性。

4. 麻疹[8]　皮损为躯干及四肢部位的红色丘疹样风团，伴剧烈瘙痒，中央有丘疹或水疱，散在或群集分布，常分批出现，约在 2 周内消退，遗留短暂色素沉着。紫草膏可使麻疹皮损得到消退，瘙痒症状明显缓解。

5. 糖尿病足[9]　早期出现肢端麻木、发凉、间歇性跛行、疼痛，进而出现患足溃烂、感染、坏疽。紫草膏能抑制感染、保护皮肤、改善微循环，预防和治疗糖尿病足。

【不良反应】　尚未见报道。

【使用注意】　①本品为外用药，不可内服；②溃疡无脓腐者慎用；③忌食辛辣、油腻、海鲜等食品。

【用法与用量】　膏剂。外用，摊于纱布上贴患处或涂患处，每隔 1 天或 2 天换药 1 次。

参 考 文 献

[1] 宓伟，王志强，邱世翠，等. 紫草体外抑菌作用研究[J]. 时珍国医国药，2007，18（9）：2217-2219.

[2] 杨小红，孟景娜，边怡超，等. 紫草膏联合封闭和冰敷治疗抗癌药物渗漏的疗效观察[J]. 山东医药，2010，50（36）：65-66.

[3] 张兰. 紫草膏在临床上的应用[J]. 内蒙古中医药，1996，（S1）：101.

[4] 国家药典委员会. 临床用药须知（中药成方制剂卷）[M]. 北京：中国医药科技出版社，2010：655.

[5] 杜文涛，孙淑娟，王德才，等. 紫草膏治疗小儿尿布疹及湿疹的临床疗效观察[J]. 泰山医学院学报，2017，38（4）：390-392.

[6] 宋艳茹，问明，杨小红，等. 紫草膏外敷防治经外周置入中心静脉导管致静脉炎的疗效观察[J]. 中国药房，2010，21（47）：4495-4497.

[7] 杨小红，王娅南，孟景娜，等. 紫草膏对化疗性静脉炎防治作用的研究[J]. 中国实验方剂学杂志，2010，16（9）：197-199.

[8] 罗宏宾，金玲琴，杨晓红，等. 紫草膏治疗儿童丘疹性荨麻疹 36 例[J]. 浙江中西医结合杂志，2016，26（9）：844-846.

[9] 李安举，周桂芳，李继军. 紫草膏治疗糖尿病足临床观察[J]. 中国中医药信息杂志，2010，17（10）：74-75.

（河南中医药大学　谢治深、田燕歌）

拔毒生肌散

【药物组成】　冰片、炉甘石（煅）、龙骨（煅）、红粉、黄丹、轻粉、虫白蜡、石膏（煅）。

【处方来源】　研制方。国药准字 Z20044390。

【功能与主治】　拔毒生肌。用于疮疡阳证已溃，脓腐未清，久不生肌。

【药效】　主要药效如下[1]：

1. 抗病原微生物　痈症主要由金黄色葡萄球菌引起，拔毒生肌散对多种细菌具有抑制作用。

2. 促进疮面愈合　痈症严重者往往出现溃脓，拔毒生肌散旨在将创面内的坏死组织分解、液化，以脓性渗出形式将坏死组织排出，同时促进肉芽组织快速生长，肌纤维组织增生，充填创口。

【临床应用】　主要用于治疗慢性皮肤溃疡。

1. 慢性皮肤溃疡[2-4]　是指各种原因引起的局部组织缺损，2 周以上创面未愈合。本品外敷联合红光照射治疗慢性皮肤溃疡疗效显著，能够使溃疡面减小或消失。在常规用药基础上采用拔毒生肌散外敷治疗糖尿病足感染性溃疡疗效显著，能够明显缩小溃疡面积，缓解肢体症状。

2. 术后伤口不愈合[5, 6]　　拔毒生肌散治疗因多种原因导致的术后伤口不愈合，外用治疗跟骨骨折术后伤口不愈合疗效显著，能够减少渗出，减轻临床症状，促进肉芽组织生成和伤口愈合。拔毒生肌散与黄连膏纱条用于混合痔术后伤口换药，可明显缩短伤口愈合时间，减轻患者痛苦。

3. 宫颈糜烂[7]　　是一种宫颈慢性炎症病变，拔毒生肌散纳入宫颈糜烂疮面上可使糜烂面充血减轻，缩减糜烂面积，减轻临床症状，促进愈合。

【不良反应】　临床反复用药时，制剂中汞可在患者的肾及血中蓄积，达到一定剂量及周期时还可能造成肾小管损伤[8]。

【使用注意】　①本品有毒，不可内服。②疮面过大者不可久用。③过敏体质慎用。

【用法与用量】　外用适量，撒布患处，或以膏药护之。

参 考 文 献

[1] 杨润华，程明. 拔毒生肌散的研制及临床应用[J]. 中国卫生产业，2011，8（7）：76-77.

[2] 游冬阁，杨艳霞，裴学军，等. 拔毒生肌散临床应用[J]. 世界中医药，2016，11（7）：1381-1383.

[3] 查丽春. 拔毒生肌散治疗糖尿病足感染性溃疡的临床观察[J]. 湖北中医杂志，2013，35（4）：50-51.

[4] 黄春莲. 红光照射联合拔毒生肌散外敷治疗慢性皮肤溃疡临床治疗与护理观察[J]. 中国实用医药，2015，10（26）：229-230.

[5] 方园园，叶煜婉. 拔毒生肌散与黄连膏纱条用于混合痔术后伤口换药的疗效观察[J]. 中西医结合研究，2013，5（4）：194-195.

[6] 李层，涂扬茂. 拔毒生肌散外用治疗跟骨骨折术后伤口不愈合临床观察[J]. 内蒙古中医药，2014，（17）：38-39.

[7] 李爱芳，徐成林. 拔毒生肌散治疗宫颈糜烂 50 例[J]. 新疆中医药，1998，（3）：19-20.

[8] 路艳丽，贺蓉，彭博，等. 拔毒生肌散中汞成分在大鼠体内的蓄积情况研究[J]. 中国中药杂志，2012，37（6）：700-705.

（河南中医药大学　谢治深、田燕歌）

透 脓 散

【药物组成】　黄芪、当归、穿山甲、川芎、皂角刺。

【处方来源】　明·陈实功《外科正宗》。

【功能与主治】　补益气血，托毒透脓。用于气血不足，痈疮脓成难溃证。

【药效】　主要药效如下[1, 2]：

1. 抗病原微生物　　痈是由金黄色葡萄球菌引起的多个相邻毛囊和皮脂腺的急性化脓感染，透脓散有一定的抗病原微生物作用，如对志贺氏痢疾杆菌、炭疽杆菌、α 溶血性链球菌、β 溶血性链球菌、白喉杆菌、肺炎双球菌、枯草杆菌、金黄色及白色葡萄球菌等均有一定的抑制作用。

2. 抗炎　　痈症初期往往出现炎性浸润、水肿等，透脓散可影响血中趋化因子补体 5a（C5a）及白三烯（LTB）4 水平，具有双向调节作用，炎症早中期可降低 C5a、LTB4 水平，炎症中后期可升高 C5a、LTB4 水平，从而使炎症减轻，加快愈合。

3. 抗肿瘤　　透脓散提取液可从基因转录和蛋白表达两个层面调控磷脂酰肌醇-3-羟激酶（PI3K）/AKT 信号转导通路中多个分子的表达，从而发挥其抑制人淋巴瘤细胞、人肠癌细胞增殖，诱导细胞凋亡，阻滞细胞停滞在 G_1 期的作用；通过纠正移植瘤裸鼠的 Th1/Th2 漂移，发挥抑制移植瘤生长的作用。

【临床应用】　主要用于治疗疖肿、痈症气血虚弱证。

1. 疖肿、痈症[3]　透脓散可治疗气血虚弱而致脓成难溃的痈症疖肿，能补益气血，促进疮面溃破脓出，加快疮面愈合。

2. 蜂窝织炎及深部脓肿[3]　蜂窝织炎是指由金黄色葡萄球菌、溶血性链球菌或腐生性细菌引起的皮肤和皮下组织广泛性、弥漫性、化脓性炎症，部分引起深部脓肿。透脓散通过抑菌抗炎作用治疗蜂窝织炎效果较好，能够改善症状，减轻炎症和脓肿。

3. 肺部感染[4]　为肺部相关组织及终末气道炎症改变，多为病原微生物感染所致。千金苇茎汤合透脓散用于肺部感染辅助治疗，能够提高临床综合疗效，使血常规、C 反应蛋白明显降低。

4. 肛周脓肿术后[5]　肛周脓肿是一组因细菌感染、肛肠手术、医源性因素引起患者肛管、直肠周围软组织、间隙出现急性化脓性感染，并形成脓肿的一种临床常见肛肠疾病，手术是其主要治疗手段，但术后难以恢复。透脓散内服、自拟熏洗方熏洗联合治疗能有效清除创面脓腐组织，促进患者术后创面恢复，改善患者生活质量。

【不良反应】　尚未见报道。

【使用注意】　切不可多，若服 1 个，即只有 1 个疮口；若服 2~3 个，即有 2~3 个疮口，切勿轻忽。

【用法与用量】　每日 1 剂，水煎分 2 次服，临服入酒 1 杯。

参 考 文 献

[1] 石志强，班秀芬，李元奎，等. 透脓散对浅部化脓性炎症趋化因子补体 5a、白三烯 4 的影响[J]. 长春中医药大学学报，2017，33（5）：703-705.

[2] 顾红，陈红锦. 透脓散作用机制与药理研究[J]. 吉林中医药，2013，33（3）：283-285.

[3] 李炳照，陈海霞，李丽萍. 实用中医方剂双解与临床[M]. 北京：科学技术文献出版社，2008：659.

[4] 钟章炼，黄河清. 千金苇茎汤合透脓散辅助治疗肺部感染的疗效观察[J].中国实用医药，2018，13（11）：109-110.

[5] 何念昌，张宏芳，白振丽. 透脓散内服联合自拟熏洗方熏洗治疗肛周脓肿术后的临床研究[J]. 世界最新医学信息文摘，2018，18（7）：142，233.

（河南中医药大学　谢治深、田燕歌）

第二十三章

蜂窝织炎中成药名方

第一节 概　述

一、概　念

蜂窝织炎（cellulitis）是一种急性、亚急性或慢性的疏松结缔组织炎症，属于中医学中的部分"痈"和"发"的范畴。通常认为其与链球菌感染有关，但其他细菌如金黄色葡萄球菌、流感杆菌、大肠杆菌和厌氧杆菌亦可致病，化学刺激或异物存留于软组织中，也可继发感染引起蜂窝织炎。

二、病因及发病机制

（一）病因

蜂窝织炎常见病原菌为溶血性链球菌和金黄色葡萄球菌，少数亦可由流感杆菌、肺炎链球菌、大肠杆菌等引起，后者常引起坏疽，较严重。本病常继发于创伤和溃疡，也可发生在正常皮肤，尤其在患有淋巴管性、肾性或坠积性水肿的人中。

中医学认为本病为风热毒邪侵犯及湿热蕴结而形成。

（二）发病机制

蜂窝织炎是因为人体皮肤与黏膜屏障破损，致病菌侵入皮质下的疏松结缔组织引起。最常见的致病菌一般为金黄色葡萄球菌、链球菌、大肠杆菌等。因为结缔组织质地疏松，致病菌能分泌溶解组织，有毒性的链激酶、溶血素等物质，破坏组织。病灶容易蔓延扩散，病灶周边的淋巴结最易累及，常伴有显著的毒血症。

中医学认为内有湿热、外感阳毒之邪，湿热火毒蕴结肌腠，气血受阻，化腐生脓所致；或局部疔疮发展，内陷，毒邪随之内侵，与气血凝集化腐成脓；或内有痰湿，外感湿热毒邪，痰湿热毒凝聚，营气不化，逆于肉里化腐而成，此为阴毒所致。

三、临 床 表 现

1. 急性型　①初起为弥漫性浸润性斑块，境界不清，迅速向周围扩散，或中心凹陷，局部发热、疼痛明显。以后逐渐转化，出现波动，破溃或溃疡，2 周后结疤而愈；②伴寒战高热和全身不适症状。重者伴有淋巴结肿大，深化性脓肿者甚至为败血症；③常发于四肢、颜面、外阴、肛周，发于指趾的称为"瘭疽"。

2. 慢性型　①局部呈板样硬化，色素沉着或潮红灼热，疼痛不明显，不破溃，多自然消退；②好发于小腿远端及踝上部，较少见。

3. 复发性型　①多发唇或颊部，容易误诊为血管神经性水肿；②皮损略红，全身症状轻，几天后消退，反复发作。

四、诊　　断[1-5]

（一）蜂窝织炎诊断

根据有境界不清的红肿，有指压性水肿及压痛，皮疹中央先肿后软，波动、溃破等特点可诊断为蜂窝织炎。①初期为局部弥漫性浸润性红肿，可为凹陷性，境界不清局部有发热疼痛。②重者皮疹表面可起水疱、大疱，亦可因组织软化破溃形成溃疡。③常伴有局部淋巴管炎和淋巴结炎，甚至发生败血症。④急性期常伴有高热、寒战和全身不适。⑤皮疹好发于颜面、四肢，发生于脚趾的蜂窝织炎称为瘭疽，局部常有明显的搏动痛及压痛。⑥实验室检查：白细胞总数及嗜酸粒细胞总数升高。

（二）鉴别诊断

1. 丹毒　常侵犯皮肤或黏膜内网状淋巴管，好发于小腿及面部，色为鲜红，中间较淡，边缘清楚，常复发，下肢反复发生可致象皮肿。

2. 接触性皮炎　有接触史，皮损境界清楚，自觉灼痒，一般不伴有全身症状，白细胞计数不高。

3. 气性坏疽　一般有外伤史，创伤较深，深达肌肉，产气荚膜梭菌侵入导致创伤局部出现坏死性肌炎，创伤部位可闻及腥味，X 线片示肌肉组织之间可观察到气体；脓液涂片可观察并鉴别致病菌形态，细菌培养有利于明确是何种细菌。产气性皮下蜂窝织炎需要与该病进行区分。

五、治　　疗[6-10]

（一）常用化学药物及现代技术

1. 非手术治疗　①适当休息，局部制动，患处抬高，加强营养。②局部可用 50%硫酸镁溶液湿热敷，也可用紫外线、超短波等物理疗法等治疗。③对症处理，剧痛者给止痛剂，支持疗法，加强营养、多种维生素或退热等治疗。④抗生素治疗。

2. **手术治疗**　①形成脓肿，应及时切开引流。②炎症广泛，皮下坏死严重者，应做广泛的多处切开引流。

（二）中成药名方治疗

中医药对本病的治疗根据其转化，发病的不同阶段，灵活应用消、托、补三法，初、中期应用疏风清热，解毒散结，清利湿热，后期酌情应用补法。常用的中成药名方有清热解毒类，如芩连片、肿节风片（胶囊、分散片）、凉膈散等。

第二节　中成药名方的辨证分类与药效

中药治疗蜂窝织炎是辨证用药，中成药名方的常见辨证分类及其主要药效如下：

蜂窝织炎脏腑热证者的主要症状：初起局部弥漫性浸润性红肿，严重者其上方可发生水疱，局部疼痛剧烈。可有恶寒、发热，或恶心、呕吐等全身症状。局部淋巴结常肿大、疼痛；火毒壅盛者的主要症状：弥漫浸润斑块，境界不清，或肿块中间软化、波动或中心凹陷，局部发热疼痛，伴寒战高热，淋巴结肿大。

蜂窝织炎的主要病理变化：病原微生物感染、炎症和疼痛，有时会伴有发热等。

清热解毒类中成药可清热解毒、凉血和营、化瘀消肿止痛，具有抗病原微生物、抗炎、镇痛等药理作用。

常用中成药：芩连片、肿节风片（胶囊、分散片）、了哥王片（胶囊、颗粒）、凉膈散、如意金黄散（见第二十二章）、功劳去火片。

参 考 文 献

[1] 朱道成，冷程，熊俊，等. 蜂窝组织炎案[J]. 中国针灸，2018，38（6）：673-674.

[2] 杨晓鲲，徐明元，范云飞，等. 一种预测下肢蜂窝组织炎的新评分表[J]. 西南国防医药，2018，28（3）：277-280.

[3] 吴在德. 外科学[M]. 7版. 北京：人民卫生出版社，2008：151-152.

[4] 余婷婷，闵仲生，谭诚，等. 嗜酸性蜂窝织炎[J]. 临床皮肤科杂志，2011，40（9）：567-569.

[5] 黄迪炎，朱国雄，付崇建，等. 颌面部腐败坏死性蜂窝组织炎1例[J]. 人民军医，2009，52（11）：732.

[6] 韩丽，韩志刚. 中药汤剂对面部蜂窝组织炎的治疗[J]. 中国误诊学杂志，2003，3（11）：1738.

[7] 高芳. 放血拔罐合中药内服治疗蜂窝组织炎32例[J]. 光明中医，2016，31（20）：2992-2993.

[8] 陈吉胜，孙珊，陈凯涛. 加味双柏散治疗肢端急性蜂窝组织炎56例[J]. 当代医学，2010，16（2）：9.

[9] 李玉兰. 鲜蒲公英外用治疗蜂窝组织炎临床疗效观察[J]. 国际医药卫生导报，2006，12（14）：106-107.

[10] 赵丽平，周德瑛. 嗜酸性蜂窝组织炎1例治验[J]. 中医杂志，1996，（5）：277.

（河南中医药大学　方晓艳、宋亚刚）

第三节　中成药名方

芩连片（胶囊）

【药物组成】　黄连、黄芩、黄柏、连翘、赤芍、甘草。

【处方来源】　研制方。《中国药典》（2015 年版）。

【功能与主治】　清热解毒，消肿止痛。用于脏腑蕴热，头痛耳赤，口鼻生疮，热痢腹痛，湿热带下，疮疖肿痛。

【药效】　主要药效如下[1,2]：

1. 抗病原微生物　蜂窝织炎的病因为病原微生物的感染。体外实验研究表明，芩连片对金黄色葡萄球菌、铜绿假单胞菌、痢疾志贺菌Ⅰ型、痢疾志贺菌Ⅱ型、福氏志贺菌Ⅱ型、宋氏志贺菌、鲍氏志贺菌Ⅰ型有不同程度的抑制作用。体内实验表明芩连片对金黄色葡萄球菌、大肠杆菌感染有显著抑制作用，体现出一定的抗病原微生物作用。

2. 抗炎　蜂窝织炎是一种急性、亚急性或慢性的疏松结缔组织炎症，芩连片能明显抑制小鼠耳肿胀，具有一定的抗炎作用。

【临床应用】　主要用于湿热火毒蕴结型蜂窝织炎。

1. 蜂窝织炎　芩连片用于内有湿热、外感阳毒之邪，湿热火毒蕴结肌腠，气血受阻，化腐生脓所致的蜂窝织炎，症见外发疮疡，红肿热痛，面红，目赤。芩连片清热解毒，消肿止痛，对脏腑蕴热及蜂窝织炎见上述证候者疗效显著。

2. 口腔溃疡　胃火亢盛所致口腔溃疡，症见头痛，目赤，大便干，小便短赤，舌红苔黄，脉滑数者；本药对口腔溃疡见上述证候者效果较好。

3. 痢疾　湿热下注所致腹痛，里急后重，下痢脓血，肛门灼热，小便短赤，苔腻微黄，脉滑数；本药对细菌性痢疾见上述证候者效果较好。

【不良反应】　尚未见报道。

【使用注意】　①中焦虚寒及阴虚者慎用。②素体虚弱者慎用。③孕妇慎用。

【用法与用量】　片剂：口服。一次 4 片，一日 2～3 次。胶囊：口服，一次 3 粒，一日 2～3 次。

参 考 文 献

[1] 于立佐. 芩连片的体外抗菌活性试验[J]. 中国基层医药，2003，10（9）：912.

[2] 邵陆. 超微粉碎对芩连胶囊药效学的影响[J]. 中成药，2005，8（27）：976-977.

（河南中医药大学　方晓艳、魏珍珍）

肿节风片（胶囊、分散片）

【药物组成】　肿节风。

【处方来源】　研制方。《中国药典》（2015 年版）。

【功能与主治】　清热解毒，消肿散结。用于肺炎、阑尾炎、蜂窝织炎属热毒壅盛证候者，并可用于癌症辅助治疗。

【药效】　主要药效如下[1-3]（图 23-1）：

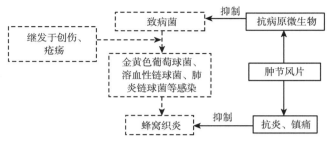

图 23-1　肿节风片治疗蜂窝织炎的作用及机制

----- 病理；———— 药效

1. 抗病原微生物　蜂窝织炎与链球菌感染有关，其他细菌如金黄色葡萄球菌、流感杆菌、大肠杆菌和厌氧杆菌亦可致病。体外抑菌实验表明，肿节风片对铜绿假单胞菌和金黄色葡萄球菌有较强的抗菌作用，对溶血性链球菌和大肠杆菌也有一定的抗菌作用；体内实验表明肿节风片能降低金黄色葡萄球菌菌血症的病死率，具有一定抗病原微生物作用。

2. 抗炎　蜂窝织炎是一种急性、亚急性或慢性的疏松结缔组织炎症。肿节风片能明显减轻巴豆油和角叉菜胶所致的小鼠耳郭肿胀和大鼠足跖充血、水肿，对小鼠棉球肉芽肿也有显著的抑制作用，体现出一定的抗炎作用。

3. 镇痛　蜂窝织炎常会引起炎症、疼痛等，肿节风片能减少乙酸引起的小鼠扭体次数，具有明显的镇痛作用。

4. 抗肿瘤　肿节风片对小鼠移植性 S_{180} 实体瘤有显著的抑瘤作用。能明显延长移植性 Hep A 腹水型肝癌小鼠的存活期；在体外对 S_{180} 和 Hep A 瘤细胞有不同程度的杀灭作用，并可降低 S_{180} 和 Hep A 瘤苗的活性，使小鼠移植性肿瘤发病率降低。肿节风片在体内外均有明显的抗恶性肿瘤作用，还能提高小鼠非特异性免疫网状内皮系统的吞噬功能，增强非特异性免疫功能。

【临床应用】　主要用于热毒壅盛证所致蜂窝织炎[4-10]

1. 蜂窝织炎　肿节风用于热毒壅盛证所致的蜂窝织炎，症见初起局部弥漫性浸润性红肿，严重者发生水疱，局部疼痛剧烈，伴有恶寒、发热，或恶心、呕吐等。本病的病因为病原微生物的感染。肿节风对多种病原微生物有一定抑制作用，尤其对金黄色葡萄球菌、链球菌效果显著。临床报道肿节风片对蜂窝织炎具有较好的疗效。

2. 胃部炎症　肿节风对金黄色葡萄球菌、痢疾杆菌、大肠杆菌、铜绿假单胞菌、伤寒杆菌、副伤寒杆菌等有一定抑制作用。胃部炎症与多种细菌感染有关，临床报道，服用肿节风可改善胃黏膜炎症，减少细胞浸润，增加黏膜厚度和腺体的数量，逆转不典型增生和肠上皮化生，保护、修复胃黏膜，抑制溃疡，且对病理状态下的胃肠激素均有抑制作用，促使炎症的吸收和消失。同时，肿节风中所含的总黄酮对癌细胞中核糖核酸和脱氧核糖核酸有抑制作用，可防止溃疡进一步发展、癌变，并能增强人体免疫功能和白细胞吞噬能力，对胃部炎症特别是萎缩性胃炎疗效较好；联合奥美拉唑治疗胃溃疡、糜烂性食管炎、糜烂性胃炎疗效显著。

3. 急性化脓性中耳炎 主要是变态反应或病原微生物感染侵入到耳膜、骨膜或深达骨质，引起咽鼓管发炎和阻塞所致。在化学药物治疗基础上加用肿节风散片并配合科学合理的护理方法治疗化脓性中耳炎，能提高临床疗效，改善听力，清除病原菌，缩短病程；联合洛美沙星具有较好的疗效。

4. 其他 有临床报道肿节风胶囊用于急性痛风性关节炎的治疗。

【不良反应】 临床有报道肿节风分散片疑似致肝小静脉闭塞病[11]。

【使用注意】 孕妇及过敏体质者慎用。

【用法与用量】 口服。一次 1 片〔规格（每片 0.75g）〕或一次 3 片〔规格（每片 0.25g）〕，一日 3 次。

参 考 文 献

[1] 蒋伟哲，孔晓龙，黄仁彬，等. 肿节风片的抗菌和抗炎作用研究[J]. 广西中医学院学报，2000，（1）：50-52.
[2] 王靖，杜民. 肿节风片与柴银、双黄连、祛痰口服液体外抑菌效果比较[J]. 上海医药，2008，（2）：80-82.
[3] 蒋伟哲，孔晓龙，梁钢，等. 肿节风片对恶性肿瘤和免疫功能的影响[J]. 广西医科大学学报，2001，（1）：39-41.
[4] 张雪娜，信德和. 肿节风片治疗胃部各种炎症的临床观察[J]. 上海医药，2009，30（9）：424-425.
[5] 谢正凯，谢娜. 肿节风胶囊联合奥美拉唑治疗溃疡病临床观察[J]. 医药论坛杂志，2009，30（8）：77-78.
[6] 赵雪岩，倪金燕. 肿节风联合奥美拉唑治疗糜烂性食管炎的疗效观察[J]. 上海医药，2009，30（3）：131-132.
[7] 陈虎，陈鹏，鲍有光，等. 肿节风软胶囊治疗隆起糜烂性胃炎 300 例[J]. 中国中西医结合消化杂志，2012，20（11）：519-520.
[8] 申俊玲. 肿节风胶囊治疗急性痛风 50 例[J]. 中医临床研究，2014，6（23）：113-114.
[9] 姬敏，王艳，陈卉，等. 肿节风分散片佐治急性化脓性中耳炎 500 例及护理体会[J]. 中国药业，2015，24（20）：121-122.
[10] 王力福，沈美勤，赵金花. 肿节风分散片联合洛美沙星治疗急性化脓性中耳炎的疗效观察[J]. 现代药物与临床，2016，31（8）：1260-1263.
[11] 张倩，郭涛. 肿节风分散片疑似致肝小静脉闭塞病 1 例[J]. 北京中医药，2017，36（2）：180-181.

（河南中医药大学 方晓艳、魏珍珍）

了哥王片（胶囊、颗粒）

【药物组成】 七叶莲、两面针、宽筋藤、过岗龙、威灵仙、鸡骨香。

【处方来源】 研制方。国药准字 Z44021264。

【功能与主治】 消炎，解毒。用于支气管炎，肺炎，扁桃体炎，腮腺炎，乳腺炎，蜂窝织炎。

【药效】 主要药效如下[1, 2]：

1. 抗炎、镇痛 蜂窝织炎是一种急性、亚急性或慢性的疏松结缔组织炎症。实验研究表明该药对急性炎症有明显的抑制作用，能降低毛细血管通透性；能减轻二甲苯所致小鼠耳郭肿胀和蛋清致大鼠足跖肿胀；了哥王片对乙酸引起的小鼠疼痛有镇痛作用，体现出一定的抗炎镇痛作用。

2. 抗病原微生物 病原微生物感染是蜂窝织炎主要致病因素，体外抑菌试验表明，了哥王片对乙型溶血性链球菌、肺炎链球菌、金黄色葡萄球菌、铜绿假单胞菌、大肠杆菌具有较强的抑菌作用。

【临床应用】　主要用于脏腑湿热型蜂窝织炎[3-8]。

1. 蜂窝织炎　了哥王片用于脏腑湿热型蜂窝织炎，症见弥漫浸润斑块，境界不清，肿块中间软化、波动或中心凹陷，局部发热疼痛，伴寒战高热。蜂窝织炎系由葡萄球菌、链球菌等感染引起的皮肤及黏膜的化脓性炎症。了哥王片对蜂窝织炎表层组织感染疗效较好，而对于感染侵犯组织逐渐加深后疗效稍差，有时需加用抗生素加强治疗。

2. 急性呼吸道感染　临床研究表明了哥王片对病毒细菌混合感染所致的上呼吸道感染疗效较好，可改善发热、咽痛、咳嗽症状，尤其对咽痛具有较好的镇痛作用，还有止咳化痰作用；对急性扁桃体炎、急性咽炎、急性气管-支气管炎可减少抗菌药物的使用，有助于减缓细菌耐药性的发展，治疗效果好。

3. 其他　另有文献报道该药与乳癖内消汤配合治疗乳腺增生，可促进乳房肿块消散吸收；配合泼尼松龙治疗腱鞘囊肿，疗效较好。

【不良反应】　尚未见报道。

【使用注意】　尚不明确。

【用法与用量】　口服。一次 3 片，一日 3 次。

参 考 文 献

[1] 柯雪红，王丽新，黄可儿. 了哥王片抗炎消肿及镇痛作用研究[J]. 时珍国医国药，2003，（10）：603-604.

[2] 方铝，朱令元，刘维兰，等. 了哥王片抗炎抑菌作用的实验研究[J]. 中国中医药信息杂志，2000，（1）：28.

[3] 彭国缘，祝斌，肖飞. 了哥王片治疗化脓性皮肤病 200 例的体会[J]. 中国医院药学杂志，2006，（8）：1022.

[4] 王根荣. 了哥王片治疗急性呼吸道感染 258 例疗效观察[J]. 中国乡村医生，2000，（10）：23-24.

[5] 张婕斐，裘建社，徐新锋，等. 了哥王片治疗急性扁桃体炎、急性咽炎、急性气管-支气管炎的临床观察[J]. 中国医院用药评价与分析，2014，14（3）：248-251.

[6] 倪刚，王艳. 三越了哥王片治疗急性化脓性扁桃体炎 30 例[J]. 浙江中医杂志，2002，（7）：45.

[7] 王莉萍. 乳癖内消汤合了哥王片治疗乳腺增生症 58 例[J]. 浙江中医杂志，2004，（10）：23.

[8] 卢新安. 了哥王片合强的松龙治疗腱鞘囊肿 57 例[J]. 浙江中医杂志，2005，（10）：447.

（河南中医药大学　方晓艳、魏珍珍）

❀ 凉 膈 散 ❀

【药物组成】　川大黄、芒硝、甘草、山栀子仁、薄荷叶、黄芩、连翘。

【处方来源】　宋·陈师文《太平惠民和剂局方》。

【功能与主治】　泻火解毒，清上泄下。上中焦邪郁生热证。面赤唇焦，胸膈烦躁，口舌生疮，谵语狂妄，或咽痛吐衄，便秘溲赤，或大便不畅，舌红苔黄，脉滑数。

【药效】　主要药效如下[1, 2]：

1. 抗炎　蜂窝织炎是一种疏松结缔组织炎症，研究表明凉膈散能够显著降低 TNF-α 及 IL-1β 等炎症因子的水平，从而抑制炎症反应，具有较好的抗炎作用。

2. 抗病原微生物　病原微生物的感染是蜂窝织炎主要病因，本品具有抗病原微生物的作用，能够抑制病原微生物在局部生长，抑制病情发展。

【临床应用】　主要用于火毒壅盛型蜂窝织炎[3-6]。

1. 蜂窝织炎　凉膈散用于脏腑热证火毒壅盛型蜂窝织炎，症见局部弥漫浸润斑块，境界不清，发热疼痛，伴寒战高热，淋巴结肿大者。蜂窝织炎上中二焦邪郁生热，皮肤生疮痒，可发生水疱，局部疼痛剧烈。本品泻火解毒，清上泄下，临床治疗蜂窝织炎、痤疮、湿疹等效果显著。

2. 疱疹性咽峡炎　属中医学"口疮病"范畴，大多是因为 A 组柯萨奇病毒感染引起，同样也是手足口病的病原菌之一，其表现是发热及口腔疱疹，更为严重的是破溃糜烂、疼痛及拒食。凉膈散保留灌肠治疗小儿疱疹性咽峡炎，表里双解，除烦热，能够快速降低体温并缓解咽痛及加速咽部破溃的愈合，缩短治疗的疗程，临床疗效显著。

3. 急性化脓性扁桃体炎　是儿科常见的咽部疾病，多伴有程度不等与范围不一的急性咽炎。临床采用凉膈散加减治疗，可加快脓点消散和退热，疗效确切；乙酰螺旋霉素片配合凉膈散加减治疗小儿急性化脓性扁桃体炎可起到协同抗菌作用，加快退热及消除扁桃体脓性分泌物。

【不良反应】　尚未见报道。

【使用注意】　体虚患者及孕妇，忌用或慎用本方。

【用法与用量】　每服 6g，水 300ml，入竹叶 7 片，蜜少许，煎至 210ml，食后温服，小儿可服 1.5g，可随年龄加减。

参 考 文 献

[1] 余林中，胡孔友. 凉膈散对内毒素致大鼠急性肺损伤炎症调控的影响[J]. 中华中医药杂志，2009，24（11）：1433-1436.

[2] 艾碧琛，何宜荣，贺又舜，等. 凉膈散对早期脓毒症兔不同时相炎症因子的影响[J]. 中医药导报，2016，22（23）：8-12.

[3] 周宝宽，周探. 凉膈散化裁治疗皮肤病验案 4 则[J]. 广西中医学院学报，2012，15（1）：25-26.

[4] 林武全. 凉膈散保留灌肠治疗小儿疱疹性咽峡炎疗效观察[J]. 现代诊断与治疗，2017，28（5）：837-839.

[5] 高红伟，冯斌. 凉膈散加减治疗小儿急性化脓性扁桃体炎 30 例临床观察[J]. 河南中医，2012，32（7）：915-916.

[6] 孙萌萌. 乙酰螺旋霉素片联合凉膈散治疗小儿急性化脓性扁桃体炎效果观察[J]. 中国乡村医药，2017，24（13）：35-36.

（河南中医药大学　方晓艳、宋亚刚）

功劳去火片（热毒清片）

【药物组成】　功劳木、黄柏、黄芩、栀子。

【处方来源】　研制方。《中国药典》（2015 年版）。

【功能与主治】　清热开音。用于风热犯肺引起的失音声哑；风热犯肺引起的急性咽炎出现的咽痛、咽干灼热、咽黏膜充血等。

【药效】　主要药效如下[1]。

1. 抗炎　蜂窝织炎是一种疏松结缔组织炎症。功劳去火片对二甲苯、巴豆油所致小鼠耳肿胀，棉球所致肉芽增殖都有明显抑制作用，表明有较好的抗炎作用。

2. 抗病原微生物　蜂窝织炎与链球菌感染有关，其他细菌如金黄色葡萄球菌、流感杆菌、大肠杆菌和厌氧杆菌亦可致病，体外抑菌实验证明，本品对金黄色葡萄球菌、溶血性乙型链球菌均有抑制作用，作用强度大于同类中药穿心莲。

【临床应用】　主要用于湿热火毒蕴结型蜂窝织炎[2, 3]。

1. 蜂窝织炎　功劳去火片用于湿热火毒蕴结型蜂窝织炎,症见局部弥漫性浸润性红肿，严重者发生水疱，疼痛剧烈或有恶寒、发热等。中医学认为本病内有湿热，外感阳毒之邪，湿热火毒蕴结肌腠，气血受阻，化腐生脓所致，功劳去火片清热开音，具有抗病原微生物，抗炎作用，临床治疗急性蜂窝织炎可减少患儿痛苦，治愈率高，疗效确切。

2. 其他　本品还可用于急性阑尾炎、急性淋巴结炎、痤疮、胃肠炎、咽喉炎、尿路感染、急性胆囊炎等炎性疾病的治疗，疗效较好。

【不良反应】　偶有头晕、恶心、耳鸣等反应，停药一天后即消失。

【使用注意】　本品适用于实热火毒、三焦热盛之证，虚寒者慎用。

【用法与用量】　片剂：一片 0.3g，温开水送服，每次 5 片，一日 3 次。

参 考 文 献

[1] 陈奇. 中成药名方药理与临床[M]. 北京：人民卫生出版社. 1998：147-148.

[2] 周克邦. 功劳去火片治疗寻常痤疮 58 例[J]. 新中医，2002，（6）：48-49.

[3] 万凤伟，孙玉杰，张晓莉，等. 功劳去火片治疗急性咽炎 100 例临床观察[J]. 医学信息（上旬刊），2011，24（4）：2044.

（河南中医药大学　方晓艳、宋亚刚）

第二十四章

毛囊炎、毛囊周围炎中成药名方

第一节 概 述

一、概 念

（一）毛囊炎

毛囊炎（folliculitis）为毛囊口化脓性感染，可分为表浅型和深型，各型有急慢性之别。浅毛囊炎，急性为脓疱疮，慢性为痘疮样痤疮、粟粒性坏死性痤疮。深毛囊炎，急性者为单纯性毛囊炎，慢性者为须部毛囊炎、脱发性毛囊炎、项部瘢痕疙瘩性毛囊炎。浅毛囊炎主要为毛囊口小脓疱，疱周围绕以狭窄的红晕，自觉痛痒或痛，愈后无瘢痕。深毛囊炎可由小脓疱发展为较深大的脓肿，愈后留有瘢痕和毛发脱落。按病因分类，分为非化脓性和化脓性，化脓性毛囊炎可以向周围和深部发展而成为疖；按部位分为须疮（中医称羊胡疮或燕窝疮）、发际疮、坐板疮；按病情分为单纯性毛囊炎、项部瘢痕疙瘩性毛囊炎（肉龟）、头部脓肿穿掘性毛囊炎（蝼蛄疖、鳝拱头）等。化脓性毛囊炎可以向周围和深部发展而成为疖。

（二）毛囊周围炎

毛囊周围炎指炎症浸润细胞主要在毛囊周围结缔组织的一组疾病，包括以淋巴细胞浸润为主和以组织细胞浸润为主两种。毛囊周围炎病夏季多见，初起炎症局限于毛囊称为毛囊炎，进一步扩展至毛囊深部及其周围组织则成为毛囊周围炎，又称疖，反复多发的疖称疖病。

二、病因及发病机制

（一）病因

毛囊炎的病因是免疫功能低下、糖尿病、皮肤卫生差，以及搔抓均可为本病的诱因。

非化脓性者多与职业或与某些治疗因素有关，如经常接触焦油类物质或长期应用焦油类、类固醇皮质激素、免疫抑制剂等药物者，均易患本病。

中医学认为湿热内蕴、外感毒邪，湿毒之邪郁于肌肤、毛窍，而发本病。当人体在内郁湿热，感受暑湿，营养不良，体质衰弱，新陈代谢障碍（如糖尿病），或皮肤不清洁，经常受到摩擦等情况下，以致全身和局部抵抗力降低，引起本病的发生。

毛囊周围炎的致病菌主要是金黄色葡萄球菌，少数为表皮葡萄球菌。机体抵抗力降低及皮肤完整性破坏是发病的重要因素，患某些皮肤病（如湿疹、痱子、皮脂溢、瘙痒症及虱病等）、全身性疾病（营养不良、恶病、贫血、糖尿病等）及长期使用免疫抑制剂均可能成为本病诱因。具体原因未明，免疫功能低下的影响未定。其可能与有特殊致病性的金黄色葡萄球菌株感染有关。

（二）发病机制

毛囊炎的常见病因为金黄色葡萄球菌、表皮葡萄球菌、结核杆菌、黄癣菌、螺旋体及寄生虫等，当机体抵抗力下降时，侵入机体发病。近年，又发现了由于糠秕孢子菌所致的毛囊炎和原因尚未明确的嗜酸性脓疱性毛囊炎等。中医学认为须疮多为肝胃二经湿热；坐板疮为膀胱湿热；发于头部，风湿热毒互结，郁久生脓为蝼蛄疖；湿热毒邪瘀阻经络，气血凝滞，结于项部而成肉龟。

毛囊周围炎的致病菌主要是金黄色葡萄球菌，少数为表皮葡萄球菌。毛囊周围有脓肿形成，可见大量中性粒细胞和少数淋巴细胞浸润，稍重有少量浆细胞及异物巨细胞，毛囊及皮脂腺均被破坏。坏死组织及脓液排出后，真皮缺损逐渐被肉芽组织填充，最终形成瘢痕组织。

三、临 床 表 现

毛囊炎初起为粟粒大毛囊性丘疹，逐渐形成小脓疱，多分批出现，互不融合，自觉痒痛；脓疱破溃或拔去毛发后，可排出少量脓血，中心无脓栓，脓疱行经5～7天可被吸收，多数不留瘢痕，但因复发，而缠绵数月，呈慢性经过。有的反复多次发作者，愈后可留有小片状脱发区，称为"秃发性毛囊炎"；本病主要发生在成年多毛的部位，如头面、颈、胸、背、上臂、外阴和臀部。小儿与青年好发于头皮；一般无全身症状。毛囊炎分型及表现：初起时，毛囊炎的主要表现为淡红或鲜红色充实性丘疹，其后充实性丘疹迅速发展为丘疹性脓疱，皮疹数目较多，不相互融合，患者自觉瘙痒或疼痛。恢复期，腺疱破溃或出现干燥结痂，痂皮脱落后不易留下瘢痕。

毛囊周围炎初起为鲜红色圆锥状高起的毛囊性丘疹，逐渐增大成鲜红色或暗红色的结节，表面发亮，紧张，触之质硬，有明显压痛，发于外耳道者疼痛尤甚。损害常成批出现，零星散在或数十个聚在某处皮面。重者可伴发热，全身不适，附近淋巴结肿痛，甚至发生脓毒血症。

四、诊　　断

（一）毛囊炎

（1）年龄及部位：本病主要发生于成年人，皮疹通常散在发生于被覆硬皮，易受摩擦的部位，头皮和发际处尤为多见，阴阜、四肢伸侧及躯干亦常受累。

（2）皮疹特点：初起时皮疹往往成批出现，表现为多个淡红或鲜红色的毛囊丘疹。丘疹由米粒大至绿豆大，中央有毛发贯穿，周围绕有红晕，数日后丘疹顶部常形成小脓疱，脓疱破裂或拔出中央的毛发时，有少量脓血溢出。单个皮疹一般 5～7 日即能痊愈，但常有新的皮疹不断出现。患者往往自觉轻微瘙痒，偶有剧烈瘙痒。

（3）病程感染：若仅侵犯毛囊浅部，则病程短且愈后无瘢痕；若侵及整个毛囊及毛囊周围时，病程常持续数月以上，因迁延不愈或反复发生，对治疗反应不佳，且愈后留有瘢痕。

（4）实验室检查：①脓液直接涂片和染色，可助于致病微生物的鉴定，区别葡萄球菌、杆菌、真菌或糠秕孢子菌等。②血中嗜酸粒细胞增高有助于嗜酸性脓疱性毛囊炎的诊断。③病理活检。

（5）鉴别诊断：须疮需与寻常性狼疮相鉴别；嗜酸性脓疱性毛囊炎需与脓包性银屑病、疱疹性脓疱病，以及痒疹等相鉴别，均可通过细菌性和病理活检来区别。

（二）毛囊周围炎

毛囊周围炎病夏季多见，初起炎症局限于毛囊称为毛囊炎，进一步扩展至毛囊深部及其周围组织则成为毛囊周周炎，因此在诊断和治疗方法上仍同毛囊炎。

五、治　　疗[1-7]

（一）常用化学药物及现代技术

1. 毛囊炎　在炎症发展早期或症状较轻时，局部外用药物进行治疗即可。可选用夫西地酸乳膏、莫匹罗星软膏、抗菌离子膜、20%鱼石脂软膏、碘酊、利福平药粉外涂等；有多发皮疹或皮损较为严重的毛囊炎患者多选抗生素类治疗，青霉素、头孢菌素、喹诺酮类等。选用紫外线、远红外线照射物理疗法是毛囊炎发病早期控制炎症的有效方法。毛囊炎发展至晚期出现破溃者，应该及时手术切开引流，切忌挤捏或过早切开，尤其是发生在鼻孔及上唇周围的"危险三角区"者。

2. 毛囊周围炎　初起炎症局限于毛囊称为毛囊炎，进一步扩展至毛囊深部及其周围组织则成为毛囊周围炎，因此在诊断和治疗上仍同毛囊炎。

（二）中成药名方治疗

中医学认为毛囊炎、毛囊周围炎是湿热内蕴、外感毒邪、湿毒之邪郁于肌肤、毛窍而发本病。故治疗以清热解毒祛湿为主。在毛囊炎和毛囊周围炎治疗上主要以具有清热解毒作用的中药为主，常见的中成药有清热解毒类，复方南板蓝根颗粒（片）、五妙水仙膏、甘露消毒丹、珍黄丸、外用无敌膏等。

第二节　中成药名方的辨证分类与药效

中药治疗毛囊炎、毛囊周围炎是辨证用药，中成药名方的常见辨证分类及其主要药效如下：

毛囊炎湿热感毒证主要症状为胸背或四肢散在粟粒大毛囊一致的丘疹，或小脓疱，伴痛痒。毛囊炎湿毒瘀阻证的主要症状为皮肤黍豆大结节、紫红、硬坚、渐成瘢痕性硬块，病程迁延。毛囊炎各证型的基本病理变化是病原微生物感染的炎症反应。

清热解毒类中药能清热解毒、消肿止痛、祛腐生肌，具有抗病原微生物感染、抗炎、止痛等作用，为治疗毛囊炎、毛囊周围炎的药理学基础。

常用中成药：复方南板蓝根颗粒（片）、五妙水仙膏、甘露消毒丸（丹）、珍黄丸、龙珠软膏（见第二十一章）、外用无敌膏、老鹳草软膏（见第二十一章）、芩连片（见第二十三章）。

参 考 文 献

[1] 金哲虎, 孙乐栋. 皮肤性病学[M]. 北京：人民军医出版社，2013：62-63.

[2] 薛良. 浅论中医整体观在治疗毛囊炎中的应用[J]. 内蒙古中医药，2019，38（1）：82-83.

[3] 周涛. 毛囊炎的治疗[N].中国中医药报，2015-09-11（005）.

[4] 流星. 中医解析毛囊炎[J]. 中国医药指南，2003，（8）：59.

[5] 秦万章, 韩坔元. 中医中药治疗毛囊炎[J]. 上海中医药杂志，1982，（2）：18.

[6] 王惠园, 王军, 徐阳. 中医外治法治疗头部脓肿性穿掘性毛囊周围炎 1 例[J]. 中国中西医结合外科杂志，2019，25（1）：98-99.

[7] 马宏民, 付晓, 郭红艳. 中草药口服和外洗在治疗慢性毛囊炎中的疗效观察[J]. 中国疗养医学，2015，24（3）：273-274.

（河南中医药大学　方晓艳、宋亚刚）

第三节　中成药名方

清热解毒类

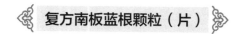
复方南板蓝根颗粒（片）

【药物组成】　南板蓝根、紫花地丁、蒲公英。

【处方来源】　研制方。国药准字 Z44020780。

【功能与主治】　消炎解毒。用于咽炎、疮疖肿痛。

【药效】　主要药效如下：

1. 抗病原微生物、抗病毒　金黄色葡萄球菌、表皮葡萄球菌等是毛囊炎和毛囊周围炎的主要致病因素，本品有抗病原微生物和抗病毒作用，抑制致病菌与病毒在局部繁殖。

2. 抗炎　毛囊炎和毛囊周围炎常伴有炎症反应，本品有抗炎作用，可以抑制局部炎症反应，缓解炎症症状。

3. 解热　毛囊炎和毛囊周围炎严重患者常伴有全身发热症状，本品具有解热作用，可缓解毛囊炎所致的发热症状。

【临床应用】　主要用于热毒内蕴型毛囊炎[1]。

1. 毛囊炎　复方南板蓝根颗粒用于热毒内蕴、毒邪郁于肌肤、毛窍所致的毛囊炎。毛囊炎及毛囊周围炎局部初起淡红或鲜红色的充实性丘疹，其后迅速发展为丘疹性脓疱。本品具有消炎解毒功效，用于毛囊炎、毛囊周围炎可缓解局部炎症表现，改善全身症状，毛囊炎感染严重，伴有高热等全身症状者，酌情配合其他药物。

2. 腮腺炎　本品可用于腮腺炎，症见两腮肿胀，咀嚼疼痛，发热，口渴，便秘，尿赤，舌红，苔黄，脉数；腮腺炎见上述证候者。

3. 急性咽炎　本品可用于急性咽炎，由热毒内盛，火热蒸腾，上灼于咽而致咽部红肿，咽痛，吞咽困难，发热，舌红，苔黄，脉数者。

4. 乳腺炎　本品可用于乳腺炎，由肝气不疏，胃中积热，肝胃火盛，邪热蕴结于局部而致乳房红肿热痛，发热，口渴，舌红，苔黄，脉数者。

【不良反应】　尚未见报道。

【使用注意】　①服药期间忌食辛辣、油腻、鱼腥食物，戒烟酒。②老人、儿童及素体脾胃虚弱者慎用。③腮腺炎、急性咽炎、乳腺炎、毛囊炎感染严重，伴有高热等全身症状者，酌情配合其他药物。④用本品治疗时，可适当配合外用药。

【用法与用量】　颗粒剂：开水冲服。一次 10g，一日 3 次。片剂：口服。一次 3 片，一日 3 次。

参 考 文 献

[1] 国家药典委员会. 临床用药须知（中药成方制剂卷）[M]. 北京：中国医药科技出版社，2010.

（河南中医药大学　方晓艳、魏珍珍）

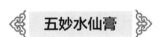

五妙水仙膏

【药物组成】　黄柏、紫草、五倍子、碳酸钠、生石灰。

【处方来源】　研制方。国药准字 Z32020217。

【功能与主治】　去腐生新，清热解毒。主治毛囊炎、结节性痒疹、寻常疣、神经性皮炎等。

【药效】　主要药效如下：

1. 抗炎　毛囊炎、毛囊周围炎发生发展过程均伴有炎症反应，本品具有抗炎作用，可以抑制局部炎症反应，缓解炎症症状。

2. 抗病原微生物　金黄色葡萄球菌、表皮葡萄球菌等是毛囊炎和毛囊周围炎主要致病微生物，本品具有抗病原微生物作用，抑制致病菌繁殖，改善局部症状。

【临床应用】　主要用于湿热瘀阻型的毛囊炎[1-8]。

1. 毛囊炎　五妙水仙膏用于湿热瘀阻型毛囊炎及毛囊周围炎，症见皮肤黍豆大结节、紫红、硬坚、渐成脓疱，破溃难愈者。本品具有去腐生新、清热解毒的功效，对该类毛囊炎及毛囊周围炎脓疱破溃难愈治疗效果显著。

2. 扁平疣　为人类乳头瘤病毒感染引起，多发于青年人的颜面，手背等处。临床采用五妙水仙膏直接点涂疣体，作用缓和，不损伤正常皮肤，痛苦小，方法简单；联合液氮冷冻治疗色素痣的一次性治愈率明显高于单独应用冷冻治疗和五妙水仙膏治疗。

3. 带状疱疹　是由病毒感染引起的一种急性疱疹性疼痛性皮肤病。五妙水仙膏具有消炎解毒、祛腐生新、杀菌收敛等功效。用点涂方法在病灶部位反复治疗，可直接作用于病毒和被病毒侵蚀的组织，减轻疼痛，达到治疗目的。

【不良反应】　尚未见报道。

【使用注意】　①使用前应将药物搅匀，需稀释的药液随配随用，治疗要注意常规消毒，清洁皮肤。②擦洗药物应用生理盐水或冷开水擦洗，不能用酒精棉球擦洗。③切忌药物进入眼内。大血管与近骨膜处药物不能久留。④用药后病变组织形成的痂，不可强行剥落，让其自行脱落，少数患者脱痂时间较长，有一定痒感，属正常情况。⑤脱痂初期，皮肤粉红或留有少量色素，1～2个月后与正常皮肤同色。

【用法与用量】　外用药，涂局部。遵医嘱。

参 考 文 献

[1] 吴一菲，曹萍. 五妙水仙膏治疗扁平疣疗效分析[J]. 航空航天医药，2009，20（12）：80-81.
[2] 刘金星，孙英红. 五妙水仙膏治疗扁平疣365例[J]. 皮肤病与性病，2005，（3）：25-26.
[3] 贺建平. 五妙水仙膏治疗色素痣、扁平疣[J]. 江西中医药，2005，（12）：21.
[4] 周达春. 五妙水仙膏治疗皮肤病891例疗效观察[J]. 中医杂志，2000，（9）：546.
[5] 秦晓庆. 液氮冷冻联合五妙水仙膏治疗面部色素痣效果观察[J]. 交通医学，2015，29（4）：371-374.
[6] 彭进才，成玉婷. 五妙水仙膏治疗带状疱疹18例[J]. 人民军医，2008，（7）：426.
[7] 蔡以元. 五妙水仙膏点涂治疗带状疱疹56例[J]. 中国民间疗法，2000，（4）：39.
[8] 王道俊，左云鹏，王明春. 综合疗法治疗带状疱疹100例[J]. 中国民间疗法，2007，（8）：52-53.

（河南中医药大学　方晓艳、魏珍珍）

甘露消毒丸（丹）

【药物组成】　滑石粉、黄芩、绵茵陈、石菖蒲、川贝母、木通、藿香、连翘、白蔻仁、薄荷、射干。

【处方来源】　清·魏之琇《续名医类案》。国药准字 Z33020991。

【功能与主治】　化浊利湿，清热解毒。用于湿温时疫，邪在气分。症见发热倦怠，胸闷，腹胀，肢酸、咽肿、身黄、颐肿、口渴、小便短赤或淋浊，舌苔淡白或厚或干黄者。

【药效】　主要药效如下[1-7]（图 24-1）：

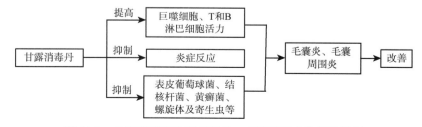

图 24-1　甘露消毒丹治疗毛囊炎、毛囊周围炎作用及机制

1. 抗炎　毛囊炎和毛囊周围炎是由金黄色葡萄球菌、表皮葡萄球菌等感染引起并伴有炎症反应，实验研究表明甘露消毒丹合剂对蛋清所致大鼠足肿胀、二甲苯致小鼠耳肿胀，具有较好的抗炎作用。

2. 抗病原微生物、抗病毒　金黄色葡萄球菌、表皮葡萄球菌感染是毛囊炎和毛囊周围炎发病的主要致病菌。实验研究表明甘露消毒丹对葡萄球菌、链球菌等具有一定的抑制效果；对 A 型 H1N1 流感病毒小鼠具有保护作用，此外研究表明甘露消毒丹还具有广谱抗病毒作用。

3. 调节免疫　免疫力低下也是毛囊炎、毛囊周围炎发病的主要因素。研究发现甘露消毒丹具有免疫调节的功能，其作用的主要途径是激活巨噬细胞和 T、B 淋巴细胞；其抗病毒可能与其免疫调节作用相关。

【临床应用】　主要用于湿热蕴肤型毛囊炎及毛囊周围炎[8-17]。

1. 毛囊炎　甘露消毒丹用于湿热内蕴、外感毒邪、湿毒之邪郁于肌肤、毛窍而致的毛囊炎及毛囊周围炎，症见皮肤黍豆大结节、紫红、硬坚、渐成脓疱，破溃难愈，伴发热倦怠、胸闷，腹胀。临床研究表明甘露消毒丹对湿、热、毒并见的毛囊炎及毛囊周围炎效果较好，可改善局部炎症反应，缓解全身发热疼痛等症，缩短病程。

2. 手足口病　是由肠道病毒引起的急性传染病，其中以柯萨奇 A 组 16 型（Cox A16）、肠道病毒 71 型（EV71）多见，主要表现为手、足、口腔等部位的斑丘疹、疱疹。经临床观察，甘露消毒丹加减治疗手足口病普通病例较常规治疗疗效好，标本兼顾，减轻患者痛苦，缩短疗程，联合匹多莫德治疗，体温恢复时间、皮疹消退时间、口腔疱疹消退时间均明显缩短，疗效良好。

3. 慢性乙型肝炎　慢性乙型肝炎是由乙型肝炎病毒引起的一种常见的慢性传染病，甘露消毒丹能改善慢性乙型肝炎患者的临床症状，促进肝功能的恢复，延缓病情发展；联合恩替卡韦治疗能明显改善肝功能，提高抗肝纤维化的疗效，其对重症肝炎也具有一定的疗效；联合益气解毒通络方对代偿期乙型肝炎肝硬化患者也有一定的疗效。

【不良反应】　尚未见报道。

【使用注意】　尚不明确。

【用法与用量】　生晒研末，每服三钱，开水调下，或神曲糊丸，如弹子大，开水化服亦可。现代用法：散剂，每服 6～9g；丸剂，每服 9～12g；汤剂，水煎服，用量按原方比例酌定。

参 考 文 献

[1] 毕岩，岳冬辉，高玉伟，等. 甘露消毒丹对 H1N1 流感病毒感染小鼠细胞因子的影响[J]. 中华中医药杂志，2014，29（12）：3950-3953.

[2] 邹俊驹，吴佳敏，贺又舜，等. 甘露消毒丹及其拆方对柯萨奇病毒 A16 小鼠模型 P-选凝素糖蛋白配体 1 和促炎因子的影响[J]. 中国中医药信息杂志，2017，24（12）：42-46.

[3] 彭新念，吕文亮，高清华，等. 甘露消毒丹合剂抗炎作用的实验研究[J]. 湖北中医杂志，2009，31（10）：6-7.

[4] 贺又舜，伍参荣，赵国荣，等. 甘露消毒丹对柯萨奇病毒体外抑制作用的实验研究[J]. 中国中西医结合杂志，1998，（12）：737-740.

[5] 贺又舜，赵国荣，胡建中，等. 甘露消毒丹对小鼠 IFN、NK 及 IL-2 影响的研究[J]. 中国实验方剂学杂志，1999，（3）：11-13.

[6] 朱玲玲，曹蓉，王欢，等. 甘露消毒丹抗病毒作用研究概况[J]. 湖南中医杂志，2015，31（8）：198-200.

[7] 朱玲玲，艾碧琛，曹蓉，等. 甘露消毒丹免疫调节作用的物质基础[J]. 中医药导报，2015，21（16）：18-20.

[8] 周宝宽，周探. 甘露消毒丹化裁治疗面部皮肤病验案4则[J]. 河北中医，2012，34（4）：538-539.

[9] 邓暖繁. 甘露消毒丹加减治疗湿热型面部痤疮35例[J]. 光明中医，2011，26（6）：1158-1159.

[10] 田慧，马美美，潘奔前. 甘露消毒丹加减治疗手足口病普通病例80例疗效观察[J]. 新中医，2011，43（6）：76-77.

[11] 张海英，尹正红. 甘露消毒丹加减治疗小儿手足口病疗效分析[J]. 四川中医，2013，31（7）：94.

[12] 王善庆，王善用. 匹多莫德联合甘露消毒丹治疗小儿手足口病31例[J]. 中国临床研究，2013，26（8）：854-855.

[13] 舒发明，龚世梅，李海斌，等. 古之名方治疗慢性乙型肝炎研究进展[J]. 辽宁中医药大学学报，2015，17（2）：191-193.

[14] 方永福，陈丽珠，林秀琼. 甘露消毒丹联合恩替卡韦治疗慢性乙肝病毒性肝炎的效果观察[J]. 中国当代医药，2017，24（26）：141-143.

[15] 黎嘉辉，江一平. 甘露消毒丹加减治疗慢性乙型肝炎肝胆湿热证30例[J]. 江西中医药，2014，45（4）：37-38.

[16] 王小平，陈治羽，熊焰. 甘露消毒丹治疗重症肝炎早期临床体会[J]. 实用中医药杂志，2011，27（3）：201.

[17] 牛祎明. 益气解毒通络方联合甘露消毒丹治疗代偿期乙型肝炎肝硬化[J]. 实用中西医结合临床，2017，17（8）：57-58.

（河南中医药大学　方晓艳、魏珍珍）

珍 黄 丸

【药物组成】　珍珠、人工牛黄、黄芩浸膏粉、猪胆粉、冰片、三七、薄荷素油。

【处方来源】　研制方。《中国药典》（2015年版）。

【功能与主治】　清热解毒，消肿止痛。用于肺胃热盛所致的咽喉肿痛、疮疡热疖。

【药效】　主要药效如下[1]：

1. 抗病原微生物　毛囊炎、毛囊周围炎是由金黄色葡萄球菌、表皮葡萄球菌等引起的感染并伴有炎症反应，抗菌、抗炎是其主要治疗手段。研究表明珍黄丸体外能抑制金黄色葡萄球菌和乙型溶血性链球菌生长，具有一定的抗病原微生物的作用。

2. 抗炎、解热、镇痛　毛囊炎、毛囊周围炎发生发展过程均伴有炎症、疼痛反应，研究表明，珍黄丸对二甲苯和角叉菜胶引起的急性炎症有明显的抑制作用，对大肠杆菌内毒素引起的大鼠体温升高有一定的解热作用，可减少乙酸致小鼠扭体次数，明显提高小鼠的痛阈，具有一定的抗炎、解热和镇痛的作用。

【临床应用】　主要用于热毒内蕴型毛囊炎及毛囊周围炎[2-9]。

1. 毛囊炎、毛囊周围炎　珍黄丸用于热毒内蕴、湿热毒之邪郁于毛窍而致的毛囊炎及毛囊周围炎。本品具有清热解毒、消肿止痛之功，对因热毒壅盛，或外伤染毒，经络阻隔，气血凝滞而致疮疡红肿、疼痛，发热，口渴者效果显著。

2. 急性咽炎　因肺胃热盛所致喉痹咽痛，咽部红肿疼痛，口咽干燥，声音嘶哑者。临床研究表明珍黄丸明显减轻局部晚期鼻咽癌患者的放射性口腔黏膜炎及咽炎，无明显毒副作用，使用方便，易于接受，不影响疗效。慢性肥厚性咽炎在射频术后口服珍黄丸，促使坏死组织尽快脱落，加快恢复，两者联合，作用互补，提高慢性肥厚性咽炎的治疗效果。

3. 痤疮　珍黄丸有明显的抗炎、止痛和抗病原微生物等的作用。临床研究发现珍黄丸治疗痤疮疗效可靠，且外用无明显毒副作用。

4. 其他　珍黄丸还可用于褥疮、扁桃体炎、静脉炎、牙周炎和口腔溃疡等的治疗。

【不良反应】　尚未见报道。

【使用注意】　①虚火喉痹、阴疽漫肿者慎用。②服药期间忌食辛辣油腻食物。③老人、儿童及素体脾胃虚弱者慎用。④患处溃烂，出脓者不可外敷。

【用法与用量】　口服，一次 2 粒，一日 3 次；外用，取药粉用米醋或冷开水调成糊状，敷患处。

参 考 文 献

[1] 赵平，叶志文，凌玉云，等. 珍黄丸抗炎镇痛作用的药效学研究[J].中国实验方剂学杂志，2009，5（9）：86-88.

[2] 姜双仙. 射频与珍黄丸联合治疗慢性肥厚性咽炎 96 例[J]. 广西中医药，2006，（2）：44.

[3] 徐新颜，万彦婷，洪燕. 珍黄丸防治局部晚期鼻咽癌治疗中放射性口咽炎 30 例[J]. 江西中医学院学报，2013，25（6）：12-14.

[4] 叶春华. 珍黄丸治疗痤疮 30 例[J]. 中国中医药科技，2013，20（2）：173.

[5] 郑秋红，张航，支英豪. 珍黄丸粉治疗褥疮溃疡期 25 例观察[J]. 浙江中医杂志，2009，44（6）：437.

[6] 杨群. 珍黄丸辅治儿童急性扁桃体炎[J]. 浙江中西医结合杂志，2007，（10）：645-646.

[7] 郑侠波，宣国君. 乐频清珍黄丸辅助治疗急性牙周脓肿[J]. 现代中西医结合杂志，2007，（27）：3964.

[8] 李静，王新红. 乐频清珍黄丸治疗小儿流行性腮腺炎疗效观察[J]. 中国社区医师，2006，（13）：48-49.

[9] 戴方娣. 珍黄丸加浓缩鱼肝油治疗儿童口腔溃疡 90 例[J]. 现代中西医结合杂志，2005，（13）：1703.

（河南中医药大学　方晓艳、宋亚刚）

第二十五章

手足癣、股癣中成药名方

第一节　概　　述

一、概　　念[1-3]

（一）手癣

手癣（tinea manuum）是由于手部皮肤的浅部真菌感染所引起的。本病好发于手掌指间，可波及手背。以手部皮肤水疱、糜烂、脱屑或增厚、干裂，自觉瘙痒，反复发作为特征，多见于成年人，春夏季多发，中医学称为"鹅掌风"。

（二）足癣

足癣（tinea pedis）是皮肤癣菌侵犯趾间皮肤及指甲引起的浅部真菌病，常发于两侧足底及趾间，当皮肤真菌侵入足掌部的角蛋白组织后，在合适的环境下，先形成菜籽大的小丘疹和水疱，然后等距离从中心向外围扩展，呈圆形，中央有愈合倾向和少量脱屑，几个环可合并成多环形，炎症一般不明显，有痒感。临床上可根据皮损分为水疱型、擦烂型、鳞屑角化型等。中医学称为"臭田螺""田螺疮""脚湿气"等。

（三）股癣

股癣（tinea cruris）为由致病性真菌侵犯腹股沟内侧所致的环状或半环状皮损。

二、病因及发病机制

（一）病因

1. **手癣病因**　手癣的致病菌主要是毛癣菌属和表皮癣菌属，常见菌种有红色毛癣菌、须癣毛癣菌和絮状表皮癣菌，其中红色毛癣菌因其抵抗力强，不易控制，已成为我国当前手癣的主要致病菌。中医认为其病因多因外感湿热，毒蕴皮肤，或沾染毒邪而生，湿热毒邪，郁阻皮肤，久则脉络瘀阻，血不荣肤而成[4]。

2. 足癣病因 足癣的致病菌主要是红色毛癣菌、须癣毛癣菌、絮状表皮癣菌、玫瑰色毛癣菌等。近几年来，白假丝酵母菌及其他酵母菌感染也屡见。中医学认为其病因有久居湿地，或水湿浸淫，或素体有湿，郁而化热，湿热下注，或过食辛辣生热，热蕴而生湿，湿热胶结而下注，或寒湿浸淫，或瘀血阻脉等。

3. 股癣病因 股癣是体癣的一部分，病因明确。致病真菌为红色毛癣菌、石膏样毛癣菌、絮状表皮癣菌、大小孢子菌等。白念珠菌有时也发生在（或波及）阴股部，引起皮疹。中医学认为股癣多由湿热外邪侵袭皮肤或由传染所致。股癣的辨证论治，当辨明风湿、湿热、气血不足。以风湿热蕴为主者，着重清热除湿祛风止痒；以湿热下注为主者，着重清热利湿；以气血不足为主者，着重补血养气润燥。

（二）发病机制[5-10]

1. 手癣发病机制 手的掌侧皮肤角质层较厚，是亲角质的皮肤癣菌最常侵犯的部位之一。手癣的病原菌主要为红色毛癣菌、须癣毛癣菌、白念珠菌、石膏样小孢子和絮状表皮癣菌等，其中红色毛癣菌占50%～90%，这些真菌具有分泌蛋白酶的能力，可以分解皮肤角质层的角蛋白使菌体易于侵入，而分解产物即成为菌体的营养源。该病多由脚湿气传染发生或继发于灰指甲，但也可原发。

2. 足癣发病机制 足趾的角质层厚（0.3～0.5mm），汗腺丰富，缺少皮脂腺，为亲角质的皮肤癣菌提供了理想寄生场所。经常穿不透气的鞋袜，足汗不易蒸发使足部潮湿，有利于真菌生长繁殖。长期服用抗生素、皮质激素、免疫抑制剂及糖尿病患者，因菌群失调及免疫功能障碍，更容易患足癣。

3. 股癣发病机制 股癣是一种由真菌感染而引起的疾病，病原体主要是毛癣菌属的红色毛癣菌和石膏样毛癣菌，表皮癣菌属的絮状表皮癣菌，以及少数白念珠菌。由红色毛癣菌所致体癣常先在手、足、甲或腹股沟患癣，因搔抓而蔓延，也可直接或者间接接触患者污染的澡盆、浴巾、尿布等而感染。糖尿病、消耗病及长期服用皮质激素等患者较易患股癣。

三、临 床 表 现

（一）手癣临床表现

手癣根据临床特点及表现不同，可分为水疱鳞屑和角化增厚两型[11, 12]，其临床表现如下：

1. 水疱鳞屑型 多为单侧起病。先从手掌的某一部位开始，为针头大小的水疱，壁厚且发亮，内含清澈的液体。水疱成群聚集或疏散分布，自觉瘙痒。水疱干后脱屑并逐渐向四周蔓延扩大，形成环形或多环形损害，边缘较清楚。病程多慢性，可持续多年，直到累及全部手掌并传播至手背和指甲，甚至对侧手掌。有时水疱可继发感染形成脓疱。与足癣相比，手癣较少继发严重的细菌感染。

2. 角化增厚型　多由水疱鳞屑型发展而成。患者常有多年病史，累及双手，也可为单侧。皮损一般无明显的水疱或环形脱屑。掌面弥漫性发红增厚，皮纹加深，皮肤粗糙，干而有脱屑。冬季则常发生开裂，有时裂口很深伴出血，疼痛难忍，影响活动。促使手掌角化增厚的因素除皮肤癣菌外，还与长期搔抓、洗烫、肥皂、洗涤剂、各种化学物品和溶剂刺激及不当治疗有关。

（二）足癣临床表现

足癣根据临床特点及表现不同，可分为水疱、糜烂和鳞屑角化三型[13]，其临床表现如下：

1. 水疱型　多发生在夏季，表现为趾间、足缘、足底出现米粒大小，深在性水疱，疏散或成群分布，疱壁较厚，内容清澈，不易破裂，相互融合形成多房性水疱，撕去疱壁，可见蜂窝状基底及鲜红色糜烂面，剧烈瘙痒。

2. 糜烂型　表现为局部表皮角质层浸软发白。由于走动时不断摩擦表皮脱落，露出鲜红色糜烂面；严重者趾缝间、趾腹与足底交界处皮肤均可累及，瘙痒剧烈，多于第3、4、5趾缝间。本型常见于多汗者。

3. 鳞屑角化型　症状是足跖、足缘、足跟部皮肤脚趾增厚、粗糙、脱屑，鳞屑成片状或小点状，反复脱落。

（三）股癣临床表现[14]

股癣常发生于阴囊对侧的大腿皮肤，一侧或双侧，多呈环状或半环状斑片。初于股上部内侧出现小片红斑，其上有脱屑，并逐渐扩展而向四周蔓延，边界清楚，其上有丘疹、水疱、结痂。中央部位可自愈，有色素沉着或脱屑，历久则局部皮肤发生浸润增厚呈苔藓化，常伴痒感。严重者常扩展波及股内侧、会阴或肛门周围，其下缘多清晰。有时尚可波及阴囊、阴茎根部等处。

四、诊　　断

1. 手癣诊断　手癣皮损起病于手掌某一部位，缓慢扩大，最终累及大部或全部，甚至两侧手掌。皮损表现为红斑、水疱、鳞屑和角化增厚，应考虑手癣。真菌学检查阳性即可确诊。

2. 足癣诊断　足癣皮损多为单发，皮损为小水疱，脱屑，形成环状斑片，或脚趾间糜烂，浸渍，或皮肤干燥，粗糙，皲裂，经久不愈，自觉瘙痒，有皲裂可疼痛。也可真菌直接镜检：刮取皮损上鳞屑，加10%氢氧化钾液少许，在显微镜下可找到真菌菌丝。

3. 股癣诊断　股癣可于腹股沟、臀部及阴股部皮肤见半环形红斑，边缘为丘疱疹构成堤状，轻度增厚脱屑，病损中央部分可有轻度湿疹样改变，直接镜检及真菌培养阳性[15]。

五、治 疗

（一）常用化学药物及现代技术

1. 手癣[16, 17] 外用治疗：水疱鳞屑型，可选用刺激性小的霜剂或水剂，如联苯苄唑霜或溶液、克霉唑霜、酮康唑霜、特比萘芬软膏、卡氏搽剂等。角化增厚型，可选用剥脱作用较强的制剂，如复方苯甲酸软膏或酊剂、复方土槿皮酊、复方十一烯酸软膏等治疗。无皲裂时，亦可用10%冰醋酸溶液浸泡，待皮损变薄，选用苯苄唑软膏、特比萘芬软膏等外用药物治疗。必要时可采用封包疗法。

内服治疗：手癣严重者可口服灰黄霉素或酮康唑。氟康唑每周150mg或每日50mg顿服，连用2～6周。伊曲康唑每日200mg顿服，连续1～2周。特比萘芬每日250mg顿服，连服2周。

2. 足癣[18] 足癣治疗主要是口服用药和局部外用，浸泡或者是口服外用联合用药。口服抗真菌药可能出现的不良反应风险较大，其对肝肾功能也有一定影响。因此外用药物成为治疗足癣的理想选择。目前临床上治疗浅部真菌病的外用药包括唑类和丙烯胺类等。唑类的代表药物有咪康唑、益康唑、克霉唑、酮康唑和联苯苄唑等，疗程一般至少4周。丙烯胺类主要包括特比萘芬、布替萘芬和萘替芬等，疗程一般要2周。

外用治疗：水疱型，可选用温和搽剂和霜剂，一天1～2次，如联苯苄唑霜、特比萘芬霜等。糜烂型，可选用粉剂收干，如咪康唑粉、硝酸咪康唑（达克宁）散剂，有渗液时再用醋酸铅溶液、硼酸溶液等湿敷，皮肤干燥后，再涂刺激性小的霜剂、水剂。鳞屑角化型，可选用剥脱作用较强的制剂，如复方苯甲酸软膏或酊剂，必要时封包，再用抗真菌药。

内服治疗同手癣。

3. 股癣 一般小面积轻度股癣外用抗表皮癣菌药如克霉唑软膏、咪康唑软膏、联苯苄唑乳膏、特比萘芬乳膏等都有效。当股癣面积大、病情较重时可口服抗真菌药如特比萘芬、伊曲康唑或氟康唑，都有很好疗效。

（二）中成药名方治疗

1. 手癣 由于外感湿热，毒蕴皮肤，或相互接触，毒邪相染，或毒虫沾染而生。湿热毒虫，郁阻皮肤，久则脉络瘀阻，血不荣肤以致皮肤皲裂。中医药治疗应以除湿杀虫止痒为主。

2. 足癣 中医药治疗足癣方法多样，常用的是醋剂和酊剂，醋剂提供一个酸性环境，对真菌的繁殖和生长存在抑制作用，同时软化角质，促进药物渗透吸收。酊剂扩张毛细血管，对皮肤角质层有较强的穿透力，能促进药物的吸收。另外还有一些艾灸、针灸之类的疗法，艾灸可温经通络，促进局部血液循环，一方面可以激发正常机体组织的防御功能，另一方面可以辅助药物发挥作用，提高治疗效果。

3. 股癣 以外服治疗为主，杀虫解毒，清热祛风[19]。外用土槿皮酊及癣药水、癣药膏等。一般初起为小水疱者，用癣药水；以后脱皮者，用癣药膏；如水疱及脱屑相间，则可用癣药水与癣药膏交替外搽。

治疗手足癣、股癣常用中成药有脚气散、复方土槿皮酊、癣湿药水（鹅掌风药水）、癣药膏、消炎癣湿药膏等。

第二节　中成药名方的辨证分类与药效

中药治疗手足癣、股癣是辨证用药，中成药的常见辨证分类及其主要药效如下：

手癣主要临床表现多为自觉皮肤剧痒、局部起水疱，或浸渍糜烂。手癣常见于角化过度型，且为单侧，手掌和手指有弥漫角化过度，也可有表皮脱落、水疱和丘疹。

足癣主要临床表现多有足部起水疱、脱皮、皮肤增厚及糜烂浸渍等症状，多伴有瘙痒，好发于足趾间和足跟部[20]。

股癣主要临床表现为患者自觉瘙痒，长期搔抓刺激皮肤可变成浸润肥厚呈苔藓化样改变。

手足癣、股癣主要的病理变化是真菌的增殖及其代谢产物刺激宿主引起的反应[21]。

清热燥湿、杀虫止痒中药具有抗病原微生物、止痒的作用，对于细菌、真菌、病毒等都有不同程度的抑制或杀灭作用。

常用中成药：脚气散、复方土槿皮酊、癣湿药水（鹅掌风药水）、癣药膏、消炎癣湿药膏、癣湿药膏、珊瑚癣净、顽癣净、复方土荆皮凝胶、蟹黄肤宁软膏、百癣夏塔热片等。

参 考 文 献

[1] 范瑞强，邓丙戌，杨志波. 中医皮肤性病学（临床版）[M]. 北京：科学技术文献出版社，2010：184-187.

[2] 陈德成，王庆文. 中国针灸独穴疗法[M]. 长春：吉林科学技术出版社，2016：447.

[3] 车雅敏. 外阴疾病鉴别诊断学[M]. 北京：人民军医出版社（北京），2015：68-69.

[4] 唐世清. 中西医结合治疗手癣38例[J]. 湖南中医杂志，2001，（1）：48.

[5] 王良民，宋丽新，张士发. 手癣和足癣[J]. 中国实用乡村医生杂志，2006，13（9）：3-4.

[6] 罗汉超，陈德宇. 实用皮肤性病学手册[M]. 成都：四川科学技术出版社，1999：130-132.

[7] 李元文. 中医皮肤科临证必备[M]. 北京：人民军医出版社，2014：34-38.

[8] 何清湖，周慎，杨志波. 皮肤病性并科分册[M]. 长沙：湖南科学技术出版社，2010：57.

[9] 周德生，刘利娟. 名医推荐家庭必备名方珍藏本[M]. 长沙：湖南科学技术出版社，2015：151.

[10] 朴永君. 皮肤性病学高级医师进阶[M]. 北京：中国协和医科大学出版社，2016：192.

[11] 宋兆友，宋宁静. 皮肤病中药外用制剂[M]. 北京：中国中医药出版社，2016.

[12] 张庆伟，周丽霞，范若莉. 百病不求人小绝招[M]. 北京：中国医药科技出版社，2014：255-256.

[13] 李铁男，宋勇，赵桂兰. 常见皮肤病彩色图谱[M]. 沈阳：辽宁科学技术出版社，1998：26.

[14] 祝向东. 外生殖器皮肤病及相关疾病临床诊疗[M]. 银川：阳光出版社，2014：73.

[15] 刘占国，赵亚平. 偏方治病小窍门[M]. 北京：中国医药科技出版社，2015：303.

[16] 金哲虎，孙乐栋. 皮肤性病学[M]. 北京：人民军医出版社，2013：76-77.

[17] 刘启民. 中西医结合治疗角化型手癣65例[J]. 实用中医药杂志，2014，（2）：146.

[18] 吴琳，洪钢，杨晓东，等. 足癣治疗现状与疗效判定的研究[J]. 金华职业技术学院学报，2016，（3）：84-87.

[19] 徐福松. 徐福松实用中医男科学[M]. 北京：中国中医药出版社，2009：678.

[20] 王庄斐，黄松音，陈小彦，等. 足癣感染原因分析及防范措施[J]. 中国自然医学杂志，2010，（5）：397-398.

[21] 刘燕明. 免疫学与病原生物学[M]. 北京：中国中医药出版社，2008：258.

（河南中医药大学　苗明三、田　硕）

第三节　中成药名方

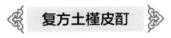

脚 气 散

【药物组成】　枯矾、白芷、荆芥穗[1]。

【处方来源】　研制方。国药准字 Z19993040。

【功能与主治】　祛风燥湿，杀虫止痒。用于脚癣趾缝间糜烂，流黄水，刺痒难忍。

【药效】　主要药效如下[2]：

1. 抗真菌　足癣的致病菌主要有红色毛癣菌、絮状表皮癣菌等。脚气散对于浅表感染的真菌具有一定的抑菌和杀菌作用，对临床常见致病菌如白念珠菌、絮状表皮癣菌、羊毛状小孢子菌、石膏状毛癣菌、红色毛癣菌有一定的抗菌活性，对表皮感染红色毛癣菌的动物模型有良好的治疗作用，具有抗真菌感染的作用。

2. 止痒　脚气散具有一定的止痒作用。

【临床应用】　主要用于湿热浸淫肌肤所致足癣。

足癣　脚气散对于湿热浸淫肌肤所致足癣具有较好作用，可以改善足癣（浸渍糜烂型）趾缝间浸渍变白、糜烂、瘙痒，脂水浸淫，甚者抓破后染毒成脓、疮面红、伴有臭味等症状。

【不良反应】　尚未见报道。

【使用注意】　①不适宜鳞屑角化型足癣。②饮食宜清淡，忌食辛辣、油腻食物。③使用本品若出现恶寒发热、患肢肿胀、触之灼热、痒痛、附近淋巴结肿大者，应采用其他适当方法治疗。④切忌内服。⑤使用前应清洗患处，忌用热水洗烫。

【用法与用量】　外用。取本品适量撒于患处。

参 考 文 献

[1] 郭鹏举，关德生. 中国非处方药完全手册[M]. 西安：陕西科学技术出版社，2005：534.

[2] 宋义平，张黎利，李亦明，等. 脚气散抗真菌与毒理学研究[J]. 中国药事，1998，（3）：46，61.

（河南中医药大学　苗明三、黄慧媛）

复方土槿皮酊

【药物组成】　土槿皮、苯甲酸、水杨酸。

【处方来源】　研制方。国药准字 Z44020858。

【功能与主治】　杀菌，止痒。适用于趾痒、皮肤痒、一般癣疾。

【药效】　主要药效如下[1]：

1. 抗病原微生物　手足癣是一种真菌感染性皮肤病，主要致病菌有红色毛癣菌、须癣毛癣菌和絮状表皮癣菌等。体外研究表明，复方土槿皮酊对金黄色葡萄球菌、大肠杆菌和红色毛癣菌、紫色毛癣菌、须毛癣菌、石膏样小孢子菌有抑制作用。另复方土槿皮酊对真菌有抑制作用，可先使皮肤角质溶化，表皮剥脱而杀灭寄生于皮肤深部的霉菌类，从而发挥抗感染作用。

2. 止痒　本品具有一定的止痒作用。

【临床应用】　主要用于掌跖部角化型手足癣。

1. 手足癣[2, 3]　是表皮癣菌感染所致，以掌跖部角化型最难治疗。复方土槿皮酊对掌跖部角化型手足癣具有较好治疗作用，症见掌面弥漫性发红增厚，皮纹加深，皮肤粗糙，干而有脱屑等。本品可先使皮肤角质溶化，表皮剥脱而杀灭寄生于皮肤深部的霉菌类。对于真菌性皮肤病的治疗，不但易被皮肤吸收，还可以消毒表皮，杀灭部分表皮微生物，不引起继发感染，是治疗角化型手足癣的良药。

2. 花斑癣[4]　俗称汗疹，是由圆形糠秕孢子菌引起的一种皮肤浅表角质层慢性真菌病。复方土槿皮酊可以使斑疹及丘疹、水疱、渗液、糜烂、结痂、脱屑积分明显减少，减少皮损的面积，其对于花斑癣具有较好的治疗作用。

3. 股癣[5]　股癣主要由红色毛癣菌、须癣毛癣菌、大小孢子菌等感染引起。复方土槿皮酊可以改善股癣临床症状如红斑、丘疹、水疱、苔藓样变、瘙痒、皮损面积等，并有一定的抑菌作用，对于股癣具有较好的治疗作用。

【不良反应】　尚未见报道。

【使用注意】　①本品为外用药，禁止内服。②忌烟酒、辛辣、油腻及腥发食物。③本品有较强的刺激性和腐蚀性，切勿接触眼睛、口腔等黏膜处。皮肤破溃处禁用。禁用于面部皮肤和其他部位黏膜。使用时应注意对周围正常皮肤的保护。用后密封贮藏。本品避免与铁器接触。④哺乳期妇女慎用。因糖尿病、肾病、肝病、肿瘤等疾病引起的皮肤瘙痒，不属于本品适用范围。⑤本品不适用于糜烂型脚湿气及伴有继发感染（化脓）者。⑥涂药部位如有烧灼感，瘙痒加重或红肿，应停止使用，洗净，必要时向医师咨询。⑦本品对皮肤有一定刺激性，用于股癣时应注意，不宜使药液接触到阴囊、外阴等皮肤细薄处，较长时间使用可使皮肤剥脱。⑧对本品及酒精过敏者禁用，过敏体质者慎用。

【用法与用量】　外用。用软毛刷蘸药涂皮肤与皮损部位，涂药后用聚乙烯塑料薄膜包封。每 5 天换药一次（详细用法遵医嘱）。

参 考 文 献

[1] 张尊祥，李树雯，张克畏，等. 中药"铁扁癣痒平"体外抑菌试验[J]. 东南国防医药，2003，（6）：5.

[2] 黄文阁，王敏进. 复方土槿皮酊治疗手足癣疗效观察[J]. 现代中西医结合杂志，2004，（6）：778.

[3] 刘光汉. 复方土槿皮酊治疗 30 例足癣疗效分析[J]. 医药世界，2006，（10）：129-130.

[4] 吴碧娣，黄香娇. 自制复方土槿皮酊治疗花斑癣 251 例[J]. 中国中医药信息杂志，1999，（8）：64.

[5] 吴志华，李金娥. 复方土槿皮汤治疗股癣的疗效观察及作用机理研究[J]. 四川中医，2013，（1）：84-85.

（河南中医药大学　苗明三、田　硕）

癣湿药水（鹅掌风药水）

【药物组成】　土荆皮、蛇床子、大风子仁、百部、防风、当归、凤仙透骨草、侧柏叶、吴茱萸、花椒、蝉蜕、斑蝥。

【处方来源】　研制方。《中国药典》（2015 年版）。

【功能与主治】　祛风除湿，杀虫止痒。用于风湿虫毒所致的鹅掌风、脚湿气，症见皮肤丘疹、水疱、脱屑，伴有不同程度瘙痒。

【药效】　主要药效如下：

1. 抗真菌　手癣由浅部真菌感染所致，病原菌主要为红色毛癣菌、须癣毛癣菌、絮状表皮癣菌等。癣湿药水醇浸物对红色毛癣菌、铁锈色小孢子菌等真菌均有不同程度的抗菌作用。

2. 止痒　本品具有止痒作用。

【临床应用】　主要用于风湿虫毒所致手癣、足癣。

1. 手癣[1]　癣湿药水对于风湿虫毒所致手癣具有较好治疗作用，可改善初期掌心或指缝出现针头大小的水疱、痒不可忍、搔之出脂水、干涸后脱皮屑、久则皮肤干燥等症状。

2. 足癣　癣湿药水对于风湿虫毒所致足癣具有较好治疗作用。可改善趾腹间、足部成片水疱、浸渍糜烂、脱屑、瘙痒无度、夏重冬轻等症状。

【不良反应】　尚未见报道。

【使用注意】　①饮食宜清淡，忌酒及辛辣、海鲜食物。②不适宜浸渍糜烂型脚湿气。③切忌入口，严防触及眼、鼻、口腔等黏膜处。④本品所含斑蝥有毒性，不可久用。⑤本品所含斑蝥有刺激性，如出现过敏反应及时停用。

【用法与用量】　外用，擦于洗净的患处，一日3～4次；治疗灰指甲应先除去空松部分，使药易渗入。

参 考 文 献

[1] 谢晶辉. 癣湿药水治疗手足、体、股癣等82例报告[J]. 中西医结合杂志，1984，（10）：631.

（河南中医药大学　苗明三、黄慧媛）

癣 药 膏

【药物组成】　桃仁、苦楝皮、冰片、硫黄、樟脑、紫草。

【处方来源】　研制方。国药准字 Z20053676。

【功能与主治】　活血祛毒，杀虫止痒。用于皮肤湿毒，身面刺痒，牛皮恶癣，干湿疥癣，金钱癣，搔痒成疮，溃流脓水，浸淫作痛。

【药效】　主要药效如下[1]：

1. 抗真菌　手足癣、股癣是真菌感染性皮肤病，其致病菌有石膏样毛癣菌、絮状表皮癣菌、红色表皮癣菌等。研究表明，5%浓度以上的癣药膏对石膏样毛癣菌、絮状表皮癣菌、红色表皮癣菌均有明显的抗菌、抗病原微生物的作用。

2. 抗炎　手足癣有红斑、水疱等炎症表现。研究表明，癣药膏可抑制二甲苯所致小鼠耳郭肿胀，抑制耳郭肿胀度，表明癣药膏有显著的抗炎作用。

【临床应用】　主要用于皮肤湿毒所致手足癣[2-4]。

1. 手足癣　是由真菌感染引起的临床上常见的顽固性皮肤病，癣药膏对于皮肤湿毒所致手足癣具有较好治疗作用，症见掌心或指（趾）缝出现水疱、浸渍糜烂、脱屑、瘙痒剧烈等。本品可较好地改善手足癣的红斑、丘疹、水疱等临床表现，具有较好的治疗作用。

2. 体癣　是由皮肤癣菌引起的一种皮肤浅部感染，一般只寄生于角质层，所以只在局部引起轻度的炎症反应，其临床可见丘疹、水疱、鳞屑、表面一般无渗液等表现，癣药膏具有抗炎、抑菌的作用，可以明显改善体癣的临床症状。

3. 疥癣　是由风毒客于肌肤所致。风毒之浮浅者为疥，风毒之深沉者为癣。疥癣系由螨类侵袭而致的以剧痒和脱毛为特点的慢性接触性皮肤病。癣药膏具有活血祛毒、杀虫止痒、抗病原微生物、抗炎的作用，可改善疥癣的红疹、瘙痒等临床症状。

【不良反应】　尚未见报道。

【使用注意】　外用药，切勿入口。

【用法与用量】　用温水洗净患处，涂擦患处。

参 考 文 献

[1] 林静瑜，洪华炜，倪峰. 癣药膏的抗炎抗菌及急性毒性实验[J]. 福建中医学院学报，2001，（1）：47-48.

[2] 陈琳. 婴幼儿疾病护理与意外急救[M]. 汕头：汕头大学出版社，1998：165.

[3] 杨士瀛. 仁斋直指[M]. 北京：中医古籍出版社，2016：488.

[4] 彭项雨，孙水涛. 癣药膏治疗湿疹、牛皮癣、疥疮、体癣疗效观察[J]. 健康必读（下旬刊），2011，（3）：348.

（河南中医药大学　苗明三、田　硕）

消炎癣湿药膏

【药物组成】　升药底、蛇床子、升华硫、樟脑、冰片、苯酚。

【处方来源】　研制方。国药准字 Z44020427。

【功能与主治】　杀菌，收湿，止痒。用于头癣、体癣、足癣、慢性湿疹、滋水瘙痒、疥疮。

【药效】　主要药效如下[1]（图 25-1）：

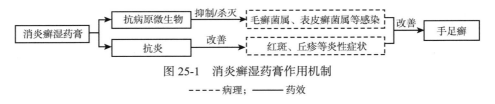

图 25-1　消炎癣湿药膏作用机制

----- 病理；——— 药效

1. 抗真菌　手足癣是真菌感染性皮肤病，其致病菌有毛癣菌属和表皮癣菌属。研究表明消炎癣湿药膏对毛癣菌属、小孢子菌属、表皮癣菌属、白念珠菌属均有不同程度的抑菌和杀灭作用，从而对真菌感染引起的手足癣、体癣有治疗作用。

2. 抗炎　手足癣有红斑、水疱等临床症状。消炎癣湿药膏能显著抑制大鼠蛋清性足肿胀和二甲苯所致小鼠耳郭肿胀；对二甲苯所致小鼠腹部皮肤毛细血管通透性增加有明显抑制作用，有较好的抗炎作用。

3. 抗过敏　研究表明，本品对大鼠同种被动皮肤过敏反应（PCA-I 型变态反应）及 II 型免疫反应（豚鼠皮肤血管炎反应）均有明显的抑制作用，具有抗过敏作用。

【临床应用】　主要用于水疱鳞屑型的手足癣。

1. 手足癣[2, 3]　是致病性皮肤真菌在手足部位引起的皮肤病，主要由表皮癣菌和毛癣菌等引起。消炎癣湿药膏对于丘疹水疱鳞屑型的手足癣具有较好的治疗作用，症见水疱成群聚集或疏散分布，瘙痒，水疱干后脱屑并逐渐向四周蔓延扩大，边缘较清楚等。本品可以改善手足癣引起的瘙痒、皮损等症状。与抗真菌药物相比，在疗效、治愈率、显效率方面具有明显的优势。

2. 顽固性疥疮[4]　疥疮是一种由体外寄生虫引起的接触传染性很强的皮肤病。消炎癣湿药膏具有杀菌、收湿、止痒的作用，可以使疥疮引起的全身皮疹消退，瘙痒感消失。

3. 小儿湿疹[5, 6]　是由多种原因引起的一种以瘙痒性丘疹、丘疱疹为主要表现的变态反应性皮肤病。消炎癣湿药膏具有杀菌、收湿等作用，可以减少创面渗液、消肿止痒等，改善小儿湿疹皮损引起的糜烂、渗出等临床症状。另有报道与双歧杆菌四联活菌片联合应用，治疗幼儿湿疹，取得较好的治疗效果。

4. 脂溢性皮炎[7]　现认为脂溢性皮炎是皮脂溢出较多的基础上继发性皮肤炎症。消炎癣湿药膏具有杀菌、收湿、止痒作用，可以改善脂溢性皮炎引起的丘疹、瘙痒感等症状，对于脂溢性皮炎治疗疗效好。

【不良反应】　尚未见报道。

【使用注意】　本品含毒性药，不宜大面积使用。

【用法与用量】　外用。洗净，涂搽患处，一日数次。

参 考 文 献

[1] 柯树泉，段逸群. 皮肤秘典[M]. 上海：上海科学技术出版社，2011：300.

[2] 喻洁. 铍宝消炎癣湿药膏治疗手足癣 60 例的疗效观察[J]. 医学信息，2015，（5）：280-281.

[3] 李岷，沈永年，吕桂霞，等. 蛇脂～消炎癣湿药膏治疗足癣的临床观察[C]. 2003 中国中西医结合皮肤性病学术会议论文汇编，2003.

[4] 石磊，赵志栋，关键. 消炎癣湿药膏治愈顽固性疥疮 3 例[J]. 临床学，2016，36（9）：126.

[5] 唐丽英，朱燕. 消炎癣湿药膏治疗小儿湿疹疗效观察[J]. 四川医学，2007，（8）：943.

[6] 何军，姜宝安. 双歧杆菌四联活菌片联合消炎癣湿药膏治疗幼儿湿疹[J]. 中国民间疗法，2015，23（12）：61-62.

[7] 余良思. 消炎癣湿药膏治疗脂溢性皮炎疗效观察[J]. 中国皮肤性病学志，2007，（8）：489.

（河南中医药大学　苗明三、黄慧媛）

癣 湿 药 膏

【药物组成】　蜡梅油、樟脑、水杨酸、苯甲酸。

【处方来源】　研制方。国药准字 Z42020992。

【功能与主治】　杀菌止痒。用于癣症湿气、脚趾痒、鹅掌风。

【药效】　主要药效如下[1, 2]：

1. 抗真菌　手足癣是真菌感染性皮肤病。癣湿药膏中苯甲酸和水杨酸均具有抗真菌作用。5%浓度的水杨酸在软膏中可使表皮细胞在比较潮湿的环境中发生肿胀、软化和剥脱，成为角层剥脱剂。在治疗浅部真菌病时，真菌被杀死，并随表皮剥离而脱落，与苯甲酸配伍应用，可加强杀灭真菌作用。

2. 止痒　手足癣多有瘙痒等临床表现。癣湿药膏中 1%～2%的樟脑具有止痒作用。蜡梅油中含苄醇、乙醇苄酯、龙脑、樟醇等，也具有止痒作用。

【临床应用】　主要用于角化型手足癣。

手足癣　是真菌感染性皮肤病，由多种皮肤癣菌引起的，并伴有瘙痒、红斑等，癣湿药膏可使角质剥离而脱落，对于角化型手足癣具有较好治疗作用，症见皮损区域增厚、粗糙、脱屑等。本品具有杀菌、止痒、抗炎的作用，可以杀灭真菌，改善手足癣瘙痒、红斑等临床症状。

【不良反应】　尚未见报道。

【使用注意】　本品只作外用，不可入口。

【用法与用量】　外用，洗净后，涂搽患处。

参 考 文 献

[1] 艾儒棣. 中医外科特色制剂[M]. 北京：中国中医药出版社，2008：127.
[2] 张嘉俊. 家用中成药[M]. 广州：科学普及出版社，1981：173.

（河南中医药大学　苗明三、田　硕）

珊 瑚 癣 净

【药物组成】　复方珊瑚姜酊、水杨酸、甘油、乙酸。

【处方来源】　研制方。国药准字 Z52020136。

【功能与主治】　杀菌、止痒。用于脚癣（脚气）、手癣（鹅掌风）、指（趾）甲癣（灰指甲）等。

【药效】　主要药效如下[1, 2]：

1. 抗真菌　手足癣是真菌感染性皮肤病，珊瑚癣净对絮状表皮癣菌、石膏样癣菌、玫瑰色癣菌、红色毛癣菌、大脑状癣菌具有较好的杀菌作用。

2. 促进角质剥落　手足癣是由皮肤癣菌感染所致，珊瑚癣净可以促进角质剥脱，有利于清除病损组织与真菌，促进新生表皮再生。

【临床应用】　主要用于鳞屑角化型足癣。

足癣　珊瑚癣净可以促进角质剥落，对于鳞屑角化型足癣有较好的治疗作用，症见跖、足缘、足跟部皮肤角质增厚、粗糙、脱屑、反复脱落等。本品有利于促进带菌表皮剥脱更新，可使足部角质层带菌量迅速减少。联合萘替芬酮康唑乳膏外用，可以使新生表皮不支持真菌孢子生长，在相同治疗时间内更有效地消灭真菌，使过度角化的表皮彻底恢复正常[3]。

【不良反应】　偶见轻型接触性皮炎，少数浸泡后出现干燥、粗糙、干裂与大量脱屑现象。

【使用注意】　①本品为外用药，切忌入口，严防触及眼、口、鼻等黏膜之处，皮肤破损处慎用。②本品对皮肤具有渗透作用并能溶解皮肤角质，部分患者使用后有皮肤表皮脱落现象，无须其他治疗，1 周后可停止脱落。③本品不适用于糜烂渗出型脚气。如患肢出现红肿热痛，色如涂丹，应停用本品，去医院就诊。④按用法用量使用后未见改善症状者，应去医院就诊。⑤患处不宜热水洗烫[4]。

【用法与用量】　外用。取本品 250ml，置脚盆中，加入等量温水稀释后，将患脚浸泡 30 分钟即可，如未痊愈，可于 20 天后再浸泡一次。

参 考 文 献

[1] 张裕坤. 珊瑚癣净治疗足癣的临床疗效与追踪观察报告[J]. 上海医药，2003，（2）：85-86.
[2] 桂北怀，吴改英，周政昆. 珊瑚癣净治疗浅部真菌病足癣的临床应用[J]. 基层中药杂志，2000，（6）：58-59.
[3] 龙朝晖. 珊瑚癣净联合萘替芬酮康唑乳膏治疗足癣疗效观察[J]. 中国社区医师（医学专业），2010，12（5）：89.
[4] 王广银，薛敏，艾静. 临床用药指导[M]. 济南：济南大学出版社，2010：392.

（河南中医药大学　苗明三、黄慧媛）

顽 癣 净

【药物组成】　苯甲酸、紫荆皮酊、水杨酸。

【处方来源】　研制方。国药准字 Z20073222。

【功能与主治】　祛风止痒，保湿杀虫。用于手癣、脚癣、股癣、体癣等各种皮肤癣症。

【药效】　主要药效如下[1, 2]：

1. 抗病原微生物　皮肤癣症由真菌感染引起，临床多采用抗真菌的药物治疗。顽癣净对皮肤黏膜多种细菌和真菌、淋病菌、寄生虫卵有较强杀灭作用，具有抗病原微生物的作用。

2. 止痒　本品具有止痒作用，能改善癣症引起的瘙痒症状。

【临床应用】　主要用于各种皮肤癣症。

1. 手足癣[3, 4]　是皮肤癣菌侵犯掌趾间皮肤引起的浅部真菌感染。顽癣净具有抗病原微生物的作用，对于手足癣具有一定治疗作用，能与蛋白质的氨基结合而发挥抑菌作用，使表皮细胞在比较潮湿的环境中发生肿胀、软化和剥离，成为角质层剥离层，在治疗浅部真菌病时，被杀死的真菌即随表皮剥离而脱落，加强杀灭真菌的作用，对治疗干燥未破裂的表皮角质较厚的手足癣效果较好。

2. 股癣　为春夏秋季常见的一种皮肤病，通常由真菌引起。顽癣净有祛风止痒、保湿杀虫之功效，可以杀死真菌，改善皮损程度、瘙痒、红斑、丘疹、水疱、鳞屑等临床症状，对于股癣治疗效果好。

【不良反应】　对皮肤有一定的刺激性，长期使用可脱皮。还能刺激眼睛和黏膜[5]。

【使用注意】　①局部有继发感染、破裂或溃烂者不宜使用。②肝肾功能不全患者慎用。③孕妇及哺乳期妇女禁用。

【用法与用量】　外用适量，涂抹患处，一日 1～2 次。

参 考 文 献

[1] 杨培民，孙洪胜，姚莉. 最新中成药手册[M]. 济南：山东科学技术出版社，2014：701.
[2] 李秋菲，唐振宏，徐长根，等. 5 种外用制剂微生物限度检查法中菌落计数方法验证[J]. 中国药业，2008，17（22）：39.
[3] 栾天庆，谢兴琴，邢延琳. 顽癣净治疗体股癣及手足癣 136 例疗效观察[J]. 中国实用医药，2010，5（8）：144-145.
[4] 周洪军，翟琼，李汝波. 顽癣净治疗股癣、体癣 76 例疗效观察[J]. 黑龙江医药，2010，23（2）：233-234.
[5] 曹俊岭，李国辉. 含西药成分中成药的合理使用[M]. 北京：中国中医药出版社，2014：380.

（河南中医药大学　苗明三、田　硕）

复方土荆皮凝胶

【药物组成】　土荆皮酊、苯甲酸、水杨酸。

【处方来源】　研制方。国药准字 Z20080181。

【功能与主治】　抑制表皮真菌及止痒。用于手癣、脚癣、体癣等。

1. 抗真菌　足癣为真菌感染性皮肤病，皮肤癣菌为其主要致病菌，复方土荆皮凝胶对真菌有较强抑制作用，可促进角质层剥脱，具有加强杀灭真菌的作用。

2. 止痒　瘙痒为足癣的主要临床表现之一。本品有止痒作用，可改善各种癣症的瘙痒症状。

【临床应用】　主要用于角化过度型足癣。

1. 足癣[1]　角化过度型足癣临床主要表现为患者足部皮肤红斑鳞屑、角化过度，皮疹呈环状或鱼鳞状，粗糙无汗等。复方土荆皮凝胶对角化过度型足癣有较好治疗作用，有较强抑制真菌和止痒杀虫作用，可以改善角化过度、粗糙、无汗、皲裂、瘙痒等表现，对足癣有一定的治疗作用。

2. 体癣[2]　是由皮肤癣菌引起的一种皮肤浅部感染，临床研究与百癣夏塔热胶囊联合用药治疗体癣，外用复方土荆皮凝胶，可破坏寄生在表皮的真菌菌丝、孢子，起局部治疗作用，两药合用，可以发挥全身、局部两条途径综合治疗，提高疗效。

3. 扁平疣[3]　是由人乳头瘤病毒引起的一种皮肤科常见病，好发于头面部、手背、前臂等外露部位，常因搔抓出现自身接种引起同形反应，使皮疹播散倍增。临床研究与咪喹莫特乳膏联合用药，复方土荆皮凝胶有促角质溶解，能够使角质软化、松解、脱落的作用，联合治疗扁平疣，可提高疗效。

【不良反应】　尚未见报道。

【使用注意】　①宜外用，避免与眼睛接触，严禁口服。②严重炎症反应的体癣禁用。③本品对黏膜有刺激性，应禁用于黏膜处。④使用时应仅涂于患处，不宜用于破损皮肤或开放性伤口处。

【用法与用量】　外用。涂于患处，每日 1～2 次，用药持续 1～2 周。

参 考 文 献

[1] 黄晓. 中药外洗联合复方土荆皮凝胶外用治疗角化过度型足癣 56 例疗效观察[J]. 中国民族民间医药，2011，20（15）：91.
[2] 吴琦琦、陈丽娟、陈利姐. 百癣夏塔热胶囊联合复方土荆皮凝胶治疗体癣临床研究[J]. 世界中医药，2015，（1）：82.
[3] 张俊娥、张学良. 咪喹莫特乳膏联合复方土荆皮凝胶治疗扁平疣的疗效观察[J]. 临床合理用药杂志，2015，8（35）：56-57.

（河南中医药大学　苗明三、黄慧媛）

蟹黄肤宁软膏

【药物组成】　螃蟹壳、黄柏、苦参、昆布、蛤壳。

【处方来源】　研制方。国药准字 Z20050043。

【功能与主治】　清热燥湿，杀虫止痒。主治浅部皮肤真菌病（手足癣、体癣、股癣）

属湿热浸淫者。

【药效】　主要药效如下[1-3]：

1. 抗病原微生物　手足癣、股癣是真菌感染性皮肤病，其致病菌有大小孢子菌、须癣毛癣菌、絮状表皮癣菌等。体外研究表明，蟹黄肤宁软膏对于大小孢子菌、须癣毛癣菌、絮状表皮癣菌、红色毛癣菌具有较好的抑菌作用，对于豚鼠皮肤局部真菌感染病灶有明显的治疗作用，表明蟹黄肤宁软膏具有抗病原微生物的作用。

2. 抗炎　皮肤真菌病有红斑、丘疹、水疱、脓疱等炎症反应。研究表明，蟹黄肤宁软膏可抑制急性大鼠足肿胀和小鼠耳肿胀，表明其具有抗炎作用。

3. 止痒　蟹黄肤宁软膏可以减少 4-氨基吡啶所致小鼠舔体反应，表明其具有止痒作用。

【临床应用】　主要用于湿热浸淫型浅部皮肤真菌病。

皮肤真菌病[4, 5]　蟹黄肤宁软膏对于湿热浸淫型浅部皮肤真菌病（手足癣、体癣、股癣）的疗效较好，症见皮损局部水疱、浸渍糜烂等。本品可以改善红斑、丘疹、水疱、脓疱、角化、脱屑、浸渍、瘙痒等症状。

【不良反应】　①涂药处皮肤发生灼热刺痛。②偶见涂药处皮肤出现红斑、小丘疹、湿疹化样变。

【使用注意】　①本品对破损皮肤有轻微刺激性。②涂药量应根据皮损面积大小增减。③使用本品发生症状加重并且湿疹化者，改用抗过敏药及硼酸溶液湿敷治疗。

【用法与用量】　外用适量，涂于患处。早晚各一次。

参 考 文 献

[1] 马振友. 最新皮肤科药物手册[M]. 西安：世界图书出版西安公司，2008：588.
[2] 张玲，曲延伟，张颖. 蟹黄肤宁软膏的药效学研究[J]. 食品与药品，2006，（10）：53-56.
[3] 张玲，曲延伟，张颖. 蟹黄肤宁软膏体外抑菌实验[J]. 食品与药品，2006，（11）：43-44.
[4] 张玲，曲延伟，张颖. 蟹黄肤宁软膏临床疗效观察[J]. 食品与药品，2006，（7）：36-38.
[5] 刘健，刘莉，王萍. 蟹黄肤宁软膏联合伊曲康唑治疗花斑癣疗效观察[J]. 中国误诊学杂志，2011，11（22）：5342.

（河南中医药大学　苗明三、田　硕）

❀ 百癣夏塔热片 ❀

【药物组成】　地锦草、毛诃子肉、司卡摩尼亚脂、芦荟、诃子肉、西青果。

【处方来源】　研制方。国药准字 Z20093444。

【功能与主治】　清除异常黏液质、胆液质，消肿止痒。用于治疗手癣，体癣，足癣，花斑癣，过敏性皮炎，痤疮。

【药效】　主要药效如下：

1. 抗真菌[1, 2]　皮肤真菌病的致病菌多为毛癣菌属和表皮癣菌属等。研究表明，百癣夏塔热片作用红色毛癣菌和石膏样毛癣菌后，发现菌丝顶端膨大，出现多处裂隙、破坏和断裂，孢子出现表面塌陷等异常形态学变化，多数真菌细胞质内基质密度降低明显，可见较多的空泡状结构。百癣夏塔热片可通过破坏细胞膜和细胞壁而发挥抗真菌作用。

2. 抗氧化　　研究表明，百癣夏塔热片可抑制由酵母多糖刺激的小鼠腹腔巨噬细胞呼吸暴发产生的活性氧，提高机体的非特异性免疫功能，降低机体在应急状态时的过高细胞免疫功能，提高机体免疫器官的抗氧化能力，有效清除机体内产生的活性氧，从而保护机体组织细胞。是一种良好的调节免疫功能的抗氧化剂。

3. 抗过敏[3, 4]　　研究表明，百癣夏塔热片能明显抑制小鼠二硝基氟苯诱发的迟发型超敏反应，对组胺引起的豚鼠致痒反应有显著拮抗作用，从而达到抗过敏、止痒作用。

4. 抗炎[5]　　皮肤真菌病多有红斑、水疱、瘙痒等临床症状。研究表明，百癣夏塔热片对二硝基氯苯引起的炎症有抑制作用，能显著抑制变应性接触性皮炎小鼠的耳肿胀度，可降低诱发后小鼠血清 TNF-α 水平，下调皮肤组织中 NF-κB 的表达，从而发挥抗炎作用。

【临床应用】　　主要用于各种皮肤真菌病（手足癣、体癣、股癣）。

1. 皮肤真菌病　　百癣夏塔热片可用于治疗多种皮肤真菌病（手足癣、体癣、股癣），可通过破坏细胞膜和细胞壁而发挥抗真菌作用，改善红斑、丘疹、水疱、脓疱、角化、脱屑、浸渍、瘙痒等症状。

2. 痤疮[6-11]　　是青春期常见的一种毛囊与皮脂腺的慢性炎症性皮肤病，研究表明，百癣夏塔热片联合红蓝光照射，能够减少皮损面积，减轻患者瘙痒、红斑等症状，控制炎症反应，抑制马拉色菌等病原体的繁殖，淡化炎症后色素沉着，增多胶原合成，发挥消肿止痒、抗真菌、消炎、抗过敏等疗效，且利于清除异常黏液质，缩小皮脂腺，促进皮肤胶原的重整和组织修复，改善深部组织血液循环，提高疗效，并提高用药安全性。另百癣夏塔热片与异维 A 酸胶丸、多西环素等联合应用，可治疗中重度寻常型痤疮，有利于促进皮损愈合，具有较好治疗效果。

3. 脂溢性皮炎[12-15]　　是多发生于皮脂腺分布较丰富部位的一种慢性皮肤炎症性疾病。百癣夏塔热片对于脂溢性皮炎具有较好的治疗作用，并可以改善伴有口臭、嗳气、泛酸、腹胀和便秘等消化道功能紊乱症状。

4. 玫瑰糠疹[16-19]　　是一种常见的病因未明的具有特征性皮损的炎症性皮肤病。百癣夏塔热片可以加速玫瑰糠疹患者皮损消退，有效清除异常黏液质所致的玫瑰糠疹皮损，具有疗效好、恢复快等优点。同时可以改善伴有腹胀和便秘等消化道功能紊乱症状的玫瑰糠疹患者，联合卡介菌多糖核酸注射液、氯雷他定片，可以提高百癣夏塔热片治疗玫瑰糠疹的疗效。

【不良反应】　　①消化系统：腹泻、腹痛、腹胀、便秘、口干、恶心、呕吐、胃部不适、肝生化指标异常等[20, 21]。②皮肤及其附件：皮疹、瘙痒、红肿、皮炎等。③精神神经系统：头痛、眩晕、头晕，面部或肢体麻木等。④全身性症状：过敏样反应、发热、乏力等。⑤其他：心悸、胸闷、出血等。有患者在服用该药物 1 个月后出现牙龈出血，血小板减少症状[22]。

【使用注意】　　①用药期间忌烟、酒及辛辣、油腻食物。②肝生化指标异常者或有肝病史者慎用并应在医师指导下服用；有高血压、心脏病、糖尿病、肾病等慢性病患者应在医师指导下服用。③溃疡病患者、体弱者慎用。④儿童、年老体弱者应在医师指导下服用。⑤服药期间出现每日腹泻 4 次以上者应减量或停药。

【用法与用量】　口服，一次 3～5 片，一日 3 次。

参 考 文 献

[1] 邓淑文，哈木拉提. 百癣夏塔热对皮肤癣菌超微结构的影响[J]. 中成药，2006，28（4）：566.

[2] 邓淑文，哈木拉提. 百癣夏塔热体外抗真菌活性研究[J]. 中药药理与临床，2006，（Z1）：166-169.

[3] 韩春雷，李常兴，马泽粦. 百癣夏塔热片治疗面部糖皮质激素依赖性皮炎疗效观察[J]. 中国中西医结合皮肤性病学杂志，2009，8（6）：367.

[4] 努尔买买提，斯拉甫，哈木拉提. 夏塔热片合用夏塔热软膏的抗过敏作用[J]. 中国新药与临床药理，2003，14（1）：24-27.

[5] 陈菲菲，朱晓芳，高慧，等. 百癣夏塔热胶囊对小鼠接触性皮炎的作用及机制研究[J]. 实用临床医药杂志，2011，15（23）：6-10

[6] 王海英，沈司京，王海军. 百癣夏塔热片治疗寻常痤疮的临床观察[J]. 中国医院用药评价与分析，2008，（10）：778-779.

[7] 吴威翚，朱宏明. 百癣夏塔热片治疗寻常痤疮 54 例疗效观察[J]. 浙江中医药大学学报，2012，36（6）：660-661.

[8] 张晶. 百癣夏塔热胶囊治疗青春期痤疮疗效分析[J]. 辽宁中医杂志，2017，44（2）：326-327.

[9] 林颖苹. 异维 A 酸胶丸联合百癣夏塔热片治疗中重度寻常型痤疮临床疗效观察[J]. 中国当代医药，2012，19（2）：104-106.

[10] 王江涛，冯佳汉. 百癣夏塔热片联合多西环素治疗寻常性痤疮疗效观察[J]. 中国美容医学，2012，21（15）：2007-2008.

[11] 李伯培，蓝淑婷. 百癣夏塔热片辅助治疗痤疮的效果[J]. 中国当代医药，2018，25（15）：84-87.

[12] 吴志华. 现代皮肤性病学[M]. 广州：广东人民出版社，2000：126.

[13] 沈宝贤，李常兴. 百癣夏塔热片治疗脂溢性皮炎疗效观察[J]. 中国社区医师（医学专业），2011，13（29）：184-185.

[14] 屠辉辉，赵怀智. 百癣夏塔热片治疗成人脂溢性皮炎的临床观察[J]. 中国医药指南，2010，8（27）：109-110.

[15] 吕均香. 口服百癣夏塔热片治疗脂溢性皮炎的临床疗效[J]. 中国继续医学教育，2017，9（33）：103-104.

[16] 李广瑞，周海啸，舒友廉，等. 百癣夏塔热片治疗玫瑰糠疹疗效观察[J]. 亚太传统医药，2013，9（1）：141-142.

[17] 杨亚胜. 百癣夏塔热片治疗玫瑰糠疹临床疗效观察[J]. 中国社区医师（医学专业），2011，13（36）：181-182.

[18] 李连翠. 百癣夏塔热片联合卡介菌多糖核酸注射液治疗玫瑰糠疹[J]. 中国现代药物应用，2012，6（5）：88-89.

[19] 杨亚胜. 氯雷他定片联合百癣夏塔热片治疗玫瑰糠疹 50 例的疗效观察[J]. 皮肤性病诊疗学杂志，2013，20（6）：418-419.

[20] 李烈巧，史志辉. 百癣夏塔热片不良反应分析与评价[J]. 世界最新医学信息文摘，2016，16（65）：155-156.

[21] 叶林虎，贺梅，王宇奇，等. 百癣夏塔热分散片致腹泻 2 例[J]. 临床合理用药杂志，2016，9（28）：32.

[22] 李爱华. 百癣夏塔热片不良反应[J]. 中国误诊学杂志，2012，12（1）：142.

（河南中医药大学　苗明三、田　硕）

第二十六章

湿疹中成药名方

第一节 概　　述

一、概　　念[1]

湿疹（Eczema）是由多种内外因素引起的一种具有明显渗出倾向的皮肤炎症反应，临床上急性期皮损以丘疱疹为主，有渗出倾向，慢性期以苔藓样变为主，剧烈瘙痒，病情易反复发作。

二、病因及发病机制

（一）病因[2]

湿疹发病病因非常复杂，往往是外界刺激与体内过敏性物质相互作用所致。外界刺激如日光、紫外线、寒冷、炎热、干燥、多汗、搔抓、摩擦，以及各种动物皮毛、植物、化学物质，日常生活用品如化妆品、洗涤用品等均可诱发或加重湿疹。内在因素如慢性消化系统疾病、胃肠道功能紊乱、感染、精神紧张、失眠、疲劳、情绪变化等均可产生或加重湿疹病情。

（二）发病机制[3-7]

湿疹的发病机制十分复杂，至今尚未完全明了。一般认为湿疹是由复杂的内外因素引起的一种迟发型变态反应，与免疫学因素、细菌超抗原、过敏原有关。致敏后患者产生特异性免疫球蛋白 E，与肥大细胞膜表面高亲和力免疫球蛋白 E 受体结合后发生脱颗粒、合成炎性因子和脂类代谢物等，从而产生皮肤、黏膜等一系列过敏反应症状。

三、临床表现[8]

根据病程和皮损表现可将湿疹分为急性、亚急性和慢性三种类型，另有特定部位湿疹。

（一）急性湿疹

急性湿疹可发于身体的任何部位，亦可泛发全身，以面部、耳、手足、前臂、小腿等处多见，对称分布。皮损多呈形性、潮红、肿胀、斑片，密集丘疹、丘疱疹、小水疱，常融合成片，可因搔抓导致糜烂、渗液及结痂，甚至继发感染化脓，皮肤中心较重，外周散在分布，边界不清，瘙痒剧烈。

（二）亚急性湿疹

亚急性湿疹因急性湿疹炎症减轻或急性期未做适当处理，拖延时间较久发展而来，皮损较急性期红肿及渗出减轻，以丘疹、结痂、鳞屑为主，仅有少量丘疱疹及轻度糜烂，自觉瘙痒。

（三）慢性湿疹

慢性湿疹常由急性及亚急性湿疹迁延而成，或少数开始即呈慢性，多见于手、足、小腿、肘窝、股部、乳房、外阴及肛门等处。皮肤增厚、浸润、表面粗糙、苔藓样变，可有色素沉着或色素减退及鳞屑，边缘较轻，自觉明显瘙痒。病程慢性，延续数月或更久。

四、诊　　断[9, 10]

根据皮疹多形性、分布对称、境界不清、常在冬季加重、反复发作、剧烈瘙痒等临床特点，即可诊断。

（一）急性湿疹

急性湿疹皮损呈多形性，常遵循一定规律，开始为弥漫性潮红，以后发展为丘疹、水疱、糜烂、渗液、结痂，常数种皮损同时并存；病变常为片状或弥漫性，无明显边界。其可并发于身体各部，而以头、面、四肢远端、阴囊多见。常对称发病，严重者可泛发全身；过程急剧，炎症明显，倾向湿润糜烂，经适当治疗后，2～3 周可以治愈，但常易反复发作；自觉灼热及剧烈痛痒。组织病理显示表皮内海绵形成和表皮内水疱、大疱，真皮浅层毛细血管扩张，周围有淋巴细胞、少数中性粒细胞和嗜酸粒细胞浸润。

（二）亚急性湿疹

亚急性湿疹为介于急性湿疹与慢性湿疹间的阶段，常由于急性湿疹未能及时治疗或治疗不当，致病程迁徙所致；皮损较急性湿疹轻，以丘疹、结痂、鳞屑为主，仅有少量水疱及轻度糜烂。组织病理为角化不全和结痂，海绵形成、细胞水肿及起水疱，但水疱较小，水疱可见于表皮内较低部位，中度棘层肥厚。炎症浸润同急性湿疹。

（三）慢性湿疹

慢性湿疹常由于急性和亚急性湿疹处理不当，长期不愈或反复发作转变而来。由于发病部位不同，临床表现可略有差异，但一般均具有以下特点：①多局限于某一部位，如手背、小腿、肘窝、阴囊、女阴等处，边界明显。患部皮肤肥厚粗糙，嵴沟明显，呈苔藓样变。②颜色为褐红或褐色，表面常覆有糠皮状鳞屑，伴有抓痕、血痂及色素沉着。部分皮损上仍可出现新的丘疹或水疱，抓破后有少量浆液渗出。发生于手足及关节部位者，常呈皲裂或疣状。自觉疼痛，影响活动。③慢性病程，时轻时重，无规律性，常反复呈急性或亚急性发作，尤以精神紧张时为甚。④平时自觉症状不显著，每就寝前或精神紧张时出现剧烈瘙痒。病理变化为表皮角化过度及局灶性角化不全，棘层明显肥厚，皮突延长，无水疱；真皮浅层毛细血管周围以淋巴细胞为主的炎症细胞浸润，真皮上部胶原稍增加。

五、治　疗

（一）常用化学药物及现代技术

1．一般治疗　积极寻找可能的病因，排除慢性病灶及内脏器官疾病。避免各种外界刺激，如热水洗烫、过度搔抓等，避免易致敏和刺激性的食物，如鱼、虾、浓茶、酒类等。

2．外用治疗　根据皮疹类型选用适当的剂型和药物，急性期无渗液或渗出液不多者可用氧化锌油，渗出液多者可用3%硼酸溶液或1∶2000～1∶10 000高锰酸钾溶液湿敷，渗出液减少后用糖皮质激素霜剂如皮炎平软膏、氟轻松软膏、地塞米松软膏等药物。亚急性期可用糖皮质激素乳剂、糊剂，为防止和控制继发性感染，可用抗生素；慢性期可选用软膏、涂膜剂等；顽固性局限性皮损可用糖皮质激素做皮内注射。

3．内用治疗　常用抗组胺药氯雷他定、西替利嗪等，影响睡眠时加服镇静安定药物，继发感染者配合使用有效的抗生素。

（二）中成药名方治疗

中成药治疗湿疹要通过对主症的辨识，将湿疹分为湿热浸淫、脾虚湿蕴及血虚风燥等证候，再选取具有清热除湿、健脾化湿和养血润燥祛风作用的药物治疗，临床上应谨守中医辨证论治的基础原则，避免见病用药及中药西用，方可发挥其治疗湿疹的优势，产生个体化的治疗效果。

第二节　中成药名方的辨证分类与药效

中药治疗湿疹是辨证用药。中成药的常见辨证分类及其主要药效如下：

一、清热燥湿类

湿疹湿热内蕴型患者起病急，皮肤起红斑水疱，焮热作痒，滋水浸淫，或糜烂结痂。身热心烦口渴，大便干燥，小便黄赤。舌质红，苔黄腻，脉滑数或濡数。

　　湿疹湿热内蕴者主要病理变化是真皮浅层毛细血管扩张，周围有淋巴细胞，少数中性粒细胞和嗜酸粒细胞浸润。

　　清热燥湿类药物具有抗炎、免疫调节等作用，可以改善炎症相关病变、调节机体免疫功能、抑制变态反应等。

　　常用中成药：二妙丸、皮肤病血毒丸（见第二十七章）、皮肤康洗液、青蛤散、七圣散、除湿止痒软膏（洗液）、湿疡气雾剂、苦参汤、黄柏胶囊、马应龙麝香痔疮膏、松花散、炉甘石洗剂等。

二、祛风止痒类

　　湿疹风热相搏型发病迅速，身起红色丘疱疹，好发于身体的上半部，渗出较少，剧烈瘙痒，昼轻夜重，常抓破流血。伴有口干思饮，小便干，舌质红，苔薄白或黄，脉浮数。

　　湿疹风热相搏者主要病理变化是角化不全或结痂，表皮内海绵形成，真皮浅层毛细血管周围以淋巴细胞为主的炎症细胞浸润。

　　祛风止痒类药物具有抗过敏、抗炎等作用，可以对抗皮肤过敏反应，使致敏处皮肤毛细血管通透性降低等。

　　常用中成药：丹皮酚软膏、羌月乳膏、四物消风饮、复方甘草酸铵注射液等。

参 考 文 献

[1] 王咏红. 江苏省基本药物增补药物临床应用指南化学药品和生物制品[M]. 南京：东南大学出版社，2014：423.

[2] 张晓红. 湿疹病因病机及其临床研究[J]. 中国临床医生，2011，39（2）：14-16.

[3] 温伟为，王玉. 基于主成分分析的湿疹效应机制研究[J]. 中国全科医学，2015，18（27）：3335-3338.

[4] 马春辉，强立新. 清热利湿法治疗肛周湿疹的临床观察[J]. 中国煤炭工业医学杂志，2013，16（3）：410-411.

[5] 王煜明，赵吉平，陈晟，等. 针刺从心脾论治亚急性湿疹的临床观察[J]. 中国临床医生，2013，41（7）：71-73.

[6] 安尔丹，肖旺频，周宗立，等. 老年带状疱疹患者急性期 T 细胞亚群变化及其与疱疹相关性疼痛的关系[J]. 中华老年医学杂志，2011，（9）：757-759.

[7] 郁辉，黄军，邱芬，等. 盐酸左西替利嗪口服液联合地奈德乳膏治疗肛周湿疹疗效观察[J]. 中国煤炭工业医学杂志，2014，17（6）：864-866.

[8] 曹俊岭，李国辉. 中成药与西药临床合理联用[M]. 北京：北京科学技术出版社，2016：715-717.

[9] 倪青，刘素荣，钱秋海. 健康进社区丛书皮肤病[M]. 北京：军事医学科学出版社，2013：6-7.

[10] 白彦萍. 湿疹的中医诊治[J]. 中国中西医结合皮肤性病学杂志，2009，8（4）：259.

（河南中医药大学　苗明三、田　硕）

第三节　中成药名方

一、清热燥湿类

二 妙 丸

【药物组成】　苍术、黄柏。

【处方来源】　元·朱震亨《丹溪心法》。《中国药典》（2015 年版）。

【功能与主治】　燥湿清热。用于湿热下注，足膝红肿热痛，下肢丹毒，白带，阴囊湿痒。

【药效】　主要药效如下：

1. 抗炎[1]　湿疹多有潮红、肿胀、水疱、糜烂、渗液等炎症表现，二妙丸及衍生方具有显著的抗炎作用，研究表明，二妙丸对于二甲苯所致的小鼠耳郭肿胀具有较好的抑制作用，可以明显减轻耳郭肿胀度，具有显著抗炎作用。

2. 免疫调节功能　湿疹的发病机制十分复杂，目前认为是一种迟发型变态反应。二妙丸具有一定的免疫抑制作用。研究表明，二妙散对三硝基氯苯所致的小鼠接触性皮炎的诱导相和效应相均有显著的抑制作用，可明显降低耳肿胀度，提高抑制率。

3. 抗痛风[2-7]　二妙丸可以降低血清尿酸水平，具有抗痛风的作用。研究表明，二妙丸具有抑制高尿酸血症小鼠尿酸生成和促进尿酸排泄的双重调节作用，与抑制黄嘌呤氧化酶与尿酸盐转运蛋白 mRNA 和蛋白表达水平有关，并可促进肾脏尿酸排泄、改善肾功能、调节血脂水平。

【临床应用】　主要用于湿疹湿热内蕴证。

1. 湿疹[8-9]　二妙丸可用于湿热内蕴型湿疹，主要表现为皮肤起红斑水疱，掀热作痒，滋水浸淫，或糜烂结痂等。临床研究表明，二妙丸与红花清肝十三味丸、抗组胺等药物联用，可以缩小皮损面积、提高临床总体疗效，疗效指数优于单用，可改善瘙痒、红斑、丘疹、渗出、糜烂、肥厚等症状。

2. 下肢丹毒　下肢丹毒多因湿热下注、化为火毒、湿热蕴结所致，二妙丸具有清热燥湿的功效，可以针对其病因治疗，疗效较好，可以使红肿消退。

3. 白带异常[10-13]　白带异常，通常认为各种阴道炎和宫颈炎常以白带异常为主要症状，多数为湿热证，二妙丸具有清热燥湿的功效，主要针对湿热下注白带异常疗效好，可以减少白带量，减轻瘙痒症状。

4. 痛风[14]　中医学认为痛风的基本病机为湿热下注，二妙散为湿热下注的首选方剂，具有较好的治疗作用。二妙散可降低痛风患者血尿酸、血沉水平，提高痊愈率。

【不良反应】　尚未见报道。

【使用注意】　①忌烟酒、辛辣、油腻及腥发食物。②有高血压、心脏病、肝病、糖尿病、肾病等慢性病严重者应在医师指导下服用。③儿童、孕妇、哺乳期妇女、年老体弱者应在医师指导下服用。④服药期间，如局部皮疹需要使用外用药时，应向专科医师咨询。⑤如瘙痒重者，应去医院就诊。⑥对本品过敏者禁用，过敏体质者慎用。⑦本品性状发生改变时禁止使用。

【用法与用量】　口服一次 6～9g，一日 2 次。

参 考 文 献

[1] 谭秋薇，徐立，尹莲，等. 二妙丸类方原方及经去多糖工艺处理后药效作用比较[J]. 中国实用医药，2008，（4）：10-12.

[2] 张卉卉，孙兆姝，包永睿，等. 二妙丸治疗痛风症大鼠作用机制研究[J]. 辽宁中医药大学学报，2016，18（6）：19-21.

[3] 吕耀中，胡庆华，王星，等. 二妙丸水提取物对高尿酸血症小鼠尿酸失衡及其相关基因和蛋白水平的影响[J]. 中草药，2010，41（3）：418-423.

[4] 樊克涛，闫海峰，代向东，等. 二妙丸不同配伍比例对大鼠高尿酸血症的影响[J]. 天津中医药大学学报，2017，36（1）：43-48.

[5] 朱晓勤, 尹莲, 徐立, 等. 二妙丸系列类方有效部位群药效学比较研究[J]. 中医药导报, 2008, （2）: 12-15.

[6] 朱晓勤. 二妙丸类方抗湿热证痛风物质基础与生物效应的相关性研究[D]. 南京: 南京中医药大学, 2008.

[7] 孙兆妹, 张卉卉, 包永睿, 等. 二妙丸对痛风症大鼠血清炎症介质的影响研究[J]. 辽宁中医杂志, 2016, 43（2）: 412-414.

[8] 李清涛. 二妙散的临床应用[J]. 辽宁中医杂志, 2006, （2）: 234-235.

[9] 李广瑞, 杨嗣福. 二妙丸合红花清肝十三味丸治疗急性湿疹 72 例[J]. 北京中医药大学学报（中医临床版）, 2008, （6）: 21-22.

[10] 刘锦森. 二妙丸加味治疗亚急性阴囊湿疹 32 例[J]. 中国中医急症, 2011, 20（9）: 1418.

[11] 王楷, 刘大华. 二妙丸联合氟芬那酸丁酯软膏治疗女性外阴湿疹 35 例[J]. 中国中西医结合皮肤性病学杂志, 2012, 11（2）: 115.

[12] 高炳爱. 二妙丸合冰黄肤乐软膏治疗阴部湿疹 39 例疗效观察[J]. 中国中西医结合皮肤性病学杂志, 2007, （3）: 171-172.

[13] 李平举, 金占文, 李伟. 二妙丸加减治疗肛周湿疹瘙痒 110 例[J]. 长春中医学院学报, 2001, （4）: 36.

[14] 唐诗韵, 万雪梅, 贾琴, 等. 二妙散系列方治疗痛风的系统评价[J]. 中药药理与临床, 2014, 30（6）: 198-202.

（河南中医药大学　苗明三、田　硕）

皮肤康洗液

【药物组成】　金银花、蒲公英、马齿苋、土茯苓、蛇床子、白鲜皮、赤芍、地榆、大黄、甘草。

【处方来源】　研制方。国药准字 Z19990045。

【功能与主治】　清热解毒，凉血除湿，杀虫止痒。主治湿热阻于皮肤所致湿疹，见有瘙痒、红斑、丘疹、水疱、渗出、糜烂等和湿热下注所致阴痒，白带过多。皮肤湿疹及各类阴道炎见有上述症候者。

【药效】　主要药效如下：

1. 抗炎[1, 2]　湿疹是一种具有明显渗出倾向的皮肤炎症反应。皮肤康洗液能够减轻 2, 4-二硝基氯苯所致小鼠耳郭肿胀，抑制小鼠耳组织真皮炎性细胞（中性粒细胞和单核细胞）浸润数，抑制真皮炎性细胞浸润，能降低毛细血管通透性，而发挥抗炎作用。

2. 抗病原微生物　体外抑菌实验表明，皮肤康洗液可抑制或杀灭金黄色葡萄球菌、肺炎链球菌、乙型溶血型链球菌、福氏志贺氏菌等，具有抑菌作用。

3. 止痒　湿疹的临床表现多有剧烈瘙痒等。实验研究表明，皮肤康洗液具有止痒作用，可减少磷酸组胺诱发的小鼠舔体反应次数，说明对瘙痒具有较好的抑制作用。

【临床应用】　主要用于湿热蕴阻肌肤所致的湿疹。

1. 湿疹[3-7]　是由风湿热邪侵袭肌肤所致，皮肤康洗液对湿热蕴阻所致的急性、亚急性湿疹具有较好治疗作用，症见皮肤起红斑水疱，焮热作痒，滋水浸淫，或糜烂结痂等。本品可改善红斑、丘疹、丘疱疹、水疱、渗液、糜烂和瘙痒等症状。临床研究表明，联合丁酸氢化可的松软膏治疗婴儿湿疹，可快速控制症状，缩短病程，减少皮质激素对婴儿皮肤的损伤，且复发率低，疗效好。联合曲安奈德穴位注射治疗肛门湿疹，可显著改善相关症状，缓解瘙痒、红肿、溃烂等症状，提高疗效，降低不良反应。

2. 脓疱疮[8]　是一种化脓球菌皮肤病，脓疱易破，流水结痂，且蔓延速度快，可发病于身体各部。皮肤康洗液具有清热解毒、消肿散结功效，对脓疱疮传染性皮肤病疗效好，使皮损消退，自觉症状减轻，且副作用小。

3. 手部小水疱型汗疱疹[9]　小水疱型汗疱疹病因未明，临床治疗困难且顽固易复发。

皮肤康洗液具有止痒、除湿等功能，能快速达到止痒、收敛的效果，用湿敷治疗水疱，疗效较好，可以契合"干对干，湿对湿"的基本治疗原则，达到止痒、收敛的效果，从而改善水疱、瘙痒/烧灼感等。

4. 毛囊虫病[10]　是毛囊虫寄生于毛囊和皮脂腺而引起的慢性炎症。皮肤康洗液具有抗炎、抗病原微生物的作用，对毛囊虫治疗效果好，可以使皮损面积消退，杀死毛囊虫，使毛囊虫镜检为阴性，改善皮肤潮红、毛细血管扩张、间有毛囊性丘疹、脓疱和毛囊口扩大等症状，且克服了含激素和抗生素的副作用及易于过敏等缺点。

5. 新生儿红斑[11,12]　是新生儿常见的变态反应性皮肤疾病。皮肤康洗液具有清凉止痒作用，可快速消除红斑，使烦躁新生儿安静入睡，缩短病程，对预防皮肤感染及脓疱疹有一定作用，且对皮肤黏膜无刺激。

6. 毛囊炎[13-15]　皮肤康洗液具有抗炎、杀菌的作用，对毛囊炎具有较好的治疗作用，可以改善临床症状，使丘疹面积减小，另渗透力强，可穿透皮肤深入毛囊，消除真菌引起的炎症反应。临床研究表明，联合 1%联苯苄唑治疗马拉色菌毛囊炎，可提高治疗效果及细菌清除率，临床效果较佳。

【不良反应】　应用皮肤康洗液的不良反应为干燥紧缩感，此种反应在临床中使用皮肤康原液时偶现，患者耐受性好，不影响治疗效果及疗程且停药较快消退。

【使用注意】　①阴性疮疡禁用。②皮肤干燥、肥厚伴有裂口者不宜使用。③孕妇慎用。④月经期、患有重度宫颈糜烂者禁用。⑤用药部位出现灼烧感、瘙痒、红肿时应立即停药，并用清水洗净。⑥治疗阴道炎期间，每日应清洁外阴，并忌房事。

【用法与用量】　每瓶 50ml，每日 2 次。

参 考 文 献

[1] 徐嵩森. 复方马齿苋洗剂治疗急性湿疹的实验研究[D]. 长春：长春中医药大学，2014.

[2] 陶洋. 清热消肿洗剂湿敷配合中药内服治疗急性湿疹皮炎的临床与实验研究[D]. 北京：北京中医药大学，2009.

[3] 乌兰，乌日娜，斯琴. 中药皮肤康洗液治疗湿疹皮炎临床观察[J]. 内蒙古医学院学报，2004，（2）：116-117.

[4] 俞宝田，姜国调，晋红中. 皮肤康洗液治疗急性和亚急性湿疹 30 例[J]. 中国中西医结合杂志，1999，（8）：52.

[5] 莫剑. 皮肤康洗液联合尤卓尔软膏治疗婴儿湿疹疗效观察[J]. 现代中西医结合杂志，2007，（14）：1926-1927.

[6] 白静. 皮肤康洗液联合尤卓尔软膏治疗婴儿湿疹疗效观察[J]. 中国医疗前沿，2007，（12）：116.

[7] 徐晶，张懿，杨平安，等. 曲安奈德穴位注射联合中药皮肤康洗液治疗肛门湿疹的临床研究[J]. 辽宁中医杂志，2017，44（6）：1238-1241.

[8] 方言贵. 皮肤康洗液治疗脓疱疮 23 例[J]. 实用中医药杂志，2004，（4）：199.

[9] 王慧丽，邬运学. 皮肤康洗液治疗手部小水疱型汗疱疹临床疗效观察[J]. 现代中西医结合杂志，2010，（24）：3053-3054.

[10] 林光远，黄其青，林华英，等. 皮肤康洗液治疗毛囊虫病的疗效观察[J]. 中国皮肤性病学杂志，1999，（6）：67.

[11] 董文晖. 中药皮肤康洗液外洗治疗新生儿毒性红斑疗效观察[J]. 现代中西医结合杂志，2011，（23）：2906-2907.

[12] 涂素华，张安琴，苏才敏. 皮肤康洗液用于治疗新生儿红斑[J]. 护理研究，2001，（3）：148.

[13] 张武军. 1%联苯苄唑软膏联合皮肤康洗液治疗马拉色菌毛囊炎的效果观察[J]. 中国当代医药，2013，20（32）：71-72.

[14] 黄永华，何丹华，李湘君，等. 皮肤康洗液联合 1%联苯苄唑软膏治疗马拉色菌毛囊炎[J]. 中国医药导报，2011，8（23）：68-69.

[15] 梁炳朝，叶燕华，蔡川川. 皮肤康洗液治疗马拉色菌毛囊炎疗效观察[J]. 中国中西医结合皮肤性病学杂志，2006，（3）：166.

（河南中医药大学　苗明三、郭晨阳）

青 蛤 散

【药物组成】　黄柏、青黛、蛤壳、石膏、轻粉。

【处方来源】　清·祁坤《外科大成》。国药准字 Z23022168。

【功能与主治】　清热解毒，燥湿杀虫。用于皮肤湿疮，黄水疮。

【药效】　主要药效如下：

1. 抗炎　本品具有抗炎作用，可以降低毛细血管通透性。

2. 抗菌　本品有抗菌作用。

【临床应用】　主要用于湿热毒邪浸淫肌肤所致的湿疹。

1. 湿疹[1-6]　青蛤散用于湿热毒邪浸淫肌肤，皮肤起红斑水疱，掀热作痒，滋水浸淫，或糜烂结痂等。本品可改善湿疹患者瘙痒程度、皮损表现及皮损面积，治疗效果较好。对阴囊湿疹、肛门湿疹、婴幼儿急性湿疹等也具有较好的治疗作用，可以改善瘙痒、丘疹、红斑、糜烂等症状。

2. 皮肤慢性溃疡[7, 8]　青蛤散可以促进皮肤慢性溃疡愈合，对皮肤慢性溃疡有明显的修复作用，并能显著缩短溃疡的愈合时间。

3. 银屑病[9]　是一种红斑鳞屑性炎症性皮肤病。青蛤散对银屑病具有较好疗效，可使白色鳞屑脱落，皮损基底部红斑消退，瘙痒消失，且药性平和，无刺激性，发挥作用迅速。

4. 脓疱疮[10]　青蛤散对于接触传染性脓疱疮具有较好治疗作用，可以改善充血、灼热、瘙痒、压痛等炎性症状，促进疮面痂皮脱落，疗效稳固。

【不良反应】　尚未见报道。

【使用注意】　①涂用后局部发红、瘙痒、灼热，损害面积扩大，应即刻停药，并洗净。②本药含轻粉，有大毒，不可长期或过量或过大面积使用。③本药为外用药，不可内服。

【用法与用量】　本药用花椒油调匀涂抹患处，每袋装 15g。

参 考 文 献

[1] 屈婷婷，谌莉媚，李中平. 中药湿敷联合青蛤散治疗急性湿疹验案举隅[J]. 光明中医，2018，33（5）：637-638.

[2] 马崇生. 青蛤散治疗湿疹验案两则[J]. 陕西中医，1984，（3）：10.

[3] 朱远熔. 青蛤散治愈阴囊湿疹 5 例[J]. 湖北中医杂志，1981，（3）：32.

[4] 许向彤. 青蛤散治肛门湿疹 58 例临床观察[J]. 江西中医药，1998，（5）：43.

[5] 甘金林，龚丽萍. 青蛤散治疗婴幼儿急性湿疹 32 例[J]. 中医外治杂志，2011，20（2）：59.

[6] 刘晓刚，黄晶，刘新民. 经方青蛤散外用治疗亚急性湿疹皮炎临床观察[J]. 世界最新医学信息文摘，2016，16（72）：191.

[7] 韩元龙. 青蛤散外用治疗化疗后溃疡[J]. 浙江中医杂志，1994，（1）：18.

[8] 谭新云，郭玉玲. 青蛤散治疗皮肤慢性溃疡[J]. 长春中医药大学学报，2006，（2）：22.

[9] 王晓光，高洁. 青蛤散治疗银屑病 51 例[J]. 四川中医，1994，（10）：48.

[10] 樊玉成. 中药"青蛤散"对接触传染性脓疱病的疗效[J]. 中级医刊，1958，（5）：12.

（河南中医药大学　苗明三、田　硕）

九 圣 散

【药物组成】　苍术、黄柏、紫苏叶、苦杏仁、薄荷、乳香、没药、轻粉、红粉。

【处方来源】　研制方。《中国药典》（2015 年版）。

【功能与主治】　解毒消肿，燥湿止痒。用于湿毒瘀阻肌肤所致的湿疮、臁疮、黄水疮，症见皮肤湿烂、溃疡、渗出脓水。

【药效】　主要药效如下：

1. 抗炎　本品具有抗炎作用，可改善湿疹的炎症反应。

2. 止痒　本品具有止痒作用，可改善湿疹的瘙痒症状。

3. 抗菌　本品有抗菌作用。

【临床应用】　主要用于湿毒瘀阻肌肤所致湿疹。

1. 湿疹[1-3]　九圣散可用于湿毒瘀阻肌肤所致湿疹，症见皮肤湿烂、溃疡、渗出脓水等，可改善肤起红斑、丘疹、水疱、破溃后津水浸淫，蔓延成片，瘙痒不休，伴心烦、口渴、便干、溲黄等症状。

2. 下肢皮肤溃疡　九圣散可改善下肢皮肤溃疡引起的皮肤痒痛、红肿赤痛、溃破流水、浸淫腐烂、疮口凹陷、日久不敛者。

3. 脓疱疮　九圣散对于湿毒瘀阻肌肤所致脓疱疮具有较好治疗作用，可改善脓疱疮症见皮肤水疱、清澈透明、迅即黄浊、溃后糜烂、黄水滋流、结痂如脂、四周红晕、蔓延不止、痛痒相兼者。

【不良反应】　尚未见报道。

【使用注意】　①本药含有汞剂，对汞过敏者禁用。②配方中含重金属轻粉、红粉，有大毒，不可大面积使用及久用，一旦出现不适应立即停药。③孕妇禁用。④使用中如果皮肤周围出现红斑、水肿、灼热、瘙痒应立即停用，并清洗干净。⑤本药为外用药，切忌内服，保存及使用时不宜放在铝制瓶中。

【用法与用量】　外用，用花椒油或食用植物油调敷或撒布患处。

参 考 文 献

[1] 李志浩，李鹏，凌宏斌. 反相高效液相色谱法测定九圣散中苦杏仁苷的含量[J]. 中医学报，2011，（1）：68-69.

[2] 孙奇，刘芳. HPLC 法测定九圣散中小檗碱的含量[J]. 中国医药指南，2013，（19）：484-485.

[3] 谭生建. 高效液相色谱法测定九圣散中盐酸巴马汀和盐酸小檗碱的含量[A]//中国药学会（Chinese Pharmaceutical Association）、天津市人民政府.2010 年中国药学大会暨第十届中国药师周论文集[C]. 中国药学会（Chinese Pharmaceutical Association）、天津市人民政府，2010：4.

（河南中医药大学　苗明三、郭晨阳）

除湿止痒软膏（洗液）

【药物组成】　蛇床子、苦参、黄连、黄柏、白鲜皮、虎杖、紫花地丁、地肤子、萹蓄、茵陈、苍术、花椒、冰片。

【处方来源】　研制方。国药准字 Z20103068。

【功能与主治】　清热除湿，祛风止痒。用于急性、亚急性湿疹证属湿热或湿阻型的辅助治疗。

【药效】　主要药效如下：

1. 抗过敏[1, 2]　目前多认为湿疹是一种迟发型变态反应，与免疫学因素、细菌超抗原、过敏原有关。研究表明，除湿止痒软膏具有抗过敏作用，可以抑制二硝基氯苯丙酮溶液诱发小鼠迟发变态反应，减轻耳肿胀度。

2. 止痒　瘙痒为湿疹临床表现之一。研究表明，除湿止痒软膏具有止痒作用，可以明显提高磷酸组胺诱发豚鼠局部瘙痒的致痒阈，而发挥止痒作用。

3. 抗病原微生物　研究表明，除湿止痒软膏具广谱抗菌作用，对金黄色葡萄球菌、链球菌等多种致皮肤疮毒的细菌有明显的抑制作用。另外也可在疮面表面形成致密保护膜，防止外界细菌、病毒侵害，起到保护创面的作用。

【临床应用】　主要用于湿热内蕴型湿疹。

1. 湿疹[3-12]　除湿止痒软膏对于湿热内蕴型湿疹具有较好的治疗作用，症见皮肤红斑、溃疡、水疱等。本品可改善湿疹引起的瘙痒程度、皮损面积及皮损程度（红斑、丘疹、有无鳞屑或结痂、有无浸润或苔藓样变），涂抹患处后，可形成致密的保护膜，保护创面，延长药物在用药部位的停留时间，利于疗效迅速、持久发挥。

2. 神经性皮炎[13-16]　又名慢性单纯性苔藓。除湿止痒软膏对于神经性皮炎具有较好的治疗作用，可以改善皮损程度、鳞屑、皮纹等症状，复发率低。

【不良反应】　可出现瘙痒、皮损加重、刺痛等局部刺激症状。

【使用注意】　①外用药，勿内服。②用药期间忌辛辣食物和热性中药。③皮损处忌用。④慎用于儿童、孕妇。⑤过敏体质者皮肤过敏时停用，并以清水洗净。

【用法与用量】　外用。一日 3～4 次，涂抹患处。

参 考 文 献

[1] 郭青云，潘成军，林清，等. 复方黄倍软膏抗过敏及止痒作用的实验研究[J]. 解放军药学学报，2013，29（1）：39-41.

[2] 李衍炼. 除湿止痒软膏治疗皮炎湿疹 40 例临床疗效观察[J]. 黑龙江医药科学，2009，32（6）：94.

[3] 李洪起，陈莉. 除湿止痒软膏治疗湿疹临床疗效观察[J]. 内蒙古医学杂志，2009，41（S7）：49-50.

[4] 王萍，蔡亮，徐珏珏. 除湿止痒软膏治疗婴儿湿疹疗效观察[J]. 四川中医，2008，（9）：92-93.

[5] 邓翠荣. 除湿止痒软膏治疗婴儿湿疹的临床观察[J]. 中国麻风皮肤病杂志，2009，25（7）：555.

[6] 黄爱杏. 除湿止痒膏治疗儿童湿疹的临床疗效观察[J]. 按摩与康复医学，2015，6（16）：36-37.

[7] 包常玺，周希红. 除湿止痒软膏临床应用 136 例疗效观察[J]. 医学信息（上旬刊），2010，23（9）：3384-3385.

[8] 陈海蓉，姜玉暇，董翠玉. 除湿止痒软膏治疗阴囊湿疹疗效观察[J]. 中国麻风皮肤病杂志，2011，27（6）：447-448.

[9] 耿琳，王一飞，徐蓉，等. 除湿止痒软膏治疗阴囊湿疹的临床疗效观察[J]. 中国中西医结合皮肤性病学杂志，2010，9（6）：369-370.

[10] 李衍炼. 除湿止痒软膏治疗皮炎湿疹 40 例临床疗效观察[J]. 黑龙江医药科学，2009，32（6）：94.

[11] 张靖. 依巴斯汀、除湿止痒膏联合治疗手部角化皲裂性湿疹效果[J]. 中国继续医学教育，2017，9（23）：193-194.

[12] 丁蓉. 除湿止痒软膏治疗肛周湿疹疗效观察[J]. 中国麻风皮肤病杂志，2014，30（2）：121.

[13] 方润平. 复方甘草酸苷联合除湿止痒软膏治疗神经性皮炎的有效性及安全性分析[J]. 临床合理用药杂志，2017，10（15）：64-65.

[14] 马建国. 除湿止痒软膏结合复方甘草酸苷用于神经性皮炎治疗临床观察[J]. 北方药学，2017，14（1）：47.

[15] 黄晓凌. 除湿止痒软膏治疗神经性皮炎的临床治疗疗效观察[J]. 中国医药指南，2012，10（29）：18-19.

[16] 胡晓军，李红玲. 除湿止痒软膏治疗慢性单纯性苔藓 62 例[J]. 中医临床研究，2011，3（15）：54.

（河南中医药大学　苗明三、田　硕）

湿疡气雾剂

【药物组成】　黄柏、黄连、当归。

【处方来源】　研制方。国药准字 Z10910039。

【功能与主治】　清热燥湿，解毒止痒；用于急性湿疹见有皮肤红斑、渗液、瘙痒等属于湿热毒邪蕴于肌肤者。

【药效】　主要药效如下：

1. 抗炎[1]　湿疹是一种具有明显渗出倾向的皮肤炎症反应。研究表明，湿疡气雾剂局部给药可抑制甲醛所致大鼠足跖趾肿胀，有抗炎作用。

2. 止痒　本品具有止痒作用，能抑制湿疹引起的皮肤瘙痒。

【临床应用】　主要用于湿热毒邪蕴于肌肤所致湿疹。

急性湿疹[2, 3]　湿疡气雾剂可用于湿热毒邪蕴于肌肤的急性湿疹，症见皮肤红斑、渗液、瘙痒等。湿疡气雾剂具有清热燥湿、解毒止痒的功效，能有效缓解急性湿疹有皮肤红斑、渗液瘙痒等症状。临床研究表明，联合红光照射局部皮损，可以明显缩短病程，减轻红斑炎症，促进皮损疱壁干燥、减少渗出，疗效较好。

【不良反应】　尚未见报道。

【使用注意】　①在使用中如出现皮肤红肿或过敏现象应停止使用。②小儿面部湿疹应防止将药液喷入眼内。

【用法与用量】　外用。取下帽，将罩横插于喷头上，将瓶体倒置，摇匀药液，揿压揿钮，距创面 20cm 喷射，一日 4～6 次。

参 考 文 献

[1] 詹正嵩. 实用中成药手册[M]. 北京：人民军医出版社，1996：244-245.

[2] 闵娜. 湿疡气雾剂联合红光治疗急性湿疹的疗效观察[J]. 中外女性健康研究，2018，（1）：35，54.

[3] 王超. 论文一：糠酸莫米松乳膏和湿疡气雾剂联合外用治疗亚急性湿疹的疗效观察，论文二：砷致 HaCaT 细胞恶性转化相关微小 RNA 差异表达的筛选验证及初步功能研究[D]. 大连：大连医科大学，2015.

（河南中医药大学　苗明三、郭晨阳）

苦 参 汤

【药物组成】　苦参、蛇床子、白芷、金银花、菊花、黄柏、地肤子、大菖蒲。

【处方来源】　清·高秉钧《疡科心得集》。

【功能与主治】　祛风除湿，杀虫止痒。主治瘙痒性皮肤病。

【药效】　主要药效如下：

1. 抗病原微生物[1]　现代药理研究证明，苦参汤具有较强的抗菌作用，且抗菌谱较广，对病毒、真菌、细菌、滴虫均有抑制作用。

2. 止痒　本品具有止痒作用，可缓解皮肤的瘙痒症状。

【临床应用】　主要用于湿热内蕴型肛周湿疹。

1. **肛周湿疹**[2, 3]　苦参汤可用于湿热内蕴型肛周湿疹，症见局部皮肤潮红丘疹、渗出等。本品可改善肛周湿疹皮损、瘙痒等症状。外用熏洗可使皮肤久浸于温热的药汤中，能软化角质层，使药物透过角质层、毛囊或腺管被身体吸收，而药物直接附着在皮肤上发挥作用，也可使药效直达病所，提高疗效。

2. **寻常银屑病**[4, 5]　银屑病是一种常见并易复发的慢性炎性和增殖性皮肤病。苦参汤具有清热解毒、凉血止血、除湿止痒的功效，具有较强的抑制表皮细胞增殖和抗炎的作用，可以促使银屑病患者皮损消退，颜色恢复正常。

【不良反应】　尚未见报道。

【使用注意】　药汤局部外洗病变部位，或以药浴浸渍病变部位，以使方药与病变部位充分接触而发挥治疗作用。

【用法与用量】　水煎熏洗。每次 1L，每日两次。

参 考 文 献

[1] 李永来. 中华名方大全[M]. 哈尔滨：黑龙江科学技术出版社，2012：581.
[2] 万坤华. 苦参汤治疗肛周湿疹的疗效观察[J]. 求医问药（下半月），2012，10（4）：577-578.
[3] 黄开冬，秦琳. 苦参汤坐浴治疗肛周湿疹的临床观察[J]. 四川中医，2012，30（10）：106-107.
[4] 龚树材. 苦参汤药浴治疗寻常型银屑病临床疗效观察[D]. 成都：成都中医药大学，2010.
[5] 段有超，朱春才. 苦参汤外洗治疗寻常型银屑病 58 例观察[J]. 中医药信息，2004，（5）：27.

（河南中医药大学　苗明三、田　硕）

黄 柏 胶 囊

【药物组成】　黄柏。

【处方来源】　研制方。国药准字 Z61021657。

【功能与主治】　清热燥湿，泻火除蒸，解毒疗疮。用于湿热泻痢，黄疸，带下，热淋，脚气，骨蒸劳热，盗汗，遗精，疮疡肿毒，湿疹瘙痒。

【药效】　主要药效如下（图 26-1）：

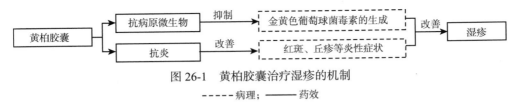

图 26-1　黄柏胶囊治疗湿疹的机制
----- 病理；——— 药效

1. **抗病原微生物**[1, 2]　湿疹是一种迟发型变态反应，与细菌超抗原、过敏原等有关。研究表明，黄柏胶囊在体外对葡萄球菌、卡他球菌、脑膜炎链球菌、人型结核杆菌、痢疾杆菌、大肠杆菌、白喉杆菌、枯草杆菌及霍乱杆菌等均有一定的抑制作用，主要是通过抑制细菌的呼吸和蛋白质合成，而发挥抗菌作用。

2. **抗炎**　湿疹的皮损多有红肿、渗出、肿胀等炎性症状。研究表明，黄柏胶囊对巴豆油所致小鼠耳肿胀有明显的抑制作用，可使耳肿胀度降低，降低毛细血管的通透性，从而发挥抗炎作用。

3. 其他作用　黄柏胶囊能兴奋单核-吞噬细胞系统，增强白细胞吞噬能力，能显著增加免疫小鼠脾脏中玫瑰花结形成细胞的增生作用，增强防御机能。对乙醇性溃疡、幽门结扎性溃疡、阿司匹林溃疡均有显著作用。此外，还可促进胆汁和胰腺分泌。

【临床应用】　主要用于湿疹湿热内蕴证。

1. 湿疹[3-7]　黄柏胶囊对于湿热内蕴型湿疹有较好的治疗作用，症见皮肤片状红斑、丘疹、丘疱疹等，并伴有少量渗出，瘙痒。本品可明显减少金黄色葡萄球菌毒素的生成，并促进白细胞对细菌的吞噬，抑制干扰素-γ、IL-1、IL-2、TNF-α等细胞因子的产生和分泌，抑制免疫反应，减轻炎症损伤，改善斑丘疹、糜烂渗液、浸润肥厚和瘙痒等临床症状。

2. 痤疮[8-10]　黄柏胶囊对各型痤疮均有不同程度的疗效，有明显的抗炎作用和抑制皮脂腺分泌的作用，且抗菌谱广，可明显增强白细胞的吞噬能力，提高防御机能，可改善炎症性丘疹、脓包性丘疹、结节及囊肿等症状，联合维胺酯乳膏、利福平等，可以提高疗效。

3. 带状疱疹[11-13]　是春秋季最易流行的一种病毒感染性皮肤病。黄柏胶囊对带状疱疹有一定的治疗作用。临床研究表明，与清热解毒、活血化瘀药联合应用，可以改善创面周围组织的微循环，增快局部血流，促进残存上皮细胞组织生长，修复受损神经，尽早防治疼痛及后遗神经痛，大大缩短治疗时间，增强疗效。

【不良反应】　有报道黄柏胶囊和美他环素胶囊配伍使用，出现过敏反应。

【使用注意】　①不宜久服。②服药期间忌食辛辣之品。

【用法与用量】　胶囊剂，每粒相当于原药材 1g。口服，每次 3～4 粒，每日 3～4 次。

参 考 文 献

[1] 杨培民，孙洪胜，姚莉，等. 最新中成药手册[M]. 济南：山东科学技术出版社，2014：798.
[2] 于维萍，宋增艺，杨培民，等. 新编中成药手册[M]. 青岛：青岛出版社，2000：460-461.
[3] 沙蕾，郝海鸥. 黄柏胶囊制备工艺及抗菌作用的考察[J]. 中国医疗前沿，2013，8（1）：91，93.
[4] 白静. 黄柏胶囊治疗湿疹 90 例疗效观察[J]. 实用医技杂志，2008，（27）：3704-3705.
[5] 张旭. 黄柏胶囊治疗湿疹 60 例[J]. 中医杂志，2003，（1）：57.
[6] 邓文祥，黄柏，沈映君. 中药药理学[M].北京：人民卫生出版社，2000：218-221.
[7] 吕燕宁，邱全瑛. 黄柏对小鼠 DTH 及其体内几种细胞因子的影响[J]. 北京中医药大学学报，1999，22（6）：48-50.
[8] 朱跃东，孙凤霞. 黄柏胶囊治疗痤疮疗效观察[J]. 中国麻风皮肤病杂志，2003，（4）：407-408.
[9] 孙伟，白晶. 黄柏胶囊与维胺脂膏联合治疗痤疮 96 例[J]. 中国冶金工业医学杂志，2005，（1）：76.
[10] 丁萍，张朝栋，张莹. 小剂量利福平联合黄柏胶囊治疗寻常性痤疮 82 例疗效分析[J]. 中国药物与临床，2005，（4）：298.
[11] 王丽霞，任志勇，李庆云. 冰硼散与黄柏胶囊联合活血止痛胶囊治疗带状疱疹疗效观察[J]. 中国误诊学杂志，2009，9（31）：7584-7585.
[12] 石磊，姬志强，李永丽，等. 黄柏胶囊的临床应用概述[J]. 中国药业，2012，21（14）：108-109.
[13] 李亚玲，王纯玉，李俊，等. 美他环素与黄柏胶囊合用出现过敏反应 1 例[J]. 中国新药与临床杂志，2008，27（6）：479-480.

（河南中医药大学　苗明三、田　硕）

马应龙麝香痔疮膏

【药物组成】　人工麝香、人工牛黄、珍珠、琥珀、硼砂、冰片、炉甘石。

【处方来源】　明代马氏秘方。《中国药典》（2015 年版）。

【功能与主治】　清热燥湿，活血消肿，去腐生肌。用于湿热瘀阻所致的各类痔疮、肛裂，症见大便出血，或疼痛、有下坠感；亦用于肛周湿疹。

【药效】　主要药效如下[1-5]：

1. 抗炎　湿疹的皮肤多有红肿、渗出、肿胀等炎性症状。研究表明，马应龙麝香痔疮栓可以抑制二甲苯所致的小鼠耳郭肿胀，拮抗组胺引起的小鼠毛细血管通透性增加，具有抗炎作用。

2. 镇痛　研究表明，马应龙麝香痔疮栓可使热板镇痛法所致的小鼠痛觉反应潜伏期延长，具有镇痛作用。

3. 加速创口愈合　马应龙麝香痔疮膏对创口局部起消炎灭菌作用，促进了局部血液循环，加快了炎症吸收及肉芽组织生长，加快了创口愈合。另可保护肉芽组织，以免新生肉芽组织遭到纱布的黏揭。

4. 促进肠黏膜损伤愈合　马应龙麝香痔疮膏能够显著缓解直肠黏膜急性损伤程度，加快损伤愈合速度，可通过降低基质金属蛋白酶-9（MMP-9）、血管内皮生长因子（VEGF）、白介素-8（IL-8）、增殖细胞核抗原（PCNA）、诱导型一氧化氮合酶（iNOS）及缺氧诱导因子（HIF-1）基因的表达来保护直肠黏膜急性损伤，因此对直肠黏膜急性损伤的修复有着至关重要的作用。

【临床应用】　主要用于湿热内阻所致肛周湿疹。

1. 肛周湿疹[5, 9]　常见于卧床患者，马应龙麝香痔疮膏用于治疗肛周湿疹湿热内阻证，肛门周围湿痒。本品可抗炎、抑制皮损表面的微生物，减少皮损处的吸附点，降低其吸附力，改善皮损、瘙痒等症状。研究表明，其疗效要优于醋酸曲安奈德尿素乳膏。

2. 褥疮[10, 11]　褥疮患者病变部位存在供血供氧不足及微循环障碍，加之感染因素往往造成长久不愈。马应龙麝香痔疮膏对于褥疮有一定治疗作用，不仅能保护创面，改善局部血液循环，促进肉芽组织和皮肤生长，还能抗菌消炎，促进创面愈合等，其疗效优于西医常规治疗。

3. 带状疱疹[12]　是由水痘-带状疱疹病毒引起的皮肤病。马应龙麝香痔疮膏能显著缩短带状疱疹病程，明显缩短止疱、止痛、结痂时间，减少疼痛及后遗症状。

4. 小儿尿布皮炎[13, 14]　是尿液中的尿素产生氨类刺激皮肤及潮湿尿布浸渍所致。马应龙麝香痔疮膏治疗小儿尿布皮炎疗效显著，对皮肤无刺激、无过敏等不良反应，可加速创面及表皮再生，减轻患儿痛苦等作用，小儿用后安静舒适，疗效明显优于扑爽身粉。

5. 冻疮[15]　是局部微循环发生障碍所引起。马应龙麝香痔疮膏对于痔疮有较好疗效，可促使症状消失、红肿消退、麻木痒痛消失，加速创面愈合。

6. 痔疮[16]　马应龙麝香痔疮膏对痔疮具有较好的治疗作用，可改善术后疼痛、出血、水肿、切口愈合等情况，促进局部肉芽组织生长。

【不良反应】　部分患者使用后出现皮肤过敏现象。

【使用注意】　孕妇慎用或遵医嘱。

【用法与用量】　外用，涂擦患处。

参 考 文 献

[1] 赵辨. 中国临床皮肤病学[M]. 4版.南京：江苏科学技术出版社，2010：725，728.
[2] 王红英，石明健，刘惟莞，等. 马应龙麝香痔疮栓抗炎镇痛作用的实验研究[J].湖北医科大学学报，1988，19（1）：31-32.
[3] 刘惟莞，舒清波，石明健，等. 马应龙八宝软膏活血化瘀、祛腐生肌作用实验研究[J]. 中成药，1996，18（5）：37-38.
[4] 姜义武，李杰，唐海云，等. 马应龙麝香痔疮膏对直肠黏膜急性损伤的修复作用及机制研究[J]. 中国医院用药评价与分析，2017，17（2）：176-178.
[5] 黄波，贾平，陈都红，等. 马应龙麝香痔疮膏治疗亚急性湿疹疗效观察[J]. 护理学杂志，2004，（2）：51-52.
[6] 余明红. 马应龙麝香痔疮膏治疗肛周湿疹疗效观察[J]. 中国实用医药，2013，8（8）：159-160.
[7] 周庆春，吕建平，岳维成.苦参汤联合马应龙麝香痔疮膏治疗肛周湿疹疗效研究[J]. 中国实用医药，2010，5（16）：145-146.
[8] 黄波. 马应龙麝香痔疮膏治疗湿疹92例观察与护理[A]//中华护理学会，全国中医、中西医结合护理学术会议论文汇编[C].中华护理学会，2003：2.
[9] 段金华. 马应龙痔疮膏治疗阴囊湿疹效果观察[J]. 护理研究，2006，（20）：1844.
[10] 孙继青，索光辉. 马应龙麝香痔疮膏治疗褥疮的疗效观察[J]. 中外医学研究，2010，8（16）：183.
[11] 黄波，贾平，陈都红，等. 马应龙麝香痔疮膏治疗亚急性湿疹疗效观察[J]. 护理学杂志，2004，19（2）：51-52.
[12] 周晓军. 马应龙麝香痔疮膏为主治疗带状疱疹[J]. 上海中医药杂志，1996（12）：25.
[13] 刘秀群，谢玉香. 马应龙麝香痔疮膏在治疗小儿尿布炎中的应用观察[J]. 临床医学工程，2012，19（10）：1801-1802.
[14] 杨增芳，葛玲霞，许伍. 马应龙麝香痔疮膏治疗小儿尿布皮炎120例[J]. 陕西中医，2005，（3）：224-225.
[15] 艾东方，吴俊. 马应龙麝香痔疮膏治疗冻疮46例[J]. 时珍国医国药，2005，（7）：640.
[16] 叶天利. 马应龙麝香痔疮膏治疗痔疮的临床效果观察[J]. 吉林医学，2014，35（18）：3955.

（河南中医药大学　苗明三、郭晨阳）

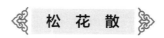

松 花 散

【药物组成】　松花粉。

【处方来源】　研制方。国药准字 Z10910025。

【功能与主治】　燥湿，收敛。用于湿疹、尿布性皮炎。

【药效】　主要药效如下：

1. 抗炎　本品有抗炎作用。

2. 止痒　本品有止痒作用。

3. 抗氧化　本品有抗氧化作用。

【临床应用】　主要用于湿热内蕴所致湿疹。

1. 湿疹　松花散用于湿热内蕴所致湿疹具有较好治疗作用，症见红斑、丘疹、丘疱疹、片状糜烂、渗出等。临床研究表明，本品对颈部、腋下、腹股沟及臀部等皮肤皱襞处出现充血性红斑、湿疹、尿布性皮炎及黄水疮、皮肤糜烂、脓水淋漓等症状有显著疗效[1-3]。

2. 尿布性皮炎　松花散对小儿尿布性皮炎疗效明显，能减轻皮损及瘙痒症状。

【不良反应】　尚未见报道。

【使用注意】　①本品为外用粉剂，不可内服。②药粉轻飘，易飞扬，使用时应注意避免飞入眼内。③不适用皮肤干燥、肥厚者。④用于尿布性皮炎时，宜先用温水清洗臀部，拭干后再扑撒药粉。⑤对本品过敏者禁用，过敏体质者慎用。

【用法与用量】　散剂：外用适量，撒敷患处。或加入适量药用滑石粉，充分摇匀混合后使用。

参 考 文 献

[1] 中国林科院松花粉研究开发中心，精制马尾松花粉，新药申报资料，1993.

[2] 江苏南通市妇产科医院赵冠中，等. 松花粉临床 100 例疗效报告，新药申报资料，1993.

[3] 上海市药品检验所，精制马尾松花粉的大鼠 90 天喂养试验，新药申报资料，1988.

（河南中医药大学　苗明三、郭晨阳）

二、祛风止痒类

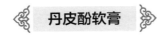

丹皮酚软膏

【**药物组成**】　丹皮酚、丁香油。

【**处方来源**】　研制方。国药准字 Z20063945。

【**功能与主治**】　抗过敏药，有消炎止痒作用。用于各种湿疹、皮炎、皮肤瘙痒、蚊臭虫叮咬红肿等各种皮肤疾病，对过敏性鼻炎和防治感冒也有一定效果。

【**药效**】　主要药效如下[1-3]：

1. 抗炎　湿疹是由多种内外因素引起的一种具有明显渗出倾向的皮肤炎症反应，临床上有渗出、水肿、红斑等炎性表现。丹皮酚可降低毛细血管通透性，抑制炎性细胞游走，抑制炎性组织前列腺素合成，具有消炎作用。其抗炎机制主要是在机体细胞内阻断花生四烯酸生成前列腺素及白三烯等炎性递质，从而达到抗炎、止痒、镇痛的作用。

2. 抗过敏　目前关于湿疹的发病机制尚不清楚，多认为其为一种迟发型变态反应，与免疫学因素、细菌超抗原、过敏原有关，致敏后患者会产生皮肤、黏膜等一系列过敏反应症状。丹皮酚软膏可抑制 Ⅱ、Ⅲ、Ⅳ 型变态反应，能抑制补体经典激活途径的溶血活性，也作用于 T 细胞对抗原的感应和效应阶段，具有明显的抗过敏作用。

3. 止痒　瘙痒是湿疹的临床表现之一。丹皮酚软膏可抑制 4-氨基吡啶诱发的小鼠舔体反应，提高豚鼠对组胺的致痒阈，抑制低分子右旋糖酐诱发的小鼠皮肤瘙痒，说明丹皮酚软膏具有止痒作用。

【**临床应用**】　主要用于各种类型湿疹，尤其是风热相搏型湿疹。

1. 湿疹[4, 5]　是一种常见的由多种内外因素引起的表皮及真皮浅层的炎症性皮肤病。丹皮酚对于各类型的湿疹均有较好的治疗作用，症见皮损、丘疱疹、渗出、瘙痒等。本品可改善皮疹、丘疹、水疱、皮肤瘙痒等症状。临床研究表明，联合丙酸氯倍他索乳膏治疗亚急性或慢性湿疹疗效明显，且可缩短外用糖皮质激素的疗程，降低因长期外用糖皮质激素而引起的不良反应。

2. 皮炎[6-8]　治疗困难且易反复发作，瘙痒明显。丹皮酚软膏对于皮炎类疾病均有较好疗效，可改善红斑、丘疹/结痂、苔藓化、瘙痒和皮损面积等症状。临床研究表明，与复方甘草酸苷联合用药治疗接触性皮炎，与单独服用复方甘草酸苷相比，可以明显提高临床疗效。以乌芬那酯为对照组，治疗神经性皮炎，其疗效要优于对照组，且患者依从性好。与依巴斯汀联合用药治疗特应性皮炎，其疗效要明显优于依巴斯汀联合丁酸氢化可的松乳膏组。

3. 老年性皮肤瘙痒症[9-12]　　多由于皮脂腺分泌功能减退，皮肤干燥和退行性萎缩等因素诱发。丹皮酚软膏能通过纠正 Th1/Th2 失衡达到治疗老年性皮肤瘙痒的作用，可以改善瘙痒程度、发生频率、瘙痒持续时间、自觉病情程度、皮肤干燥程度和继发皮损症状。临床研究表明，以氯雷他定为对照组，丹皮酚软膏的疗效要明显优于对照组。

【不良反应】　局部出现潮红，停药后自行消失。

【使用注意】　①该品为外用药，不可内服。②孕妇及过敏体质者慎用。③患处忌同时使用油脂类物质及护肤。④用药部位如有烧灼感、瘙痒、红肿等应停止用药，以清水洗净，必要时应向医师咨询。⑤因糖尿病、肾病、肝病、肿瘤等疾病引起的皮肤瘙痒，不属于本品适应范围。⑥孕妇慎用，儿童、哺乳期妇女、老年患者应在医师指导下使用。⑦如正在使用其他药品，使用本品前请咨询医师或药师。

【用法与用量】　外用，涂敷患处，每日 2～3 次；防治感冒可涂鼻下上唇处，鼻炎涂鼻腔内。

参 考 文 献

[1] 何志新，王家璧，冯永山，等. 氟芬那酸丁酯软膏治疗皮炎湿疹的临床观察[J]. 临床皮肤科杂志，2004，33（1）：52-53.
[2] 曲才杰，李永喜，滕蔚. 氟芬那酸丁酯软膏治疗糖皮质激素依赖性皮炎[J]. 中华皮肤科杂志，2005，38（8）：652.
[3] 冯丹红，李亚平，郭秀颖. 丹皮酚软膏治疗湿疹、皮炎 64 例疗效观察[J]. 中国实用医药，2008，（33）：147-148.
[4] 牛树真，季磊，程淑英. 丹皮酚软膏治疗湿疹 135 例疗效观察[J]. 社区医学杂志，2009，7（18）：50.
[5] 王艳会，杜建波，芦珊珊. 丹皮酚软膏联合复方敏维糖浆治疗小儿急性湿疹的疗效观察[J]. 陕西中医，2016，37（7）：810-812.
[6] 杨正生，彭振辉，李扬，等. 丹皮酚软膏联合复方甘草酸苷治疗变应性接触性皮炎临床观察[J]. 陕西医学杂志，2011，40（8）：1069，1074.
[7] 李福秋，曲生明，刘士瑞. 丹皮酚软膏治疗老年神经性皮炎 60 例[J]. 中国老年学杂志，2008，28（23）：2382-2383.
[8] 蓝野. 丹皮酚软膏联合依巴斯汀治疗特应性皮炎 48 例临床观察[J]. 甘肃中医学院学报，2015，32（6）：48-50.
[9] 陈嬢嬢，曹煜，张宁. 丹皮酚软膏治疗老年人皮肤瘙痒症的临床和实验研究[J]. 现代预防医学，2012，39（12）：3152-3153，3156.
[10] 施林林，刘振强，戚建明. 老年性皮肤瘙痒症患者 Th1/Th2 细胞因子平衡状态及丹皮酚软膏的疗效[J]. 实用老年医学，2016，30（3）：216-219.
[11] 黄茂芳，刘玉梅，朱慧兰，等. 丹皮酚软膏对老年性皮肤瘙痒症免疫偏移的影响[J]. 中国老年学杂志，2012，32（14）：2928-2929.
[12] 吕嫔果，陈朝良. 丹皮酚软膏治疗老年性皮肤瘙痒症的疗效观察[J]. 海峡药学，2012，24（12）：190-191.

（河南中医药大学　苗明三、郭晨阳）

羌 月 乳 膏

【药物组成】　月见草油、羌活。

【处方来源】　研制方。国药准字 Z20044389。

【功能与主治】　祛风，除湿，止痒，消肿。适用于亚急性湿疹、慢性湿疹。

【药效】　主要药效如下[1]：

1. 抗炎　湿疹是一种炎症性皮肤病，临床主要表现为红斑、炎性渗出等炎性反应。羌月乳膏对二甲苯所致的小鼠耳郭肿胀有明显的抑制作用，可抑制多种致炎剂引起的毛细血管通透性增高，炎性渗出、水肿及炎症增殖期的肉芽组织增生和稳定溶酶体膜等。

2. 抗过敏　湿疹患者致敏后产生特异性免疫球蛋白 E，与肥大细胞膜表面高亲和力免疫球蛋白 E 受体结合后发生脱颗粒、合成炎性因子和脂类代谢物等，从而产生皮肤、黏膜等一系列过敏反应症状。羌月乳膏可抑制天花粉氢氧化铅凝胶混悬液所致的小鼠变态反应，降低皮肤的过敏反应。

【临床应用】　主要用于风热相搏型湿疹。

1. 湿疹[2-4]　是一种常见的炎症性皮肤病，羌月乳膏对于风热相搏所致儿童湿疹、肛周湿疹均具有较好的治疗作用，症见发病迅速，身起红色丘疱疹，渗出较少，剧烈瘙痒，常抓破流血等。本品可以改善红斑、丘疹、鳞屑、结痂、瘙痒等症状。临床研究表明，治疗儿童面部亚急性湿疹时，其疗效与丁酸氢化可的松乳膏相当，且可规避类固醇皮质激素面部外用引起的副作用。与丁酸氢化可的松乳膏联合用药治疗儿童湿疹时，其疗效与丁酸氢化可的松乳膏联合0.1%氯雷他定糖浆相当，并可以降低不良反应，减少停用糖皮质激素引起的"反跳"现象。

2. 女阴瘙痒[5-8]　单纯性女阴瘙痒症多见于中老年妇女，多数患者病因不明。羌月乳膏有止痒、抗炎、减轻炎性渗出等作用，可以明显改善患者的瘙痒症状，如瘙痒程度、发作频率、持续时间和继发皮损情况等，与0.1%曲安奈德霜相比，疗效相当。

3. 慢性单纯性苔藓[9, 10]　是一种皮肤功能性障碍疾病。临床研究表明，羌月乳膏治疗慢性单纯性苔藓效果好，可以降低患者单核细胞凋亡率，周围血IL-8、IL-6和TNF-α、IGF-1含量明显降低，改善临床瘙痒、丘疹、苔藓样变、皮损等症状。

4. 丘疹性荨麻疹[11]　是婴幼儿常见的过敏性皮肤病。羌月乳膏对于丘疹性荨麻疹具有较好的治疗作用，临床研究表明，羌月乳膏联合氯雷他定疗效要明显优于氯雷他定联合炉甘石洗剂，可以抑制炎症引起的毛细血管通透性增高，炎性渗出、水肿等，且可以起到避虫或减少叮咬的作用。

5. 其他[12, 13]　本品还可以用来治疗局限性神经性皮炎、特应性皮炎等，临床应用取得了较好的治疗效果。

【不良反应】　尚未见报道。

【使用注意】　①对本品过敏者禁用。②避免接触眼睛。③皮损处有糜烂、渗液者不宜使用。④涂用1周后症状无变化，应向医师咨询。⑤用药部位如有烧灼感、瘙痒、红肿等应停止用药，以清水洗净，必要时应向医师咨询。

【用法与用量】　外用，涂于患处，每日2～3次。

参 考 文 献

[1] 孙晓红. 羌月乳膏治疗湿疹的临床与实验研究[J]. 湖北中医杂志, 2005, (5): 16-17.

[2] 张少波, 刘坚, 宁海明. 中药熏洗合羌月乳膏治疗肛周湿疹40例[J]. 浙江中西医结合杂志, 2014, 24 (11): 1022-1023.

[3] 张理富. 羌月乳膏与尤卓尔对比治疗婴幼儿面部亚急性湿疹疗效观察[J]. 山东医学高等专科学校学报, 2015, 37 (6): 457-458.

[4] 孙卫国, 张旭. 羌月乳膏联合丁酸氢化可的松乳膏治疗儿童湿疹疗效观察[J]. 临床皮肤科杂志, 2009, 38 (12): 804-805.

[5] 孙卫国, 薛梅. 羌月乳膏治疗单纯性女阴瘙痒症[J]. 辽宁中医药大学学报, 2010, 12 (11): 165-166.

[6] 屠丽娟, 孙卫国. 润燥止痒胶囊联合羌月乳膏治疗单纯性女阴瘙痒症的疗效观察[J]. 中国现代应用药学, 2010, 27 (10): 955-958.

[7] 吴亦琴. 中药羌活的研究进展[J]. 检验医学教育, 2005, 12 (1): 33-35.

[8] 吴永琴, 陈明明, 赵宗惠, 等. 中药羌活的研究进展[J]. 检验医学教育, 2005, 12 (1): 33-35.

[9] 胡银娥. 羌月乳膏治疗慢性单纯性苔藓的临床观察[J]. 中药药理与临床, 2015, 31 (6): 195-197.

[10] 张旭, 孙卫国, 孙俊. 羌月乳膏治疗慢性单纯性苔藓的临床观察[J]. 中国中西医结合杂志, 2007, (12): 1126-1128.

[11] 韩锋, 黄耘, 高兵. 羌月乳膏治疗儿童丘疹性荨麻疹疗效观察[J]. 内蒙古中医药, 2013, 32 (25): 3.

[12] 孙卫国, 张旭. 羌月乳膏治疗局限性神经性皮炎疗效观察[J]. 中国麻风皮肤病杂志, 2009, 25 (6): 480-481.

[13] 楼宏亮, 方国兴, 胡国华. 氯雷他定糖浆联合羌月乳膏治疗小儿特应性皮炎 65 例疗效观察[J]. 中医儿科杂志, 2015, 11 (4): 42-44.

（河南中医药大学　苗明三、田　硕）

四物消风饮

【**药物组成**】　生地、当归、荆芥、防风、赤芍、川芎、白鲜皮、蝉蜕、薄荷、独活、柴胡、红枣肉。

【**处方来源**】　明·陈实功《外科正宗》。

【**功能与主治**】　养血、凉血、润燥。用于素体血虚，风热外客，皮肤游风，瘾疹瘙痒；以及劳伤冒风，身热口燥。

【**药效**】　主要药效如下：

1. 增强免疫　本品具有增强免疫力作用。

2. 抗氧化　本品具有抗氧化作用。

【**临床应用**】　主要用于风热外客、素体血虚所致湿疹。

1. 慢性湿疹[1, 2]　是一种多形性皮疹，伴剧烈瘙痒，易反复发作的皮肤病。四物消风饮对于风热外客、素体血虚所致慢性湿疹具有较好治疗作用，症见皮损区域红色丘疱疹、瘙痒剧烈等。本品可改善慢性湿疹引起的瘙痒、皮肤干燥等相关症状，其疗法优于常规治疗方法。

2. 慢性荨麻疹[3-5]　是临床上常见的皮肤病之一，免疫功能紊乱是发病的主要原因。四物消风饮具有养血祛风的功效，可改善相关的临床症状。临床研究表明，联合氯雷他定，可调整 Th1/Th2 细胞失衡状态，调节免疫功能，改善皮疹、瘙痒等症状，可以明显提高临床疗效。

3. 老年性皮肤瘙痒症[6, 7]　多由于皮脂腺分泌功能减退，皮肤干燥和退行性萎缩等因素诱发。四物消风饮可用于多种血虚风燥型皮肤瘙痒病的治疗，改善皮肤血液循环和血管通透性，改善相关瘙痒、皮肤干燥等临床症状。

4. 其他[8-11]　临床研究表明，四物消风饮治疗紫癜性肾炎、丹毒、玫瑰糠疹、药疹等，均取得较好治疗效果。

【**不良反应**】　尚未见报道。

【**使用注意**】　对于血虚风燥型疾病疗效好。

【**用法与用量**】　水煎服。

参 考 文 献

[1] 黄剑. 四物消风饮治疗慢性湿疹疗效观察[J]. 四川中医, 2009, 27 (8): 110.

[2] 汪海珍, 杨志波, 罗美俊子. 湿疹纳米乳膏联合四物消风饮治疗慢性局限性湿疹 55 例临床观察[J]. 中医药导报, 2013, 19 (1): 34-36.

[3] 田刚. 四物消风饮治疗慢性荨麻疹 30 例总结[J]. 湖南中医杂志, 2007, (6): 21-22.

[4] 陆星宇，任雁威，张莲，等. 氯雷他啶联合四物消风饮治疗慢性荨麻疹临床观察[J]. 中医药学报，2014，42（6）：98-100.

[5] 李保贵. 中药四物消风饮联合左旋西替利嗪治疗慢性荨麻疹疗效观察[J]. 中国皮肤性病学杂志，2005，（10）：38-39.

[6] 王起正. 四物消风饮治疗老年皮肤瘙痒[J]. 吉林中医药，1988，（2）：31-32.

[7] 陈永久. 四物消风饮治疗老年性皮肤瘙痒[N]. 民族医药报，2006-02-03（003）.

[8] 李兆良. 四物消风饮治疗紫癜性肾炎 30 例临床观察[J]. 甘肃中医，2001，（3）：34-35.

[9] 吴胜利，施捷. 四物消风饮治疗类丹毒 42 例疗效观察[J]. 江苏中医，1998，（8）：26.

[10] 赵英明，王立红. 四物消风饮加味治疗玫瑰糠疹[J]. 中医药研究，1999，（5）：22-23.

[11] 周小强. 四物消风饮治疗药疹 27 例[J]. 广西中医药，1995，（6）：19.

（河南中医药大学　苗明三、郭晨阳）

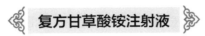

复方甘草酸铵注射液

【药物组成】　甘草酸铵、甘氨酸、L-半胱氨酸盐酸盐。

【处方来源】　研制方。国药准字 H61021948。

【功能与主治】　①过敏性疾病：湿疹、荨麻疹，风湿症、过敏性哮喘及磺胺、麻醉药等药物引起的过敏症。②药物及化学物质中毒：对苯的硝基物、苯的氨基物、苯酚、芳香酸、重金属等药物或化学物质的中毒症有解毒作用。③在输血前或输血的同时，肌内注射本品可防止发热、恶心、呕吐等副作用。④本品可治疗中毒性肝炎、外伤性肝炎、病毒性肝炎并能预防肝坏死。⑤本品可防止因放化疗所引起的造血功能障碍、白细胞减少、食欲不振、疲劳、头痛、恶心、呕吐、腹水、脱发等副作用，并能加强其疗效。

【药效】　主要药效如下：

1. 抗炎[1]　湿疹是一种炎症性皮肤病，复方甘草酸铵注射液通过抑制磷脂酶的活性，阻断花生四烯酸在起始阶段的代谢水平，从而阻断花生四烯酸诱导的皮肤炎症反应，具有抗炎作用。

2. 抗过敏[1]　湿疹是一种迟发型变态反应，致敏后会产生一系列过敏反应。复方甘草酸铵注射液能稳定细胞膜，抑制肥大细胞释放组胺，从而发挥抗组胺作用。

3. 调节免疫功能[1]　湿疹是一种迟发型变态反应，与免疫学因素密切相关。复方甘草酸铵注射液可稳定细胞膜，拮抗炎症递质，提高机体巨噬细胞系统的吞噬功能，诱导 γ-干扰素的产生，激活 NK 细胞等，起到调节机体免疫的功效。

【临床应用】　主要用于急慢性湿疹。

1. 湿疹[2, 3]　是一种常见的炎症性皮肤病，复方甘草酸单铵注射液对于急慢性湿疹都有一定的治疗作用，可改善湿疹的皮损、瘙痒等症状。研究表明，联合氯雷他定片等抗组胺药，能增强抗变态反应作用，治疗慢性湿疹疗效较好。在常规综合治疗基础上加用复方甘草酸单铵注射液治疗急性湿疹，可起到激素样治疗作用，长期使用也未发现感染、溃疡、皮质醇增多症等副作用。

2. 玫瑰糠疹[4]　是常见的急性、自限性炎症皮肤病。复方甘草酸铵注射液治疗玫瑰糠疹，可稳定细胞膜，拮抗炎症递质，提高机体巨噬细胞系统的吞噬功能，诱导 γ-干扰素的产生，激活 NK 细胞等，起到调节机体免疫的功能，减轻皮损等临床症状，缩短病程，无明显不良反应。临床研究表明，其疗效要优于口服赛庚啶片联合利巴韦林、葡萄糖酸钙用药，提高疗效。

3. 慢性荨麻疹[5, 6]　是由于皮肤、黏膜小血管扩张及渗透性增加而出现的一种局限性水肿反应。临床研究表明，复方甘草酸铵注射液联合西替利嗪治疗组治疗慢性荨麻疹疗效明显优于西替利嗪对照组，可以改善皮损及自觉症状，无明显的毒副作用，复发率低。

4. 带状疱疹[7, 8]　是由水痘-带状疱疹病毒引起的疱疹性皮肤病。临床研究表明，复方甘草酸铵注射液与阿昔洛韦联合应用比单纯应用阿昔洛韦治疗效果更好，可以更好地阻止对神经节、神经纤维的毒性和破坏作用，减轻疼痛、缩短病程、防止继发感染、减少后遗神经痛，是较好的治疗方法。

【不良反应】　①大剂量应用时，少数患者能引起水肿、低血钾，或血压升高表现，停药后即可恢复正常。②极个别患者会出现休克，一旦出现，立即停药并对症治疗。

【使用注意】　长期大剂量使用本品时应检测血钾、血压变化，应避免与利尿剂合用。

【用法与用量】　皮下或肌内注射：每日1～2次，每次1～2支，小儿减半或遵医嘱。静脉滴注：适用于重症患者，每日1次，每次40～80ml，用5%或10%葡萄糖注射液稀释后缓缓滴注，小儿减半。

参 考 文 献

[1] 骆泽宇，吴栋杰. 复方甘草酸单铵注射液治疗玫瑰糠疹的疗效观察[J]. 广西医学，2010，32（2）：203-204.

[2] 卢亮，吴波，蒋存火，等. 复方甘草酸单铵注射液辅治急性泛发性湿疹40例观察[J]. 实用中医药杂志，2008，（10）：653.

[3] 傅克辛，李珍兰，雷世红. 复方甘草酸单铵注射液治疗慢性湿疹70例[J]. 实用中西医结合临床，2012，12（5）：64，67.

[4] 裴文斌，任伟萍，张阿妮. 复方甘草酸铵注射液治疗玫瑰糠疹的疗效观察[J]. 临床皮肤科杂志，2003，（6）：360.

[5] 刘巨川. 复方甘草酸铵注射液治疗慢性荨麻疹118例疗效观察[J]. 中国现代药物应用，2009，3（7）：119.

[6] 刘慧，张志勇. 复方甘草酸铵穴位注射联合西替利嗪治疗慢性荨麻疹疗效观察[J]. 中国中西医结合皮肤性病学杂志，2009，8（5）：303-304.

[7] 桂凤淑. 阿昔洛韦联合复方甘草酸铵注射液治疗带状疱疹临床观察[J]. 临床和实验医学杂志，2007，（11）：79.

[8] 李红梅，张晓娟. 复方甘草酸铵联合阿昔洛韦治疗带状疱疹疗效观察[J]. 广东药学院学报，2005，（5）：125-126.

（河南中医药大学　苗明三、田　硕）

第二十七章

荨麻疹中成药名方

第一节 概 述

一、概 念[1-3]

荨麻疹（urticaria）是一种常见的过敏性皮肤病，是由多种原因所致的一种因皮肤、黏膜小血管扩张及渗透性增加而出现的局限性水肿或反应性疾病。

荨麻疹属于中医学"瘾疹""风疹""赤疹""赤白游风""风矢""鬼饭疙瘩"范畴。主要表现为边缘清楚的红色或苍白色的瘙痒性皮损。

二、病因及发病机制[4]

（一）病因

荨麻疹与组胺等过敏介质的释放有关，过敏介质的释放会引起血管通透性增加，毛细血管扩张，平滑肌痉挛，产生皮肤、黏膜、消化道、呼吸道等的一系列症状，其中皮肤黏膜的水肿风团反应即为荨麻疹。荨麻疹的病因复杂，由各种内源性或外源性的复杂因子引起，食物和食品添加剂、药物、各种急慢性感染、物理性或化学性刺激、吸入物、寄生虫及蚊虫叮咬等都是引起荨麻疹的发病诱因。

（二）发病机制

荨麻疹的发病机制分为变态反应和非变态反应两种。

1. 变态反应性 属Ⅰ、Ⅲ型反应，其中多数属Ⅰ型反应，在此型反应中的抗体 IgE 或反应素与血管周围肥大细胞和血液循环中的嗜碱粒细胞相结合，当抗原再次进入时，并与肥大细胞表面的 IgE 特异性结合后，引起肥大细胞膜膜层结构稳定性改变，以及其内部一系列生化变化，促使脱颗粒和一系列化学介质的释放，引起血管通透性增加、毛细血管扩张、腺体分泌增加等，从而产生皮肤、黏膜等的一系列症状。Ⅲ型反应即抗原抗体复合物反应型，最常见的抗原是外来蛋白和药物如呋喃唑酮、青霉素等，抗原抗体复合物激活补体形成过敏毒素（C3a、C5a），刺激肥大细胞释放组胺等，由免疫复合物引起荨麻疹。

2. 非变态反应性　由下列物质进入人体内刺激肥大细胞释放组胺等引起。

（1）某些药物：阿托品、箭毒、吗啡、奎宁、阿司匹林、毛果芸香碱、罂粟碱、多黏菌素 B、可待因、可卡因等。

（2）毒素：蛇毒、细菌毒素、昆虫毒素等。

（3）某些食物：水生贝壳类动物、龙虾、蘑菇、草莓等。

（4）物理或机械因子的直接作用：如机械性刺激等引起的划痕症。

三、临床表现

荨麻疹的临床表现症状为在皮肤上突然出现风团，数小时后即可消退，一般不超过 24 小时，成批发生，有时一天反复发生多次，呈鲜红色和浅黄白色两种，风团大小不等，大者直径可达 10cm 或更大，有时在风团表面可出现水疱，疏散排列，能相互融合，形成环形、地图形等不规则形，可泛发全身，消退后不留痕迹，有剧痒、烧灼或刺痛感。根据病程不同，可分为急性和慢性两型，急性荨麻疹者发作数天至 1～2 周即可停发，部分病例反复发作，病期在 1～2 年或以上，有的经年不断，时轻时重，转为慢性荨麻疹。

四、诊　　断[5]

根据迅速发生及消退的风团不难诊断，急性者必须同时检查生命体征，如血压、呼吸、脉搏的变化，应详细询问病史，全面综合分析病情，以明确诊断，急性荨麻疹应多考虑食物感染及药物。

慢性者需检查的指标包括血常规嗜酸粒细胞计数、肝功能、胸片、鼻窦 X 线、便常规（寄生虫）检查、尿常规、自身抗体、皮肤划痕试验、冷球蛋白测定、不同波长紫外线和可见光试验、运动热水澡试验、点刺斑贴试验、食物过敏原检测，必要时还要做皮肤病理以鉴别荨麻疹性血管炎，以及食物运动激发过敏试验。

五、治　　疗

（一）常用化学药物及现代技术

H₁ 受体拮抗剂：如盐酸异丙嗪、盐酸苯海拉明、马来酸氯苯那敏等，通过对细胞上组胺受体位点的可逆性竞争作用而组织组胺作用于靶细胞，通过阻滞和拮抗 H₁ 受体而发挥抗过敏作用。类固醇皮质激素：如泼尼松、地塞米松等，能够稳定肥大细胞膜和溶酶体膜，抑制炎症介质和溶酶体酶的释放，并能收缩血管，减少渗出，能迅速控制疾病的症状，特别适用于急性荨麻疹、血清型荨麻疹、压力性荨麻疹。需要注意，糖皮质激素治疗荨麻疹时停药后易复发，所以不将其作为治疗荨麻疹的首选药。H₂ 受体拮抗剂：如西咪替丁、雷尼替丁等。拟交感神经药：如盐酸肾上腺素、氨茶碱等。其他辅助药物：如抑肽酶、维生素类等。

　　由于荨麻疹的病因、发病机制较复杂，其西医治疗上的原则是首先应追寻病因和去除病因，同时针对荨麻疹发病机制予以抗过敏对症治疗。

（二）中成药名方治疗[6,7]

　　中成药治疗荨麻疹时，不同于化学药物单靶点，中医药是作用于多靶点、多环节。但是中成药治疗荨麻疹时起效慢，常常与一些化学药物联合使用，取长补短，获得良好的协同疗效，同时可减少不良反应。通常对于急性荨麻疹常用化学药物，辅以中药治疗；对于慢性荨麻疹则采用中药辨证治疗。

第二节　中成药名方的辨证分类与药效

　　中药治疗荨麻疹是辨证用药。中成药名方的常见辨证分类及其主要药效如下：

一、清热祛湿类

　　荨麻疹湿热型者皮损颜色鲜红，泛发全身，此起彼伏，久治不愈并且可由饮食不节引发。部分患者患有肠道寄生虫病，多为儿童，见睡觉磨牙、巩膜蓝斑、身体消瘦、面色萎黄等虫积表现。患者发作期常伴有恶心、纳差、腹胀、腹痛、腹泻、便秘等消化道症状，舌质红苔黄腻，脉濡数。

　　荨麻疹湿热者主要病理变化是皮肤黏膜小血管扩张及渗透性增加，液体外渗到周围组织。

　　清热祛湿类药具有抗炎作用，可以降低毛细血管通透性。

　　常用的中成药：皮肤病血毒丸、金蝉止痒胶囊、防风通圣丸等。

二、祛风止痒类

　　荨麻疹受风邪者皮损颜色淡红或淡白，遇风后加重，瘙痒甚，好发于暴露部位。舌红苔黄，脉浮数。

　　荨麻疹风邪犯表者的主要病理变化是肥大细胞、嗜碱粒细胞释放过敏介质，毛细血管通透性增加，引起过敏反应。

　　祛风止痒类药可抑制血管通透性、抑制过敏介质的释放，对机体免疫功能有明显的抑制作用。

　　常用的中成药：皮敏消胶囊、荨麻疹丸、荆肤止痒颗粒、花藤子颗粒、消风止痒颗粒、麻黄汤等。

三、益气活血疏风类

　　荨麻疹气虚血瘀者皮损颜色暗红或紫红，多位于腰带、表带等受压部位，午后加重，患者常伴有面色晦暗，口唇紫暗。女性可见痛经，月经暗红色有血块，舌质紫暗或有麻点、瘀斑，脉细涩。

　　荨麻疹气虚血瘀者的主要病理变化是真皮网状层水肿、真皮浅层炎细胞浸润、真皮血管扩张，内皮细胞肿胀，皮肤、黏膜血管扩张。

　　益气活血疏风类药抑制血管通透性、抑制过敏介质的释放。

　　常用的中成药：疏风活血汤、当归饮子、四物消风饮（见第二十六章）等。

参 考 文 献

[1] 袁兆庄，苑勰，张和恩，等. 实用中西医结合皮肤病学[M]. 北京：中国协和医科大学出版社，2007：378-384.
[2] 吴志华. 皮肤科治疗学[M]. 北京：科学出版社，2013：82.
[3] 李斌，张明. 荨麻疹中西医特色治疗[M]. 北京：人民军医出版社，2011：1.
[4] 陈达灿，范瑞强. 皮肤性病科专病中医临床诊治[M]. 北京：人民卫生出版社，2013：124-129.
[5] 陈学荣. 中西医结合治疗皮肤病[M]. 北京：人民卫生出版社，2012：208.
[6] 吴清和. 中药药理学[M]. 北京：高等教育出版社，2007：67-81，94-101，204-210.
[7] 陈奇. 中成药名方药理与临床[M]. 北京：人民卫生出版社，1998：888-914，984-1019.

（河南中医药大学　苗明三、田　硕）

第三节　中成药名方

一、清热祛湿类

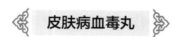
皮肤病血毒丸

　　【药物组成】　金银花、连翘、忍冬藤、苦地丁、天葵子、土贝母、土茯苓、白鲜皮、地肤子、黄柏、赤茯苓、当归、白芍、熟地黄、鸡血藤、生地黄、牡丹皮、白茅根、紫草、紫荆皮、赤芍、益母草、茜草、川芎、桃仁、红花、蛇蜕、防风、蝉蜕、牛蒡子、苍耳子、浮萍、荆芥穗、苦杏仁、桔梗、白芷、皂角刺、大黄、甘草。

　　【处方来源】　研制方。国药准字 Z11020834。

　　【功能与主治】　清血解毒，消肿止痒。用于经络不和、湿热血燥引起的风疹，湿疹，皮肤刺痒，雀斑粉刺，面赤鼻齄，疮疡肿毒，脚气疥癣，头目眩晕，大便燥结。

　　【药效】　主要药效如下[1-3]：

　　1. 抗炎　荨麻疹为皮肤、黏膜小血管扩张及渗透性增加而出现的局限性水肿或反应性疾病。皮肤病血毒丸能明显减轻二甲苯所致小鼠耳郭肿胀、蛋清所致大鼠足趾肿胀，减轻耳及足的肿胀度，具有抗炎作用。

　　2. 止痒　荨麻疹主要表现为边缘清楚的红色或苍白色的瘙痒性皮损。皮肤病血毒丸能延长右旋糖酐所致小鼠皮肤瘙痒潜伏期和缩短皮肤瘙痒持续总时间，并能抑制磷酸组胺引起的豚鼠瘙痒，提高豚鼠致痒阈，具有止痒作用。

3. 抗病原微生物　体外抑菌实验表明，皮肤病血毒丸对金黄色葡萄球菌、铜绿假单胞菌、大肠杆菌、沙门氏菌、白念珠菌、乙型溶血链球菌均有抑制作用。

【临床应用】　主要用于湿热血燥所致荨麻疹。

1. 荨麻疹[4, 5]　是皮肤科常见疾病，皮肤病血毒丸对于湿热引起的荨麻疹具有较好的治疗作用，症见局部皮损区域颜色鲜红，泛发全身，此起彼伏，久治不愈等。本品可清除体内毒素，改善皮肤红赤肿痛、瘙痒、皮肤风团、丘疹等症状，达到"外病内治"的目的。

2. 湿疹　是一种具有明显渗出倾向的皮肤炎症反应。皮肤病血毒丸对于湿热所致的湿疹具有较好的治疗作用，皮肤病血毒丸具有抗炎作用，可改善红斑、水疱、头晕目眩、便秘等症状。

3. 银屑病[6, 7]　是一种慢性复发性炎症性皮肤病。临床研究表明，皮肤病血毒丸联合紫外光照射是治疗寻常型银屑病的一种高效安全的方法，可明显缩短病程，加速斑疹消退，快速减轻皮疹、炎症等症状；与迪银片联合用药，可明显减轻迪银片引起的口干、皮肤干燥、瘙痒、皮疹等不良反应，提高疗效。

4. 痤疮[8]　是皮肤科常见病。皮肤病血毒丸对湿热型痤疮具有较好的治疗作用，可明显降低血清 TNF-α、IL-8、IL-17 水平，改善红斑、色素沉着、皮损数量等症状。临床研究表明，联合盐酸多西环素分散片可提高临床疗效，促进皮肤红斑和色素沉着消退，改善皮损，调节机体炎症反应。

另皮肤病血毒丸联合九味消痤面膜对于脾胃湿热型痤疮疗效优于克林霉素磷酸酯凝胶，可消除痤疮丙酸杆菌，改善毛囊上皮角化，改善局部血液循环，改善皮损数量及皮损肿痛。

5. 面部脂溢性皮炎[9]　是一种慢性炎症性病变。皮肤病血毒丸对于湿热型面部脂溢性皮炎具有较好的治疗作用，可以改善皮损面积大小、红斑、脱屑、皮脂溢出和瘙痒程度等，从而消除痤疮、粉刺，恢复颜面皮肤健康，减少人为搔抓，减少对瘢痕的刺激，使瘢痕逐渐复原，临床研究以 0.1%他克莫司软膏为对照组，其疗效要优于对照组。

【不良反应】　偶见服药后过敏性休克，表现为全身乏力、轻微头晕，再服时致过敏性休克，表现为眩晕、口唇麻木、腹痛、血压下降，神志不清，失语，颜面青紫肿胀。

【使用注意】　①感冒期间停服。②风寒证或肺脾气虚证荨麻疹不宜使用。③忌食鱼、虾、油腻食品；忌酒、辛辣刺激食物。④体弱、慢性腹泻者慎用。⑤过敏体质者慎用。⑥孕妇忌服。

【用法与用量】　口服，一次 20 粒，一日 2 次。

参 考 文 献

[1] 李瑾翡，黎旸，林丽英，等. 皮肤病血毒丸药效学研究[J]. 中药药理与临床，2008，（1）：66-67.

[2] 王蕾，廖列辉，王敏华. 皮肤病血毒丸治疗黄褐斑疗效分析[J]. 岭南皮肤性病科杂志，2004，11（4）：348.

[3] 蒋亚生. 黄褐斑药物治疗进展[J]. 时珍国药研究，1997，（2）：121-122.

[4] 陈金伟. 过敏性皮肤病该如何选中成药[N]. 上海中医药报，2017-02-24（004）.

[5] 刘太华. 中西医结合长疗程治疗慢性荨麻疹疗效观察[J]. 中国中医药信息杂志，2009，16（10）：67-68.

[6] 蔡洁莹，冯彩莲. 皮肤病血毒丸联合紫外光治疗寻常型银屑病 50 例[J]. 国医论坛，2006，（5）：20.

[7] 杨道秋, 姜岩峰, 张媛. 皮肤病血毒丸联合迪银片治疗银屑病疗效观察[J]. 中国中西医结合杂志, 2005, （8）: 740-742.
[8] 褚娜, 温小美. 皮肤病血毒片联合多西环素治疗痤疮的临床研究[J]. 现代药物与临床, 2018, 33（4）: 938-941.
[9] 陈励. 皮肤病血毒丸治疗面部脂溢性皮炎 72 例[J]. 河南中医, 2009, 29（3）: 279-280.

（河南中医药大学　苗明三、田　硕）

金蝉止痒胶囊

【药物组成】　金银花、栀子、黄芩、苦参、黄柏、龙胆、白芷、白鲜皮、蛇床子、蝉蜕、连翘、地肤子、地黄、青蒿、广藿香、甘草。

【处方来源】　研制方。国药准字 Z20090396。

【功能与主治】　清热解毒，燥湿止痒。适用于湿热内蕴所致的丘疹性荨麻疹、夏季皮炎等皮肤瘙痒症状。

【药效】　主要药效如下[1, 2]：

1. 止痒　荨麻疹的主要临床表现为边缘清楚的红色或苍白色的瘙痒性皮损。金蝉止痒胶囊可抑制 2, 4-二异氰酸甲苯酯、右旋糖酐、4-氨基吡啶引起的小鼠瘙痒，提高其致痒阈，具有止痒作用。

2. 抗过敏　荨麻疹是一种常见的过敏性皮肤病，金蝉止痒胶囊可抑制二硝基氯苯诱发的小鼠耳肿胀度，降低耳肿胀度，对抗血清所致的大鼠同种皮肤过敏的伊文思蓝外渗抑制率，对抗血清所致大鼠颅骨骨膜肥大细胞脱颗粒作用，具有抗过敏作用。

【临床应用】　主要用于湿热内蕴所致荨麻疹。

1. 慢性荨麻疹[3, 4]　是一种过敏性疾病，金蝉止痒胶囊对于湿热内蕴所致荨麻疹具有较好治疗作用，症见皮损颜色鲜红，泛发全身，此起彼伏，久治不愈等。研究表明金蝉止痒胶囊联合依巴斯汀片治疗慢性荨麻疹效果确切，可改善瘙痒感觉、风团的数量和大小等情况，金蝉止痒胶囊联合地氯雷他定治疗慢性荨麻疹疗效明显高于单用地氯雷他定西药组。

2. 丘疹性荨麻疹[5]　是一种迟发性过敏性反应。金蝉止痒胶囊对于湿热内蕴型荨麻疹具有较好的治疗作用，具有抗炎、抗过敏作用，可改善瘙痒、皮损等症状。临床研究表明，金蝉止痒胶囊与非索非那定片联合用药治疗丘疹性荨麻疹，可以提高疗效，改善瘙痒程度和丘疹数目及大小，疗效要优于单纯用盐酸非索非那定片的临床疗效。

3. 老年性皮肤瘙痒[6, 7]　瘙痒是皮肤病中最常见的症状。金蝉止痒胶囊可治疗老年性皮肤瘙痒，改善瘙痒程度、瘙痒面积和皮损等情况，提高患者生活质量，减少不良反应。临床研究表明，联合西替利嗪治疗老年性皮肤瘙痒症较单一应用西替利嗪的疗效显著；联合枸地氯雷他定片治疗皮肤瘙痒症效果明显优于单一应用枸地氯雷他定片。

4. 湿疹[8, 9]　是一种以过敏、炎症及瘙痒为特征的皮肤科疾病。金蝉止痒胶囊对湿热型湿疹具有较好的治疗作用，研究表明金蝉止痒胶囊联合西替利嗪治疗，可改善瘙痒、红斑、渗出、浸润、苔藓化、角化、脱屑等症状，可明显提高疗效。在西药常规治疗基础上应用金蝉止痒胶囊，可改善湿疹面积及严重指数情况，提高临床疗效。

【不良反应】　少数患者出现口干、食欲减退、恶心、呕吐、腹泻、头昏，停药后可消失。

【使用注意】　①婴幼儿、脾胃虚寒者慎用。②孕妇禁用。

【用法与用量】　口服，一次 6 粒，一日 3 次，饭后服用。

参 考 文 献

[1] 徐汉，吕姗姗，徐世军，等. 金蝉止痒胶囊对小鼠皮肤瘙痒的影响研究[J]. 中国药业，2014，23（6）：20-22.

[2] 陈晓雪，巨少华，徐汉，等. 金蝉止痒胶囊抗过敏作用的实验研究[J]. 世界中西医结合杂志，2013，8（11）：1121-1123，1144.

[3] 李宗华. 金蝉止痒胶囊联合地氯雷他定治疗慢性荨麻疹的疗效观察[J]. 临床合理用药杂志，2013，6（17）：30-31.

[4] 叶霞. 金蝉止痒胶囊联合依巴斯汀片治疗慢性荨麻疹的临床疗效分析[J]. 中国实用医药，2016，11（7）：153-154.

[5] 梁占捧，李舒. 盐酸非索非那定片联合金蝉止痒胶囊治疗丘疹性荨麻疹 42 例临床观察[J]. 中国皮肤性病学杂志，2016，30（12）：1315-1316.

[6] 轩俊丽，顿耿，赵军磊，等. 金蝉止痒胶囊联合盐酸西替利嗪治疗老年性皮肤瘙痒症 96 例临床观察[J]. 中国皮肤性病学杂志，2014，28（11）：1207-1208.

[7] 曹玉杰. 金蝉止痒胶囊联合枸地氯雷他定片治疗皮肤瘙痒症临床观察[J]. 中国民间疗法，2018，26（1）：62-63.

[8] 李铀，闫文厅，李东光. 金蝉止痒胶囊联合西替利嗪治疗湿疹的疗效观察[J]. 临床合理用药杂志，2013，6（17）：83-84.

[9] 欧柏生，魏飞，冯杲，等. 金蝉止痒胶囊治疗湿热型湿疹 98 例[J]. 中国实验方剂学杂志，2013，（19）：323-325.

（河南中医药大学　苗明三、郭　晖）

防风通圣丸

【药物组成】　防风、荆芥穗、薄荷、麻黄、大黄、芒硝、栀子、滑石、桔梗、石膏、川芎、当归、白芍、黄芩、连翘、甘草、白术。

【处方来源】　明·方贤《奇效良方》。《中国药典》（2015 年版）。

【功能与主治】　解表通里，清热解毒。用于外寒内热，表里俱实，恶寒壮热，头痛咽干，小便短赤，大便秘结，风疹湿疮。

【药效】　主要药效如下[1]：

1. 调节免疫功能　免疫功能异常是慢性荨麻疹发病的直接原因。防风通圣丸对于过敏性哮喘小鼠具有治疗作用，可调节过敏性哮喘支气管肺泡灌洗液内 IL-4 和 γ-干扰素水平，平衡 Th1/Th2，具有免疫调节作用。

2. 抗炎　本品具有抗炎作用。

【临床应用】　主要用于内蕴湿热型荨麻疹。

1. 荨麻疹[2-7]　是一种常见的过敏性皮肤病，防风通圣散对于急慢性荨麻疹均有治疗作用，可用于内蕴湿热，局部皮损颜色鲜红，泛发全身之荨麻疹。本品可改善丘疹、瘙痒等症状。临床研究表明，防风通圣散治疗慢性荨麻疹，其疗效优于氯雷他定，可以改善风团持续时间、风团发生次数、瘙痒程度、风团的大小及风团数目。

联合氯雷他定用药，可明显改善风团大小、每日发作频率，可有效改善患者瘙痒、皮损等临床症状，减少发作频率，降低炎性因子水平，其疗效优于单用氯雷他定。本品与氯雷他定糖浆联合用药，能有效缓解患者症状，还可降低抗组胺药口干、嗜睡等不良反应的发生。联合咪唑斯汀治疗慢性荨麻疹，可降低复发率，提高疗效。

2. 痤疮[8, 9]　是一种毛囊与皮脂腺的慢性炎症性皮肤病。防风通圣散对于湿热型痤疮疗效较好，可改善皮损等症状，疗效明显优于四环素，且可降低复发率。临床研究表明，联合维胺酯胶囊治疗寻常性痤疮，显效快、疗程短、副作用小。

3. 银屑病[10, 11]　是一种难治性皮肤病，容易复发。防风通圣散治疗银屑病效果显著，可促进皮损消退，疗效优于依曲替酸，且可降低复发率。

【不良反应】 1例过敏性皮疹：患者因酒渣样皮炎而服用防风通圣丸，每日2次，每次1包，2天后因割麦日晒而出现面部及上肢暴露部位潮红肿胀，并有散在丘疹。经停服防风通圣丸及抗过敏治疗数天后皮疹基本消失。第5天患者又服用防风通圣丸2包，30小时后皮疹再现，复经抗过敏药物治疗而于1周后痊愈[12]。

【使用注意】 ①忌烟、酒及辛辣、油腻、鱼虾海鲜类食物。②不宜在服药期间同时服用滋补性中药。③高血压、心脏病患者慎用。有肝病、糖尿病、肾病等慢性病严重者应在医师指导下服用。④因服用或注射某种药物后出现荨麻疹等相似的皮肤症状者属于药物过敏（药疹），应立即去医院就诊。⑤服药后大便次数增多且不成形者，应酌情减量。⑥发热体温超过38.5℃的患者，应去医院就诊。⑦孕妇慎用，儿童、哺乳期妇女、年老体弱及脾虚便溏者应在医师指导下服用。⑧严格按用法用量服用，本品不宜长期服用。⑨服药3天症状无缓解，应去医院就诊。⑩运动员慎用。对本品过敏者禁用，过敏体质者慎用。

【用法与用量】 口服。一次1袋（6g），一日2次。

参 考 文 献

[1] 左志琴，沈志华，周至明. 防风通圣散对小鼠过敏性哮喘 Th1/Th2 失衡的影响[J]. 江西中医药大学学报，2016，28（1）：78-81.
[2] 赵梦，彭玉琴，施京红，等. 防风通圣散治疗慢性荨麻疹研究概况[J]. 中国民族民间医药，2017，26（4）：45-48.
[3] 崔雅萍，于霞. 防风通圣丸治疗荨麻疹 8 例[J]. 中国民间疗法，2000，（4）：43-44.
[4] 闵月. 防风通圣丸联合地氯雷他定治疗慢性荨麻疹的临床研究[J]. 现代中西医结合杂志，2015，24（35）：3945-3947.
[5] 张永江，许春晓. 防风通圣丸与氯雷他定联合应用治疗荨麻疹[J]. 中国民间疗法，2016，24（2）：67.
[6] 晋文蔓. 防风通圣颗粒联合开瑞坦糖浆治疗小儿慢性荨麻疹疗效观察[J]. 湖北中医杂志，2016，38（1）：42-43.
[7] 温生文，杨振明，吕言，等. 防风通圣丸联合咪唑斯汀治疗慢性荨麻疹疗效观察[J]. 临床合理用药杂志，2012，5（7）：77-78.
[8] 李爱萍. 防风通圣丸（散）治疗面部痤疮[J]. 河南中医，2003，23（11）：54.
[9] 王讯. 维胺酯胶囊联合防风通圣汤治疗寻常性痤疮疗效观察[J]. 中国民族民间医药，2012，21（19）：92.
[10] 徐令祥. 防风通圣散为主治疗银屑病临床研究[J]. 医药论坛杂志，2012，33（3）：23-24.
[11] 陈贵华. 防风通圣汤治疗银屑病 31 例[J]. 现代中西医结合杂志，2000，9（1）：48-49.
[12] 陈岩，胡燕琴. 防风通圣丸的临床新用途及不良反应[J]. 中医药研究，2002，（5）：47.

（河南中医药大学 苗明三、田 硕）

二、祛风止痒类

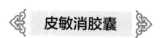
皮敏消胶囊

【药物组成】 苦参、白鲜皮、荆芥、地骨皮、地黄、紫草、牡丹皮、黄芩、黄连、黄柏、苍术、蛇床子、蒲公英、紫花地丁、青黛、蝉蜕、蒺藜、西河柳、防风、苍耳子、蜈蚣。

【处方来源】 研制方。国药准字 Z10950057。

【功能与主治】 祛风除湿，清热解毒，凉血止痒。用于急慢性荨麻疹、急性湿疹属风热证或风热挟湿证者。

【药效】 主要药效如下[1,2]（图27-1）：

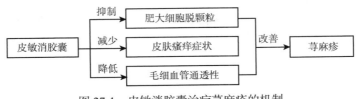

图 27-1　皮敏消胶囊治疗荨麻疹的机制

1. 抗过敏　荨麻疹是一种常见的过敏性皮肤病，与组胺等过敏介质的释放有关。皮敏消胶囊可促进 γ-干扰素分泌，减少 IL-4、免疫球蛋白 E 含量，调节 Th1/Th2 细胞因子水平，从而抗I型变态反应。皮敏消胶囊可抑制抗血清所致的大鼠颅骨骨膜肥大细胞脱颗粒，具有抗过敏作用。

2. 止痒　剧痒为荨麻疹的临床表现之一。皮敏消胶囊具有止痒作用，可减少右旋糖酐所致的小鼠搔痒次数、缩短搔痒持续时间；可减少 4-氨基吡啶所致的小鼠皮肤瘙痒次数，缩短瘙痒持续总时间；增加组胺致豚鼠皮肤瘙痒的涂抹次数及组胺用量，具有止痒作用。

3. 抗炎　I型变态反应型荨麻疹会引起血管通透性增加、毛细血管扩张、腺体分泌增加等，从而产生皮肤、黏膜等的一系列炎性症状。皮敏消胶囊能够降低毛细血管通透性，可拮抗组胺所致的大鼠毛细血管通透性，可抑制二甲苯所致小鼠耳郭肿胀的作用，降低耳肿胀度，具有抗炎作用。

【临床应用】　主要用于风热袭表或湿热内蕴所致荨麻疹。

1. 荨麻疹[3-5]　皮敏消胶囊对于风热袭表或湿热内蕴，郁于肌肤，局部皮损颜色之淡红或鲜红等之急慢型荨麻疹均具有治疗作用。本品可改善瘙痒程度、风团数量及大小。临床研究表明，联合左西替利嗪胶囊用药治疗慢性荨麻疹，可以减轻瘙痒、皮损程度，疗效优于单独应用左西替利嗪胶囊。联合依巴斯汀片治疗慢性荨麻疹，协同作用明显，减少了单一使用抗组胺药引起的口干、便秘等不良反应，疗效优于单用依巴斯汀片，且不易复发、依从性好、不良反应少。

2. 银屑病[6-9]　是一种皮肤科常见慢性复发性炎症性鳞屑性皮肤病。皮敏消胶囊可消除体内炎性反应、修复皮损、止痒镇静、加速血液循环、增强新陈代谢、促进皮肤细胞的呼吸、改善皮肤的韧性、延缓皮肤衰老的功能，可有效改善皮肤代谢异常，改善了皮肤脱屑状况，使皮肤色素沉着消退，恢复皮肤正常颜色，对于银屑病具有较好的治疗作用。临床研究表明，联合维胺酯乳霜用药，可提高疗效。联合糠酸莫米松治疗寻常型银屑病，可改善斑块的厚度、红斑、鳞屑等症状，疗效优于单独应用糠酸莫米松。联合他卡西醇软膏治疗寻常型银屑病，疗效优于单独应用卡西醇软膏，且不良反应低。

3. 玫瑰糠疹[10]　是常见的急性、自限性炎症皮肤病。皮敏消胶囊对于玫瑰糠疹有一定治疗作用，联合氯雷他定片可以改善瘙痒、红斑、充血等表现，疗效优于单独应用氯雷他定片。

4. 皮肤瘙痒症[11, 12]　是皮肤科常见的一种病症。临床研究表明，皮敏消胶囊联合丹皮酚软膏治疗皮肤瘙痒症，可有效改善患者的瘙痒症状，提高疗效和减少复发率。

【不良反应】　偶见轻度腹泻、恶心、头晕、大便不爽，停药后可恢复。

【使用注意】 ①忌食鱼虾海鲜类及酒、辛辣食物，饮食宜清淡。②服药期间，如突然发生胸闷、憋气，或呕吐、腹痛等症状，应立即去医院就诊。③凡因服用或注射某种药物而发生的荨麻疹，此为药物过敏（药疹），应及时到医院就诊。④急性荨麻疹者，服药3天；慢性荨麻疹者，服药1周，症状无改善或加剧者，应去医院就诊。⑤成人按照用法、用量服用；儿童应在医师指导下用药，过小幼儿（7岁以下）服用胶囊剂不适宜。⑥孕妇、产妇忌服。⑦肝、肾功能不全者慎用，连续服药不宜超过1个月。

【用法与用量】 口服，每次4粒，每日3次。急性荨麻疹疗程1周，慢性荨麻疹疗程2周。

参 考 文 献

[1] 王丽，余林中，刘建新，等. 祛风止痒颗粒抗抗Ⅰ型变态反应作用及其机制研究[J]. 中药药理与临床，2010，26（5）：103-104.

[2] 王丽，刘建新，方芳，等. 祛风止痒颗粒抗过敏止痒抗炎作用研究[J]. 中药药理与临床，2010，26（5）：105-107.

[3] 包玲华. 皮敏消胶囊治疗不同类型荨麻疹疗效观察[J]. 中国麻风皮肤病杂志，2011，27（5）：310.

[4] 吴琦琦，陈丽娟，陈利姐，等. 左西替利嗪胶囊联合皮敏消胶囊治疗慢性荨麻疹临床研究[J]. 临床军医杂志，2010，38（4）：619-621.

[5] 乔丽丽，袁小英，杨志勇，等. 依巴斯汀片联合皮敏消胶囊治疗慢性荨麻疹疗效观察[J]. 山东中医药大学学报，2010，34（5）：437-438.

[6] 孙丽男. 皮敏消治疗银屑病50例疗效观察[J]. 吉林医学，2009，30（19）：2325.

[7] 何晓华. 皮敏消胶囊联合他卡西醇软膏治疗寻常型银屑病的疗效观察[J]. 吉林医学，2014，（8）：1593-1594.

[8] 李爱妍，卓琼香. 皮敏消胶囊联合糠酸莫米松软膏治疗寻常型银屑病42例临床疗效分析[J]. 中国初级卫生保健，2015，（6）：130-131.

[9] 叶锦波，刘少珍，卢银开. 皮敏消胶囊联合糠酸莫米松治疗寻常型银屑病的疗效观察[J]. 齐齐哈尔医学院学报，2014，35（15）：2191-2192.

[10] 潘忠泉. 皮敏消胶囊联合氯雷他定片治疗玫瑰糠疹的疗效观察[J]. 吉林医学，2013，34（28）：5782-5783.

[11] 邓茂，刘宏锦，廖永梅. 皮敏消胶囊和丹皮酚软膏联合治疗皮肤瘙痒症的效果及对复发率的影响[J]. 北方药学，2016，13（1）：75.

[12] 李芳芳，牛俊峥，范平. 皮敏消胶囊联合丹皮酚软膏治疗皮肤瘙痒症疗效观察[J]. 中国疗养医学，2014，23（5）：418-419.

（河南中医药大学　苗明三、郭　晖）

🦋 荨 麻 疹 丸 🦋

【药物组成】 白芷、薄荷、赤芍、荆芥、升麻、何首乌、当归、防风、川芎、威灵仙、亚麻子、苦参、蒺藜、白鲜皮、三颗针、土茯苓、黄芩、红花、菊花。

【处方来源】 研制方。国药准字 Z20053016。

【功能与主治】 清热祛风，除湿止痒。用于风、湿、热而致的荨麻疹、湿疹、皮肤瘙痒等症。

【药效】 主要药效如下[1,2]：

1. 抗过敏　Ⅰ型反应型荨麻疹中的抗体 IgE 或反应素与血管周围肥大细胞和血液循环中的嗜碱粒细胞相结合，当抗原再次进入时，会产生一系列反应。荨麻疹丸可抑制 IgE 的合成及释放，减少脱颗粒细胞释放活性物质，继而减少组胺的释放，具有抗过敏作用。

2. 抗炎　荨麻疹与组胺等过敏介质的释放有关，过敏介质的释放会引起血管通透性增加，毛细血管扩张，从而产生炎症反应，如水疱等。荨麻疹丸可减轻二甲苯所致小鼠耳肿胀，可降低耳郭肿胀度，具有抗炎作用。

3. 止痒　瘙痒是荨麻疹的主要临床表现之一。荨麻疹丸可抑制右旋糖酐所致小鼠瘙痒次数及瘙痒持续总时间，具有止痒作用。

4. 抗真菌　荨麻疹丸体外能够抑制皮肤癣菌絮状毛癣菌、断发毛癣菌的生长，具有较强的抑制真菌生长的作用。

【临床应用】　主要用于风、湿、热所致的荨麻疹。

慢性荨麻疹[3, 4]　荨麻疹是由于皮肤、黏膜小血管扩张及渗透性增加而出现的一种局限性水肿反应。荨麻疹丸对于风、湿、热所致慢性荨麻疹具有较好治疗作用，具有抗炎、止痒、抗过敏的作用，可改善风团数目、风团大小、风团发生次数、风团持续时间、瘙痒程度。临床研究表明，联合左西替利嗪治疗慢性荨麻疹，疗效明显高于单用盐酸左西替利嗪组，且可降低复发率。联合地氯雷他定，可提高痊愈率，使临床症状、体征均明显好转。

【不良反应】　尚未见报道。

【使用注意】　①忌食鱼虾海鲜类及酒、辛辣食物，饮食宜清淡。②孕妇慎用。③风寒型荨麻疹不适用，其表现为皮疹色白，遇风寒则发作或加剧者。④凡因服用或注射某种药物而发生的荨麻疹，此为药物过敏（药疹），应及时到医院就诊。⑤服药期间，如突然伴发胸闷气憋，或有呕吐、腹痛等症状，应及时去医院就诊。⑥服药3天后症状无改善或加重者应去医院就诊。⑦按照用法用量服用，儿童应在医师指导下用药。⑧不宜在服药期间同时服用温热性中成药。⑨对该药品过敏者禁用，过敏体质者慎用。

【用法与用量】　口服，每次10g，每日2次。

参 考 文 献

[1] 解士海，赵卫华，张国平，等. 氯环力嗪片联合荨麻疹丸治疗慢性荨麻疹临床效果[J]. 中国医药科学，2017，7（7）：62-65.

[2] 白海玉，张树明，王伟明. 散风祛疹丸抑菌、抗炎、止痒作用的实验研究[J]. 中国中医药科技，2012，19（4）：324.

[3] 周世荣. 荨麻疹丸联合盐酸左西替利嗪治疗慢性荨麻疹疗效观察[J]. 中国中西医结合皮肤性病学杂志，2012，11（3）：175-176.

[4] 牛红梅，王爱东. 地氯雷他定联合荨麻疹丸治疗慢性荨麻疹疗效观察[J]. 右江医学，2014，42（6）：735-736.

（河南中医药大学　苗明三、田　硕）

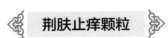

荆肤止痒颗粒

【药物组成】　荆芥、地肤子、防风、野菊花、鱼腥草、茯苓、山楂。

【处方来源】　研制方。国药准字Z10970119。

【功能与主治】祛风、除湿，清热解毒、止痒。用于儿童风热型或湿热型丘疹性荨麻疹。症状见脓疱疮、风团、水疱、瘙痒等。

【药效】　主要药效如下[1]：

1. 抗炎、抗过敏　荨麻疹是一种常见的过敏性皮肤病，由多种原因所致的一种因皮肤、黏膜小血管扩张及渗透性增加而出现的局限性水肿或反应性疾病。荆肤止痒颗粒可降低血清中组胺和P物质水平，降低血管通透性，具有抗炎、抗过敏作用。

2. 止痒　本品具有止痒作用，可减轻荨麻疹的瘙痒症状。

【临床应用】　主要用于风热型或湿热型丘疹性荨麻疹。

丘疹性荨麻疹[2-5]　属于迟发性过敏反应，荆肤止痒颗粒对于儿童风热型或湿热型丘疹性荨麻疹都具有较好的治疗作用，症见皮损颜色淡红或鲜红，遇风后加重，瘙痒甚等。本品可明显改善瘙痒、皮疹等症状。临床研究表明，治疗中、重度儿童风热型或湿热型丘疹性荨麻疹的痊愈率和显效率与盐酸西替利嗪相当，且可规避抗组胺的不良反应。

【不良反应】　个别患儿用药后出现恶心、呕吐，停药后症状可消失。

【使用注意】　①饮食宜清淡，忌食油腻鱼虾海鲜类及辛辣食物。②服用或注射某种药物而发生的荨麻疹为药物过敏（药疹）所致，应及时到医院就诊。③婴儿或患有其他疾病者应在医师指导下服用。④如出现脓疱疮，应在医师指导下服用。⑤因肾病、糖尿病、黄疸、肿瘤等疾病引起的皮肤瘙痒，应以治疗病因为主，若需用本品时，应在医师指导下服用。⑥服药3～6天症状无缓解，应去医院就诊。⑦对本品过敏者禁用，过敏体质者慎用。

【用法与用量】　开水冲服，6～14岁每次1袋，一日3次；3～5岁每次1袋，一日2次；1～2岁每次半袋，一日3次；1岁以下每次半袋，一日2次。

参 考 文 献

[1] 林武全. 荆肤止痒颗粒对儿童重症湿疹中血清组胺与P物质的影响[J]. 中国现代药物应用，2016，10（21）：187-188.

[2] 朱杰. 荆肤止痒颗粒治疗儿童丘疹性荨麻疹143例[J]. 浙江中西医结合杂志，2008，18（6）：384-385.

[3] 李钦峰. 荆肤止痒颗粒治疗丘疹性荨麻疹疗效观察[J]. 中国中医急症，2007，16（9）：1080-1081.

[4] 赵晶，王楠，杨娜，等. 荆肤止痒颗粒治疗丘疹性荨麻疹风热证临床研究[J]. 长春中医药大学学报，2013，29（2）：207-209.

[5] 王楠，胡思源，李新民，等. 荆肤止痒颗粒与消风止痒颗粒对照治疗湿热型丘疹性荨麻疹临床研究[J]. 山西中医，2013，29（10）：45-47.

（河南中医药大学　苗明三、郭　晖）

❀ 花藤子颗粒 ❀

【药物组成】　首乌藤、地肤子、款冬花、金银花、野菊花、槐花。

【处方来源】　研制方。国药准字Z20050617。

【功能与主治】　祛风散邪，清热解毒。主治急性荨麻疹（瘾疹）属风热证。症见皮肤突发风团，风团色红、淡红或鲜红，融合成片，形状各异，成批出现，此起彼伏，瘙痒或剧烈瘙痒，畏热，畏风，咽红肿痛，心烦口渴，舌质红，苔薄或薄黄，脉浮数。

【药效】　主要药效如下：

1. 抗过敏　本品具有抗过敏作用。

2. 抗炎　本品具有抗炎作用。

【临床应用】　主要用于风热型荨麻疹。

急性荨麻疹[1]　荨麻疹是皮肤科常见病，花藤子颗粒对风热型荨麻疹具有较好的治疗作用，症见皮损颜色淡红或鲜红，融合成片，形状各异，成批出现，遇风后加重等。本品可改善皮损面积、风团大小、风团持续时间、发作频率、皮疹、瘙痒等症状，疗效显著。

【不良反应】　①少数患者服药后胃部不适，恶心，腹泻，腹胀，乏力，嗜睡，打嗝，自觉口唇麻木等。②个别患者用药后谷丙转氨酶轻度升高，患者伴有恶心、胁痛等症状。③有 1 例患者服药后皮损加重，痒甚。

【使用注意】　肝功能不全者慎用。

【用法与用量】　温开水冲服，一次 1 袋，一日 3 次。疗程 2 周。

参 考 文 献

[1] 缪珊，孙纪元，王四旺，等. 花藤子颗粒治疗急性荨麻疹 310 例临床观察[J]. 中医药导报，2008，14（8）：58-59.

（河南中医药大学　苗明三、郭　晖）

◆◇ 消风止痒颗粒 ◇◆

【药物组成】　荆芥、防风、苍术、蝉蜕、石膏、川木通、地骨皮、亚麻子、当归、地黄、甘草。

【处方来源】　研制方。国药准字 Z20113054。

【功能与主治】　消风清热，除湿止痒。主治丘疹样荨麻疹，也用于湿疹、皮肤瘙痒症。

【药效】　主要药效如下[1, 2]：

1. 止痒　荨麻疹常见的临床表现有瘙痒。消风止痒颗粒剂可抑制右旋糖酐所致小鼠全身性瘙痒，降低瘙痒次数、瘙痒持续时间，从而发挥止痒作用。

2. 抗过敏　荨麻疹是一种进敏性皮肤病，消风止痒颗粒可抑制二硝基氟苯引起的小鼠迟发型变态反应，可明显降低小鼠耳肿胀度、脾脏指数与胸腺指数，说明消风止痒颗粒对免疫性炎症模型有显著的抑制作用。消风止痒颗粒可抑制二硝基氟苯致敏激发豚鼠皮炎血清 IL-2 水平，提示其抑制免疫的机制可能与降低血清 IL-2 的活性有关。

3. 抗炎　荨麻疹与组胺等介质的释放有关，组胺的释放会引起血管通透性增加，毛细血管扩张，从而出现一系列炎性症状。消风止痒颗粒可抑制组胺、5-羟色胺引起的大鼠毛细血管通透性反应，抑制二甲苯所致的小鼠耳肿胀，从而发挥抗炎作用。

【临床应用】　主要用于风湿热邪蕴阻肌肤所致荨麻疹。

1. 慢性荨麻疹[3-10]　是临床常见的变态反应性皮肤病。消风止痒颗粒对风湿热邪蕴阻肌肤，皮损颜色淡红或淡白，遇风后加重，瘙痒甚等慢性荨麻疹患者具有较好的治疗作用。本品具有抗炎、止痒、抗过敏的作用，可改善患者 γ-干扰素、IL-10、IL-18 水平，降低血清中总免疫球蛋白 E 水平，改善风团、红斑、瘙痒感等临床症状。临床研究表明，本品联合氯雷他定治疗慢性荨麻疹可以降低不良反应及复发率，提高疗效。本品联合左西替利嗪，可以起到协同作用，能够明显上调 γ-干扰素水平，调节 IL-4 水平，治疗慢性荨麻疹疗效更好，而且停药后复发率降低，疗效确切。

2. 丘疹性荨麻疹[11-13]　多是外因性过敏反应。消风止痒颗粒对小儿丘疹性荨麻疹具有较好治疗作用，可以改善皮疹、瘙痒等症状，安全性高。临床研究表明，联合氯雷他定糖浆用药，可以提高疗效，降低不良反应。联合荆肤止痒颗粒，对于湿热型丘疹性荨麻疹具有较好的治疗作用，可以改善水疱、脓疱、结痂、身热、纳呆等临床症状，提高疗效，降低复发率。

3. 老年性皮肤瘙痒症[14, 16]　是皮肤科常见病，临床表现为皮肤剧烈瘙痒，继发血痂、抓痕、苔藓样变等。消风止痒颗粒对老年性皮肤瘙痒具有较好的治疗作用，具有止痒作用，可明显改善瘙痒程度，临床研究表明，联合加巴喷丁用药，可以明显改善瘙痒程度、瘙痒部位、瘙痒频率及睡眠等，较好地改善临床症状，提高疗效，安全性好。

4. 湿疹性皮炎[17, 18]　皮炎是皮肤科常见病、多发病。临床研究表明，消风止痒颗粒对湿疹性皮炎具有一定的治疗作用，在复方氟米松软膏常规治疗的基础上，服用消风止痒颗粒，可以明显提高疗效；与盐酸西替利嗪片联合用药，可以改善皮疹、瘙痒等临床症状，提高疗效。

【不良反应】　尚未见报道。

【使用注意】　①孕妇禁用。②阴虚血亏者不宜服用。③服药期间，饮食宜清淡，易消化，忌辛辣、海鲜食物，若出现胃脘疼痛或腹泻时应及时停用。

【用法与用量】　口服，周岁以内一日 15g，1～4 岁一日 30g，5～9 岁一日 45g，10～14 岁一日 60g，15 岁以上一日 90g，一日 2～3 次；或遵医嘱。

参 考 文 献

[1] 宋光熠，张一红，李杰，等. 消风止痒颗粒剂药理作用的实验研究[J]. 中成药，1995，（12）：30-32.

[2] 韩莉，李红梅，王平，等. 消风止痒颗粒抗过敏止痒作用的实验研究[J]. 齐鲁药事，2010，29（9）：560-562.

[3] 骆斌，骆庆峰，赵京宁，等. 消风止痒颗粒治疗慢性荨麻疹 80 例疗效观察[J]. 北京中医药大学学报，2006，（3）：207-209.

[4] 吴巧云，王小波. 消风止痒颗粒治疗慢性荨麻疹疗效观察及其对血清总 IgE 影响[J]. 中国中西医结合皮肤性病学杂志，2009，（2）：89-90.

[5] 陈文辉，崔建庄，刘元林，等. 消风止痒颗粒联合氯雷他定治疗慢性荨麻疹疗效观察[J]. 人民军医，2009，52（8）：524-525.

[6] 鲁静，谢忠诚. 依巴斯汀片联合消风止痒颗粒治疗慢性荨麻疹疗效观察[J]. 皮肤病与性病，2014，36（2）：122，118.

[7] 周斌. 消风止痒颗粒治疗慢性荨麻疹 43 例临床观察[J]. 新中医，2015，47（3）：111-112.

[8] 龚炯，王米君，霍苏琛. 消风止痒颗粒联合依巴斯汀治疗慢性荨麻疹 63 例[J]. 医药导报，2014，33（5）：622-624.

[9] 李占国，夏永华，付丹丹，等. 消风止痒颗粒联合依巴斯汀治疗慢性荨麻疹 44 例临床观察[J]. 中国皮肤性病学杂志，2012，26（8）：767-768.

[10] 张虎生. 消风止痒颗粒联合左西替利嗪治疗慢性荨麻疹临床观察[J]. 皮肤病与性病，2017，39（5）：370-372.

[11] 赵建国. 消风止痒颗粒治疗丘疹性荨麻疹 119 例疗效观察[J]. 山东医药，2004，（1）：26.

[12] 杨怀志. 消风止痒颗粒联合氯雷他定糖浆治疗儿童丘疹性荨麻疹疗效观察[J]. 中国现代医生，2013，（5）：157-158.

[13] 王楠，胡思源，李新民，等. 荆肤止痒颗粒与消风止痒颗粒对照治疗湿热型丘疹性荨麻疹临床研究[J]. 山西中医，2013，29（10）：45-47.

[14] 赵振宏. 消风止痒颗粒治疗老年性皮肤瘙痒症的疗效观察[J]. 临床医药文献电子杂志，2017，4（19）：3720-3721.

[15] 张懿，刘武林，徐晶，等. 消风止痒颗粒联合加巴喷丁治疗老年皮肤瘙痒症的疗效观察[J]. 现代药物与临床，2017，32（11）：2231-2234.

[16] 李政敏. 消风止痒颗粒治疗皮肤瘙痒症疗效观察[J]. 中国麻风皮肤病杂志，2009，25（10）：781.

[17] 蒋赟. 消风止痒颗粒治疗湿疹性皮炎的临床疗效观察[J]. 中国卫生标准管理，2016，7（4）：141-142.

[18] 王欣，王冰，王建国，等. 消风止痒颗粒联合盐酸西替利嗪治疗皮炎湿疹的疗效观察[J]. 中国伤残医学，2013，（6）：218-219.

（河南中医药大学　苗明三、田　硕）

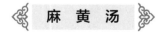

麻 黄 汤

【药物组成】　麻黄、桂枝、杏仁、甘草。

【处方来源】　东汉·张仲景《伤寒论》。

【功能与主治】　解表发汗，宣肺平喘。主治外感风寒表实证。恶寒发热，头身疼痛，无汗而喘，舌苔薄白，脉浮紧。

【药效】　主要药效如下[1-5]：

1. 抗炎　荨麻疹会出现血管通透性增加，毛细血管扩张，平滑肌痉挛，临床表现如水疱等。麻黄汤可抑制二甲苯致小鼠耳郭肿胀和中性粒细胞释放白三烯水平，具有抗炎作用。

2. 抗过敏　荨麻疹是一种过敏性皮肤病，与组胺等过敏介质的释放有关。麻黄汤对过敏性炎症具有抑制作用，可抑制致敏小鼠抗原攻击后肺灌洗液和外周血中的嗜酸粒细胞聚集反应，抑制致敏大鼠抗原攻击后腹腔肥大细胞脱颗粒反应，对嗜酸粒细胞和肥大细胞均具抑制作用。麻黄汤可减轻卵蛋白和组胺滴鼻后小鼠的鼻症状（挠鼻次数），提高组胺的阈值，从而发挥抗过敏作用。

【临床应用】　主要用于风寒袭表所致荨麻疹。

荨麻疹[6-8]　是一种局限性水肿反应性疾病。麻黄汤加减对于风寒袭表所致急慢型荨麻疹均有一定的治疗作用，症见皮损颜色淡红或淡白，遇风后加重，瘙痒甚，好发于暴露部位等。本品可明显改善瘙痒、风团等症状。临床研究表明，桂枝麻黄汤联合咪唑斯汀对于寒冷性荨麻疹具有较好的治疗作用，可以改善瘙痒、皮疹、风团等症状，提高疗效，缩短病程。联合玉屏风散对寒冷性荨麻疹也具有较好的治疗作用，可增强体质，提高抗御风寒的能力，从而达到治疗寒冷性荨麻疹作用。麻黄汤合升降散加减治疗慢性荨麻疹，可以改善临床症状，降低复发率。

【不良反应】　尚未见报道。

【使用注意】　①风热表证，或表寒化热入里之里热证禁用。②外感表虚自汗、新产妇人、失血患者忌用。③高血压和心脏病患者应慎用。

【用法与用量】　水煎服。

参 考 文 献

[1] 刘永刚，罗佳，吴忠，等. 拆方对过敏性炎症的抑制作用[J]. 中草药，2005，36（4）：563.
[2] 阮岩，冈本美孝，松崎全成. 麻黄汤抗过敏作用的实验研究[J]. 中药新药与临床药理，2002，（3）：152-154.
[3] 张保国，刘庆芳. 麻黄汤现代药效学研究与临床运用[J]. 中成药，2007，（3）：415-422.
[4] 李朝辉，刘艳芝. 加减麻黄汤治疗急性荨麻疹126例[J]. 山东中医杂志，2010，29（6）：386-387.
[5] 刘永刚，罗佳波，贺丰. 麻黄汤及拆方抗炎作用的研究[J]. 中药材，2005，28（5）：413.
[6] 余德群. 麻黄汤治疗慢性荨麻疹1例[J]. 实用中医药杂志，2008，（9）：598.
[7] 任雁威，陆宇军，唐承伟，等. 咪唑斯汀联合桂枝麻黄汤治疗寒冷性荨麻疹的疗效观察[J]. 贵阳中医学院学报，2011，33（3）：40-41.
[8] 张金凤. 麻黄汤合玉屏风散治疗寒冷性荨麻疹46例[J]. 吉林中医药，2005，（8）：25.

（河南中医药大学　苗明三、郭　晖）

三、益气活血疏风类

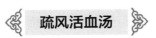

疏风活血汤

【药物组成】　当归、川芎、威灵仙、白芷、防己、黄柏、南星、苍术、羌活、桂枝、红花、生姜。

【处方来源】　明·龚信《古今医鉴》。

【功能与主治】　风湿、痰、死血所致四肢百节流注刺痛，其痛处或肿或红。

【药效】　主要药效如下：

1. 免疫调节　本品具有调节免疫作用。

2. 抗炎　本品具有抗炎作用。

【临床应用】　主要用于气虚血瘀型荨麻疹。

1. 慢性荨麻疹[1]　疏风活血汤对于气虚血瘀型慢性荨麻疹有一定的治疗作用，症见皮损颜色暗红或紫红，多位于腰带、表带等受压部位，午后加重，患者常伴有面色晦暗，口唇紫暗等。本品可改善瘙痒、丘疹、皮疹等症状。

2. 老年性皮肤瘙痒症[2]　因皮肤腺体功能减退所致的皮肤萎缩、干燥粗糙、脱屑等引起的一种常见皮肤病。疏风活血汤对于血虚风燥型老年性皮肤瘙痒具有较好的治疗作用，可以改善瘙痒、皮损等症状。

【不良反应】　尚未见报道。

【使用注意】　在医生指导下使用。

【用法与用量】　水煎分 3 次服，一日 1 剂。

参 考 文 献

[1] 谢仲臻. 自拟疏风活血汤治疗皮肤病[J]. 黑龙江中医药，1983，（1）：46-47.

[2] 彭水平. 疏风活血汤内服外洗治疗老年性皮肤瘙痒症 37 例疗效观察[J]. 云南中医中药杂志，2013，34（8）：32-33.

（河南中医药大学　苗明三、田　硕）

当 归 饮 子

【药物组成】　当归、白芍、川芎、生地黄、白蒺藜、防风、荆芥、何首乌、黄芪、炙甘草。

【处方来源】　宋·严用和《济生方》。

【功能与主治】　补益气血，滋阴润燥，祛风止痒，活血化瘀。主治心血凝滞，内蕴风热，皮肤疮疥，或肿或痒，或脓水浸淫，或发赤疹。

【药效】　主要药效如下[1-3]：

1. 抗过敏　荨麻疹是一种常见的过敏性皮肤病。当归饮子可抑制小鼠被动皮肤过敏反应及血清白三烯 B4 水平，可抑制小鼠注射同种异体抗血清（抗卵蛋白血清）造成被动皮肤致敏反应，从而发挥抗过敏作用。

2. 免疫调节　免疫功能紊乱是慢性荨麻疹发病的主要原因。当归饮子可下调气血两虚型荨麻疹小鼠血管壁组织 IL-4 mRNA 表达，上调干扰素-γ mRNA 表达，通过调节 T 淋巴细胞来控制 T 淋巴细胞介导的炎症反应和免疫效应，纠正体内 Th1 和 Th2 失衡状态，从而发挥免疫调节作用。

3. 抗炎　炎症反应为荨麻疹常见的临床表现。当归饮子可抑制气血两虚型荨麻疹小鼠血管壁组织水肿、淋巴滤泡增生和炎细胞浸润，可抑制炎症反应，具有抗炎作用。

【临床应用】　主要用于气虚血瘀型荨麻疹。

1. 慢性荨麻疹[4-8]　当归饮子主要用于气虚血瘀，瘀阻皮肤，皮损颜色暗红或紫红，午后加重，患者常伴有面色晦暗、口唇紫暗等慢性荨麻疹。本品可抑制慢性荨麻疹迟发相重要的炎症介质白三烯 B4，调节免疫功能，抑制过敏性炎症反应，通过多靶点协同作用，改善瘙痒、皮疹等症状。临床研究表明，对血虚风燥型慢性荨麻疹具有较好的治疗作用，对体液免疫有一定的调节作用，可提高患者 T 淋巴细胞的整体功能状态，上调患者血清补体 C3 和 C4 水平，临床研究表明，与常规抗组胺治疗相比，当归饮子有更好的治愈率和好转率，且能降低复发率。

2. 银屑病[9-11]　是一种慢性复发性炎症性皮肤病。当归饮子对于血虚风燥型银屑病具有较好的治疗作用，可缓解瘙痒，减少鳞屑，改善皮肤肥厚症状。临床研究表明，当归饮子可通过控制炎症反应、调节免疫、抑制银屑病角质形成细胞过度增殖、改善和修复银屑病患者皮肤屏障功能，从而达到治疗寻常性银屑病作用。

3. 老年性皮肤瘙痒症[12, 13]　是一种常见皮肤病。当归饮子对于血虚风燥型老年性皮肤瘙痒症具有较好的治疗作用，可以改善瘙痒程度、频率、持续时间、面积；且在改善自觉病情程度、睡眠方面，疗效优于西药对照组氯雷他定。临床研究表明，联合氯雷他定，疗效优于单纯的氯雷他定治疗。

【不良反应】　尚未见报道。

【使用注意】　服药期间，忌辛辣、鱼腥、咖啡和酒。

【用法与用量】　每服 12g，用水 220ml，加生姜 5 片，煎至 180ml，去渣温服，不拘时候。

参 考 文 献

[1] 肖红丽，眭道顺，李东海，等. 当归饮子对小白鼠被动皮肤过敏反应及血清白三烯 B4 水平的抑制作用研究[J]. 四川中医，2008，（7）：9-11.

[2] 肖红丽. 当归饮子对小白鼠被动皮肤过敏反应的抑制作用[J]. 广州中医药大学学报，2003，20（4）：297-298.

[3] 郭静，艾儒棣，段渠，等. 当归饮子治疗气血两虚型慢性荨麻疹小鼠的机理研究[J]. 广州中医药大学学报，2013，30（6）：884-887，943.

[4] 肖红丽，眭道顺，朱其杰，等. 当归饮子治疗慢性荨麻疹的疗效及对患者血清白三烯 B4 的抑制作用研究[J]. 辽宁中医杂志，2008，（4）：545-547.

[5] 石春蕊，石春波，匡钱华，等. 当归饮子治疗慢性荨麻疹疗效与安全性的系统评价[J]. 中国循证医学杂志，2012，12（10）：1261-1269.

[6] 李敏，昝俊杰，成肇仁. 成肇仁教授应用当归饮子治疗慢性荨麻疹临证经验举隅[J]. 中国民族民间医药，2018，27（17）：86-87.

[7] 程靖. 当归饮子联合西药治疗慢性荨麻疹血虚风燥证临床研究[J]. 新中医，2016，48（4）：184-186.

[8] 刘觉芳，李慧，陈新宽. 当归饮子治疗慢性荨麻疹的临床观察[J]. 河北中医，2003，（6）：433-435.

[9] 汪海珍，黄盼，杨志波. 当归饮子配方颗粒对血虚风燥型银屑病患者皮肤屏障功能的影响[J]. 湖南中医药大学学报，2015，35（4）：41-43.

[10] 宫晓峰. 当归饮子加减治疗银屑病的临床疗效观察[D]. 哈尔滨：黑龙江中医药大学，2015.

[11] 罗楹，刘柳，茹意，等. 当归饮子治疗寻常型银屑病的研究进展[J]. 辽宁中医杂志，2018，45（10）：2223-2225.

[12] 钟金宝，李仰琪，梁燕梅. 当归饮子治疗血虚风燥型老年性皮肤瘙痒病 68 例临床观察[J]. 甘肃中医，2007，（7）：36-37.

[13] 林桂青，林洁. 当归饮子加减联合氯雷他定治疗老年瘙痒症临床观察[J]. 新中医，2015，47（3）：109-110.

（河南中医药大学　苗明三、郭　晖）

第二十八章

皮肤瘙痒症中成药名方

第一节 概　　述

一、概　　念[1-4]

皮肤瘙痒症（cutaneous pruritus）是指临床上无原发损害，以瘙痒为主的感觉功能异常性皮肤病。根据皮肤瘙痒的范围及部位，可分为局限性和泛发性两类。临床特点为皮肤阵发性剧烈瘙痒，搔抓后常出现抓痕、血痂、色素沉着、皮肤肥厚、苔藓样变等继发性损害。

皮肤瘙痒症属中医学"痒风""风瘙痒"范畴。

二、病因及发病机制

（一）病因

病因复杂，可分为外因和内因。内因包括系统性疾病，如内分泌疾病（糖尿病、甲亢、类癌综合征等）、肝胆疾病（原发性胆汁性肝硬化、胆道梗阻等）、肾脏疾病（慢性肾衰竭、慢性血液透析病）、血液病（缺铁性贫血、真性红细胞增多症等）、恶性肿瘤（淋巴瘤、白血病等）、神经性疾病（脊髓病、麻痹性痴呆等）、感染性疾病（艾滋病、结核病、丝虫病等）等。外因则与物理（热、寒冷等）、化学（酸、碱等）、机械（摩擦等）、药物（颠茄、西咪替丁、氯喹等）等因素有关。

（二）发病机制

多种原因引起瘙痒相关物质如组胺、乙酰胆碱、5-羟色胺、蛋白酶和蛋白酶相关受体、细胞因子、阿片样肽、神经肽、血小板活化因子、缓激肽、内皮素、神经生长因子等介质通过刺激 C 类神经纤维或直接与皮肤感觉神经纤维受体相结合导致皮肤瘙痒的发生。

三、临 床 表 现

皮肤瘙痒症一般以老年人多见，冬夏季易发（冬季瘙痒症、夏季瘙痒症）。冬季发病者，春暖花开可愈；夏季发病者，冬季减轻。无原发损害，但由于频繁搔抓，皮肤常出现抓痕、血痂、色素沉着、湿疹化、苔藓化的继发损害。自觉阵发性剧烈瘙痒，瘙痒发作常有定时，一般以精神变化、入睡前、气温变化、饮酒及食用辛辣食物最易引起，一经发作，常难以忍受，需强力搔抓，有时甚至借助器械搔抓，直至皮破血流、感觉疼痛，始可住手。患者常因瘙痒剧烈影响睡眠，伴有头晕、失眠、食欲不振等症状。临床可见泛发性皮肤瘙痒症、局限性皮肤瘙痒症、外阴瘙痒症、肛门瘙痒症、头皮瘙痒症、小腿瘙痒症等。

四、诊　　断

根据发病初期仅有瘙痒，而无原发皮损，同时又排除湿疹、神经性皮炎、虱病、疥疮等疾病，可做出诊断。确立诊断后，要进一步判断是泛发性还是局限性，更为重要的是寻找引起瘙痒的原因，为此需要做全面的体格检查和必要的实验室检查，以便更为有效的治疗。

五、治　　疗

（一）常用化学药物及现代技术

1. 全身治疗　抗组胺药、5-羟色胺拮抗剂和镇静剂。这些药物可依据病情选用，内服或注射。10%葡萄糖酸钙静脉注射、0.25%盐酸普鲁卡因、维生素 C 1~2g 加入生理盐水或复方氯化钠溶液 500ml，静脉滴注，用于瘙痒较重者。对老年男性瘙痒症患者，可酌情选用丙酸睾酮或苯丙酸诺龙；女性患者可选用己烯雌酚。皮肤干燥者可使用维生素 A。胆汁淤积症或尿毒症所致瘙痒可使用消考来烯胺。有明显精神因素参与的瘙痒可选用三环类抗抑郁药，如多塞平。

2. 局部治疗　对继发损害不明显者，可选用 1%炉甘石洗剂、止痒药水、各种类固醇乳剂。局部继发性皮肤苔藓化及浸润肥厚者，可参考慢性湿疹及神经性皮炎的局部疗法。也可用药浴和物理疗法。

（二）中成药名方治疗

皮肤瘙痒症原因复杂，西药治疗较易复发。中医药治疗皮肤瘙痒症的核心是辨证施治，重在治本，可纠正导致皮肤瘙痒的内在紊乱和外来因素，改善临床症状和生活质量，降低瘙痒的复发率。

第二节 中成药名方的辨证分类与药效

中医学认为皮肤瘙痒症是湿热蕴于肌肤，不得疏泄所致；或血虚肝旺，以致生风生燥，肌肤失养而成，中药治疗皮肤瘙痒症是辨证用药，中成药名方的常见辨证分类如下[2,3]：

一、清热祛湿类

皮肤瘙痒症风湿蕴阻证者，主要症状是皮肤瘙痒剧烈，搔抓后成湿疹样改变，可有丘疹、水疱、渗出、糜烂，可继发感染。苔白或腻，脉弦滑或稍数。

皮肤瘙痒症风湿蕴阻证者主要病理学变化为机体或局部免疫功能低下，风湿相搏于皮肤，致使瘙痒剧烈和湿疹样皮损。

清热祛湿药可提高免疫力，降低瘙痒相关介质水平，改善或消除皮肤瘙痒皮肤湿疹样损害。

常用中成药：湿毒清胶囊、甘霖洗剂、肤舒止痒膏、肤疾洗剂等。

二、祛风止痒类

皮肤瘙痒症血虚风燥证者主要临床表现是皮肤干燥，遍布抓痕、血痂，多见于老人，冬春季易发，舌质淡或红，苔薄白或黄，脉细弦或弦数。

皮肤瘙痒症血虚风燥证的主要病理学变化为血虚致肌肤失养，皮肤干燥，脂质和角质层损伤，皮肤屏障功能减退。

祛风止痒类中成药可改善皮肤功能，促进皮肤表面脂质和角质层恢复，减轻或消除瘙痒。

常用中成药：冰黄肤乐软膏、乌蛇止痒丸、肤痒颗粒、润燥止痒胶囊、花蛇解痒胶囊、七宝美髯丹（颗粒）（见第三十四章）等。

参 考 文 献

[1] 李伯埙. 现代实用皮肤病学[M]. 西安：世界图书出版公司，2007：413-414.

[2] 刘辅仁. 实用皮肤病学[M]. 北京：人民卫生出版社，2005：579-581.

[3] 袁兆庄，张合恩，苑勰，等. 实用中西医结合皮肤病学[M]. 北京：中国协和医科大学出版社，2007，456-459.

[4] 姚春海. 皮肤瘙痒防治[M]. 北京：金盾出版社，2009：2.

（河南中医药大学　田燕歌，郑州大学　王振基，天津中医药大学　李　艳）

第三节 中成药名方

一、清热祛湿类

湿毒清胶囊（片）

【药物组成】 地黄、当归、苦参、白鲜皮、土茯苓、黄芩、丹参、蝉蜕、甘草。

【处方来源】 研制方。《中国药典》（2015 年版）。

【功能与主治】 养血润肤，祛风止痒。用于血虚风燥所致的风瘙痒，症见皮肤干燥、脱屑、瘙痒，伴有抓痕、血痂、色素沉着；皮肤瘙痒症见上述证候者。

【药效】 主要药效如下[1, 2]（图 28-1）：

1. 抗组胺 组胺是引起皮肤瘙痒的主要介质，能使机体毛细血管通透性增加，引起瘙痒。湿毒清对右旋糖酐、组胺所致的皮肤瘙痒及组胺所致的毛细血管通透性增加有抑制作用。

2. 抗过敏 皮肤过敏典型的症状是瘙痒，同时可能会伴有红肿、干屑、水疱或病灶结痂及渗出等症状。湿毒清胶囊对蛋清引起的同种被动皮肤过敏反应及二甲亚砜所致非免疫性接触性荨麻疹有抑制作用，表明该药有抗过敏作用。

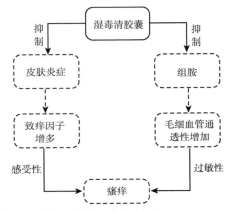

图 28-1 湿毒清胶囊治疗皮肤瘙痒症药效机制
----- 病理；—— 药效

3. 抗炎 皮肤瘙痒症往往伴有皮肤炎症，炎症刺激而致瘙痒。湿毒清胶囊对巴豆油所致的小鼠耳郭肿胀具有明显的抑制作用，说明其能够抑制皮肤炎症反应。

【临床应用】 主要用于皮肤瘙痒症血虚风燥证。

1. 皮肤瘙痒症[3, 4] 湿毒清胶囊用于治疗血虚风燥而伴有皮肤干燥、脱屑之瘙痒，也可用于风湿蕴阻，皮肤瘙痒剧烈，而见丘疹、水疱、渗出、糜烂之皮肤瘙痒症，能消除或缓解瘙痒症状及皮肤损害。湿毒清胶囊联合苯海拉明霜治疗老年性皮肤瘙痒症疗效显著，能够明显缓解瘙痒，减轻皮损，临床疗效优于外用苯海拉明霜。

2. 非淋菌性尿道（宫颈）炎[5] 是沙眼支原体、解脲支原体、念珠菌等引起的性传播疾病。男性表现为尿痛及尿道口浆液分泌物；女性有尿频、尿急或尿痛，但主要为宫颈内膜炎，宫颈充血水肿，黄色脓性分泌物增多。临床上用湿毒清胶囊治疗非淋菌性尿道炎、宫颈炎，治疗效果优于米诺环素。

3. 慢性荨麻疹[6] 是指由各种因素致使皮肤、黏膜、血管发生暂时性炎性充血与组织内水肿，湿毒清胶囊联合氯雷他定以护肤膏调匀敷于神阙穴治疗慢性荨麻疹，能够减轻皮损，缓解皮肤瘙痒症状，有较高治愈率。

4. **慢性湿疹**[7]　湿疹是一种由多种内外因素引起的表皮及真皮浅层的炎症性皮肤病。湿毒清胶囊联合氯雷他定治疗慢性湿疹疗效显著，能够减轻瘙痒症状，缩减皮损面积，降低皮损严重程度。

【**不良反应**】　尚未见报道。

【**使用注意**】　①湿热俱盛或火热炽盛者慎用。②过敏体质者慎用。③忌食辛辣、海鲜食物。

【**用法与用量**】　口服。一次3～4粒，一日3次。

参 考 文 献

[1] 潘炜华，郑捷，章伟，等. 湿毒清胶囊治疗皮肤瘙痒症多中心疗效观察[J]. 临床皮肤科杂志，2008，37（12）：811-812.

[2] 陈家欢，杨斌，黄志明. 湿毒清胶囊抗皮肤过敏和抗皮肤作用的实验研究[J]. 广西中医学院学报，1999，16（3）：124-126.

[3] 欧碧云. 湿毒清胶囊用于治疗老年性皮肤瘙痒症37例疗效分析[J]. 中成药，1998，20（11）：57.

[4] 杨顶权，蒋兴宁，白彦萍. 湿毒清胶囊联合苯海拉明霜治疗血虚风燥型老年性皮肤瘙痒症的临床研究[J]. 北京中医药，2008，27（11）：866-868.

[5] 陈建宏，陈洁生，陈莲君. 湿毒清治疗非淋菌性尿道炎宫颈炎30例临床观察[J]. 中药新药与临床药理，2002，13（5）：276-277.

[6] 高光. 氯雷他定加湿毒清胶囊封脐疗法治疗慢性荨麻疹35例[J]. 吉林医学，2008，29（7）：587-588.

[7] 高西. 湿毒清胶囊联合氯雷他定治疗慢性湿疹50例[J]. 中国药业，2013，22（12）：146-147.

（河南中医药大学　田燕歌，郑州大学　王振基，天津中医药大学　李　艳）

甘 霖 洗 剂

【**药物组成**】　甘草、苦参、土荆皮、白鲜皮、薄荷脑、冰片。

【**处方来源**】　研制方。国药准字Z19990001。

【**功能与主治**】　清热除湿，祛风止痒。用于风湿热蕴肌肤所致皮肤瘙痒和下焦湿热导致的外阴瘙痒。

【**药效**】　主要药效如下：

1. **抗炎**　皮肤瘙痒症往往伴有皮肤炎症反应，甘霖洗剂具有抗炎作用，能减轻局部炎症。

2. **止痒**　瘙痒是皮肤瘙痒症的主要症状，甘霖洗剂具有止痒作用，能减轻局部瘙痒症状。

【**临床应用**】　主要用于外阴瘙痒风湿蕴肤证。

1. **外阴瘙痒**[1-3]　多由滴虫性或霉菌性阴道炎引起。甘霖洗剂主要用于风湿热蕴肌肤引起皮肤瘙痒和下焦湿热导致的外阴瘙痒，临床甘霖洗剂辅以阴道内置米可定泡腾片或甲硝唑栓联合治疗可取得满意疗效，明显缓解瘙痒症状。

2. **肛门湿疹**[4]　是肛肠科常见的一种无传染性的肛周皮肤病，属于变态反应性疾病，临床以皮肤瘙痒、皮肤有分泌物、不规则皮疹、易复发为主要特点。肛门周围皮下注射亚甲蓝封闭联合甘霖洗剂外用对于治疗肛门湿疹疗效显著，使皮疹明显消退，症状缓解，皮肤基本恢复正常，肛门瘙痒和不适感减轻或消失，且1年内无复发。

【**不良反应**】　目前只检索到1例皮肤过敏反应报道，经钙剂和糖皮质激素治疗后恢复[5]。

【使用注意】 ①对酒精过敏者禁用。②孕妇慎用。③局部皮肤有明显破损者禁用。

【用法与用量】 外用，皮肤瘙痒：取本品适量，稀释 20 倍，外搽患处，一日 3 次。外阴瘙痒：取本品适量，稀释 10 倍，冲洗外阴和阴道，再用带尾线的棉球浸稀释 5 倍的药液，置于阴道内，次日取出，一日 1 次。患者使用本品后，无须再用水冲洗。

参 考 文 献

[1] 肖海霞. 甘霖洗剂配合西药治疗霉菌性阴道炎效果观察[J]. 内蒙古中医药，2014，33（3）：16-17.
[2] 王桂英，李维云，徐丽敏. 甘霖洗剂治疗外阴瘙痒 122 例疗效分析[J]. 天津医药，2011，39（9）：854-855.
[3] 徐健. 中西医结合治疗复发性外阴阴道念珠菌病 86 例体会[J]. 现代中西医结合杂志，2005，14（11）：1460.
[4] 孙戎. 亚甲蓝局部封闭和甘霖洗剂治疗肛门湿疹[J]. 继续医学教育，2012，26（6）：55-56.
[5] 马昆宏. 甘霖洗剂引起过敏反应 1 例[J]. 军事医学，2012，36（12）：3.

（河南中医药大学　田燕歌，郑州大学　王振基，天津中医药大学　李　艳）

肤舒止痒膏

【药物组成】 苦参、土茯苓、淫羊藿、人参、天冬、麦冬、玉竹、黑芝麻、冰片。

【处方来源】 研制方。国药准字 Z20025619。

【功能与主治】 清热燥湿，养血止痒。用于血热风燥所致的皮肤瘙痒症。

【药效】 主要药效如下：

1. 抗炎　皮肤炎症反应是皮肤瘙痒症的主要机制之一，肤舒止痒膏具有较好的抗炎作用。

2. 止痒　瘙痒是皮肤瘙痒症的主要症状，肤舒止痒膏有止痒作用，能减轻皮肤瘙痒。

3. 增强免疫　机体免疫功能低下是致皮肤瘙痒症的主要因素，肤舒止痒膏能增强机体免疫功能，提高抵抗能力。

【临床应用】 主要用于皮肤瘙痒症血热风燥证。

1. 老年性皮肤瘙痒症[1]　肤舒止痒膏用于治疗血热风燥，肌肤失养，皮肤干燥所致的老年性皮肤瘙痒症，可减轻瘙痒，使抓痕、血痂、色素沉着等减轻。肤舒止痒膏属于油包水的剂型，对干燥的皮肤有滋润作用，可使药物的有效成分很好地作用于肌肤。配合司他斯汀治疗皮肤瘙痒症有较好的疗效，能够明显减轻瘙痒症状。

2. 夏季皮炎[2]　又名夏令皮炎或日光性皮炎，是由于持续高温和闷热而引起的皮肤病，好发于四肢特别是两小腿胫前区皮肤，自觉瘙痒难忍。夏季皮炎患者每日用肤舒止痒膏抹擦皮肤，可明显缓解瘙痒症状，减轻皮损。

3. 头皮脂溢性皮炎[3]　发病原因是多因素的，主要由于机体的相对雄激素水平升高，促进皮脂腺的分泌增多，皮肤的非致病微生物对皮脂分解产生的游离脂肪酸刺激皮肤产生炎症。肤舒止痒膏联合氯雷他定治疗头皮脂溢性皮炎能够使皮损、鳞屑、瘙痒症状明显减轻或消失。

【不良反应】 尚未见报道。

【使用注意】 ①忌烟酒、辛辣、油腻及腥发食物。②切勿接触眼睛、口腔等黏膜处。皮肤破溃处禁用。③孕妇慎用。④对本品及酒精过敏者禁用，过敏体质者慎用。

【用法与用量】 外用，取本品 5～10g，于温毛巾上抹擦皮肤，揉摩 5～10 分钟，用清水冲净即可，每日 1 次。

参 考 文 献

[1] 姜云平, 王坤. 肤舒止痒膏联合司他斯汀治疗老年性皮肤瘙痒症的疗效观察[J]. 光明中医, 2011, 26（5）：1012-1013.

[2] 聂益成. 肤舒止痒膏治疗夏季皮炎的临床疗效[J]. 医学信息, 2013, 26（17）：347-348.

[3] 李美. 肤舒止痒膏治疗头皮脂溢性皮炎疗效观察[J]. 牡丹江医学院学报, 2012, 33（5）：56-57.

（河南中医药大学　田燕歌，郑州大学　王振基，天津中医药大学　李　艳）

肤 疾 洗 剂

【药物组成】　苦参、百部、花椒、白鲜皮、硼砂、雄黄。

【处方来源】　研制方。国药准字 Z20013107。

【功能与主治】　解毒杀虫、止痒收敛、活血祛瘀。用于治疗疥疮、湿疹、脂溢性皮炎、瘙痒性皮肤病、花斑癣。

【药效】　主要药效如下[1]：

1. **抗病原微生物**　多种病原微生物可引起皮肤瘙痒的发生，肤疾洗剂对白念珠菌、金黄色葡萄球菌、铜绿假单胞菌、沙门氏菌、大肠杆菌具有一定的抑菌和杀菌作用。

2. **止痒**　瘙痒是皮肤瘙痒症的主要表现，肤疾洗剂有止痒作用，能减轻局部瘙痒症状。

【临床应用】　主要用于瘙痒性皮肤病。

1. **血液透析患者皮肤瘙痒**[2]　血液透析是治疗肾衰竭的有效方式之一，肾衰竭患者主要的临床病理表现为肾功能的降低或消失，导致体内物质平衡和循环结构被破坏，使毒素无法排出，皮肤出现持续的瘙痒症状，血液透析患者更为常见，临床表现上常常会伴有瘢痕和皮肤损伤。在常规治疗基础上，采用肤疾洗剂熏蒸可治疗血液透析患者并发肌肤瘙痒，缓解症状，减轻皮损。

2. **肛周瘙痒症**[3]　是一种以肛周皮肤及会阴部瘙痒为主症的，具有多种发病因素或特殊原发性皮损的独立性疾病。硝矾散合肤疾洗剂外洗共奏解毒杀虫、止痒收敛、活血祛瘀之功效，能够明显缓解瘙痒症状，提高患者生活质量。

3. **湿疹**[4]　是皮肤科中一种常见和多发的皮肤病，主要表现为表皮及真皮浅层的炎性皮肤病，具有瘙痒剧烈、反复发作等特点。采用复方甘草酸苷联合肤疾洗剂治疗湿疹，能够明显减轻症状，缩小皮损面积。

4. **外阴阴道念珠菌病**[5]　是由不同种念珠菌感染所致，是最常见的妇女外阴阴道炎症之一。肤疾洗剂联合妇炎康栓治疗外阴阴道念珠菌病，可明显缓解症状，治愈率高。

【不良反应】　尚未见报道。

【使用注意】　本品仅供外用，切忌入口，孕妇禁用。

【用法与用量】　外用，用温水将患部洗净，使用前将所附的小袋雄黄颗粒加入药液中摇匀，取出部分药液，按 1∶150 的比例用温水稀释，外搽或外洗患部，早晚各一次，用量可按患部面积大小而定，或遵医嘱。

参 考 文 献

[1] 陈晓蕾. 健得肤疾洗剂抗菌实验研究[J]. 中药材, 2006, 29（5）：475-476.

[2] 潘敏. 肤疾洗剂熏蒸治疗血透患者皮肤瘙痒的观察与护理分析[J]. 北方药学, 2013,（10）：188-189.

[3] 马云云, 梅笑玲, 张莉. 硝矾散合肤疾洗剂外洗治疗肛周瘙痒症 42 例疗效观察[J]. 中国肛肠病杂志, 2014, 34（4）：20.

[4] 伍秀宇. 复方甘草酸苷联合肤疾洗剂治疗湿疹患者的临床疗效[J]. 中国药物经济学，2015，10（8）：55-56.

[5] 李丽萍. 妇炎康栓剂 600m 联合肤疾洗剂治疗外阴阴道念珠菌病的临床观察[J]. 海南医学，2005，16（6）：39-40.

（河南中医药大学　田燕歌，郑州大学　王振基，天津中医药大学　李　艳）

二、祛风止痒类

 冰黄肤乐软膏

【**药物组成**】　大黄、姜黄、硫黄、黄芩、甘草、冰片、薄荷脑。

【**处方来源**】　研制方。《中国药典》（2015 年版）。

【**功能与主治**】　清热燥湿，活血祛风，止痒消炎。用于湿热蕴结或血热风燥引起的皮肤瘙痒，神经性皮炎，湿疹、足癣及银屑病等瘙痒性皮肤病见上述证候者。

【**药效**】　主要药效如下[1]：

1. 抗病原微生物　多种病原微生物参与瘙痒症的发生，冰黄肤乐软膏对皮肤癣菌三个属（毛癣菌属、表皮癣菌属、小孢子菌属）的代表株及临床株均有较强的抑菌和杀菌作用。

2. 止痒　皮肤瘙痒症主要表现为瘙痒，冰黄肤乐软膏可明显提高组胺所致豚鼠的致痒阈，减轻瘙痒。

【**临床应用**】　主要用于治疗湿疹、神经性皮炎引起的皮肤瘙痒。

1. 皮肤瘙痒　本品可用于湿热蕴结或血热风燥引起的皮肤瘙痒。

2. 湿疹[2]　冰黄肤乐软膏可用于治疗血虚生风化燥，致肌肤失养不荣而痒的湿疹，能快速减轻瘙痒症状，减轻皮损。

3. 神经性皮炎[3]　又称为慢性单纯性苔藓。以阵发性皮肤瘙痒和皮肤苔藓化为特征的慢性皮肤病。冰黄肤乐软膏具有活血祛风的功效，治疗神经性皮炎效果显著，能够明显减轻瘙痒症状，缓解丘疹、苔藓样改变。

4. 疥疮[4]　为疥螨引起的异物反应，患者自觉剧痒，经久不消。冰黄肤乐软膏能够明显减轻疥疮患者瘙痒、红斑、结节、鳞屑、抓痕，疗效优于地塞米松软膏。

5. 银屑病[5]　为外感风燥之邪，不得宣通，耗阴伤血而致阴虚，血燥，肌肤失养，血燥生风而起层层白屑。冰黄肤乐软膏可促进银屑病患者皮损消退，减少皮屑，减轻皮肤瘙痒。

【**不良反应**】　少数患者用药后局部出现轻度烧灼感[3]。

【**使用注意**】　治疗期间忌酒等辛辣发物。

【**用法与用量**】　外用，涂搽患处。一日 3 次。

参 考 文 献

[1] 莫正纪，牟家琬，李明远，等. 冰黄肤乐软膏抗皮肤癣菌活性及止痒作用研究[J]. 中成药，2000，22（3）：220-222.

[2] 倪海洋，黄永，李景云，等. 冰黄肤乐软膏治疗皮炎湿疹疗效观察[J]. 中华皮肤科杂志，2005，38（4）：250-251.

[3] 陈永忠，黄永革，欧琦. 冰黄肤乐软膏治疗神经性皮炎临床观察[J]. 现代中西医结合杂志，2012，21（9）：941.

[4] 李萍，何斌. 冰黄肤乐软膏治疗 40 例疥疮结节疗效观察[J]. 咸宁学院学报（医学版），2007，21（5）：433.

[5] 代喆，陈晓霞. 冰黄肤乐软膏治疗寻常型银屑病 32 例[J]. 中药与临床，2008，27（1）：31.

（河南中医药大学　田燕歌，郑州大学　王振基，天津中医药大学　李　艳）

乌蛇止痒丸

【药物组成】　当归、红参须、蛇床子、乌梢蛇（白酒炙）、苍术（泡）、牡丹皮、苦参、关黄柏、人工牛黄、蛇胆汁、防风。

【处方来源】　研制方。《中国药典》（2015年版）。

【功能与主治】　养血祛风，燥湿止痒。用于风湿热邪蕴于肌肤所致的瘾疹、风瘙痒，症见皮肤风团色红、时隐时现、瘙痒难忍，或皮肤瘙痒不止、皮肤干燥、无原发皮疹；慢性荨麻疹、皮肤瘙痒症见上述证候者。

【药效】　主要药效如下[1, 2]：

1. 抗组胺　组胺可以使毛细血管壁的通透性增加，引发瘙痒。乌蛇止痒丸对组胺所致毛细血管通透性增加有一定的抑制作用，可以减少瘙痒症状及发生频率。

2. 抗过敏　皮肤过敏是瘙痒症的主要原因之一，乌蛇止痒丸有抑制大鼠同种被动皮肤过敏反应，作用与泼尼松和皮肤病血毒丸相当。

【临床应用】　主要用于皮肤瘙痒症风湿热蕴肤证。

1. 皮肤瘙痒症[2-4]　乌蛇止痒丸可用于治疗风湿热邪蕴于肌肤，皮肤瘙痒不止，风团色红、时隐时现之皮肤瘙痒症。可明显减轻皮肤瘙痒症患者瘙痒程度，缩小瘙痒面积，减轻皮肤干燥，减少抓痕。对老年性皮肤瘙痒也有显著疗效。

2. 荨麻疹[2, 5]　急性荨麻疹属于常见的皮肤病。荨麻疹中医称"风疹块""瘾疹"，以皮肤瘙痒、风团成块、反复不愈为特征。乌蛇止痒丸对急慢性荨麻疹均有良好疗效，能明显减轻急性荨麻疹患者瘙痒程度，降低风团发作频率，减小风团面积，减少风团数量，缩短风团持续时间，减轻皮肤划痕症。对慢性湿疹也有肯定治疗效果，症状和皮损均可缓解。

【不良反应】　尚未见报道。

【使用注意】　①用于药疹，应与他药配合使用。②饮食宜清淡，忌食辛辣食物。③哺乳期妇女应慎用。

【用法与用量】　口服。一次2.5g，一日3次。

参 考 文 献

[1] 卢贺起，魏雅川，吴刚，等. 乌蛇止痒丸药效作用研究[J]. 光明中医，2002，17（102）：24-27.

[2] 梁海清，陈钢，倪依东，等. 乌蛇止痒丸治疗急性荨麻疹及皮肤瘙痒症的临床研究[J]. 中药新药与临床药理，2002，13（3）：141-143，145.

[3] 魏杰. 乌蛇止痒丸治疗老年性皮肤瘙痒症48例[J]. 皮肤病与性病，2002，24（4）：15.

[4] 祁坚. 乌蛇止痒丸并四物合剂治疗老年瘙痒症[J]. 中国麻风皮肤病杂志，2002，18（3）：310.

[5] 刘兴华. 乌蛇止痒丸治疗慢性湿疹38例临床观察[J]. 湖南中医药导报，2004，10（7）：41-42.

（河南中医药大学　田燕歌，郑州大学　王振基，天津中医药大学　李　艳）

肤 痒 颗 粒

【药物组成】　苍耳子（炒、去刺）、地肤子、川芎、红花、白英。

【处方来源】　研制方。国药准字Z51021175。

【功能与主治】　祛风活血，除湿止痒。用于皮肤瘙痒病，荨麻疹。

【药效】　主要药效如下[1, 2]：

1. 抗炎　皮肤瘙痒症伴有皮肤炎症反应。肤痒颗粒联合氯雷他定能够降低荨麻疹患儿血清炎症因子的表达，具有较好的抗炎作用。

2. 增强免疫功能　免疫功能低下是皮肤瘙痒症的主要机制之一，肤痒颗粒能调节血清炎症因子表达，调节 Th1/Th2 平衡，提高免疫功能。

【临床应用】　主要用于风湿热蕴肤之皮肤瘙痒症。

1. 皮肤瘙痒症[3, 4]　肤痒颗粒可用于治疗风邪袭表，湿热内蕴，风湿热之邪搏结肌肤，以皮肤干燥、抓痕累累为特征的皮肤瘙痒症。咪唑斯汀联合肤痒颗粒、肤痒颗粒联合氯雷他定治疗老年性瘙痒症疗效确切，能消除或缓解瘙痒症状及皮肤损害，联合用药临床疗效优于单一用药，且复发率低，安全性高。

2. 慢性荨麻疹[5, 6]　是一种常见的过敏性皮肤病，其主要临床表现是皮肤出现风团且伴有剧痒。肤痒颗粒联合氯雷他定或盐酸氯环力嗪治疗慢性荨麻疹的效果显著，改善瘙痒症状，减轻皮损。

3. 皮炎、湿疹[7-9]　皮炎、湿疹类皮肤病是皮肤科的常见病和多发病，主要表现为皮肤发痒、红斑、丘疹、浸润、渗液、糜烂、鳞屑、结痂等，以剧烈瘙痒为主诉，如得不到及时治疗可发展为皮肤肥厚及苔藓样改变。肤痒颗粒联合雷公藤，能达到外病内治、标本兼治的目的，治疗皮炎湿疹疗效较好，能够改善皮肤瘙痒和皮损，配合氯雷他定糖浆治疗小儿湿疹，效果好、安全性高。

【不良反应】　尚未见报道。

【使用注意】　①消化道溃疡者慎用。②因肾病、糖尿病、黄疸、肿瘤等疾病引起的皮肤瘙痒，应以治疗病因为主，若需用肤痒颗粒时，应在医师指导下服用。③服药期间如出现口唇发麻应立即停药。如皮肤出现红斑、丘疹、水疱等其他皮疹时，应去医院就诊。④对肤痒颗粒过敏者禁用，过敏体质者慎用。

【用法与用量】　开水冲服，一次 9～18g，一日 3 次。

参 考 文 献

[1] 徐晶晶，蓝善辉，叶进，等. 肤痒颗粒联合氯雷他定治疗小儿慢性荨麻疹疗效观察及对血清细胞因子的影响[J]. 中医儿科杂志，2014，10（1）：45-48.

[2] 杨广平，张庆梅. 肤痒颗粒与复方青黛丸治疗玫瑰糠疹 36 例[J]. 实用中西医结合临床，2004，4（3）：52-53.

[3] 徐淑萍，罗东平. 咪唑斯汀联合肤痒颗粒治疗老年瘙痒症 126 例临床疗效观察[J]. 临床皮肤科杂志，2014，43（7）：440-441.

[4] 吴铁兵. 肤痒颗粒联合氯雷他啶治疗老年性瘙痒病疗效观察[J]. 实用中西医结合临床，2009，9（6）：40，49.

[5] 许冬. 用地氯雷他定片联合肤痒颗粒治疗慢性荨麻疹的效果评价[J]. 当代医药论丛，2017，15（9）：55-56.

[6] 范平，牛俊峥，李芳芳. 肤痒颗粒联合盐酸氯环力嗪治疗慢性荨麻疹临床疗效研究[J]. 中国疗养医学，2014，23（9）：799-800.

[7] 王海英，高来强，薄其秀，等. 肤痒颗粒联合红蓝光治疗特应性皮炎疗效观察[J]. 中国麻风皮肤病杂志，2016，32（2）：114-115.

[8] 金永南，周高良，吕军. 肤痒颗粒为主治疗小儿湿疹 60 例临床观察[J]. 浙江中医杂志，2013，48（9）：699.

[9] 张良，张群英，庄宝松. 雷公藤合肤痒颗粒治疗皮炎湿疹类皮肤病临床观察[J]. 光明中医，2007，22（7）：47-48.

（河南中医药大学　田燕歌，郑州大学　王振基，天津中医药大学　李　艳）

润燥止痒胶囊

【药物组成】　何首乌、制何首乌、生地黄、桑叶、苦参、红活麻。

【处方来源】　研制方。国药准字 Z20025030。

【功能与主治】　养血滋阴，祛风止痒，润肠通便。用于血虚风燥所致的皮肤瘙痒，痤疮，便秘。

【药效】　主要药效如下[1, 2]：

1. **增强免疫**　机体免疫功能低下可引起皮肤瘙痒症、荨麻疹等。润燥止痒胶囊能够调节慢性荨麻疹患者外周血 T 淋巴细胞亚群，升高 $CD3^+$、$CD4^+$ 和 $CD4^+/CD8^+$ 水平，提高机体免疫功能。

2. **抗过敏**　过敏是引起瘙痒的主要原因，润燥止痒胶囊降低慢性湿疹患者外周血嗜酸粒细胞、血清免疫球蛋白 E 水平，改善机体过敏反应，减轻瘙痒症状。

【临床应用】　主要用于皮肤瘙痒症血虚风燥证。

1. **皮肤瘙痒症**[3-5]　润燥止痒胶囊主要用于治疗风邪外袭或血虚失养，皮肤干燥瘙痒，时轻时重的皮肤瘙痒症。本品联合地氯雷他定治疗，能明显改善患者的瘙痒、发生频率、瘙痒持续时间、皮肤干燥、继发皮损等。

2. **慢性荨麻疹**[6, 7]　润燥止痒胶囊可用于治疗血虚风燥导致的慢性荨麻疹。慢性荨麻疹是一种临床常见的皮肤病，病因复杂，反复发作，经常数月乃至数年不愈。本品联合盐酸依匹斯汀胶囊治疗慢性荨麻疹协同作用明显，可有效避免长期口服抗组胺药引起的口干症状，纠正患者的便秘情况，同时可抑制嗜睡、头晕的症状。

3. **慢性湿疹**[8-10]　润燥止痒胶囊可用于治疗血虚风燥导致的慢性湿疹。慢性湿疹是多种内外因素引起的一种过敏性炎症性皮肤病，由急性、亚急性湿疹演变而来，病程缠绵。润燥止痒胶囊治疗慢性湿疹虽起效较慢，但疗效确切，且随着疗程的延长，疗效逐渐增强，可明显改善红斑、丘疹、斑块、鳞屑、浸润肥厚、苔藓样变、瘙痒等。润燥止痒胶囊联合复方甘草酸苷治疗血虚风燥型湿疹疗效更加显著。

4. **寻常性痤疮**[11, 12]　润燥止痒胶囊可用于治疗血虚风燥型痤疮，症见粉刺、毛囊炎性丘疹和（或）脓疱，是一种累及毛囊皮脂腺的慢性炎症性皮肤病，好发于青春期男女，轻者患者不适，重者影响美容，有碍患者的身心健康。临床采用润燥止痒胶囊与盐酸美他环素片联合治疗寻常性痤疮，治愈率和有效率均较高；润燥止痒胶囊联合异维 A 酸胶丸治疗中、重度痤疮，其临床有效率明显优于单用异维 A 酸胶丸，在伴便秘的痤疮患者中，应用润燥止痒胶囊后痤疮症状消退快，疗效好，同时可缓解患者便秘症状。

5. **神经性皮炎**[13, 14]　润燥止痒胶囊可用于治疗血虚风燥型神经性皮炎，症见皮损色淡或灰白，状如枯木，肥厚粗糙似牛皮，伴心悸怔忡、失眠健忘等，能够减轻瘙痒，缩小皮损面积，降低复发率，联合枸地氯雷他定片效果更佳。

【不良反应】　目前检索到致药物性肝损伤 1 例，致发热、腹泻 1 例，致皮肤过敏反应 1 例[15-17]。

【使用注意】　①忌烟酒、辛辣、油腻及腥发食物。②用药期间不宜同时服用温热性药物。③孕妇慎用，儿童、年老体弱及患有其他疾病者应在医师指导下服用。④因糖尿病、肾病、肝病、肿瘤等疾病引起的皮肤瘙痒，不属本品适用范围。⑤对本品过敏者禁用，过敏体质者慎用。

【用法与用量】　口服，一次 4 粒，一日 3 次，2 周为一个疗程。

参 考 文 献

[1] 卞坤鹏，徐保来，杨爱琴，等. 润燥止痒胶囊治疗慢性荨麻疹疗效及对患者外周血 CD_4^+/CD_8^+ 水平的影响[J]. 陕西中医，2018，39（10）：1444-1446.

[2] 张合城，罗玉萍，刘安廷. 润燥止痒胶囊辅助治疗慢性湿疹的效果及对外周血嗜酸性粒细胞及免疫球蛋白 E 水平的影响[J]. 中国当代医药，2018，25（18）：45-48.

[3] 潘炜华，许爱娥，段逸群，等. 润燥止痒胶囊治疗皮肤瘙痒症疗效观察[J]. 中国中西医结合皮肤性病学杂志，2009，8（4）：232-233.

[4] 贾四友，张静，张云风. 润燥止痒胶囊联合地氯雷他定治疗老年皮肤瘙痒症[J]. 中国实验方剂学杂志，2013，19（24）：332-334.

[5] 石娴，邹爱玲，石年，等. 润燥止痒胶囊联用组胺 H1 受体拮抗剂治疗老年皮肤瘙痒症的 Meta 分析[J]. 药物评价研究，2018，41（2）：314-321.

[6] 黄艳春，龚丽萍，杨美平，等. 润燥止痒胶囊联合盐酸依匹斯汀胶囊治疗血虚风燥型慢性荨麻疹的疗效观察[J]. 中国皮肤性病学志，2011，25（11）：913-915，918.

[7] 张军，刘成凤，张光成，等. 润燥止痒胶囊配合自血疗法治疗慢性荨麻疹临床疗效及对生活质量的影响[J]. 中国中西医结合杂志，2013，33（4）：567-568.

[8] 程甘露. 润燥止痒胶囊联合复方甘草酸苷治疗血虚风燥型湿疹 30 例临床观察[J]. 中国皮肤性病学杂志，2013，27（1）：105-107.

[9] 时晓玉，王秀菊，王康民. 润燥止痒胶囊联合氯雷他定治疗慢性湿疹的疗效观察[J]. 临床合理用药杂志，2016，9（20）：58-59.

[10] 赵泰娟，吉冯伟，孙翠. 润燥止痒胶囊治疗慢性湿疹疗效观察[J]. 中国社区医师（医学专业），2011，13（11）：177.

[11] 马蕾，黄萍. 润燥止痒胶囊联合盐酸美他环素治疗寻常性痤疮疗效观察[J]. 中国皮肤性病学杂志，2010，24（3）：295-296.

[12] 胡凤鸣，丁世伟，戴品. 润燥止痒胶囊联合异维 A 酸胶丸治疗中、重度寻常痤疮疗效观察[J]. 中国皮肤性病学杂志，2012，26（7）：663-664.

[13] 袁彩莲. 润燥止痒胶囊联合枸地氯雷他啶片治疗神经性皮炎的疗效观察[J]. 中国现代药物应用，2018，12（14）：162-163.

[14] 王和平，周昊波. 养血疗癣汤联合润燥止痒胶囊治疗血虚风燥型神经性皮炎 40 例临床观察[J]. 国医论坛，2019，34（1）：29-31.

[15] 田璐璐，周陶然，吴涓，等. 润燥止痒胶囊致药物性肝损 1 例[J]. 上海医药，2017，38（17）：35-37.

[16] 赵媛媛. 润燥止痒胶囊致发热、腹泻 1 例[J]. 中国药师，2016，19（9）：1692-1693.

[17] 吕宏宇，徐兵. 润燥止痒胶囊致皮肤过敏反应 1 例[J]. 中国药师，2011，14（6）：858.

（河南中医药大学　田燕歌，郑州大学　王振基，天津中医药大学　李　艳）

花蛇解痒胶囊

【药物组成】　漆大姑、乌梢蛇、川黄柏、连翘、全蝎、地肤子、牡丹皮、防风、荆芥、苍术、赤芍、皂角刺、黄芪、蛇床子、甘草。

【处方来源】　研制方。国药准字 Z20025889。

【功能与主治】　祛风清热，凉血止痒。用于血热风盛证之瘙痒病。

【药效】　主要药效如下[1]：

1. 抗炎　皮肤炎症是皮肤瘙痒的主要机制之一，花蛇解痒胶囊能减轻二甲苯所致小鼠耳肿胀和角叉菜胶所致大鼠足肿，抑制小鼠棉球肉芽组织增生和小鼠腹腔毛细血管通透性，显示有抗炎作用。

2. 镇痛 患者瘙痒剧烈而强力搔抓会引起皮肤疼痛，花蛇解痒胶囊能减少由乙酸所致小鼠腹痛的扭体次数，表明其有一定镇痛作用。

3. 止痒 致痒因子导致皮肤瘙痒的发生，花蛇解痒胶囊能提高豚鼠致痒阈，减少搔痒次数，有明显止痒作用。

【临床应用】 主要用于皮肤瘙痒症血热风盛证。

1. 皮肤瘙痒症[2, 3] 花蛇解痒胶囊用于治疗皮肤瘙痒病血热风盛证，可见周身瘙痒剧烈，肌肤灼热，遇热痒剧，得凉则安，身热心烦，口燥咽干等症状。本品联合盐酸左西替利嗪治疗老年皮肤瘙痒症有效缓解瘙痒症状，减轻心烦身热等全身症状，且起效快、复发率低，疗效肯定。

2. 慢性荨麻疹[4, 5] 花蛇解痒胶囊可用于治疗腠理不密，汗出当风，正邪相搏，郁肤发疹，日久化热，伤及阴液，气虚血亏型慢性荨麻疹。临床症见反复发生的风团伴剧烈瘙痒等。本品可使瘙痒症状明显减轻，风疹块明显减少。本品联合依匹斯汀片治疗慢性荨麻疹疗效显著、迅速，安全，不易复发。

【不良反应】 尚未见报道。

【使用注意】 ①忌烟酒辛辣油腻及腥发食物。②年老体弱及患有其他疾病者应在医师指导下服用。③因糖尿病肾病肝病肿瘤等疾病引起的皮肤瘙痒不属本品适用范围。④患处不宜用热水洗烫。⑤对本品过敏者禁用过敏体质者慎用。

【用法与用量】 口服，一次3粒，一日3次。

参 考 文 献

[1] 饶伟源，吕纪华，王丽，等. 花蛇解痒胶囊止痒抗炎镇痛作用的研究[J]. 中药药理与临床，2014，30（2）：151-153.
[2] 张东红. 花蛇解痒胶囊治疗冬季皮肤瘙痒病41例疗效观察[J]. 中国中西医结合皮肤性病学杂志，2003，2（1）：44.
[3] 马磊，徐波，徐汉卿. 花蛇解痒胶囊联合盐酸左西替利嗪治疗老年性瘙痒症疗效观察[J]. 中国中西医结合皮肤性病学杂志，2006，5（4）：223-224.
[4] 刘广倩，曾珠，卢熙福. 花蛇解痒胶囊联合依匹斯汀片治疗慢性荨麻疹观察[J]. 中国药师，2011，14（7）：1033-1034.
[5] 黄玲娟. 花蛇解痒胶囊治疗荨麻疹临床观察[J]. 内蒙古中医药，2009，28（6）：13.

（河南中医药大学 田燕歌，郑州大学 王振基，天津中医药大学 李 艳）

第二十九章

玫瑰糠疹、鱼鳞病、银屑病中成药名方

第一节 概　述

一、概　念[1-9]

玫瑰糠疹（pityriasis rosea）是一种病因不明的急性炎症性、病程自限性的皮肤病。患者自觉瘙痒，皮损为大小不等的圆形或椭圆形淡红色或黄褐色斑疹，表面糠状鳞屑，好发于躯干和四肢近端。中医学属于"风热疮"范畴。

鱼鳞病（ichthyosis）是一组由于遗传缺陷而引起的慢性角化障碍性皮肤病，表现为全身性皮肤干燥、粗糙，伴有菱形或多角形鳞屑，外观如鱼鳞状或蛇皮状。幼年发病，男女无异，持续终生。该病患者有家族遗传史。中医学称为"蛇身""蛇皮鳞""蛇胎"等。

银屑病（psoriasis）是一种常见的慢性炎症性皮肤病，特征性损害是红色斑丘疹或斑块上覆盖有银白色鳞屑，呈不同程度瘙痒。该病好发于四肢伸侧、头皮和背部，病程长，易复发，一般冬重夏轻。中医学称为"白疕""蛇虱""疕风""松皮癣"等。

二、病因及发病机制

（一）病因

1. **玫瑰糠疹**　病因不明，冬春季多发。认为其可能与病毒、用药、细菌、真菌、寄生虫感染有关。

2. **鱼鳞病**　为常染色体显性遗传或隐性遗传。根据遗传方式、形态学和组织学特点分为寻常型鱼鳞病、性连锁鱼鳞病、片层状鱼鳞病、先天性大疱性鱼鳞病样红皮病、先天性非大疱性鱼鳞病样红皮病。

3. **银屑病**　病因不明，其发病可能与遗传、感染、代谢功能障碍、免疫功能缺陷、内分泌紊乱、某些药物、精神紧张和应激事件等有关。

（二）发病机制

1. **玫瑰糠疹** 其发病机制为多种原因导致细胞免疫反应异常，表皮、真皮乳头内朗格汉斯细胞明显增多，角质形成细胞出现 HLA-DR 抗原的表达。

2. **鱼鳞病** 其发病机制与遗传、脂质代谢异常、维生素 A 水平低下、内分泌功能障碍等导致细胞脱屑异常而产生的表皮增生和脱落之间的不平衡有关。

3. **银屑病** 其发病机制为多种原因导致免疫功能异常，角质形成细胞过度增殖。

三、临　床　表　现

（一）玫瑰糠疹

多数患者有初发母斑，表现为一个孤立丘疹，以后几日内迅速增大，为圆形或椭圆形橙红色或淡红色的斑丘疹或斑块，略隆起，边缘清楚，覆有细微白色鳞屑。受到刺激后可有湿疹化丘疹水疱表现，好发于躯干和四肢近端，自觉轻度或中度瘙痒。母斑出现后数日或数周出现继发疹（位于躯干和四肢近端多个与母斑形状相同而面积较小的子斑或继发疹），皮疹横列椭圆，长轴与皮纹走行一致，边缘不整略呈锯齿状，多孤立不融合。病程一般为 4～8 周，有湿疹化或异物引起的皮疹，病程会略长。消退时先从中内部开始，由黄红色渐变为黄褐、淡褐色而消失，边缘炎症消退稍迟，围绕中心部鳞屑形成环状，状似体癣。愈后一般不复发。

（二）鱼鳞病

不同类型鱼鳞病临床表现不同。①寻常型鱼鳞病：患儿出生后数月出现褐色或棕色菱形边缘游离的鳞屑，对称分布于背部及四肢伸侧，但不累及腋窝、臀沟等。掌跖可有过度角化，可并发异位性皮炎、哮喘、毛囊角化，症状冬重夏轻，多数患者青春期后病情减轻或消失。②性连锁鱼鳞病：患者多为男性，出生时或生后不久发病，鳞屑大而显著，红褐色或污黑色，遍布全身，肘窝、腘窝受累，无毛囊角化，掌跖皮肤正常，部分并发角膜混浊、隐睾、支气管哮喘、过敏性鼻炎、变态反应性鼻炎等。携带致病基因女性可在胫前有轻度鱼鳞病表现。③片层状鱼鳞病：罕见。大部分患儿出生时被一层火棉胶样膜包裹，数周后火棉胶样膜演变成棕灰色四方形鳞屑（板层状），遍及整个体表犹如铠甲，以肢体屈侧、皱褶部位和外因为重，面部皮肤紧绷。患者对热不耐受，常伴掌趾角化，可有轻度红皮病。④先天性大疱性鱼鳞病样红皮病：患者出生时或生后短时间内突发泛发性红斑和大水疱，数月内消失，约第三个月起，皱褶区、腋、腘伸侧出现角化过度型线状疣样皮损，掌跖呈板样角化。成人症状明显或逐渐改善。伴有少量糜烂和水疱。⑤先天性非大疱性鱼鳞病样红皮病：患者约 90%出生时全身被一层广泛的火棉胶状膜紧包，数日后脱落，出现广泛弥漫性潮红，上覆盖灰棕色或灰白色大片多角形鳞屑，边缘游离，高起，重者如铠甲状。全身对称性分布，四肢屈侧肘窝、腘窝、腋窝、阴部较明显。部分伴有掌跖角化过度，手指挛缩，眼睑外翻，口唇外翻，毛囊口火山口状，汗臭味。

（三）银屑病

银屑病主要有四种类型：寻常型、脓疱型、关节病型和红皮病型。绝大多数为寻常型，占 95%以上。①寻常型银屑病：多急性发病，基本损害为红色炎症性丘疹和斑丘疹，帽针头至绿豆大小，边界清楚，上覆银白色鳞屑，鳞屑容易刮除，刮除后可露出一层发亮的半透明膜（薄膜现象）；继续刮除，红斑表面出现散在的小出血点，即点状出血现象。薄膜现象和点状出血现象都是本病的特征。自觉症状轻微，或有不同程度的瘙痒。病程经过缓慢，可持续数年至数十年，多反复发作。②脓疱型银屑病：可分为泛发性和局限性两型。泛发性多急性发病，常有高热、关节痛和肿胀等全身症状。初发为炎性红斑，表面有密集的针头至粟米大小、黄白色浅在无菌性小脓疱，分布在原有的银屑病损害周围，健康的人也会突然发生。以后脓包迅速增多，成为大片环状红斑，边缘部分往往有较多的小脓包。数周内皮损可泛发全身，脓疱和红斑常融合成片，好转后常出现典型的银屑病损害。③关节病型银屑病：关节受累主要为非对称性外周小关节炎，以远端指、趾关节多见。轻者关节疼痛和轻度红肿及关节变形；重者大关节如膝、踝、肩、髋和脊柱均可受累，关节红肿疼痛，变形和功能障碍均较严重。慢性病程，在长时间内迁延，缓解和复发交替，关节症状与银屑病皮损有平行关系，常与脓疱型或红皮病型并发。④红皮病型银屑病：常因治疗不当如寻常型进行期外用强烈刺激性药物所激发，或口服糖皮质激素骤停或减药不当诱发。初起时原有皮损部位出现潮红，迅速扩大以致全身皮肤呈弥漫性红色或暗红色浸润，表面有大量麸皮样鳞屑不断脱落，但间或可见小片正常皮肤。全身症状有发热、畏寒、头痛、全身不适等。本病若不积极治疗，常数月或更久不愈。愈后亦可复发。

四、诊　　断

1. **玫瑰糠疹**　多数淡红色或黄红色的斑丘疹，上覆有细鳞屑，圆形或椭圆形，发于躯干或四肢近端，自觉瘙痒。一般根据以上表现即可诊断。

2. **鱼鳞病**　根据发病年龄、发病过程、皮肤外观及组织学特点，诊断易于确定。

3. **银屑病**　根据发病情况、皮损特点、好发部位、全身情况和病程等，一般容易诊断。

五、治　　疗

（一）常用化学药物及现代技术

1. **玫瑰糠疹**　呈自限性，以对症治疗为主，可内服抗组胺药物、维生素 C、维生素 B_{12}、葡萄糖酸钙及硫代硫酸钠等，重症或病程迁延者可短期使用糖皮质激素。严重的水疱型病例还可用氨苯砜治疗。局部治疗可选用炉甘石洗剂、樟脑霜、硫黄霜或少量糖皮质激素制剂。

2. **鱼鳞病**　治疗原则为增湿，防止皮肤水分蒸发，促进角质细胞脱落，滋润养护皮肤。轻者可选用 15%～20%尿素冷霜，3%～10%生物乳酸软膏；重者可口服维生素 A 酸制剂如维胺酯、异维 A 酸，外用维 A 酸霜。患者病情在温暖、潮湿的环境中可有所缓解。

3. 银屑病　治疗不应局限于皮肤，还应关注已存在或可能发展的并发症。

（1）外用药治疗：急性期宜用温和保护剂和糖皮质激素制剂，稳定期及消退期可使用作用较弱的中效糖皮质激素制剂及角质促成剂和免疫抑制药。药如蒽林软膏、焦油制剂、水杨酸软膏或溶液、芥子气软膏、维 A 酸酯、尿素霜和皮质激素制剂。

（2）内用药治疗：临床上红皮病型银屑病、泛发性脓疱型银屑病和关节病型银屑病患者病情严重，外用药物单独使用常难以奏效，需接受全身治疗。寻常型银屑病也常需要全身治疗方可达到较好疗效。全身治疗的药物包括糖皮质激素、免疫抑制剂、抗生素、维 A 酸、转移因子和中药。

（3）其他可采用一些物理疗法，如沐浴疗法、户外紫外线照射、光化学治疗和理疗等。

（二）中成药名方治疗

1. 玫瑰糠疹　近现代中医各家多认为玫瑰糠疹的病因病机为内有血热，外感风邪，内外合邪，郁久化热而致。除了渗出、糜烂、流津是湿的外在表现外，皮肤枯燥、脱屑、瘙痒亦是内有湿邪的外在表现，因此在治疗中除了清热、凉血之外，应加以清利湿热之品。

2. 鱼鳞病　鱼鳞病的病因病机复杂，主要为禀赋不足，肾精衰弱，或脾虚健运，气血亏虚，肌肤失去荣润；禀赋不足，气血不畅，瘀血阻滞，肌肤失养。常见证型为血虚风燥与瘀血阻滞。治法为养血活血，润燥通络熄风。

3. 银屑病　中医学认为，血热、血燥、血瘀、血虚均可导致气血损耗，肌肤失养而发本病，中医治疗从"血"论治。

第二节　中成药名方的辨证分类与药效

中药治疗玫瑰糠疹、鱼鳞病和银屑病均为辨证用药，中成药名方的常见辨证分类及其主要药效如下[5-15]。

一、清热解毒祛湿类

玫瑰糠疹、鱼鳞病和银屑病症状不同，病因病机有异。玫瑰糠疹湿热内蕴证发病急骤，皮疹淡红色，皮肤干燥，脱细碎鳞屑，有轻重不等的瘙痒，常有心烦、口渴、性情急躁、大便干燥、小便微黄、舌尖红、苔薄黄腻、脉弦滑微数。鱼鳞病瘀血阻滞证，郁而化热，可见皮肤弥散角化，宛若鱼鳞、蛇皮，肌肤干燥粗糙，伸侧尤甚，伴有皲裂，舌紫暗，有瘀点或瘀斑，脉涩滞。寻常型银屑病湿热内蕴证，症见皮损有溃烂，鳞屑呈乌褐色，油腻状，多发于腋窝、乳房下及会阴等处。可伴口苦咽干，胸腹胀满，食欲不振，小便黄，苔黄腻，脉弦滑或数。

玫瑰糠疹、鱼鳞病及银屑病湿热内蕴、热毒内盛证主要病理改变有局部皮肤炎症，表皮增生和角化异常，皮损区红斑、浸润肥厚、鳞屑和瘙痒等。

清热解毒祛湿药可改善血液流变学、抑制表皮增生，促进表皮角化，调节免疫功能，抑制炎症，抑制高敏状态，抑制上皮细胞有丝分裂，诱导鳞片表皮颗粒层形成，促进角质形成细胞凋亡，抑制皮损内微血管增生，减轻银屑病和鱼鳞病皮损及瘙痒。

常用中成药：郁金银屑片、银屑胶囊（颗粒）、顽癣敌软膏、复方青黛胶囊（丸）、银屑灵膏（片）、克银丸、黑豆馏油软膏（见第三十六章）等。

二、活血祛风类

玫瑰糠疹血虚风燥证，可见疹色淡红，略有瘙痒，表皮白屑减少，部分皮损可呈淡橘黄色，舌淡红，脉弦细。鱼鳞病血虚风燥证，可见皮肤干燥粗糙，上敷灰白色鳞片，其间白色网状沟纹，肌肤甲错，或见手足易于皲裂，伴体质瘦弱，面色㿠白，舌质淡苔白，脉弦细。银屑病血虚风燥证，症见患处小如钱币，大如地图，皮色淡白或深褐色，屑起干燥，不易剥离，或见干裂现象，瘙痒颇剧，大便秘结，舌淡苔薄白。

玫瑰糠疹、鱼鳞病及银屑病血虚风燥的主要病理变化有机体免疫功能低下，微循环障碍，局部皮肤炎症，表皮增生和角化异常。

活性祛风类药可改善血液流变学，抑制表皮增生，改善表皮角化，调节免疫功能，抑制炎症。

常用中成药：消银颗粒（片、胶囊）、丹青胶囊、镇银膏、鱼鳞病片、紫丹银屑胶囊、复方卡力孜然酊（见第三十章）。

参 考 文 献

[1] 李伯埙. 现代实用皮肤病学[M]. 西安：世界图书出版公司，2007：435-447，724-729.

[2] 刘辅仁. 实用皮肤病学[M]. 北京：人民卫生出版社，2005：611-623，738-741.

[3] 袁兆庄，张合恩，苑勰，等. 实用中西医结合皮肤病学[M]. 北京：中国协和医科大学出版社，2007：468-475，480-481，813-818.

[4] 赵炳南. 赵炳南临床经验集[M]. 北京：人民卫生出版社，2006：276-281.

[5] 欧阳恒. 中医皮科临床经验集[M]. 北京：人民卫生出版社，2008：204-207.

[6] 朱仁康. 朱仁康临床经验集[M]. 北京：人民卫生出版社，2005：158-160.

[7] 戴德银，呼兴河，代升平. 新编简明中成药手册[M]. 2 版. 北京：人民军医出版社，2011：461，462.

[8] 陆国芳，张颖. 遗传性鱼鳞病发病机制的研究进展[J]. 中国优生与遗传杂志，2007，15（12）：120-121，124.

[9] 陈德宇. 中西医结合皮肤性病学[M]. 北京：中国中医药出版社，2006：314-316.

[10] 张飞龙，马健. 重症鱼鳞病治验[J]. 山东中医杂志，2011，30（1）：63-64.

[11] 甘海芳，蔡东华. 银屑病因病机研究概述[J]. 中国中西医结合皮肤性病学杂志，2010，9（4）：251-253.

[12] 杨京慧. 银屑病病因及发病机理研究概述[J]. 中外医疗，2008，27（20）：24-25.

[13] 张永岭，房梁柱，黄子媛，等. 银屑病中医病因病机及辨证论治的发展概况[J]. 湖南中医杂志，2014，30（8）：184-186.

[14] 闫玉红，卢传坚. 寻常型银屑病核心病机探讨[J]. 辽宁中医杂志，2012，39（6）：1013.

[15] 张姗，刘红霞，欧韵. 银屑病病因病机研究进展[J]. 皮肤病与性病，2017，39（1）：27-30.

（河南中医药大学　田燕歌，郑州大学　王振基，天津中医药大学　李　艳）

第三节　中成药名方

一、清热解毒祛湿类

郁金银屑片

【药物组成】　秦艽、当归、石菖蒲、黄柏、香附、郁金、莪术、雄黄、马钱子粉、皂角刺、桃仁、红花、乳香（醋炙）、硇砂、玄明粉、大黄、土鳖虫、青黛、木鳖子。

【处方来源】　研制方。《中国药典》（2015 年版）。

【功能与主治】　疏通气血，软坚消积，清热解毒，燥湿杀虫。用于银屑病（牛皮癣）。

【药效】　主要药效如下[1]：

1. 抑制角质细胞过度增殖　银屑病患者皮损组织中角质细胞生长因子（keratinocyte growth factor，KGF）和双调蛋白（amphiregulin，AREG）会出现过度表达，进而导致表皮过度角化或角化不全，刺激成纤维细胞和肿瘤细胞的增殖。郁金银屑片可下调 Balb/c 裸鼠银屑病模型 KGF 和 AREG 基因的表达，有利于细胞正常角化，且表皮组织的血管新生处于正常水平，以达到治疗银屑病的目的。

2. 抗炎　玫瑰糠疹、鱼鳞病及银屑病主要病理改变为局部皮肤炎症，郁金银屑片具有抗炎作用，能减轻局部炎症。

【临床应用】　主要用于治疗银屑病血热风燥证。

1. 银屑病[2-4]　郁金银屑片治疗血热风燥而出现的皮损，多鲜红，多为点滴状，伴剧烈瘙痒，口苦舌燥，对心烦易怒的银屑病患者具有良好的疗效，可使皮损明显消退，自觉症状明显好转。本品联合雷公藤总苷、复方氨肽素片、阿维 A 和环磷腺苷等应用效果更好。

2. 玫瑰糠疹[5, 6]　是常见的炎症性皮肤病，临床表现为椭圆形斑疹，中央略带黄色，边缘微高起，呈淡红色，上附白色糠秕样鳞屑等。郁金银屑片治疗玫瑰糠疹可使皮疹明显消退，自觉症状明显减轻。

【不良反应】　文献报道个别患者服用郁金银屑片后出现轻度胃肠道不适和鼻出血症状等不良反应[6, 7]。

【使用注意】　在专科医生指导下应用。

【用法与用量】　口服。一次 3～6 片，一日 2～3 次。

参 考 文 献

[1] 陈少秀，余静，冯萍，等. 郁金银屑片对 Balb/c 裸鼠银屑病模型的实验研究[J]. 中国中西医结合皮肤性病学杂志，2017，16（5）：402-405.

[2] 张晓冰，尹瑛，徐慧，等. 郁金银屑片治疗银屑病 30 例临床疗效观察[J]. 中国民政医学杂志，1997，（6）：358.

[3] 张辉. 郁金银屑片联合复方氨肽素片治疗寻常型银屑病的临床研究[J]. 现代药物与临床，2016，31（11）：1830-1833.

[4] 韩升刚. 阿维 A 和环磷腺苷联合治疗寻常型银屑病疗效观察[J]. 当代医学，2012，18（31）：52-53.

[5] 夏云稳. 郁金银屑片联合其他药物治疗玫瑰糠疹 70 例疗效观察[J]. 中国皮肤性病学杂志，2006，（5）：297.

[6] 朱建凤. 郁金银屑片治疗玫瑰糠疹 48 例疗效观察[J]. 中国中医药科技，2001，（2）：133-135.

[7] 封玉东，王大光. 郁金银屑片致鼻出血[J]. 药物不良反应杂志，2006，8（5）：393.

（河南中医药大学　田燕歌，郑州大学　王振基，天津中医药大学　李　艳）

银屑胶囊（颗粒）

【药物组成】　土茯苓、菝葜。

【处方来源】　研制方。国药准字 Z20050847。

【功能与主治】　祛风解毒。用于银屑病。

【药效】　主要药效如下[1-3]：

1. 改善微循环　银屑病患者存在微循环功能障碍。银屑胶囊（颗粒）可使小鼠耳郭微循环的毛细血管开放量、细动脉和细静脉口径明显增加，进而改善微循环及其功能障碍。

2. 改善血液流变学　银屑胶囊（颗粒）可降低银屑病患者血液流变学指标，包括血细胞比容、全血黏度和血浆黏度，进而达到辅助治疗银屑病的目的。

3. 抗炎作用　银屑病主要病理变化为局部皮肤炎症，银屑胶囊可抑制慢性湿疹患者血清促炎因子，如 γ-干扰素、IL-18 表达，促进抑炎因子 IL-4 表达，且能降低银屑病患者血清 IL-8、TNF-α、VEGF 等炎症因子水平来修复皮损，从而发挥抗炎作用。

【临床应用】　主要用于银屑病。

1. 银屑病[3-5]　银屑胶囊（颗粒）用于治疗以大小不等的皮损、边界清楚的红斑丘疹或斑块、上附多层银白色鳞屑为特征性临床改变的红斑鳞屑性皮肤疾病。银屑胶囊（颗粒）治疗寻常型银屑病可缩小皮损面积，降低严重程度指数评分和皮肤病生活质量指数评分。银屑胶囊联合复方氟米松软膏、阿维 A 胶囊、窄谱中波紫外线治疗寻常型银屑病可提高治疗效果。

2. 慢性湿疹[6]　银屑胶囊可用于治疗慢性湿疹湿热浸淫证，症见皮损潮红灼热，瘙痒无休，渗液流滋，伴身热、心烦等，本品可明显改善患者临床症状，且可减轻皮肤的丘疹、红斑、浸润肥厚和苔藓化。

【不良反应】　尚未见报道。

【使用注意】　尚不明确。

【用法与用量】　口服，一次 4 粒，一日 2～3 次，或遵医嘱。

参 考 文 献

[1] 宋少刚, 田洁, 吴建龙, 等. 银屑胶囊对小鼠耳郭微循环的影响[J]. 微循环学杂志, 2008, 18（4）: 56.

[2] 宋少刚, 陈振德, 李艳, 等. 银屑胶囊对急性血瘀模型大鼠血液流变学的影响[J]. 今日药学, 2003, 13（6）: 30-32.

[3] 初金玉, 刘丽英, 鄂佳, 等. 银屑胶囊联合复方氟米松软膏治疗寻常型银屑病的临床观察[J]. 中国药房, 2016, 27（26）: 3665-3667.

[4] 赵小霞. 银屑胶囊联合阿维 A 胶囊治疗寻常性银屑病的临床观察[J]. 基层医学论坛, 2017, 21（17）: 2201-2202.

[5] 王永强, 赵建伟, 赵桂香, 等. 银屑胶囊联合窄谱中波紫外线治疗寻常性银屑病疗效观察[J]. 中国皮肤性病学杂志, 2013, 27（5）: 537-538.

[6] 褚娜, 周璇, 匡莹莹. 银屑胶囊治疗慢性湿疹的疗效及其对患者血清白介素-4、白介素-18 和 γ 干扰素水平的影响[J]. 海南医学, 2016, 27（3）: 401-403.

（河南中医药大学　田燕歌，郑州大学　王振基，天津中医药大学　李　艳）

❈ 顽癣敌软膏 ❈

【药物组成】　柳蘑、蜂蜡。

【处方来源】　研制方。国药准字 Z12020552。

【功能与主治】　消炎解毒、止痒。用于干癣、风癣、牛皮癣，多年蔓延不愈。

【药效】　主要药效如下[1]：

1. 抗炎　局部皮肤炎症是银屑病的主要病理表现，顽癣敌软胶囊可有效降低角叉莱胶所致大鼠足趾肿胀度，并且两者呈现剂量相关性，表现出明显的抗炎作用。

2. 止痒　银屑病往往伴有不同程度的皮肤瘙痒，顽癣敌软膏可明显提高磷酸组胺对豚鼠局部皮肤致痒反应的致痒阈，明显减轻局部皮肤瘙痒。

【临床应用】　主要用于寻常型银屑病。

寻常型银屑病[2]　顽癣敌软膏可治疗以表皮过度增殖和真皮慢性炎症反应为特征的银屑病。顽癣敌软膏使患者皮损大部分消退，或留有少量色素沉着斑，使银屑病面积与严重性指数评分明显下降。

【不良反应】　目前报道少数患者用药后局部出现轻度潮红、烧灼感，继续用药后症状缓解[2]。

【使用注意】　尚不明确。

【用法与用量】　外用；擦抹患处。

参 考 文 献

[1] 赵宇，刘玉璇，国大亮，等. 顽癣敌软膏抗炎及止痒药效学研究[J]. 中华中医药杂志，2012，27（9）：2449-2451.
[2] 董村，宋晶心，孟令贺，等. 顽癣敌软膏治疗寻常型银屑病临床疗效观察[J]. 中国中西医结合皮肤性病学杂志，2016，15（4）：227-229.

（河南中医药大学　田燕歌，郑州大学　王振基，天津中医药大学　李　艳）

❈ 复方青黛胶囊（丸） ❈

【药物组成】　青黛、紫草、土茯苓、萆薢、蒲公英、马齿苋、绵马贯众、丹参、白鲜皮、白芷、乌梅、南五味子（酒蒸）、建曲、焦山楂。

【处方来源】　研制方。国药准字 Z20010157。

【功能与主治】　清热凉血，解毒消斑。用于血热所致的白疕、血风疮，症见皮疹色鲜红、筛状出血明显、鳞屑多、瘙痒明显，或皮疹为圆形、椭圆形红斑、上附糠状鳞屑、有母斑；银屑病进行期、玫瑰糠疹见上述证候者。

【药效】　主要药效如下[1-6]（图 29-1）：

1. 改善血液流变性　复方青黛胶囊能够降低血液黏度，减慢血沉，改善红细胞变形能力，降低红细胞聚集性，抑制体内血栓形成，从而起到活血化瘀的作用。对大鼠可明显降低血液黏度值，减慢血沉，改善红细胞变形能力，降低红细胞聚集性，缩短体外血栓长度、减轻体外血栓重量、减少血栓指数，起到活血化瘀的作用。

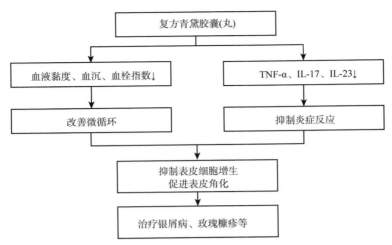

图 29-1 复方青黛胶囊治疗银屑病药效机制

2. 抑制角质细胞过度增殖 玫瑰糠疹、银屑病均伴有不同程度的表皮角化，表现为鳞屑增多。复方青黛胶囊使银屑病模型小鼠阴道上皮细胞有丝分裂指数明显降低，尾部鳞片的颗粒层形成数增高，表明复方青黛胶囊可降低表皮细胞增生，抑制表皮过度角化。

3. 抗炎 炎症反应是银屑病、玫瑰糠疹的主要发病机制之一，复方青黛胶囊能够使银屑病患者血清中炎症因子水平显著降低，包括 TNF-α、IL-17、IL-23 等，从而达到抗炎效果。

【临床应用】 主要用于治疗银屑病、玫瑰糠疹血热证。

1. 银屑病[7-10] 复方青黛胶囊适用于进行期银屑病（血热型），症见皮疹色鲜红、筛状出血明显、鳞屑多、瘙痒明显。复方青黛胶囊（丸）可有效减轻患者皮损红斑、肥厚、点状出血和瘙痒等症状，疗效优于甘草酸二铵、复方甘草酸苷、糖皮质激素等。其作用机制可能是通过抑制上皮细胞有丝分裂、改善微循环、降低血黏度、抗炎等作用而实现的。复方青黛胶囊联合阿维 A 胶囊应用，有效率（皮损治愈、显效面积＞60%）显著提高，复发率（复发面积＞30%）明显降低；与胸腺素肠溶片联合应用治疗寻常型银屑病，具有调节和增强人体免疫功能的作用，能够促进外周血中 T 淋巴细胞成熟，疗效明显优于复方青黛胶囊单独使用。

2. 玫瑰糠疹[11-15] 是一种可引起皮肤色素改变的常见皮肤疾病，表现以椭圆形玫瑰红色斑疹、覆有糠状鳞屑、好发于躯干和四肢近端为特征。复方青黛胶囊对瘙痒、红斑、鳞屑、皮疹均有治疗作用，治愈率和好转率优于赛庚啶、氯苯那敏、维生素 C、葡萄糖酸钙、复方炉甘石洗剂、复方甘草酸苷和糖皮质激素等治疗。结合化学药物抗炎、抗过敏，内外兼治，可明显缓解病情，缩短病程。

3. 掌跖脓疱病[16,17] 是一种慢性复发性脓疱性皮肤病，位于掌跖部位。组织学以表皮内水疱和大量中性粒细胞浸润为特征。复方青黛胶囊联合卡介苗素或阿维 A 疗效较好，可减少脓疱，减轻瘙痒，且复发率较低。

4. 皮炎[18-20] 包括面部皮炎、激素依赖性皮炎、神经性皮炎等，表现为皮肤瘙痒或伴苔藓样变，复方青黛胶囊（丸）疗效优于抗组胺药和维生素 C 等，其治疗有效率明显上升，可明显缓解瘙痒，减轻皮损。复方青黛胶囊联合派瑞松乳膏治疗神经性皮炎效果显著，有效率较单独使用派瑞松软膏增高，且复发率明显降低。

5. 急性早幼粒细胞白血病[21]　维 A 酸是公认的治疗急性早幼粒细胞白血病的药物，研究发现维 A 酸与复方青黛胶囊联合应用能够增加治疗效果，外周血中白细胞逐渐上升，早幼粒细胞逐渐下降至消失，骨髓象缓解，凝血功能恢复，且不良反应小，缓解较快。

【不良反应】　不良反应如下[22, 23]：　①消化道反应：可见腹泻、腹痛、恶心、呕吐、食欲亢进、肝脏生化指标异常、药物性肝损害，严重者可出现消化道出血。②皮炎与药疹：可致固定红斑型药疹、猩红热样药疹，接触性皮炎等，局部清洁处理，抗过敏治疗后皮疹逐渐消失，红肿减轻。③月经紊乱：个别患者出现停经和月经紊乱，停药后可自行恢复。④血液系统：白细胞减少者禁用。⑤神经系统：头晕、头痛等。⑥其他：临床上还有复方青黛丸（片）引起手指甲变黑、关节肿痛，引起维 A 酸样综合征的报道。

【使用注意】　①本品药性偏寒，脾胃虚寒、胃肠不适及体质虚弱者慎用。②忌食白酒、辛辣厚味及刺激性食物。③老年体弱及哺乳期妇女慎用。④儿童药量不宜过大。⑤孕妇及过敏体质者慎用。⑥本品含青黛，连服 4 周以上应定期检查血常规及肝功能。⑦肝脏生化指标异常、消化性溃疡、白细胞低者禁用。

【用法与用量】　胶囊剂：口服。一次 4 粒，一日 3 次；水丸：一次 6g，一日 3 次；片剂：一次 4 片，一日 3 次。

参 考 文 献

[1] 冯泽海，高文平，徐汉卿，等. 复方青黛胶囊对大白鼠血液流变的影响[J]. 中国皮肤性病学杂志，1997，11（1）：22-24.

[2] 韩雪松，尹东，田坤，等. 阿维 A 胶囊联合复方青黛胶囊治疗进行期寻常型银屑病疗效观察[J]. 中国中西医结合皮肤性病学杂志，2017，16（1）：66-67.

[3] 冯泽海，高文平，徐汉卿，等. 复方青黛胶囊对银屑病实验模型影响的研究[J]. 中国皮肤性病学杂志，1996，10（6）：377.

[4] 冯捷，徐汉卿，苏宝山. 复方青黛胶囊对银屑病表皮角朊细胞中 c-myc 表达的影响[J]. 中国中西医结合杂志，1996，16（3）：146-148.

[5] 陈红，王思平. 复方青黛胶囊治疗寻常型银屑病的疗效观察及其对血清 IL-2、IL-8 的影响[J]. 中药材，2004，27（11）：885-886.

[6] 解翠林，付曼妮，石年. 激光光疗联合复方青黛胶囊治疗银屑病疗效及对血清 TNF-α、IL-17、IL-23 水平影响[J]. 现代中西医结合杂志，2017，26（21）：2363-2365.

[7] 卢庆芳，孙本海. 复方青黛胶囊与复方青黛丸治疗银屑病比较[J]. 中国新药与临床杂志，1999，18（4）：250-251.

[8] 李健波. 甘利欣与复方青黛丸治疗银屑病的临床效果及不良反应观察[J]. 吉林医学，2015，36（8）：1536.

[9] 刘贤华，卢思平. 复方甘草酸苷片联合复方青黛胶囊治疗寻常型银屑病疗效观察[J]. 中国伤残医学，2014，22（10）：32-33.

[10] 吴波，苏晓杰，蒋存火. 复方青黛胶囊联合胸腺肽肠溶片治疗寻常型银屑病的临床观察[J]. 当代医学，2009，15（10）：7146.

[11] 王强，秦万章. 复方青黛胶囊在皮肤科的应用及其评价[J]. 中国中西医结合皮肤性病学杂志，2014，13（4）：241-243.

[12] 蔡桂英，王兰英. 复方青黛胶囊治疗玫瑰糠疹 95 例疗效观察[J]. 实用医技杂志，2004，11（2）：250.

[13] 贺蕾. 复方青黛胶囊治疗玫瑰糠疹的疗效观察[J]. 临床医药实践，2016，25（8）：592-593.

[14] 刘琴，吴剑波，肖桂凤. 复方青黛胶囊联合窄谱中波紫外线治疗玫瑰糠疹的疗效观察[J]. 公共卫生与预防医学，2011，22（1）：99-100.

[15] 蒋存火. 复方青黛胶囊联合窄谱 UVB 治疗玫瑰糠疹疗效观察[J]. 中国麻风皮肤病杂志，2012，28（2）：137.

[16] 刘春梅，丁秋允，赵建伟，等. 卡介苗素联合复方青黛胶囊治疗掌跖脓疱病临床观察[J]. 中国麻风皮肤病杂志，2007，

23（7）：640.

[17] 王楷. 阿维A联合复方青黛胶囊治疗掌跖脓疱病临床疗效观察[J]. 中国中西医结合皮肤性病学杂志,2012,11（4）:243-244.

[18] 赵庆利，朱金鸽，刘雯，等. 复方青黛胶囊治疗皮炎、湿疹和过敏性紫癜疗效观察[J]. 临床皮肤科杂志，2003，32（12）：745-746.

[19] 赵庆利，王毅侠，史飞，等. 三种方法治疗面部激素依赖性皮炎疗效比较[J]. 中国皮肤性病学杂志，2004，18（2）：105-106.

[20] 陈建. 复方青黛胶囊辅助治疗神经性皮炎临床观察[J]. 中国现代医生，2010，48（34）：37.

[21] 时峰，周德军，张俊，等. 维甲酸联合复方青黛胶囊治疗急性早幼粒细胞白血病疗效观察[J]. 吉林医学，2009，30（17）：1896-1897.

[22] 国家食品药品监督管理总局提醒关注复方青黛丸（胶囊、片）用药风险[J]. 中国药房，2013，24（20）：1867.

[23] 张群，邹爱东，阚玉梅. 青黛的临床应用与不良反应[J]. 实用药物与临床，2004，7（3）：45-47.

（河南中医药大学　田燕歌，郑州大学　王振基，天津中医药大学　李　艳）

银屑灵膏（片）

【药物组成】　土茯苓、地黄、当归、苦参、防风、山银花、连翘、黄柏、白鲜皮、赤芍、蝉蜕、甘草。

【处方来源】　研制方。《中国药典》（2015年版）。

【功能与主治】　清热燥湿，活血解毒。用于湿热蕴肤、郁滞不通所致的白疕，症见皮损呈红斑湿润、偶有浅表小脓疱，多发于四肢屈侧部位；银屑病见上述证候者。

【药效】　主要药效如下[1-6]：

1. 抑制角质细胞过度增殖　银屑病患者皮损中血管增生活跃，血管通透性增加，损伤组织增生过快伴分化不全，角质过度增殖。银屑灵抑制小鼠阴道上皮增殖细胞核抗原表达和上皮细胞有丝分裂，诱导小鼠尾部鳞片表皮颗粒层形成，促进角质形成细胞凋亡，有助于减轻银屑病的皮损和瘙痒等症状。

2. 止痒　银屑病患者往往伴有不同程度的瘙痒症状，银屑灵膏可显著降低银屑病皮损中VEGF的表达，抑制皮损内微血管增生，进而减轻皮损内的增生、角化、点状出血及炎性反应。银屑灵片延长内源性组胺释放瘙痒模型首次搔抓潜伏时间、减少搔抓次数、缩小腹部皮肤风团面积，与氯苯那敏等效，均优于迪银片，具有较好的止痒作用。

3. 抗炎　银屑病伴有皮肤局部炎症，银屑灵膏抑制巴豆油所致的小鼠耳部炎症，表明其具有抗炎作用。

4. 抗过敏　银屑灵膏对豚鼠组胺性休克及小鼠迟发性变态反应具有显著的抑制作用。

【临床应用】　主要用于治疗湿热蕴肤证之银屑病。

1. 银屑病[7-13]　银屑灵膏（片）用于治疗湿热蕴肤而见皮损红斑湿润、鳞屑等，伴瘙痒及灼痛不适的银屑病。银屑灵膏可使银屑病患者皮损明显消退，自觉症状明显好转，对初发者尤为显著。本品联合阿维A、中波紫外线或己酮可可碱可明显减轻瘙痒，使皮损减轻或消退，疗效优于各方法单独治疗。

2. 玫瑰糠疹[14]　本品联合刺络、拔罐可治疗湿热蕴肤型玫瑰糠疹，表现为皮损鲜红或淡红，略有浸润，表面有较多鳞屑，自觉瘙痒，伴身重、困倦、腹部胀满、心烦口渴等症状。可使患者临床症状明显减轻，缓解瘙痒，皮损面积减小。

【不良反应】　文献报道个别患者服用银屑灵后出现轻微不良反应，包括消化道反应、月经紊乱、皮肤干燥等，一般不影响治疗[8,9]。

【使用注意】　①血虚风燥证银屑病患者不适宜服用。②忌食腥发海鲜及刺激性食物。③孕妇禁用。

【用法与用量】　口服。一次33g，一日2次。或遵医嘱。

参 考 文 献

[1] 周大千，周梅冰. 银屑病患者皮损中血管内皮生长因子受体的表达与血管增生的相关性分析[J]. 中外医疗，2013，32（10）：77-78.

[2] 卢传坚，吴晓霞，刘凤年. 银屑灵对PCNA表达和角质形成细胞凋亡的影响[J]. 中药新药与临床药理，2006，17（5）：329-331.

[3] 卢传坚，刘凤年. 银屑灵片对上皮细胞有丝分裂的影响[J]. 中医药临床杂志，2007，19（1）：25-26.

[4] 卢传坚，闫玉红，赵瑞芝. 银屑灵片对鼠尾鳞片表皮颗粒层形成的影响[J]. 中药新药与临床药理，2010，21（3）：231-233.

[5] 卢传坚，闫玉红. 银屑灵片止痒作用的研究[J]. 中国药房，2008，19（6）：409-410.

[6] 刘波，李云兴，韩蕾，等. 银屑灵抗炎及抗免疫作用的研究[J]. 辽宁中医杂志，1999，26（1）：37-38.

[7] 吕和坤. 银屑灵治疗银屑病91例[J]. 现代中药，2009，29（3）：31.

[8] 王蕾，黄咏菁，王敏华. 银屑灵片治疗寻常型银屑病的临床观察[J]. 广州中医药大学学报，2009，26（6）：520-522.

[9] 邱勇龙，黄志明，张磊，等. 银屑灵联合阿维A治疗寻常型银屑病的疗效研究[J]. 现代生物医学进展，2009，9（19）：3726-3728.

[10] 瞿艳华. 银屑灵联合中波紫外线治疗寻常型银屑病疗效观察[J]. 临床合理用药，2015，8（5A）：112-113.

[11] 杨春华. 银屑灵联合中波紫外线治疗寻常型银屑病35例[J]. 江西中医药，2006，37（9）：21.

[12] 霍亚兰，阿不力克木江，李清洁. 窄谱UVB联合银屑灵膏治疗寻常型银屑病疗效观察[J]. 中国皮肤性病学杂志，2007，21（2）：98-99.

[13] 张治华，赵桂芝. 银屑灵膏治疗银屑病有效[J]. 辽宁中医杂志，1984，（2）：45.

[14] 运国靖，潘芳. 银屑灵膏联合刺络拔罐治疗玫瑰糠疹的临床体会[J]. 中国民间疗法，2018，26（9）：39-41.

（河南中医药大学　田燕歌，郑州大学　王振基，天津中医药大学　李　艳）

克 银 丸

【药物组成】　土茯苓、白鲜皮、北豆根、拳参。

【处方来源】　研制方。国药准字Z22020421。

【功能与主治】　清热解毒，祛风止痒。用于皮损基底红，舌底红，便秘，尿黄属血热风燥型的银屑病。

【药效】　主要药效如下：

1. 抗炎　本品具有抗炎作用，能减轻患者皮损周围炎性红晕。

2. 止痒　本品具有止痒作用，能够减轻皮肤瘙痒症状。

【临床应用】　主要用于治疗热毒蕴结证之银屑病。

银屑病[1-6]　克银丸用于治疗邪毒深遏肌肤腠理而致银屑病的患者，可见肌肤表面有形状大小不一的红斑，周围有炎性红晕，表面覆盖多层银白色鳞屑并伴有瘙痒。本品治疗银屑病疗效显著，能够缩小皮损面积，减轻红斑、浸润肥厚、鳞屑和瘙痒症状，疗效优于青黛丸。本品联合窄谱中波紫外线治疗寻常型银屑病，对皮损面积和程度的改善作用优于单用窄谱中波紫外线治疗。

本品联合阿维A胶囊治疗银屑病可有效降低机体炎症反应、提高机体免疫力、改善机体血脂代谢水平及氧化应激状态，可使皮损减轻或消失，临床症状明显减轻。在此基础上联合 1%煤焦油洗剂、紫外线光疗、光量子氧透射液体三联疗法或克银丸（口服）+他卡西醇（外用）+窄谱中波紫外线（照射）三联疗法治疗银屑病效果更佳，可使皮损消退快、不良反应减少。

【不良反应】 本品可引起肝脏损伤，部分患者可见腹泻、腹痛、恶心、呕吐等消化道症状，偶见剥脱性皮炎[7-9]。

【使用注意】 ①严格控制剂量和疗程，避免超量、长期使用。②在治疗过程中注意监测肝功能。③儿童、老年人、孕妇及哺乳期妇女慎用。④有克银丸过敏史、肝功能不全患者禁用。

【用法与用量】 口服，浓缩大蜜丸一次 2 丸；浓缩水蜜丸一次 10g（100 粒），一日 2 次。

参 考 文 献

[1] 杨京慧，牛洪霞. 克银丸治疗寻常型进行期银屑病 86 例[J]. 山东中医杂志，2008，27（9）：597-599.

[2] 吕萍. 克银丸联合 NB-UVB 治疗寻常性银屑病疗效观察[J]. 中国皮肤性病学杂志，2009，23（8）：539-540.

[3] 杨德艳. 克银丸上市后的思考[J]. 亚太传统医药，2011，7（1）：157-159.

[4] 周世敏，黄河. 克银丸联合阿维 A 胶囊治疗银屑病的临床研究[J]. 现代药物与临床，2018，33（1）：101-104.

[5] 李庭恒. 三联疗法治疗寻常性银屑病疗效观察[J]. 中国社区医师，2018，34（25）：86.

[6] 李佳旺. 三联综合疗法治疗银屑病的临床疗效观察[J]. 临床合理用药杂志，2017，10（3）：70-71.

[7] 苏连明，艾江，孔祥红. 克银丸致急性肝炎[J]. 药物不良反应杂志，2012，14（1）：61-62.

[8] 何世全. 口服克银丸引起剥脱性皮炎型药疹 1 例[J]. 临床皮肤科杂志，1994，23（6）：310.

[9] 王芳芳，金朝辉，管玫. 克银丸致肝功能损害 1 例[J]. 华西医学，2008，（2）：382.

（河南中医药大学 田燕歌，郑州大学 王振基，天津中医药大学 李 艳）

二、活血祛风类

消银颗粒（片、胶囊）

【药物组成】 地黄、牡丹皮、赤芍、当归、苦参、金银花、玄参、牛蒡子、蝉蜕、白鲜皮、大青叶、红花、防风。

【处方来源】 研制方。《中国药典》（2015 年版）。

【功能与主治】 清热凉血，养血润肤，祛风止痒。用于血热风燥型白疕和血虚风燥型白疕，症见皮疹为点滴状、基底鲜红色、表面覆有银白色鳞屑，或皮疹表面覆有较厚的银白色鳞屑，较干燥，基底淡红色，瘙痒较甚。

【药效】 主要药效如下：

1. 抗炎[1-3] 银屑病、玫瑰糠疹等均伴有皮肤炎症反应，消银颗粒能够降低银屑病患者血清 TNF-α、IL-17 水平，升高 IL-10 水平，表明具有一定的抗炎作用。

2. 提高免疫功能[4, 5] 银屑病与免疫功能低下有关，消银颗粒（片）可升高银屑病患者外周血 CD4+ 和 CD4+/CD8+ 水平，调节辅助性 T 细胞 17/调节性 T 细胞（Th17/Treg）平衡，提高机体免疫能力。

3. 抗过敏[6, 7] 过敏反应是引起多种皮肤病的主要原因，消银颗粒可延长牛血清所致豚鼠速发型超敏反应症状出现及致死时间，减少发生过敏反应的动物数，延迟组胺喷雾所致豚鼠哮喘发作时间，表明具有较好的抗过敏作用。

【临床应用】 主要用于银屑病血热和血虚风燥证。

1. 银屑病[8-11] 本品可用于治疗血热风燥型和血虚风燥型而见皮损多鲜红，多为点滴状，鳞屑不能掩盖红斑，伴剧烈瘙痒或见银白色鳞屑、皮肤干燥者银屑病，可有效治疗皮损、瘙痒和炎症因子异常等，可有效降低银屑病面积与严重性指数评分，复发率低。消银颗粒联合窄谱中波紫外线、甘露聚糖肽、复方甘草酸苷、胸腺素、阿维 A 和维胺酯胶囊等进行治疗比单独治疗能取得更高的治愈率和好转率，使复发率更低。

2. 玫瑰糠疹[12, 13] 是一种病因不明的急性炎症性、病程自限性的皮肤病。自觉瘙痒，皮损为大小不等的圆形或椭圆形淡红色或黄褐色斑疹，表面糠状鳞屑。消银颗粒联合窄谱中波紫外线照射治疗玫瑰糠疹疗效优于口服西替利嗪联合光疗，能使皮损消退面积增大，瘙痒缓解，治愈率高且疗程短。消银颗粒治疗玫瑰糠疹的治愈率和有效率都高于阿昔洛韦。

3. 皮肤瘙痒症[14-16] 是指临床上无原发损害，以瘙痒为主的感觉功能异常性皮肤病。消银颗粒联合氯雷他定或氯苯那敏治疗糖尿病性皮肤瘙痒症可有效缓解症状、修复皮损，其疗效优于单用。

4. 荨麻疹[17-20] 俗称风疹块，是由于皮肤、黏膜小血管扩张及渗透性增加而出现的一种局限性水肿反应，通常在 2～24 小时内消退，但会反复发生新的皮疹。消银颗粒常用于荨麻疹治疗，能使皮损消退，瘙痒减轻，治愈率和有效率高，复发率低，疗效优于依巴斯汀和西替利嗪等。使用消银颗粒治疗感染性荨麻疹可快速控制病情，明显缩短病程。

5. 湿疹[21] 是由多种内外因素引起的瘙痒剧烈的一种皮肤炎症反应。临床常用盐酸西替利嗪、外用曲咪新乳膏、黑豆馏油软膏治疗慢性湿疹，能减轻瘙痒，肥厚的皮损明显变薄，联合消银颗粒可增强疗效，减少毒副作用。

6. 接触性皮炎[22] 是皮肤或黏膜单次或多次接触外源性物质后，在接触部位甚至以外的部位发生的炎症性反应，表现为红斑、肿胀、丘疹、水疱甚至大疱。消银颗粒联用丹皮酚软膏对接触性皮炎的疗效优于单用丹皮酚软膏，可增加治愈率，使瘙痒减轻、皮损面积缩小、红斑消退。

7. 寻常型痤疮[23] 是青春期常见的一种慢性毛囊皮脂腺炎症性疾病，好发于面部，表现为瘙痒、丘疹、脓疱，常伴有皮脂溢出。消银颗粒治疗寻常型痤疮疗效优于罗红霉素，可使皮损大部分消退，症状明显减轻，且无耐药性。

【不良反应】 偶见消化道症状，包括食欲减退、胃部不适、恶心等症状，包括丙氨酸转氨酶升高，偶有消银颗粒诱发白血病、男性性功能障碍和光感性皮炎的报道[24-27]。

【使用注意】 尚不明确。

【用法与用量】 颗粒剂：开水冲服。一次 3.5g，一日 3 次。1 个月为一个疗程。片剂：口服。一次 5～7 片，一日 3 次。1 个月为一个疗程。

参 考 文 献

[1] 钟金宝，梁艳华，李仰琪，等. 消银颗粒治疗血虚风燥型白疕临床观察及对肿瘤坏死因子的影响[J]. 辽宁中医杂志，2008，35（12）：1873-1874.

[2] 朱小利. 窄谱中波紫外线联合消银颗粒治疗银屑病对患者血清 TNF-α、IL-17、IL-23 水平的影响[J]. 现代中西医结合杂志，2016，25（30）：3375-3377.

[3] 解翠林，付曼妮. 消银颗粒联合阿维 A 治疗寻常性银屑病的临床研究[J]. 现代药物与临床，2016，31（11）：1834-1837.

[4] 赵萍，贾天剑，林江. 维胺酯胶囊联合消银颗粒对银屑病患者血清 VEGF、TNF、NO、白细胞介素及 T 细胞亚群的影响[J]. 海南医学院学报，2016，22（21）：2595-2598.

[5] 李建辉，李丹，曾兰芳. 消银颗粒治疗寻常型银屑病的效果及对免疫系统的影响[J]. 中国医药科学，2015，5（13）：208-210.

[6] 郝晓敏，乔国芬，高云瑞，等. 消银冲剂抗 I 型变态反应的研究[J]. 中医药学报，1999，（1）：56.

[7] 乔国芬，郝晓敏，离云瑞，等. 消银冲剂抗组胺性哮喘作用的研究[J]. 哈尔滨医科大学学报，1992，26（5）：348.

[8] 房武宁. 消银颗粒联合窄谱 UVB 治疗寻常性银屑病 50 例疗效观察[J]. 中国中西医结合皮肤性病学杂志，2013，12（3）：170-171.

[9] 朱小利. 消银颗粒联合窄谱 UVB 治疗寻常型银屑病 92 例疗效观察[J]. 中国麻风皮肤病杂志，2011，27（12）：894-895.

[10] 王振. 消银颗粒联合甘露聚糖肽治疗寻常型银屑病的临床观察[J]. 中国实用医药，2012，7（26）：43-44.

[11] 张梅. 消银颗粒配合西药治疗银屑病疗效观察[J]. 陕西中医，2013，34（8）：1017-1018.

[12] 徐羽龙. 消银颗粒治疗玫瑰糠疹临床研究[J]. 中外医疗，2009，（5）：89-90.

[13] 郭雯，郭建辉，赵丽，等. 消银颗粒联合窄谱中波紫外线照射治疗玫瑰糠疹 30 例疗效观察[J]. 中医药导报，2011，17（6）：54-55.

[14] 卢言琪. 消银颗粒治疗糖尿病性皮肤瘙痒症 38 例临床观察[J]. 云南中医中药杂志，2011，32（5）：45.

[15] 杨自荣. 采用消银颗粒治疗糖尿病性皮肤瘙痒症 46 例临床观察[J]. 现代诊断与治疗，2012，23（8）：1152.

[16] 幸兵芬，王国江. 消银颗粒联合氯雷他定治疗糖尿病性皮肤瘙痒症 56 例疗效观察[J]. 中国农村卫生，2015，（20）：3.

[17] 李晓华，满洁，陈伟俊. 消银颗粒治疗荨麻疹的临床疗效观察[J]. 中国医学创新，2015，12（28）：93-95.

[18] 闵娜，张兰. 消银颗粒治疗慢性荨麻疹的疗效观察[J]. 现代中药，2012，32（3）：48-49.

[19] 韦飞江. 消银颗粒治疗感染性荨麻疹 68 例临床研究[J]. 现代中医药，2017，37（1）：44-46.

[20] 王晓慧. 西替利嗪联合消银颗粒治疗慢性荨麻疹疗效观察[J]. 海峡药学，2013，25（4）：78-79.

[21] 岳叶红，何雪雁. 消银颗粒联合盐酸西替利嗪片治疗慢性湿疹的临床观察[J]. 内蒙古中医药，2016，35（3）：46-47.

[22] 刘伟光，丁和美. 消银颗粒治疗变应性接触性皮炎临床观察[J]. 皮肤病与性病，2014，36（1）：34.

[23] 黄娟，赵和平. 消银颗粒治疗寻常型痤疮 60 例临床观察[J]. 皮肤病与性病，2014，36（1）：39.

[24] 周圣祥. 口服消银片致丙氨酸转氨酶（ALT）升高 1 例[J]. 临床皮肤科杂志，1997，26（2）：91.

[25] 杜宇，杨西群，李燎. 消银片诱发急性白血病 1 例报告[J]. 泸州医学院学报，2001，24（3）：191.

[26] 仝敏，王霞. 口服消银片出现男性性功能障碍 2 例[J]. 新药与临床，1995，14（1）：56.

[27] 崔秀兰，顾芳，李娜，等. 长期服用消银片引起光感性皮炎 1 例[J]. 中国皮肤性病学杂志，1995，9（3）：189.

（河南中医药大学　田燕歌，郑州大学　王振基，天津中医药大学　李　艳）

❖ 丹 青 胶 囊 ❖

【药物组成】　青黛、紫草、牡丹皮、白鲜皮、苦参、土茯苓、地肤子、玄参、柏子仁、威灵仙、黄芩、丹参、乌梢蛇、甘草。

【处方来源】　研制方。国药准字 Z20080676。

【功能与主治】　清热凉血，凉血活血，祛风止痒。用于治疗寻常型银屑病进行期、冬季型证属血热或兼血瘀证，症见皮肤红斑鳞屑、浸润肥厚、瘙痒、心烦口渴或口干便秘、溲黄等。

【药效】　主要药效如下[1,2]：

1. 抗炎　银屑病主要病理变化为皮肤炎症。丹青胶囊可降低银屑病模型小鼠阴道上皮细胞有丝分裂指数，增加小鼠尾部鳞片的颗粒层形成数，减轻二甲苯和角叉菜胶所致的小鼠耳郭肿胀和大鼠足跖肿胀。

2. 改善微循环　银屑病皮损处存在微循环异常，丹青胶囊可改善血瘀模型大鼠的血液流变学参数及大鼠肠系膜微循环。

3. 止痒　银屑病往往伴有不同程度的皮肤瘙痒，丹青胶囊可升高磷酸组胺致痒豚鼠模型胸腺指数，促进脾脏淋巴细胞增殖，升高血清溶血素含量，抑制皮肤角质形成细胞增殖。

【临床应用】　可用于治疗银屑病血热证或血热夹瘀证。

银屑病　丹青胶囊可治疗血热风燥证以红斑、鳞屑为主，全身瘙痒，皮损肥厚的银屑病。丹青胶囊可改善患者瘙痒、红斑、鳞屑等临床症状，提高生活质量。

【不良反应】　尚未见报道。

【使用注意】　①少儿，老人，腹痛、腹泻、肠炎、脾肾虚弱患者减半服用，或在医师指导下使用。②过敏体质者慎用。③禁饮酒及羊肉、鱼虾、辛辣食品。

【用法与用量】　饭后半小时，温开水送服，一次4粒，一日3次，疗程为8周。

参 考 文 献

[1] 吴华嵩, 黄忠兴, 赵惠荣, 等. 丹青胶囊的急性毒性及对小鼠肝肾功能影响的实验研究[J]. 海峡药学, 2005, 17（4）: 36-37.
[2] 赵磊. 蠲疕汤治疗寻常型银屑病的临床疗效研究[D]. 成都: 成都中医药大学, 2014.

（河南中医药大学　田燕歌，郑州大学　王振基，天津中医药大学　李　艳）

镇 银 膏

【药物组成】　黄连、白鲜皮、花椒、知母。

【处方来源】　研制方。国药准字 Z20093417。

【功能与主治】　祛风解毒，活血润燥。用于血热型、血燥型、血瘀型等各种证型的寻常型银屑病患者。

【药效】　主要药效如下[1]：

1. 抑制角质形成细胞过度增殖　银屑病是以表皮细胞角化不全、角质形成细胞增殖过快等表皮动力学紊乱为特征的慢性炎症性皮肤病。雌激素周期的小鼠阴道上皮增生活跃，有丝分裂增多，细胞转换加快，模拟了银屑病表皮增生过快的特点；而鼠尾鳞片表皮的角化缺少颗粒层形成的过程，模拟了银屑病表皮角化不全的特点。镇银膏能够抑制小鼠阴道上皮细胞有丝分裂，明显促进小鼠尾鳞片中颗粒层的形成，说明其能够抑制角质形成细胞增殖。

2. 止痒　银屑病往往伴有不同程度的皮肤瘙痒症状，本品可减轻患者瘙痒症状，减轻皮损。

【临床应用】　主要用于治疗银屑病血热、血瘀、血燥证。

银屑病[1, 2]　镇银膏治疗血热、血瘀、血燥而见皮损以红斑、皮疹为主要临床症状，发展迅速，新皮疹不断出现，同时伴有不同程度瘙痒的银屑病。本品对银屑病皮损和皮疹有较好的治疗作用，且见效快，复发率低，副作用少。镇银膏外敷封包治疗银屑病疗效确切，多数患者在接受治疗后 3～7 天痒感明显减轻，鳞屑开始脱落，1～2 个疗程后，痒感基本消失，皮损明显变薄，色变暗红，鳞屑基本消失，3～4 个疗程后，皮损明显消退，呈现色素沉着，大多患者 3 个疗程即获痊愈，极少数患者需治疗 6～8 周方能痊愈。复发的病例大多为散在新发皮损，其病情均较治疗前为轻，再用镇银膏仍有效。

【不良反应】　可有局部皮肤瘙痒，偶见局部红斑、丘疹，用药初期自觉瘙痒较前加重，或出现一过性皮炎样改变，无须处理，也不影响治疗[2]。

【使用注意】　①涂用后局部发红、瘙痒、灼热、皮损面积扩大者，应立即停药、洗净。②治疗期间忌食辛辣发物。③脓疱型、红皮病型银屑病禁用。④炎症明显，有肿胀、渗出、糜烂者不宜使用。⑤不可内服。

【用法与用量】　外用。用软毛刷蘸药涂皮肤部位。涂药后用聚乙烯塑料薄膜包封。每 5 天换药一次（详细用法遵医嘱）。

参 考 文 献

[1] 杜锡贤，袁玮，汪五清. 镇银膏外治寻常型银屑病的临床与实验研究[J]. 山东中医药大学学报，1999，23（3）：199-200.

[2] 杜锡贤，亓峰，张洪勤，等. 镇银膏外治寻常型银屑病 105 例疗效观察[J]. 中国医药学报，1999，14（3）：26-27.

（河南中医药大学　田燕歌，郑州大学　王振基，天津中医药大学　李　艳）

鱼 鳞 病 片

【药物组成】　当归、地黄、火麻仁、白鲜皮、苦参、威灵仙、苍术、防风、蝉蜕、地肤子、麻黄、红花、川芎、桂枝、甘草。

【处方来源】　研制方。国药准字 Z20054335。

【功能与主治】　养血，祛风，通络。用于鱼鳞病。

【药效】　主要药效如下：

1. 抗病原微生物　本品具有抗病原微生物、抗感染的作用。

2. 止痒　本品具有止痒作用，能够减轻具备瘙痒。

【临床应用】　主要用于治疗鱼鳞病血虚风燥证。

鱼鳞病[1,2]　鱼鳞病片可治疗血虚风燥而见皮肤干燥，伴有鱼鳞状脱屑的鱼鳞病。鱼鳞病片能清血养血，疏通汗毛孔，使鱼鳞病患者恢复正常的汗液分泌能力，滋润皮肤，减轻全身鱼鳞症状。

【不良反应】　尚未见报道。

【使用注意】　饮食宜清淡，忌食辛辣食物。孕妇禁用。

【用法与用量】　口服，一次 6～8 片，一日 3 次，饭后半小时服。小儿酌减。半年为一个疗程。

参 考 文 献

[1] 杨培民，孙洪胜，姚莉. 最新中成药手册[M]. 济南：山东科学技术出版社，2014：515.

[2] 国家药典委员会. 临床用药须知（中药成方制剂卷）[M]. 中国医药科技出版社，2010：720.

（河南中医药大学　田燕歌，郑州大学　王振基，天津中医药大学　李　艳）

紫丹银屑胶囊

【药物组成】　紫硇砂、决明子、附子（制）、干姜、桂枝、白术、白芍、黄芪、丹参、降香。

【处方来源】　研制方。国药准字 Z20025354。

【功能与主治】　养血祛风，润燥止痒。用于血虚风燥所致的银屑病。

【药效】　主要药效如下[1]：

1. 抗炎　银屑病皮损部位存在局部皮肤炎症，紫丹银屑胶囊通过降低患者血清和皮损组织液中中性粒细胞蛋白酶及胎盘型钙黏蛋白含量以减轻皮损免疫性炎症反应。

2. 止痒　银屑病往往伴有不同程度的皮肤瘙痒症状，本品具有止痒作用，能减轻患者瘙痒症状。

【临床应用】　主要用于银屑病血虚风燥证。

银屑病[2-5]　紫丹银屑胶囊用于治疗血虚风燥型银屑病，临床表现为在头皮、躯干、四肢伸侧皮肤伴有红色丘疹，边界清楚，形状不规则，表面出现较厚银白色鳞屑，皮损淡红，鳞屑干燥伴有瘙痒感。本品可改善银屑病患者红斑、瘙痒、鳞屑等症状，与复方甘草甜素联用效果更佳。本品联合窄谱中波紫外线或联合阿维 A 胶囊和复方氟米松软膏治疗银屑病，可明显减轻皮损和瘙痒感。

【不良反应】　尚未见报道。

【使用注意】　孕妇禁用。

【用法与用量】　口服，一次 4 粒，一日 3 次。

参 考 文 献

[1] 毛荣超，唐美，邓仁远，等. 紫丹银屑颗粒联合阿维 A 胶囊和复方氟米松软膏治疗寻常型银屑病的临床观察[J]. 中国药房，2018，29（6）：800-804.

[2] 廖勇，游艳，李璐. 紫丹银屑胶囊联合窄谱中波紫外线治疗银屑病的临床研究[J]. 中药药理与临床，2015，31（3）：187-189.

[3] 刘春平，陈强，赵淑闫. 复方甘草甜素和紫丹银屑胶囊联合治疗银屑病[J]. 中华皮肤科杂志，2005，38（3）：180.

[4] 廖勇，游艳，李璐. 紫丹银屑胶囊联合窄谱中波紫外线治疗银屑病的临床研究[J]. 中药药理与临床，2015，31（3）：187-189.

[5] 季刚. 紫丹银屑胶囊联合窄谱中波紫外线（NB-UVB）治疗寻常型银屑病血虚风燥证临床研究[J]. 中医学报，2017，32（10）：2001-2004.

（河南中医药大学　田燕歌，郑州大学　王振基，天津中医药大学　李　艳）

第三十章

黄褐斑中成药名方

第一节 概　　述

一、概　　念

黄褐斑（chloasma）为面部出现黄褐色或褐色色素沉着斑的皮肤病，色斑对称分布，大小不定，边界不清，形状不规则。因肝病引起者又名"肝斑"，因妊娠而发病者又名妊娠斑，本病好发于青年女性。

黄褐斑属中医学"面尘""黧黑斑"范畴，多由肝郁气滞、脾虚血瘀、肾精受损致气血不能上荣于面所致。

二、病因及发病机制[1-5]

（一）病因

本病病因尚不十分明确，一般认为与内分泌紊乱有关，遗传易感性、紫外线照射、甲状腺疾病、妊娠、劳累和药物是本病主要危险因素。

（二）发病机制

妊娠或口服避孕药所致雌激素和孕激素水平增加使黑素细胞活性升高，黑素合成增加，导致黄褐斑形成。紫外线照射、微量元素等可使酪氨酸活性升高，黑素合成增加。紧张焦虑、睡眠不足使人体副交感神经兴奋，刺激垂体分泌促黑素细胞激素，增加黑素合成。地域环境和遗传因素也会影响黄褐斑的发病。

三、临　床　表　现

黄褐斑好发于青年女性，尤其是妊娠期、产后和口服避孕药的妇女。皮疹对称性分布于面部，以颧部、前额、两颊最明显，偶见于上唇部及颏部。皮损为淡褐色或黑褐色色素斑，大小形状不一，境界清楚或模糊，可融合成大片。局部无炎症，无自觉症状。色素随季节、日晒、月经周期等稍有变化，往往经久不褪。一部分在分娩后或停用避孕药后可缓慢消退。

四、诊　　断

根据发病年龄、发病部位、临床表现较易诊断本病，可结合 Wood 灯、激素水平、甲状腺功能等辅助检查。

五、治　　疗[6,7]

（一）常用化学药物及现代技术

1. 局部外用　以氢醌制剂为主，如氢醌霜，可竞争性抑制酪氨酸活性，也可直接破坏黑素小体和黑素细胞治疗黄褐斑，配合熊果苷霜、维 A 酸霜、氨甲环酸等可增强脱色效果。

2. 口服　可服用维生素 C、维生素 E 及其衍生物，谷胱甘肽等。

（二）中成药名方治疗

中医治疗以内治为主，配合外治，不同于西医的治标，中成药重在治本，从肝、脾、肾论治，以理气健脾、活血化瘀、滋阴补肾为主要治则辨证论治。

第二节　中成药名方的辨证分类与药效

黄褐斑病理基础是黑素合成增加，中药治疗黄褐斑的基本药效是抑制黑素合成，以肝、脾、肾三脏为本，辨证治疗。中成药名方的常见辨证的治则分类及其主要药效如下[3, 9]：

一、清热消斑类

黄褐斑属热毒内蕴者，症见面部褐斑、粉刺，心烦口苦，纳差腹胀，大便干结，舌尖红苔黄腻，脉数。

黄褐斑属热毒内蕴者，主要病理变化为热毒导致过度消耗，机体免疫功能低下，色素形成增多。

清热消斑类中成药清热解毒、凉血消斑，降低机体过度消耗，提高免疫功能，减少色素形成。

常用中成药：养荣祛斑膏、通便消痤片（胶囊）。

二、活血化瘀类

黄褐斑属血瘀证者，多见面色晦暗，色斑深褐或略带青蓝，容易出现瘀斑、易患疼痛，口唇暗淡或紫，或兼有情志抑郁，胸胁胀满或少寐多梦，月经不调，舌质暗有瘀点、片状瘀斑，脉象细涩或结代等。

黄褐斑属血瘀证者主要病理变化为以皮肤基底层、棘层为主的黑素颗粒增多，部分伴真皮黑素颗粒增加。

活血化瘀类中成药可改善微循环，抑制色素沉积，改善临床症状。

常用中成药：化瘀祛斑胶囊、景天祛斑胶囊（片、颗粒）、血府逐瘀胶囊等。

三、滋阴补肾类

黄褐斑属肾阴不足者，可见皮损为黑褐色斑片，大小不定，形状不规则，多以鼻为中心，对称分布于颜面，伴头眩耳鸣，腰膝酸软，五心烦热，舌红苔少，脉细数。

黄褐斑属肾阴不足者，主要病理变化为激素水平改变所致黑素细胞活性升高，黑素合成增加。

滋阴补肾类中成药可调节激素水平，抑制黑素细胞活性。

常用中成药：六味地黄丸（胶囊）。

参 考 文 献

[1] 李伯埙. 现代实用皮肤病学[M]. 西安：世界图书出版公司，2007：517-518.

[2] 刘辅仁. 实用皮肤病学[M]. 北京：人民卫生出版社，2005：896-897.

[3] 袁兆庄，张合恩，苑勰，等. 实用中西医结合皮肤病学[M]. 北京：中国协和医科大学出版社，2007：624-625.

[4] 李娟，颜敏，张媛，等. 黄褐斑病因、发病机制及治疗进展[J]. 中国麻风皮肤病杂志，2016，32（2）：123-126.

[5] 叶世龙. 黄褐斑病因病机研究[J]. 中华中医药杂志，2014，29（12）：3806-3808.

[6] 张荻，王旭. 黄褐斑中西医治疗研究进展[J]. 辽宁中医药大学学报，2011，13（5）：106-107.

[7] 朱文元. 白癜风与黄褐斑[M]. 南京：东南大学出版社，2002：260-274.

（郑州大学　王振基，河南中医药大学　田燕歌，天津中医药大学　李　艳）

第三节　中成药名方

一、清热消斑类

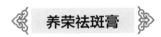

养荣祛斑膏

【药物组成】　珍珠、柿子叶。

【处方来源】　研制方。国药准字 Z20053817。

【功能与主治】　消斑润肤，用于面部黄褐斑、轻度雀斑、过敏性刺痒的辅助治疗。

【药效】　主要药效如下：

1. 降低酪氨酸酶活性　酪氨酸酶活性升高，黑素合成增加是黄褐斑形成的主要机制，养荣祛斑膏可抑制酪氨酸酶活性，减少黑素形成。

2. 抗病原微生物　养荣祛斑膏具有抗病原微生物的作用。

【临床应用】　主要用于黄褐斑热毒蕴结证。

黄褐斑[1]　养荣祛斑膏可用于治疗热毒上浮于面而致面部褐斑、粉刺，心烦口苦的黄褐斑，常规中西医治疗基础上外用养荣祛斑膏可缩减色斑面积，使颜色变淡。本品联合维生素 C、维生素 E 治疗黄褐斑，可明显提高疗效，降低复发率。

【不良反应】　尚未见报道。

【使用注意】　①涂用期间不宜同时使用化妆品和其他外用药。②过敏体质者慎用。③青春期少女、更年期妇女应在医师指导下使用。

【用法与用量】　外用，面部用温水洗净，擦干后涂搽，一日 1～2 次。

参 考 文 献

[1] 李莉. 养荣祛斑膏治疗面部黄褐斑 42 例[J]. 中国药业，2009，18（16）：72.

（河南中医药大学　田燕歌，郑州大学　王振基，天津中医药大学　李　艳）

通便消痤片（胶囊）

【药物组成】　大黄、西洋参、芒硝、枳实、白术、青阳参、肉苁蓉、小红参、荷叶。

【处方来源】　研制方。国药准字 Z20050713。

【功能与主治】　益气活血，通便排毒。用于气虚血瘀、热毒内盛所致便秘、痤疮、颜面色斑。

【药效】　主要药效如下：

1. 抗病原微生物　通便消痤片（胶囊）具有抗病原微生物、抗感染作用。

2. 增强免疫　免疫功能低下是黄褐斑产生的原因之一，通便消痤片（胶囊）具有增强机体免疫的作用。

【临床应用】　主要用于黄褐斑、痤疮热毒壅盛证。

1. 黄褐斑[1]　通便消痤片可用于气虚血瘀、热毒内盛型黄褐斑，临床症见颜面色斑，伴痤疮、便秘等。通便消痤片联合外用糠酸莫米松乳膏治疗黄褐斑，可明显提高疗效，降低复发率。

2. 痤疮[2]　通便消痤胶囊可用于治疗气虚血瘀、热毒内盛型痤疮，症见红斑、淡红色毛囊性粉刺丘疹，散在脓疱，以额头、口鼻周围为多，常伴皮肤灼热，口干渴，思冷饮，大便干等。通便消痤胶囊可减轻患者临床症状，减少痤疮。

【不良反应】　通便消痤片联合糖皮质激素治疗黄褐斑，51 例患者中 4 例出现大便次数增多[1]。

【使用注意】　①服药期间忌食生冷、辛辣、油腻之物。②服本品同时不宜服用藜芦、五灵脂、皂荚或其制剂，以免影响药效。③孕妇及过敏体质者慎用。

【用法与用量】　口服。便秘、排便不爽者，一次 3～6 片，一日 2 次，根据大便情况酌情加减药量，以大便通畅，每日 1～2 次为宜。大便一日 1 次者，以 1 片起服，根据大便情况逐渐加量至大便通畅，每日 1～2 次为宜。

参 考 文 献

[1] 付强. 通便消痤片联合糖皮质激素治疗黄褐斑 60 例[J]. 中国药业，2013，22（18）：92-93.
[2] 国家药典委员会. 临床用药须知（中药成方制剂卷）[M]. 中国医药科技出版社，2010：677.

（河南中医药大学　田燕歌，郑州大学　王振基，天津中医药大学　李　艳）

二、活血化瘀类

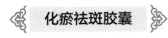

化瘀祛斑胶囊

【药物组成】　柴胡、薄荷、黄芩、当归、红花、赤芍。

【处方来源】　研制方。国药准字 Z14020939。

【功能与主治】　疏风清热，活血化瘀。用于黄褐斑、酒齄鼻、粉刺属风热瘀阻证者。

【药效】　主要药效如下[1,2]：

1. 改善微循环　黄褐斑患者存在局部微循环障碍，化瘀祛斑胶囊减少血小板黏附和聚集，增加血流量，改善微循环。

2. 抗炎　黄褐斑、痤疮患者存在局部皮肤炎症，化瘀祛斑胶囊具有抗炎作用，减少炎症渗出和组织水肿。

3. 抗氧化　黄褐斑患者氧自由基合成增多，脂质过氧化而致黑素合成增加，化瘀祛斑胶囊能清除氧自由基，具有抗氧化作用。

【临床应用】　主要用于黄褐斑风热瘀阻证。

1. 黄褐斑[1,2]　化瘀祛斑胶囊可用于治疗风热瘀阻所致面色晦暗、色斑深褐之黄褐斑，可减少色素沉着，缩小皮损面积，减少复发。本品联合氢醌乳膏、祛斑霜更有效，复发率低。

2. 玫瑰痤疮[3]　化瘀祛斑胶囊可用于治疗肺胃积热上蒸，复感风邪，血瘀凝结型玫瑰痤疮，临床症见鼻面部红斑、丘疹、脓疮及毛细血管扩张等。本品联合米诺环素治疗玫瑰痤疮能够使红斑逐渐消退，丘疹、脓疮明显减轻，具有较好疗效。

【不良反应】　尚未见报道。

【使用注意】　①感冒时，不宜服用本药。②避免日光暴晒，否则面部褐斑加重。③不宜滥用化妆品及外涂药物，必要时应在医师指导下使用。④对本品过敏者禁用，过敏体质者慎用。

【用法与用量】　口服，一日 2 次，一次 5 粒。

参 考 文 献

[1] 韩婷梅，李俞晓，郭晓光，等. 化瘀祛斑胶囊联合氢醌乳膏治疗黄褐斑疗效观察[J]. 皮肤病与性病，2016，38（1）：63-64.
[2] 乔丽，杨志勇，段丽娜，等. 化瘀祛斑胶囊联合祛斑霜治疗黄褐斑 30 例效果观察[J]. 解放军医药杂志，2011，23（4）：82-83.
[3] 徐劲，乔丽，罗卫. 米诺环素联合化瘀祛斑胶囊治疗玫瑰痤疮的疗效观察[J]. 武警医学，2015，26（11）：1108-1110.

（河南中医药大学　田燕歌，郑州大学　王振基，天津中医药大学　李　艳）

景天祛斑胶囊（片、颗粒）

【药物组成】　红景天、枸杞子、黄芪、当归、制何首乌、红花、珍珠、杜鹃花。

【处方来源】　研制方。国药准字 Z20025516。

【功能与主治】　活血行气，祛斑消痤。用于气滞血瘀所致的黄褐斑、痤疮。

【药效】　主要药效如下[1]：

1. 抗氧化　黄褐斑患者体内氧自由基增多，脂质过氧化而致黑素合成增加。景天祛斑胶囊（片、颗粒）能显著提高血中超氧化物歧化酶抗氧化活性，增加血氧生成量。

2. 改善微循环　黄褐斑患者存在局部微循环障碍，景天祛斑胶囊（片）使血液的流动性增强，改善微循环。

【临床应用】　主要用于气滞血瘀证之黄褐斑。

黄褐斑[1-3]　景天祛斑胶囊（片、颗粒）治疗气滞血瘀所致面色晦暗、色斑深褐或略带青蓝，伴有情志抑郁、胸胁胀满等症状的黄褐斑，能够明显缩减黄褐斑色斑面积，使颜色变淡。本品联合点阵激光或超声波透入氢醌乳膏治疗效果更明显。

【不良反应】　用药期间发现 2 例月经量增多，1 例月经量减少[1]。

【使用注意】　①忌忧思恼怒，避免日光暴晒。②不宜滥用化妆品及外涂药物，必要时应在医师指导下使用。③对本品过敏者禁用，过敏体质者慎用。

【用法与用量】　口服。一次 3～4 粒，一日 2 次。

参 考 文 献

[1] 杨明贵. 景天祛斑胶囊治疗女性黄褐斑临床疗效观察[J]. 长治医学院学报，2011，25（3）：223-224.

[2] 张国平，黄壮峰，董佳辉，等. 点阵激光联合景天祛斑胶囊治疗女性黄褐斑短期临床观察[J]. 中国美容医学杂志，2014，23（8）：669-671.

[3] 龙继红. 景天祛斑胶囊联合超声透入氢醌霜治疗黄褐斑的临床研究[J]. 国际中医中药杂志，2015，37（6）：502-504.

（郑州大学　王振基，河南中医药大学　田燕歌，天津中医药大学　李　艳）

血府逐瘀胶囊

【药物组成】　桃仁（炒）、红花、赤芍、川芎、枳壳（麸炒）、柴胡、桔梗、当归、地黄、牛膝、甘草。

【处方来源】　清·王清任《医林改错》之血府逐瘀汤。《中国药典》（2015 年版）。

【功能与主治】　活血祛瘀，行气止痛，用于气滞血瘀所致的胸痹，头痛日久，痛如针刺而有定处，内热烦闷，心悸失眠，急躁易怒。

【药效】　主要药效如下[1-6]（图 30-1）：

1. 抗氧化　黄褐斑患者体内氧自由基增多，脂质过氧化而致黑素合成增加。血府逐瘀胶囊能显著升高血中超氧化物歧化酶，明显降低脂质过氧化/超氧化物歧化酶（LPO/SOD）值，能抑制脂质过氧化反应，清除自由基。

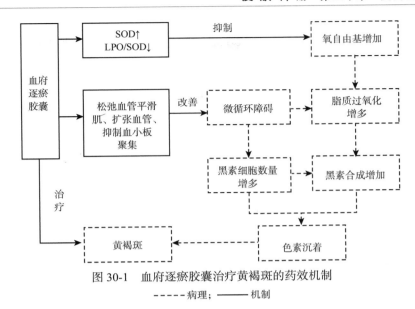

图 30-1　血府逐瘀胶囊治疗黄褐斑的药效机制

-----病理；——机制

2. 抑制血小板聚集　血府逐瘀汤可以抑制花生四烯酸引起的兔血小板聚集率。血府逐瘀胶囊可降低大鼠颈总动脉血栓重量，抑制血小板-白细胞聚集体表达，降低 TXB_2 含量，从而抑制血小板聚集。

3. 改善微循环　微循环是指微动脉和微静脉之间的血液循环，黄褐斑患者微循环障碍而使黑素合成增加，血府逐瘀胶囊可松弛血管平滑肌，扩张血管，加快血流速度，从而改善微循环。

【临床应用】　主要用于胸痹、黄褐斑气滞血瘀证。

1. 黄褐斑[7-9]　血府逐瘀胶囊治疗气滞血瘀所致的黄褐斑，临床症见面色晦暗，色斑深褐，易患疼痛，伴少寐多梦、月经不调等。血府逐瘀胶囊能明显改善血液流变学，提高机体抗氧化能力，改善微循环，从而使色斑面积缩减，颜色变浅。本品联合激光治疗可有效改善黄褐斑患者皮肤状况，降低黑素指数。

2. 冠心病心绞痛[10, 11]　血府逐瘀胶囊用于治疗冠心病心绞痛之气滞血瘀证，症见胸闷、胸痛、气短、心悸等。本品可显著改善冠心病心绞痛患者的临床症状，能够明显减轻心绞痛疼痛程度，减少发作次数，疼痛持续时间明显缩短，且安全性好。

3. 原发性痛经[12, 13]　血府逐瘀胶囊治疗气虚血瘀之痛经，经前或经期小腹胀痛、拒按、经量少，或行经不畅，经色紫暗有块，血块排出后痛减，伴胸胁乳房胀痛，舌质暗或有瘀点，脉弦或弦滑。血府逐瘀胶囊理气行滞、调经止痛，明显缓解经期腹痛及相关症状，疗效显著。

4. 痤疮[14]　血府逐瘀胶囊可用于治疗素体肾阴不足、相火过旺，加之饮食不节，冲任失调，肺胃火热上蒸头面，血热郁滞而致痤疮，临床见面部的粉刺、丘疹、脓疱、结节等多形性皮损。本品可促进痤疮患者受损组织的修复和再生，使痤疮减少或消失。

5. 老年性皮肤瘙痒症[15]　血府逐瘀胶囊可治疗年老体衰，气血亏损，不能濡养肌肤而生风生燥，风动则痒，瘙痒无度，伴皮肤干涩、表皮脱落等。血府逐瘀胶囊联合抗组胺药可明显减轻瘙痒症状，消减皮损。

【不良反应】　尚未见报道。

【使用注意】　①忌食用辛冷食物。②孕妇忌服。

【用法与用量】　口服。一次 3～4 粒，一日 2 次。

参 考 文 献

[1] 王岩，李萌，王玉芬，等. 血府逐瘀胶囊药理实验[J]. 北京中医，1998，（2）：64-65.

[2] 卢冠军，谭东，李南. 血府逐瘀胶囊降血脂及抗氧化作用的实验研究[J]. 北京中医药，2007，26（1）：55-56.

[3] 林海，高小燕，王均炉，等. 星状神经节阻滞联合血府逐瘀胶囊治疗带状疱疹后神经痛的临床观察[J]. 中成药，2006，28（9）：1317-1319.

[4] 张凤范. 血府逐瘀胶囊对冠心病氧自由基和载脂蛋白的影响及其临床疗效机制研究[J]. 北京中医，2004，21（增刊）：17-19.

[5] 葛争艳，林成仁，周亚伟，等. 活血化瘀经典古方对家兔血小板聚集性的影响[J]. 中国中西医结合杂志，1994，（8）：489-490.

[6] 赵亮，王梓，张慧，等. 血府逐瘀胶囊对 $FeCl_3$ 致大鼠颈动脉血栓抑制作用及对血栓弹力图的影响[J]. 医学理论与实践，2016，29（17）：2999-3001.

[7] 丁小珍，王伦，邬清芝，等. 血府逐瘀胶囊治疗黄褐斑 86 例[J]. 医药导报，2007，26（8）：890-891.

[8] 杨多. 血府逐瘀胶囊治疗黄褐斑的临床观察[J]. 北京中医，2007，26（9）：603.

[9] 施学清. 血府逐瘀胶囊联合激光治疗黄褐斑的临床疗效及对黑素指数的影响[J]. 黑龙江医药，2016，29（1）：109-110.

[10] 王学军，田国祥，詹中群，等. 血府逐瘀胶囊治疗冠心病心绞痛的 Meta 分析[J].中国循证心血管医学杂志，2016，8（12）：1428-1434.

[11] 郭迎华. 血府逐瘀胶囊治疗冠心病心绞痛的疗效观察[J]. 中西医结合心血管病杂志，2015，3（13）：41-43.

[12] 蒙文炳. 血府逐瘀胶囊治疗原发性痛经 40 例分析[J]. 北京中医，2005，24（4）：255.

[13] 李艳荣. 血府逐瘀胶囊治疗原发性痛经 100 例[J]. 辽宁中医杂志，2004，31（10）：847.

[14] 杨崔领. 血府逐瘀胶囊治疗痤疮 32 例疗效观察[J]. 北京中医药，2004，23（3）：168.

[15] 张铁强. 血府逐瘀胶囊治疗老年性皮肤瘙痒症 35 例疗效观察[J]. 天津中医药大学学报，2003，22（2）：41.

（河南中医药大学　田燕歌，郑州大学　王振基，天津中医药大学　李　艳）

三、滋阴补肾类

 六味地黄丸（胶囊）

【药物组成】　熟地黄、酒萸肉、牡丹皮、山药、茯苓、泽泻。

【处方来源】　宋·钱乙《小儿药证直诀》。《中国药典》（2015 年版）。

【功能与主治】　滋阴补肾。用于肾阴亏损，头晕耳鸣，腰膝酸软，骨蒸潮热，盗汗遗精，消渴。

【药效】　主要药效如下[1-6]：

1. 降低酪氨酸酶活性　酪氨酸酶是黑素形成的关键酶，其活性升高导致黑素沉积是黄褐斑形成的主要原因之一。六味地黄丸可使酪氨酸酶活性显著降低，抑制黑素形成，效果优于逍遥丸、桃红四物汤等复方。

2. 延缓衰老　六味地黄丸能显著增加老年小鼠红细胞过氧化氢酶的活性，增加肝脏非蛋白巯基的含量，减少脑组织中丙二醛的含量，明显改善老年小鼠的自由基代谢紊乱，达到抗衰老作用。

3. 增强免疫　六味地黄汤能够减轻自身免疫引起的佐剂性关节炎大鼠踝关节肿胀，六味地黄丸可提高小鼠腹腔巨噬细胞活性及吞噬率，调节免疫功能低下小鼠 T、B 淋巴细胞比例，改善免疫功能。

4. 抗肿瘤　六味地黄丸促使瘤细胞 G_0～G_1 期细胞聚集，减少 S 期细胞，干扰瘤细胞在细胞周期中的进程，诱导瘤细胞凋亡。对瘤细胞 G_2 和 M 期有阻断作用，同时能明显抑制肿瘤组织内周期蛋白 3 基因表达，抑制肿瘤细胞生长。

【临床应用】　主要用于黄褐斑肾阴不足证。

1. 黄褐斑[7, 8]　六味地黄丸治疗黄褐斑肾阴不足证，症见皮损为黑褐色斑片，大小不定，形状不规则，伴头眩耳鸣，腰膝酸软，五心烦热。本品治疗黄褐斑效果显著，可使面部色斑颜色变淡，逐渐消退，联合新型强脉冲光效果更佳。

2. 糖尿病肾病[9, 10]　是由糖尿病引起的肾损害，表现为血肌酐、尿素氮升高，尿蛋白升高。常规治疗基础上联合六味地黄丸治疗糖尿病肾病，可明显改善临床症状和体征，降低 24 小时尿蛋白定量；本品联合雷公藤治疗 8 周后临床症状、体征改善，同型半胱氨酸、胱抑素 C 水平降低，血肌酐和尿素氮降低。

3. 围绝经期综合征[11, 12]　表现为月经紊乱、烘热汗出为主，可伴有乍寒乍热，背部寒凉，心胸发热，头晕乏力等症状，六味地黄丸联合桂枝汤或逍遥丸治疗围绝经期综合征可使临床症状明显减轻，可使血清雌二醇水平明显提高，促卵泡生长激素明显降低。

【不良反应】　偶见心慌、食欲不振、心烦意乱、入睡困难等症状，目前报道有下肢严重转筋和阴囊药疹各 1 例[13-15]。

【使用注意】　①忌忧思恼怒，避免日光暴晒。②妇女经期慎用。③不宜滥用化妆品及外涂药物，必要时应在医师指导下使用。④对本品过敏者禁用，过敏体质者慎用。

【用法与用量】　口服。水丸一次 5g，水蜜丸一次 6g，小蜜丸一次 9g，大蜜丸一次 1 丸，一日 2 次。

参考文献

[1] 李洪武，朱文元. 治疗黄褐斑的中药复方对酪氨酸酶活性的影响[J]. 中华皮肤科杂志，2000，33（2）：93.

[2] 王传社，李顺成，李志新，等. 补肾化瘀法延缓衰老机理研究-六味丹坤方对老年小鼠自由基代谢的影响[J]. 北京医科大学学报，1995，1：275.

[3] 曲靖，蔡光先，胡学军. 六味地黄丸（汤）的现代药理研究进展[J]. 湖南中医杂志，2007，23（7）：78-80.

[4] 方鉴，张永祥，茹祥斌，等. 六味地黄汤对佐剂性关节炎大鼠脾脏细胞表达细胞因子的影响[J]. 中国中药杂志，2001，26（2）：128 -131.

[5] 孙学海，安志远，翁福海. 六味地黄丸增强免疫功能的实验研究[J]. 天津中医，1994，（6）：40.

[6] 黄琳，吴秋云，皮真，等. 六味地黄丸抗肿瘤作用机理探讨[J]. 中兽医医药杂志，2018，37（6）：81-83.

[7] 袁惠英. 六味地黄丸治疗黄褐斑 112 例疗效观察[J]. 湖南中医药导报，2001，7（1）：26-27.

[8] 王良馥，李会平，章武. 新型强脉冲光联合六味地黄丸加味治疗黄褐斑 35 例[J]. 河南中医，2016，36（8）：1441-1443.

[9] 王华玉. 六味地黄丸治疗肾阴亏虚型糖尿病肾病的效果研究[J]. 河南医学研究，2017，26（19）：3543.

[10] 江国华，杨剑. 六味地黄丸联合雷公藤治疗糖尿病肾病的临床疗效观察[J]. 天津药学，2017，29（2）：47-49.

[11] 曹庭欣，张齐娟. 六味地黄丸合桂枝汤治疗围绝经期综合征 68 例[J]. 实用中医内科杂志，2011，25（5）：113-114.

[12] 张栩，何学斌，张小凤. 逍遥丸合六味地黄丸治疗围绝经期综合征 56 例[J]. 中国实验方剂学杂志，2010，16（7）：195-197.

[13] 张宇. 六味地黄丸临床不良反应观察[J]. 中医临床研究，2016，8（28）：101-102.

[14] 张建福，刘传宝. 六味地黄丸致下肢严重转筋 1 例报告[J]. 河南中医，1992，12（6）：280.

[15] 赵存生，聂红卫. 六味地黄丸引起阴囊药疹 1 例[J]. 临床军医杂志，2007，35（3）：383.

（河南中医药大学　田燕歌，郑州大学　王振基，天津中医药大学　李　艳）

第三十一章

白癜风中成药名方

第一节 概 述

一、概 念[1-7]

白癜风（vitiligo）是一种后天原发性、局限性或泛发性的皮肤色素脱失症，是由于皮肤和毛囊的黑素细胞内酪氨酸酶特发性损伤和功能异常而出现色素脱失的全身性皮肤疾病。全身各部位可发生，常见于指背、腕、前臂、颜面、颈项及生殖器周围等。女性外阴部亦可发生，青年妇女居多。

中医学属"白驳"或"白癜风"范畴。

二、病因及发病机制

（一）病因

本病病因不明。部分病例有遗传的影响；精神创伤、疲劳过度、自主神经功能紊乱、免疫功能失调等后天因素可影响疾病的发生和进展。

（二）发病机制

在致病因素作用下，黑素细胞在合成黑素过程中可产生一些有毒的中间产物或代谢产物，抑制黑素的合成。精神创伤和过度劳累使一些抑制黑素生成酶的活性增高，使黑素代谢的毒性中间产物蓄积，引起黑素细胞死亡，出现色素脱失斑。临床上白癜风常伴发自身免疫性疾病，提示自身免疫异常参与白癜风的发病，酪氨酸酶是黑色素合成的关键酶，可能是白癜风自身免疫的重要抗原，酪氨酸酶活性降低导致黑素合成障碍。冗余的氧化应激产物可通过对黑素细胞的直接毒性作用、干扰表皮细胞生物蝶呤代谢、抑制细胞黑素合成酶功能等多种途径损伤或破坏黑素细胞，影响黑素代谢，甚至使黑素细胞死亡。

三、临床表现

皮损为大小不等的局限性脱色斑，边界清楚，边缘处色素较正常肤色为浓，新发皮损周围常见暂时性炎性晕轮，患处毛发可变白。皮损处表面温度可增高，汗液增多。全身各部位均可发生，可分为局限性、对称性（节段型）、播散性及泛发性等类型。一般无自觉症状。少数患者可自然消退，多数则不断进展。

四、诊　　断

白癜风易发头发、脸部、躯干和四肢等部位，出现大小不等、单个或多发的不规则纯白色斑块，白色斑块面积逐渐扩大，数目增多；白斑境界清楚，斑内毛发也呈白色，表面光滑，无鳞屑或结痂，感觉和分泌功能都正常；白斑对日光比较敏感，稍晒即发红。据此临床表现较易诊断，必要是结合 Wood 灯检查进一步确定诊断，白癜风的白斑在 Wood 灯下呈亚白色或亮白色。

五、治　　疗

（一）常用化学药物及现代技术

1. 全身治疗　内服药有补骨脂素制剂、大剂量维生素（维生素 B 族、维生素 C、维生素 B_{12}、叶酸等）、糖皮质激素、免疫调节剂左旋咪唑等；内外同治的有补骨脂素（psoralen，一种光敏感性药物）联合使用 A 波段紫外线（UVA）暴露的 PUVA 疗法，即口服补骨脂素药丸后将皮损部位暴露在 UVA 下。

2. 局部治疗　涂搽皮肤刺激剂、糖皮质激素制剂、复方焦性没食子酸酊和氮芥等。涂搽皮肤刺激剂只适用于小片皮损，涂后皮损处可出现大疱。

（二）中成药名方治疗

中医依据皮损部位、颜色、时间长短、自觉症状、发病季节、舌苔脉象等加以分析辨证。气血不足证治宜补气益血，养血祛风；风湿蕴热证治宜清热除湿，和血通络；肝肾阴虚证治宜滋补肝肾，养血祛风；肝郁气滞证治以疏肝解郁，活血化瘀；气滞血瘀证治宜活血化瘀，祛风通络；脾肾阳虚证治宜温脾益肾消白。与西医治疗互相配合，可增加疗效。与西医疗法比较，往往疗效持久，复发率低。

第二节　中成药名方的辨证分类与药效

白癜风患者共同病理基础是黑素合成异常，中药治疗白癜风的基本药效是改善黑素细胞功能，促进黑素合成酶活性。中医学认为该病为"风邪搏于皮肤，血气不和所生"，另外肺有壅热、情志失常、气滞血瘀致脉络阻滞不通，新血不生，亦可导致肌肤失养而成白癜。故中药治疗白癜风重在辨证，中成药名方的常见辨证分类及其主要药效如下[5-7]：

一、活血祛风理气类

白癜风属风邪外搏或气滞而致血瘀证者，病程日久，皮损多为大小不等的斑点或片状，境界清楚，边缘呈深褐色或紫褐色，局部可有轻度刺痛，多发于外伤或其他皮肤损伤后，伴面色暗，肌肤甲错，肢体困重而痛，舌质紫暗，或有瘀斑，苔薄脉弦涩。

白癜风属血瘀证者的主要病理变化有微循环障碍，黑素细胞和黑素形成障碍，血液流变学异常，免疫功能异常。

活血祛风理气药治疗可改善微循环，改善血液流变学，调节免疫功能，促进黑素细胞生成。

常用中成药：白癜风胶囊（丸）、白灵片、复方卡力孜然酊、驱白巴布期片（胶囊）、驱虫斑鸠菊丸（注射液）、桃红清血丸、消白软膏、外搽白灵酊。

二、补益肝肾类

白癜风属肝肾阴虚证者，因肝肾不足，血虚风盛，风邪犯肤，症见病程长，白斑局限或散发，毛发变白，皮肤干燥，伴头晕目眩，耳鸣健忘，腰膝酸软，失眠多梦，舌淡红少苔，脉细数。

白癜风肝肾阴虚证者主要病理变化为免疫功能异常，黑素合成酶活性降低，黑素形成障碍。

补益肝肾药以其滋补肝肾、养血祛风之功，能调节免疫功能，促进黑素合成酶活性，黑素合成恢复。

常用中成药：白蚀丸、补骨脂注射液、七宝美髯丹（颗粒）（见第三十五章）。

参 考 文 献

[1] 李伯埙. 现代实用皮肤病学[M]. 西安：世界图书出版公司，2007：531-533.

[2] 刘辅仁. 实用皮肤病学[M]. 北京：人民卫生出版社，2005：900-902.

[3] 袁兆庄，张合恩，苑勰，等.实用中西医结合皮肤病学[M]. 北京：中国协和医科大学出版社，2007：639-642.

[4] 刘国艳，张晓杰. 白癜风的中西医发病机制研究进展[J]. 山东中医杂志，2014，33（3）：242-243.

[5] 杨华，张恩虎. 中医药治疗白癜风研究新进展[J]. 四川中医，2012，30（10）：145-147.

[6] 叶姝，陈可平. 赵炳南治疗白癜风临床经验[J]. 中医杂志，2009，50（S1）：96.

[7] 洪武主. 白癜风[M]. 济南：山东大学出版社，2007：54-64.

（河南中医药大学　田燕歌，郑州大学　王振基）

第三节　中成药名方

一、活血祛风理气类

白癜风胶囊（丸）

【药物组成】　当归、桃仁、红花、丹参、紫草、川芎、香附、补骨脂、干姜、山药、黄芪、蒺藜、白鲜皮、乌梢蛇、龙胆。

【处方来源】　研制方。《中国药典》（2015 年版）。

【功能与主治】　活血行滞，祛风解毒。用于经络阻隔、气血不畅所致的白癜风，症见白斑散在分布、色泽苍白、边界较明显。

【药效】　主要药效如下[1-3]：

1. 改善血液流变学　白癜风病理变化有血液流变学异常，白癜风胶囊治疗使患者的血液黏度、血细胞比容、血沉等血液流变学指标显著改善，以达到治疗目的。

2. 抑制自身免疫　T 细胞介导的自身免疫调节异常是白癜风发病的主要机制，白癜风患者辅助性 T 淋巴细胞（Th）1 和 Th17 分泌细胞因子增多，导致黑素细胞损伤，白癜风胶囊能够抑制 Th1 和 Th17 细胞因子分泌，抑制自身免疫，促进黑素细胞恢复。

【临床应用】　主要用于治疗白癜风气滞血瘀证。

白癜风[1-8]　白癜风胶囊主要用于治疗因气血不和、脉络阻滞引起的白癜风，见散在分布的白斑皮损。本品能够减少白癜风皮损面积，改善血液流变学和机体免疫功能，有效率优于甲泼尼龙，且不良反应少。白癜风胶囊分别联合窄谱中波紫外线、308nm 准分子激光和卡介菌多糖核酸，可进一步提高有效率，并能减轻窄谱中波紫外线的皮肤刺激性。

【不良反应】　目前文献报道个别患者服用白癜风胶囊后可引起肝损害、月经紊乱、药物性肝炎、胃出血、手指甲变黑、固定红斑型药疹、便血等不良反应。少数患者服药后出现腹泻，停药后腹泻停止，不影响继续用药治疗。文献报道白癜风胶囊引起的药疹 1 例。患者双膝髌骨周围皮肤散在直径 0.2～0.4cm 的红色圆形结节，质硬，触之感觉热，皮疹与周围皮肤界限不清，皮损在膝部排列成环状，停药后数日自愈[9, 10]。

【使用注意】　①阴血亏虚者慎用。②不宜和感冒类药同时服用。③妇女月经期经量多者经期应停用。④孕妇禁用。

【用法与用量】　口服。一次 3～4 粒，一日 2 次。

参 考 文 献

[1] 郭中华，李伶，吴金燕，等. 白癜风胶囊对白癜风患者的临床效果研究[J]. 中药药理与临床，2016，32（2）：208-210.

[2] 余艳丽，汪建军，石晓霞，等. 白癜风胶囊联合卤米松乳膏治疗白癜风患者免疫功能相关指标分析[J]. 实用临床医药杂志，2018，22（24）：83-86.

[3] 孙岩，钱立. 白癜风患者治疗前后血清 IL-2、IL-6、IL-10 和 TNF-α 水平[J]. 贵阳医学院学报，2011，36（3）：283-285.

[4] 江平，陆新颜. 白癜风胶囊治疗白癜风的临床研究[J]. 中医学报，2013，28（7）：1080-1081.

[5] 喻集保，王琦，李峧霓. 白癜风胶囊联合窄谱中波紫外线治疗白癜风疗效观察[J]. 新中医，2015，47（9）：102-103.

[6] 魏瑞玲. 白癜风胶囊联合 308nm 准分子激光治疗局限型白癜风 36 例[J]. 河南中医，2016，36（5）：882-883.

[7] 魏瑞玲. 白癜风胶囊和转移因子胶囊口服联合 NB-UVB 治疗白癜风疗效观察[J]. 亚太传统医药，2012，8（2）：81-82.

[8] 沈红萍. 卡介菌多糖核酸联合白癜风胶囊治疗白癜风临床观察[J]. 海峡医学，2011，23（5）：202-203.

[9] 潘静，刘秀英. 口服白癜风胶囊引起药疹 1 例[J]. 中国中医药信息杂志，2001，8（12）：68.

[10] 刘杰. 卡介苗多糖核酸联合白癜风胶囊治疗白癜风临床观察[J]. 工企医刊，2013，26（4）：104-105.

（河南中医药大学　田燕歌，郑州大学　王振基）

白 灵 片

【药物组成】　当归、赤芍、牡丹皮、三七、桃仁、红花、防风、白芷、苍术、黄芪、马齿苋。

【处方来源】　研制方。国药准字 Z44022380。

【功能与主治】　活血化瘀，祛风通络。用于经络阻隔、气血不和所致白癜风，症见白斑散在不对称、边界较清楚、皮色苍白。

【药效】　主要药效如下[1, 2]：

1. 改善血液流变学　白癜风患者血液流变学异常，白灵片能够减少白癜风动物模型纤维蛋白原，降低血细胞比容，改变血液流变学。

2. 改善微循环　白癜风的主要病理变化为微循环障碍，白灵片能改善去甲肾上腺素引起的大鼠肠系膜小动脉、小静脉和毛细血管血流的停滞、关闭，使肠系膜的微循环血流速度加快，改善微循环。白灵片能抑制腺苷二磷酸诱发的家兔体内外血小板聚集，对抗家兔体外血栓形成，并能降低家兔全血黏度。

【临床应用】　主要用于治疗白癜风血瘀风燥证。

白癜风[3-8]　白灵片对脉络阻滞、气血不和的白癜风有一定疗效，能够使白斑面积缩小，恢复正常皮肤颜色，尤其对暴露部位疗效最佳。同时疗效与疗程有关，疗程长者疗效佳。白灵片常配合白灵酊使用，疗效优于两者单用。还有白灵片分别联用窄谱中波紫外线、卤米松、驱虫斑鸠菊的报道，疗效可得到进一步提高。

【不良反应】　目前报道白灵片所致血小板减少 1 例。与六味地黄丸合用出现肝损伤 1 例[9, 10]。

【使用注意】　①阴血亏虚者慎用。②妇女月经期经量多者，经期应停用。③孕妇禁用。

【用法与用量】　口服。一次 4 片，一日 3 次；同时使用外搽白灵酊涂患处，一日 3 次。3 个月为一个疗程。

参 考 文 献

[1] 陈玉兴，周瑞玲，杨思华，等. 白灵片抗血栓作用研究[J]. 中国实验方剂学杂志，2003，9（4）：36-38.

[2] 梁伟达，冯德康，江毅，等. 白癜风治疗药——白灵的研究[J]. 中成药研究，1986，（7）：30-31.

[3] 温定华. 白灵片治疗白癜风 5 例疗效观察[J]. 皮肤病与性病，2005，27（3）：39.

[4] 刘燕兰. 白灵配合窄谱 UVB（311nm）照射治疗白癜风疗效观察[J]. 国际医药卫生导报，2005，11（8）：90-91.

[5] 郭志伟，李志峰，刘爱彭. 疏肝活血方配合白灵配对气滞血瘀型白癜风的疗效观察[J]. 深圳中西医结合杂志，2014，24（5）：154-155.

[6] 宋东燕. 中药驱虫斑鸠菊和白灵联合窄谱中波紫外线治疗白癜风临床观察[J]. 皮肤性病诊疗学杂志，2010，17（1）：41-43.

[7] 华鹏，钟信刚，陈鼎汉，等. 白灵片和白灵酊联合卤米松治疗寻常型白癜风疗效观察[J]. 广州医药，2012，43（1）：49-50.

[8] 陈放，林建新，黄小丹，等. NB-UVB 联合中成药白灵片和白灵酊治疗白癜风疗效观察[J]. 中国皮肤性病学杂志，2010，
　　24（9）：887-888.

[9] 蔡森，肖毅，蔡菲. 白灵片致不良反应 1 例[J]. 药物警戒，2008，5（4）：251，254.

[10] 秦立，卜昕，刘淼，等. 白灵片联合六味地黄丸致药物性肝损伤 1 例[J]. 医药导报，2014，33（4）：533-534.

（河南中医药大学　田燕歌，郑州大学　王振基）

 复方卡力孜然酊

【**药物组成**】　驱虫斑鸠菊、补骨脂、何首乌、当归、防风、蛇床子、白鲜皮、乌梅、白芥子、丁香。

【**处方来源**】　研制方。国药准字 Z65020003。

【**功能与主治**】　活血温肤，清除沉着于局部的未成熟异常黏液质。用于白热斯（白癜风）。

【**药效**】　主要药效如下[1]：

1. 抗炎　炎症反应参与白癜风的发生发展。药理研究表明，复方卡力孜然酊对大鼠肉芽肿、角叉菜胶致足肿胀有明显的抑制作用，可降低小鼠毛细血管通透性，抑制炎症因子的生成，表现出一定的抗炎作用。

2. 增强免疫　机体免疫功能低下与白癜风发生密切相关，复方卡力孜然酊可增强机体免疫能力，减少复发。

【**临床应用**】　主要用于治疗白癜风寒凝血瘀证。

1. 白癜风[2-5]　复方卡力孜然酊可用于治疗白癜风寒凝血瘀证，症见皮损多为大小不等的斑点或片状，边缘呈深褐色或紫褐色，局部可有轻度刺痛。本品可减轻临床症状，且药物的有效性与用药时间的长短呈正相关，可延长治疗时间，其治愈率和显效率提高。该药的疗效与是否应用物理治疗（晒太阳或紫外线灯照射治疗）有明显的相关性。

2. 银屑病[6, 7]　是一种慢性炎症性皮肤病，病程较长，易复发，临床表现以红斑、鳞屑为主，全身均可发病，以头皮、四肢伸侧较为常见，多在冬季加重。308nm 准分子激光联合复方卡力孜然酊能减轻头皮银屑病皮损、红斑及瘙痒症状，降低复发率。复方卡力孜然酊联合窄谱中波紫外线照射，能够降低银屑病皮损面积和严重指数评分，缓解临床症状，且不良反应轻微，安全性高。

【**不良反应**】　偶有瘙痒、烧灼感、红斑，对症处理后缓解，不影响治疗[6]。

【**使用注意**】　①服药期间忌食鱼、虾、酒、绿豆、番茄等食物，以免影响疗效。②服药期间患处宜常晒太阳或照黑光灯，保持患处皮肤呈粉红色。③按照用法与用量服用，服药过程中出现不良反应应停药并向医师咨询。长期服用应向医师咨询。

【**用法与用量**】　外用适量，搽患处。一日 3～4 次，搽药 30 分钟后，局部日光浴或紫外线照射 15～30 分钟。

参 考 文 献

[1] 李秋科. 复方卡力孜然酊在制药中的应用：中国，CN200610075070.9. 2006.3.31.

[2] 赵俊. 复方卡力孜然酊联合白癜风胶囊治疗白癜风的疗效观察[J]. 安徽医药，2017，21（9）：1693-1695.

[3] 杨道秋，姜岩峰. 复方卡里孜然酊治疗白癜风的临床疗效观察[J]. 中国民间疗法，2016，24（6）：81-82.

[4] 强勇，吕和坤，周秀红，等. 复方卡力孜然酊联合窄谱中波紫外线治疗白癜风疗效观察与分析[J]. 中国美容医学，2016，25（2）：53-55.

[5] 孙玉德. 复方卡力孜然酊治疗白癜风临床疗效观察[J]. 齐齐哈尔医学院学报，2012，33（7）：917.

[6] 李敬果，翟晓翔，张翠侠，等. 308nm 准分子激光联合复方卡力孜然酊治疗头皮银屑病疗效观察[J]. 中国中西医结合皮肤性病学杂志，2015，14（2）：111-112.

[7] 许功军，黄池清，王坤，等. 复方卡力孜然酊联合 NB-UVB 治疗斑块型银屑病的临床分析[J]. 中国中西医结合皮肤性病学杂志，2014，13（2）：117-118.

（郑州大学　王振基，河南中医药大学　田燕歌）

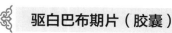

驱白巴布期片（胶囊）

【药物组成】　补骨脂、驱虫斑鸠菊、高良姜、盒果藤、白花丹。

【处方来源】　研制方。国药准字 Z20054981。

【功能与主治】　通脉，理血。用于白热斯（白癜风）。

【药效】　主要药效如下[1-3]（图 31-1）：

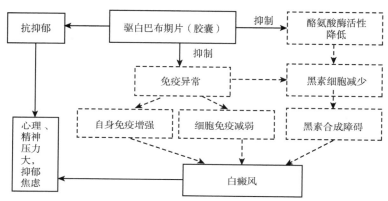

图 31-1　驱白巴布期片（胶囊）治疗白癜风药理机制

- - - - - 病理；——— 药效

1. 提高酪氨酸酶活性　白癜风是由于皮肤和毛囊的黑素细胞内酪氨酸酶特发性损伤和功能异常而致色素脱失的全身性皮肤疾病。驱白巴布期片（胶囊）可提高白癜风动物模型酪氨酸酶活性，升高表皮黑素细胞及基底所含黑素颗粒细胞计数。

2. 增强免疫　白癜风患者血清中含有抗黑素细胞自身抗体，为血清免疫球蛋白 G、M，其具有选择性杀伤黑素细胞的作用，驱白巴布期片可显著降低小鼠体内血清免疫球蛋白 G、M、A 的含量。驱白巴布期片对环磷酰胺所致免疫功能低下小鼠非特异性免疫（巨噬细胞吞噬功能）、特异性细胞免疫（脾淋巴细胞的增殖）等功能都有上调作用。

3. 抗抑郁　白癜风是典型的身心性皮肤病，虽然治疗的药物众多，但周期长，患者往往会伴有心理及精神压力，出现焦虑及抑郁的症状。驱白巴布期片能改善慢性应激大鼠模型的抑郁状态，具有抗抑郁作用。

【临床应用】　主要用于治疗白癜风血瘀证。

1. 白癜风[4-9]　血瘀证以皮肤出现散在白色或淡褐色斑点，边缘刺痛，舌质紫暗有瘀点。驱白巴布期片治疗白癜风效果显著，能控制病情发展，缩小皮损面积，促进肤色恢复。

驱白巴布期片治疗效果优于甲氧沙林片，且驱白巴布期片疗效快，可通过多途径、多靶点发挥作用，提高皮肤对紫外线的敏感性，对酪氨酸酶活性和黑素生成量均呈剂量依赖性增强作用，其能激活酪氨酸酶活性，促进黑素生成，可有效改善病变部位皮肤微循环，恢复白斑部位的皮肤颜色。

2. 单纯糠疹[10] 是一种好发于儿童和青少年面部，以干燥细薄糠状鳞屑性色素减退性斑为特征的皮炎。驱白巴布期片联合窄谱中波紫外线照射治疗单纯糠疹疗效明显，可使皮损面积减小，颜色基本恢复，且副作用轻微。

【不良反应】 目前有关于驱白巴布期片致严重肝损伤及过敏反应各 1 例的报道[11, 12]。

【使用注意】 用药期间勿饮酒及吸烟，禁食刺激性食物。

【用法与用量】 口服，一次 3～5 片。一日 3 次。

参 考 文 献

[1] 彭英，霍仕霞，康雨彤，等. 驱白巴布期胶囊治疗豚鼠实验性白癜风作用研究[J]. 医药导报，2011，30（7）：861-864.

[2] 张兰兰，闫明，刘晓东，等. 驱白巴布期片对小鼠免疫功能的影响[J]. 时珍国医国药，2009，20（8）：1893-1895.

[3] 杨科，霍仕霞，彭晓明，等. 驱白巴布期胶囊对 SD 大鼠抑郁模型的作用研究[J]. 中国医院药学杂志，2012，32（23）：1882-1884.

[4] 王明. 驱白巴布期片联合窄谱中波紫外线治疗白癜风疗效观察[J]. 青岛医药卫生，2015，47（1）：44-45.

[5] 刘文春，覃佐欣，唐晓翔，等. 驱白巴布期片与高能紫外光联合治疗白癜风疗效观察[J]. 中国美容医学，2013，22（14）：1507-1509.

[6] 刘彦婷，曾维惠，王军文，等. 驱白巴布期片治疗寻常型白癜风临床疗效观察[J]. 中国美容医学，2011，20（9）：1428-1430.

[7] 陈国静，马全龙. 驱白巴布期片治疗白癜风 100 例临床疗效研究[J]. 中外医疗，2010，29（28）：103.

[8] 王建民，张华. 驱白巴布期片治疗白癜风疗效观察[J]. 中国药师，2010，13（9）：1324-1325.

[9] 张桂菊，李晓云. 驱白巴布期片治疗白癜风的临床疗效观察[J]. 齐鲁药事，2009，28（7）：437-438.

[10] 王冰，黄早发. 驱白巴布期片联合窄谱中波紫外线治疗单纯糠疹临床观察[J]. 基层医学论坛，2017，21（20）：2627-2628.

[11] 张抗怀，王娜，蔡艳. 驱白巴布期片致严重肝损伤[J]. 药物不良反应杂志，2013，15（4）：235.

[12] 张亚坤，朱金平. 驱白巴布期片致过敏反应 1 例[J]. 中国药业，2013，22（4）：7.

（河南中医药大学 田燕歌，郑州大学 王振基）

驱虫斑鸠菊丸（注射液）

【药物组成】 驱虫斑鸠菊。

【处方来源】 维吾尔族药。国药准字 Z69020214。

【功能与主治】 用于白热斯（白癜风）。

【药效】 主要药效如下[1, 2]：

1. 抑制自身免疫 白癜风发病与机体自身免疫密切相关，研究发现，驱虫斑鸠菊注射液能抑制正常小鼠脾脏 T、B 淋巴细胞的增殖，降低抗黑素细胞抗体表达。

2. 提高酪氨酸酶活性 白癜风由于酪氨酸酶活力低下导致黑素合成障碍而发病，研究发现，驱虫斑鸠菊注射液可明显提高小鼠血清中酪氨酸酶活性，而加速黑素的合成。

【临床应用】 主要用于治疗白癜风。

白癜风[3-12] 驱虫斑鸠菊注射液使白癜风皮损面积明显减小，临床广泛应用于白癜风的治疗，能增加皮肤的光敏感性，促进黑素合成。驱虫斑鸠菊注射液和消白丸、卤米松乳膏和复方卡力孜然酊联合治疗，效果优于单独用药，联合窄谱中波紫外线治疗，疗效显著。

【不良反应】　目前报道 6 例出现变态反应，表现为全身冷汗、恶心、呼吸困难甚至昏迷[13]。

【使用注意】　①治疗期间尽量不食辛、发物，如海鲜、鸡蛋、牛奶、韭菜、香菜等。②注射剂要在医生指导下使用。

【用法与用量】　丸剂：口服，一次 4～6g，一日 3 次。肌内注射，一次 2～4ml（1～2 支），每早 1 次。注射 1 小时后，配合晒太阳或照长波紫外光灯。

参 考 文 献

[1] 邓瑞春，周勇，张文生，等. 驱虫斑鸠菊注射液治疗白癜风的作用机制研究[J]. 生物技术通讯，2004，（6）：573-576.

[2] 邓瑞春，周勇，王旭丹，等. 驱虫斑鸠菊注射液对小鼠免疫功能的影响[J]. 中国免疫学杂志，2002，（8）：577-580，589.

[3] 曾文浩，屈保平，张星平，等. 驱虫斑鸠菊治疗白癜风研究进展[J]. 中医药学报，2016，44（2）：96-101.

[4] 孙华梅，许涛. 驱虫斑鸠菊注射液结合白癜风丸治疗白癜风疗效观察[J]. 世界最新医学信息文摘，2015，15（86）：185，188.

[5] 吴波，朱颜俊，瓦庆彪，等. 308nm 准分子激光联合驱虫斑鸠菊注射液治疗白癜风 60 例临床观察[J]. 中国皮肤性病学杂志，2014，28（11）：1209-1212.

[6] 王雅芳，张小鸣，高琼. 驱虫斑鸠菊注射液联合高能紫外线治疗白癜风的效果观察[J]. 宁夏医学杂志，2014，36（5）：470-472.

[7] 张大雷，曹冰青，孔岩，等. 驱虫斑鸠菊注射液局封联合卤米松乳膏治疗白癜风疗效观察[J]. 皮肤病与性病，2014，36（1）：37-41.

[8] 杜恭韶. 驱虫斑鸠菊点状皮下注射治疗白癜风临床观察[J]. 中国实用医药，2014，9（2）：155-156.

[9] 周宏. 窄谱中波紫外线联合驱虫斑鸠菊注射液及转移因子胶囊治疗白癜风[J]. 中国医刊，2013，48（11）：93-94.

[10] 钟桂书，何渊明，邓茂，等. 驱虫斑鸠菊注射液对儿童进展期白癜风患者血清抗酪氨酸酶抗体的影响[J]. 中国中西医结合皮肤性病学杂志，2010，9（4）：219-221.

[11] 赵冰. 中药联合驱虫斑鸠菊注射液治疗白癜风肝肾阴虚证的临床观察[D]. 成都：成都中医药大学，2010.

[12] 徐媛媛，唐定书，王慧娟. 驱虫斑鸠菊注射液治疗白癜风 56 例[J]. 中外医疗，2009，28（8）：82.

[13] 热孜万古丽·乌买尔塔，依尔江·吐尔逊. 驱虫斑鸠菊注射液致变态反应 6 例[J]. 中国社区医师（医学专业），2012，14（34）：35.

（河南中医药大学　田燕歌，郑州大学　王振基）

❀ 桃红清血丸 ❀

【药物组成】　蒺藜、紫草、降香、拳参、白薇、桃仁（炒）、红花、何首乌（制）、甘草、苍术（炒）、龙胆、白药子、海螵蛸。

【处方来源】　研制方。国药准字 Z20025334。

【功能与主治】　调和气血，化瘀消斑。用于气血不和、经络瘀滞所致的白癜风。

【药效】　主要药效如下[1]：

1. 提高细胞免疫　白癜风患者存在特异性细胞毒性 T 淋巴细胞反应，外周血 CD4+/CD8+降低，桃红清血丸能使患者外周血 CD4+/CD8+升高，提高细胞免疫。

2. 改善微循环　白癜风患者存在微循环障碍，桃红清血丸调和气血，具有改善微循环的作用。

【临床应用】　主要用于治疗白癜风气滞血瘀证。

白癜风[1-3]　桃红清血丸可用于治疗气滞血瘀引起的皮损境界清楚，大小不等，边缘褐色，局部刺痛，伴情绪低落、面色暗淡之白癜风。其可改善白癜风患者的症状自评量表评分，使白斑减退或缩小，缩减皮损面积，联合卤米松乳膏、窄谱中波紫外线治疗安全性高，效果明显。

【不良反应】　尚未见报道。

【使用注意】　孕妇慎服。

【用法与用量】　口服，一次 2.5g，一日 2 次；或遵医嘱。

参 考 文 献

[1] 林春生. 桃红清血丸治疗气滞血瘀型白癜风的临床疗效观察[J]. 中国药房，2012，23（31）：2953-2954.

[2] 林春生. 桃红清血丸对气滞血瘀型白癜风患者 SCL-90 评分的影响[J]. 世界中医药，2012，7（3）：223.

[3] 解士海，赵卫华，黄壮耀，等. 桃红清血丸及卤米松乳膏联合窄波紫外线治疗白癜风的临床效果[J]. 国际医药卫生导报，2017，23（14）：2209-2212.

（河南中医药大学　田燕歌，郑州大学　王振基）

消 白 软 膏

【药物组成】　羊脂、蛋黄、丁香、黑种草子、黑芝麻、芥子、阿育魏实。

【处方来源】　研制方。国药准字 Z20026383。

【功能与主治】　祛风利湿，调和气血。用于风湿阻络、气血不和所致的白癜风。

【药效】　主要药效如下：

1. 提高酪氨酸酶活性　白癜风由于酪氨酸酶活力低下导致黑素合成障碍，消白软膏可提高酪氨酸酶活性，促进黑素生成。

2. 抗炎　消白软膏具有一定的抗炎作用。

【临床应用】　主要用于治疗白癜风气虚血瘀证。

1. 白癜风[1]　消白软膏治疗因气血失和、脉络瘀阻所致的白癜风，症见白斑局限，皮肤干燥，肌肤甲错，肢体困重，联合 308nm 准分子激光可明显缩小白斑面积，减轻皮损，复色速度加快。

2. 肩周炎[2]　是由于肩关节周围的肌肉、韧带及黏膜等组织的急慢性损伤引起的，表现为肩关节活动或受压疼痛、肩关节活动障碍、部分关节变形。研究发现热敷消白软膏，同时服用民族药曲比亲蜜膏，结合肩部活动治疗肩周炎，能够减轻肩关节疼痛，改善活动能力，且无不良反应。

【不良反应】　尚未见报道。

【使用注意】　外用药，不可口服；不宜涂擦皮肤溃烂处。

【用法与用量】　外用，膏体适量涂于患处；可配合局部揉搓按摩或配合日光浴或紫外线照射。

参 考 文 献

[1] 何佳骏，何渊民，熊霞. 消白软膏联合 308nm 准分子激光治疗白癜风疗效观察[J]. 中国美容医学，2017，26（4）：23-25.

[2] 阿力木·吾斯曼. 维药消白软膏治疗 43 例肩周炎[J]. 中国民族医药杂志，2013，19（12）：73.

（河南中医药大学　田燕歌，郑州大学　王振基）

❀ 外搽白灵酊 ❀

【药物组成】　当归尾、没药、红花、苏木、夹竹桃（叶）、白芷、白矾、马齿苋。

【处方来源】　研制方。国药准字 Z44022384。

【功能与主治】　活血化瘀，增加光敏作用。用于白癜风。

【药效】　主要药效如下[1-3]：

1. 改善血液流变学　白癜风的主要病理变化有血液流变学异常，皮肤毛细血管通透性降低，外搽白灵酊可降低新西兰兔全血黏度，增加小鼠腹部皮肤毛细血管通透性，改善微循环。

2. 抑制自身免疫　白癜风为自身免疫性疾病，白灵酊可显著提高免疫抑制小鼠胸腺指数，降低其脾脏指数，抑制小鼠皮肤迟发型超敏反应。

3. 抗炎作用　白癜风可能存在局部皮肤炎症，白灵酊对大鼠蛋清性足肿胀和小鼠二甲苯炎性肿胀具有明显抑制作用，表明白灵酊具有较好的抗炎作用。

【临床应用】　主要用于治疗白癜风血瘀证。

白癜风[4-9]　本品可治疗血瘀引起的皮损褐色、多有刺痛、肌肤甲错、面色晦暗之白癜风。白灵酊能够使患者白斑面积缩小，皮肤颜色恢复正常，尤其对暴露部位疗效为佳，适当增加疗程可增加疗效。白灵酊常配合白灵片、卤米松、驱虫斑鸠菊或窄谱中波紫外线使用，疗效优于单用。

【不良反应】　个别患者涂搽白灵酊后白斑局部出现红斑、丘疹伴轻微瘙痒，给予炉甘石洗剂或丁酸氢化可的松乳膏外搽后症状消失，不影响后续治疗[7, 8]。

【使用注意】　①本品为外用药，严禁口服。②对本品过敏者禁用，过敏体质者慎用。③涂布部位如有明显灼烧感或瘙痒、局部红肿等情况，应停止用药，洗净，必要时向医师咨询。④孕妇慎用。

【用法与用量】　涂擦患处，一日 3 次，3 个月为一个疗程。

参 考 文 献

[1] 梁伟达, 冯德康, 江毅, 等. 白癜风治疗药-白灵的研究[J]. 中成药研究, 1986, （7）: 30-31.

[2] 周瑞玲, 陈玉兴, 崔景朝, 等. 白灵酊活血、调节免疫作用研究[J]. 中国实验方剂学杂志, 2005, 11（2）: 57-59.

[3] 陈玉兴. 白灵酊主要药效学研究[A]//中国药理学会.中国药理学会第八次全国代表大会论文摘要集（第二部分）[C]. 2003, 20（1）: 9-10.

[4] 侯晓强, 张岩, 张琳, 等. 增福白癜净丸与白灵酊治疗白癜风 216 例[J]. 中医研究, 2002, 15（3）: 33-35.

[5] 刘燕兰. 白灵配合窄谱 UVB（311nm）照射治疗白癜风疗效观察[J]. 国际医药卫生导报, 2005, 11（8）: 90-91.

[6] 郭志伟, 李志峰, 刘爱彭. 疏肝活血方配合白灵酊对气滞血瘀型白癜风的疗效观察[J]. 深圳中西医结合杂志, 2014, 24（5）: 154-155.

[7] 宋东燕. 中药驱虫斑鸠菊和白灵联合窄谱中波紫外线治疗白癜风临床观察[J]. 皮肤性病诊疗学杂志, 2010, 17（1）: 41-43.

[8] 华鹏, 钟信刚, 陈鼎汉, 等. 白灵片和白灵酊联合卤米松治疗寻常型白癜风疗效观察[J]. 广州医药, 2012, 43（1）: 49-50.

[9] 陈放, 林建新, 黄小丹, 等. NB-UVB 联合中成药白灵片和白灵酊治疗白癜风疗效观察[J]. 中国皮肤性病学杂志, 2010, 24（9）: 887-888.

（河南中医药大学　田燕歌，郑州大学　王振基）

二、补益肝肾类

白 蚀 丸

【**药物组成**】　盐补骨脂、制何首乌、灵芝、蒺藜、紫草、丹参、降香、红花、牡丹皮、黄药子、苍术（泡）、龙胆草、海螵蛸、甘草。

【**处方来源**】　研制方。《中国药典》（2015 年版）。

【**功能与主治**】　补益肝肾，活血祛瘀，养血祛风。用于肝肾不足、血虚风盛所致的白癜风，症见白斑色乳白、多有对称、边界清楚，病程较久，伴有头晕目眩、腰膝酸痛。

【**药效**】　主要药效如下[1, 2]：

1. 改善血液流变学　白癜风的主要病理变化有血液流变学异常，白蚀丸能够剂量依赖性地增加大鼠肠系膜细动脉和细静脉的血流速度，改善其细静脉的血流状态，改善静脉注射右旋糖酐所致急性微循环障碍。

2. 提高酪氨酸酶活性　白癜风是由于酪氨酸酶活力低下引起黑素合成障碍所致，白蚀丸能够提高白癜风豚鼠模型酪氨酸酶活性，增加黑素颗粒数量，提高色素评分。

3. 抑制自身免疫　自身免疫异常参与白癜风的发病，白蚀丸可显著降低白癜风模型豚鼠的抑制黑素形成的抗体和因子，如血清补体 C3、免疫球蛋白 G 和免疫球蛋白 M，升高 γ-干扰素，抑制自身免疫。

【**临床应用**】　主要用于治疗白癜风。

白癜风[3-8]　白蚀丸治疗肝肾不足引起的白癜风，症见白斑色乳白、多有对称、边界清楚，病程较久，伴有头晕目眩、腰膝酸痛，能够使皮肤颜色恢复，白斑面积缩小，适当增加疗程可增加疗效。口服白蚀丸配合白殿净涂搽或窄谱中波紫外线照射治疗，能够提高痊愈率和有效率。口服白蚀丸配合肌内注射乌体林斯注射液和外用复方卡力孜然酊、丁酸氢化可的松软膏联合治疗，痊愈率和有效率高。根据白癜风患者所处的不同发病时期，结合中药水煎服，外用 0.75% 乌梅酊、补骨脂酊、1% 他克莫司软膏，缩短疗程。

【**不良反应**】　部分病例出现肝毒性，患者出现乏力、纳差和黄疸，生化指标异常，停药后或使用保肝药恢复[9-11]。

【**使用注意**】　①服药中检测肝生化指标。②严格控制剂量和疗程，避免超剂量、长期服用。③老年人及肝生化指标异常、有肝病史者慎用。④目前尚无系统的儿童用药安全性研究资料，儿童应慎用。⑤已知有本品或组方药物肝损伤家族史的患者慎用。⑥应避免与其他有肝毒性的药物联合使用。

【**用法与用量**】　口服。一次 2.5g，10 岁以下小儿用量减半，一日 3 次。

参 考 文 献

[1] 梁海清，田少鹏，陈丹曼. 白蚀丸对大鼠肠系膜微循环的影响[J]. 中草药，2005，36（9）：1369-1370.

[2] 胡彩霞，张国强，冯佳，等. 白蚀丸联合中波高能紫外线照射对白癜风模型豚鼠血清补体及自身抗体水平的影响[J]. 中医学报，2016，31（10）：1537-1541.

[3] 刘加全，刘淑梅，璩朝军. 白蚀丸加白癜净治疗白癜风 85 例疗效观察[J]. 中国麻风皮肤病杂志，2005，21（6）：447.

[4] 冯所安，梁剑辉. 白蚀丸治疗白癜风 458 例小结[J]. 中成药研究，1985，（4）：24-25.

[5] 郝思辉，余穗娟，杨敏，等. 口服白蚀丸联合窄谱中波紫外线照射治疗白癜风疗效观察[J]. 中国美容医学，2014，23（1）：65-67.

[6] 梁栋. 口服白蚀丸联合窄谱中波紫外线照射治疗白癜风疗效观察[J]. 中国美容医学，2016，6（7）：41-44.

[7] 杨晓红，赵凤莲，王洋，等. 中药白蚀丸口服联合西药外用治疗白癜风临床观察[J]. 中国中西医结合皮肤性病学杂志，2010，9（1）：54.

[8] 谭少英，麦丽霞，麦毅忠. 中西医结合治疗白癜风 38 例[J]. 江西中医药，2007，7（38）：61-62.

[9] 周克明，施林林，殷颖蕴. 白蚀丸引起急性黄疸型药物性肝炎 1 例[J]. 临床皮肤科杂志，2006，35（11）：737-738.

[10] 张秋玲，杨佳，卢奕霞. 白蚀丸致肝损害[J]. 药物不良反应杂志，2010，12（4）：297-298.

[11] 赵文艳. 白蚀丸致药物性肝炎 2 例[J]. 齐齐哈尔医学院学报，2004，25（7）：766.

（河南中医药大学　田燕歌，郑州大学　王振基）

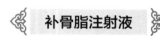

补骨脂注射液

【药物组成】　补骨脂。

【处方来源】　研制方。国药准字 Z41022361。

【功能与主治】　温肾扶正。用于治疗白癜风、银屑病（牛皮癣）。

【药效】　主要药效如下[1]：

1. 提高酪氨酸酶活性　白癜风是由于皮肤和毛囊黑素细胞内酪氨酸活性降低或消失引起。研究发现补骨脂注射液联合窄谱中波紫外线照射可协同促进人黑素瘤 A375 细胞的增殖、提高酪氨酸酶的活性及黑素含量，从而达到协同治疗白癜风的目的。

2. 抗炎　炎症反应参与白癜风、银屑病发生发展，补骨脂注射液可抑制炎症小体活性，表明其具有抗炎作用。

【临床应用】　主要用于治疗白癜风肝肾阴虚证。

1. 白癜风[2, 3]　补骨脂注射液治疗肝肾阴虚引起的白癜风，表现为皮肤局部或泛发性色素严重脱失，使局部皮肤呈白斑样变。补骨脂注射液皮损内注射联合 308nm 准分子激光治疗能使白癜风患者白斑面积减小，缩短起效时间。补骨脂注射液外涂后照射窄谱中波紫外线能加强紫外线的作用，增强皮肤对紫外线的效应，改善局部组织营养，使皮肤色素增加。

2. 银屑病[4-10]　寻常型银屑病为常见慢性炎症性皮肤病，其以角质形成细胞过度增生为主要特点。补骨脂注射液促进细胞凋亡，减轻瘙痒症状，减少鳞屑，减轻皮损，联合紫外线照射或卤米松乳膏治疗效果更为显著。

【不良反应】　目前发现用药后过敏反应 1 例，过敏性休克 1 例[11, 12]。偶见用药后出现头晕、头痛、心悸等症状[13]。

【使用注意】　①在治疗白癜风时，注射后 1 小时左右，患部配合照射人工紫外线 1～10 分钟或日晒 5～20 分钟。②局部如出现红肿，应暂停用药。③高血压者慎用，孕妇忌用。

【用法与用量】　肌内注射，一次 2ml，一日 1～2 次，10 天为一个疗程，或遵医嘱。

参 考 文 献

[1] 武松江，刘志军，向亚萍. 补骨脂注射液联合 NB-UVB 对人黑素瘤 A375 细胞增殖及黑素合成的影响[J]. 中国皮肤性病学杂志，2015，29（1）：5-8.

[2] 陈晓荣. 补骨脂注射液皮损内注射联合 308 准分子激光治疗白癜风疗效分析[J]. 实用医技杂志，2017，24（8）：882-884.

[3] 滕瑞芝. 补骨脂注射液外涂后照射窄谱中波紫外线联合他克莫司软膏治疗白癜风 48 例[J]. 中国老年学杂志，2015，35（2）：513-514.

[4] 吴和涛，王芳，李怡. 补骨脂注射液联合窄谱中波紫外线治疗寻常型银屑病 376 例临床疗效观察[J]. 中国医药科学，2013，3（16）：209-210.

[5] 哈建雄. 补骨脂注射液联合窄谱中波紫外线治疗寻常型银屑病疗效观察[J]. 青海医药杂志，2013，43（2）：26-27.

[6] 沈燕娜，吴忠孝，杨谋哲，等. 补骨脂注射液联合窄谱-中波紫外线治疗寻常性银屑病疗效观察[J]. 现代实用医学，2011，23（11）：1288-1289.

[7] 王金凤. 补骨脂注射液联合炎琥宁注射液治疗寻常型银屑病疗效观察[J]. 医学信息（上旬刊），2010，23（12）：4885-4886.

[8] 景卫霞，田雅. 补骨脂注射液联合中波紫外线照射治疗寻常型银屑病疗效观察[J]. 中国医学创新，2010，7（33）：113-114.

[9] 刘冬，张彩霞，夏永华，等. 补骨脂注射液联合卤米松乳膏治疗成人寻常型银屑病疗效观察[J]. 中国医学创新，2010，7（23）：35-36.

[10] 何秋波，张江安，李红文. 阿维 A 联合补骨脂注射液治疗寻常性银屑病疗效观察[J]. 中国皮肤性病学杂志，2010，24（6）：588-589.

[11] 赵宏. 补骨脂注射液不良反应 2 例分析[J]. 中国药师，2010，13（3）：417-418.

[12] 郝晓娟，许婷. 补骨脂注射液肌内注射致过敏反应 1 例[J]. 中国药业，2015，24（19）：133.

[13] 安新. 补骨脂注射液肌注致过敏性休克 1 例[J]. 安徽医药，1999，3（4）：44.

（河南中医药大学　田燕歌，郑州大学　王振基）

第三十二章

痱子中成药名方

第一节 概　　述

一、概　　念[1-6]

痱子（miliaria）亦称粟粒疹，是夏天最多见的皮肤急性炎症，痱子是由汗孔阻塞引起的，多发生在颈、胸背、肘窝、腘窝等部位，小孩可发生在头部、前额等处。初起时皮肤发红，随后出现针头大小的红色丘疹或丘疱疹，密集成片，其中有些丘疹呈脓性，主要有剧痒、疼痛，有时还会有热辣灼痛等表现。气温高、湿度大时，皮损增多，气候转凉后，皮损逐渐消退。

中医学称为"热痱""痤痱""痱子"或"痱毒"。

二、病因及发病机制

1. 病因　本病夏秋季多发，由于高温闷热环境下，出汗过多却不易蒸发所致。

2. 发病机制　夏秋季高温潮湿环境下，由于出汗过多且不易蒸发，致使汗腺导管口堵塞，汗液潴留后汗管破裂导致汗液外溢渗入周围组织而发病。

三、临　床　表　现

临床上一般分为 4 种类型。

（一）红痱

红痱系表皮较深的小汗管阻塞、汗液溢出所致。夏季多见，急性发病，为密集排列的针头大小丘疹和丘疱疹，周围有红晕，自觉轻度刺痒感和烧灼感，好发于颈、胸、背、肘、腋窝和手背等。皮损消退后有轻度脱屑。

（二）白痱

白痱是汗液在角质层内或角质层下溢出所致。皮损为针尖到针头大小、色白而透明的水疱，壁薄易破，成批出现，常集中于身体某个部位。无炎症，无自觉症状，多于 1～2 天内吸收。白痱多见于大量出汗、卧床不起、过度衰弱者。

（三）脓痱

脓痱痱子顶端有针头大小的浅在性小脓疱。脓液内无菌或有非条件致病菌。常见于皱褶部位，如四肢屈侧和阴部、小儿头部。

（四）深痱

深痱是汗管在真皮上层或真皮表皮交界处破裂而形成的与汗管一致的非炎症性水疱。出汗刺激可使水疱增大，刺破后有透明浆液流出。深痱常见于红痱反复发作者。皮损广泛时可致热带汗闭性衰竭或热衰竭，其主要症状有疲劳、食欲不振、眩晕、头痛等。

四、诊　　断

根据痱子发病环境、好发部位及临床症状较易诊断。

五、治　　疗

（一）常用化学药物及现代技术

加强室内通风散热措施；衣着宽松，及时更换，避免搔抓，预防继发感染；外用清凉止痒剂如痱子粉或炉甘石洗剂等。

（二）中成药名方治疗

中医治疗痱子从症状和病因两方面入手，既考虑湿热环境影响，也考虑机体素质，往往取得良效。治疗中注意改善整体状况，既能迅速控制症状，又能够减少复发。

第二节　中成药名方的辨证分类与药效

中医认为痱子是由于夏日暑热蕴蒸皮肤、汗泄不畅，或发热体胖，致使热邪阻闭于毛孔所致。中成药名方的常见辨证分类及其主要药效如下[5, 6]：

一、祛暑利湿类

痱子湿热郁蒸型，见于久病卧床或高热汗出不解者，症见胸腹有水晶状粟粒大小水疱，色白透明，发热身重，胸闷呕恶，大便燥结，小便赤，舌苔黄，脉数。

痱子属湿热郁蒸型者主要病理变化是湿热所致表皮较深的小汗管阻塞，皮肤黏膜损伤。

祛暑利湿药可通过抑菌消炎保护皮肤黏膜，疏通小汗管阻塞。

常用中成药：六一散、藿香正气水（丸、胶囊）、六合定中丸等。

二、清热凉血类

痱子属热毒蕴结型者，症见皮肤潮红，有密集成片的粟粒大小丘疹、丘疱疹，瘙痒剧烈，心烦口渴，尿黄，舌红，苔黄或腻，脉滑数。若暑湿夹毒，则皮疹色红，掺杂脓疱，瘙痒疼痛，心烦口渴，大便燥结，小便溲赤，舌质红，苔黄腻，脉滑。

痱子属热毒蕴结型者主要病理变化是热毒熏蒸致汗管口阻塞、汗液渗入周围组织。

清热凉血药治疗可通过抗炎解毒疏通汗液排出途径，修复组织损伤并止痒。

常用中成药：五福化毒丸、薏苡竹叶散等。

参 考 文 献

[1] 李伯埙. 现代实用皮肤病学[M]. 西安：世界图书出版公司，2007：376-377.
[2] 刘辅仁. 实用皮肤病学[M]. 北京：人民卫生出版社，2005：551-552.
[3] 袁兆庄，张合恩，苑飚，等. 实用中西医结合皮肤病学[M]. 北京：中国协和医科大学出版社，2007：752-753.
[4] 陈奇. 中成药名方药理与临床[M]. 北京：人民卫生出版社，1998：134-135，305-306.
[5] 陈仁寿. 临床中成药学[M]. 北京：科学出版社，2012：66-67.
[6] 李若瑜. 皮肤病学与性病学[M]. 北京：北京大学医学出版社，2004：141.

（河南中医药大学　田燕歌，郑州大学　王振基，天津中医药大学　李　艳）

第三节　中成药名方

一、祛暑利湿类

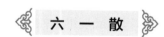

六 一 散

【药物组成】　滑石粉、甘草。

【处方来源】　金·刘完素《伤寒标本心法类萃》。《中国药典》（2015年版）。

【功能与主治】　清暑利湿。用于感受暑湿所致的发热身倦，口渴，泄泻，小便黄少；外用治痱子。

【药效】　主要药效如下[1-5]（图32-1）：

1. 抗炎　痱子是夏天多见的皮肤急性炎症，六一散可减轻大鼠关节肿胀，具有较好的抗炎作用。

2. 抗病原微生物　痱子初期是皮肤急性炎症，随后出现针头大小的红色丘疹或丘疱疹，伴随有细菌感染情况，六一散对伤寒杆菌、副伤寒菌等均有抑制作用。

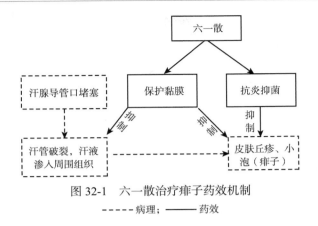

图 32-1 六一散治疗痱子药效机制

----- 病理; —— 药效

3. 保护黏膜 六一散可在黏膜、皮肤处形成膜,起到保护皮肤及黏膜的作用,故六一散撒布创面能形成被膜,有保护创面、吸收分泌物、促进结痂的作用。

【临床应用】 主要用于痱子湿热郁蒸型。

1. 痱子[6] 湿热郁蒸型,症见胸腹有水晶状粟粒大小水疱,色白透明,发热身重,胸闷呕恶,轻则瘙痒不止,重则化脓成疮。六一散外用能减轻皮肤瘙痒和炎症,缓解全身症状,缓解皮肤损伤,预防疮肿形成。

2. 褥疮[7] 即压力性溃疡,常见于卧床患者。在常规护理方法的基础上加用六一散外涂,可降低褥疮的发生率,对发生的褥疮也有较好治疗作用,减轻皮损,缓解疼痛。

3. 水痘[8] 是由水痘-带状疱疹病毒初次感染引起的急性传染病,以发热及皮肤和黏膜成批出现周身性红色斑丘疹、疱疹、痂疹为特征。六一散联合银翘散治疗水痘,有效率升高,且可预防皮肤感染,优于阿昔洛韦抗病毒治疗。

4. 腹泻[9-11] 小儿腹泻常由病毒感染引起,六一散对小儿暑泻、婴幼儿秋季腹泻和婴幼儿病毒性肠炎均有良好疗效,可缓解症状,恢复大便性状。腹泻在抗病毒、抗菌治疗基础上,合用六一散可明显提高痊愈率、有效率,缩短腹泻时间。

5. 肛周湿疹[12, 13] 作为临床常见的一种非传染性皮肤疾病,其病变部分多局限在肛门周围皮肤。六一散可显著缓解肛周湿疹临床症状,减轻瘙痒,使皮损消退。

【不良反应】 尚未见报道。

【使用注意】 ①小便清长者慎用。②孕妇慎用。③服药期间忌食辛辣食物。

【用法与用量】 调服或包煎服,一次 6～9g,一日 1～2 次;外用,扑撒患处。

参 考 文 献

[1] 王春丽,王炎焱,韩伟,等. 常用矿物药及其类方药理作用研究概况[J]. 时珍国医国药,2007,18(6):1343-1345.

[2] 范颖,梁茂新. 滑石潜在功能的发掘与利用[J]. 现代中医药,2015,35(5):137-139.

[3] 徐富一,郑国永. 滑石对关节炎效能的研究[J]. 河南中医学院学报,2003,18(3):21.

[4] 贡岳松. 六一散利尿作用的实验观察[J]. 南京中医学院学报,1985,(特刊):169.

[5] 刘仕林. 六一散临床应用解析[J]. 中国社区医师,2009,25(18):20.

[6] 赵淑欣,李月玲. 冰片六一散在临床护理中的运用[J]. 中国乡村医药,2002,6(11):21-22.

[7] 周红玉. 外用六一散预防压疮的效果观察[J]. 中国实用医药,2013,8(23):215-216.

[8] 胡根彪. 银翘散合六一散加减治疗水痘112例临床观察[J]. 浙江中医杂志,2013,48(8):574.

[9] 陈泓明. 六一散结合液体疗法治疗婴幼儿秋季腹泻临床观察[J]. 河南医学研究，2014，23（9）：29-30.

[10] 高华. 六一散治疗小儿暑泻 150 例[J]. 河南中医，2005，25（3）：58.

[11] 王华伟，许慧婷. 六一散治疗婴幼儿病毒性肠炎 148 例[J]. 浙江中西医结合杂志，2006，16（10）：639-640.

[12] 计晓丽. 六一散用于肛周湿疹的疗效观察[J]. 护理研究，2007，21（3）：723.

[13] 陈飞燕. 六一散防治老年肛周湿疹的效果分析[J]. 中国卫生标准管理，2016，7（6）：127-128.

（河南中医药大学　田燕歌，郑州大学　王振基，天津中医药大学　李　艳）

藿香正气水（丸、胶囊）

【药物组成】　苍术、陈皮、厚朴（姜制）、白芷、茯苓、大腹皮、生半夏、甘草浸膏、广藿香油、紫苏叶油。

【处方来源】　宋·太平惠民和剂局《太平惠民和剂局方》。国药准字 Z11020377。

【功能与主治】　解表化湿，理气和中。用于外感风寒、内伤湿滞或夏伤暑湿所致的感冒，症见头痛昏重、胸膈痞闷、脘腹胀痛、呕吐泄泻，肠胃型感冒。

【药效】　主要药效如下[1-6]：

1. 抗病原微生物　痱子初期是皮肤急性炎症，随后出现针头大小的红色丘疹或丘疱疹，伴随有细菌感染情况，研究发现藿香正气水对多种菌群（包括革兰氏阴性菌、革兰氏阳性菌及真菌）均有不同程度的抑制作用，对金黄色葡萄球菌抑制作用尤为显著。

2. 促进胃肠蠕动　藿香正气不同剂型可使动物离体、在体小肠收缩力加强，幅度加快；对用新斯的明处理后的兴奋小肠有抑制作用，对用阿托品处理后的抑制小肠有兴奋作用，说明其可促进动物小肠运动，并对小肠活动起到双向调节作用，同时藿香正气水对大鼠离体结肠有解痉作用。

【临床应用】　主要用于痱子暑湿蕴结型。

1. 痱子[7, 8]　藿香正气水可用于治疗夏伤暑湿所致皮肤潮红，发出粟粒状大小丘疹及丘疱疹，密集成片，刺痒，伴面红口渴、心烦之痱子。本品稀释或者与庆大霉素混匀外涂，治疗小儿痱子效果显著，可缓解症状，减轻皮损，预防感染。

2. 荨麻疹[9]　由于禀赋不足及饮食不合理，使风寒之邪郁于皮肤所致，基本损害为皮肤出现风团，常先有皮肤瘙痒，随即出现风团，呈鲜红色或苍白色，少数患者有水肿性红斑。藿香正气水口服治疗慢性荨麻疹能够减轻皮肤瘙痒，缓解皮肤损伤，加快恢复。

3. 褥疮[10]　是一种由长期受压、血液循环不畅、局部持续缺血及营养不良等原因导致的局部软组织溃烂和坏死的症状。临床上治疗褥疮的主要目的在于控制病情，保护疮面，以防患者发生感染。藿香正气水稀释擦浴治疗褥疮效果显著，可明显缓解组织溃烂症状，加快结痂。

4. 胃肠型感冒[11]　主要是由柯萨奇病毒引起的，同时伴有细菌性混合感染，又称为"呕吐性上感"，除呼吸道鼻塞、流涕、头痛、咽痛、咳嗽、发热等症状外，同时伴有恶心、呕吐、食欲不振、腹胀、腹泻、稀水样便等消化道症状。藿香正气水（丸）口服能明显改善患者呼吸道症状，以及腹痛、腹泻等胃肠道症状及全身不适症状，降低易感率。

【不良反应】　部分病例出现全身性损害，包括潮红、过敏性休克、双硫仑样反应、过敏样反应等[12]。

【使用注意】　①忌烟、酒及辛辣、生冷、油腻食物，饮食宜清淡。②不宜在服药期间同时服用滋补性中药。③有高血压、心脏病、肝病、糖尿病、肾病等慢性病严重者应在医师指导下服用。④儿童、孕妇、哺乳期妇女、年老体弱者应在医师指导下服用。⑤本品含乙醇（酒精）40%～50%，服药后不得驾驶机、车、船，不得从事高空作业、机械作业及操作精密仪器。⑥严格按用法用量服用，本品不宜长期服用。⑦对本品及乙醇过敏者禁用，过敏体质者慎用。

【用法与用量】　口服。一次半支至 1 支（5～10ml），一日 2 次，用时摇匀。

参 考 文 献

[1] 付丽娜，张启堂，庞榕. 藿香正气四种制剂的药效学和毒理学研究[J]. 广东化工，2014，41（14）：35-37.

[2] 张洪坤. 中药藿香正气水抑菌药效物质及其质量控制研究[D]. 广州：广东药学院，2013.

[3] 张洪坤，黄洋，李康，等. 藿香正气水抑菌作用药效物质基础及质量控制方法研究[J]. 中草药，2012，43（7）：1349-1354.

[4] 李焕丹，张洪坤，黄洋，等. 藿香正气水抑菌作用化学成分的初步研究[J]. 中国医院药学杂志，2013，33（8）：663-666.

[5] 吴韶辉. 中药藿香正气水肠道解痉药效物质及其质量控制研究[D]. 广州：广东药学院，2012.

[6] 路艳丽，彭博，贺蓉，等. 藿香正气微乳与藿香正气水的急性毒性与药效比较研究[J]. 中国中药杂志，2010，35（15）：2004-2007.

[7] 张朝霞，王海滨，王秀文. 藿香正气水加庆大霉素治疗幼儿热痱 30 例[J]. 中国中医急症，2008，17（8）：1159.

[8] 宫安祥，刘振莲，王容. 藿香正气水外涂治疗小儿痱子 68 例[J]. 中国中医药信息杂志，1996，3（7）：37.

[9] 万屏，李谦，欧阳小勇，等. 藿香正气水治疗慢性荨麻疹 65 例疗效观察[J]. 中草药，2000，31（3）：205-206.

[10] 王辉. 用藿香正气水治疗夏季常见病的疗效观察[J]. 当代医药论丛，2015，13（4）：13-14.

[11] 张轶鹤. 藿香正气水（丸）治疗胃肠型感冒验案浅析[J]. 实用中医内科杂志，2005，19（4）：381.

[12] 刘松松，谢益明. 101 例藿香正气水药品不良反应文献分析[J]. 中国药物警戒，2017，14（5）：317-318.

（河南中医药大学　田燕歌，郑州大学　王振基，天津中医药大学　李　艳）

❖ 六合定中丸 ❖

【药物组成】　广藿香、紫苏叶、香薷、木香、白扁豆（去皮）、檀香、茯苓、桔梗、枳壳（炒）、木瓜、陈皮、山楂（炒）、厚朴（姜炙）、甘草、麦芽（炒）、谷芽（炒）、六神曲（炒）。

【处方来源】　清·黄统、龚自璋《医方易简新编》。《中国药典》（2015 年版）。

【功能与主治】　祛暑除湿，和中消食。用于夏伤暑湿，宿食停滞，寒热头痛，胸闷恶心，吐泻腹痛。

【药效】　主要药效如下[1]：

1. 镇痛　痱子后期出现针头大小的红色丘疹或丘疱疹，密集成片，出现剧痒、疼痛，有时出现热辣的灼痛等表现。研究表明六合定中丸对腹腔注射乙酸小鼠的扭体反应次数和潜伏期均有抑制作用，体现出一定镇痛作用。

2. 促进胃肠蠕动　痱子是夏天最多见的皮肤急性炎症，常伴有暑湿的胃肠道症状，研究表明六合定中丸提取物可促进小鼠小肠墨汁推进运动，具有促进小鼠胃排空的作用。

3. 缓解肠平滑肌痉挛　六合定中丸提取物对小肠平滑肌有较强抑制作用，而且能有效缓解乙酰胆碱所致的肠痉挛，且药物作用时间较长。

【临床应用】　主要用于夏伤暑湿、宿食停滞型的急性腹泻和痱子。

1. 痱子　藿香正气水可用于治疗夏伤暑湿所致痱子皮肤潮红，症见粟粒状大小丘疹及丘疱疹，密集成片，刺痒等。

2. 急性腹泻[2]　主要病变在于脾胃与大小肠，急性多为饮食所伤。六合定中丸治疗急性腹泻，腹泻停止时间缩短，胃肠功能恢复较快，症状改善明显，且副作用少。

【不良反应】　尚未见报道。

【使用注意】　①饮食宜清淡。②不宜在服药期间同时服用滋补性中成药。③有高血压、心脏病、肝病、糖尿病、肾病等慢性病严重者、孕妇或正在接受其他治疗的患者，均应在医师指导下服用。④对本品过敏者禁用，过敏体质者慎用。

【用法与用量】　口服。一次 1 丸，一日 3 次。

参 考 文 献

[1] 石晓琳，张珩，梁钢. 六合定中提取物的药理作用研究[J]. 西北药学杂志，2009，24（6）：466-468.
[2] 王宁，钟琼仙. 六合定中丸联合西药治疗急性腹泻临床观察[J]. 实用中医内科杂志，2011，25（11）：59-60.

（河南中医药大学　田燕歌，郑州大学　王振基，天津中医药大学　李　艳）

二、清热凉血类

五福化毒丸

【药物组成】　水牛角浓缩粉、玄参、赤芍、地黄、青黛、黄连、连翘、牛蒡子（炒）、桔梗、芒硝、甘草。

【处方来源】　明·龚廷贤《寿世保元》。《中国药典》（2015 年版）。

【功能与主治】　清热解毒，凉血消肿。用于血热毒盛，小儿疮疖，痱毒，咽喉肿痛，口舌生疮，牙龈出血，痄腮。

【药效】　主要药效如下：

1. 抗炎　本品具有抗炎作用。

2. 抗病毒　本品具有抗病毒作用。

【临床应用】　主要用于痱子、小儿疮疖等疾病[1-3]。

1. 痱子　本品可用于治疗暑热夹湿蕴结皮肤所致的痱子，症见初起针尖大小红色丘疹，接着出现成群红色丘疹或小水疱，有瘙痒和烧灼感。本品可缓解瘙痒症状，减轻皮损。

2. 小儿疮疖　本品可用于小儿由于各种病毒、细菌感染而引起的疮疖肿毒，缓解疼痛，减轻皮损。

3. 流行性腮腺炎　本品可治疗疫毒炽盛所致的单侧或双侧耳根肿胀疼痛，皮肤红，恶寒高热的流行性腮腺炎，能够减轻临床症状。

4. 其他　本品对于病毒、细菌引起的炎症性疾病如急性扁桃体炎、急性咽炎、口腔炎、属于热毒蕴积者，多有疗效。

【不良反应】　临床有胃肠不适、腹泻等反应，严重者停药 2～3 天，轻微者继服。

【使用注意】　忌食辛辣发物、肥甘油腻之品，乳母亦同。

【用法与用量】　口服。水蜜丸一次 2g，小蜜丸一次 3g（15 丸），大蜜丸一次 1 丸，一日 2～3 次。

参 考 文 献

[1] 金世元. 中成药的合理使用[M]. 北京：人民卫生出版社，1984：262.

[2] 陈馥馨. 新编中成药手册[M]. 北京：中国医药科技出版社，1979：129.

[3] 国家药典委员会. 临床用药须知（中药成方制剂卷）[M]. 北京：中国医药科技出版社，2010：659.

（河南中医药大学　田燕歌，郑州大学　王振基，天津中医药大学　李　艳）

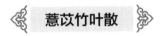

薏苡竹叶散

【药物组成】　薏苡仁、竹叶、滑石、白蔻仁、连翘、茯苓、白通草。

【处方来源】　清·吴鞠通《温病条辨》。

【功能与主治】　辛凉解表，淡渗利湿。治湿温。湿郁经脉，身热疼痛，汗多自利，胸腹白疹。

【药效】　主要药效如下：

1. 抗感染　痱子、湿疹易发生局部皮肤感染，薏苡竹叶散具有抗感染作用。

2. 止痒　痱子往往伴有皮肤瘙痒症状，薏苡竹叶散具有较好的止痒作用。

【临床应用】　主要用于婴幼儿湿疹、痱子、手足汗疱疹和带状疱疹。

1. 痱子　本品可用于治疗暑热夹湿蕴结皮肤所致的痱子。

2. 婴幼儿湿疹[1]　是儿科和皮肤科的常见病，又称奶癣、胎敛疮，是一种过敏性皮肤病，表现为多数群集的小红丘疹及红斑，基底水肿，很快变成丘疱疹及小水疱，水疱破溃后糜烂，伴奇痒。薏苡竹叶散临床上治疗婴幼儿湿疹疗效确切，明显缓解瘙痒症状，并使皮疹消退或消失。与西医比较，副作用小，能避免过量应用糖皮质激素导致的不良反应及停药后出现的反跳现象。

3. 手足汗疱疹[2, 3]　汗疱疹又称出汗不良或出汗不良性湿疹，好发于掌跖指趾侧面，为一种复发性非炎症性水疱性疾病。薏苡竹叶散配合炉甘石洗剂清泄湿热、透邪外达，治疗手足汗疱疹远期疗效较好，可使皮疹减轻或消退，掌跖皮肤基本恢复正常，自觉症状消失，且复发率低，无明显不良反应。

4. 带状疱疹[4, 5]　由水痘-带状疱疹病毒引起的一种同时侵犯神经和皮肤的病毒性疾病。薏苡竹叶散治疗后水疱内水液很快减少，疱疹干瘪，疱疹周围皮肤颜色变淡，疼痛减轻或消失。

【不良反应】　尚未见报道。

【使用注意】　尚不明确。

【用法与用量】　上药共为细末，每服 15g，日 3 服。

参 考 文 献

[1] 吴颖，王有鹏，王玲芝. 加味薏苡竹叶散治疗婴幼儿湿疹的临床疗效观察[J]. 中医临床研究，2014，6（11）：62-63.

[2] 张艳，刘欢. 火针结合薏苡竹叶散治疗汗疱疹48例[J]. 中医外治杂志，2016，25（2）：28-29.

[3] 黄琼远，刘方，秦琴，等. 薏苡竹叶散加减治疗手足汗疱疹60例疗效观察[J]. 四川中医，2015，33（10）：137-138.

[4] 易峰，杨进. 薏苡竹叶散配伍应用[J]. 山东中医杂志，2010，29（4）：279.

[5] 周淑桂，高春秀. 薏苡竹叶散加味治疗脾经湿盛型蛇串疮疗效观察[J]. 北京中医药，2008，（5）：369-370.

（河南中医药大学　田燕歌，郑州大学　王振基，天津中医药大学　李　艳）

第三十三章

痤疮中成药名方

第一节 概 述

一、概 念[1-6]

痤疮（acne vulgaris），又称粉刺（acne），是一种毛囊、皮脂腺的慢性炎症性皮肤病。痤疮以性腺内分泌失调、皮脂分泌过多、毛囊口角化异常及局部痤疮棒状杆菌的大量繁殖为主因，导致颜面及胸背部出现散在性的、与毛囊一致的、易反复发作的以小丘疹（用手挤压头部为黑色而体部呈黄白色半透明的脂栓）、脓疱、结节、囊肿为主要表现的一系列临床症状。

痤疮属中医学"肺风粉刺""面疱""酒刺""粉花疮"范畴。

二、病因及发病机制

（一）病因

痤疮的发生主要与皮脂分泌过多、毛囊皮脂腺导管阻塞、细菌感染和炎症反应密切相关，免疫、遗传、血液流变学等因素也被认为与痤疮的发生有关。

（二）发病机制

痤疮主要发生于青春期男女面部的前额、脸颊或下颌、口周，亦可见于胸背和上臂。进入青春期后雄激素特别是睾酮的水平快速升高，在皮肤中经 5-α 还原酶的作用转化为双氢睾酮，与皮脂腺细胞雄激素受体结合，从而导致皮脂腺分泌功能亢进，毛囊皮脂腺导管角化增生，引起皮脂淤积，堵塞毛囊口，皮脂不能及时排出，形成粉刺。皮脂的分泌过多、排泄不畅容易形成富有营养和厌氧环境，极易引起痤疮丙酸杆菌、白色葡萄球菌和糠秕孢子菌等细菌的感染，细菌分解三酰甘油形成游离脂肪酸，进一步刺激炎症、红色炎性丘疹、脓疱及结节囊肿。反复发作，继发增生性或萎缩性瘢痕及色素沉着，形成痤疮。

三、临 床 表 现

　　痤疮初起多为细小的黑头或白头粉刺，可挤出豆渣样的皮脂。亦有初起为皮色稍硬的丘疹或红色炎症性小丘疹，继而发展为小脓疱或小结节。亦有部分患者初起是丘疹、粉刺、脓疱、结节同时出现。严重者可形成脓肿、囊肿或坏死、蜂窝织炎并伴有疼痛。部分患者伴有红斑、油腻、瘙痒、毛孔口粗大等脂溢性皮炎的表现。反复发作者，继发凹凸不平的瘢痕和色素沉着。女患者常伴有月经不调和月经前后皮疹增多加重。部分痤疮女患者如果合并多毛症、月经不调、月经量少，要注意卵巢和性腺的器质性病变。根据皮疹形态和病情轻重，一般可将痤疮分为丘疹性、脓疱性、结节性、囊肿性、萎缩性、聚合性6个类型。

　　1. 丘疹性痤疮　皮损以皮色非炎症性丘疹或红色炎症性丘疹为主，部分丘疹顶端有黑头或白头粉刺，可挤出脂栓或奶白色物质。部分丘疹顶端形成小脓包。多为初起或病情较轻的患者。

　　2. 脓疱性痤疮　皮损以小脓疱和红色炎症性丘疹为主，伴有粉刺或黄豆大小的小结节。

　　3. 结节性痤疮　皮损以花生至指头大小红色或暗红色结节为主，伴有疼痛或小脓包。

　　4. 囊肿性痤疮　皮损以大小不一的皮脂腺囊肿为主，表面红色或暗红色，常继发化脓感染形成脓肿，破溃流脓，或形成窦道和瘢痕。穿刺时可抽出脓血。

　　5. 萎缩性痤疮　皮损开始为红色丘疹或脓疱，后形成多数凹陷性大小不一的萎缩性瘢痕。

　　6. 聚合性痤疮　表现为多种皮损同时聚集出现，整个脸部布满丘疹、粉刺、结节、脓疱、囊肿或形成脓肿窦道、瘢痕疙瘩，凹凸不平，自觉疼痛，灼热不适。

四、诊 　 断

　　根据临床症状较易诊断，必要时结合实验室检查，如螨虫检查：部分患者取皮损处的皮脂或分泌物直接镜检可查到螨虫。糠秕孢子菌检查：直接涂片镜检或培养，部分患者可查到糠秕孢子菌。细菌学检查：部分患者可分离出痤疮棒状杆菌和表皮葡萄球菌。

五、治 　 疗

（一）常用化学药物及现代技术

　　现代医学治疗痤疮总的原则是：①抑制皮脂腺过渡分泌；②改善异常的毛囊和皮脂腺导管角化；③消除毛囊内的细菌和炎症。应用抗生素、维A酸类、雌激素、类固醇皮质激素、维生素、雄激素拮抗剂等。严重病例可联合用药。

　　1. 内用药治疗　四环素类广谱抗生素，如米诺霉素、多西环素、红霉素等；异维A酸；类固醇皮质激素只用于严重痤疮且抗生素治疗无效的患者；雌激素类，如达英-35和其他口服避孕药；雄激素拮抗剂，如螺内酯和西咪替丁。

2. 外用药治疗　常用的有维 A 酸类的外用制剂、过氧化苯甲酰外用制剂和抗生素外用制剂等。如 0.1%他扎罗汀乳膏或凝胶、0.1%阿达帕林凝胶、2%氯霉素乙醇、2%红霉素乙醇、3.5%过氧化苯甲酰洗剂、5%～10%硫黄洗剂等。

3. 其他疗法　包括局部药物治疗法、冷冻疗法、手术疗法、激光疗法等对痤疮治疗均有一定疗效。

（1）局部注射疗法：常用皮质类固醇针剂局部皮损内注射，适用于结节、囊肿和增生瘢痕性皮损。

（2）冷冻疗法：一般的皮损可采用喷雾法冷冻，结节囊肿皮损可采用接触法冷冻。

（3）手术疗法：对一些严重感染形成脓肿的病例，可手术切开排脓引流。对痤疮后遗的增生性瘢痕，可采用皮肤磨削术治疗。

（4）光动力疗法：使用特定波长的光激活痤疮丙酸杆菌代谢的卟啉，通过光毒性反应、诱导细胞死亡及刺激巨噬细胞释放细胞因子、促进皮损自愈来达到治疗痤疮的目的。目前临床上主要使用单纯蓝光（145nm）、蓝光与红光（630nm）联合疗法及红光加 5-氨基酮戊酸疗法治疗各种寻常痤疮。

（5）果酸疗法：果酸在自然界中广泛存在于水果、甘蔗、酸乳酪中，分子结构简单，分子质量小，无毒无臭，渗透性强，作用安全，不破坏表皮屏障功能。果酸的作用机制是通过干扰细胞表面的结合力来降低角质形成细胞的黏着性，加速表皮细胞脱落与更新，同时刺激真皮胶原合成，增强保湿功能。果酸浓度越高，作用时间越长，其效果越好，但相对不良反应也越大。

（6）激光疗法：1450nm 激光、强脉冲光、脉冲染料激光和点阵激光是目前治疗痤疮及痤疮瘢痕的有效方法之一，也可与药物联合治疗。

（二）中成药名方治疗

本病轻症只需外治即可收效，对于一般轻中型亦中药辨证治疗即可。中医药防治痤疮不同于化学药物是单靶点的治疗。中医采用辨证分型治疗，目前已不仅仅局限于传统的风热、肺热和血热，还提出了从心、肝、肾、脾论治及湿热、痰凝、气滞、血瘀、热毒、冲任失调、阴虚等辨证治疗的观点，既可减少使用激素的副作用，又可加速炎症性色素的消退，在临床上取得满意疗效。

第二节　中成药名方的辨证分类与药效

中药治疗痤疮是辨证用药，中成药名方的常见辨证分类及其主要药效如下[7-12]：

一、清热消疮类

痤疮属热毒内蕴证者，主要症状为面部粟疹累累，色红，疼痛，或有脓疱，伴口干渴、大便秘结，舌质红，苔薄黄，脉弦滑。

痤疮属热毒内蕴证者主要病理变化为皮脂淤积，堵塞毛囊口，继发感染。

清热消痤类药以其清热解毒之功，达到抑制皮脂腺分泌，疏通毛囊，并能抵抗痤疮杆菌之效。

常用中成药：复方珍珠暗疮片、金花消痤丸（胶囊、颗粒）、清热暗疮片（胶囊、丸）、消痤丸、丹参酮胶囊、清火养元胶囊（片）、解毒痤疮丸、美诺平颗粒、枇杷清肺饮、化瘀祛斑胶囊（见第三十章）、血府逐瘀胶囊（见第三十章）等。

二、清热祛湿类

痤疮属湿热蕴结证者，症见颜面、胸背油腻光亮，较多红色丘疹、脓疱、粉刺，皮损红肿疼痛，伴食重口臭、便秘、尿黄，舌质红，苔黄腻，脉滑数。

痤疮属湿热蕴结证者主要病理表现为皮脂分泌异常，毛囊皮脂腺导管堵塞、伴细菌感染、血液流变学改变。

清热祛湿类药可改变血液流变学，调节内分泌，抑制皮脂腺分泌旺盛。

常用中成药：当归苦参丸、玫芦消痤膏、姜黄消痤搽剂、冰黄软膏、复方黄连素片等。

三、疏肝解郁类

痤疮属肝郁气滞证者，症见面颈部有散在黑头及白头粉刺、结节、瘢痕，结节暗红，触之疼痛，胁肋胀痛；舌质暗，苔薄黄，脉弦细。伴血瘀者，症见皮疹颜色暗红，以结节、脓肿、囊肿、瘢痕为主，经久难消，伴胸闷腹胀，妇女月经不调，经血色暗、痛经，经前皮损加重，舌质暗，苔腻，脉弦滑。

痤疮属肝郁气滞证者，主要病理表现为情绪所致内分泌失调，皮脂的分泌过多、排泄不畅。

疏肝解郁类药以其疏肝理气之功，调理情志，纠正内分泌失调，抑制皮脂腺分泌。

常用中成药：逍遥散（丸）。

参 考 文 献

[1] 张学军. 皮肤性病学[M]. 北京：人民卫生出版社，2004：164.

[2] 弓娟琴. 痤疮与雄激素关系的研究进展[J]. 国外医学皮肤病学分册，1997，（2）：65-68.

[3] 曾燕，张素芳，李韧，等. 13-维顺甲酸对痤疮患者 AR 的影响[J]. 中华医学美容杂志，2001，7（2）：17-18.

[4] 李文圣，刘晋洪，张荣. 寻常型痤疮患者性激素水平与发病的相关性研究[J]. 皮肤病与性病，2012，34（4）：189-190.

[5] 涂钥. 程桂英教授治疗痤疮经验[J]. 中医药导报，2011，17（2）：7-8.

[6] 张晓梅. 范瑞强教授治疗女性痤疮经验撷菁[J]. 中医药学刊，2004，22（4）：588-599.

[7] 中医研究院广安门医院. 朱仁康临床经验集[M]. 北京：人民卫生出版社，1986：197.

[8] 阙华发. 陆德铭治痤疮经验撷萃[J]. 江西中医药，1997，28（3）：7.

[9] 李义民. 中医辨证论治寻常型痤疮 250 例临床分析[J]. 临床合理用药，2009，2（24）：70.

[10] 李小莎，刘翔，杨志波. 痤疮的中医临床辨治[J]. 中国医学创新，2010，7（3）：180.

[11] 曾燕，张素芳，李韧，等. 13-维顺甲酸对痤疮患者 AR 的影响[J]. 中华医学美容杂志，2001，7（2）：17-18.

[12] 周佳，陈力. 中医药辨证治疗痤疮经验[J]. 吉林中医药，2008，28（4）：261-262.

（河南中医药大学　谢治深、田燕歌）

第三节　中成药名方

一、清热消痤类

复方珍珠暗疮片

【药物组成】　山银花、蒲公英、川木通、当归尾、地黄、黄芩、玄参、黄柏、酒大黄、猪胆粉、赤芍、珍珠层粉、山羊角、水牛角浓缩粉、北沙参。

【处方来源】　研制方。《中国药典》（2015 年版）。

【功能与主治】　清热解毒，凉血消斑。用于血热蕴阻肌肤所致的粉刺、湿疮，症见颜面部红斑、粉刺疙瘩、脓疱，或皮肤红斑丘疹、瘙痒；痤疮、红斑丘疹性湿疹见上述证候者。

【药效】　主要药效如下[1, 2]：

1. 抗炎　痤疮属慢性炎症皮肤病，复方珍珠暗疮片能够抑制角叉菜胶所致大鼠足肿胀及大鼠棉球肉芽肿形成，并能抑制组胺所致的毛细血管通透性增加和致痒作用，提高小鼠的磷酸组胺致痒阈，拮抗性激素所致皮肤炎性丘疹的形成，抑制其炎症反应，为其用于治疗痤疮、湿疹、皮炎提供了较好的药效学基础。

2. 抗病原微生物　痤疮易继发细菌感染，复方珍珠暗疮片对金黄色葡萄球菌、白色葡萄球菌和丙酸杆菌有抑制作用，能够有效抑制细菌的增殖。

【临床应用】　主要用于治疗痤疮血热蕴肤证。

1. 痤疮[3-6]　复方珍珠暗疮片能够治疗血热蕴肤而见颜面部红斑、丘疹或脓疱表现的粉刺、痤疮。本品能够缓解痤疮患者临床症状，减轻瘙痒，使面部粉刺、丘疹、脓疱的数目减少，联合加味颠倒散面膜、百癣夏塔热片或诺氟沙星软膏效果更佳，可明显减轻红斑和色素沉着程度，加快皮疹消退，改善面部皮肤肤质，促进了患者面部皮肤的康复，且安全性好，不良反应少。

2. 湿疹　复方珍珠暗疮片能治疗湿热蕴结型湿疹，症见皮肤瘙痒、皮损或有水疱，能够减轻皮损，缓解皮肤瘙痒症状。

【不良反应】　尚未见报道。

【使用注意】　①本品偏寒凉，不可久服，平时胃部冷痛或大便偏稀的脾胃虚寒者慎用。②儿童、年老体弱、糖尿病或患有其他疾病者应慎用，孕妇禁用。③忌烟酒、食辛辣、油腻及海鲜等发物。④用药期间不宜同时服用温热性药物。⑤对本品过敏者禁用，过敏体质者慎用。

【用法与用量】　口服。一次 4 片，一日 3 次。

参 考 文 献

[1] 杨智承，王榕乐，罗绍宝，等. 复方珍珠暗疮片药效学研究[J]. 中药材，2010，33（10）：1623.

[2] 胡丽萍，王普民，赵金明，等. 复方珍珠暗疮片治疗痤疮的药理研究[J]. 中成药，1997，19（3）：34-36.

[3] 吕君香，渠鹏程，石玉崧. 痤疮饮与复方珍珠暗疮片治疗肺热血热型痤疮临床对照观察[J]. 中国麻风皮肤病杂志，2005，21（11）：863.

[4] 董玉洁，罗亮，刘春娟. 复方珍珠暗疮片联合加味颠倒散面膜治疗青少年面部痤疮脾胃湿热证的疗效观察[J]. 中国实验方

剂学杂志，2017，23（7）：179-184.

[5] 陈体高，相勇，陈罗娣，等.百癣夏塔热片联合复方珍珠暗疮片治疗寻常型痤疮疗效观察[J].中国中医药现代远程教育，2016，14（18）：86-87.

[6] 杨颜龙，张素敏，易松柏，等.那氟沙星软膏联合复方珍珠暗疮片治疗湿热蕴结型痤疮疗效观察[J].人民军医，2018，61（1）：51-52，55.

（河南中医药大学　谢治深、田燕歌）

金花消痤丸（胶囊、颗粒）

【药物组成】　黄芩（炒）、黄连、黄柏、栀子（炒）、大黄（酒炙）、金银花、薄荷、桔梗、甘草。

【处方来源】　研制方。国药准字 Z53021120。

【功能与主治】　清热泻火，解毒消肿。用于肺胃热盛所致的痤疮（粉刺）、口舌生疮、胃火牙痛、咽喉肿痛、目赤、便秘、尿黄赤等症。

【药效】　主要药效如下[1,2]：

1. 抗炎　痤疮是一种毛囊、皮脂腺的慢性炎症性皮肤病。金花消痤丸（胶囊、颗粒）能减轻二甲苯致小鼠耳肿胀，蛋清致大鼠足肿胀，表明本品具有较好的抗炎作用。

2. 止痛　金花消痤丸（胶囊、颗粒）对热和化学刺激引起的疼痛具有较好的抑制作用，使电刺激所致的小鼠扭体次数明显减少，耐受力增加。

【临床应用】　主要用于治疗痤疮肺胃热盛证。

痤疮[3-6]　本品治疗因肺胃热盛所致痤疮，症见颜面红斑、粉刺、与毛囊一致性丘疹、脓疱，尤以额头、口鼻周围为重，伴自觉皮损灼热，口干渴思冷饮，大便偏干。口服金花消痤丸联合红蓝光治疗仪治疗后，患者粉刺、丘疹、脓疱数目明显减少，且起效快、有效率高、复发率低。金花消痤丸联合 0.05%他扎罗汀乳膏或氯霉素酊治疗寻常性痤疮，可使患者皮疹、脓疱、囊肿等减少，皮损消退，且安全性高。

【不良反应】　个例服药后皮肤发红或轻微腹泻，减量或停药后缓解[4,6]。

【使用注意】　①脾胃虚寒及便溏者慎用。②孕妇、哺乳期妇女慎用。③切忌以手挤压患处。④不宜滥用化妆品及外涂药物，必要时应在医师或药师指导下使用。⑤按照用法、用量服用时，如出现不良反应，应停药，并向医师咨询。⑥如有较多囊肿、脓疱、结节等损害者，应去医院就诊。⑦对本品过敏者禁用，过敏体质者慎用。

【用法与用量】　口服。一次 4g，一日 3 次。

参 考 文 献

[1] 李呈华，王珍.金花消痤胶囊抗炎镇痛作用的实验研究[J].安徽中医临床杂志，2000，12（4）：298-299.

[2] 龙子江，申国明，王珍，等.金花消痤颗粒剂抗炎镇痛实验研究[J].安徽中医学院学报，1999，18（5）：75-77.

[3] 张玉红.红蓝光治疗仪联合金花消痤丸及氯霉素酊治疗寻常痤疮疗效观察[J].中国皮肤性病学杂志，2013，27（3）：304-305.

[4] 邓智建，李占国，曹冬梅，等.金花消痤丸联合 0.05%他扎罗汀乳膏治疗寻常性痤疮的疗效观察[J].中国药房，2010，21（12）：1124.

[5] 王振.金花消痤丸联合氯霉素酊治疗寻常性痤疮的疗效观察[J].中国现代医生，2012，50（28）：137-138.

[6] 夏建强.金花消痤丸治疗寻常痤疮 200 例[J].医药论坛杂志，2006，27（5）：102-103.

（河南中医药大学　谢治深、田燕歌）

清热暗疮片（胶囊、丸）

【药物组成】　金银花、大黄、穿心莲、人工牛黄、蒲公英、珍珠层粉、山豆根、甘草、栀子。

【处方来源】　研制方。国药准字 Z44020578。

【功能与主治】　清热，解毒，凉血散瘀。用于痤疮（粉刺）。

【药效】　主要药效如下[1, 2]（图 33-1）：

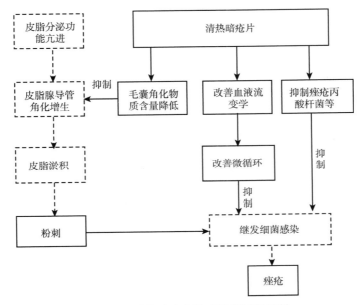

图 33-1　清热暗疮片治疗痤疮药效机制

1. 抑制表皮过度角化　痤疮患者常会出现皮肤过度角化，局部皮肤角质增生、皮肤干燥等症状。清热暗疮片可抑制焦煤油涂抹致实验性痤疮兔模型的皮肤角化、表皮增厚、毛囊扩张和真皮层炎细胞浸润程度，减少毛囊内角化物质的含量，说明其可抑制表皮过度角化。

2. 抗病原微生物　痤疮易继发细菌感染，清热暗疮片对痤疮丙酸杆菌等厌氧菌、金黄色葡萄球菌和表皮葡萄球菌均有抑制作用。

3. 改善血液流变学　血液流变学异常是痤疮的主要病理变化之一，清热暗疮片可降低实验性痤疮家兔的全血黏度和血细胞比容，且与用药剂量呈依赖性正相关。

【临床应用】　主要用于青少年痤疮肺胃积热证。

痤疮[3-7]　清热暗疮片治疗因肺胃积热所致的痤疮，症见毛囊性粉刺、丘疹、脓疱、囊肿、结节，多发于面、前胸、后背等皮脂腺分布区，常伴有皮损瘙痒、多食、口臭、渴喜冷饮等症状，用药后患者皮损痊愈、显效、好转的数量增加。与红霉素酊联合治疗寻常痤疮有效率（皮损治愈面积＞60%）增高，不良反应减小，安全性高。清热暗疮胶囊与夫西地酸乳膏及百癣夏塔热片联合使用，有效率增高，临床效果满意且无严重不良反应。

【不良反应】 ①初期有轻度腹泻，后可自行缓解。②皮疹处出现不同程度的红斑、灼热、干燥，但不影响治疗。③部分患者会出现肠胃不适症状，如食欲下降、恶心，停药后可自行缓解[4, 5]。

【使用注意】 ①阴虚及脾胃虚寒体质禁用，阴虚表现为五心烦热或午后潮热，盗汗，颧红，消瘦，舌红少苔；脾胃虚寒表现为纳呆腹胀、脘腹痛而喜温喜按、口淡不渴、四肢不温、大便溏稀或四肢水肿、畏寒喜暖，舌淡胖嫩，舌苔白润。②忌食辛辣、油腻食物，多食水果蔬菜。③服药后出现脘腹不适，食欲减少，大便溏稀者应停用。④切忌用手挤压患处，不宜滥用化妆品及外用药物。⑤对本品过敏者禁用，过敏体质者慎用。⑥有高血压、心脏病、肝病、糖尿病肾病等慢性病患者应在医师的指导下服用。⑦孕妇禁用。

【用法与用量】 口服。一次2～4片，一日3次，14天为一个疗程。

参 考 文 献

[1] 顾丽贞，王彦云，李多娇，等. 清热暗疮片对家兔痤疮模型抗角化作用及血流变的影响[J]. 中成药，2004，26（3）：3-4.
[2] 郑荣波. 清热暗疮片对痤疮丙酸杆菌等致病菌的体外抗菌作用的实验研究[J]. 中国中医药科技，2004，11（3）：140.
[3] 郑丽华，华景晔，李多娇，等. 清热暗疮片治疗痤疮临床研究[J]. 中医药信息，1999，（3）：46.
[4] 王一平. 红霉素酊、清热暗疮片等四种药物联合治疗寻常痤疮疗效观察[J]. 中国医学文摘（皮肤科学），2008，25（5）：277-278.
[5] 钱奕红，罗静. 清热暗疮片治疗痤疮80例临床观察[J]. 浙江中西医结合杂志，1996，6（2）：104.
[6] 陈体高，相勇，陈罗娣，等. 百癣夏塔热片联合清热暗疮胶囊治疗寻常痤疮疗效观察[J]. 中国中医药现代远程教育，2016，14（12）：84.
[7] 魏荣，朱军容. 清热暗疮胶囊联合夫西地酸乳膏治疗寻常型痤疮的疗效[J]. 现代医药卫生，2014，30（8）：1243.

（河南中医药大学 谢治深、田燕歌）

消 痤 丸

【药物组成】 升麻、柴胡、麦冬、野菊花、黄芩、玄参、石膏、石斛、龙胆、大青叶、金银花、竹茹、蒲公英、淡竹叶、夏枯草、紫草。

【处方来源】 研制方。《中国药典》（2015年版）。

【功能与主治】 清热利湿，解毒散结。用于湿热毒邪聚结肌肤所致的粉刺，症见颜面皮肤光亮油腻、黑头粉刺、脓疱、结节，伴有口苦、口黏、大便干；痤疮见上述证候者。

【药效】 主要药效如下[1]：

1. 抗病原微生物 痤疮易继发细菌感染，消痤丸对痤疮丙酸杆菌及金黄色葡萄球菌均有抑制作用，从而达到减轻病症的效果。

2. 抗炎 细菌感染会进一步刺激痤疮的炎症反应，消痤丸对乙酸所致小鼠腹腔毛细血管通透性增加及巴豆油所致小鼠耳肿胀均有抑制作用。

【临床应用】 主要用于治疗痤疮湿热蕴肤证。

痤疮[2-4] 消痤丸常用于湿热毒邪聚结肌肤所致痤疮或伴皮肤自觉灼热、口干渴、思冷饮、大便干，尤其是平时急躁易怒的患者。消痤丸联合湿润烧伤膏治疗脾胃湿热型痤疮，可有效促进皮损创面的愈合，疗效显著。联合维胺酯维 E 乳膏或红蓝光照射治疗寻常型痤疮优于单品，治疗方便，安全性高。

【不良反应】　尚未见报道。

【使用注意】　①本品偏寒凉，不可久服，平时胃部冷痛或大便偏稀的脾胃虚寒者慎用。②忌烟酒、食辛辣、油腻及腥发食物。③儿童、年老体弱、糖尿病或患有其他疾病者应慎用。④孕妇禁用。

【用法与用量】　口服。一次 30 粒，一日 3 次。

参 考 文 献

[1] 程丽芳，陈兴强. 消痤丸防治痤疮药效学实验研究[J]. 时珍国医国药，2001，12（1）：15.

[2] 梁栋. 消痤丸联合维胺酯维 E 乳膏治疗寻常型痤疮疗效观察[J]. 皮肤病与性病，2014，36（3）：1183.

[3] 刘拥军，马鑫男，姜春雷. 消痤丸联合湿润烧伤膏治疗脾胃湿热型痤疮疗效观察[J]. 中国烧伤创疡杂志，2017，29（6）：442-445.

[4] 吴小粉，王开云，许霞. 消痤丸联合红蓝光治疗寻常痤疮疗效观察[J]. 中国医学文摘（皮肤科学），2015，32（1）：103-104.

（河南中医药大学　谢治深、田燕歌）

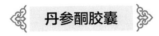

丹参酮胶囊

【药物组成】　丹参乙醇提取物。

【处方来源】　研制方。国药准字 Z13020110。

【功能与主治】　抗菌消炎。用于痤疮、扁桃体炎、外耳道炎、疖、痈、外伤感染、烧伤感染、乳腺炎、蜂窝织炎、骨髓炎等。

【药效】　主要药效如下[1, 2]：

1. 抗病原微生物　皮脂的分泌过多、排泄不畅容易形成富有营养和厌氧环境，极易引起细菌感染，进一步刺激炎症。本品可抑制铁锈色毛发癣菌和红色毛发癣菌等真菌的生长，对痤疮棒状杆菌、人型结核杆菌、分枝杆菌、溃疡分枝杆菌均有不同程度的抑制作用。

2. 抑制雄激素分泌　雄激素分泌过多是引起痤疮的主要因素，丹参酮胶囊有温和的雌激素样活性和抗丙酸睾酮作用，可通过下调皮脂腺细胞雄激素受体 mRNA 的表达，拮抗雄激素作用而具有抗皮脂腺活性的作用，抑制皮脂过多分泌，从而维持体内激素水平的平衡。

3. 抗肿瘤　丹参酮可将细胞阻滞于 G_0/G_1 期，抑制细胞进入 S 期和 DNA 合成期，从而抑制肿瘤细胞生长增殖；可调控 MR-2 细胞与增殖、分化相关的癌基因表达，抑制 DNA 合成，从而抑制细胞生长，诱导细胞分化，使恶性肿瘤细胞重新分化向正常成熟方向逆转；丹参酮 ⅡA 可通过抑制 ERK 通路而抑制卵巢癌细胞增殖，并诱导细胞凋亡，从而达到抗肿瘤效果。

【临床应用】　主要用于治疗痤疮等感染性疾病。

1. 痤疮[3-6]　丹参酮胶囊具有活血化瘀及止痛作用，可用于治疗热毒血瘀而见皮疹颜色暗红，以结节、脓肿、囊肿、瘢痕为主，经久难消的痤疮，通过抑制皮脂分泌，调节异常角化所致的毛囊皮脂腺导管栓塞进而溶解微粉刺，抑制痤疮丙酸杆菌的繁殖，对粉刺、炎性丘疹或脓疱有较好的治疗作用。联合果酸、螺内酯或异维 A 酸胶囊治疗中度痤疮安全有效，复发率低。

2. 皮炎[7, 8]　丹参酮胶囊具有抗菌、抗炎和类雌激素样活性，可用于治疗以红斑、丘疹、鳞屑伴不同程度的瘙痒为主的面部皮炎，口服丹参酮胶囊可经胃肠道吸收，快速分布到全身，作用强，排泄慢，使皮损面积减少，瘙痒感减轻。联合吲哚美辛肠溶片、氟芬那酸丁酯软膏或他克莫司软膏治疗面部皮炎，疗效好，起效快，复发率低。

3. 肝炎[9]　丹参酮胶囊可用于治疗慢性乙型病毒性肝炎肝纤维化，促进肝内胶原蛋白的降解，加速肝纤维化组织的重吸收，增加肝脏对透明质酸、Ⅲ型前胶原及层黏蛋白摄取和分解，使其含量下降，改善肝纤维化程度。恩替卡韦联合丹参酮胶囊治疗慢性乙型病毒性肝炎肝纤维化，能够有效降低慢性纤维化程度，降低门脉压。

【不良反应】　偶见皮肤过敏反应或轻度腹泻，停药即可恢复正常[3]。

【使用注意】　用药期间不宜同时服用温热性药物。

【用法与用量】　口服，一次 4 粒，一日 3～4 次。小儿酌减。

参 考 文 献

[1] 蔡丽萍，习志刚，杨红. 丹参酮的药理作用和临床研究进展[J]. 广东药学院学报，2008，（3）：321-324.

[2] 魏宝兴. 丹参酮胶囊联合氟芬那酸丁酯软膏治疗面部脂溢性皮炎的疗效观察[J]. 中医药导报，2015，21（5）：76-78.

[3] 何春峰，王辉军，柳文红，等. 果酸联合丹参酮胶囊治疗中度痤疮疗效评价[J]. 中国麻风皮肤病杂志，2015，31（12）：723-725.

[4] 赵红，张华，沈玉静. 丹参酮胶囊在皮肤科的应用[J]. 医学综述，2007，（24）：2048-2049.

[5] 陈海燕，韩春雷，邱瑰君，等. 丹参酮胶囊联合螺内酯治疗对女性青春期后痤疮患者血清性激素水平的影响[J]. 中国皮肤性病学杂志，2015，29（5）：469-471.

[6] 燕群，董心亚. 异维 A 酸胶囊联合丹参酮胶囊治疗中重度痤疮的疗效观察[J]. 中华疾病控制杂志，2016，20（7）：752-754.

[7] 邹爱玲，石娴，付曼妮，等. 吲哚美辛肠溶片联用丹参酮胶囊治疗面部皮炎临床疗效和经济学研究[J]. 中国现代应用药学，2017，34（5）：748-751.

[8] 陈海燕，唐燕笑，周志梅，等. 丹参酮胶囊联合他克莫司软膏治疗面部脂溢性皮炎的疗效分析[J]. 皮肤性病诊疗学杂志，2015，22（1）：39-42.

[9] 胡忠辉，吴元华. 恩替卡韦联合丹参酮胶囊治疗慢性乙型病毒性肝炎肝纤维化疗效分析[J]. 浙江中西医结合杂志，2016，26（3）：243-246.

（河南中医药大学　谢治深、田燕歌）

清火养元胶囊（片）

【药物组成】　栀子、苦丁茶、苦竹叶、山枝茶、土党参、土大黄。

【处方来源】　研制方。国药准字 Z20025980。

【功能与主治】　清热泻火，安神通便。用于热病所致的心烦，目赤肿痛，颜面痤疮，夜寐不宁，大便秘结。

【药效】　主要药效如下：

1. 抗炎　本品具有抗炎作用。

2. 增强免疫　本品可提高机体免疫能力。

【临床应用】　主要治疗痤疮热毒内盛证。

痤疮[1]　清火养元胶囊善清热泻火，主要用于治疗火热之邪上炎所致的颜面痤疮，能使粉刺、丘疹、脓疱、结节等多形性皮损消退或减轻。还可用于治疗火热证所致的心烦、夜寐不宁、大便秘结，具有复发率低、服药疗程短、无副作用等优点。

【不良反应】　尚未见报道。

【使用注意】　①不宜在服药期间同时服用滋补性中药。②有高血压、心脏病、糖尿病、肝病、肾病等慢性病严重者应在医师指导下服用。③本品不宜长期服用，服药 3 天症状无缓解，应去医院就诊。④对本品过敏者禁用，过敏体质者慎用。⑤孕妇及脾虚便溏者慎用。

【用法与用量】　口服，一次 1～2 粒，一日 3 次。

参 考 文 献

[1] 梁山，黄桂峰. 苗药清火养元胶囊治疗火热证临床观察[J]. 中国民族医药杂志，2006，（1）：11.

（河南中医药大学　谢治深、田燕歌）

解毒痤疮丸

【药物组成】　大黄、连翘、栀子、黄芩、赤芍、桑白皮、枇杷叶、牡丹皮、甘草。

【处方来源】　研制方。国药准字 Z20040038。

【功能与主治】　清肺胃、解热毒、消痤疮。痤疮属肺胃热盛证，症见皮肤局部粉刺、丘疹、脓疱，以及面红、口渴、口臭、小便短黄、大便秘结、舌红苔黄等。

【药效】　主要药效如下[1, 2]：

1. 抗炎　痤疮是一种毛囊、皮脂腺的慢性炎症性皮肤病。解毒痤疮丸可降低痤疮丙酸杆菌诱导的 IL-6 及 IL-8 等炎症细胞因子水平，抑制炎症细胞的聚集及活化作用，从而抑制炎症反应。

2. 抗病原微生物　痤疮易继发细菌感染，解毒痤疮丸对腹腔感染金黄色葡萄球菌小鼠具有保护作用，对甲型链球菌、大肠杆菌、变形杆菌、铜绿假单胞菌、克雷白杆菌同样具有抑制作用。

【临床应用】　主要治疗痤疮肺胃热盛证。

痤疮[3, 4]　解毒痤疮丸用于治疗肺胃热盛的寻常型、湿热型等多种类型中、重度痤疮，可见皮肤丘疹、脓疱、面红等症状。解毒痤疮丸联合异维 A 酸胶丸治疗中、重度痤疮可有效减轻瘙痒，使丘疹减少，皮损消退，本品还可联合中药面膜治疗寻常痤疮，可提高治疗效果。

【不良反应】　胃脘不适，大便稀溏或腹泻，腹痛。

【使用注意】　①忌烟酒、辛辣、油腻及腥发食物。②不宜在服药期间同时服用滋补性中药。③脾虚便溏者慎用。有高血压、心脏病、肝病、糖尿病、肾病等慢性病严重者应在医师指导下服用。④孕妇慎用，哺乳期妇女不宜服用，儿童应在医师指导下服用。⑤本品中大黄含有蒽醌类化合物，不宜长期服用。⑥服药后大便次数增多且不成形者，应酌情减量。⑦对本品过敏者禁用，过敏体质者慎用。

【用法与用量】　口服，一次 6g（1 袋），一日 3 次。4 周为一个疗程。

参 考 文 献

[1] 曾进，田代雄. 解毒痤疮丸联合异维 A 酸胶丸治疗中重度痤疮的临床研究[J]. 重庆医学，2017，46（12）：1687-1689.

[2] 阎天枝. 解毒痤疮丸对肺胃湿热型痤疮的临床治疗研究[D]. 武汉：湖北中医药大学，2012.

[3] 卢彩虹，张娅珍. 解毒痤疮丸联合 5-氨基酮戊酸光动力治疗中重度痤疮疗效观察[J]. 中国中西医结合皮肤性病学杂志，2016，15（1）：43-44.

[4] 孟祖东，杜天平，黄风云，等. 解毒痤疮丸联合中药面膜治疗寻常痤疮疗效观察[J]. 中国现代药物应用，2010，4（15）：107-108.

（河南中医药大学　谢治深、田燕歌）

美诺平颗粒

【药物组成】　白花蛇舌草、金银花、连翘、地黄、牡丹皮、赤芍、黄芩、桑白皮、石膏、丹参、皂角刺、防风、甘草。

【处方来源】　研制方。国药准字 Z20025197。

【功能与主治】　清热解毒，凉血散瘀。用于肺热血瘀所致寻常型痤疮，症见皮疹红肿，或有脓疱结节，用手挤压有小米粒样白色脂栓排出，伴有颜面潮红，皮肤油腻，大便秘结，舌质红，苔薄黄，脉弦数。

【药效】　主要药效如下：

1. 抗病毒　本品具有抗病毒作用。

2. 抗炎　本品具有抗炎作用，减轻皮损。

【临床应用】　主用于青少年痤疮和玫瑰痤疮肺热血瘀证。

1. 痤疮[1-7]　美诺平颗粒治疗肺胃积热而见毛囊性粉刺、丘疹、脓疱、囊肿、结节，伴有皮损瘙痒、多食、口臭、渴喜冷饮的痤疮患者。本品联合乌灵胶囊对痤疮的粉刺、丘疹、脓疱、囊肿有明显缓解作用，且可以改善痤疮患者的生活质量；联合外用冰黄软膏治疗寻常痤疮可使皮损消退 70% 以上，少有新皮疹出现，复发率相对较低；联合米诺环素胶囊治疗中、重度痤疮，可使患者的非炎症皮损（黑头粉刺）数目和炎症性皮损（炎性丘疹、浅表和深在脓疱）数目均有大幅下降；对中、重度痤疮患者予以红蓝光照射联合美诺平颗粒治疗，治疗组患者的总有效率显著高于仅采取异维 A 酸治疗的对照组患者，治疗组患者炎性与非炎性损害皮损总数降低，临床症状好转。

2. 玫瑰痤疮[8]　本品适用于肺经热盛、湿热之邪熏蒸于鼻面部的玫瑰痤疮（酒齄鼻），症见鼻部或面部红斑、毛细血管扩张和有炎症的毛囊丘疹及脓疱等。美诺平颗粒联合润肌皮肤膏及胶原蛋白贴敷料能够明显减轻玫瑰痤疮患者的临床症状，使红斑、毛细血管扩张、丘疹及脓疱数目减少，皮损面积减小。

3. 脂溢性皮炎[9]　本品适用于饮食失节、湿热内蕴致肺胃火热上蒸所致脂溢性皮炎，皮损为边缘清楚的暗黄红色斑、斑片或斑丘疹，表面被覆油腻性鳞屑或痂皮。美诺平颗粒配合西药治疗可使治疗作用加强，皮损完全或大部分消失，皮肤恢复正常或偶有新皮损出现。

【不良反应】　尚未见报道。

【使用注意】　①阴虚及脾胃虚寒体质禁用，阴虚表现为五心烦热或午后潮热，盗汗，颧红，消瘦，舌红少苔；脾胃虚寒表现为纳呆腹胀、脘腹痛而喜温喜按、口淡不渴、四肢不温、大便溏稀或四肢水肿、畏寒喜暖，舌淡胖嫩，舌苔白润。②忌食辛辣、油腻食物，多食水果蔬菜。③服药后出现胃脘不适，食欲减少，大便溏稀者应停用。④切忌用手挤压患处。⑤如有多个脓肿、囊肿、脓疱等严重者应去医院就诊。⑥对本品过敏者禁用，过敏体质者慎用。⑦孕妇禁用。

【用法与用量】　开水冲服，一次 6g，一日 3 次。

参 考 文 献

[1] 岳亮，于秀妍，张国刚. 中药在皮肤疾病中的应用的研究进展[J]. 沈阳药科大学学报，2011，28（10）：841-845.

[2] 刘丽娟. 美诺平颗粒联合乌灵胶囊治疗痤疮的临床效果及对生活质量的影响[J]. 陕西中医，2015，36（7）：877-878.

[3] 黄贵义，邬松涛，付兰红，等. 美诺平颗粒联合冰黄软膏治疗寻常痤疮 68 例[J]. 中国中西医结合皮肤性病学杂志，2012，11（1）：34-36.

[4] 陈敏，张玉春. 美诺平颗粒联合冰黄软膏治疗痤疮的临床疗效[J]. 中国社区医师（医学专业），2011，13（31）：179.

[5] 李建明，王怀湘，吴素贞. 米诺环素胶囊联合美诺平颗粒治疗中重度痤疮的临床疗效观察[J]. 临床医药文献电子杂志，2017，4（51）：10053，10055.

[6] 张卫华. 红蓝光照射联合美诺平颗粒治疗中重度痤疮的效果分析[J]. 中外医疗，2016，35（5）：7-9.

[7] 黄丽萍，阮爱星. 美诺平颗粒治疗肺热血瘀寻常型痤疮的疗效观察[J]. 海峡药学，2008，（4）：88-89.

[8] 高田原，薛娟娟. 美诺平颗粒、润肌皮肤膏联合胶原蛋白贴敷料治疗玫瑰痤疮的临床疗效及对生活质量影响[J]. 中国中西医结合皮肤性病学杂志，2018，17（2）：145-148.

[9] 马凌宇，高燕文. 美诺平颗粒配合西药治疗脂溢性皮炎的临床观察[J]. 吉林医学，2010，31（36）：6728.

（河南中医药大学　谢治深、田燕歌）

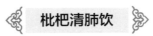

枇杷清肺饮

【药物组成】　人参、枇杷叶、甘草、黄连、桑白皮、黄柏。

【处方来源】　清·祁坤《外科大成》。

【功能与主治】　宣肺，清热，化湿。主治面部粉刺，色红疼痛，破出白汁。

【药效】　主要药效如下[1-3]：

1. 抗病原微生物　毛囊内细菌增殖是痤疮发病的主要因素。枇杷清肺饮对痤疮丙酸杆菌、金黄色葡萄球菌有较强的抑制作用。

2. 提高免疫功能　机体免疫功能低下是痤疮的主要原因之一，枇杷清肺饮可增加单核-吞噬细胞系统吞噬功能和白细胞吞噬能力而发挥抗感染作用，并参与机体的细胞免疫和体液免疫过程，提高免疫功能。

3. 抗炎　痤疮往往伴随有局部炎症反应，枇杷清肺饮对二甲苯所致的鼠肿胀有明显的抗炎作用；加减枇杷清肺饮可使痤疮动物模型髓系细胞触发受体-1（TREM-1）、IL-β、TNF-α 水平降低，并产生抗炎作用。

【临床应用】　主要用于痤疮、脂溢性皮炎肺胃湿热证。

1. 痤疮[4-7]　枇杷清肺饮治疗痤疮肺胃湿热证，症见颜面、胸背油腻光亮，较多红色丘疹、脓疱、粉刺，皮损红肿疼痛等表现。本品可以改善痤疮患者的皮损症状，且安全性较好。本品联合姜黄消痤擦剂治疗寻常性痤疮，能提高疗效且明显减少色素沉着并发症。枇杷清肺饮内服联合加味颠倒散外用治疗痤疮，临床疗效好，皮损减退明显，复发率低，不良反应少。枇杷清肺饮加减联合消炎灵洗剂治疗痤疮可明显提高临床疗效，且无不良反应。枇杷清肺饮与五味消毒饮联合治疗寻常痤疮安全有效，患者粉刺、脓疱大量减少。

2. 脂溢性皮炎[8]　本品可用于治疗脂溢性皮炎引起的皮损、红斑、脱屑、皮脂溢出、瘙痒等。枇杷清肺饮加减联合红蓝光治疗头部脂溢性皮炎，患者的皮损面积减小，红斑、脱屑、皮脂溢出症状改善，疗效优于单用红蓝光照射。

【不良反应】　尚未见报道。

【使用注意】　尚不明确。

【用法与用量】　水煎服，每日 2 次。

参 考 文 献

[1] 黄善聪，陈力. 陈力用枇杷清肺饮治疗痤疮临床观察[J]. 辽宁中医药大学学报，2013，15（10）：179-181.

[2] 许光仓，孔瑞龙. 枇杷清肺饮治疗痤疮疗效观察[J]. 实用中医药杂志，2013，29（7）：529-530.

[3] 胡志帮. P.acnes 诱导的小鼠炎症模型中 TREM-1 的表达及加减枇杷清肺饮对炎症的作用研究[D]. 泸州：西南医科大学，2017.

[4] 王学军，郑楠，安月鹏. 枇杷清肺饮加减治疗肺胃热盛型寻常痤疮临床观察[J]. 辽宁中医杂志，2014，41（9）：1799-1801.

[5] 刘汉顺，张文家，庄明，等. 枇杷清肺饮加减联合加味颠倒散治疗痤疮的临床观察[J]. 安徽医药，2012，16（1）：111-112.

[6] 吴怡峰，刘杰. 枇杷清肺饮加减联合消炎灵洗剂治疗痤疮疗效观察[J]. 上海中医药杂志，2014，48（6）：72-74.

[7] 王云龙. 枇杷清肺饮与五味消毒饮联合治疗寻常痤疮的效果观察[J]. 内蒙古中医药，2016，35（5）：15.

[8] 陈桂升，管志强，张翠侠. 枇杷清肺饮加减联合红蓝光治疗头部脂溢性皮炎[J]. 江苏中医药，2018，（4）：37-38.

（河南中医药大学　谢治深、田燕歌）

二、清热祛湿类

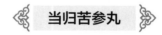

当归苦参丸

【药物组成】　当归、苦参。

【处方来源】　研制方。国药准字 Z11020318。

【功能与主治】　凉血，祛湿。用于血燥湿热引起的头面生疮，粉刺疙瘩，湿疹刺痒，酒齄鼻赤。

【药效】　主要药效如下：

1. 抗感染　本品具有抗感染作用，减轻皮损。

2. 止痒　本品具有止痒作用，减轻皮肤瘙痒。

【临床应用】　主要用于治疗痤疮湿热蕴结证。

1. 痤疮[1-3]　当归苦参丸可治疗湿热蕴结而见颜面、胸背油腻光亮，皮损红肿疼痛，伴食重口臭、便秘、尿黄之痤疮，本品可使皮损消退，脓疱、粉刺减少，临床症状减轻，联合痤康王搽剂或夫西地酸乳膏可提高疗效。

2. 慢性湿疹[4]　是一种皮肤炎症反应，表现为皮损局限而有浸润和肥厚，瘙痒剧烈，容易复发。本品联合咪唑斯汀片可减轻慢性湿疹患者红斑、丘疹、苔藓化等皮损症状，缩小皮损面积，减轻瘙痒，提高睡眠质量。

3. 脂溢性皮炎[5]　常发于头部和面部，表现为局部红斑、鳞屑、不同程度瘙痒等症状，本品联合他克莫司可减轻脂溢性皮炎患者红斑、鳞屑、瘙痒症状，缩小皮损面积。

【不良反应】　尚未见报道。

【使用注意】　①忌烟酒、辛辣、油腻及腥发食物。②切忌以手挤压患处。③用药期间不宜同时服用温热性药物。④孕妇或哺乳期妇女慎用。⑤儿童、年老体弱或患有其他疾病者应在医师指导下服用。⑥如有多量结节、囊肿、脓疱等应去医院就诊。⑦对本品过敏者禁用，过敏体质者慎用。

【用法与用量】　口服，一次1袋（6g），一日2次。

参 考 文 献

[1] 陈红. 当归苦参丸治疗痤疮的疗效分析[J]. 中国医疗美容, 2015, 5（5）: 111-112.

[2] 吕继君, 徐坤, 吴刚. 当归苦参丸治疗寻常痤疮疗效观察[J]. 中国现代药物应用, 2011, 5（16）: 57-58.

[3] 江金成, 张庆. 当归苦参丸联合夫西地酸乳膏治疗中轻度寻常型痤疮疗效观察[J]. 长江大学学报（自科版）, 2016, 13（30）: 41-42.

[4] 裴宇, 万军, 李龙学. 当归苦参丸联合咪唑斯汀片治疗慢性湿疹临床疗效观察[J]. 长江大学学报（自然科学版）, 2011, 8（4）: 165, 167.

[5] 谢骅. 当归苦参丸联合他克莫司治疗脂溢性皮炎临床观察[J]. 皮肤病与性病, 2018, 40（3）: 368-369.

（河南中医药大学　谢治深、田燕歌）

玫芦消痤膏

【药物组成】　鲜芦荟叶、苦参、杠板归、玫瑰花、天然冰片、薄荷素油。

【处方来源】　研制方。国药准字 Z20027273。

【功能与主治】　清热燥湿，杀虫止痒。用于痤疮、皮肤瘙痒、湿疹及日晒疮。

【药效】　主要药效如下：

1. 抗炎　本品具有抗炎作用。

2. 止痒　本品具有止痒作用，能减轻皮肤瘙痒。

【临床应用】　主要用于痤疮湿热蕴结证。

1. 痤疮[1-4]　本品适用于湿热郁肤所导致的颜面、胸背油腻光亮，较多红色丘疹、脓疱、粉刺，皮损红肿疼痛之痤疮，对多粉刺型及轻度的丘疹脓疱型痤疮的疗效好，皮损明显消减，且无新皮损出现，联合三蕊胶囊或复方木尼孜其颗粒对痤疮的治疗效果更佳，患者皮损减少明显，且安全可靠。

2. 玫瑰痤疮[5]　本品可治疗玫瑰痤疮（酒齄鼻），症见鼻部或面部红斑、有炎症的毛囊丘疹及脓疱等。玫芦消痤膏加甲硝唑片剂外用治疗酒齄鼻能有效控制不同阶段的症状，阻止病情发展，患者皮损减少，且无毒副作用。

3. 面部脂溢性皮炎[6]　本品可用于治疗面部脂溢性皮炎，可缩小皮损面积，减轻红斑、脱屑、脂溢和瘙痒程度，且无明显不良反应。

【不良反应】　治疗早期用药部位出现轻中度发热感、瘙痒和红肿于用药后两天内自然消退，不影响继续治疗[4]。

【使用注意】　①本品为外用药，禁止内服。②忌烟酒、辛辣、油腻及腥发食物。③切勿接触眼睛、口腔等黏膜处。皮肤破溃处禁用。切忌用手挤压患处。④用药期间不宜同时服用温热性药物。⑤儿童、孕妇应在医师指导下使用。⑥如有多量结节、囊肿、脓疱等应去医院就诊。⑦不宜滥用化妆品及外涂药物，必要时应在医师指导下使用。⑧对花粉和芦荟有过敏使者慎用。用药过程中如出现不良反应，应停药，并向医师咨询。⑨对本品过敏者禁用，过敏体质者慎用。

【用法与用量】　外用，将患处用温水清洗干净后涂抹适量，一日 3～4 次。

参 考 文 献

[1] 孟华. 口服三蕊胶囊并外用玫芦消痤膏联合治疗寻常痤疮临床观察[J]. 中国中西医结合皮肤性病学杂志，2012，11（5）：308.

[2] 林夏，韩月，王艳丽. 虎丹化瘀解毒汤配合玫芦消痤膏治疗脓疱性痤疮 47 例临床观察[J]. 河北中医，2010，32（9）：1308-1309.

[3] 陈军. 复方木尼孜其颗粒联合玫芦消痤膏治疗寻常痤疮临床疗效观察[J]. 中国实用乡村医生杂志，2011，18（1）：53-55.

[4] 杨玉明，张壤之. 玫芦消痤膏治疗寻常痤疮临床疗效观察[J]. 中南药学，2004，（1）：47-48.

[5] 姜群. 玫芦消痤膏加甲硝唑片剂外用治疗酒齄鼻疗效评价[J]. 黑龙江医学，2012，36（3）：212-213.

[6] 舒爱明. 玫芦消痤膏治疗面部脂溢性皮炎疗效观察[J]. 实用中西医结合临床，2009，9（6）：39-40.

（河南中医药大学　谢治深、田燕歌）

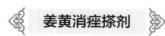

姜黄消痤搽剂

【药物组成】　姜黄、重楼、杠板归、土荆芥、一枝黄花、绞股蓝、珊瑚姜。

【处方来源】　研制方。《中国药典》（2015 年版）。

【功能与主治】　清热祛湿，散风止痒，活血消痤。用于湿热郁肤所致的粉刺（痤疮）、油面风（脂溢性皮炎）。

【药效】　主要药效如下[1-3]：

1. **抗炎**　痤疮往往伴有局部炎症反应，姜黄消痤搽剂可显著抑制卵白蛋白引起的足肿胀，并能降低炎症组织中 PGE_2 的含量；对卵白蛋白致敏激发皮炎皮损组织有明显治疗作用；可减轻福氏完全佐剂所致炎症反应并降低炎症组织中 IL-2 的含量，说明本品具有较强的抗炎作用。

2. **抗真菌**　姜黄消痤搽剂具有一定的抗真菌作用，对白念珠菌、红色毛癣菌、须癣毛癣菌等有抑制作用。

3. **抗过敏**　姜黄消痤搽剂可以抑制过敏反应，减轻过敏引起的瘙痒。研究表明，姜黄消痤搽剂可抑制卵白蛋白致敏豚鼠离体回肠平滑肌过敏性收缩、豚鼠腹腔肥大细胞脱颗粒、4-氨基吡啶诱发的小鼠舔体反应及组胺引起的小鼠毛细血管通透性增加，表明姜黄消痤搽剂具有较强的抗过敏止痒作用。

【临床应用】　主要用于痤疮湿热蕴结型。

1. **痤疮**[4-6]　姜黄消痤搽剂可治疗湿热蕴结所致的颜面、胸背油腻光亮，较多红色丘疹、脓疱、粉刺，皮损红肿疼痛，伴食重口臭、便秘之痤疮，能迅速消退痤疮引发的炎症、皮损，尤其对常规方法难以治愈的囊肿结节痤疮、色素沉着及痤疮形成的瘢痕有突出的治疗效果。本品联合阿达帕林凝胶可使患者丘疹、粉刺、脓疱、结节等皮损明显减少，联合异维 A 酸治疗中、重度痤疮，可使患者大部分皮损消退，且未见明显不良反应。

2. **脂溢性皮炎**[7]　是一种慢性炎症性皮肤病，常发于头部和面部，表现为局部红斑、鳞屑、不同程度瘙痒等症状。本品能有效治疗脂溢性皮炎，并具有较高安全性，可使患者瘙痒、红斑、脱屑等情况减轻，皮脂溢出减少，疗效与糖皮质激素无明显差别，而未出现使用糖皮质激素的不良反应。

3. 真菌感染[2]　本品对体、股癣、手足癣等真菌感染有显著的疗效，可使患者症状明显好转，红斑、丘疹、水疱等皮损减少，部分患者痊愈。

4. 斑秃[8]　斑秃的皮损表现为圆形或卵圆形非瘢痕性脱发，本品联合复方甘草酸苷片治疗斑秃效果显著，大部分患者脱发区明显长出黑发，毛发粗细、色泽接近正常，部分患者痊愈。

【不良反应】　使用本品时，有破损的痤疮患者有短暂轻微的刺痛感[5]。

【使用注意】　①姜黄消痤搽剂为外用药，禁止内服。②忌烟酒、辛辣、酸、油腻及腥发食物。③切勿接触眼睛、口腔等黏膜处。皮肤破溃处禁用。切忌用手挤压患处。④用药期间不宜同时服用温热性药物。⑤儿童、孕妇应在医师指导下使用。⑥如有多量结节、囊肿、脓疱等应去医院就诊。⑦不宜滥用化妆品及外涂药物，必要时应在医师指导下使用。⑧用药过程中如出现不良反应，应停药，并向医师咨询。⑨用药2周症状无缓解，应去医院就诊。⑩对姜黄消痤搽剂及酒精过敏者禁用，过敏体质者慎用。

【用法与用量】　外用。用棉签蘸取本品涂患处，一日2～3次。

参 考 文 献

[1] 陈嬿嬿. 姜黄消痤搽剂对大、小鼠炎症组织的抗炎作用[J]. 中国实验方剂学杂志, 2011, 17（19）: 219-221.
[2] 鲁瑾, 杜金刚, 曹煜. 姜黄消痤搽剂抗真菌作用的随机对照临床试验（附88例报告）[J]. 贵州医药, 2009, 33（6）: 513-514.
[3] 陈嬿嬿, 曹煜, 李淑芳. 姜黄消痤搽剂抗过敏及止痒作用的实验研究[J]. 现代中医药, 2008, 28（6）: 56-58.
[4] 廖薇, 王晓翠. 姜黄消痤搽剂联合阿达帕林凝胶治疗痤疮临床疗效和安全性分析[J]. 安徽医药, 2014, 18（11）: 2191-2192.
[5] 杜宇, 钟桂书, 廖勇梅, 等. 姜黄消痤搽剂联合异维A酸治疗中重度痤疮疗效观察[J]. 实用医院临床杂志, 2012, 9（2）: 120-121.
[6] 赵会亮, 李彦锋, 彭希亮, 等. 克林霉素凝胶联合姜黄消痤搽剂治疗寻常型痤疮疗效观察[J]. 皮肤病与性病, 2011, 33（4）: 220-221.
[7] 彭光辉, 王海英. 姜黄消痤搽剂治疗脂溢性皮炎临床疗效观察[J]. 中国皮肤性病学杂志, 2009, 23（7）: 407-408.
[8] 刘健, 刘莉. 姜黄消痤搽剂联合复方甘草酸苷片治疗斑秃50例[J]. 陕西中医, 2013, 34（3）: 326-327.

（河南中医药大学　谢治深、田燕歌）

冰 黄 软 膏

【药物组成】　大黄、硫黄、黄连、冰片、氯霉素。

【处方来源】　研制方。国药准字 Z20025198。

【功能与主治】　清热除湿，解毒化瘀。用于肺热血瘀所致寻常型痤疮，症见皮疹红肿，或有脓疱结节，用手挤压有小米粒样白色脂栓排出，伴有颜面潮红，皮肤油腻，大便秘结，舌质红，苔薄黄，脉弦数。

【药效】　主要药效如下：

1. 抗炎　本品具有抗炎作用，抑制炎症，减少渗出。

2. 止痒　本品具有止痒作用。

【临床应用】　主要用于痤疮之肺热血瘀证。

1. 痤疮[1, 2]　冰黄软膏治疗肺热血瘀证而见皮疹红肿，或有脓疱结节，伴有颜面潮红，皮肤油腻的痤疮患者，冰黄软膏外用联合美诺平颗粒内服治疗寻常痤疮疗效确切，可使皮损减退或消失，少量或无新皮疹出现，仅遗留少量色素沉着，疗效优于米诺环素，不良反应少，复发率相对较低。

2. 银屑病[3]　是一种慢性炎症性、增生性皮肤病，冰黄软膏联合他扎罗汀凝胶外用治疗银屑病，能够缩小患者皮损范围，使红斑消退或缩小，鳞屑减少，瘙痒程度减轻，疗效优于他扎罗汀凝胶单用。

【不良反应】　尚未见报道。

【使用注意】　皮肤过敏及皮肤已破溃者慎用。

【用法与用量】　温水洗脸后取软膏剂适量涂于面部。

参 考 文 献

[1] 黄贵义，邬松涛，付兰红，等. 美诺平颗粒联合冰黄软膏治疗寻常痤疮 68 例[J]. 中国中西医结合皮肤性病学杂志，2012，11（1）：34-36.

[2] 陈敏，张玉春. 美诺平颗粒联合冰黄软膏治疗痤疮的临床疗效[J]. 中国社区医师（医学专业），2011，13（31）：179.

[3] 刘效筠，石年，陈用军. 冰黄软膏外用治疗寻常型稳定期银屑病临床疗效观察[J]. 湖北中医杂志，2012，34（6）：46.

（河南中医药大学　谢治深、田燕歌）

❀❀ 复方黄连素片 ❀❀

【药物组成】　盐酸小檗碱、木香、吴茱萸、白芍。

【处方来源】　研制方。《中国药典》（2015 年版）。

【功能与主治】　清热燥湿，行气止痛，止痢止泻。主要用于大肠湿热，赤白下痢，里急后重或暴注下泻，肛门灼热；肠炎、痢疾见上述证候者。

【药效】　主要药效如下[1, 2]：

1. 抗病原微生物　疖子初期呈现急性炎症，随后出现针头大小的红色丘疹或丘疱疹，伴随有细菌感染情况，研究发现复方黄连素片及其主要成分对金黄色葡萄球菌、痢疾志贺氏杆菌及部分大肠杆菌和绿脓杆菌呈现明显协同抗菌作用。

2. 抗炎　痤疮往往伴有局部炎症反应，复方黄连素片能够降低慢性萎缩性胃炎患者血清 IL-6、IL-17 的表达水平，可减轻炎症症状。

【临床应用】　主要用于治疗痤疮湿热蕴结证。

1. 痤疮[3]　复方黄连素片可治疗湿热蕴结所致的颜面、胸背油腻光亮，较多红色丘疹、脓疱、粉刺，皮损红肿疼痛，伴食重口臭、便秘之痤疮，本品治疗痤疮具有较好疗效，能够缓解瘙痒症状，减轻皮损，使皮疹消退。

2. 慢性萎缩性胃炎[1, 4]　指由于胃黏膜出现萎缩性改变的慢性胃炎。复方黄连素片可有效缓解慢性萎缩性胃炎患者腹胀、嗳气、纳差、疼痛等症状，本品联合奥美拉唑肠溶胶囊、阿莫西林胶囊、克拉霉素胶囊可明显增加慢性萎缩性胃炎患者胃蛋白酶原 I 水平，促进胃黏膜对营养物质的吸收利用，利于胃黏膜修复，其治疗效果优于常规治疗的患者。

3. 细菌性痢疾[5]　是指由痢疾杆菌引发的传染性肠道疾病，复方黄连素片对多种细菌有抑制作用，口服复方黄连素片治疗细菌性痢疾，能够明显减轻腹痛、腹泻症状，且直接作用于胃肠道，不吸收入血，用药安全。

4. 急性肠胃炎[6]　是一种胃肠黏膜的急性炎性反应，临床表现主要为恶心、呕吐、腹痛、腹泻、发热等。诺氟沙星联合复方黄连素片治疗后临床症状明显减轻或消失，各项检查指标恢复正常。

【不良反应】　尚未见报道。

【使用注意】　①饮食宜清淡，服药期间忌酒、生冷、辛辣食物。②葡萄糖-6-磷酸脱氢酶缺乏的儿童禁用。

【用法与用量】　口服，一次 4 片，一日 3 次。

参 考 文 献

[1] 刘利民. 复方黄连素对萎缩性胃炎的治疗效果及对 IL-6、IL-17 的影响[J]. 中国处方药，2016，14（12）：7-8.
[2] 吴科榜，董丽娜. 复方黄连素与几种抗菌药物对大肠杆菌作用效果的比较[J]. 中兽医学杂志，2009，（3）：7-9.
[3] 陆江涛. 应用复方黄连素配合自拟痤疮洗剂治疗寻常痤疮 60 例小结[J]. 陕西中医学院学报，1998，4：27.
[4] 陶英杰. 养胃舒胶囊联合复方黄连素片治疗脾胃湿热型慢性萎缩性胃炎临床评价[J]. 中国药业，2018，27（1）：58-61.
[5] 张巧云，拓占斌. 左氧氟沙星联合复方黄连素片治疗急性细菌性痢疾的临床疗效[J]. 临床合理用药杂志，2015，8（30）：48-49.
[6] 区健辉. 诺氟沙星联合复方黄连素治疗急性胃肠炎的临床观察[J]. 临床合理用药杂志，2014，7（16）：48.

（河南中医药大学　谢治深、田燕歌）

三、疏肝解郁类

逍遥散（丸）

【药物组成】　柴胡、当归、白芍、白术、茯苓、生姜、薄荷、炙甘草。

【处方来源】　宋·太平惠民和剂局《太平惠民和剂局方》。《中国药典》（2015 年版）。

【功能与主治】　疏肝健脾，养血调经。用于肝郁脾虚所致的郁闷不舒、胸胁胀痛、头晕目眩、食欲减退、月经不调。

【药效】　主要药效如下[1-7]：

1. 调节内分泌　痤疮、黄褐斑等皮肤病主要是因女性内分泌失调，精神压力大及体内缺少维生素与外用化学药物刺激引起的。加味逍遥散可降低血清雄激素，调节内分泌治疗痤疮，本品的提取物经口服给药后，血中移行成分具有抑制 B16 细胞酪氨酸酶活性和黑素合成的作用，且对黑素合成的抑制作用呈浓度依赖性，是治疗黄褐斑的药效物质基础。

2. 抗抑郁　抑郁症与 5-羟色胺（5-TH）、去甲肾上腺素（NE）等单胺神经递质的功能低下密切相关，本品可明显下调 5-TH 的含量，可以通过调节神经递质浓度、调控下丘脑-垂体-肾上腺（HPA）轴功能失衡、改善肠道微生态与胃肠道功能及改善突触结构及其可塑性，表现出良好的抗抑郁作用。

【临床应用】　主要用于痤疮、抑郁症、黄褐斑肝郁气滞证。

1. 痤疮[8, 9]　本品用于治疗痤疮属肝郁气滞证者，而见痤疮引起的丘疹、红斑，伴情绪低落、急躁易怒等症状。通过口服丹栀逍遥散加减治疗，患者皮肤损害情况显著好转，血清雄激素降低。

本品亦用于治疗青春期后痤疮肝郁血热证者，女性患者多伴有月经前及月经期皮损加重，经后缓解等冲任失调的表现，加味逍遥散联合薄氏腹针的疗法可有效改善患者痤疮皮损，同时对机体起到镇静及抗焦虑作用。

2. 抑郁症[2-7]　本品可用于治疗肝郁脾虚型抑郁症。患者可见情绪低落，兴趣减低甚至丧失，食欲改变，伴胸闷、嗳气、纳呆、腹痛、腹胀等胸腹部躯体症状。逍遥散（丸）可明显减轻患者临床症状，使汉密尔顿量表评分降低，提高生活质量。

3. 黄褐斑[10]　本品用于治疗肝郁气滞型黄褐斑。以女性多见，且弥漫分布，斑片呈淡褐色至深褐色，边缘清楚或呈弥漫性，局部无炎症及鳞屑；伴有烦躁不安，胸胁胀痛，月经不调，口苦咽干，舌红，苔薄，脉弦细。本品联合面针围刺可调节内分泌、性激素水平，增强皮肤局部新陈代谢、促进局部血液运行，色斑面积基本消退，颜色基本消失。

【不良反应】　尚未见报道。

【使用注意】　①忌生冷及油腻难消化的食物。②有高血压、心脏病、肝病、糖尿病、肾病等慢性病严重者应在医师指导下服用。③平素月经正常，突然出现经量过多、经期延长，或月经过少、经期错后，或阴道不规则出血者应去医院就诊。④儿童、年老体弱、孕妇、哺乳期妇女及月经量多者应在医师指导下服用。⑤服药 3 天症状无缓解，应去医院就诊。⑥对本品过敏者禁用，过敏体质者慎用。

【用法与用量】　每服 6～9g，煨姜、薄荷少许，共煎汤温服，一日 3 次。亦可作汤剂，水煎服，用量按原方比例酌减。亦有丸剂，每服 6～9g，一日服 2 次。

参 考 文 献

[1] 张宁，李会娟，祁永华，等. 基于中药血清药物化学方法的逍遥散治疗黄褐斑的药效物质基础研究[J]. 世界科学技术（中医药现代化），2010，12（4）：643-646.

[2] 王静怡. 逍遥散的药理研究[A]//中国中西医结合学会急救医学专业委员会.2001 年全国中西医结合急救医学学术会议论文集[C]. 中国中西医结合学会急救医学专业委员会，2001：1.

[3] 熊静悦，曾南，张崇燕，等. 逍遥散抗抑郁作用研究[J]. 中药药理与临床，2007，（1）：3-5.

[4] 吴丹，高耀，邢婕，等. 逍遥散治疗肝郁脾虚型抑郁症的药理作用机制研究进展[J]. 中国实验方剂学杂志，2019，（8）：187-193.

[5] 梁嫒，赵晖，岳利峰，等. 逍遥散抗抑郁的临床与实验研究进展[J]. 新中医，2017，49（10）：142-145.

[6] 林坦，黄金彬. 逍遥散的临床应用与体会[J]. 亚太传统医药，2015，11（14）：124-125.

[7] 张园园，郑梅. 逍遥散的临床应用概况[J]. 云南中医中药杂志，2008，（9）：66-67.

[8] 邓丽玲，侯丽莹，罗佩，等.80 例丹栀逍遥散加减治疗多囊卵巢综合征高雄激素血症痤疮（肝郁血热型）的临床观察[J]. 中国计划生育和妇产科，2016，8（12）：58-61.

[9] 赖慧容. 加味逍遥散联合薄氏腹针治疗青春期后痤疮的临床观察及机制研究[D]. 北京：北京中医药大学，2017.

[10] 熊蓉，谌莉媚. 面针围刺合逍遥散治疗肝郁气滞型黄褐斑 35 例疗效观察[J]. 中国民族民间医药，2017，26（11）：89-90.

（河南中医药大学　谢治深、田燕歌）

第三十四章

斑秃、脱发中成药名方

第一节 概　　述

一、概　　念[1-5]

斑秃（alopecia areata），是一种以突然发生的斑片状脱发为特点的皮肤病。全头毛发全部脱落称为全秃；眉毛、睫毛、腋毛、阴毛和全身毳毛等全部脱落称为普秃。中医学称本病为"油风""鬼舐头""鬼剃头"。

脂溢性脱发（androgenetic alopecia），又称雄激素源性脱发、男性型秃发、早秃等，是青春期后头额部、颞部、顶部出现缓慢发展的秃发，是临床上最常见的脱发病，多发生在头皮出油或糠屑者。中医学称为"发蛀脱发""蛀发癣"。

二、病因及发病机制[6-8]

（一）病因

斑秃　本病的病因尚不明确，可能与遗传、情绪、自身免疫等因素有关，约25%患者有家族史，神经精神因素为重要的诱发因素。

脱发　本病的病因尚不明确，可能与免疫、遗传、激素、局部微炎症反应、神经和环境因素等有关。

（二）发病机制

斑秃　斑秃的发病机制尚不十分明确，焦急、忧虑、悲伤、精神紧张、情绪不安、内分泌失调和遗传因素的作用下，血管运动中枢紊乱、交感及副交感神经失调，引起毛囊周围及下部有淋巴细胞浸润，并有发基质细胞的变性及毛细血管持久性收缩、毛乳头供血障碍，引发的毛发营养不良而致本病。

脱发　脂溢性脱发的发病机制尚不十分明确。一般认为一种雄激素依赖的显性多基因遗传性秃发，遗传的基因可使毛囊对雄激素的敏感性增加，加之中青年男性高水平雄激素睾酮在 5α-还原酶的作用下转变为双氢睾酮与头皮部毛囊靶细胞内的雄激素受体结合，诱导头发生长期缩短，毛囊萎缩、退化、脱落，使头发提前进入休止期。此外，精神因素是脱发的发病原因之一。

三、临 床 表 现

斑秃　临床可分为进展期、静止期和恢复期。

进展期：进展迅速，脱发部位头皮平滑光亮，头部出现圆形或椭圆形的脱发斑，直径 1～10cm，数目不等，脱发区边缘头发松动易拔出，拉毛试验阳性，头皮光滑而亮，头皮无显著感觉。

静止期：脱发区范围不再扩大，边缘毛发不再松动，拉毛试验阴性。

恢复期：有新发长出，细软色浅，逐渐增粗，颜色变深，最后恢复正常。

脱发　本病主要发生于 20～40 岁男性，30 岁左右是发病高峰期，女性发病较少，一般无明显的自觉症状或仅伴有轻痒。一般会从前额两侧开始，逐渐延伸至顶部，头发逐渐变得稀少纤细，柔软无力。前发际线从两侧逐渐后退，形成俗称的"高额"。最终顶部头发大部分或全部脱落，但枕后及头部两侧毛发基本保持正常。一般整个进程较为缓慢，可伴有皮脂溢出或脂溢性皮炎。

四、诊　　　断

斑秃　根据头部突发的圆形或椭圆形的秃发斑、头皮正常，无自觉症状等临床的典型表现，容易诊断。

脱发　根据发病年龄和临床的典型表现，容易诊断。

五、治　　　疗

（一）常用化学药物及现代技术

斑秃　①全身用药：口服维生素 A、维生素 B、维生素 C、溴剂或糖皮质激素。②局部治疗：糖皮质醇激素类，如泼尼松或地塞米松局部注射；促进局部血液循环的药物如斑蝥酊、辣椒酊、浓乙酸、强氨水、芥子酊、1%敏尔啶溶液等。

脱发　主要采用抗雄激素治疗如西咪替丁、螺内酯等，常见不良反应有恶心、食欲减退、头痛、疲劳感等。

（二）中成药名方治疗

对于斑秃、脱发，西医治疗仅能减少毛发脱落，不能根治本病，且不良反应多，停药后易复发，难以维持疗效。中医治疗注重标本兼治，从整体上调节人体的内分泌功能，且不良反应少，但一般作用较为缓慢。

第二节　中成药名方的辨证分类与药效

中医学认为，斑秃和脱发均因肝肾不足或营卫失和，腠理不固，脉络瘀阻导致精不化血，血不养发，毛发失于濡养，发无生长之源或发根不固造成头发稀疏脱落。中药治疗斑秃和脱发是辨证用药，中成药名方的常见辨证分类及其主要药效如下[9-13]：

一、平肝熄风类

斑秃、脱发属肝风内动证者，症见突然因暴怒头发呈片状、圆形或椭圆形，数目、大小不等脱落，局部无肤色改变，平滑发亮，伴两胁胀满，心情郁闷，善太息，或是急躁易怒，面红耳赤，头胀头痛，舌红或紫绛，苔薄白，脉弦。

斑秃、脱发属肝风内动证者，主要病理变化为情绪所致激素分泌异常，毛干近端萎缩，头发松动，易于脱落。

平肝熄风药平熄肝阳，疏肝解郁，促进毛囊收缩，抑制毛干萎缩，减少头发脱落。

常用中成药：天麻首乌片等。

二、活血祛风类

斑秃、脱发属血虚风燥证者，症见久病或产后，气血损耗而致脱发渐进性加重，脱发区能见到少数散在性参差不齐残存头发，轻触脱落，伴唇白、心悸、气短语微、头晕、嗜睡、倦怠无力等全身症状，舌淡苔薄白，脉细弱。

斑秃、脱发属血虚风燥证者，主要病理变化为气血虚损，血液循环障碍，发根失去濡养而空虚，头发脱落，新发难以生长。

活血祛风类以其补益气血、祛风润燥之功，达到促进血液循环，滋养毛发，防止脱落，刺激生长作用。

常用中成药：生发酊。

三、补益肝肾类

斑秃、脱发属肝肾不足证者，症见平素头发枯黄或灰白，发病时头发呈大片均匀脱落，甚或全身毛发尽脱，或有脱发家族史。常伴膝软，头昏，耳鸣，目眩，遗精滑泄，失眠多梦，畏寒肢冷，舌淡苔薄或苔剥，脉细或沉细。

斑秃、脱发属肝肾不足证者，主要病理表现为机体免疫功能紊乱、头皮局部供血不良，血液不畅，脑血流图异常等病理变化。

补益肝肾类药以其滋补肝肾、填精生发之功，达到提高机体免疫力，调节内分泌，增加头部血液灌流量，改善微循环，营养毛囊，促进毛发生长的效果。

　　常用中成药：斑秃丸、养血生发胶囊、除脂生发片（胶囊）、生发片、复方斯亚旦生发酊、七宝美髯丹（颗粒）、神应养真丹、滋补生发片、活力苏口服液、益肾乌发口服液、固肾生发丸、精乌胶囊（颗粒）等。

参 考 文 献

[1] 陈达灿，胡东流. 斑秃皮损血流量变化的研究[J]. 中国皮肤性病杂志，1998，12（1）：20.

[2] 郝立群. 中药治疗斑秃 20 例[J]. 吉林中医药，1985，（4）：22.

[3] 曲星武. 斑秃治验[J]. 中医药学报，1987，3：53.

[4] 徐宜厚. 皮肤病中医诊疗学[M]. 武汉：湖北科技出版社，1986：132.

[5] 武德珍. 中西医结合治疗斑秃 96 例临床观察[J]. 河北中医，2005，27（6）：444-445.

[6] 刘巧. 中西医结合皮肤病治疗学[M]. 北京：人民军医出版社，2014：339.

[7] 黎伟珍，魏跃钢. 脂溢性脱发的中西医研究进展[J]. 现代中西医结合杂志，2004，13（20）：2786-2787.

[8] Adil A，Godwin M. The effectiveness of treatments for androgenetic alopecia: A systematic review and meta-analysis[J]. Journal of the American Academy of Dermatology，2017，77（1）：136-141.

[9] 范瑞强. 皮肤性病中医治疗全书[M]. 广州：广东科技出版社，1996：321.

[10] 王和平，李玲玉. 祛湿健发饮治疗脂溢性脱发的临床观察[J]. 中医药信息，2012，29（4）：111-112.

[11] 刘维，陈达灿. 脂溢性脱发的中西医研究进展[J]. 中医药信息，2003，20（6）：24-25.

[12] 傅丽珍. 辨证治疗脂溢性脱发 100 例[J]. 浙江中医杂志，1998，（4）：166.

[13] 魏跃钢. 辨证治疗脂溢性脱发 84 例[J]. 南京中医药大学学报·自然科学版，2002，18（4）：251.

（河南中医药大学　谢治深、田燕歌）

第三节　中成药名方

一、平肝熄风类

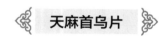

天麻首乌片

　　【药物组成】　天麻、何首乌、熟地黄、墨旱莲、女贞子、黄精、当归、白芍、桑叶、炒蒺藜、丹参、川芎、白芷、甘草。

　　【处方来源】　研制方。《中国药典》（2015 年版）。

　　【功能与主治】　滋阴补肾，养血熄风。用于肝肾阴虚所致的头晕目眩、头痛耳鸣、口苦咽干、腰膝酸软、脱发、白发；脑动脉硬化、早期高血压、血管神经性头痛、脂溢性脱发见上述证候者。

　　【药效】　主要药效如下[1-7]（图 34-1）：

　　1. 改善血液流变性　斑秃、脱发患者主要病理变化为血液循环障碍，天麻首乌片能改善阴虚血瘀大鼠模型血液流变学状态，降低全血黏度、血浆黏度及血细胞比容，且呈剂量依赖性。

　　2. 改善血管内皮细胞功能　斑秃患者血浆内皮素水平升高，天麻首乌片可下调大脑微血管内皮细胞诱导型 iNOS 和内皮素的表达，降低培养液中 NO 和 ET 的含量，改善血管内皮细胞功能。

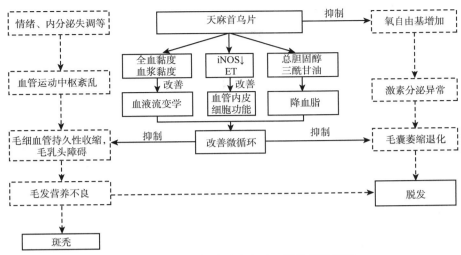

图 34-1　天麻首乌片治疗斑秃、脱发药效机制

- - - - - 病理；———— 药效

3. 降血脂　天麻首乌片可降低高脂血症模型大鼠血清总胆固醇、三酰甘油和低密度脂蛋白胆固醇含量，并使高密度脂蛋白胆固醇含量升高，达到降血脂的目的。

4. 镇痛　天麻首乌片可以减少冰醋酸致小鼠的扭体次数。

5. 延缓衰老　超氧化物歧化酶是体内重要的抗氧化酶，具有保护组织免受自由基损伤的作用。天麻首乌片可以提高衰老模型动物血与脑组织的超氧化物歧化酶活性并降低其过氧化脂质丙二醛含量，可抑制衰老模型动物的脑和胸腺重量减轻，显示出较好的延缓衰老作用。

【临床应用】　主用于脱发白发、斑秃属肝肾阴虚证者。

1. 脱发、白发[8]　天麻首乌片对因肝肾阴虚、精血不足、发失所养所致的脱发白发有明显的疗效，症见须发早白，甚或脱落，腰膝酸软，神疲乏力等；本品也可用于治疗恶性肿瘤化疗后脱发，恶性肿瘤患者在化疗的同时服用天麻首乌片治疗化疗后脱发，效果显著。

2. 斑秃[9]　天麻首乌片治疗肝肾阴虚，或情志不畅致使气滞血瘀、发失所养而脱落，伴见身热、口渴、尿黄的斑秃。本品可使斑秃面积缩小、脱发停止、间歇性长发。

3. 脑动脉硬化症[5]　天麻首乌片用于治疗肝肾阴虚，风阳上扰，气血阻滞于脑，脑络不通，脑髓失养所致的脑动脉硬化症。天麻首乌片可以缓解脑动脉患者的临床症状，降血压、血脂，改善脑循环，达到治疗脑动脉硬化症的作用。

4. 偏头痛[10,11]　是一种间断性反复发作的，以一侧为主的搏动性头痛疾病。天麻首乌片治疗由肝肾阴虚、肝阳上扰所致的偏头痛，症见头痛，眩晕，耳鸣，心烦易怒，目赤，口苦，腰膝酸软，神疲乏力，舌红苔少，脉沉细或弦，以及原发性高血压、偏头痛、紧张型头痛见上述证候者。本品可以在一定程度上缓解血流下降对血管内皮的不良刺激，改善头痛、眩晕等临床症状。

5. 眩晕[12]　本品适用于因肝肾阴虚、精血不足、肝阳上亢所致的眩晕，症见头晕目眩，耳鸣，少寐，口苦咽干，腰膝酸软，精神萎靡者。服用本药后，眩晕症状明显缓解，伴随的耳鸣、失眠等症状减轻或消失。

6. 缺血性中风[13]　天麻首乌片对中风恢复期患者具有显著作用，可改善临床神经功能，降低血黏度，改善血细胞比容，有效率明显升高，且无明显不良反应。

7. 不孕症[14]　天麻首乌片对肝肾阴虚型男女不孕不育症有较好的治疗效果，能够调整女性月经不调，改善男性精子质量，提高怀孕概率。

【不良反应】　尚未见报道。

【使用注意】　①湿热内蕴，痰火壅盛者（表现为身重疲乏、神志昏沉、不思饮食、大便黏腻不爽、小便不利；烦热胸痛，口干唇燥，痰块很难咳出）禁用。②饮食宜清淡，低盐低脂，忌食生冷、辛辣、油腻食物，忌烟酒、浓茶。③感冒发热患者不宜服用。④孕妇禁用。⑤有高血压、心脏病、肝病、糖尿病、肾病等慢性病严重者应在医师指导下服用。⑥儿童、哺乳期妇女应在医师指导下服用。⑦服药 4 周症状无缓解，应去医院就诊。⑧对本品过敏者禁用，过敏体质者慎用。

【用法与用量】　口服。一次 6 片，一日 3 次。

参 考 文 献

[1] 路永红，周培媚，蒋存火，等. 口服斑秃丸对斑秃患者血浆内皮素水平的影响[J]. 实用医院临床杂志，2009，6（5）：56-57.
[2] 肖德华，郑兵. 天麻首乌片药效学研究[J]. 湖南中医杂志，2001，17（2）：57.
[3] 刘朝晖，周常权，杨宝凡，等. 天麻首乌片治疗偏头痛的作用机理的实验研究[J]. 中成药，2002，24（12）：50-54.
[4] 邱赛红，蔡颖，孙必强，等. 天麻首乌片对阴虚血瘀模型大鼠血液流变学的影响[J]. 湖南中医杂志，2006，22（5）：82.
[5] 喻正科，周兵，刘春华，等. 国华天麻首乌片治疗脑动脉硬化症 56 例临床观察[J]. 湖南中医杂志，2002，18（4）：57.
[6] 邱赛红，蔡颖，孙必强，等. 天麻首乌片对 D-半乳糖致衰老小鼠机体氧自由基的影响[J]. 中医药导报，2006，12（10）：61-62.
[7] 肖德华，郑兵. 天麻首乌片药效学研究[J]. 湖南中医杂志，2001，17（2）：57-58.
[8] 杨大雅，欧阳天成. 天麻首乌片治疗恶性肿瘤化疗后脱发 60 例[J]. 中华全科医师杂志，2007，6（11）：667.
[9] 彭学军. 天麻首乌片内服外用治疗斑秃 86 例疗效观察[J]. 湖南中医杂志，2001，17（6）：29.
[10] 李建国，黄仁峰，刘连芳，等. 天麻首乌片治疗偏头痛 60 例临床研究[J]. 实用中西医结合临床，2009，9（1）：24.
[11] 杨铮铮，周端求. 国华天麻首乌片治疗偏头痛 100 例[J]. 湖南中医杂志，2002，18（5）：54-55.
[12] 赵郴，许仁楚，陈灵兮，等. 国华天麻首乌片治疗眩晕 48 例[J]. 湖南中医杂志，2002，18（5）：55-56.
[13] 谭白山. 国华天麻首乌片治疗缺血性中风 40 例[J]. 湖南中医杂志，2003，19（1）：56.
[14] 施云，杨国芳. 天麻首乌片治疗肝肾阴虚型不育症 60 例报告[J]. 江西中医药，2002，33（4）：35.

（河南中医药大学　谢治深、田燕歌）

二、活血祛风类

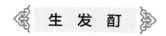

生 发 酊

【药物组成】　补骨脂、闹羊花、生姜。

【处方来源】　研制方。国药准字 Z11021152。

【功能与主治】　温经通脉，用于斑秃脱发症。

【药效】　主要药效如下[1-4]：

1. 改善局部微循环　斑秃患者病因虽然不同，但其共同结果为毛囊退行性变，与局部微循环障碍有关。生发酊能增加真皮浅层毛细血管数量，改善局部微循环，增加毛囊数量，刺激毛囊再生，促进动物毛发生长，增加毛发长度和毛发密度。

2. 抗氧化 斑秃、脱发患者体内氧自由基增多，氧化损伤而致脱发，生发酊具有抗氧化作用，可减轻氧化应激损伤。

【临床应用】 主要用于治疗斑秃、脱发血虚风燥证。

1. 斑秃[5] 生发酊治疗因血虚风燥所致，症见突然脱发、呈圆形或椭圆形、逐渐加重、甚至毛发全部脱落，常伴有头晕、目眩、耳鸣的斑秃患者。本品治疗斑秃连续用药 2～4个月后，脱发区毛发大部分或全部生长，无新脱发区产生。

2. 脂溢性脱发[6] 好发于青年男性，头顶头发逐渐稀疏甚至全部脱落，适用于临床确诊为雄激素源性脱发。本品联合当归苦参丸用药 12 个月后毛发停止脱落，脱发大部分长出，其分布密度、粗细、色泽与健发区相近，皮脂分泌恢复正常。

【不良反应】 部分病例出现有头皮瘙痒、头皮屑增多、头皮紧绷感、脱发增多、接触性皮炎或全身不适等症状[6]。

【使用注意】 ①局部皮肤有破损伤口时不宜使用。②本品为含乙醇的酊剂，乙醇过敏者不宜使用，发生过敏反应时应停用。③本品为外用药，有毒，切忌口服及误入眼内。④本品中所含的闹羊花有毒，不可大面积、超量或长期使用。⑤孕妇禁用。

【用法与用量】 外用。涂擦患处，一日 2～3 次。

参 考 文 献

[1] 王艳荣. 中药"脱发再生灵"促毛发生长的实验研究[J]. 医学动物防治，2003，19（9）：539.

[2] 王婷，宋怀燕，张文明. 止脱生发酊生发作用的实验研究[J]. 上海实验动物科学，2004，24（2）：9.

[3] 章星琪. 斑秃发病机理探讨[J]. 皮肤性病诊疗学杂志，2015，22（2）：144-147.

[4] 李孝. 内服兼外用中药治疗斑秃[A]//中国中西医结合学会皮肤性病专业委员会.2010 全国中西医结合皮肤性病学术会议论文汇编[C]. 中国中西医结合学会皮肤性病专业委员会：中国中西医结合学会，2010：1.

[5] 马丽华，李海贝. 生发酊治疗斑秃 50 例疗效观察[J]. 中国农村医学，1988，5：32.

[6] 杨顶权，刘云贞，鞠海，等. 生发酊联合当归苦参丸治疗雄激素源性脱发的临床观察[J]. 世界中西医结合杂志，2010，5（4）：327-329，332.

（河南中医药大学 谢治深、田燕歌）

三、补益肝肾类

斑 秃 丸

【药物组成】 地黄、熟地黄、制何首乌、当归、丹参、炒白芍、五味子、羌活、木瓜。

【处方来源】 研制方。《中国药典》（2015 年版）。

【功能与主治】 补益肝肾，养血生发。用于肝肾不足、血虚风盛所致的油风，症见毛发成片脱落，或至全部脱落，多伴有头晕失眠、目眩耳鸣、腰膝酸软；斑秃、全秃、普秃见上述证候者。

【药效】 主要药效如下[1, 2]：

1. 促毛发生长 斑秃是一种非瘢痕性、炎症性脱发，本品能促进碳酸铊所致病理性脱毛大鼠模型体毛生长。

2. 减少血浆内皮素水平　斑秃患者血浆内皮素水平升高，且与脱发面积显著相关，斑秃活跃期血浆内皮素水平较静止期显著增高。口服斑秃丸后血浆内皮素水平较治疗前显著下降，静止期血浆内皮素较活跃期显著下降。

【临床应用】　主要用于治疗斑秃肝肾不足证。

斑秃[3-6]　本品可用于治疗因肝肾不足、血虚风盛所致，症见突然脱发、呈圆形或椭圆形、逐渐加重、甚至毛发全部脱落，可伴有头晕、目眩、耳鸣、五心烦热、腰膝酸软、夜寐不安；斑秃、全秃、普秃见上述证候者。本品联合胱胺酸，或配合 CO_2 氦氖激光治疗，或联合自体血加曲安奈德、IL-2、利多卡因局部封闭注射治疗斑秃，均可使脱发部位新发长出，分布密度、毛发粗细、色泽同正常头发，轻拉试验阴性。

【不良反应】　目前报道，服本品出现上腹隐痛 2 例，致急性肝损伤 1 例[5-7]。

【使用注意】　①本品不适用假性斑秃（患处头皮萎缩，不见毛囊口）及脂溢性脱发。②忌食辛辣食物。③孕妇禁用。④感冒发热患者不宜服用。⑤本品宜饭后服用。⑥高血压、心脏病、肝病、肾病等慢性病患者应在医师指导下服用。⑦服药 2 周症状无缓解，应去医院就诊。⑧儿童应在医师指导下服用。⑨对本品过敏者禁用，过敏体质者慎用。

【用法与用量】　口服。水蜜丸一次 5g；大蜜丸一次 1 丸，一日 3 次。

参 考 文 献

[1] 巫燕莉，崔琦珍，杜群，等. 养血生发胶囊生发作用实验研究[J]. 中药药理与临床，2004，20（4）：33-34.

[2] 路永红，周培媚，蒋存火，等. 口服斑秃丸对斑秃患者血浆内皮素水平的影响[J]. 实用医院临床杂志，2009，6（5）：56-57.

[3] 路永红，周谦. 斑秃丸联合胱胺酸治疗斑秃 31 例疗效分析[J]. 中国皮肤性病杂志，2007，21（6）：382.

[4] 吴波，路永红，周培媚，等. 斑秃丸配合 CO_2 氦氖激光治疗斑秃疗效观察[J]. 实用医院临床杂志，2009，6（5）：56.

[5] 吴波，路永红，周培媚，等. 斑秃丸联合 CO_2 氦氖激光治疗斑秃疗效观察[J]. 中国麻风皮肤病杂志，2010，26（2）：84.

[6] 王爱东，王绍娴. 自体血混合曲安奈德、IL-2、利多卡因联合斑秃丸治疗斑秃的疗效[J]. 重庆医学，2016，45（13）：1799-1800.

[7] 李娟.斑秃丸致急性肝功能异常 1 例[J]. 药物流行病学杂志，2010，19（8）：484.

（河南中医药大学　谢治深、田燕歌）

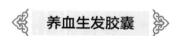

养血生发胶囊

【药物组成】　熟地黄、当归、羌活、木瓜、川芎、白芍、菟丝子、天麻、制何首乌。

【处方来源】　研制方。《中国药典》（2015 年版）。

【功能与主治】　养血祛风，益肾填精。用于血虚风盛、肾精不足所致的脱发，症见毛发松动或呈稀疏状脱落、毛发干燥或油腻、头皮瘙痒；斑秃、全秃、脂溢性脱发与病后、产后脱发见上述证候者。

【药效】　主要药效如下[1-3]：

1. 促进毛发生长　斑秃的临床表现为头部出现清晰圆形或椭圆形脱发，是头皮微环境的炎症因素到达一定的阈值后，引起区域的毛囊退行性变，养血生发胶囊能促进大鼠、豚鼠被毛生长，增加新生毛重量；对碳酸铊所致大鼠脱毛也有一定治疗效果[1]。可明显缩短小鼠皮肤变黑时间，通过增加毛囊组织中 VEGF 表达、毛囊血管数及毛囊数，促进毛发生长[2]。

2. **抑制自身免疫**　斑秃是一种自身免疫性疾病[3]，患者免疫系统出现异常，抑制角化细胞生长和毛囊上皮细胞增殖，从而影响毛发生长。养血生发胶囊对二硝基氯苯所致小鼠耳迟发性超敏反应有明显的抑制作用，可抑制自身免疫。

3. **改善贫血**　养血生发胶囊对失血性贫血小鼠有明显的增加红细胞数及血红蛋白含量的作用；对环磷酰胺再障贫血模型本品有明显升高模型小鼠红细胞、白细胞数目的作用。

4. **止痒**　斑秃、脱发常伴有头皮瘙痒，养血生发胶囊可提高磷酸组胺致痒的豚鼠的致痒阈，产生止痒的作用。

【临床应用】　主用于斑秃、全秃、脂溢性脱发血虚风燥证。

1. **斑秃**[4-7]　因血虚风盛、肾精不足所致斑秃、全秃，症见突然脱发、呈圆形或椭圆形、逐渐加重、甚者毛发全部脱落、偶可伴有头晕、目眩、耳鸣、五心烦热、腰腿酸软、夜寐不安。养血生发胶囊联合首乌片治疗后，服药15～30天起效，脱发区全部长出新发或白色小毳毛，复发率低。养血生发胶囊联合外用2%米诺地尔溶液治疗4个月后脱发区头发全部或大部分长齐。养血生发胶囊联合山莨菪碱注射液加外用米诺地尔酊治疗3个月后，血清炎症因子水平均较治疗前有明显下降，头发停止脱落，脱发部位全部或大部分长出黑发，且分布密度、色泽、粗细正常，拔毛试验呈阴性。或配合点阵激光与米诺地尔酊联用3个月后皮损区终毛全部或大部分长出，粗细、色泽、密度同正常部位毛发，轻拉试验阴性。

2. **脱发**[8, 9]　养血生发胶囊可治疗脂溢性皮炎，症见两鬓、前发际头发逐渐减少，伴有头皮发痒、头屑增多，或头发油腻秽浊，毛发较稀疏，枯焦，伴乏力，夜寐不安者。养血生发胶囊联合胱氨酸片或联合胸腺肽肠溶片治疗可明显改善脱发情况，原脱发区有大量新发生长，基本恢复正常。

【不良反应】　文献报道服本品后致药物性肝炎、严重肝损害各1例[10-12]。

【使用注意】　①平时食欲减退、恶心、大便黏腻的脾虚湿滞者不宜使用。②假性斑秃（患处头皮萎缩，不见毛囊口）不适用。③服药期间饮食宜清淡，忌辛辣刺激性食物。④在治疗前和治疗期间要定期检查肝功能，避免超量或长期使用。⑤感冒发热患者不宜服用。⑥有高血压、心脏病、肝病、糖尿病、肾病等慢性病严重者应在医师指导下服用。⑦儿童、哺乳期妇女应在医师指导下服用。⑧服药4周症状无缓解，应去医院就诊。⑨对本品过敏者禁用，过敏体质者慎用。⑩孕妇禁用。

【用法与用量】　口服。一次4粒，一日2次。

参 考 文 献

[1] 巫燕莉，崔琦珍，杜群，等. 养血生发胶囊生发作用实验研究[J]. 中药药理与临床，2004，20（4）：33-34.

[2] 陈芙蓉，岳南，只德广，等. 养血生发胶囊对C57BL/6小鼠毛发生长的影响及机制[J]. 现代药物与临床，2010，25（2）：137-140.

[3] 葛晓翔. 斑秃病因研究及其病理学变化[J]. 山西职工医学院学报，2009，19（1）：82-83.

[4] 黄琼. 养血生发胶囊合首乌片治疗油风40例疗效观察[J]. 云南中医中药杂志，2006，27（4）：23.

[5] 张宇，张建萍，包为政. 2%米诺地尔溶液外用联合养血生发胶囊口服治疗斑秃104例疗效观察[J]. 临床皮肤科杂志，2005，36（6）：350.

[6] 朱爱茹. 养血生发胶囊联合山莨菪碱注射液对斑秃患者血清炎症因子水平的影响[J]. 现代中西医结合杂志，2016，25（18）：2032-2034.

[7] 黄蕾. 养血生发胶囊配合激光治疗斑秃临床观察[J]. 陕西中医，2015，36（10）：1396-1397.

[8] 张勇军，李强. 养血生发胶囊联合胱氨酸片治疗脂溢性脱发 102 例的疗效分析[J]. 内蒙古中医药，2018，37（1）：45-47.

[9] 徐凤菊. 养血生发胶囊联合胸腺肽肠溶片治疗斑秃的疗效研究[J]. 临床医药文献电子杂志，2017，4（96）：18957-18958.

[10] 刘绍莉. 养血生发胶囊致药物性肝炎 1 例[J]. 中国医院药学杂志，2006，26（12）：1584.

[11] 李云富，耿秀双. 养血生发胶囊致严重肝脏损害 1 例[J]. 中国煤炭工业医学杂志，2008，11（12）：1940.

[12] 霍敏英，凌世华. 首乌片、养血生发胶囊同服引起肝炎[J]. 药物不良反应杂志，2004，5：335.

（河南中医药大学　谢治深、田燕歌）

除脂生发片（胶囊）

【药物组成】 当归、牡丹皮、川芎、白鲜皮、蝉蜕、地黄、苦参、地肤子、防风、何首乌、荆芥、僵蚕、蜈蚣。

【处方来源】 研制方。国药准字 Z14020253。

【功能与主治】 滋阴，养血，祛风，活络，止痒，除油脂。用于脂溢性脱发，头皮瘙痒，落屑，油脂分泌过多症。

【药效】 主要药效如下：

1. 增强免疫　本品可提高机体免疫功能。

2. 止痒　本品具有止痒作用。

【临床应用】 主要用于脱发阴虚风燥证。

脱发[1-4] 除脂生发片可治疗阴虚血虚所致脱发、头晕、耳鸣等脱发症，本品联合米诺地尔液或复方醋酸氟轻松酊可改善皮脂溢出、头皮瘙痒症状，促进生发，优于单用米诺地尔液或复方醋酸氟轻松酊治疗。本品联合米诺地尔液外用及口服甘草锌颗粒可减少头发脱失，疗效优于口服胱氨酸和维生素 B_6。

【不良反应】 用药期间可能出现谷丙转氨酶升高、轻度胃肠道反应等。

【使用注意】 孕妇及合并其他疾病者应遵医嘱慎用。

【用法与用量】 口服，每日 3 次，每次 6～8 片。小儿按年龄酌减。

参 考 文 献

[1] 周进飞. 除脂生发片联合复方醋酸氟轻松酊治疗男性雄激素源性脱发[J]. 中国美容医学，2017，26（7）：73-74，141.

[2] 印道春. 除脂生发片治疗雄激素源性脱发临床疗效观察[J]. 吉林医学，2010，31（8）：1043.

[3] 董佳辉，张国平，黄小雄. 除脂生发片联合甘草锌颗粒治疗男性早期雄激素性秃发[J]. 中国美容医学，2014，23（10）：846-848.

[4] 杨浩. 除脂生发片联合复方醋酸氟轻松酊治疗男性雄激素源性脱发的临床观察[J]. 皮肤病与性病，2016，38（3）：219-220.

（河南中医药大学　谢治深、田燕歌）

生 发 片

【药物组成】 何首乌、女贞子、山药、地黄、墨旱莲、茯苓、牡丹皮、泽泻、桑椹子、麦冬、黑枣、黑豆。

【处方来源】 研制方。国药准字 Z20013237。

【功能与主治】 滋补肝肾，益气养血，生发乌发。用于肝肾不足、气血亏虚所致的头发早白、脱落。

【药效】　主要药效如下[1, 2]：

1. 延缓衰老　氧化损伤而致衰老是斑秃、脱发的主要机制之一，生发片具有增强体内抗氧化酶含量或提高其活性，从而加速机体超氧自由基的清除，起到延缓衰老的作用。

2. 提高酪氨酸酶活性　斑秃、脱发往往伴随有须发早白，与酪氨酸活性降低、黑素合成障碍有关，生发片可明显提高黑素瘤细胞酪氨酸酶活性，促进黑素合成。

【临床应用】　主要治疗脱发肝肾不足证。

1. 脱发[3, 4]　生发片用于治疗肝肾不足、气血亏虚所致的头发脱落、斑秃、全秃、脂溢性脱发，疗效较好。生发片联合胱氨酸疗效显著，可使新发全部或部分生长，分布密度、毛发粗细、色泽同正常头发，拉发试验阴性。

2. 白发　生发片对肝肾两虚所致的须发早白具有较好的治疗作用，能够补益肝肾，补益气血，乌发生发。

【不良反应】　尚未见报道。

【使用注意】　①高血压、心脏病、肝病、糖尿病、肾病等慢性病患者应在医师指导下服用。②儿童应在医师指导下服用。③对本品过敏者禁用，过敏体质者慎用。

【用法与用量】　片剂，每片0.35g（相当于原药材1.14g）。密封。口服，一次6片，每日3次。

参 考 文 献

[1] 曲珍仪，李明，胡燕，等. 生发片通过激活PKA信号通路促进小鼠B16黑素瘤细胞黑素合成实验研究[J]. 亚太传统医药，2017，13（14）：3-5.

[2] 袁如文. 生发片的制备工艺及质量标准研究[D]. 长春：吉林大学，2017.

[3] 雷奥先. 生发片治疗脱发381例[J]. 广西医学，1985，（6）：290-291.

[4] 周世荣. 生发片联合胱氨酸治疗斑秃30例疗效观察[J]. 皮肤病与性病，2009，31（2）：43.

（河南中医药大学　谢治深、田燕歌）

 复方斯亚旦生发酊

【药物组成】　黑种草子、桃仁、石榴子。

【处方来源】　研制方。国药准字Z65020167。

【功能与主治】　育发，润发，固发。用于秃发，斑秃，脂溢性脱发及其他不明原因的脱发。

【药效】　主要药效如下[1]：

1. 促进毛发生长　斑秃的临床表现为头部出现清晰圆形或椭圆形脱发，是头皮微环境的炎症因素到达一定的阈值后，引起区域的毛囊退行性变。复方斯亚旦生发酊能改善毛乳头营养，刺激毛囊再生，促进毛发生长。

2. 止痒　斑秃、脱发往往伴随有头皮瘙痒，复方斯亚旦生发酊具有止痒作用。

【临床应用】　主要用于脂溢性脱发、斑秃。

1. **脂溢性脱发**[2-4]　复方斯亚旦生发酊可治疗脂溢性脱发，症见头顶及前额两侧脱发，头油头痒。本品可改善患者头皮油脂分泌、瘙痒、头屑症状，梳发试验头发脱落根数减少，促进新发生长。

2. **白癜风**[5, 6]　是以表皮内黑素细胞损伤和消失为特点的色素减退性皮肤病，复方斯亚旦生发酊治疗白癜风疗效较好，可使白斑消退或缩小，逐渐恢复正常肤色。

【**不良反应**】　尚未见报道。

【**使用注意**】　①本品为外用药，禁止内服。②用毕洗手，切勿接触眼睛、口腔等黏膜处。皮肤破溃处禁用。③儿童、孕妇、哺乳期妇女及年老体弱者应在医师指导下使用。④对本品及酒精过敏者禁用，过敏体质者慎用。

【**用法与用量**】　外用。清洁患部，按摩 2～3 分钟，喷涂适量，一日 3 次。

参 考 文 献

[1] 赵海娇，王园姬，任全霞，等. 复方斯亚旦生发酊促大鼠毛发生长实验研究[J]. 中医药导报，2011，17（1）：20-21，24.

[2] 李艳，王玥. 复方斯亚旦生发酊治疗脂溢性脱发 165 例临床观察[J]. 湖南中医杂志，2014，30（10）：52-54.

[3] 张磊，李艳. 复方斯亚旦生发酊治疗斑秃 165 例[J]. 中国药业，2015，24（2）：73-74.

[4] 王晓磊. 复方斯亚旦生发酊治疗斑秃的临床效果及安全性分析[J]. 临床医药文献电子杂志，2016，3（55）：11021.

[5] 海热古力，热孜万古力·乌买尔，祖里菲亚·阿不都热依木. 复方斯亚旦生发油治疗白癜风[J]. 中国民族医药杂志，2008，9：85.

[6] 热孜万古丽·吾买尔，艾合买提·买买提. 维药复方斯亚旦生发油治疗白癜风[J]. 中国民族医药杂志，2007，7：1.

（河南中医药大学　谢治深、田燕歌）

七宝美髯丹（颗粒）

【**药物组成**】　白何首乌、赤茯苓、白茯苓、牛膝、当归、枸杞子、菟丝子、制何首乌、当归、补骨脂（黑芝麻炒）、枸杞子（酒蒸）、菟丝子（炒）、茯苓、牛膝（酒蒸）。

【**处方来源**】　清·王昂《医方集解》。《中国药典》（2015 年版）。

【**功能与主治**】　滋补肝肾。用于肝肾不足，须发早白，遗精早泄，头眩耳鸣，腰酸背痛。

【**药效**】　主要药效如下[1-9]：

1. **抗氧化**　氧化损伤是斑秃、脱发的主要机制之一，七宝美髯丹（颗粒）能显著增强机体抗氧化能力，抑制脂质过氧化，可增加红细胞中超氧化物歧化酶活性，降低血浆脂质过氧化含量，降低丙二醛值，并可显著增强清除自由基及抗氧化能力，调整脂质代谢紊乱。

2. **延缓衰老**　衰老能引起老龄小鼠乳头体超微结构异常，七宝美髯丹可使乳头体神经元脂褐素含量减少，细胞膜、核膜及线粒体结构清晰，含丰富的核糖体与粗面内质网，从而达到抗衰老作用。

3. **降血脂**　七宝美髯丹（颗粒）可显著降低低密度脂蛋白胆固醇（LDL-c）、升高高密度脂蛋白胆固醇（HDL-c）及 HDL-c/LDL-c 值，说明该方具有较好抗血脂作用。

4. **抗凝血**　七宝美髯丹具有抗凝血作用，能明显延长凝血活酶凝血酶原时间、血小板第Ⅰ、Ⅳ因子；使血浆鱼精蛋白复凝试验呈阳性反应，同时出血、凝血时间明显延长，血细胞比容降低，血沉加快。

【临床应用】　　主要用于脱发、斑秃肝肾不足证。

1. 脱发、斑秃[10-14]　　七宝美髯丹（颗粒）主要用于肝肾不足证引起的各型脱发，如斑秃、雄激素性脱发、休止期脱发等。本品可有效改善脱发患者脱发面积评分和皮肤病生活质量指数评分，激活毛母细胞和促进血液循环，使毛发生长能力衰退的毛囊复活和促进血液循环后补充营养成分，有养发、生发的作用。临床上使用七宝美髯丹（颗粒）联合五子衍宗丸、梅花针叩刺、二仙汤治疗脱发，疗效优于单用。

2. 更年期综合征[15]　　七宝美髯丹（颗粒）可用于治疗由于肝肾亏虚、气血不足所致羸弱、消渴、淋沥、遗精、崩漏等更年期症状。可有效缓解症状、改善性腺功能，纠正内分泌紊乱。

3. 皮肤瘙痒症[16]　　七宝美髯丹（颗粒）可用于治疗因肝肾不足、阴精不足以濡养肌肤所致皮肤瘙痒症，可有效缓解皮肤瘙痒症状，减轻皮损。

4. 白癜风[17]　　本品可治疗因肝肾不足证、肝郁气滞证和气血瘀滞证所致的白癜风，可有效修复皮损，使白斑面积缩小，皮肤颜色基本恢复正常。

5. 黄褐斑[18]　　本品可治疗因精血不足、肝郁气滞、络脉瘀阻所致的黄褐斑，皮损为黑褐色斑片，大小不定，形状不规则，伴头眩耳鸣、腰膝酸软、五心烦热等症状，可有效淡化色斑颜色、缩小色斑面积、缓解心烦等症状。

6. 失眠[19]　　七宝美髯丹（颗粒）可补益肝肾，治疗肝肾不足所致失眠，伴腰膝酸软、头晕耳鸣等症状，临床上使用本品联合交泰丸治疗老年人不寐，可有效改善腰膝酸软症状，提高睡眠质量。

7. 不孕不育症[20-22]　　七宝美髯丹（颗粒）可用于治疗肾虚型排卵障碍性不孕。可改善患者子宫内膜对胚胎的接受性、协调内分泌环境、增加局部血液灌流量，使子宫内膜明显增厚，排卵率、总妊娠率、周期妊娠率增高。临床上使用七宝美髯丹（颗粒）治疗特发性弱精症，可有效提高精子活力，增加患者受孕率。亦可治疗精液不液化，治疗后可使患者精液 24 小时内液化。

【不良反应】　　尚未见报道。

【使用注意】　　尚不明确。

【用法与用量】　　丸剂：每次一丸，一日 3 次，清晨温酒下，午时姜汤下，卧时盐汤下。颗粒：开水冲服。一次 1 袋，一日 2 次。

参 考 文 献

[1] 瞿延晖，文昌湖，徐锡萍，等. 七宝美髯丹对老年小鼠乳头体神经元超微结构影响的研究[J]. 湖南中医学院学报，2001，21（4）：1-4.

[2] 曹志刚. 七宝美髯丹为主治疗再生障碍性贫血 38 例[J]. 中西医结合杂志，1990，10（1）：49.

[3] 李承哲，曾常春，李劲平，等. 七宝美髯丹对衰老大鼠自由基及免疫指标的影响[J]. 广州中医药大学学报，2003，20（1）：66-68，75.

[4] 瞿延晖，张六通，梅家俊，等. 七宝美髯丹对衰老生物学影响的综合实验研究[J]. 中国实验方剂学杂志，2002，8（3）：20-23.

[5] 张国欣，曹双艳. 七宝美髯丹改善衰老症状的机制[J]. 中国临床康复，2005，9（31）：152-154.

[6] 曹双艳. 七宝美髯丹抗老防衰的临床研究[J]. 中国伤残医学，2006，14（3）：41-43.

[7] 李进，马月光. 七宝美髯丹抗衰老与治不育作用及剂型研制探讨[J]. 浙江中西医结合杂志，2000，10（3）：25-26.

[8] 许青媛，任军鹏. 七宝美髯丹对动物脑循环和血液流变学作用的研究[J]. 陕西中医，1992，13（4）：186-187.

[9] 许青媛，刘旺轩，张燕娥. 七宝美髯丹的抗凝血作用研究[J]. 中药药理与临床，1988，4（4）：8-9.

[10] 王有贵. 七宝美髯丹加减治疗脱发108例临床观察[J]. 内蒙古中医药，2013，32（21）：64-65.

[11] 张琳玲，荣光辉，朱雄亮，等. 五子衍宗丸合七宝美髯丹加减治疗肝肾不足型早秃的临床观察[J]. 中医药导报，2009，15（10）：30-31.

[12] 王立茹. 二仙汤合七宝美髯丹治疗更年期脱发[J]. 山西中医，2012，28（1）：12.

[13] 江超，姜华静. 七宝美髯丹加味治疗斑秃142例[J]. 河南中医，2001，21（6）：60.

[14] 汤勇军，钟卫红，罗文峰，等. 梅花针叩刺联合七宝美髯丹刺治疗肝肾不足型斑秃随机平行对照研究[J]. 实用中医内科杂志，2014，28（11）：139-141.

[15] 单梅英，张峻峰. 七宝美髯丹加减治疗更年期综合征[J]. 四川中医，1995，9：45.

[16] 马国均，马坤. 七宝美髯丹治疗皮肤病验案3则[J]. 云南中医中药杂志，2004，25（2）：23.

[17] 祝红宇，顾晓军，童寅，等. 七宝美髯丹治疗白癜风的临床观察[J]. 医药前沿，2011，1（11）：9-10.

[18] 张晓刚. 张学文教授治疗黄褐斑经验[J]. 新中医，2002，34（1）：11.

[19] 吴利群. 交泰丸合七宝美髯丹治疗老年人不寐探析[J]. 临床军医杂志，2011，39（3）：517-519.

[20] 李茂怀，贾东强. 七宝美髯丹为主治疗精液不液化36例[J]. 浙江中医杂志，1995，9：406.

[21] 杨光照. 加味七宝美髯丹治疗特发性弱精症疗效观察[J]. 实用中医药杂志，2018，34（10）：1142-1143.

[22] 张晓芬，张慧珍. 七宝美髯丹加减治疗肾虚排卵障碍性不孕[J]. 中国实验方剂学杂志，2011，17（17）：241-243.

（河南中医药大学　谢治深、田燕歌）

神应养真丹

【药物组成】 　当归、川芎、白芍、天麻、熟地、羌活、木瓜、菟丝子。

【处方来源】 　明·陈实功《外科正宗》。

【功能与主治】 　滋肝补肾，活血祛风，养血生发。适用于肝、肾、血虚而有瘀血在内，风邪外袭以致风盛血燥、不能荣养的脱发症。

【药效】 　主要药效如下[1-3]：

1. 抑制自身免疫　斑秃是T淋巴细胞介导的自身免疫性疾病，本品能使患者血清IL-10水平及调节性T细胞IL-10分泌升高，抑制自身免疫细胞对毛囊的攻击。

2. 抗炎　斑秃是一种炎症性脱发，本品具有抗炎作用，可抑制炎症损伤。

3. 改善血液循环　本品有改善毛发局部血液循环作用。

【临床应用】 　主要用于治疗斑秃血虚风燥证。

1. 斑秃[3, 4]　神应养真丹可用于肝肾亏虚、血虚风燥所致头发呈大片均匀脱落，甚或全身毛发尽脱，伴膝软、头昏、耳鸣、目眩、遗精滑泄、失眠多梦的斑秃患者。本品使用后可有效增强毛囊毛发生长能力、补充营养成分而发挥出养发、生发的作用，联合640nm红光治疗血虚风燥型斑秃，疗效优于单用。

2. 白癜风[5]　是一种后天原发性、局限性或泛发性的皮肤色素脱失症，可见于头部，神应养真丹对头部的白癜风有明显的疗效，可使患者头部白癜风部位皮肤色素开始加深，白色逐渐变成淡褐色，白发明显减少。

【不良反应】 　尚未见报道。

【使用注意】 　尚不明确。

【用法与用量】 　每次10g，一日2次，饭后温酒或盐汤送下。

参 考 文 献

[1] 周国茂，马新华. 神应养真丹对斑秃患者血清和 CD4～+、CD25～+T 细胞培养上清液 IL-10 水平的影响[J]. 湖北中医杂志，2016，38（8）：12-14.

[2] 葛晓翔. 斑秃病因研究及其病理学变化[J]. 山西职工医学院学报，2009，19（1）：82-83.

[3] 史志欢. 神应养真丹联合 640nm 红光治疗血虚风燥型斑秃的临床疗效观察[D]. 南京：南京中医药大学，2014.

[4] 顾海琳. 神应养真丹治疗斑秃 30 例临床观察[J]. 江苏中医药，2012，44（11）：44.

[5] 丁创业，严兴国. 神应养真丹治疗斑秃 69 例[J]. 四川中医，2000，8：49.

（河南中医药大学　谢治深、田燕歌）

滋补生发片

【药物组成】　当归、地黄、川芎、桑椹、黄芪、黑芝麻、桑叶、何首乌（制）、菟丝子、枸杞子、侧柏叶、熟地黄、女贞子、墨旱莲、鸡血藤。

【处方来源】　研制方。《中国药典》（2015 年版）。

【功能与主治】　滋补肝肾，益气养荣，活络生发。用于脱发症。

【药效】　主要药效如下：

1. 抗炎　本品具有抗炎作用。

2. 增强免疫　本品可提高机体免疫功能。

3. 改善血液循环　本品有改善毛发局部血液循环作用。

【临床应用】　主要用于斑秃肝肾不足证。

1. 斑秃[1]　滋补生发片可用于因肝肾不足所致头发大片脱落，伴腰膝酸软、失眠多梦等症状的斑秃。滋补生发片治疗斑秃可促进新发生长，使头发分布密度增加，联合胱氨酸片可改善毛乳头营养，刺激毛囊再生，促进毛发生长。

2. 脱发　滋补生发片可用于因肝肾不足所致的脱发，对须发早白具有较好的治疗作用。

【不良反应】　尚未见报道。

【使用注意】　孕妇及合并其他疾病者遵医嘱。

【用法与用量】　口服，1 次 6～8 片，每日 3 次，小儿酌减。

参 考 文 献

[1] 王永胜，党耀平. 滋补生发片联合胱氨酸治疗斑秃 31 例疗效观察[J]. 中国麻风皮肤病杂志，2011，27（7）：515.

（河南中医药大学　谢治深、田燕歌）

活力苏口服液

【药物组成】　制何首乌、枸杞子、黄精（制）、黄芪、淫羊藿、丹参。

【处方来源】　研制方。《中国药典》（2015 年版）。

【功能与主治】　益气补血，滋养肝肾。用于年老体弱，精神萎靡，失眠健忘，眼花耳聋，脱发或头发早白属气血不足、肝肾亏虚者。

【药效】　主要药效如下[1]：

1. 改善血液循环　斑秃的发病与血管舒缩功能密切相关，活力苏口服液具有扩张血管作用，可以改善血液循环，增加毛囊供血，促进毛发生长。

2. 增强免疫功能　　免疫功能低下是斑秃、脱发的主要病理变化，活力苏口服液具有免疫调节作用，能提高小鼠血清溶血素抗体水平，增加脾脏抗体生成细胞数，改善植物血凝素刺激的淋巴细胞转化反应，并促进 IL-2 的产生，增强机体免疫功能而有利毛发生长。

【临床应用】　　主要用于斑秃气血虚弱证。

1. 斑秃[1-4]　　活力苏口服液主要用于治疗肝肾虚衰、精血不足不能营养毛发所致的斑秃患者，伴头晕耳鸣、腰膝酸软等症状，通过改善血液循环，增加毛囊供血，使头发长出，密度及色泽恢复正常，与倍他米松局部注射或卤米松乳膏联用，治疗效果更好，有效率更高，而且安全性好。

2. 失眠[5]　　活力苏口服液可用于治疗肝肾虚损所致的失眠，伴有头晕目眩、精神萎靡等症状，能延长总睡眠时间，与唑吡坦联合使用，可发挥协同作用，使失眠得到较好改善。

3. 神经衰弱[6-8]　　活力苏口服液可用于气血不足、肝肾亏虚引起的神经衰弱，能改善疲倦乏力，头晕头痛，记忆力减退，焦虑及腰酸背痛等症状。

【不良反应】　　尚未见报道。

【使用注意】　　①忌油腻食物。②外感或实热内盛者不宜服用。③本品宜饭前服用。④按照用法用量服用，孕妇、高血压、糖尿病患者应在医师指导下服用。⑤服药两周或服药期间症状未明显改善，或症状加重者，应立即停药并到医院就诊。⑥对本品过敏者禁用，过敏体质者慎用。

【用法与用量】　　口服。一次 10ml，一日 1 次，睡前服用。3 个月为一个疗程。

参 考 文 献

[1] 胡东流，范瑞强. 活力苏口服液梅花针并用治疗斑秃 40 例[J]. 实用中医杂志，2003，17（6）：496.

[2] 刘赵明. 活力苏口服液在治疗斑秃中的应用——附：180 例病例报告[J]. 成都中医药大学学报，2009，32（4）：26-27.

[3] 杨顶权，白彦萍，王煜明. 活力苏口服液联合得宝松局部注射治疗斑秃的临床疗效[J]. 华西药学杂志，2005，20（5）：457-458.

[4] 张春华. 活力苏口服液联合卤米松乳膏治疗斑秃的临床观察[J]. 中国医学创新，2011，8（36）：37-38.

[5] 詹淑琴，王玉平，高利，等. 活力苏口服液治疗失眠的疗效观察[J]. 北京中医药，2008，27（10）：789-790.

[6] 佟伟宗，孙大宝，马延，等. 活力苏口服液治疗神经衰弱疗效观察[J]. 河北中医，2007，29（10）：938-939.

[7] 秦修平，程庆璋，范存济. 活力苏口服液治疗神经衰弱的临床疗效[J]. 华西药学杂志，2006，21（1）：106-107.

[8] 骆翔，周清明，邵启华. 活力苏口服液治疗神经衰弱临床疗效观察[J]. 临床荟萃，2004，19（5）：278-280.

（河南中医药大学　谢治深、田燕歌）

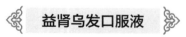

益肾乌发口服液

【药物组成】　　何首乌（黑豆酒炙）、当归、补骨脂（黑芝麻炒）、枸杞子、沙苑子、茯苓、牛膝。

【处方来源】　　研制方。国药准字 Z11020338。

【功能与主治】　　补肝肾，乌须发。用于肝肾两虚引起的须发脱落、早白。

【药效】　　主要药效如下[1]：

1. 增强免疫　　肝肾不足，免疫功能低下是斑秃脱发的主要病理因素，益肾乌发口服液可增强腹腔巨噬细胞吞噬功能，促进溶血素及溶血空斑形成，促进淋巴细胞转化，增强机体免疫功能。

2. 抗炎　炎症反应是引起斑秃、脂溢性脱发的主要机制之一，益肾乌发口服液抑制炎症浸润，具有抗炎作用。

【临床应用】　用于脱发肝肾两虚证。

1. 脱发[1, 2]　益肾乌发口服液主要用于肝肾两虚所致的毛发不养而脱落，伴头晕目眩、耳鸣、腰膝酸软等症状，能补肝肾、益精血、壮筋骨、乌须发，增强机体免疫功能，使毛发得到营养，减少脱发，促进毛发生长。

2. 白发　益肾乌发口服液对肝肾两虚所致的须发早白具有较好的治疗作用，能够补益肝肾，补益气血，乌发生发。

【不良反应】　目前发现肝损害 1 例[3]。

【使用注意】　①忌辛辣、生冷、油腻食物。②感冒发热患者不宜服用。③本品宜饭前服用。④高血压、心脏病、肝病、糖尿病、肾病等慢性病患者应在医师指导下服用。⑤服药 2 周症状无缓解，应去医院就诊。⑥对本品过敏者禁用，过敏体质者慎用。

【用法与用量】　口服，一次 10ml，一日 2 次。

参 考 文 献

[1] 钱晓路，孙蓉. 基于功效物质基础的益肾乌发口服液药理作用研究进展[J]. 中国药物警戒，2011，8（3）：174-177.

[2] 颜艳. 斑秃的中医病因分析[J]. 世界最新医学信息文摘，2017，17（22）：86.

[3] 刘思邈，唐艳萍，弓艳霞. 益肾乌发口服液致肝损害 1 例[J]. 中国中西医结合消化杂志，2012，20（4）：182-183.

（河南中医药大学　谢治深、田燕歌）

固肾生发丸

【药物组成】　熟地黄、枸杞子、羌活、何首乌、川芎、木瓜、女贞子、当归、桑椹、丹参、党参、黑芝麻。

【处方来源】　研制方。国药准字 Z44020039。

【功能与主治】　固肾养血，益气祛风。用于斑秃、全秃、普秃及肝肾虚引起的脱发。

【药效】　主要药效如下[1]：

1. 增强免疫　Th1/Th2 细胞因子的表达失衡在斑秃的发病中起着重要作用，固肾生发丸可上调 IL-4 和 IL-10 等 Th2 细胞因子，抑制 IL-12、血清干扰素-γ 等细胞因子，调节 Th1/Th2 趋于平衡，增强机体免疫功能。

2. 抗炎　炎症反应是引起斑秃、脱发的主要机制之一，固肾生发丸具有抗炎作用。

【临床应用】　主要用于斑秃、全秃肝肾不足证。

1. 斑秃、全秃[1, 2]　固肾生发丸主要用于肝肾不足，气血亏虚所致的斑秃、全秃，症见平素头发枯黄或灰白，发病时头发呈大片均匀脱落，甚或全身毛发尽脱，常伴膝软、头昏、耳鸣、目眩、遗精滑泄等症状。本品能控制脱发的发展，加快脱发部位头发的生长，使其分布密度、粗细、色泽与健发区相同，皮脂分泌恢复正常。与乌灵胶囊联合应用，能促进头发的生长，提高临床疗效。

2. 脱发　固肾生发丸补益肝肾，促使毛发停止脱落，改善患者腰膝酸软、头晕耳鸣症状。

【不良反应】　尚未见报道。

【使用注意】　①忌辛辣、生冷、油腻食物。②感冒发热患者不宜服用。③本品宜饭前服用。④高血压、心脏病、肝病、糖尿病、肾病等慢性病患者应在医师指导下服用。⑤服药2周症状无缓解，应去医院就诊。⑥如需长期服用，请咨询医师。⑦儿童应在医师指导下服用。⑧对本品过敏者禁用，过敏体质者慎用。

【用法与用量】　口服，一次2.5g，一日3次。

参 考 文 献

[1] 童燕芳,张信江,魏羽佳,等. 固肾生发丸联合乌灵胶囊内服对斑秃T辅助细胞因子的影响[J]. 中国实验方剂学杂志,2015,21（5）：197-200.
[2] 梁剑辉. 固肾生发丸治疗斑秃、全秃90例[J]. 实用医学杂志,1985,4：38.

（河南中医药大学　谢治深、田燕歌）

精乌胶囊（颗粒）

【药物组成】　制何首乌、黄精（制）、女贞子（酒蒸）、墨旱莲。

【处方来源】　研制方。国药准字Z52020379。

【功能与主治】　补肝肾，益精血，壮筋骨。用于失眠多梦，耳鸣健忘，头发脱落及须发早白。

【药效】　主要药效如下[1, 2]：

1. 抗焦虑　精乌胶囊可以改善自主神经功能紊乱，增强大鼠自主活动和消除焦虑情绪。

2. 改善睡眠　精乌胶囊可改善睡眠障碍大鼠的睡眠情况，表现为加快入睡和改善失眠引起的步态变化，机制可能与调节中枢部位与睡眠相关的神经递质之间的平衡状态和雌激素受体表达相关。

3. 增强免疫　本品有增强免疫功能。

【临床应用】　主要用于治疗斑秃肝肾阴虚证。

1. 斑秃[3-5]　精乌胶囊用于治疗肝肾阴虚而见头发脱落或发白，伴腰膝酸软、失眠健忘的斑秃。精乌胶囊治疗斑秃可使毛发停止脱落，促进毛发再生，与逍遥颗粒或者复方甘草酸苷联合治疗，疗效更好。

2. 脱发[6, 7]　精乌胶囊可使来氟米特所致脱发的患者毛发停止脱落，促进毳毛生长，同时改善患者失眠多梦、烦躁乏力等伴随症状，联合米诺地尔可治疗雄激素源性脱发。

【不良反应】　少数病例出现肝功能异常、心悸、头疼、麻木症状，停药后症状消失[8, 9]。

【使用注意】　①忌辛辣食物。②感冒患者不宜服用。③肝功能不全者禁用。④孕妇禁用。⑤服药2周或服药期间症状无改善，或症状加重，或出现新的严重症状，应立即停药并去医院就诊。按照用法用量服用，小儿及孕妇应在医师指导下服用。⑥对本品过敏者禁用，过敏体质者慎用。

【用法与用量】　口服，一次6粒，一日3次（胶囊）；开水冲服，每次10g，一日2～3次（颗粒）。

参 考 文 献

[1] 邹桂林. 精乌胶囊治疗更年期综合征的药效学研究[D]. 北京：北京中医药大学，2014.

[2] 何爱先. 精乌胶囊治疗围绝经期睡眠障碍的作用研究[D]. 北京：北京中医药大学，2014.

[3] 赵怀智，屠辉辉. 精乌胶囊治疗斑秃 30 例[J]. 中国中医药现代远程教育，2013，11（3）：34-35.

[4] 董小瑜. 逍遥颗粒联合精乌胶囊治疗斑秃 40 例[J]. 中国中西医结合皮肤性病学杂志，2013，12（4）：257-258.

[5] 周敏，万慧颖，刘杨英. 精乌胶囊联合复方甘草酸苷治疗斑秃疗效观察[J]. 四川医学，2013，34（6）：800-801.

[6] 张天禄，张丽霞，蒲悦华. 精乌胶囊治疗来氟米特（LEF）所致脱发 46 例疗效观察[J]. 云南中医中药杂志，2015，36（10）：34-35.

[7] 马凌宇，魏存会. 精乌胶囊联合米诺地尔治疗雄激素源性脱发 60 例临床观察[J]. 航空航天医学杂志，2012，23（9）：1102-1103.

[8] 何程程，蒋程. 精乌胶囊严重肝功能异常 1 例[J]. 海峡药学，2016，28（11）：270-271.

[9] 赵冬梅，李明辉. 精乌胶囊致心悸、头晕、麻木 1 例[J]. 中国药物警戒，2015，12（4）：253.

（河南中医药大学　谢治深、田燕歌）

第三十五章

褥疮、冻疮中成药名方

第一节 概 述

一、概 念[1-3]

褥疮（decubitus ulcers），又称压力性溃疡、压疮，是由于局部组织长期受压，血液循环障碍造成的皮肤及皮下组织持续缺血、缺氧、营养不良、组织活力低下所引起的溃疡或坏死。

中医学又称为"印疮"。认为五脏功能虚损，久病卧床，躯体受压，气血不和，经脉阻滞，肌肤失养而坏死肉腐。

冻疮（chilblain）是临床上较为常见的在以湿冷为主的多种因素综合作用下产生的局限于末梢组织的皮肤瘀血、红斑、炎症性损害，严重者可出现水疱、溃疡，病程缓慢，是冬季的常见病，至春季气候转暖后自愈，再次入冬易复发。

中医学又称"涿""冻疮""烂冻疮"。中医学认为冻疮是由于素体阳虚，皮肤肌肉受到寒湿之邪侵袭，气血凝滞，血脉不通所致。

二、病因及发病机制

（一）病因

褥疮 常见于长期卧床的患者，局部体位固定，皮肤血管神经长期压迫，造成局部血液循环受阻，进而导致局部的缺血缺氧，引起局部组织的溃疡、坏死。

冻疮 寒冷是发病的主要原因。现代医学认为冬季长期的寒冷作用于皮肤，使皮肤小动脉痉挛收缩继发性引起炎症所致。中医学认为系素体阳虚气血虚弱，寒邪侵袭，气血运行不畅，经脉阻隔，气血瘀滞，而成冻疮。

（二）发病机制

褥疮 局部组织受压，毛细血管血流受到压迫导致组织缺血及缺氧，长期压力作用下血管易发生萎陷并形成血栓，进一步持续压迫阻塞血流，干扰淋巴循环，使组织缺氧，营养素及代谢受阻，细胞产生有毒的代谢产物不能有效氧化分解导致组织酸中毒，毛细血管的渗透性增加，产生水肿，而最后细胞发生死亡。此外机体组织的压力耐受性减退和敏感性增强也易导致该疾病的发生。

　　冻疮　与低温潮湿环境下血管收缩，局部组织微循环障碍，进而组织缺血缺氧，引发炎症反应有关。此外，皮肤的湿度、末梢微循环畸形、自主神经功能紊乱、营养不良、肢端血循环不良、贫血、内分泌障碍、慢性中毒或感染、缺乏运动、鞋带过紧及一些慢性消耗性疾病等，常为冻疮发病的诱因。

三、临 床 表 现

　　褥疮　褥疮的发生有阶段性，由轻到重，分为四期：初起期、水疱期、溃疡期、收口期。

　　Ⅰ期，初起期，症见局部出现红、肿、热、麻木或有触痛，但皮肤的完整性未破坏。

　　Ⅱ期，水疱期，症见皮肤紫红、皮下硬结、疼痛加剧，伴有水肿和水疱。

　　Ⅲ期，溃疡期，症见水疱破裂并伴有局部浅层组织坏死、溃疡，创面可见黄色水样渗出物或脓液，且疼痛加重。

　　Ⅳ期，收口期，症见局部组织坏死至真皮下层、肌肉层，甚至可达骨膜或关节腔，局部可见黑色，脓性分泌物的增多。

　　冻疮　局部皮损红肿、硬结、青紫、麻木、胀感、瘙痒疼痛且遇热加重，严重者局部出现水疱，内含淡黄色或血性浆液，溃烂、愈后可留有色素沉着、皮肤色素不均、瘢痕、粗糙等症状。该病多发生于女性、儿童、老人及野外工作者的四肢末端、脸颊、耳郭等处，一般易于冬季发作，天暖自愈，且极易复发，具有"一年发病，年年复发"的特点。

四、诊　　断

　　褥疮　多发于久卧患者，主要位于下半身的骨隆突上，如骶骨、股骨大转子、坐骨粗隆、足跟及外踝等经常不变换体位时的受压部位，根据临床表现较易诊断。

　　冻疮　是常见病、多发病，且一般发作于冬季和初春，根据临床典型表现较易诊断。

五、治　　疗

（一）常用化学药物及现代技术

　　褥疮　早期皮肤发红，采取翻身、减压等措施后可好转，定时翻身，一般每2小时翻身一次，可适量涂以甘油。已破溃皮损可外用硝酸银溶液湿敷，诺氟沙星酸粉剂与庆大霉素等抗生素，磺胺嘧啶银乳剂、生物流体敷料等促进创面愈合。

冻疮　以消炎、消肿、促进循环为原则。未破溃皮损可外用维生素 E 软膏和冻疮软膏等，已破溃皮损可用抗生素软膏，也可用氦氖激光等理疗。

（二）中成药名方治疗

中医药采用内服外敷的给药方式治疗褥疮、冻疮，治疗原则为活血化瘀，解毒消肿，去腐生肌止痛。中成药名方辨证治疗，标本兼治，通过提高免疫力、抗炎、改善局部微循环、自主神经功能紊乱等多途径达到治疗效果。

第二节　中成药名方的辨证分类与药效

中药治疗褥疮、冻疮是辨证用药，中成药名方的常见辨证分类及其主要药效如下[4-7]：

一、生肌敛疮类

褥疮气滞血瘀证者，冻疮属寒凝血瘀证者，局部皮肤出现褐色红斑，继而紫暗红肿，或有破损，苔薄，舌边有瘀紫，脉弦；瘀血邪毒互结化腐证者，褥疮溃烂，腐肉及脓水较多，或有恶臭，重者溃烂可深及筋骨，四周漫肿，伴有发热或低热，口苦且干，形神萎靡，不思饮食，舌红，苔少，脉细数；气血两虚证者，创面腐肉难脱，或腐肉虽脱，新肌色淡，愈合缓慢，伴有面色㿠白，神疲乏力，纳差食少，舌质淡，苔少，脉沉细无力。

褥疮、冻疮属血瘀、蕴毒腐溃、气血两虚证者主要病理变化为气血运行不畅，不能营养肌肤，复以损擦磨破感染病毒，局部长期受压后出现血液循环障碍、皮肤组织营养障碍而导致组织坏死。

生肌敛疮类药以其理气活血、益气养阴、利湿脱毒、气血双补之功，改善局部血运障碍，促进坏死组织脱落，新生肉芽愈合。

常用中成药：创灼膏、橡皮生肌膏等。

二、清热解毒类

褥疮、冻疮属瘀滞化热证者，症见褥疮溃烂，腐肉及脓水较多，或有恶臭，重者溃烂可深及筋骨，四周漫肿，伴有发热或低热，口苦且干，形神萎靡，不思饮食，舌质红，舌苔少，脉细数。

褥疮、冻疮属瘀滞化热证者，主要病理变化为热盛肉腐，皮肤溃烂，炎症浸润，发热疼痛。

清热解毒类药以凉血清热、辛凉透邪、燥湿清热之功，可加速疮面愈合，能促使局部上皮细胞增殖，肉芽组织生长，表皮新生，从而达到治疗作用。

常用中成药：双黄连粉针剂、六一散（见第三十二章）等。

参 考 文 献

[1] 金晓艳. 褥疮的预防与治疗进展[J]. 中外医学研究，2011，9（17）：160.
[2] 辛建会，王梦，乔炜超，等. 褥疮的中西医结合治疗进展[J]. 河北医学，2014，20（12）：2136-2138.
[3] 仇立波. 中药治疗压疮的研究进展[J]. 河南中医，2012，32（11）：1557.
[4] 王丽丽. 中西药合剂治疗褥疮 36 例的临床护理[J]. 新疆中医药，2004，22（1）：44.
[5] 郭凤英. 中西医结合治疗褥疮 34 例[J]. 中国民间疗法，2005，13（10）：13.
[6] 程艳华，胡军. 内服外治难愈性褥疮 68 例[J]. 河北中医，2004，26（10）：734-735.
[7] 宣静梅. 内外合治治疗褥疮 15 例[J]. 中国民间疗法，2005，13（5）：24.

（河南中医药大学　谢治深、田燕歌）

第三节　中成药名方

一、生肌敛疮类

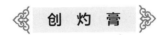

创 灼 膏

【药物组成】　炉甘石（煅）、石膏（煅）、甘石膏粉、白及、冰片。

【处方来源】　研制方。国药准字 Z51021570。

【功能与主治】　排脓，拔毒，去腐，生皮、长肉。用于烧伤，烫伤，挫裂创口，老烂脚，褥疮，手术后创口感染，冻疮溃烂，慢性湿疹及常见疮疖。

【药效】　主要药效如下[1,2]：

1. 促进创面组织修复　褥疮、冻疮可出现创面溃烂、难以愈合。创灼膏涂于患者钙剂渗漏创面，可促进创面愈合，减少瘢痕。创灼膏与重组人表皮细胞生长因子联合应用加速细胞趋化、合成分泌和增殖分化作用，能缩短创面愈合时间。

2. 抗病原微生物　褥疮、冻疮易发生细菌、病毒等病原微生物感染，加重病情，创灼膏可促使绿脓杆菌和其他致病菌产生变异，在修复创面的过程中，可产生一种纤维层，进而对疮面产生良好的保护作用。

【临床应用】　主要用于褥疮气血瘀滞证。

1. 褥疮[2,3]　创灼膏主要用于气血瘀滞、肌肤失养所致的褥疮，症见受压部位溃破、疮面经久不愈或有疼痛。创灼膏与重组人表皮细胞生长因子混合使用可促进褥疮创面修复，加胰岛素治疗Ⅱ、Ⅲ度褥疮效果更佳。

2. 慢性湿疹[4]　创灼膏可用于湿热所致的湿疹，症见患处皮肤增厚、浸润，棕红色或色素沉着，表面粗糙，覆鳞屑，或因抓破而结痂，自觉瘙痒剧烈。创灼膏治疗婴儿湿疹效果显著，明显缓解瘙痒症状，减轻皮损。

3. 糖尿病足溃疡[5]　创灼膏可用于糖尿病足溃疡，主要表现为足部感染，如甲沟炎、脚气感染、化脓、溃烂等，上述症状是导致患者截肢（趾）和死亡的重要原因。创灼膏外用联合复方丹参针静脉滴注治疗慢性糖尿病足溃疡，疗效确切，避免患者重复换药，具有清除坏死组织、促进肉芽生长、快速促进创面愈合的作用。

4. 肛裂[6]　创灼膏可用于由于肛管后或前正中皮肤反复裂伤、内括约肌收缩、痉挛，继发感染，皮肤全层裂开，形成溃疡所致的 Ⅱ、Ⅲ 期肛裂。硝酸甘油软膏联合创灼膏治疗肛裂疗效优于单纯使用硝酸甘油软膏，可促进愈合。

5. 静脉炎[7]　创灼膏可用于静脉炎，临床常见静脉输液并发症，临床表现为局部红肿、疼痛，可触及痛性索状硬条或串珠样结节。血竭散联合创灼膏外敷治疗静脉炎疗效较好，可使患处红肿、疼痛、硬结减轻或消失。

6. 带状疱疹[8]　创灼膏可用于由水痘-带状疱疹病毒引起的带状疱疹，是一种急性感染性皮肤病，紫外线负离子喷雾联合创灼膏外涂治疗带状疱疹，可使疼痛明显减轻或消失，皮损消退，优于阿昔洛韦口服。

【不良反应】　尚未见报道。

【使用注意】　①本品为外用药，禁止内服。②若用药后出现皮肤过敏反应需及时停用。③忌食辛辣、油腻食物及海鲜等发物。④烧、烫伤感染者禁用。⑤不宜用于破溃处无明显红肿的患者。⑥本膏夏天软，冬天硬，寒冷环境下温软后使用。⑦切勿接触眼睛、口腔等黏膜处。

【用法与用量】　外用。涂敷患处，如分泌物较多，每日换药 1 次；分泌物较少，2～3 日换药 1 次。

参 考 文 献

[1] 唐泽玲. 创灼膏治疗 1 例严重钙剂渗漏的护理[J]. 临床和实验医学杂志，2007，6（12）：221.
[2] 侯霞，卢珠倩，吴断梅. 创灼膏与 rhEGF 促进褥疮创面修复的研究[J]. 中国医药导报，2007，4（9）：58.
[3] 张淑斌. 创灼膏加胰岛素治疗Ⅱ-Ⅲ度褥疮[J]. 四川医学，2000，21（8）：712.
[4] 陈艳华，张霞. 创灼膏治疗 7 种儿童皮肤病-附 53 例婴儿湿疹自身对照观察[J]. 中国皮肤性病学杂志，2000，14（2）：101.
[5] 陈宇浩，张艳芬，张振辉，等. 创灼膏联合复方丹参针静脉滴注治疗慢性糖尿病足溃疡的临床研究[J]. 内蒙古中医药，2016，35（15）：20-21.
[6] 山院飞，冯六泉，张晓元，等. 硝酸甘油软膏联合创灼膏治疗肛裂疗效观察[J]. 人民军医，2011，54（3）：209-210.
[7] 龙宜伶. 血竭散联合创灼膏外敷治疗静脉炎的疗效观察[J]. 中西医结合心血管病杂志，2017，5（29）：169.
[8] 孙莉，许金萍，苏金凤，等. 紫外线负离子喷雾与创灼膏治疗带状疱疹 122 例疗效观察[J]. 山东医药，2002，42（12）：63.

（河南中医药大学　谢治深、田燕歌）

橡皮生肌膏

【药物组成】　象皮（制）、血余、龟甲、地黄、当归、石膏、炉甘石、蜂蜡。

【处方来源】　张山雷《疡科纲要》。国药准字 Z12020345。

【功能与主治】　去痛生肌，消炎长皮。用于褥疮、烧伤及大面积创面感染的后期治疗。

【药效】　主要药效如下[1-4]（图 35-1）：

1. 抗感染　褥疮创面易发生病原微生物感染，橡皮生肌膏抑制和杀灭疮面的细菌，对大肠杆菌、铜绿假单胞菌等需氧菌和厌氧菌有明显的杀伤和抑制作用，且可促使创面脓液中巨噬细胞的大量增加、吞噬活动增强、溶菌酶含量增高，从而提高创面的防御以达到抗感染的效果。

2. 促进创面组织修复　褥疮因皮肤血管神经长期压迫，造成局部血液循环受阻，进而导致局部的缺血缺氧，引起局部组织的溃疡、坏死。橡皮生肌膏能促进成纤维细胞、内皮细胞的增殖和分化，改善创面血液循环，促进肉芽组织形成和上皮组织增生，加速创面愈合。

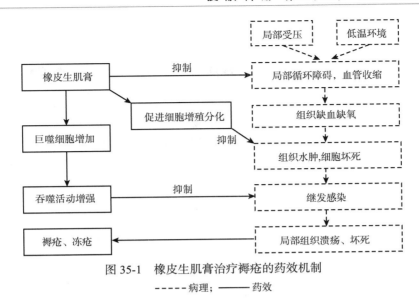

图 35-1　橡皮生肌膏治疗褥疮的药效机制

----- 病理；—— 药效

【临床应用】　主要用于褥疮血瘀、蕴毒腐溃证、气血两虚证。

1. 褥疮[5]　橡皮生肌膏可用于治疗褥疮或冻疮溃烂，腐肉及脓水较多，或创面腐肉难脱，或腐肉虽脱，新肌色淡。本品对于有感染或坏死的组织有促进坏死和腐化的作用，能促进肉芽组织的生长，有利于创面愈合，缩短疗程，治疗晚期创伤和褥疮可使创面明显缩小、变浅，分泌物减少或消失，肉芽组织正常生长。

2. 糖尿病足溃疡[6]　本品可用于糖尿病足溃疡。因糖尿病血管病变使肢端缺血并因神经病变而失去感觉，足部受多种诱因引起溃破，合并感染，难以愈合。橡皮生肌膏治疗糖尿病足效果显著，能够加快创面愈合速度，促进肉芽生长，疗效优于重组牛碱性成纤维细胞生长因子。

3. 烧伤[7]　橡皮生肌膏能够促进Ⅲ度烧伤创面愈合。

【不良反应】　尚未见报道。

【使用注意】　①本品为外用药，禁止内服。②若用药后出现皮肤过敏反应需及时停用。③忌食辛辣、油腻食物及海鲜等发物。④烧、烫伤感染者禁用。⑤不宜用于破溃处无明显红肿的患者。

【用法与用量】　外用，摊于脱脂棉上外敷患处。

参 考 文 献

[1] 张学华，张继英. 应用生肌橡皮膏治疗软组织坏死缺损与感染 4 例分析[J]. 吉林医学，1994，15（5）：300-301.

[2] 雷娄芳，刘建和、杨成龙. 橡皮生肌膏治疗起搏器安置术后早期囊袋感染 31 例疗效观察[J]. 湖南中医杂志，2017，33（3）：49-51.

[3] 于波，樊伟业，宁景志. 橡皮生肌膏在乳腺癌术后皮瓣坏死中的应用[J]. 齐齐哈尔医学院学报，2013，34（6）：835.

[4] 孙华昌. 橡皮生肌膏在整形外科创面修复中的临床研究[D]. 济南：山东中医药大学，2013.

[5] 张青. 橡皮生肌膏治疗晚期创伤及褥疮 46 例[J]. 陕西中医，2009，30（5）：567.

[6] 王冠，侯玉芬. 橡皮生肌膏对糖尿病足溃疡疗效的临床研究[A]//中华中医药学会.中华中医药学会周围血管病分会第四届学术大会暨中华中医药学会周围血管病分会 25 年会庆论文集[C]. 2011：3.

[7] 魏伟. 橡皮生肌膏治疗Ⅲ度烧伤创面的效果观察[A]//中华医学会.中华医学会烧伤外科学分会 2009 年学术年会论文汇编[C]. 2009：1.

（河南中医药大学　谢治深、田燕歌）

二、清热解毒类

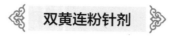

双黄连粉针剂

【药物组成】　金银花、黄芩、连翘。

【处方来源】　研制方。国药准字 Z10940044。

【功能与主治】　清热解毒，轻宣透邪。用于风温邪在肺卫或风热闭肺证，症见发热，微恶风寒或不恶寒，咳嗽气促，咯痰色黄，咽红肿痛等，以及急性上呼吸道感染、急性支气管炎、急性扁桃体炎、轻型肺炎见上述证候者。

【药效】　主要药效如下[1-4]：

1. 抗病原微生物　褥疮创面易继发病原微生物感染，双黄连粉针剂对多种革兰氏阳性菌和阴性菌，包括甲型链球菌、金黄色葡萄球菌、大肠杆菌、铜绿假单胞菌和肺炎球菌具有不同程度的抑制作用，对于肺炎支原体肺部感染及其所致的肺间质纤维化也具有一定的抑制作用。

2. 抗病毒　双黄连粉针剂对流感病毒、呼吸道合胞病毒、腺病毒Ⅲ、单纯疱疹病毒Ⅰ及Ⅱ型、柯萨奇病毒、新型肠道病毒 71 型、脊髓灰质炎病毒、埃克病毒 6 型、麻疹病毒、水疱性口炎病毒均有一定的抑制作用，并能显著抑制肺炎、心肌炎、胰腺炎的发生，疗效与清开灵相似。

3. 抗炎　双黄连粉针剂明显抑制炎症介质导致的肿胀，使血管通透性增加，另可减少或抵消在脂多糖刺激下的体外巨噬细胞合成或释放过量的炎性细胞因子，从而减轻炎症反应。

4. 解热　双黄连粉针剂对注射细菌内毒素引起的发热反应有明显的解热作用，并且呈量效对应关系。

5. 抗心律失常　双黄连粉针剂可治疗氯化钙诱发的心律失常，抑制钙进入细胞以恢复窦性频率，并可通过直接扩张血管以降低血压。

【临床应用】　主要用于治疗褥疮瘀滞化热证。

1. 褥疮[5]　双黄连粉针剂可用于褥疮瘀滞化热证，症见褥疮溃烂，腐肉及脓水较多，或有恶臭，重者溃烂可深及筋骨，四周漫肿。双黄连粉针剂可加速疮面愈合，促使局部上皮细胞增殖，肉芽组织生长，表皮新生，从而达到对褥疮的治疗作用。

2. 急性上呼吸道感染、肺炎[6-8]　支气管炎和肺炎是最常见的呼吸道疾病。双黄连粉针剂对急性上呼吸道感染、急性气管炎、支气管炎、急性扁桃体炎等呼吸系统疾病疗效显著，能够改善临床症状及炎症指标，缩短炎症吸收时间及住院时间，单用双黄连注射液或与抗生素同用，其疗效相近，但若与法罗培南联用治疗细菌性呼吸道感染患者，其治疗的安全性及有效性均高于单用双黄连粉针剂。

3. **流行性腮腺炎**[9]　病毒属核糖核酸病毒中黏液病毒经口鼻进入体内，在呼吸道上皮细胞表面繁殖产生的毒血症，然后进入腮腺，引起的非化脓性炎症。双黄连粉针治疗后体温逐渐恢复正常，腮腺肿胀消退，疼痛缓解，临床症状减轻或消失，疗效明显优于利巴韦林。

4. **手足口病**[10]　主要由柯萨奇病毒感染引起。双黄连粉针治疗后患儿体温恢复正常，口腔症状减轻或消失，疗效优于利巴韦林。

5. **腹泻**[11, 12]　双黄连粉针对抗乙酰胆碱所致的小肠痉挛，可使肠蠕动减慢，分泌减少，增加对肠壁水与电解质的吸收，有利于恢复胃肠功能。治疗多种原因引起的腹泻，包括细菌引起的急性腹泻，轮状病毒感染引起的秋冬季腹泻等，使发热、腹痛、腹泻症状减轻或消失，大便次数减少，大便常规化验正常。

【不良反应】　①静脉滴注过程中偶见轻微血管疼痛，减慢滴速后可消失。②皮肤反应：以荨麻疹最多，少数出现花斑样血斑。③药物热：高热、寒战。④血管神经性水肿：眼睑开始充血、水肿，继而扩展至鼻梁、鼻眼、口唇、喉部，声嘶、喉喘鸣和呼吸困难。⑤过敏性休克：一般于注射后数秒至 5 分钟内发生，先是局部瘙痒、皮疹，继而心慌、胸闷、呼吸困难、发绀、血压下降，很快出现意识丧失和肢体抽搐，个别患者出现呼吸、心搏骤停。⑥消化系统：恶心、呕吐、胃肠不适、肠痉挛、腹泻、黄疸等，一般为一过性，停药或常规处理即可恢复。⑦循环系统：血管疼痛、血压升高、心房颤动、短暂心跳过速，停药后对症治疗均能恢复。⑧神经系统：神志不清、头晕、头痛。⑨呼吸系统：咳嗽、哮喘。

【使用注意】　①用药前要认真询问患者对本品的过敏史，对过敏体质者应注意监护，对高敏体质或对同类产品有严重过敏史者禁止使用。②咳喘病、严重血管神经性水肿、静脉炎患者及对本品有过敏史者、年老体弱者、心肺严重疾病患者应避免使用。③使用本品时不应与其他药品混用，最好单用。④不得超过剂量或浓度（建议静脉滴注时药液浓度不应超过 1.2%）应用，尤其是儿童，要严格按体重计算用量。⑤静脉滴注本品应遵循先慢后快的原则。开始滴注时应为 20 滴/分钟，15～20 分钟后，患者无不适，可改为 40～60 滴/分钟，并注意监护患者有无不良反应发生。⑥本品与生理盐水或 5%～10%葡萄糖溶液配伍时如出现混浊或沉淀，请勿使用（本品的最佳配伍 pH 为 6～8）。⑦首次用药应密切注意观察，一旦出现皮疹、瘙痒、颜面充血，特别是出现心悸、胸闷、呼吸困难、咳嗽等症状应立即停药，及时给予脱敏治疗。⑧本品与氨基糖苷类及大环内酯类、喹诺酮类等配伍时易产生混浊或沉淀，请勿配伍使用。

【用法与用量】　静脉滴注：配制成≤1.2%浓度，即 500ml 液体加入≤600mg 双黄连粉针剂。滴速，小儿 10～20 滴/分钟，成人 40～50 滴/分钟。每次 60mg/kg，每日 1 次。

参 考 文 献

[1] 白义杰，表贞淑，岳丽爽，等. 注射用双黄连粉针剂治疗非链球菌性尿道炎的实验研究及临床观察[J]. 中国中医药科技，1995，2（3）：31.

[2] 李凡，易世红，赵春艳，等. 双黄连粉针剂抗病毒作用[J]. 中草药，2002，33（1）：52.

[3] 吴迪，张霞，陈宁，等. 双黄连对体外腹腔巨噬细胞分泌细胞因子的影响[J]. 中国中西结合急救杂志，2000，7（3）：178.

[4] 周兰兰，江勤，于英莉，等. 双黄连粉针剂抗实验性心律失常作用的研究[J]. 中药药理与临床，2000，16（5）：27.

[5] 李昭，潘惠霞. 双黄连治疗压疮 20 例[J]. 护理研究，2004，7：654.

[6] 龙运胜. 双黄连注射液治疗小儿肺炎 21 例[J]. 中国中医急症，2004，13（5）：296.

[7] 朱锡华. 双黄连粉针剂治疗慢性支气管炎继发肺部感染疗效观察[J]. 临床合理用药，2018，11（12A）：59-60.

[8] 刘君毅，杨青彦. 双黄连粉针剂与法罗培南联用对细菌性呼吸道感染患者的临床疗效及其安全性评价[J]. 抗感染药学，2017，14（2）：364-365.

[9] 孙锦玲，赵锦强. 双黄连治疗小儿流行性腮腺炎的疗效观察[J]. 儿科药学杂志，2004，10（2）：58.

[10] 孙世玲. 双黄连治疗手足口病 50 例[J]. 中国民间疗法，2003，11（8）：46.

[11] 梁荆芬，徐春蓉. 双黄边粉针治疗婴幼儿秋冬季腹泻 90 例[J]. 中国中医急症，1999，8（3）：131.

[12] 龙云. 双黄连注射液粉针剂静脉滴注治疗急性腹泻 45 例疗效观察[J]. 航空航天医学杂志，2011，22（9）：1103-1104.

（河南中医药大学　谢治深、田燕歌）

第三十六章

神经性皮炎中成药名方

第一节 概　述

一、概　念[1-6]

神经性皮炎（neurodermatitis），又称慢性单纯性苔藓（lichen simplex chronicus），是一种以皮肤阵发性剧痒及肥厚苔藓样变为特征的炎症性皮肤病。多发于青壮年，呈慢性病程，常迁延不愈，有时可减轻或消退，但易反复。

神经性皮炎属中医学"牛皮癣""顽癣""摄领疮"范畴。

二、病因及发病机制

（一）病因

本病病因尚不十分清楚，一般认为与大脑皮质兴奋和抑制功能失调有关，精神情志异常、内分泌紊乱、胃肠道功能障碍、感染病灶、日晒、饮酒、机械物理性刺激等均可促发本病，使病情加重。

（二）发病机制

神经功能紊乱，诱发神经内分泌失调，导致大脑皮质兴奋和抑制功能失调，儿茶酚胺和乙酰胆碱释放，5-羟色胺刺激肥大细胞释放组胺，通过 C 类纤维将瘙痒信号传至神经中枢，引起皮肤瘙痒。反复抓搔和摩擦是导致皮肤苔藓样变的诱因或加重因素。

三、临床表现

以皮肤苔藓样变及剧烈瘙痒为特征。起病时局部皮肤阵发性瘙痒，特别是在局部受刺激、精神紧张焦虑时加剧。经搔抓和摩擦后，出现成群粟粒至绿豆大淡红或淡褐色圆形或多角形扁平丘疹，质地较坚实而带有光泽。丘疹逐渐增多、融合，皮纹加深，皮嵴隆起，似皮革样斑块，可有色素沉着，表面干燥、粗糙、肥厚，即苔藓样变。皮损境界清楚，分布直径可达 2～6cm 或更大，表面及周围常见表皮剥脱及血痂，中央的皮疹较大，边缘可有少数孤立散在的较小的扁平丘疹。好发于颈后及颈侧部、上眼睑、肘部、骶部、腕部及踝部等处，但其他部位也可发生。女阴、阴囊和肛周区也常发生，且较严重。皮损大多局限于一处或双侧对称分布，偶见多处发生。

四、诊　　断

依据发病年龄、好发部位、发病过程、剧烈瘙痒症状及皮肤苔藓样变等特点，结合表皮角化过度、棘层肥厚等组织学特征，易于确诊。

五、治　　疗

（一）常用化学药物及现代技术

1. 局部外用　皮损增厚且范围较小者可用糖皮质激素制剂皮损内注射；苔藓样变显著者，可采用强效糖皮质激素制剂封包或硬膏外贴；甾体类抗炎药物局部外用也可有效治疗神经性皮炎，此外，同位素 ^{32}P 或 ^{90}Sr 敷贴，深层 X 线、紫外线、氦氖激光照射，液氮冷冻、磁疗、蜡疗等也是该病的治疗手段。

2. 口服　有神经衰弱症状或瘙痒剧烈者，可内服镇静剂或抗组胺药。

（二）中成药名方治疗

中医治疗不同于西医治标，中医更偏于辨证以治本，认为本病多因禀赋不足，肾精衰弱，或脾失健运，气血亏虚，血虚风燥，或肝郁不舒，气血不畅，而致瘀血阻滞，瘀而化热，肌肤失养，治以化瘀养血，疏风润燥。

第二节　中成药名方的辨证分类与药效

中药治疗神经性皮炎是辨证用药，中成药名方的常见辨证分类及其主要药效如下：

一、清热燥湿、活血祛风类

神经性皮炎属血热风燥证者，症见皮疹初起为红丘疹，迅速融合成红色斑片，大小不等，高出皮肤，自觉剧痒，兼见口干渴饮，心烦不宁，睡眠不佳，舌质红，苔黄，脉滑数或弦数。

神经性皮炎属血热风燥证者，主要病理变化有表皮异常增生和角化异常，局部皮肤炎症，皮损区红斑、浸润肥厚、鳞屑和瘙痒等。

清热燥湿、活血祛风类药能抑制表皮细胞增生、促进表皮角化或抗过度角化，具有抗炎、抗瘙痒作用。

常用中成药：黑豆馏油软膏、青鹏软膏、冰黄肤乐软膏（见第二十八章）、止痒消炎水等。

二、养血润燥、熄风止痒类

神经性皮炎属血虚风燥证者，症见皮损色淡或灰白，状如枯木，肥厚粗糙似牛皮，伴心悸怔忡，失眠健忘，舌质淡，苔薄，脉沉细。

神经性皮炎属血虚风燥证者，主要病理变化有表皮异常增生，表面干燥而脱干燥皮屑。

养血润燥、熄风止痒类药能抑制表皮细胞增生、促进表皮角化或抗过度角化，具有抗炎抗瘙痒作用。

常用中成药：润燥止痒胶囊（见第二十八章）。

参 考 文 献

[1] 李伯埙. 现代实用皮肤病学[M]. 西安：世界图书出版公司，2007：724-729.

[2] 陆国芳，张颖. 遗传性鱼鳞病发病机制的研究进展[J]. 中国优生与遗传杂志，2007，15（12）：120-121，124.

[3] 陈德宇. 中西医结合皮肤性病学[M]. 北京：中国中医药出版社，2006：314-316.

[4] 刘辅仁. 实用皮肤病学[M]. 北京：人民卫生出版社，2005：738-741.

[5] 袁兆庄，张合恩，苑飀，等. 实用中西医结合皮肤病学[M]. 北京：中国协和医科大学出版社，2007：813-818.

[6] 张飞龙，马健. 重症鱼鳞病治验[J]. 山东中医杂志，2011，30（1）：63-64.

（郑州大学　王振基，河南中医药大学　宋亚刚）

第三节　中成药名方

一、清热燥湿、活血祛风类

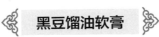

黑豆馏油软膏

【药物组成】　黑豆馏油、桉油、氧化锌、冰片。

【处方来源】　研制方。国药准字 Z61021537。

【功能与主治】　消炎，收敛，止痒。用于神经性皮炎、慢性湿疹。

【药效】　主要药效如下：

1. 抗炎　神经性皮炎主要病理表现为皮肤炎症反应，黑豆馏油软膏具有抗炎作用，抑制炎症浸润。

2. 止痒　瘙痒是神经性皮炎等皮肤病的主要临床表现，黑豆馏油软膏具有止痒作用，可缓解皮肤瘙痒。

【临床应用】　主要用于治疗神经性皮炎血热风燥证。

1. **神经性皮炎**[1]　对于皮肤瘙痒剧烈及肥厚苔藓样变的神经性皮炎，黑豆馏油软膏能够有效止痒，配合梅花针、艾条灸综合治疗能够使皮肤变薄，色泽变淡或消失。

2. **银屑病**[2]　是皮肤科常见的慢性炎症性皮肤病，以红色斑丘疹或斑块上覆盖有银白色鳞屑伴不同程度瘙痒为特征，黑豆馏油软膏外用治疗寻常型银屑病能够有效止痒、消炎、促使角质形成，结合紫外线治疗银屑病疗效更优。

此外，黑豆馏油软膏也可用于治疗慢性湿疹[1]。

【不良反应】　尚未见报道。

【使用注意】　①本品为外用药，不得接触眼及黏膜部，涂药部位应避免日光照射。②皮肤有破溃、糜烂流水或化脓者不得使用；不宜长时间、大面积使用。③连续使用 1 周后，皮损无变化，应向医师咨询。

【用法与用量】　外用，取适量涂抹于患处，一日 1～2 次。

参 考 文 献

[1] 邓照伦. 梅花针、黑豆馏油软膏、艾灸综合治疗神经性皮炎、慢性湿疹、银屑病 57 例[J]. 广东医学，1983，7：31.

[2] 冷明，钱林书. 黑豆馏油治疗银屑病 35 例疗效观察[J]. 皮肤病与性病，1990，3：36.

（郑州大学　王振基，河南中医药大学　宋亚刚）

青 鹏 软 膏

【药物组成】　棘豆、亚大黄、铁棒锤、诃子（去核）、毛诃子、余甘子、安息香、宽筋藤、人工麝香。

【处方来源】　研制方。国药准字 Z54020140。

【功能与主治】　活血化瘀、消肿止痛。用于风湿性关节炎、类风湿关节炎、骨性关节炎、痛风、急慢性扭挫伤、肩周炎引起的关节、肌肉肿胀疼痛，以及皮肤瘙痒、湿疹。

【药效】　主要药效如下[1-3]（图 36-1）：

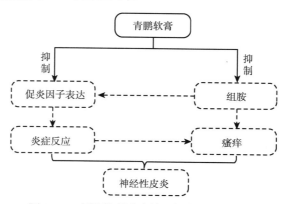

图 36-1　青鹏软膏治疗神经性皮炎药效机制

1. **抗炎**　炎症反应是神经性皮炎、湿疹及关节炎的主要发病机制，青鹏软膏能降低 Toll 样受体 4 和 IL-17 表达，有效抑制佐剂性关节炎大鼠模型炎症反应，改善大鼠踝关节滑膜病理改变，抑制湿疹皮炎大鼠炎症相关蛋白表达。

　　2. 镇痛　青鹏软膏对大鼠甲醛溶液致痛模型有显著的抑制作用，能有效抑制炎症的发生，且抑制炎性反应所导致的中枢敏感化疼痛反应。

　　3. 止痒　瘙痒是神经性皮炎等皮肤病的主要症状之一，青鹏软膏能够减少组胺所致瘙痒模型大鼠挠痒次数，降低血清组胺、免疫球蛋白 E 及细胞因子水平，如 TNF-α、IFN-γ、IL-1β 和 IL-4 等，治疗组胺引起的急性瘙痒。

　　【临床应用】　主要用于治疗神经性皮炎血热风燥证。

　　1. 神经性皮炎[4-6]　血瘀内阻，瘀而化热，而见皮疹融合成红色斑片，大小不等，高出皮肤，自觉剧痒，伴肌肤甲错，临床报道卤米松乳膏和青鹏软膏序贯疗法治疗局限型神经性皮炎，能够减轻瘙痒，缩小皮肤面积，且具有起效快、疗效好、不良反应少等优点。

　　2. 带状疱疹[7-11]　是由水痘-带状疱疹病毒引起的皮肤神经炎症反应性病毒性皮肤病，在止痛、抗病毒、营养神经的基础上应用青鹏软膏治疗带状疱疹可以明显减轻疼痛症状，提高治疗效果。

　　3. 湿疹[12-16]　慢性湿疹多由于急性、亚急性湿疹反复发作不愈所致，也有部分患者发病初始即表现为慢性炎症过程。青鹏软膏治疗湿疹疗效显著，能够明显减轻瘙痒症状，减少皮损面积，联合封包法治疗慢性湿疹疗效显著优于青鹏软膏及糖皮质激素软膏单药外用。

　　4. 风湿性关节炎[17]　青鹏软膏可治疗关节炎湿热痹阻证，而见手足小关节疼痛、肿胀，关节压痛，晨僵，屈伸不利者，可明显改善患者临床症状，缓解疼痛，疗效优于双氯芬酸二乙胺乳胶剂。

　　5. 其他[18-21]　青鹏软膏在治疗急性软组织肿痛，局限性硬皮病，结节性红斑，银屑病等方面均有显著疗效。

　　【不良反应】　临床报道，治疗幼儿湿疹时发现 1 例红斑加重[22]。

　　【使用注意】　①破损皮肤禁用。②孕妇禁用。

　　【用法与用量】　外用。取本品适量涂于患处，一日 2 次。

参 考 文 献

[1] 李慧敏，李宝丽. 青鹏软膏治疗大鼠佐剂性关节炎作用初探[J]. 中国实验方剂学杂志，2011，17（6）：228-231.

[2] 陈伟. 青鹏软膏治疗大鼠实验性湿疹皮炎的作用机理[J]. 中国生化药物杂志，2016，36（5）：51-53.

[3] 许文频，王欣，李敏，等. 比较研究奇正青鹏软膏与辣椒碱软膏的抗炎镇痛作用及机制[J]. 中国临床药理学与治疗学，2010，15（10）：1100-1102.

[4] 蔡磊，吴洋，缪燕艳，蒋艺. 青鹏软膏治疗面部激素依赖性皮炎疗效观察[J]. 现代医学，2012，40（6）：691-693.

[5] 吴利辉，黄克，邹循辉. 心理干预联合药物治疗泛发性神经性皮炎的疗效观察[J]. 深圳中西医结合杂志，2014，24（3）：41-42，44.

[6] 姬程，魏跃钢. 青鹏软膏和卤米松软膏联合治疗局限型神经性皮炎疗效观察[A]//中国中西医结合学会皮肤性病专业委员会. 2016 全国中西医结合皮肤性病学术年会论文汇编[C]. 2016：182.

[7] 尹芳. 青鹏软膏、新癀片与阿昔洛韦软膏外敷治疗带状疱疹后神经痛的疗效观察[J]. 临床医药文献电子杂志，2016，3（11）：2171，2174.

[8] 茹雪莹，王芳. 青鹏软膏治疗黄褐斑疗效观察[J]. 海峡药学，2016，28（1）：152-153.

[9] 侯艳霞，李定超，夏华，等. 青鹏软膏联合半导体激光治疗带状疱疹后神经痛 40 例临床观察[J]. 中国皮肤性病学杂志，2014，28（10）：1088-1089.

[10] 朱忠. 青鹏软膏治疗带状疱疹疗效观察[J]. 医学信息（中旬刊），2011，24（7）：3313-3314.

[11] 韩长元，焦婷，王金燕. 大黄䗪虫片联合青鹏软膏治疗带状疱疹后遗神经痛疗效观察[J]. 中国现代医生，2017，55（16）：116-120.

[12] 唐苏为，谢韶琼，宋勋，等. 青鹏软膏封包治疗慢性湿疹疗效观察[J]. 世界临床药物，2016，37（1）：38-41，66.

[13] 王国颖. 自拟苦黄洗药联合青鹏软膏治疗慢性湿疹的临床观察[J]. 中国中西医结合皮肤性病学杂志，2013，12（5）：305-307.

[14] 白秋菊. 青鹏软膏治疗皮炎湿疹类皮肤病的临床疗效[J]. 中国医药指南，2013，11（28）：491-492.

[15] 曾佳，杨玉荣. 青鹏软膏治疗慢性湿疹的临床疗效观察[J]. 实用医学杂志，2013，29（17）：2932-2933.

[16] 王华，李桂双，龙剑文，等. 青鹏软膏治疗皮炎湿疹的临床观察[J]. 中国皮肤性病学杂志，2011，25（5）：404-405，410.

[17] 周晓妍，汪元元，孙娜，等. 青鹏软膏治疗类风湿关节炎湿热痹阻证疗效观察[J]. 临床医药文献电子杂志，2017，4（11）：2137.

[18] 邓家侵. 青鹏软膏与肤必润软膏治疗银屑病对比研究[J]. 新中医，2015，47（10）：75-76.

[19] 吴爱萍，边芳. 青鹏软膏外用治疗结节性红斑的疗效观察[J]. 甘肃医药，2015，34（8）：607-608.

[20] 韩旭，蒋靖. 脉管复康片联合青鹏软膏治疗局限性硬皮病疗效观察[J]. 山西中医，2013，29（1）：21-22.

[21] 张成亮，韩涛. 青鹏软膏治疗急性软组织肿痛疗效观察[J]. 临床和实验医学杂志，2011，10（24）：1913-1914，1917.

[22] 鲁巧云，田丁丹. 青鹏软膏联合薇诺娜透明质酸修护生物膜治疗婴幼儿面部湿疹的疗效观察[J]. 皮肤病与性病，2018，40（1）：68-70.

（郑州大学　王振基，河南中医药大学　宋亚刚）

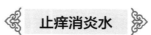

止痒消炎水

【**药物组成**】　苦参、白鲜皮、蛇床子、薄荷脑、冰片、水杨酸、麝香草酚。

【**处方来源**】　研制方。国药准字 Z43021044。

【**功能与主治**】　消炎、止痒。用于夏季皮炎、痱子、皮肤瘙痒等。

【**药效**】　主要药效如下[1, 2]：

1. 止痒　皮肤瘙痒是皮炎、痱子的主要症状，止痒消炎水外用可明显提高磷酸组胺所致豚鼠的致痒阈值，其有明显的止痒作用。

2. 抗炎　炎症反应是神经性皮炎的主要机制，20%浓度止痒消炎水外用能明显抑制二甲苯引起的小鼠耳郭肿胀，止痒消炎水外用能明显抑制角叉菜胶所致的大鼠足趾炎症肿胀，表现出明显的抗炎作用。

【**临床应用**】　主要用于治疗神经性皮炎、脂溢性皮炎等。

1. 神经性皮炎[3]　又名单纯性苔藓，以皮肤苔藓样变及剧烈瘙痒为特征。止痒消炎水对于神经性皮炎具有较好的治疗作用，对真菌、细菌均具有强效的抑制和杀灭作用，可以改善皮疹、瘙痒症状，临床研究表明，其疗效要优于去炎松尿素软膏，又可以避免外用激素所致的副作用。

2. 脂溢性皮炎[4, 5]　是常见的皮肤科疾病。临床研究表明，止痒消炎水联合酮康唑治疗脂溢性皮炎，可促进表皮角质层正常化，收缩血管，减轻炎性渗出及浸润，改善减轻脂溢性皮炎造成的瘙痒、红斑、斑丘疹、鳞屑等症状，具有较好的治疗作用，联合用药，疗效要明显优于单独应用酮康唑。

此外，止痒消炎水还可用于老年萎缩性阴道炎、痱子等疾病[6]。

【**不良反应**】　偶出现红肿等现象。

【**使用注意**】　①偶有皮肤过敏者，可停止使用。②外阴皮肤瘙痒，请 100 倍稀释或遵医嘱使用。③不能入口、鼻、眼、耳。

【用法与用量】　外用，涂抹患处，一日数次。

参 考 文 献

[1] 张信岳，丁群慧，陆红，等. 止痒消炎水药效学研究[J]. 中药药理与临床，2002，（3）：38-39.

[2] 石净，潘文华，李斌，等. 皮肤科新药——止痒消炎水的研究[J]. 福建中医药，1987，（5）：47-48.

[3] 袁彩莲. 止痒消炎水治疗神经性皮炎的疗效观察[J]. 海南医学，2007，（2）：30，81.

[4] 杨金鸽，杨婉玲，朱琳. 伊曲康唑联合止痒消炎水治疗脂溢性皮炎的疗效观察[J]. 临床合理用药杂志，2014，7（24）：134-135.

[5] 杨松，曾山鹰，林利虹，等. 止痒消炎水联合酮康唑治疗头皮脂溢性皮炎58例[J]. 医药导报，2010，29（12）：1571-1572.

[6] 王瑞歌. 止痒消炎水联合妊马雌酮治疗老年萎缩性阴道炎临床观察[J]. 中国社区医师（医学专业），2011，13（9）：170.

二、养血润燥、熄风止痒类

润燥止痒胶囊见第二十八章，此处不再赘述。

（河南中医药大学　苗明三、田　硕）

第三十七章

丹毒中成药名方

第一节 概　　述

一、概　　念[1-3]

丹毒（erysipelas）是由溶血性链球菌从皮肤或黏膜的细微破损处侵入皮内网状淋巴管所引起的急性炎症。临床表现为边界清楚的局限性红肿热痛，好发于颜面部及下肢，多因血分热盛兼火毒侵袭，或皮肤黏膜破损热毒乘隙而入郁于肌肤，阻塞经络气血壅遏而成。老人、婴幼儿、儿童易罹患此症。

二、病因及发病机制

（一）病因

本病常由 A 族 β 型溶血性链球菌，由皮肤或黏膜的破损处而侵入所致，鼻部炎症、抠鼻、掏耳、足癣等因素常成为丹毒的诱因，病原菌可潜伏于淋巴管内引起复发。免疫缺陷、糖尿病、酗酒、皮肤溃疡、真菌感染及淋巴引流障碍也会增加患病风险，其他如营养不良、酗酒、丙种球蛋白缺陷及肾性水肿等皆可为丹毒的促发因素。

（二）发病机制

本病是一种累及真皮浅层淋巴管的感染，主要由 A 组 β 溶血性链球菌通过皮肤炎症，尤其是有皲裂或溃疡的炎症侵入机体，潜伏于淋巴管内，引起复发。

中医学认为本病多因血分有热，火毒侵犯肌肤；或肝脾湿热下注，化火生毒，客于肌肤所致。若兼湿邪，郁蒸血分，缠绵不愈。发于头面、上肢者，多为热毒，又称为抱头火丹或大头瘟；发于下肢者，多兼湿热，称为流火；发生于新生儿或小儿的丹毒，称为赤游丹或游火。

三、临 床 表 现

本病主要临床表现为皮肤突然变色，并且红肿胀会快速扩大，发病特点为局部红、肿、热、痛，大部分患者会同时伴有发热、头痛、乏力等全身症状。起病急，全身症状明显，患者常有头痛、畏寒、发热。局部出现片状红疹，颜色鲜红，中间较淡，边界清楚，并略隆起。手指轻压可使红色消退，但松压后红色很快恢复。在红肿向四周蔓延时，中央的红色消退、脱屑，颜色转为棕黄。红肿区有时可发生水疱。局部有烧灼样痛。常合并区域淋巴结肿大、疼痛。

四、诊　　断

（一）临床诊断

本病患者发病前多有皮肤或黏膜破损史。发病急骤，初起时往往先有恶寒发热、头痛骨楚、胃纳不香、便秘溲赤、苔薄白或薄黄、舌质红、脉洪数或滑数等全身症状。继则局部皮肤见小片红斑，迅速蔓延成大片鲜红斑，边界清楚，略高出皮肤表面，压之皮肤褪色，放手后立即恢复；血细菌培养和药敏试验，血常规提示白细胞总数及中性粒细胞比例明显增高。

（二）鉴别诊断

临床本病需与接触性皮炎、蜂窝织炎、多形性日光疹、血管神经性水肿和其他非感染性疾病相鉴别。

1. 接触性皮炎　有接触史。局部红肿、边界不清楚、痒。皮疹有丘疹、水疱、大疱、糜烂、渗液、结痂等。白细胞计数不增多。

2. 蜂窝织炎　发病部位较深，是皮下组织发炎。患处有触痛并略微红肿，境界不明显，炎症迅速扩展和加重，以中央炎症明显，有显著的指压性水肿，而后变软，溃破化脓，排出脓汁及坏死组织。

3. 多形性日光疹　发生在面部及暴露部位的多形发疹。其损害有红斑、毛细血管扩张、水肿性红斑、斑丘疹、丘疱疹及水疱或苔藓化等多形皮疹。

4. 血管神经性水肿　为一种暂时性、局限性、无痛性的皮下或黏膜下水肿。多发生在组织疏松而易肿胀的部位，如眼睑、口唇、耳垂、外生殖器、喉头等处。

五、治　　疗

（一）常用化学药物及现代技术

治疗原则是控制感染，抗菌治疗。

1. 全身治疗　抗生素类治疗。以青霉素肌内注射，一般用药2～3天后，体温常能恢复正常，但需持续用药 2 周左右；根据病情必要时可口服磺胺类药物与青霉素同时应用；严重患者要用头孢菌素类抗生素治疗。如果患者为复发性慢性丹毒，应检查足趾等处有无足癣，检查鼻前庭及外耳道等处有无感染病灶，并给予相应的处理。对复发性丹毒抗菌药物应用的时间要适当延长。放射疗法：小剂量 X 线照射，每两周 1 次，共 3～4 次。

2. 局部治疗　可用适量芙蓉或蒲公英叶捣烂外敷，或用醋酸铝溶液、依沙吖啶溶液或马齿苋煎湿敷，可减轻充血程度及疼痛，肢体部有淋巴水肿时，可试用透明质酸酶或类固醇皮质激素混合液做皮损内注射。

（二）中成药名方治疗[4, 5]

丹毒急性感染期多属热毒炽盛证，故在治疗时急性期以"热"为主，治宜清热解毒，恢复肿胀期多属湿热蕴结证，故治疗时恢复期以"湿"为主，治以利湿消肿。在丹毒急性期，选择具有清热解毒功效的中药治疗，如金黄膏、金黄散、金黄酊，或者给予火针刺络、三棱针刺血、皮肤针叩刺拔罐等泻火解毒；在丹毒恢复期，砭镰法释放淋巴液等促进回流、消除肿胀。严重的丹毒按照清热利湿、活血解毒的原则配合适宜的外治法进行治疗。

第二节　中成药名方的辨证分类与药效

中药治疗丹毒是辨证用药，中成药名方的常见辨证分类及其主要药效如下：

丹毒多因血分有热，火毒侵犯肌肤；或肝脾湿热下注，化火生毒，客于肌肤所致。发病前有全身不适、寒战、恶心等症状，继而局部出现边界的水肿性鲜红斑，迅速向四周扩大，皮损表面可出现水疱，自觉灼热疼痛，可伴发淋巴管炎及淋巴结炎，多见于颜面及小腿部，面部损害发病前常患有鼻前庭炎或外耳道炎，小腿损害常与脚癣有关，并常有复发倾向，复发时症状往往较轻。

丹毒的主要病理变化：真皮高度水肿，血管及淋巴管扩张，真皮中有广泛的脓性白细胞浸润，可深达皮下组织。皮肤及其网状淋巴管的急性炎症，有烧灼样痛，伴高热畏寒及头痛等。

清热解毒中药可清热解毒，消肿止痛，具有抗病原微生物、抗炎、止痛等药理作用。

常用中成药：七味新消丸、如意金黄散（见第二十二章）、复方黄柏液、清热化毒丸（见第二十章）、普济消毒饮、四妙勇安汤、疔毒丸（见第二十一章）。

参 考 文 献

[1] 李莹. 复方黄柏液治疗丹毒的临床疗效观察[J]. 实用药物与临床，2017，20（5）：548-550.

[2] 穆超超，赵志恒，郝立文. 丹毒的中医外治法临床应用进展[J]. 中国中医急症，2017，26（3）：467-469.

[3] 高双双，刘丽芳，杨春萍. 矾冰纳米乳外治丹毒 70 例的疗效观察[J]. 湖南中医药大学学报，2016，36（5）：58-60.

[4] 陈奎铭，王小平，蔡惠群，等. 传统中医外治法治疗丹毒的临床研究近况[J]. 中国中医急症，2016，25（5）：860-863.

[5] 蔡惠群. 中西医结合治疗丹毒 102 例疗效观察[J].辽宁中医杂志，2010，37（3）：496-497.

（河南中医药大学　方晓艳、宋亚刚）

第三节　中成药名方

七味新消丸

【药物组成】　人工牛黄、雄黄、公丁香、生乳香、生没药、活化蟾酥、麝香酮。

【处方来源】　宋·太平惠民和剂局《太平惠民和剂局方》。国药准字 Z20023372。

【功能与主治】　清热解毒，消肿止痛。用于治疗急性乳腺炎，丹毒，急性淋巴结炎，各部位痈等症。

【药效】　主要药效如下[1]：

1. 抗炎　丹毒是皮肤及其网状淋巴管的急性炎症。实验研究表明七味新消丸能明显抑制巴豆油所致的小鼠耳肿胀及琼脂糖引起的大鼠足肿胀，对急性炎症反应有明显抑制作用。

2. 镇痛　丹毒起病急，全身症状明显，患者常有头痛、发热，局部出现红肿时伴烧灼样痛。实验研究表明七味新消丸能明显减轻热板法所致小鼠疼痛，抑制乙酸所致小鼠的扭体反应，提高痛阈值，具有明显的镇痛作用。

【临床应用】　主要用于火毒犯肤型丹毒。

1. 丹毒[1]　七味新消丸用于血分有热、火毒侵犯肌肤所致丹毒，临床表现为先发全身不适、寒战、恶心，继而局部出现边界的水肿性鲜红斑，迅速向四周扩大，皮损表面可出现水疱，自觉灼热疼痛等。本品具有清热解毒、消肿止痛的功效，对抗生素耐药患者，临床用其治疗丹毒，有效率高，该药外用与内服可起到协同作用，提高疗效。

2. 急性乳腺炎　本品由麝香、人工牛黄、蟾酥、雄黄等组成，具有清热解毒、消肿止痛的功效，对急性乳腺炎有较好的治疗效果。

3. 急性淋巴结炎　七味新消丸具有清热解毒、消肿止痛的功效，对火热毒邪侵犯机体所致的急性淋巴结炎具有较好的临床效果。

【不良反应】　少数出现皮疹，胃肠道反应和白细胞下降。

【使用注意】　①有药物过敏史者、胃及十二指肠溃疡者、体质虚弱者慎用。②孕妇忌服。

【用法与用量】　成人每次 3g，日 2 次，口服；或每次 1.5g，日 4 次，口服。儿童酌减。外用研粉冷开水调敷涂患处。

参 考 文 献

[1] 顾乃强，谢惠国，奚永林，等. "七味新消丸"的临床观察及药理研究[J]. 上海中医药杂志，1987，（9）：35-37.

（河南中医药大学　方晓艳、魏珍珍）

复方黄柏液

【药物组成】　连翘、黄柏、金银花、蒲公英、蜈蚣。

【处方来源】　研制方。《中国药典》（2015 年版）。

【功能与主治】　清热解毒，消肿祛腐。用于疮疡溃后，伤口感染，属阳证者。

【药效】　主要药效如下[1-3]（图 37-1）：

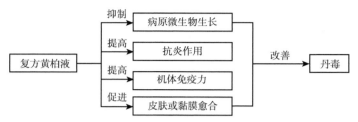

图 37-1　复方黄柏液治疗丹毒的作用及机制

1. 抗病原微生物　丹毒常由溶血性链球菌等细菌从皮肤或黏膜的细微破损处侵入皮内网状淋巴管所引起的急性炎症。体外抑菌实验表明复方黄柏液对金黄色葡萄球菌、乙型链球菌、铜绿假单胞菌、白假丝酵母菌等均有显著抑制作用。

2. 抗炎　丹毒主要发病特点为局部红、肿、热、痛的炎性反应。研究表明复方黄柏液对二甲苯所致小鼠耳肿胀有明显抗炎作用，表现出一定抗炎效果。

3. 提高机体免疫力　机体免疫力低下致使丹毒创口久溃不愈。小鼠碳粒廓清率，脾脏质量检测发现复方黄柏液可提高小鼠非特异性免疫，增加单核巨噬细胞的吞噬功能，具有一定提高机体免疫作用，从而有利于促进皮肤感染、疮疡伤口的愈合。

4. 促进皮肤伤口愈合　丹毒局部出现片状红疹，颜色鲜红，中间较淡，边界清楚，并略隆起。甚至红肿区有时可发生水疱、溃烂。研究表明复方黄柏液可提高家兔创口上皮细胞覆盖率和创口皮肤张力，促进肉芽组织增生，具有明显的促进皮肤伤口愈合的作用。

【临床应用】　主要用于肝脾湿热型丹毒[4-14]。

1. 丹毒　复方黄柏洗液用于肝脾湿热下注，化火生毒，客于肌肤所致的丹毒患者，症见局部红肿，烧灼样痛，伴高热畏寒及头痛等。丹毒的现代发病机制为 β 溶血性链球菌或金黄色葡萄球菌感染皮肤及其网状淋巴管所引起的急性化脓性真皮炎症，复方黄柏液具有广谱抗菌、消炎作用，可促进伤口愈合，使局部微循环得到明显改善，有效避免了长时间使用激素治疗导致的继发细菌或真菌感染等不良反应，且使用方便，患者更易于接受。

2. 糖尿病足溃疡　是糖尿病患者的严重并发症之一，是糖尿病致残率和致死率的主要原因。复方黄柏液可明显改善糖尿病足溃疡临床症状，降低晚期糖基化终末化产物及炎性因子，提高生长因子含量，对糖尿病足溃疡湿热毒盛患者效果明显，通过抗感染和改善微循环促进溃疡愈合。

3. 其他　文献报道复方黄柏液对下肢慢性溃疡、湿疹、皮炎、溃疡性结肠炎等的治疗，疗效显著。

【不良反应】　有报道复方黄柏液湿敷致过敏反应[15]。

【使用注意】　①使用本品前应注意按常规换药法清洁或清创病灶。②开瓶后，不宜久存。③孕妇慎用。

【用法与用量】　外用。浸泡纱布条外敷于感染伤口内，或破溃的脓肿内。若溃疡较深，可用直径0.5～1.0cm的无菌胶管插入溃疡深部，以注射器抽取本品进行冲洗。用量一般10～20ml，每日1次。或遵医嘱。

参 考 文 献

[1] 张硕峰，贾占红，吴金英，等. 复方黄柏液对家兔皮肤破损创口愈合的影响及其抗菌活性[J]. 中国新药杂志，2014，23（11）：1330-1332.

[2] 郭鸣放，宋建徽，谢彦华，等. 复方黄柏液促进伤口愈合的实验研究[J]. 河北医科大学学报，2001，（1）：11-14.

[3] 张硕峰，贾占红，吴金英，等. 复方黄柏液对家兔皮肤创口肉芽组织增生的影响[J]. 中国生化药物杂志，2016，36（5）：40-42.

[4] 李莹. 复方黄柏液治疗丹毒的临床疗效观察[J]. 实用药物与临床，2017，20（5）：548-550.

[5] 李友山，杨博华. 复方黄柏液外治糖尿病足溃疡对炎性因子及生长因子的影响[J]. 中国新药杂志，2014，23（10）：1163-1166.

[6] 郑琪，李友山，冀凌云. 复方黄柏液促进糖尿病足溃疡愈合及其中AGEs与炎性因子的相关性[J]. 中国实验方剂学杂志，2016，22（24）：167-171.

[7] 李凌霄，徐俊，王鹏华，等. 复方黄柏液局部应用对糖尿病足溃疡愈合的临床研究[J]. 重庆医科大学学报，2017，42（3）：289-294.

[8] 侯小丽，徐俊，王鹏华，等. 复方黄柏液辅助治疗糖尿病足溃疡的临床疗效分析[J]. 中国实验方剂学杂志，2016，22（4）：159-163.

[9] 李星星，王志华，张旭，等. 复方黄柏液治疗下肢静脉性溃疡疗效观察[J]. 亚太传统医药，2017，13（2）：135-137.

[10] 谢海萍，潘敏. 复方黄柏液治疗30例下肢慢性溃疡的临床疗效分析[J]. 北方药学，2015，12（4）：81.

[11] 沈芳，谢韶琼，宋勋，等. 复方黄柏液联合糖皮质激素乳膏治疗急性湿疹60例临床观察[J]. 中国皮肤性病学杂志，2015，29（12）：1314-1316.

[12] 顾煜，李伟，海日古力·克比尔，等. 复方黄柏液联合派瑞松治疗脂溢性皮炎的临床研究[J]. 现代生物医学进展，2016，16（12）：2284-2286.

[13] 陈加林. 复方黄柏液保留灌肠治疗溃疡性结肠炎48例[J]. 中国中医急症，2011，20（8）：1343-1344.

[14] 吴颖. 复方黄柏液结肠水疗辅助治疗溃疡性结肠炎的护理[J]. 现代临床护理，2011，10（4）：27-28.

[15] 陈继宏，刘景桢. 复方黄柏液湿敷致过敏反应1例[J]. 皮肤病与性病，2015，37（2）：124.

（河南中医药大学　方晓艳、魏珍珍）

普济消毒饮

【药物组成】　黄芩、黄连、鼠黏子、玄参、生甘草、人参、板蓝根、马勃、橘红、升麻、僵蚕、柴胡、桔梗、连翘。

【处方来源】　金·李杲《东垣试效方》。

【功能与主治】　清热解毒，疏风散邪。用于恶寒发热，头面红肿丹毒，目不能开，咽喉不利，舌燥口渴，舌红苔白而黄，脉浮数有力等症。

【药效】　主要药效如下[1-3]：

1. **抗病原微生物**　丹毒由病原微生物侵入机体所致的急性炎症。研究表明普济消毒饮对化脓性链球菌具有较好的抑菌作用，另外普济消毒饮合剂对链球菌、金黄色葡萄球菌、白色葡萄球菌、肺炎球菌均有较强的抑制作用，体现出一定的抗病原微生物作用。

2. **抗炎、镇痛**　病原微生物侵入机体所致的急性炎症是丹毒主要临床表现。普济消毒饮可改善局部炎性症状，改善创面疼痛反应，具有一定的抗炎、镇痛作用。

【临床应用】　主要用于火毒内蕴型颜面部丹毒[4-15]。

1. 丹毒、风毒　普济消毒饮用于火毒内蕴型颜面部丹毒，症见恶寒发热，头面红肿，目不能开，咽喉不利，舌燥口渴等。普济消毒饮加外用玉露散治疗丹毒疗效可靠，普济消毒饮研末，用白蜜为丸治疗风毒，使用方便，疗效确切。

2. 腮腺炎　普济消毒饮加减配合六神丸，外敷紫金锭治疗腮腺炎，疗效确切可靠。

3. 传染性单核细胞增多症　普济消毒饮加减治疗传染性单核细胞增多症，使用安全，疗效可靠。

4. 流行性出血热　普济消毒饮煎剂配合童便治疗流行性出血热，退热天数、休克发生率及总病死率均显著降低。

5. 其他　普济消毒饮治疗婴幼儿病毒性肺炎、小儿急性肾炎、口腔急性感染、小儿呼吸道感染高热、病毒性心肌炎、疱疮等均有显著疗效。

【不良反应】　尚未见报道。

【使用注意】　临床应用要注意随证加减，使用时忌服辛辣、刺激、油腻饮食，阴虚患者慎服。

【用法与用量】　每次 1 袋，一日 2 次。

参 考 文 献

[1] 肖延凤，郑纯礼. 普济消毒饮抗菌作用的实验研究[J]. 陕西中医，2001，22（1）：57.

[2] 佟丽，黄添友. 古典清热方抗菌作用实验研究[J]. 中成药研究，1986，（12）：39.

[3] 路广义，郭洁. 普济消毒饮对化脓性链球菌的体外抑菌作用[J]. 中国中医基础医学杂志，2014，20（9）：1288，1305.

[4] 朱仁康. 中医对丹毒的认识及治疗[J]. 中华皮肤科杂志，1959，（5）：340.

[5] 王文斥. 普济消毒饮治疗 74 例风毒病临床观察[J]. 上海中医药杂志，1963，（6）：26.

[6] 刘韵连. 以普济消毒饮治疗流行性腮腺炎 100 例的报告[J]. 中医杂志，1958，（17）：463.

[7] 钱琳. 普济消毒饮治疗传染性单核细胞增多症[J]. 浙江中医杂志，1985，20（1）：14.

[8] 胡元奎. 普济消毒饮治疗 435 例发热期流行性出血热临床观察[J]. 陕西中医，1984，（3）：16.

[9] 陈汉宁. 普济消毒饮加减治疗婴幼儿病毒性肺炎[J]. 实用中西医结合杂志，1995，5（3）：158.

[10] 夏纯民. 普济消毒饮治疗小儿急性肾炎[J]. 四川中医，1987，（10）：18-19.

[11] 张散荣. 普济消毒饮加减治疗口腔急性感染疗效观察[J]. 天津中医，1992，（2）：11.

[12] 许文颖. 普济消毒饮治疗小儿呼吸道感染高热 35 例疗效观察[J]. 广西中医药，1989，（1）：5-6.

[13] 汪溶. 普济消毒饮加减治疗急性病毒性心肌炎 48 例[J]. 中国中西医结合杂志，1993，（4）：244-245.

[14] 杨光华. 普济消毒饮治愈类天疱疮一例[J]. 云南中医杂志，1985，（5）：27.

[15] 高列之. 普济消毒饮加减治愈疗毒走黄一例[J]. 福建中医药，1964，9（4）：9.

（河南中医药大学　方晓艳、宋亚刚）

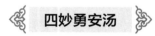

四妙勇安汤

【药物组成】　金银花、玄参、当归、甘草（炙）。

【处方来源】　清·鲍相璈《验方新编》。

【功能与主治】　清热解毒，活血止痛。用于热毒型脱疽，症见皮肤暗红、肿痛溃烂、脓水淋漓、舌红脉数等。

【药效】　主要药效如下[1, 2]：

1. 抗炎、镇痛　病原微生物侵入机体所致的急性炎症是丹毒主要临床表现。研究表明四妙勇安汤可抑制二甲苯致小鼠耳肿胀，抑制乙酸致小鼠腹腔毛细血管通透性增高, 对角叉菜胶、蛋清致炎剂所致大鼠足跖肿胀均有明显抑制作用; 明显降低炎性组织中 PGE$_2$ 含量, 具有明显的抗炎作用; 明显延长小鼠热刺激反应时间, 具有一定的镇痛作用。

2. 抗病原微生物　丹毒常由溶血性链球菌等病原微生物从皮肤或黏膜的细微破损处侵入皮内网状淋巴管所引起的急性炎症。四妙勇安汤可对溶血性链球菌、葡萄球菌等病原微生物具有一定抑制作用。

【临床应用】　主要用于热毒蕴结型丹毒[3-20]。

1. 丹毒　四妙勇安汤用于血分有热, 火毒侵犯肌肤, 或肝脾湿热下注, 化火生毒, 客于肌肤所致的丹毒, 症见皮肤红肿, 伴烧灼样痛。四妙勇安汤具有清热解毒、活血止痛功效, 临床上本方随症加减内服并配合局部用药治疗丹毒效果显著。

2. 血栓闭塞性脉管炎　四妙勇安汤治疗动脉栓塞性坏疽症具有较好的临床效果, 内服配合药渣煎汤外洗并涂敷生肌散等治疗坏死期血栓闭塞性脉管炎效果明显, 临床上以四妙勇安汤分别配合阳和汤、人参养荣汤、保元大成汤、托里定痛散等治疗本病亦有效, 配合活络效灵丹治疗血栓闭塞性脉管炎疗效最为明显。

3. 血栓性静脉炎　本方加味治疗血栓性静脉炎具有较好的临床疗效, 通过加减治疗浅部、深部、上下肢血栓性静脉炎均有效。

4. 肝炎　本方加味治疗慢性肝炎, 黄疸者加茵陈蒿、苦参, 脾肿大者加鸡内金、炮山甲; 寒湿困脾者加干姜、苍白术; 瘀血显著者加丹参、川芎。出血者加仙鹤草、参三七治疗效果较好。

5. 坐骨神经痛　本方加味治疗坐骨神经痛, 湿热偏重及酸痛重者加黄柏、地龙; 寒湿偏重及患肢怕冷者加附子、细辛, 腰痛者加杜仲、桑寄生; 筋脉拘急及肌肉萎缩加白芍、玉竹, 伸筋草等治疗效果明显。

6. 前列腺增生及炎症　本方清热之中兼以活血, 治疗前列腺炎可收到满意疗效。

7. 小腿骨折后期肿胀　四妙勇安汤加减治疗小腿骨折后期出现的患肢肿胀疼痛疗效满意。

8. 其他　本方还用于红斑性肢痛、周围血管病、结节性脂膜炎发热、肺痈、肠痈、湿疹样乳头痛等疾病的治疗, 临床效果较好。

【不良反应】　尚未见报道。

【使用注意】　①脱疽属阴寒型及气血两虚型者不宜用。②肢体坏死及有死骨者, 宜结合手术摘除死骨。

【用法与用量】　汤剂: 水煎分 2～3 次服。局部用药时, 将药研成细末加适量香油调成糊状, 外敷患处, 每日 1 次。

参 考 文 献

[1] 马世平, 瞿融, 徐向伟, 等. 四妙勇安汤的抗炎作用[J]. 南京中医学院学报, 1994, (6): 27-28, 63.

[2] 黄黎明, 庞来祥, 张英, 等. 四妙勇安汤药理研究与临床运用新进展[J]. 中医药研究, 1998, (5): 63-64.

[3] 龚景林. 四妙勇安汤治疗丹毒 31 例小结[J]. 黑龙江中医药, 1986, (4): 41.

[4] 王忠民. 加味四妙勇安汤治疗感染性高热的体会[J]. 山西中医, 1993, (2): 19-20.

[5] 吕民. 中医治疗动脉栓塞性坏疽症的成效[J]. 中医杂志, 1956, (8): 409-410.

[6] 周科，潘俊峰，龙斌斌，等. 四妙勇安汤治疗血栓闭塞性脉管炎的疗效观察[J]. 中国医院用药评价与分析，2018，18（5）：592-594.

[7] 王锦云. 治疗 9 例血栓闭塞性脉管炎的初步报告[J]. 上海中医药杂志，1958，（6）：46.

[8] 史巧英，史洛根，赵兴无. 中医药治疗血栓闭塞性脉管炎 55 例临床观察[J]. 现代中西医结合杂志，2000，（20）：2005-2006.

[9] 汪嘉善. 四妙勇安汤加味治疗坏死期血栓闭塞性脉管炎 12 例临床体会[J]. 广西中医药，1986，（1）：18-20.

[10] 高志银. 大剂四妙勇安汤治血栓性静脉炎[J]. 四川中医，1992，（9）：39.

[11] 焦源. 加味四妙勇安汤治愈血栓性静脉炎 10 例[J]. 广西中医药，1985，（3）：45.

[12] 何军. 四妙勇安汤加减治愈下肢静脉血栓形成 4 例[J]. 河南中医，1986，（4）：14.

[13] 陈爱仁. 加味四妙勇安汤治愈髂静脉炎两例[J]. 新中医，1973，（5）：35.

[14] 吕振，阮荣玲，陈继明，等. "四妙勇安汤"加味治疗慢性肝炎 33 例疗效观察[J]. 江苏中医杂志，1983，（5）：16-18.

[15] 周焕然. 四妙勇安汤加味治疗坐骨神经痛 30 例[J]. 湖北中医杂志，1982，（3）：19.

[16] 赵良辰，黄志华，刘书贵. 重用四妙勇安汤加味治疗前列腺肥大 28 例[J]. 山西中医，1991，（5）：15-16.

[17] 陈锐. 四妙勇安汤临床新用[J]. 中国社区医师，2012，28（13）：12.

[18] 丛铁民，王道和，付君. 四妙勇安汤治疗小腿骨折后期肿胀初探[J]. 中医药学报，1992，（5）：31-32.

[19] 许履和，徐福松. 加味四妙勇安汤治疗红斑性肢痛症[J]. 中医杂志，1979，（12）：34.

[20] 金学仁，袁淮平. 加味四妙勇安汤治疗红斑性肢痛病两例[J]. 蚌埠医学院学报，1992，（3）：171.

（河南中医药大学　方晓艳、宋亚刚）

索　引